AF227791

PRÉCIS

DE

MÉDECINE LÉGALE

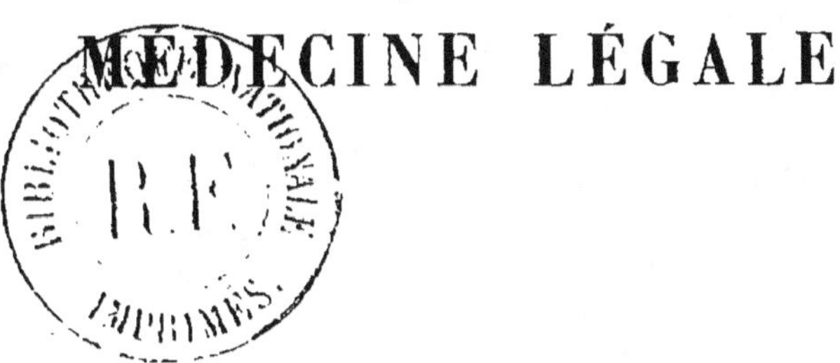

DU MÊME AUTEUR

Etudes sur la phtisie pulmonaire ; thèse pour le doctorat. Paris. 1877 (récompensée par la Faculté de médecine).

Etudes sur la submersion (en collaboration avec M. le professeur Brouardel). (Annales d'hygiène publique et de médecine légale, 1880, 3ᵉ série, t. IV.)

De la possibilité de distinguer le sang de l'homme de celui des mammifères (travail du laboratoire d'anatomie générale du Collège de France). (Archives de physiologie, 2ᵉ série, t. IV.)

Articles Sang. Sperme. Syphilis, Taches. Viol (au point de vue médico-légal) du Nouveau Dictionnaire de médecine et de chirurgie pratiques.

De la présence de l'albumine dans l'urine des cadavres (en collaboration avec M. Ogier). (Annales d'hygiène publique et de médecine légale, 1885, 3ᵉ série, t. XIV.)

La Névrose traumatique. Etude médico-légale sur les blessures produites par les accidents de chemins de fer. Paris, 1893, in-8°. 174 pages, J.-B. Baillière et fils........................... 5 fr.

La Gonocoque en médecine légale (en collaboration avec M. Bordas). (Médecine moderne, 1891.)

Sextuple empoisonnement par l'aconitine (en collaboration avec M. Lhote). J.-B. Baillière, 1893.

Relation médico-légale de l'affaire Thomas (avortement). (Annales d'hygiène publique et de médecine légale. 1893, t. XXIX.)

Rapport au Conseil d'hygiène de la Seine sur les secours à donner aux noyés et asphyxiés. (Annales d'hygiène publique et de médecine légale, 1891, t. XXVI.)

Mort subite dans les affections chroniques du cœur et de l'aorte. (Annales d'hygiène publique et de médecine légale, 1895, t. XXXIII.

La Névrite traumatique. (Annales d'hygiène publique et de médecine légale, 1906, t. VII.)

Des témoignages en justice. (Annales d'hygiène publique et de médecine légale, 1909, t. XI.)

Atlas-Manuel de médecine légale par E. von Hofmann, édition française, par Ch. Vibert, introduction par P. Brouardel, deuxième tirage, 1900, in-16, 56 planches chromolithographiées et 193 figures.

Précis de toxicologie clinique et expérimentale, 2ᵉ édition. 1907, in-8° de 938 pages avec figures.

Les accidents du travail. Etude clinique et médico-légale des affections internes produites par ces accidents, 1906, in-8° de 716 pages.

PRÉCIS

DE

MÉDECINE LÉGALE

PAR

Le D^r Ch. VIBERT

EXPERT PRÈS LE TRIBUNAL DE LA SEINE
CHEF DES TRAVAUX D'ANATOMIE PATHOLOGIQUE
AU LABORATOIRE DE MÉDECINE LÉGALE DE LA FACULTÉ DE MÉDECINE

PRÉCÉDÉ D'UNE INTRODUCTION

PAR

Le Professeur Paul BROUARDEL

HUITIÈME ÉDITION REVUE ET CORRIGÉE

Avec 104 figures intercalées dans le texte et 6 planches dessinées d'après nature
reproduites en chromotypographie.

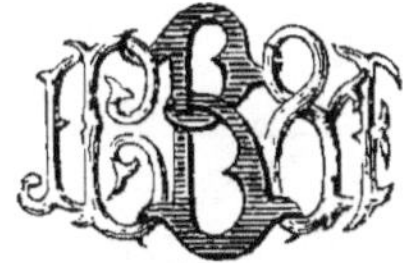

PARIS

LIBRAIRIE J.-B. BAILLIÈRE ET FILS

19, RUE HAUTEFEUILLE, 19

1911

PLACEMENT DES PLANCHES

INTRODUCTION

PAR M. LE PROFESSEUR BROUARDEL

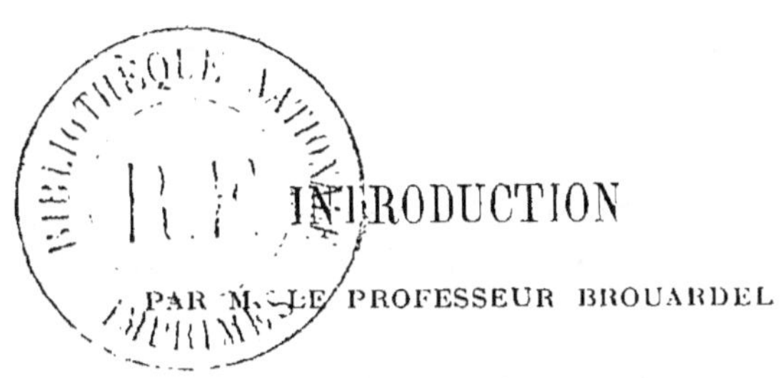

Il y a plus de soixante ans, Chaussier écrivait en tête de la préface de son *Recueil de mémoires sur la médecine légale :* « Chargé dès les premiers temps de mon établissement et de ma pratique médicale de faire les visites et rapports juridiques à Dijon et dans toute l'étendue de son arrondissement, consulté de temps en temps sur des accusations d'infanticide, de meurtres ou autres cas de blessures ou de violences, qui étaient soumis aux tribunaux, je reconnus bientôt que, malgré toutes mes études, mon assiduité à suivre les cours des professeurs les plus célèbres, et les visites cliniques des plus grands maîtres, il me restait encore beaucoup à apprendre pour bien remplir les nouvelles fonctions qui m'étaient confiées [1]. »

Chaussier est un des maîtres qui ont illustré la médecine légale française. Il se plaît dans ses ouvrages à rappeler qu'élève, il s'est livré avec ardeur aux recherches anatomiques et physiologiques, ses travaux ultérieurs prouvent qu'il n'a jamais abandonné ces premières études ; il était donc dès le début de sa carrière en prossession d'une méthode scientifique rigoureuse, et cependant, avec une bonne foi admirable, il a confessé

---

1. CHAUSSIER. *Recueil de mémoires, consultations et rapports sur divers objets de médecine légale.* Paris, Th. Barrois, 1824. Préf., p. ix.

VIBERT. Médecine légale. 8e *édit.*   b

publiquement l'insuffisance de ses connaissances, quand, jeune médecin, la justice a fait appel à son concours.

J'espère que cet aveu, écrit par un tel maître, aidera plus d'un de nos jeunes docteurs à imiter sa modestie. Je voudrais les convaincre que la première vertu d'un médecin légiste est de connaître les lacunes de son éducation spéciale et d'oser les confesser ; c'est là une première qualité, mais ce n'est pas la seule.

L'érudition scientifique la plus étendue ne suffit pas pour être un bon expert, il faut encore savoir appliquer ses connaissances médicales générales à cette forme toute spéciale de la médecine, il faut faire usage d'une méthode propre, différente des procédés habituels de la médecine clinique ordinaire.

Voyons d'abord quelles qualités scientifiques doit posséder un expert pour répondre aux questions presque illimitées que peuvent lui poser les magistrats, nous nous efforcerons ensuite de préciser quelle méthode lui permettra de faire application de ses connaissances médicales.

Pour être médecin légiste, il faut avoir des connaissances complètes en médecine, chirurgie et accouchements, savoir faire une autopsie, reconnaître les lésions spontanées des lésions provoquées ; être exercé aux recherches microscopiques nécessaires pour distinguer les taches de sang, de sperme, de méconium, etc., avoir étudié les symptômes, les lésions déterminées par les diverses intoxications. Si le chimiste est seul compétent pour déceler la présence d'une substance toxique dans les viscères, le médecin seul peut établir qu'entre les symptômes, les lésions, les expériences physiologiques et les résultats fournis par le chimiste, il existe une concordance, ou une discordance, permettant d'affirmer qu'il y a ou qu'il n'y a pas intoxication. Le médecin doit également rechercher les accidents causés par les falsifications alimentaires, si fréquentes et si variées par suite des incessants progrès de la chimie.

Enfin, l'expert doit avoir étudié l'aliénation mentale. C'est à lui qu'incombe la lourde responsabilité de décider si un inculpé était conscient ou inconscient au moment où il a accompli l'acte qui lui est reproché.

Ces diverses connaissances sont indispensables. Il ne s'agit pas de trouver un médecin encyclopédiste. Aucun de nous ne peut, dans l'état des connaissances scientifiques actuelles, aspirer à ce titre. Il faut que l'instruction des experts soit assez complète pour répondre aux exigences énumérées plus haut. Il faut que cette instruction soit assez complète, j'insiste sur ce point, pour qu'ils aient une notion précise des lacunes de leur éducation, de sorte qu'ils n'hésitent pas, par fausse honte, à demander, dans des cas particuliers, l'adjonction d'un expert plus compétent dans des questions spéciales, pas plus que dans la pratique journalière un médecin, même des plus instruits, n'hésite à appeler un médecin consultant spécial pour des maladies spéciales.

Il est évident que cette érudition si variée ne peut se concevoir réunie que par un médecin ayant voué sa vie à l'étude de la médecine légale, il est non moins clair que le traité de médecine légale qui contiendrait les documents nécessaires pour exposer tous les problèmes médico-légaux constituerait une véritable encyclopédie. Ce traité n'existe pas actuellement en France; en Allemagne, J. Maschka a tenté de l'écrire; il serait facile, malgré les mérites réels de cet ouvrage, d'en signaler les trop nombreuses lacunes.

Mais à côté de cet expert idéal et de ce compendium médico-légal, il y a le médecin pratiquant, chaque jour exposé, *volens aut nolens*, à faire fonction d'expert.

Celui-là a besoin d'avoir entre les mains un traité concis, dans lequel il trouve le bilan actuel de la science, l'interprétation des signes qu'il rencontre et qui se rapportent aux cas les plus ordinaires de la criminalité. Je puis, sans exagération, dire que le *Manuel* de M. Vibert contient le *minimum* de ce que chaque médecin doit savoir. Chaque médecin peut, en effet, être inopinément commis par un magistrat ; il ne lui est pas loisible pour établir la valeur de ses constatations de recourir à une bibliothèque, qui le laissera d'ailleurs trop souvent dans le plus grand embarras, car dans les livres classiques les questions médicales ne sont point envisagées au point de vue particulier de la médecine légale. Enfin, le médecin ne doit pas oublier que des premières constatations dépend souvent l'avenir du procès et comme on l'a si souvent répété « une autopsie mal faite ne se répare pas ».

Se souvenant de ses débuts dans la carrière de la médecine légale, M. le docteur Ch. Vibert a voulu épargner à ses confrères une part des hésitations qui l'avaient assailli dans ses premières expertises.

Deux qualités distinguent particulièrement ce livre : M. Vibert n'a pas un instant perdu de vue l'expert pendant l'instruction et aux assises ; chaque phrase est écrite avec cette préoccupation très apparente : ne pas dépasser ce que l'état actuel de nos connaissances scientifiques permet d'affirmer ; l'auteur n'a pas non plus cédé au désir bien naturel de développer les points de pathologie contenus dans les livres classiques, il a pris ces divers chapitres au moment où l'interrogation du juge d'instruction les fait sortir du traité de médecine ou de chirurgie et où le médecin légiste est obligé d'en extraire ce qui est applicable au cas particulier, judiciaire, soumis à son appréciation.

En lisant ce livre, on ne peut oublier un instant qu'il est écrit par un expert pour des experts. C'est cette idée dominante qui constitue l'unité de l'ouvrage. Il ne faut pas, en effet, demander à un traité de médecine légale une unité tirée de la systématisation d'une doctrine. La médecine légale ne constitue pas une science par elle-même, elle ne fait acte de vie que quand on la sollicite et elle emprunte ses solutions à toutes les autres sciences. Son domaine est très étendu mais aucune doctrine commune ne relie ses diverses parties.

Littré la définit : « L'ensemble des connaissances médicales appliquées aux questions de droit, quand il faut constater l'état de santé physique ou morale d'un individu et reconnaître les traces médicales que tel ou tel crime a pu laisser. »

Les questions médico-légales sont donc en nombre illimité ; chaque jour il en surgit de nouvelles provoquées par les découvertes de la science et par les changements des mœurs. Nul ne saurait se flatter de posséder sur tous les points des sciences applicables à la médecine légale des connaissances complètes. Chacun de nous peut donc sans déshonneur avouer qu'il n'est pas préparé à résoudre certains problèmes. Que le jeune docteur, appelé pour les premières fois à éclairer la justice, soit bien convaincu que la qualité de l'expert qui doit tenir le premier rang n'est pas l'étendue des connaissances, mais la notion exacte que possède l'expert lui-même de ce qu'il sait et de ce qu'il ignore. C'est là ce qui constitue son impartialité vraie, son honorabilité professionnelle ; savoir dire à temps : « Je ne sais pas », pour ne pas être obligé de dire plus tard : « Je me suis trompé parce que je ne savais pas. »

Si cet expert pratique ainsi sans faiblesse ce γνῶθι σεαυτόν scientifique, il aura la légitime confiance de ne pas induire la justice en erreur, et si les conclusions de son expertise sont incomplètes, on trouvera dans les constatations faites avec rigueur les éléments suffisants pour les parfaire.

Il est une autre difficulté que nous signalions plus haut : savoir appliquer ses connaissances médicales générales à cette forme toute spéciale de la médecine.

Ce qui constitue en effet le caractère propre de la médecine légale, c'est la façon dont le médecin doit apprécier les questions qui lui sont soumises, les étudier et tirer les conclusions. Je dirais volontiers que c'est cette méthode, différente de la méthode des autres sciences médicales, qui constitue l'essence de la médecine légale.

Les preuves abondent. Lorsque quelqu'un, client ou confrère, interroge un médecin praticien sur tel ou tel malade, que lui demande-t-il ? Son opinion sur la nature de la maladie, sur l'avenir du malade. Le médecin répond et procède par affirmations, plus ou moins tempérées par sa prudence, plutôt que par démonstration. La marche de la maladie se chargera de montrer la valeur de ces appréciations, et au jour le jour, suivant les événements, le médecin les rectifiera. Les faits sont en voie d'évolution, cette évolution est pleine d'inconnu, le médecin ne raisonne pas sur un fait accompli, définitif, mais sur des probabilités qui sont dans le futur. Il donne *une opinion*.

Est-ce là ce qui se passe en médecine légale ? Non. La justice n'intervient d'ordinaire que lorsqu'un acte délictueux ou criminel a été commis. Elle n'a pas à prévenir, mais à réprimer. Les faits sur lesquels elle interroge le médecin légiste sont accomplis, définitifs, et elle lui demande quelles ont été les circonstances du crime ou du délit dont l'interprétation est du ressort du médecin. Celui-ci doit donc fournir non pas une opinion modifiable suivant les circonstances qui surviendront, il n'en surviendra pas de nouvelles, mais *une démonstration*. Il doit dire qu'il est évident, qu'il est prouvé que tel accident a eu pour cause directe tel acte ou tel fait, que la victime a succombé par telle lésion produite par telle arme ou tel coup, ou bien qu'il n'est pas possible de prouver que les choses se sont passées ainsi.

Pour l'expert, il ne s'agit pas de dire : il est probable que tel ou tel fait a été accompli dans telles conditions, mais : il est démontré ou il n'est pas démontré que tel fait a été accompli dans telles conditions.

Un exemple mettra bien en évidence cette différence des deux méthodes et la difficulté qu'éprouvent les esprits les plus distingués à se plier au mode médico-légal, quand depuis des années l'intelligence est habituée aux procédés de raisonnement ordinaires dans la pratique médicale.

La majorité des médecins et même des magistrats admettent volontiers que, pour un cas particulier, le meilleur expert sera le médecin qui se sera le plus distingué dans une spécialité pathologique. Les faits ne permettent pas de partager sans réserve cette opinion. Certes les lumières spéciales de ces médecins savants seront des plus utiles aux experts pendant le cours de l'instruction, elles compléteront l'enquête et en rendront les résultats incontestables. Ils sauront mieux que tout autre distinguer le vrai de l'à peu près. Mais lorsqu'on lit les conclusions de leurs rapports ou qu'on entend leurs dépositions en assises, on reconnaît facilement que l'habitude des consultations médicales les entraîne au delà du cercle étroit des faits que vise l'instruction, de ceux qu'il est nécessaire de mettre en évidence pour les membres du jury. Ce sont souvent des dissertations scientifiques des plus intéressantes, ce sont rarement des exposés dont le juge ou le juré, qui ne sont pas médecins, puissent extraire ce qui est applicable à la cause elle-même.

Il y a donc en médecine légale une méthode propre, elle ne dérive pas de la façon dont le médecin est habitué à raisonner; elle en est très éloignée, et je répète que sa conquête est une des plus grandes difficultés de la pratique médico-légale.

Il n'est guère qu'une des parties de la médecine légale où la méthode médicale ordinaire soit applicable, c'est l'aliénation mentale.

Quand le médecin est appelé à déclarer que telle personne est ou non responsable de l'acte qu'elle a commis à un tel moment, il n'est plus en présence d'un fait immuable. Entre le moment, où il examine le prévenu et celui où il a accompli l'acte qui lui est reproché, il s'est écoulé un certain temps. L'excitation qui pourrait résulter de la passion, de l'alcoolisme ou de tout autre influence, a disparu; ce n'est plus l'homme tel qu'il était au moment du crime, c'en est un autre, raisonnant différemment parce qu'il est dans d'autres conditions et dans un autre milieu. Le médecin-expert est alors obligé, pour faire revivre cet homme en son passé, pour le comprendre au moment de l'acte, de l'étudier, de le voir, de le faire surveiller, de rechercher si quelques troubles passagers ne révéleront pas ceux qui ont pu ou dû exister au moment de l'acte criminel. En un mot, le médecin aliéniste déduit ce qu'il observe chez un homme malade ou présumé tel, ce que cet homme a été à un moment de son existence. Ici la recherche ne porte plus sur un fait définitif, mais a pour objet un homme vivant et variable, et il faut souvent conclure des constatations et parfois des variations journalières à un état mental antérieur. La méthode médicale ordinaire trouve ici une application plus fréquente que dans les autres parties de la médecine légale.

Le premier devoir du médecin légiste est donc de comprendre la nature des questions posées, leur but, de les résoudre par la méthode propre à cette branche de la médecine, de se confiner dans le domaine spécial qui lui est réservé, de ne pas compromettre la vérité, en substituant ses convictions à ses constatations.

C'est là, je dirai, la grande difficulté : de ne pas substituer son opinion sur l'ensemble de l'affaire, aux démonstrations scientifiques sur lesquelles il est interrogé. C'est une faute contre laquelle on ne saurait trop mettre en défiance le jeune médecin légiste. Il n'est pas juge, il n'est pas juré, peu importent ses opinions sur la culpabilité du prévenu ; il est interrogé par le juge sur ce qu'il a vu, sur le *visum et repertum*, son intervention n'est légitimée que parce que le juge d'instruction n'a pas compétence scientifique, il doit fournir les renseignements nécessaires sur les questions médicales soulevées par l'enquête, mais sur elles seules : sous aucun prétexte, il ne doit aller au delà ; sa responsabilité est déjà assez lourde. Ainsi que le disaient nos ancêtres, il doit « fermer les oreilles et ouvrir les yeux », parce que les renseignements obligeamment fournis par les magistrats ou les témoins ne peuvent que l'exposer à faire peser son opinion d'homme sur l'interprétation de ses constatations. Celle-ci doit rester exclusivement scientifique.

Pour bien faire comprendre les limites dans lesquelles doit s'enfermer le médecin légiste, celle dans lesquelles le législateur aurait dû le confiner, la différence qui sépare une opinion d'une preuve, rappelons comment est défini dans un langage superbe le rôle du juré (Code d'instruction criminelle, art. 342) :

« La loi ne demande pas compte aux jurés des moyens par lesquels ils se sont convaincus ; elle ne leur prescrit point de règles desquelles ils doivent faire particulièrement dépendre la plénitude et la suffisance d'une preuve ; elle leur prescrit de s'interroger eux-mêmes dans le silence et le recueillement, et de chercher, dans la sincérité de leur conscience, quelle impression ont faite sur leur raison les preuves rapportées contre l'accusé et les moyens de sa défense. La loi ne leur dit point : vous tiendrez pour vrai tout fait attesté par tel ou tel nombre de témoins ; elle ne leur dit pas non plus : vous ne regarderez pas comme suffisamment établie toute preuve qui ne sera pas formée de tel procès-verbal, de telle pièce, de tant de témoins ou de tant d'indices ; elle ne leur fait que cette seule question, qui renferme toute la mesure de leurs devoirs : *avez-vous une intime conviction ?* »

Si la loi avait formulé quelque part le rôle du médecin légiste, elle aurait certes adopté la rédaction inverse, elle lui aurait dit :

« Vous êtes chargé de procéder à l'examen médical de telle personne ou de tel cadavre, de rechercher ou constater tous indices de crime ou délit. Les conclusions de votre rapport ne doivent être basées que sur vos constatations personnelles ; elles doivent dire si tel crime ou délit est ou n'est pas démontré ; elles doivent être indépendantes de votre opinion sur l'ensemble du procès. »

Au juré la loi demande une *conviction* ressortant de l'ensemble des débats, à l'expert une *démonstration* relative à un point spécial.

Maintenant le jeune expert a grand'peine à ne pas sortir de son rôle, et cela par excès de bon vouloir. Il s'informe partout des conditions dans lesquelles le crime a pu être commis, il a peur que ses constatations soient insuffisantes pour éclairer la justice, il a peur d'être taxé d'ignorance, il a peur des objections qui lui seront faites en assises par le président, l'avocat général et l'avocat. Ces craintes ont certainement une origine honorable, elles ont leur source dans un sentiment de défiance vis-à-vis de soi-même ; elles n'en sont pas moins fâcheuses parce qu'elles enlèvent à l'expert le sang-froid qui lui permettrait d'apprécier avec exactitude dans quelle mesure il peut affirmer ou douter.

Aussi nous ne saurions trop le répéter, il n'y a déshonneur pour aucun de nous à déclarer, dès que nous sommes commis, que nos connaissances propres sont insuffisantes pour procéder à l'une des parties de l'expertise, que nous demandons l'adjonction de tel confrère ou de tel savant désigné par ses recherches spéciales, mais cet aveu, il faut le faire de suite, sans hésiter ; plus tard, l'aveu est difficile, il est dans la nature humaine de ne pas confesser volontiers ses erreurs.

Ce n'est que par la pratique que l'expert peut prévoir les difficultés qui vont surgir au cours des recherches, qu'il connaît la mesure de sa valeur et de son insuffisance, qu'il ose, dès le début, dire sur quels points porte sa faiblesse, et qu'il sait, en écrivant les conclusions de son rapport, faire la part exacte de ce qui est et de ce qui n'est pas démontrable, qu'il se sent assez en possession de lui-même pour être sûr qu'en assises, quelles que soient les questions soulevées, il est une borne à ses affirmations, qu'il ne la franchira pas. Alors aussi, instruit par l'expérience, connaissant les limites de son action, dégagé de la crainte des circonstances extérieures, du jugement qu'on portera sur lui, l'expert éprouvera dans toute sa plénitude la peur de sa conscience propre et la gravité de sa responsabilité. Plus son expérience grandira, plus haut parlera sa conscience.

Le médecin trouvera dans le livre de M. Vibert tous les renseignements nécessaires pour résoudre les questions de médecine légale courante, celles auxquelles il peut être appelé à répondre chaque jour de sa pratique. Les documents sur lesquels l'auteur a établi ses descriptions lui sont personnels, il les a recueillis lui-même dans une pratique qui date déjà de plusieurs années et qui lui a permis de compulser plusieurs milliers d'expertises dont il a été chargé. Ce n'est pas un manuel né de la compilation, mais un livre dont chaque paragraphe représente le travail propre de l'auteur, à l'appui duquel il peut citer ses recherches et ses expertises.

M. Vibert est depuis six ans associé à nos efforts pour augmenter la somme de nos connaissances médico-légales que les étudiants emportent en quittant la Faculté de médecine. Avant de prendre la forme didactique du livre, les descriptions ont été mises sous les yeux des élèves, ont été soumises à leur contrôle dans les conférences de la Morgue. C'est donc bien l'œuvre de M. Vibert que je recommande aux étudiants et surtout aux médecins qui sont appelés par la confiance des magistrats à parler en justice au nom de la science médicale.

12 décembre 1885.

PRÉFACE

DE LA HUITIÈME ÉDITION

Vingt-six ans se sont écoulés depuis que le professeur Brouardel, mon maître de la première heure, a écrit pour la première édition de ce livre l'Indroduction que l'on vient de lire.

L'éminent maître y a décrit d'une façon parfaite et définitive les qualités d'esprit que nécessite l'exercice de la médecine légale, le but que le médecin légiste doit viser dans chaque expertise, et surtout la méthode spéciale qu'il lui faut acquérir pour atteindre ce but, méthode différente de celle qu'il a employée pour ses études purement médicales.

Aujourd'hui, après une carrière de près de trente années consacrée tant à la pratique qu'à l'enseignement de la médecine légale, si je cherchais à résumer en quelques traits généraux les résultats de mon expérience, je ne pourrais rien dire d'autre que ce que le professeur Brouardel a exposé si magistralement dans les pages précédentes. Je joins ce témoignage, si modeste qu'il soit, aux nombreux hommages qui ont été rendus à sa mémoire.

Le présent livre est écrit pour des praticiens. Il traite uniquement des questions véritablement spéciales à la médecine légale, et qui peuvent se poser à tout instant.

Les formalités à remplir par le médecin chargé d'une expertise, les points sur lesquels doivent porter surtout ses constatations, la forme à donner à la rédaction du rapport, le rôle de l'expert dans les débats publiés sont souvent une cause d'embarras et de troubles pour les débutants. Dans l'INTRODUCTION de ce livre, je me suis efforcé de fournir sur ces points des renseignements précis, et d'écarter des obstacles qui parfois empêchent l'expert, encore novice, de tirer de ses connaissances médicales tout le parti qu'il aurait pu.

Le livre comprend ensuite quatre parties.

La PREMIÈRE PARTIE traite des *attentats à la vie et à la santé*, et comprend l'étude des phénomènes cadavériques (dont la connaissance est indispensable au médecin légiste), des différents genres de mort violente, et des blessures. J'ai cherché à bien indiquer le but de l'*autopsie médico-légale*, à formuler les règles qu'elle comporte, et à dresser un tableau qui puisse aider l'expert à n'oublier aucune des constatations nécessaires.

La *mort subite* fait l'objet d'un chapitre spécial qui, sans traiter d'une façon complète cette vaste question, indique du moins les causes de mort naturelle qui éveillent le plus souvent le soupçon d'un crime. C'est là un sujet fort important, car la tâche du médecin-légiste n'est pas seulement de rechercher les indices d'un crime et de fournir des preuves à l'accusation ; un autre côté de son rôle, que le public méconnaît trop souvent, consiste à démontrer qu'une mort dont l'origine paraît suspecte est le résultat de causes naturelles, et à faire éclater l'innocence d'un accusé.

L'étude des *blessures*, envisagée au point de vue du diagnostic et des conséquences suivant les organes atteints, n'appartient pas à la médecine légale proprement dite, mais à la pathologie chirurgicale. Il faut faire une exception cependant pour certaines blessures que les médecins légistes ont plus d'occasions que les chirurgiens d'étudier soit cliniquement, soit à la table d'autopsie. Il en est ainsi par exemple des blessures par commotion ou ébranlement, de celles produites par chute de haut, par écrasement, par explosions, dont il est parlé assez longuement dans ce livre.

L'*homicide*, le *suicide*, les *morts accidentelles*, font l'objet de développements qui répondent autant que possible aux nombreuses questions que ces sujets soulèvent dans la pratique.

La DEUXIÈME PARTIE est consacrée aux questions relatives à l'*instinct sexuel*, avec ses anomalies et ses perversions, et à la *génération*. Les expertises qui concernent le *viol*, la *défloration*, les *attentats aux mœurs* sont peut-être celles qui prêtent le plus à l'erreur. Je me suis efforcé de signaler les écueils qui menacent dans ces cas le médecin-légiste, et de montrer au lecteur qu'en pareille matière les questions posées sont bien moins souvent que ne le croient certaines personnes susceptibles d'être résolues avec certitude.

La TROISIÈME PARTIE comprend les questions relatives à l'*identité*, à l'*anthropométrie criminelle*, et à l'*examen des taches* de diverses natures. La technique des *taches de sang* et *de sperme* est exposée avec des détails qui paraîtront peut-être trop minutieux à certains lecteurs, mais non pas, je crois, aux praticiens qui n'ont pas une grande expérience de ces recherches.

La QUATRIÈME PARTIE traite de l'*aliénation mentale* au point de vue médico-légal. L'aliénation mentale constitue à elle seule un vaste domaine de la science, et l'on ne saurait exiger des connaissances très étendues sur cette question de la part d'un médecin non spécialiste. Cependant l'aliénation mentale est si souvent mêlée aux crimes et aux délits de tous genres, que le médecin légiste ne peut être tout à fait étranger à son étude. D'ailleurs c'est parfois à lui qu'incombe le soin de démêler en premier lieu les troubles plus ou moins apparents de l'état mental chez un inculpé, et de signaler aux magistrats la nécessité d'une expertise spéciale. On trouvera les indications les plus essentielles pour que le médecin puisse remplir ce rôle, et j'ai eu soin d'ailleurs, sur les points les plus importants, de citer textuellement les auteurs les plus compétents.

Dans un APPENDICE les questions de législation et de jurisprudence relatives à l'*exercice de la profession médicale* ont été traitées brièvement, mais assez complètement, je l'espère, pour répondre aux besoins de la pratique courante.

A la fin du livre se trouvent de nombreux *Rapports médico-légaux*. A côté de ceux empruntés aux Maîtres les plus autorisés, s'en trouvent plusieurs qui me sont personnels, de façon à représenter, telles qu'elles sont traitées dans la réalité, presque toutes les questions médico-légales.

Deux courts chapitres donnent quelques indications essentielles pour les expertises relatives aux *empoisonnements* et aux *accidents du travail*. Ce sont là des sujets tellement vastes qu'ils réclament, pour être traités moins sommairement, des livres entiers.

Les éditions de ce volume qui se sont succédé ont été mises au courant des travaux les plus récents. J'ai apporté tout le soin dont je suis capable à la correction et à l'amélioration de ces éditions, car je ne connais pas de plus grand honneur pour un médecin que celui d'être consulté par des confrères ou choisi comme guide par des étudiants, et je sens vivement la responsabilité que cet honneur entraîne.

CH. VIBERT.

Février 1911.

PRÉCIS

DE

MÉDECINE LÉGALE

INTRODUCTION

ROLE DU MÉDECIN LÉGISTE. — DES EXPERTISES EN GÉNÉRAL

« La médecine légale, dit Marc, est l'application des connaissances médicales aux cas de procédure civile et criminelle qui peuvent être éclairés par elle. »

Cette définition nous semble une des meilleures de celles qui ont été données de la médecine légale, telle que nous l'entendrons dans ce livre, celle qui précise le mieux son but et limite le plus exactement son domaine.

Le rôle du médecin légiste, du *médecin expert* est donc celui de conseiller de la justice ; c'est d'après son opinion que le juge apprécie certains faits qui échappent à sa compétence, et il lui délègue en quelque sorte une partie de son autorité, car, suivant l'expression d'Ambroise Paré, le père de la médecine légale en France. « les magistrats jugent suivant qu'on leur rapporte ».

Il serait superflu d'insister sur l'importance et la gravité de ce rôle. Le médecin expert se livre à des constatations qui généralement, en raison de leur nature même, ne peuvent être renouvelées par d'autres ; il discute au nom d'une science dont les principes sont ordinairement inconnus de ceux à qui il s'adresse, de sorte que ses affirmations sont souvent sans contrôle et doivent être acceptées telles qu'elles sont formulées. Or ses déclarations ont souvent une importance capitale dans le débat, et l'on peut dire que dans bon nombre de cas c'est d'elles que dépend l'acquittement ou la condamnation d'un accusé.

La grandeur de ces fonctions, la responsabilité qu'elles comportent vis-à-vis de la conscience de tout honnête homme, réclament impérieusement de celui qui les remplit une compétence particulière et une préparation spéciale. C'est là un point qui n'est peut-être pas assez compris de tous les médecins, et c'est pourquoi l'on voit quelquefois des praticiens, bons cliniciens d'ailleurs, s'acquitter d'une façon un peu insuffisante de la tâche d'expert qui leur est accidentellement confiée.

C'est, en effet, une erreur de croire que la médecine légale n'a pas besoin d'être étudiée, qu'elle n'est que la facile application à des cas particuliers des connaissances qui constituent les diverses branches de la science médicale. La médecine légale comprend un certain nombre de questions, celles, par exemple, relatives aux asphyxies, aux attentats à la pudeur [1], au viol, etc., qui lui sont propres : et, d'autre part, si elle emprunte à la pathologie, à l'anatomie, à la physiologie, etc., presque tous ses éléments, son rôle est précisément d'utiliser ceux-ci d'une façon particulière, de discuter le parti qu'on en peut tirer pour le but spécial qu'elle poursuit, de signaler les difficultés et les causes d'erreur qu'on ne peut prévoir *a priori*, ni résoudre sans étude particulière.

Faute de cette étude préalable, certains médecins formulent hardiment, sans arrière-pensée, des conclusions beaucoup trop affirmatives, qui pourront égarer la justice

---

1. Dans un mémoire intitulé : *De l'organisation de la pratique de la médecine légale en France* (Société de médecine légale, 14 janvier 1884 et *Annales d'hyg.*, 1884, t. XI, p. 157), M. le professeur Brouardel, insistant sur l'insuffisance de l'enseignement de la médecine légale, citait l'anecdote suivante. Un jeune médecin qui, à propos de l'examen d'une petite fille, avait commis une erreur complète, que d'ailleurs il reconnut en cours d'assises, expliquait ainsi à l'audience comment il s'était trompé : « Monsieur le Président, je n'ai jamais vu de membrane hymen : dans les hôpitaux, lorsqu'on examine une femme devant les élèves, c'est qu'il y a une vaginite, une métrite, et depuis longtemps la membrane hymen n'existe plus. Si je m'étais permis de rechercher comment est faite cette membrane sur des jeunes filles non déflorées, j'aurais moi-même commis un attentat à la pudeur. »

et peut-être contribuer dans une forte mesure à la condamnation d'un accusé. D'autres, par une tendance différente, arrivent à un résultat aussi fâcheux : ils ne savent pas que dans certains cas les investigations de l'expert restent forcément sans résultat, et ils craignent qu'on attribue à leur ignorance une réserve commandée dans quelques circonstances par l'impuissance de la science. S'ils se trouvent en présence d'un attentat dont la réalité paraît certaine ou très probable, ils sont amenés, presque inconsciemment, à faire un rapport destiné surtout à permettre des conclusions arrêtées d'avance et inspirées par des considérations extra-médicales.

Le médecin familiarisé avec l'étude de la médecine légale évite ces fautes, et en outre il arrive à acquérir une habitude d'esprit qui est une des qualités principales de l'expert : savoir distinguer dans une question ce qui est nettement démontré, de ce qui est probable, incertain ou douteux, et exprimer dans une formule claire et précise des conclusions qui correspondent exactement à l'opinion qui se dégage de l'examen raisonné des faits. Il n'émettra pas, comme le font quelquefois des médecins chargés accidentellement d'une mission judiciaire, des assertions si pleines de restrictions et de réticences qu'elles ne signifient plus rien, et qu'il est impossible au juge de savoir dans quel sens elles déposent.

§ I. — Organisation judiciaire en France.

Avant de parler des diverses phases que comportent les expertises, il est bon de donner quelques indications très sommaires sur l'organisation judiciaire en France, principalement au point de vue de l'administration de la justice, en matière criminelle.

Les infractions à la loi portent le nom de *contraventions*, de *délits*, ou de *crimes*, suivant la gravité croissante des peines qu'elles comportent. La recherche et l'instruction de ces infractions est confiée à de nombreux agents, appelés officiers de police judiciaire, et dont les principaux sont : les commissaires de police, les maires et les adjoints au maire, les juges de paix, les officiers de gendarmerie, les procureurs de la République et leurs substituts, les juges d'instruction.

Les jugements sont rendus par divers tribunaux. Dans chaque chef-lieu de canton, il y a un tribunal de police, dont le juge unique est le juge de paix, et auprès duquel le commissaire de police ou, à son défaut, le maire remplit les fonctions de ministère public ; ce tribunal s'occupe des contraventions ; il peut condamner jusqu'à 15 francs d'amende et cinq jours d'emprisonnement. — Dans chaque arrondissement, il y a un tribunal qui, d'après le nombre de juges dont il est composé, forme une ou plusieurs chambres ; ce tribunal, appelé tribunal de première instance en matière civile, connaît sous le nom de tribunal correctionnel, de tous les délits et de certaines contraventions. — Près de chaque tribunal se trouve un procureur de la République, assisté ou non d'un ou plusieurs substituts qui remplissent les fonctions du ministère public et constituent ce qu'on appelle le *parquet*. — Viennent ensuite les cours d'appel, comprenant chacune une circonscription du territoire désignée sous le nom de *ressorts ;* les cours d'appels comprennent une ou plusieurs chambres civiles, une chambre d'appels de police correctionnelle, une chambre de mise en accusation. La cour d'appel est composée d'un premier président, d'autant de présidents qu'il y a de chambres, et d'un certain nombre de conseillers ; le ministère public est exercé auprès d'elle par un procureur général, des avocats généraux et des substituts.

Quand l'instruction d'une affaire est terminée, le juge d'instruction apprécie s'il doit renvoyer l'accusé devant le tribunal correctionnel, devant la chambre des mises en accusation, ou s'il n'y a pas lieu de poursuivre ; dans ce dernier cas, il rend une ordonnance de *non-lieu*. Si l'affaire est renvoyée devant la chambre des mises en accusation, celle-ci examine s'il y a lieu de renvoyer devant la cour d'assises, sinon elle rend un arrêt de non-lieu.

Les cours d'assises statuent souverainement et sans appel sur toutes les infractions à la loi qualifiées crimes par l'article 1 du Code pénal. Elles sont composées de douze jurés et de trois magistrats, dont l'un, conseiller à la cour d'appel, est président de la cour et dirige les débats. Les jurés répondent par oui ou par non aux questions de fait qui leur sont soumises; les magistrats acquittent ou condamnent, suivant la déclaration du jury.

Au-dessus de tous les tribunaux se trouve la cour de cassation qui annule les procédures et les jugements contenant des vices de forme ou une contravention expresse au texte de la loi.

§ II. — Experts médecins, et médecins requis.

La plupart des affaires médico-légales sont confiées exclusivement à des médecins qui ont sollicité et obtenu le titre d'expert, et sont inscrits comme tels sur une liste dressée dans chaque tribunal de première instance.

Néanmoins, dans certains cas urgents spécifiés par la loi, tout docteur en médecine, qu'il soit inscrit ou non, sur la liste des experts, peut être requis de procéder à une opération médico-légale.

Les conditions dans lesquelles est conféré le titre d'expert médecin devant les tribunaux sont indiquées dans le chapitre 1 du décret du 21 novembre 1893, dont voici la teneur :

DÉCRET DU 21 NOVEMBRE 1893.

CHAPITRE Ier. — *Des conditions dans lesquelles est conféré le titre d'expert médecin devant les tribunaux.*

ART. 1er. — Au commencement de chaque année judiciaire et dans le mois qui suit la rentrée, les cours d'appel, en chambre du conseil, le procureur général entendu, désignent, sur des listes de propositions des tribunaux de première instance du ressort, les docteurs en médecine à qui elles confèrent le titre d'expert devant les tribunaux.

ART. 2 (*modifié par décret du* 10 *avril* 1906). Les propositions du tribunal et les désignations de la cour ne peuvent porter que sur les docteurs en médecine français, demeurant soit dans l'arrondissement du tribunal, soit dans le ressort de la cour d'appel. Ils doivent avoir au moins cinq ans d'exercice de la profession médicale, ou être munis soit du diplôme de l'Université de Paris, portant la mention : « médecine légale et psychiatrie », soit d'un diplôme analogue créé par d'autres universités par application des dispositions de l'article 15 du décret du 21 juillet 1897, portant règlement pour les conseils des universités.

ART. 3. — En dehors des cas prévus aux articles 43, 44, 235 et 268 du Code d'instruction criminelle, les opérations d'expertise ne peuvent être confiées à un docteur en médecine qui n'aurait pas le titre d'expert. Toutefois, suivant les besoins particuliers de l'instruction de chaque affaire, les magistrats peuvent désigner un expert près un tribunal autre que celui auquel ils appartiennent.

En cas d'empêchement des médecins experts résidant dans l'arrondissement et s'il y a urgence, les magistrats peuvent, par ordonnance motivée, commettre un docteur en médecine français de leur choix.

Quant aux médecins non inscrits sur la liste des experts, les autorités qui ont le droit de requérir leur concours sont, suivant les circonstances, le procureur de la République, ses substituts et les agents qui sont ses auxiliaires (commissaires de police, officiers de gendarmerie, juges de paix, maires ou leurs adjoints), le juge d'instruction, le président du tribunal ou de la cour devant laquelle ont lieu les débats, et aussi les préfets dans les départements, le préfet de police de Paris. Les maréchaux des logis et brigadiers de gendarmerie, les gardiens de la paix ou sergents de ville, les gardes champêtres n'ont pas le droit de requérir un médecin.

On discutait autrefois sur les cas où le médecin était tenu d'obtempérer à la réquisition et ceux où il pouvait refuser son concours. La loi de 1892 rend toute discussion inutile. L'article 23 porte :

« Tout docteur en médecine est tenu de déférer aux réquisitions de la justice, sous les peines portées à l'article précédent. »

§ III. — Forme de la réquisition. Prestation de serment.

Le magistrat requérant avertit le médecin, par lettre ou autrement, qu'il réclame son concours; si le médecin accepte, de son plein gré ou contraint par la loi, il reçoit une *ordonnance* dans laquelle est indiquée la mission qui lui est confiée, signe cette pièce, prend connaissance des renseignements qui se rapportent aux opérations dont il est chargé, et, conformément à l'article 44 du Code d'instruction criminelle, il prête serment devant le magistrat de faire son rapport et de donner son avis en honneur et conscience.

La prestation de serment est absolument indispensable;

. l'omission de cette formalité entraîne la nullité d'un jugement ou d'un arrêt.

Voici les formules habituellement employées pour la réquisition des médecins et pour les ordonnances :

LETTRE DE RÉQUISITION

TRIBUNAL
DE L'ARRONDISSEMENT D   Le   190   .
Département d

M.   , Juge d'instruction, invite M.   . docteur en médecine, à se rendre en son cabinet, près le tribunal de   . le   . heure de
pour prêter serment en qualité d'expert par lui commis aujourd'hui aux fins des opérations dont il lui sera donné connaissance.

ORDONNANCE ÉMANANT DU PROCUREUR DE LA RÉPUBLIQUE

PARQUET
DU TRIBUNAL DE LA SEINE

Nous, Procureur de la République près le tribunal de première instance du département de la Seine, séant à Paris.

Vu les articles 32 et 43 du Code d'instruction criminelle.

Et le procès-verbal dressé le   190   , par M. le commissaire de police du quartier de   constatant le transport à la Morgue du cadavre du sieur (*ou tel autre fait*),

Commettons M. le docteur   à l'effet de procéder à l'autopsie du cadavre. de rechercher les causes de la mort (*ou à telle autre opération*) et de constater tous indices de crime ou de délit. ·

De tout quoi il dressera procès verbal, qui nous sera immédiatement transmis conformément à la loi.

Et de suite M. le docteur   étant intervenu, et ayant déclaré accepter mission à lui confiée. il a prêté entre nos mains le serment de la remplir en son honneur et conscience.

Au Parquet, le   190   .

L'EXPERT.   LE PROCUREUR DE LA RÉPUBLIQUE,
(*Signature.*)   (*Signature.*)

ORDONNANCE ÉMANANT D'UN JUGE D'INSTRUCTION

TRIBUNAL
DE PREMIÈRE INSTANCE
du département de la Seine

Nous   . Juge d'instruction près du tribunal de première instance du département de la Seine.

Vu la procédure commencée contre

Inculpé d

Attendu la nécessité de constater judiciairement l'état où se trouve en ce moment le

Ordonnons qu'il y sera procédé par M.   docteur en médecine. et serment par lui préalablement prêté en nos mains.

Lequel après avoir reconnu l'état où se trouve le

S'expliquera sur les causes des blessures. ainsi que sur les conséquences qu'elles pourront avoir.

De tout quoi il sera dressé rapport qui nous sera ensuite remis par ledit docteur, après en avoir affirmé en nos mains le contenu sincère et véritable.

Au Palais de justice à Paris, ce   190   .

(*Signature du juge.*)

FORMULE DE PRESTATION DE SERMENT

L'an mil neuf cent   . le
Devant nous, Juge d'instruction soussigné   , a comparu sur notre in-
vitation M   . ci-devant qualifié.
Lecture à lui donnée de l'ordonnance qui précède, il a juré en nos mains de
remplir en son honneur et conscience la mission qu'il lui est confiée.
Et après lecture :

(Signatures du juge, du greffier et de l'expert.)

FORMULE DE L'ACTE DE DÉPOT DU RAPPORT

L'an mil neuf cent   . le
Devant nous, Juge d'instruction soussigné   , a comparu M.   ci-
devant qualifié
Lequel nous a fait le dépôt d'un rapport par lui adressé dans l'affaire qui
s'instruit contre le nommé   , inculpé de
Dont il affirme la sincérité en son honneur et sa conscience.
Sur la réquisition de taxe, nous lui avons alloué la somme de   pour
visite et rapport
Et avons signé avec M

(Signatures.)

§ IV. — Opération de l'expertise.

Après avoir prêté serment, le médecin procède immédiatement ou le plus tôt possible aux opérations de l'expertise [1], car dans certains cas tout délai peut avoir des
conséquences fâcheuses. Suivant que l'expertise a pour
but telle ou telle opération, il y a lieu de prendre en considération certaines règles spéciales, qui seront indiquées
plus loin dans les chapitres consacrés à chacune de ces
opérations.

Une règle générale qu'il est bon d'avoir toujours présente à l'esprit, c'est de faire d'une manière très complète

---

1. En France, la loi ne s'occupe pas de la façon dont l'expertise doit
être accomplie et le rapport rédigé. En Allemagne, au contraire, il
existe à ce sujet des règles très précises. Le ou les médecins experts
opèrent en présence des magistrats, sauf des cas spécifiés, et ils dictent
à un greffier toutes leurs constatations à mesure qu'elles sont faites.
Cette pièce est immédiatement signée, *ne varietur*, par l'expert ou les
experts; elle est remise au magistrat et constitue un document officiel,
auquel aucune modification ne pourra être faite par la suite. Quant
aux conclusions, l'expert peut se réserver de ne les formuler qu'ultérieurement et de les remettre dans un rapport spécial qui comprendra
en même temps la discussion des faits.

Dans notre pays, le magistrat assiste à l'expertise quand il le juge
convenable, mais aucune formalité (autre que la prestation de serment)
n'est prescrite, ni pour la conduite de l'expertise, ni pour la rédaction
du rapport.

toutes les investigations qui se rapportent à l'objet de l'expertise, alors même que certaines constatations semblent au premier abord tout à fait suffisantes pour établir à elles seules des conclusions. Plus tard, il peut surgir une question nouvelle, imprévue tout d'abord, et qui nécessiterait, pour être résolue, telle ou telle constatation qui n'a pas été faite; or, ces omissions sont le plus souvent irréparables. Nous verrons plus loin que dans une autopsie tous les organes doivent être examinés, quand même la lésion d'un seul d'entre eux semble être évidemment l'unique cause de la mort et présenter seule de l'intérêt. De même dans les expertises relatives au viol, à l'attentat à la pudeur, il faut examiner toutes les parties des organes génitaux, l'anus, les ganglions des aines, etc. Pour ne rien oublier, il est bon d'adopter d'avance un plan pour les recherches, un ordre d'investigation qu'on suit dans chaque cas particulier, en remplissant chaque partie du cadre qu'on s'est tracé.

Quand le médecin opère en présence d'un magistrat ou d'une autre personne, il fait sagement de ne pas communiquer les impressions que lui causent, au fur et à mesure qu'elles sont faites, les constatations auxquelles il se livre; ces impressions peuvent varier beaucoup au cours d'une expertise, et il est inutile de montrer par quelles phases, parfois opposées, l'esprit passe forcément, avant que de l'ensemble des faits se dégage une opinion définitive.

Il va sans dire que, lorsqu'il s'agit de constatations à faire sur un vivant, l'expert doit s'abstenir de toutes manœuvres ou investigations pouvant causer un préjudice réel à la personne examinée, retarder la guérison d'une plaie, exposer un blessé à des complications, etc. Il est juge en sa qualité de médecin, des cas où les opérations de l'expertise doivent être retardées et de l'époque à laquelle elles pourront être faites.

§ V. — Du rapport.

Les constatations faites au cours de l'expertise doivent être notées soigneusement par écrit à mesure qu'elles sont faites; le médecin qui se fierait uniquement à sa mémoire risquerait de commettre des oublis souvent irréparables, d'autant plus qu'il arrive quelquefois que, pris par des occupations urgentes, il est obligé de laisser s'écouler plusieurs jours avant de procéder à la rédaction du rapport.

Cependant, autant que possible, il est bon d'écrire sans délai tout au moins la partie du rapport où sont relatées les constatations : tous les détails de quelque importance qui n'ont pas été inscrits sur les notes sont alors bien présents à la mémoire, et les faits sont exposés d'une façon plus précise. Mais quand l'affaire offre quelque difficulté, on se trouve bien de différer un peu la rédaction des conclusions; après quelques jours, l'esprit s'assimile mieux les faits, les classe plus exactement, et attribue plus justement à chacun d'eux la signification et l'importance qui lui conviennent; les objections ont le temps de naître et d'être résolues. Dans le cas où il est nécessaire de se livrer à des recherches complémentaires, de consulter les auteurs sur certains points particuliers, etc., le dépôt du rapport est naturellement différé, et le juge ne refuse jamais, dans ces circonstances, un délai raisonnable à l'expert.

Tout rapport médico-légal se compose, au moins, de trois parties, qui sont : le *préambule*, la *description* et les *conclusions*. Dans certains cas, il comprend, en outre, le *commémoratif* et la *discussion*.

Préambule. — Le préambule ou *protocole* comprend : 1° les nom, prénoms, qualités et domicile de l'expert; 2° l'indication de l'autorité requérante; 3° la date de la réquisition; 4° la mention de la prestation de serment; 5° la date de l'opération, le lieu où elle a été pratiquée, la mention des personnes présentes; 6° la nature de l'expertise : autopsie, visite, examen de taches, etc., et le but que le magistrat requérant a assigné à l'expert [1].

---

1. Ces diverses parties du protocole, qu'il est d'usage d'inscrire en tête du rapport, ne sont pas toutes rigoureusement nécessaires; mais la mention de la prestation du serment est indispensable.

Il est bon de reproduire textuellement en tête du rapport les questions

Description des faits. — C'est l'exposé des constatations faites : cette description doit toujours être complète, mais elle est plus ou moins sommaire, suivant les cas ; on insiste plus particulièrement et l'on donne des détails plus circonstanciés sur les faits qui serviront à établir les conclusions ; on ne dira pas, par exemple, qu'une fille est déflorée, qu'il existe une inflammation des parties génitales, qu'on a trouvé un cancer de l'estomac, que l'examen microscopique d'une tache a permis d'apercevoir des globules sanguins ; mais, on décrira la forme, la dimension de la membrane hymen et les déchirures qu'on remarque : on indiquera que la muqueuse des parties génitales est rouge, tuméfiée, douloureuse, qu'elle présente un écoulement de telle ou telle nature ; on donnera tous les caractères de la tumeur qui constitue le cancer ; on spécifiera l'aspect, la forme, la couleur, les dimensions des globules sanguins, etc. Il ne faut pas oublier, en effet, que souvent les constatations faites au cours d'une expertise ne peuvent être renouvelées et contrôlées ensuite ; il est donc indispensable que les faits soient consignés d'une façon précise, afin qu'il reste un document authentique pouvant servir de base à une discussion ultérieure.

Dans les expertises qui concernent l'examen des taches, l'analyse chimique, ou qui comportent soit des préparations histologiques, soit des manipulations ou des recherches spéciales, il faut avoir soin d'indiquer les méthodes et les procédés employés.

Il est impossible d'éviter dans cette partie du rapport les mots techniques ; on ne saurait donner une description

posées par le magistrat requérant : on évite ainsi de s'entendre reprocher au cours des débats, soit par l'avocat, soit par les magistrats, d'avoir été au delà de la mission qui vous était confiée, ou de ne l'avoir pas remplie entièrement.

A Paris, voici la formule employée par beaucoup d'experts :

Je soussigné (nom et prénoms), *docteur en médecine, commis par M. X..., juge d'instruction* (ou *procureur de la République*) *près le tribunal de première instance du département de la Seine, en vertu d'une ordonnance en date du* ainsi conçue (reproduction de l'ordonnance).

Serment préalablement prêté, ai procédé le à (l'autopsie, visite, etc.).

exacte et précise sans les employer, et il s'agit d'établir ici un document qui puisse au besoin être discuté et critiqué utilement par d'autres médecins. On se bornera à donner entre parenthèses l'explication de ceux de ces mots techniques dont le sens est généralement tout à fait ignoré des personnes n'appartenant pas à la profession médicale.

Dans certains cas, il est utile de disposer les faits par groupes que l'on numérote; on peut ainsi renvoyer facilement à ceux de ces faits qui servent de base à la discussion et aux conclusions, et le rapport gagne en clarté et en précision.

Commémoratif. — Dans certains cas, il y a lieu d'indiquer, avant l'exposé des constatations, les circonstances qui ont précédé l'expertise et qui offrent, au point de vue médical, quelque intérêt. Par exemple, s'il s'agit d'une blessure, il est souvent utile de consigner les déclarations de la victime ou d'autres personnes sur la direction du coup, la nature de l'arme employée, les symptômes occasionnés par la plaie, etc.; s'il s'agit d'un viol ou d'un attentat à la pudeur, il peut être nécessaire de reproduire les assertions de la plaignante relativement à la date de l'attentat, aux phénomènes qui l'ont accompagné ou suivi, etc.

Le commémoratif doit être traité très sobrement; il doit porter uniquement sur les faits qui sont en rapport étroit avec l'objet de l'expertise, ceux qui sont réellement utiles à la manifestation de cette partie de la vérité dont la recherche appartient au médecin légiste.

Il arrive quelquefois qu'un accusé emprisonné, séparé de ses amis et de ses parents, interrogé depuis plusieurs jours par des magistrats auxquels il s'est efforcé de dissimuler la vérité, éprouve en présence du médecin, dont l'abord est moins solennel et l'accueil moins intimidant, une sorte de détente morale, un besoin d'expansion, et qu'il se laisse aller à des confidences, à des aveux plus ou moins complets. Le fait n'est pas très rare de la part des filles accusées d'infanticide; ces malheureuses, souvent illettrées et peu intelligentes, s'imaginent qu'elles ne pourront pas cacher la vérité au médecin, et dès qu'elles croient comprendre que l'examen va dévoiler leurs mensonges, elles déclarent en pleurant qu'elles vont dire tout ce qui s'est passé. Le médecin ne doit pas provoquer et consigner dans son rapport ces aveux; il sortirait ainsi de son rôle d'expert pour prendre celui de magistrats instructeur ou de témoin. Cependant, quand il a été expressément chargé par une commission spéciale d'interroger l'accusée, d'entendre ses assertions et ses explications et de dire si elles sont admissibles et vraisemblables au point de vue médical, si elles concordent avec les constatations faites et les renseignements recueillis, il est évident qu'il est de son devoir d'enregistrer tous les aveux qui lui sont faits. Mais, pour éviter que ces aveux ne résultent d'une sorte d'équivoque répugnante, il est bon, croyons-nous, que l'expert, avant de commencer son interrogatoire, fasse nettement comprendre à l'inculpé que c'est comme auxiliaire de la justice qu'il agit, et que ce qui va lui être dit sera rapporté aux magistrats.

Discussion. — Quand les conclusions ne découlent pas clairement et évidemment du simple exposé des faits, il est nécessaire de faire suivre celui-ci d'une discussion, dans laquelle on fait ressortir la signification des principales constatations et des circonstances relevées dans le commémoratif, on en indique la portée et on en interprète la valeur.

Dans la discussion doivent intervenir quelquefois aussi les renseignements qui ont été recueillis sur l'affaire par les magistrats instructeurs, renseignements dont il est bon parfois de rappeler brièvement les parties essentielles dans le commémoratif. Souvent le juge communique de lui-même à l'expert les résultats de l'enquête; s'il ne l'a pas fait, le médecin peut et doit souvent les demander, et nous ne croyons pas qu'ils lui soient jamais refusés. Dans bon nombre de cas, en effet, par exemple dans les affaires d'empoisonnement, de mort subite, etc., ces renseignements sont absolument indispensables pour compléter les constatations et pour permettre des conclusions utiles; autrement, l'expert se trouverait en présence non plus d'un problème médico-légal, mais d'un rébus indéchiffrable.

Conclusions. — Les conclusions sont souvent, de toutes les parties du rapport, celles dont la rédaction exige le plus de soin et de temps ; ici, il faut peser soigneusement les termes que l'on emploie et prendre garde qu'on ne puisse leur prêter une signification autre, un sens plus étendu que ceux qu'on a voulu leur donner. On doit surtout éviter les formules vagues, les phrases ambiguës ; quand une question est restée indécise, il faut le déclarer nettement, à l'aide, par exemple, de formules comme celles-ci : « Il n'est pas démontré que... ». « Les constatations médicales ne permettent pas de reconnaître si... »

Les conclusions sont rédigées surtout pour les magistrats et pour les jurés ; par conséquent elles doivent être formulées en termes parfaitement clairs et intelligibles, et ne pas renfermer des mots techniques dont le sens puisse échapper à des personnes qui n'ont pas de connaissances médicales ; si l'un de ces mots ne peut être évité, du moins on en donnera l'explication dans un renvoi ou dans une parenthèse. Pour plus de clarté, il est bon de scinder autant que possible les conclusions et d'exprimer, en propositions bien distinctes, numérotées, l'opinion médicale qui ressort de l'expertise.

Il faut répondre successivement à toutes les questions posées par le magistrat, alors même que la réponse à l'une d'elles serait implicitement contenue dans les autres conclusions.

Les conclusions doivent contenir tout ce qui se dégage du rapport et semble au médecin de nature à présenter de l'utilité pour la manifestation de la vérité. On ne doit pas toujours se borner à répondre uniquement aux questions posées, et l'on peut quelquefois, quand les constatations y amènent, aborder un point qui n'avait pas été indiqué dans l'ordonnance du magistrat, à la condition qu'il se rapporte directement et étroitement au but principal de l'expertise. Mais le médecin fera bien de ne pas aller au-devant de toutes les questions médicales que peut soulever l'affaire et de ne pas exprimer une opinion conjecturale sur un point qui n'a pas été formellement soumis à son appréciation.

§ VI. — Consultation médico-légale.

Sous le nom de consultations médico-légales, expression qu'on ne trouve nulle part dans la loi, mais que l'usage a consacrée, on désigne une catégorie de rapports qui peuvent être demandés au médecin dans des circonstances diverses, et qui ont pour caractère général d'exprimer une opinion motivée soit sur des constatations dont l'interprétation peut être litigieuse, soit sur des faits dont la signification, au point de vue médico-légal, doit être discutée.

Quand une affaire ne comporte pas seulement les constatations matérielles du fait et les conclusions qui en découlent naturellement, mais que l'expert est, en outre, chargé de prendre connaissance des pièces du dossier, de recueillir lui-même certains renseignements, de faire ressortir la signification des déclarations de l'inculpé, des dépositions des témoins, de répondre, à l'aide de ces données, à un grand nombre de questions posées par le magistrat, le rapport, qui comprend à la fois l'exposé des faits, la discussion approfondie de tous les éléments de l'affaire et les conclusions, est considéré comme une consultation médico-légale.

Dans d'autres cas, un magistrat ou un tribunal demande à un ou plusieurs médecins de donner leur avis sur un rapport déposé par d'autres experts, soit que ce rapport laisse quelque obscurité ou quelque doute, soit que, dans une même affaire, deux experts aient émis des avis différents.

Quelquefois c'est un accusé ou son avocat qui demande à un ou plusieurs médecins d'examiner le rapport déposé par l'expert commis par la justice, d'étudier toutes les pièces du dossier et d'exprimer leur opinion sur le premier rapport médical, sur l'interprétation qui a été donnée aux faits, sur la légitimité des conclusions. Dans ce dernier cas la consultation médico-légale est purement officieuse et ne comporte pas de prestation de serment. C'est seulement si le médecin est appelé devant le tribunal ou la cour pour soutenir pendant les débats l'opinion qu'il a exprimée par écrit, qu'il prête le serment exigé de tous les témoins.

La consultation médico-légale comprend, comme les rapports ordinaires : 1° un *préambule;* 2° un *exposé des faits* ou *historique,* dans lequel sont relatés soit les constatations, soit les points principaux des opérations faites par les premiers experts, et le résumé des renseignements, informations, documents, propres à être utilisés dans la discussion : 3° la *discussion,* qui fait ressortir la signification des matériaux recueillis, indique, s'il y a lieu, les lacunes du premier rapport, l'interprétation inexacte ou douteuse donnée à certains faits, etc. ; 4° les *conclusions.*

§ VII. — Déposition orale.

Le médecin qui a rédigé un rapport ou une consultation médico-légale est ordinairement appelé, quand s'ouvrent les débats de l'affaire, à rendre compte verbalement des opérations auxquelles il s'est livré. Malgré la nature spéciale de sa déposition, il comparaît comme témoin et est traité comme tel [1] ; il prête serment suivant la même formule que les autres témoins, et non plus dans les termes dont il s'était servi pour accepter la mission qui lui a été confiée à titre d'expert.

S'il s'agit d'un débat en Cour d'assises, voici comment les choses se passent. Après qu'il a été donné lecture de l'acte d'accusation et avant que ne commence l'interroga-

---

1. Le médecin cité comme témoin est tenu de comparaître et les articles suivants du Code d'instruction criminelle lui sont applicables comme à tout autre témoin appelé devant le juge, devant un tribunal, devant une Cour d'assises :

ART. 80. — Toute personne citée pour être entendue en témoignage sera tenue de comparaître et de satisfaire à la citation ; sinon elle pourra y être contrainte par le juge d'instruction, qui, à cet effet, sur les conclusions du procureur de la République, sans autre formalité ni délai, et sans appel, prononcera une amende qui n'excédera pas cent francs, et pourra ordonner que la personne citée sera contrainte par corps à venir donner son témoignage.

ART. 304. — Les témoins qui n'auront pas comparu sur la citation du président ou du juge commis par lui, et qui n'auront pas justifié qu'ils en étaient légitimement empêchés, ou qui refuseront de faire leurs dépositions, seront jugés par la Cour d'assises et punis conformément à l'article 80.

ART. 355. — Si, à raison de la non-comparution du témoin, l'affaire est renvoyée à la session suivante, tous les frais de citation, actes, voyages, des témoins et autres, ayant pour objet de faire juger l'affaire sont à la charge de ce témoin.

loire de l'accusé, tous les témoins sortent de la salle d'audience et sont ensuite rappelés successivement pour faire leur déposition. Quand le tour du médecin est arrivé, il prend place à la barre, le président lui fait lever la main droite et lui dit « Vous jurez de parler sans haine et sans crainte, de dire toute la vérité, rien que la vérité. » Ce à quoi l'on répond : « Je le jure ». Après les questions relatives au nom, à l'âge, au domicile, etc., qui sont posées à tous les témoins, le président invite le médecin à expliquer aux jurés les résultats des opérations dont il a été chargé.

Pour faire une déposition exacte, il faut naturellement que le médecin ait le souvenir très précis et très complet du rapport qu'il a rédigé ; c'est pourquoi il est indispensable de garder une copie de ce rapport, car il arrive souvent que plusieurs mois s'écoulent entre le moment où l'expertise est terminée et celui où l'affaire vient en jugement. Avant de comparaître, on relit attentivement son rapport ; mais il faut savoir que, pendant l'audience, il est interdit de se servir d'un document écrit ou de consulter des notes.

Avant toute chose, le médecin doit viser dans sa déposition à être parfaitement compris des personnes auxquelles il s'adresse ; c'est pourquoi il est bon d'éviter autant que possible l'emploi des termes techniques, ou du moins d'expliquer ceux-ci quand ils ne peuvent être laissés de côté, — de ne pas entrer dans de longs développements sur les questions qui ne se rapportent pas étroitement aux conclusions du rapport, — d'insister, au contraire, et de revenir, s'il le faut, à plusieurs reprises sur les points qui ne sont pas compris par les jurés. Il est, du reste, en général, assez facile de s'apercevoir, à l'attitude des auditeurs et à l'expression des physionomies, du moment où l'on devient difficilement intelligible.

Il serait presque toujours très fastidieux d'exposer les faits en suivant le même ordre que dans le rapport ; pour

et y sera contraint, même par corps, sur la réquisition du procureur général, par l'arrêt qui renverra les débats à la session suivante. — Le même arrêt ordonnera, de plus, que ce témoin sera amené par la force publique devant la cour pour y être entendu. Et néanmoins, dans tous les cas, le témoin qui ne comparaîtra pas, ou qui refusera soit de prêter serment, soit de faire sa déposition sera condamné à la peine portée en l'article 80.

être plus aisément suivi, il est préférable de prendre une à
une chaque conclusion, de la motiver brièvement, en rappelant les conclusions sur lesquelles elle s'appuie. Supposons, par exemple, qu'il s'agisse du rapport relatif à un infanticide, qui est reproduit à la fin de ce livre; on pourra
faire la déposition suivante :

Messieurs les jurés, j'ai procédé le   , à l'autopsie de l'enfant de la fille X... J'ai constaté que cet enfant était né à terme;
il mesurait 51 cent. de longueur, pesait 2 k. 900: et dans le cartilage de l'extrémité inférieure de l'os de la cuisse, il existait un
point d'ossification : ce sont là des signes qui indiquent la maturité de l'enfant. — J'ai recherché ensuite si cet enfant était vivant,
s'il avait vécu après sa naissance. C'est l'état des poumons qui
permet ordinairement de résoudre cette question : quand un enfant vient au monde vivant, son premier acte est de respirer, de
faire pénétrer l'air dans ses poumons: l'air une fois introduit
dans ces organes ne les quitte plus même après la mort, et leur
communique des propriétés toutes différentes de celles qu'ils
avaient avant l'établissement de la respiration : il les rend notamment plus légers, et, en les gonflant, il fait qu'ils surnagent
au milieu de l'eau dans laquelle on les plonge, ce qui n'a pas lieu
quand les poumons sont vides d'air. Or les poumons de l'enfant
de la fille X... présentaient ces signes de l'établissement de la respiration ; en les plongeant dans l'eau ils surnageaient et si on les
pressait entre les doigts au-dessus de l'eau, on en voyait sortir une
foule de fines bulle d'air qu'on chassait ainsi des petites cavités
dont est creusé le poumon. Il est donc bien certain que l'enfant a
respiré, et par conséquent qu'il a vécu après sa naissance.
Quant à la cause de la mort, il est facile de la trouver dans les
lésions qui existaient sur la tête. J'ai constaté en effet que les os
du crâne étaient fracturés; ces fractures portaient sur les deux
os pariétaux; du côté droit, la fracture était très étendue, multiple, et l'os divisé en un grand nombre de morceaux la plupart
déprimés et enfoncés vers la cavité crânienne. Au point correspondant le cerveau était recouvert d'une quantité abondante de
sang coagulé, lequel entourait aussi les fragments de l'os brisé.
La présence de ce sang prouve que la blessure de la tête a été
produite pendant que l'enfant vivait, et qu'elle a bien été la cause
de sa mort. De telles fractures ne peuvent être attribuées qu'à
un coup ou à un choc violent.

Un rapport relatif à des blessures (reproduit à la fin de

ce livre) peut être résumé très brièvement dans la déposition
orale.

J'ai fait le   l'autopsie du cadavre du sieur X... J'ai constaté que cet homme avait été atteint au-dessous du sein gauche
d'une blessure produite par un instrument piquant très délié :
l'arme, dirigé de gauche à droite, de bas en haut, et un peu
d'arrière en avant, a pénétré à une profondeur de 15 centimètres,
en traversant le poumon de part en part. La mort a été la conséquence de l'hémorragie interne produite par cette blessure.

Le corps ne portait pas d'autres marques de violences, indiquant que le sieur X... ait reçu des coups ou soutenu une lutte
avant d'être frappé mortellement.

S'il s'agit d'un attentat à la pudeur, on pourra s'exprimer, par exemple, de la façon suivante (voy. le rapport à la
fin de ce livre) :

J'ai examiné la demoiselle X..., le   . J'ai constaté que cette
jeune fille n'était pas déflorée ; en effet la membrane hymen, qui
ferme l'entrée du vagin, n'était pas déchirée, et l'orifice que présente toujours cette membrane était, dans le cas particulier, de
trop petites dimensions pour laisser passer le membre viril en
érection. Au moment de mon examen, les parties génitales de la
jeune X... étaient saines, elles n'étaient pas le siège d'écoulement, ne présentaient pas d'érosions, d'ecchymoses, ni de marques
quelconques de violences, et je n'ai trouvé aucune trace matérielle
de l'attentat dont cette jeune fille dit avoir été victime.

Quand le médecin a terminé, le président l'interroge
quelquefois sur divers points, soit pour obtenir des renseignements plus complets relativement à certaines parties du
rapport, soit pour connaître son opinion sur d'autres faits
révélés au cours de l'instruction ou depuis l'ouverture des
débats ; puis il demande successivement aux jurés, à l'avocat général et au défenseur de l'accusé, s'ils ont quelques
questions à poser au médecin. Toutes ces personnes ont, en
effet, le droit d'interroger les témoins : mais les questions
se font par l'intermédiaire du président, et, en général, il
faut éviter de répondre directement à l'avocat ou à celui
des jurés qui a pris la parole.

Le médecin donne, bien entendu, toutes les explications et tous les éclaircissements qui lui sont demandés, et c'est ici surtout qu'il doit mesurer ses paroles, peser les conséquences de ce qu'il dit et ne rien avancer qu'il ne soit en état de prouver au besoin. Quelquefois une longue discussion s'engage avec le défenseur, car dans certaines affaires, principalement celles qui sont relatives à l'avortement, à l'infanticide, au viol, à l'attentat à la pudeur, les déclarations du médecin ont souvent une importance capitale, sont la base même de l'accusation, et l'avocat s'efforce d'en diminuer la valeur, d'en atténuer la portée et de combattre les conclusions de l'expertise.

Cette discussion exige de la part du médecin beaucoup de prudence : certains avocats tâchent de le faire tomber dans des contradictions, ils s'efforcent de montrer que sur un point tout à fait secondaire, il s'est trompé ou n'a pas été à même de répondre, et ils s'appuient sur une erreur ou une omission insignifiantes pour insinuer que l'expertise tout entière ne mérite pas grande créance. Il faut s'attendre aussi à se voir opposer des citations des traités spéciaux les plus autorisés qui ont été apportés à l'audience par l'avocat : l'on est obligé quelquefois de reconstituer des passages tronqués, d'indiquer la véritable signification de l'opinion citée, etc. Le médecin peut entrer, en répondant, dans les développements qu'il juge convenables, en n'oubliant pas toutefois qu'il parle devant un public non médical et en traduisant sa pensée en termes intelligibles pour tous. Certains avocats ont pour tactique de poser de nombreuses objections qui sont sans aucune valeur par elles-mêmes, mais qui, par leur multiplicité même, laissent croire aux jurés que les conclusions de l'expertise sont peu certaines et passibles de beaucoup de doutes ; c'est souvent un devoir pour le médecin d'insister alors sur le peu d'importance des objections qui lui sont faites. Mais un devoir plus impérieux est de ne pas se départir d'une impartialité absolue, de ne pas se laisser animer par la discussion, quelquefois un peu acrimonieuse, jusqu'à outrer si peu que ce soit l'opinion raisonnée que l'on a prise et que l'on conservera plus tard sur les faits en discussion. L'avocat peut attaquer toutes les interprétations que l'expert a données à ses constatations, combattre toutes les conclusions qu'il en a tirées ; il remplit sa tâche de défenseur par tous les moyens qu'il trouve convenables, et le médecin doit répondre à toutes ses objections avec calme, n'oubliant pas que son propre rôle est plus que celui d'un témoin ordinaire, et que de ses paroles va peut-être dépendre le sort de l'accusé.

Sa déposition terminée, le médecin est tenu, comme les autres témoins, de rester à l'audience jusqu'à la fin des débats, à moins qu'il n'ait obtenu du président l'autorisation de se retirer immédiatement.

§ VIII. — Honoraires des médecins requis par la justice.

Les honoraires des médecins inscrits comme experts ou requis accidentellement par les autorités judiciaires sont fixés par un tarif contenu dans un décret du 18 juin 1811, lequel est relatif aux frais de justice criminelle. Ce tarif a été modifié, en ce qui concerne les médecins seulement, par un décret en date du 21 novembre 1893. Nous donnons ici ces deux décrets, car le premier n'est abrogé qu'en partie par le second.

DÉCRET

Contenant Règlement pour l'administration de la justice en matière criminelle de police correctionnelle et de simple police, et tarif général des frais.

18 juin 1811.

TITRE PREMIER. — CHAPITRE II. — *Des honoraires et vacations des médecins, chirurgiens, sages-femmes, experts et interprètes.*

16. — Les honoraires et vacations des médecins, chirurgiens, sages-femmes, experts et interprètes, à raison des opérations qu'ils feront sur la réquisition de nos officiers de justice ou de police judiciaire dans les cas prévus par les articles 43, 44, 148, 332 et 333 du Code d'instruction criminelle, seront réglés ainsi qu'il suit :

17. — *Remplacé par l'art. 4 du 21 novembre 1893.*

18. — Les visites faites par les sages-femmes seront payées :

Paris . . . . 3 fr.
Autres villes et communes . . . . 2 —

Outre les droits ci-dessus, le prix des fournitures nécessaires pour les opérations sera remboursé (*Modifié par l'article 5 du 21 novembre 1893*).

20. — Pour les frais d'exhumation de cadavre, on suivra les tarifs locaux.

21. — Il ne sera rien alloué pour soins et traitements administrés soit après le premier pansement, soit après les visites ordonnées d'office.

22. — Chaque expert ou interprète recevra, pour chaque vacation de rapport lorsqu'il sera fait par écrit, savoir :

Paris . . . . 5 fr.
Villes de 40.000 habitants et au-dessus. 4 —
Autres villes et communes. . . . . 3 —

Les vacations de nuit seront payées moitié en sus.

Il ne pourra être alloué, pour chaque journée, que deux vacations de jour et une de nuit.

24. — Dans les cas de transport à plus de deux kilomètres de leur résidence les médecins, chirurgiens, sages-femmes, experts et interprètes outre, la taxe ci-dessus fixée pour leurs vacations, seront indemnisés de leurs frais de voyage et de séjour, de la manière déterminée dans le chapitre VIII ci-après.

25. — *Remplacé par l'art. 9 du décret du 21 novembre 1893.*

Chapitre VIII. — *Des frais de voyage et de séjour auxquels l'instruction des procédures peut donner lieu.*

90, 91, 92. — *Remplacés pour ce qui concerne les médecins par l'art. 7 du décret du 21 novembre 1893.*

93. — Pour faciliter le règlement de cette indemnité, les préfets feront dresser un tableau des distances, en myriamètres et kilomètres, de chaque commune au chef-lieu de canton, au chef-lieu d'arrondissement, et au chef-lieu de département.

Ce tableau sera déposé aux greffes des cours d'appel, des tribunaux de première instance et des justices de paix, et il sera transmis à notre grand juge, ministre de la Justice.

95. — *Remplacé pour ce qui concerne les médecins par l'art. 8 du décret du 21 novembre 1893.*

96. — *Remplacé, en ce qui concerne les médecins, par l'art. 9 du décret du 21 novembre 1893.*

Titre III.   *Du paiement et recouvrement des frais de justice criminelle.*

Chapitre I. — *Du mode de paiement.*

133. — Les frais urgents seront acquittés sur simple taxe et mandat du juge, mis au bas de réquisitions, copies de convocations ou citations, états ou mémoires des parties.

134. — Sont réputés frais urgents :

1° Les indemnités des témoins et des jurés ;

2° Toutes dépenses relatives à des fournitures ou opérations pour lesquelles les parties prenantes ne sont pas habituellement employées [1].

3° Etc...

---

1. Les honoraires attribués aux médecins et experts habituellement employés par la justice ne peuvent être payés comme frais urgents. Ils doivent fournir un mémoire qui doit être timbré, lorsqu'il s'élève au-dessus de 10 fr. (*Circ. garde des sc.*, 5 juin 1860.)

Lorsque les médecins et experts ne sont pas habituellement employés par les tribunaux leurs honoraires et vacations doivent être acquittés comme frais urgents, sur simple taxe et mandat de magistrat. La taxe doit faire mention de cette circonstance, afin d'éviter un refus de paiement (*Circul. minist.*, 12 février 1819 ; 5 juin 1860).

Voici la formule de l'exécutoire, en pareil cas.

EXÉCUTOIRE

Nous, Juge d'instruction soussigné,

Art. 137, 138, 139. etc., *abrogés par une ordonnance en date du 28 novembre 1838, dont voici les principales dispositions.*

Art. 2. — Il ne sera plus fait que deux expéditions de chaque état ou mémoire de frais de justice, non réputés urgents, l'une sur papier timbré, l'autre sur papier libre.

Chacune de ces expéditions sera revêtue de la taxe et de l'exécutoire du juge.

La première sera remise au receveur de l'enregistrement avec les pièces au soutien des articles susceptibles d'être ainsi justifiés.

La seconde sera transmise à notre ministre de la Justice avec le bordereau mensuel dont il sera parlé ci-après.

Le prix du timbre, tant du mémoire que des pièces à l'appui, est à la charge de la partie prenante.

4. — Les frais non réputés urgents continueront à être payés sur les états ou mémoires des parties prenantes ; ils seront taxés article par article, soit par les présidents et juges des cours et tribunaux, soit par les juges de paix, et ils seront payables aussitôt qu'ils auront été revêtus de l'ordonnance du magistrat taxateur.

Cette ordonnance sera toujours décernée sur le réquisitoire de l'officier du ministère public, qui devra préalablement procéder à la vérification des mémoires.

La taxe de chaque article rappellera la disposition législative ou réglementaire sur laquelle elle sera fondée.

5. — Les mémoires qui n'auront pas été présentés à la taxe du juge dans le délai d'une année à partir de l'époque à laquelle les frais auront été faits, ou dont le paiement n'aura pas été réclamé dans les six mois de leur date, ne pourront, conformément à l'article 149 du décret du 18 juin 1811, être acquittés qu'autant qu'il sera justifié que les retards ne sont point imputables à la partie dénommée dans l'exécutoire.

Cette justification ne pourra être admise que par notre ministre de la Justice, après avoir pris l'avis de nos procureurs généraux, s'il y a lieu.

DÉCRET DU 21 NOVEMBRE 1893.

Chapitre II [1]. — *Des honoraires, vacations, frais de transport et de séjour des experts médecins.*

Art. 4. — Chaque médecin requis par des officiers de justice ou de police judiciaire ou commis par ordonnance dans les cas prévus par le Code d'instruction criminelle, reçoit à titre honoraires :

1° Pour une visite avec premier pansement, 8 fr. ;

2° Pour toute opération autre que l'autopsie, 10 fr. ;

3° Pour autopsie avant inhumation, 25 fr. ;

4° Pour autopsie après exhumation, 35 fr.

Au cas d'autopsie d'un nouveau-né, les honoraires sont de 15 à 25 fr., suivant que l'opération a eu lieu avant inhumation ou après exhumation.

Attendu l'urgence, et qu'il n'y a pas de partie civile en cause, avons, sur sa réquisition, taxé à M... non habituellement employé par le Tribunal, la somme de... pour... (nombre de vacations, nature et nombre des opérations) dans l'affaire qui s'instruit contre le nommé... inculpé de...

Ordonnons que, conformément aux articles... du décret du 18 juin 1811, ladite somme de... sera payée à M... par M. le receveur de l'enregistrement au bureau de... sur les frais généraux de justice criminelle.

A   , le   190

1. Le chapitre I de ce décret est consacré aux conditions dans lesquelles est conféré le titre d'expert-médecin (voir page 5).

Tout rapport écrit donne droit, au minimum, à une vacation de 5 fr.

ART. 5. — Le coût des fournitures reconnues nécessaires pour les opérations est remboursé sur la production des pièces justificatives de la dépense.

ART. 6. — Il n'est rien alloué pour soins et traitements administrés soit après le premier pansement, soit après les visites ordonnées d'office.

ART. 7. — En cas de transport à plus de 2 kilomètres de leur résidence, les médecins reçoivent par kilomètre parcouru, en allant et en revenant :

1° 20 centimes si le transport a été effectué en chemin de fer ;

2° 40 centimes si le transport a eu lieu autrement.

ART. 8. — Dans le cas où les médecins sont retenus dans le cours de leur voyage par force majeure, ils reçoivent une indemnité de 10 fr. par chaque journée de séjour forcé en route, à la condition de produire à l'appui de leur demande d'indemnité un certificat du juge de paix ou du maire de la localité constatant la cause du séjour forcé.

ART. 9. — Il est alloué aux médecins, outre les frais de transport s'il y a lieu, une vacation de 5 fr. à raison de leurs dépositions soit devant un tribunal, soit devant un magistrat instructeur.

Si les médecins sont obligés de prolonger leur séjour dans la ville où siège soit le tribunal, soit le juge d'instruction devant lequel ils sont appelés, il leur est alloué, sur leur demande, une indemnité de 10 fr. par chaque journée de séjour forcé.

ART. 10. — Sont abrogées toutes les dispositions du décret du 18 juin 1811 en ce qu'elles ont de contraire au présent chapitre.

CHAPITRE III. — *Dispositions transitoires.*

ART. 11. — Les officiers de santé reçus antérieurement au 1er décembre 1893 et ceux reçus dans les conditions déterminées par l'article 31 de la loi du 30 novembre 1892 peuvent être portés sur la liste d'experts près les tribunaux s'ils réunissent les conditions de nationalité, de durée d'exercice de leur profession et de résidence prévues à l'article II du présent décret.

Ils ont droit aux mêmes honoraires, vacations, frais de transport et de séjour que les docteurs en médecine.

ART. 12. — Le tarif prévu au chapitre 2 du présent décret ne sera applicable qu'aux opérations requises postérieurement au 30 novembre 1893.

ART. 13. — Le garde des sceaux, ministre de la Justice, est chargé de l'exécution du présent décret, qui sera publié au *Journal officiel* de la République française et inséré au *Bulletin des lois.*

Fait à Paris, le 21 novembre 1893 1.

CARNOT.

Par le Président de la République :
Le garde des sceaux, ministre de la Justice,
E. GUÉRIN.

Voici le modèle du mémoire à fournir. C'est celui qui est employé à Paris.

1. Les mêmes dispositions ont été appliquées aux experts-médecins de l'Algérie par un décret en date du 25 mai 1897. Ce décret ne diffère de celui du 21 novembre 1893 que par quelques points. « La désignation de médecins militaires (comme experts) ne peut avoir lieu qu'avec l'approbation de l'autorité militaire supérieure dont ils dépendent. » Les cinq ans d'exercice de la profession médicale ne sont pas exigés. Le tarif kilométrique pour les transports non en chemin de fer est porté à 60 centimes.

FRAIS DE JUSTICE CRIMINELLE

Mémoire des *vacations, visites, opérations, autopsies, transports et frais* dus à M. le D^r

Expert près le tribunal de 1re instance d   pendant les mois

190 .

NUMÉROS D'ORDRE	DANS UNE INSTRUCTION CONTRE	NATURE DU CRIME OU DÉLIT	AUTORITÉ QUI A REQUIS LA VÉRIFICATION	NATURE DES OPÉRATIONS	DATE	VACATION POUR OPÉRATION OU RAPPORT		VISITE AVEC PREMIER PANSEMENT	OPÉRATION AUTRE QUE L'AUTOPSIE [1]	AUTOPSIES ORDINAIRES		AUTOPSIES NOUVEAU-NÉS		KILOMÈTRES PARCOURUS		JOURS DE SÉJOUR FORCÉ	FRAIS, PORT DE PIÈCES A CONVICTION, FOURNITURE DE MÉDICAMENTS, ETC.
						Jour	Nuit			Avant inhumation	Après exhumation	Avant inhumation	Après exhumation	en chemin de fer aller et retour	par tout autre moyen de transport aller et retour		
1	X	Meurtre.	M. A., juge d'instruction.	Autopsie.	Janvier. 14	1				1							
2	X	Coups et blessures.	M. B., procureur de la République.	Visite.	Id. 20	1		1									
3	X	Coups et blessures.	M. C., juge d'instruction.	Id.	Id. 23	1		2									
4	X	Avortement.	M. B., procureur de la République.	Id.	Id. 31	1			1								
5	X	Infanticide.	Id.	Autopsie.	Février. 4	1						1					
6	X	Viol.	Id.	Analyse de taches de sperme.	Id. 5	2 / 2	1 / 1										
					TOTAL....	9	2	3	1	1		1					

Récapitulation d'autre part. . . . . . .

1. Sous ce nom, on comprend habituellement les examens qui nécessitent l'emploi du spéculum, ou l'enlèvement et la réapplication d'un pansement compliqué. (*Note de l'auteur.*)

RÉCAPITULATION			
Vacations de jour			9
Vacations de nuit			2
Visites avec premier pansement			3
Opérations autres que l'autopsie			
Autopsies	Ordinaires	Avant inhumation	1
		Après exhumation	
	Nouveau-nés	Avant inhumation	1
		Après exhumation	
Kilomètres parcourus		En chemin de fer (aller et retour)	
		Par tout autre moyen de transport (aller et retour)	
Jours de séjour forcé			
Frais divers			
Total			

Je soussigné, Expert, certifie le présent mémoire, montant à la somme de

Vu sans opposition,
    Le Receveur,

Le   190

RÉQUISITOIRE

Nous, procureur de la République près le tribunal de 1re instance du département d

Vu les décrets des 18 juin 1811 et 21 novembre 1893, et l'ordonnance du 28 novembre 1858, ensemble les pièces jointes au présent Mémoire.

Requérons, conformément à l'article 140 du même règlement, qu'il soit délivré exécutoire, par M. le Président du tribunal, sur la caisse de l'enregistrement et des domaines, pour la somme d

A , le 190.

POUR LE PROCUREUR DE LA RÉPUBLIQUE,

Le substitut délégué.

EXÉCUTOIRE

Nous, Président du tribunal de 1re instance du département d

Vu le réquisitoire ci-dessus et les pièces jointes au Mémoire, avons arrêté et rendu exécutoire ledit Mémoire pour la somme de montant de la taxe que nous avons faite, et attendu qu'il n'y a pas de partie civile en cause.

Ordonnons que cette somme sera payée au sieur par le Receveur de l'enregistrement en son bureau, sur les frais de la justice criminelle.

A , le 190 .

POUR LE PRÉSIDENT DU TRIBUNAL,

§ IX. — Des expertises en matière civile.

Les médecins peuvent être appelés à remplir les fonctions d'expert non seulement devant la justice répressive, mais aussi dans les affaires civiles, par exemple quand une personne, victime d'un accident, réclame des dommages-intérêts en raison de blessures reçues[1].

Les règles s'appliquant aux formalités de ces expertises sont contenues dans le Code de procédure civile (1re partie, livre II, titre XVI, art. 302 à 328).

Les experts chargés d'une affaire doivent être au nombre de trois, à moins que les parties ne consentent à ce qu'il n'y ait qu'un seul expert. Ils doivent prêter serment, à moins qu'ils n'en soient dispensés du consentement des parties.

Dans les affaires de ce genre, les deux parties et leurs avoués ont le droit d'être présents aux opérations de l'expertise, de faire entendre les déclarations et les observations, de produire les documents qui leur semblent utiles et de se faire assister par un médecin de leur choix. Mais c'est entre eux seuls que les experts discutent la valeur des constatations qu'ils ont faites, des renseignements qu'ils ont recueillis ; c'est également entre eux seuls qu'ils arrêtent les termes de leur rapport, lequel est déposé ensuite au greffe sans que les parties en aient pris connaissance. L'expertise se fait au lieu, au jour et à l'heure fixés par les experts.

L'expert examine la personne dont l'état est soumis à son appréciation autant de fois qu'il le juge nécessaire ; il prend connaissance des pièces qui lui ont été remises, entend les déclarations et explications des deux parties, est souvent autorisé par le tribunal à prendre des renseignements auprès de toutes les personnes qu'il croit utile d'interroger, et rédige son rapport d'après ces éléments.

Quand il y a trois experts, ils rédigent en commun le rapport signé par eux tous ; ils ne forment qu'un avis à la

---

1. Pour les expertises relatives aux *Accidents du travail*, voir plus loin le chapitre consacré à cette question, et aussi notre livre : *Les accidents du travail*, étude clinique et médico-légale. Paris, 1906.

pluralité des voix; toutefois, en cas de divergences, ils indiquent les motifs des divers avis, mais sans faire connaître quel a été l'avis personnel de chacun d'eux.

Le rapport est écrit sur papier timbré, soumis ensuite aux formalités et aux frais de l'enregistrement, et du dépôt au greffe du tribunal.

Les honoraires sont taxés d'après le nombre des vacations par le président du tribunal [1].

Le rapport en matière civile est disposé généralement suivant le même plan que les rapports dont il a été parlé déjà. Il comprend le *préambule*, le *commémoratif* dans lequel est exposé tout ce qui est relatif à l'histoire médicale de l'accident, et sont relatés les renseignements recueillis et les assertions entendues; l'*exposé des faits*: description de l'état actuel de la personne examinée, relation des constatations faites; la *discussion*, les *conclusions*. Ces conclusions, qui doivent quelquefois répondre à des questions très précises posées par le jugement, ont pour but, en général, d'apprécier les conséquences qu'ont entraînées, qu'entraînent encore et qu'entraîneront dans l'avenir des blessures reçues. Il faut s'efforcer de formuler l'opinion médicale en termes assez clairs et assez précis pour qu'elle puisse servir de base aux juges dans l'appréciation du dommage éprouvé par le plaignant; mais il est évident que, surtout en ce qui concerne le pronostic, le médecin doit souvent se prononcer avec beaucoup de réserve, et quand il conserve quelques doutes, ne pas hésiter à déclarer qu'on ne peut prévoir avec certitude l'avenir réservé au blessé.

§ X. — Des certificats.

Le certificat est un acte officieux rédigé sur la demande d'un particulier et destiné à constater un fait d'ordre médical, quelquefois à interpréter aussi ce fait.

---

1. Quelquefois les honoraires sont payés directement par la partie qui a requis l'expertise et par l'intermédiaire de l'avoué. Certains experts demandent à toucher les honoraires d'avance, à titre de provision. Ils n'ont pas le droit cependant, une fois qu'ils ont prêté serment, de différer le dépôt du rapport sous prétexte que la provision n'a pas été versée.

Les certificats sont demandés au médecin dans une foule de circonstances; tantôt une personne qui va porter plainte en justice désire faire constater immédiatement les blessures qu'elle a reçues, l'attentat à la pudeur, le viol dont a été victime son enfant, etc. ; tantôt il s'agit d'attester l'existence d'une maladie, d'une infirmité qui exempteront de telles ou telles fonctions, tantôt, au contraire, d'affirmer le bon état de santé pour permettre l'admission de certaines carrières, etc., etc.

Le certificat ne comporte pas de prestation de serment[1]; il se compose de trois parties : 1° un préambule qui comprend les noms, prénoms, qualités et domiciles du médecin et du demandeur, la date, le lieu et le but de l'opération ; 2° la constatation du fait médical ; 3° les conclusions. — Le certificat doit être, en général, rédigé brièvement et se borner à la constatation des faits matériels ; suivant le but qu'on se propose, il est cependant quelquefois nécessaire d'insister sur la signification de l'interprétation des constatations auxquelles on a procédé.

La plupart des certificats doivent être délivrés sur papier

1. Malgré cela, la loi édicte des peines sévères contre les faux certificats.

Code pénal. — Art. 160. — Tout médecin, chirurgien ou autre officier de santé qui, pour favoriser quelqu'un, certifiera faussement des maladies ou infirmités propres à dispenser d'un service public, sera puni d'un emprisonnement d'une année au moins, et de trois ans au plus.

S'il y a été mû par des dons ou promesses, la peine de l'emprisonnement sera d'une année au moins, de quatre ans au plus.

Dans les deux cas, le coupable pourra en outre être privé des droits mentionnés en l'article 42 du présent Code (civils ou civiques) pendant cinq ans au moins et dix au plus, à dater du jour où il aura subi sa peine.

Dans le deuxième cas, les corrupteurs seront punis des mêmes peines que le médecin, chirurgien ou officier de santé qui aura délivré le faux certificat.

Code d'instruction criminelle. — Art. 86. — Si le témoin auprès duquel le juge se sera transporté dans le cas prévu par les trois articles précédents, n'était pas dans l'impossibilité de comparaître sur la citation qui lui avait été donnée, le juge décernera un mandat de dépôt contre le témoin et l'officier de santé qui aura délivré le certificat ci-dessus mentionné.

La peine portée en pareil cas sera prononcée par le juge d'instruction du même lieu, et sur la réquisition du procureur de la République, en la forme prescrite par l'article 80.

Code pénal. — Art. 126. Les faux certificats de toute autre nature et d'où il pourrait résulter soit lésion envers des tiers, soit préjudice envers le Trésor public, seront punis, selon qu'il y aura lieu, d'après les dispositions des paragraphes 3 et 4 de la présente section.

timbré ; d'après la loi, en effet, sont assujettis à cette formalité tous actes, écritures, extraits, copies et expéditions, soit publics, soit privés, devant ou pouvant faire titre, ou être produits pour obligation, décharge, justification, demande ou défense. Mais, dans la pratique, il est souvent difficile de reconnaître si ces dispositions s'appliquent à tel ou tel cas particulier [1]. C'est pourquoi nous donnons ici, en les empruntant au Syndicat des médecins de la Seine, les deux listes des certificats exempts du timbre ou qui lui sont soumis, listes qui n'ont d'ailleurs pas la valeur d'un document officiel.

Certificats exempts du timbre

Certificat de vaccine.

Certificats de naissance ou de décès. Décis. du 11 février 1878.)

Certificat ou rapport médical pour coups, blessures ou meurtre sur réquisition du maire, du juge de paix, du juge d'instruction, du procureur de la République, du commissaire de police.

Certificat sur réquisition du maire pour constater le décès d'une personne trouvée sur la voie publique par suite de maladie, d'accident, de meurtre ou de suicide. Il importe peu que les certificats soient provoqués par un particulier si le particulier s'est muni au préalable d'une réquisition de l'une des autorités chargées de concourir à la répression des crimes et délits. (Décision du 10 mars 1874.)

Certificat aux nourrices pour obtenir un nourrisson des Enfants-Assistés. (Décis. du 25 février 1841.)

Certificats pour les aliénés sur l'état d'un malade, à condition qu'il ait un caractère purement administratif et ne doive servir que dans l'intérieur de l'asile. (Décis. du 17 nov. 1864.

Certificat de maladie ou d'infirmité pour admission dans les hôpitaux ou hospices de vieillesse.

Certificat d'infirmités pour secours annuels du département en cas d'indigence.

Certificat de maladie pour obtenir une indemnité pour traitement médical des administrations ou des Sociétés de secours mutuels (instituteurs, ponts et chaussées, Sociétés de patronage,

---

1. On ne peut même s'en rapporter à la déclaration d'un employé de l'Enregistrement et du Timbre, cette Administration ne se trouvant nullement engagée par la parole de ses préposés.

etc.), à la condition que le certificat du médecin soit rédigé à la suite d'un certificat d'indigence.

Certificat de maladie pour justifier l'absence d'un enfant à l'école. (Loi du 28 mars 1882.)

Certificat de vaccine pour les enfants indigents, admis dans les ateliers ou fabriques. (Décis. du 31 janv. 1877.)

Certificat de revaccination des enfants des écoles primaires, quand cette mesure a été prescrite par l'autorité d'une manière générale et réglementaire. (Décis. du 23 avril 1889.

Certificat constatant l'aptitude physique des nourrices. (Loi du 23 déc. 1874 et règlement du 27 fév. 1877, et Décis. du 9 mai 1885.)

Certificat de maladie des membres de Société de secours mutuels. (Décis. du 29 janv. 1874.)

Certificat délivré par les médecins inspecteurs des écoles, pour la réintégration à l'école des enfants relevant de maladies contagieuses. (Arrêté préf. du 27 oct. 1864.

Certificat d'aptitude physique délivré par les médecins inspecteurs des écoles pour l'admission des enfants dans les établissements industriels. (Loi du 2 nov. 1892.)

Certificat de maladie délivré par les médecins non assermentés quand ces documents concernent des agents remplissant un service actif de l'Etat. (Loi du 30 mars 1897.)

Certificats soumis aux timbres

Certificat pour les aliénés délivré à des particuliers ou employés dans un intérêt privé. (Décis. du 17 nov. 1864.)

Certificat de santé pour les Compagnies d'assurances sur la vie.

Certificat de décès pour les Compagnies d'assurance sur la vie.

Certificat de maladie ou d'infirmités à l'époque de la revision.

Certificat de maladie dans le cas d'impossibilité de se présenter lors du tirage au sort ou de la revision.

Certificat pour obtenir une prolongation de congé ou de convalescence (militaire ou civil).

Certificat de maladie délivré à un militaire ou à un ecclésiastique pour obtenir une saison aux eaux thermales.

Certificat d'infirmités pour obtenir une retraite avant l'âge voulu (prêtres, instituteurs, employés des postes, des ponts et chaussées, etc., etc.).

Certificat d'aptitude pour obtenir l'admission dans certaines écoles ou administrations de l'Etat.

Certificat de maladie pour être dispensé de faire acte de présence en cas d'arbitrage, de juré ou de témoignage devant les tribunaux.

Certificat demandé par une veuve d'employé à l'effet d'obtenir une pension de l'administration.

Certificat de blessures ou d'infirmités contractées par un employé et pouvant lui donner droit à une pension.

Remarque importante. Un médecin n'est pas passible d'amende quand un certificat non timbré, délivré administrativement et avec mention de la destination, est plus tard produit en justice.

Les médecins feront donc prudemment d'indiquer la destination de tout certificat délivré sur papier non timbré.

Un grand nombre de certificats sont soumis à la formalité de la légalisation de la signature du médecin. Cette légalisation est faite en matière civile par le maire à Paris, par le commissaire de police du quartier, ou par le président du tribunal si le certificat doit être produit au delà du ressort, par le préfet ou le sous-préfet en matière administrative, par l'intendant militaire en ce qui concerne l'armée, par le commissaire de police en matière criminelle.

§ XI. — Responsabilité des experts.

Les experts sont-ils légalement responsables des fautes et des erreurs graves qu'ils commettraient dans l'accomplissement de leur mission ?

Jusqu'à présent, ils n'ont pas eu, croyons-nous, à subir de responsabilité pénale même lorsqu'ils ont commis une très lourde faute, comme dans le cas suivant : En 1856, deux officiers de santé, chargés de procéder à une autopsie judiciaire, déclarèrent entre autres choses, que le cerveau était engorgé ; or il fut établi plus tard que le crâne n'avait pas été ouvert. Ils furent traduits en Cour d'assises, pour *avoir constaté comme vrai un fait faux* dans un procès-verbal qu'ils rédigeaient en qualité d'officiers publics. Ils furent acquittés, parce que l'on admit que des gens de l'art n'étaient point des officiers publics, mais des simples arbitres, et qu'on ne pouvait leur appliquer l'article 146 du Code pénal.

Par contre, les experts peuvent être condamnés à payer une indemnité à la personne qui a souffert un préjudice du fait de la lourde faute qu'ils ont commise. En voici quelques exemples :

Combettes est accusé d'avoir empoisonné son oncle Salvanyach. Les entrailles du défunt furent examinées par un docteur, un officier de santé, un pharmacien et un ingénieur civil de la localité qui tous conclurent à un empoisonnement. Cependant les viscères furent envoyés ensuite à la Faculté de Montpellier, et là deux professeurs déclarèrent que les premiers experts s'étaient complètement trompés et avaient négligé les règles les plus élémentaires de la science en employant des réactifs d'une pureté douteuse. M. Combettes, relaxé, intenta un procès en dommages-intérêts aux experts. Ils furent condamnés conjointement et solidairement à 500 francs de dommages-intérêts envers lui. — En 1896, le Dr Melloches examinant, en qualité d'expert, une femme inculpée d'infanticide, déclara que probablement elle était accouchée récemment ; or, quelques jours après, elle mit au monde un enfant vivant. Cette femme intenta une action en dommages-intérêts à l'expert qu'elle rendait responsable de son arrestation. Le Dr Melloches fut condamné à 1.000 francs de dommages-intérêts [1].

Il va sans dire qu'un médecin chargé d'une expertise a le droit et le devoir de dire dans le rapport qu'il rédige pour la justice tout ce qu'il a constaté, et qu'en signalant, pour résoudre les questions posées par les magistrats, les tares et maladies diverses de l'expertise, il n'encourt aucune responsabilité vis-à-vis de ce dernier.

En 1909, l'ouvrier Z, expertisé par le D[r] X pour un accident du travail, reprocha à celui-ci d'avoir écrit dans son rapport qu'il était atteint « d'une affection gonoco-

---

[1]. Le jugement reproche à l'expert d'affirmer la probabilité de l'accouchement sur des indices que lui-même ne paraît pas trouver concluants ; il lui reproche en outre de ne pas avoir recherché tous les signes de l'accouchement. Parmi ces signes, on voit avec stupéfaction que le tribunal mentionne le suivant, qui lui a été sans doute indiqué par quelque mystificateur, « procéder à l'analyse chimique du sang dont la composition est l'un des indices les plus certains de l'accouchement ». Ce jugement a d'ailleurs été infirmé en appel.

cienne à localisation uréthrale », ce qui, d'après Z, constituait les délits de diffamation et d'injure publique. — Le D^r X fut acquitté par le tribunal de Vienne (8 janvier 1909) : « Attendu que l'article 41 de la loi du 29 juillet 1881 « déclare que les écrits produits devant les tribunaux et « notamment les rapports d'experts, ne peuvent donner « lieu à aucune action en diffamation, injure ou outrage, « et ce, à raison même du mandat qu'ils accomplissent... » Z ayant fait appel, ce jugement fut confirmé par arrêt de la Cour de Grenoble (29 janvier 1909) ; Z reprochait aussi au D^r X d'avoir violé le secret professionnel ! Il va sans dire que le Tribunal et la Cour acquittèrent également sur ce point le D^r X.

Si l'expert a commis non plus une erreur ou une négligence involontaires, mais une faute contre l'honnêteté, en agréant des dons ou promesses pour prendre une décision ou formuler une opinion, il tombe alors sous le coup des articles 177 et suivant du Code pénal.

Code pénal. Article 177 (modifié par la loi du 13 mai 1863).

Tout fonctionnaire public de l'ordre administratif ou judiciaire, tout agent ou préposé d'une administration publique qui aura agréé des offres ou promesses, ou reçu des dons ou présents pour faire un acte de sa fonction ou de son emploi même juste, mais non sujet à salaire, sera puni de la dégradation civique et condamné à une amende double de la valeur des promesses agréées ou des choses reçues, sans que la dite amende puisse être inférieure à deux cents francs.

La présente disposition est applicable à tout fonctionnaire, agent ou préposé de la qualité ci-dessus exprimée, qui, par offres ou promesses agréées, dons ou présents reçus, se sera abstenu de faire un acte qui entrait dans l'ordre de ses devoirs.

Sera puni de la même peine *tout arbitre ou expert* nommé soit par le tribunal, soit par les parties, qui aura agréé des offres ou promesses, ou reçu des dons ou présents pour rendre une décision ou donner une opinion favorable à l'une des parties.

Article 178. Dans le cas où la corruption aurait pour objet un fait criminel emportant une peine plus forte que celle de la dégradation civique, cette peine plus forte sera appliquée au coupable.

Les rapports argués de faux sont assimilés aux faux témoignages, et la peine varie suivant que l'acte a été commis en matière criminelle, correctionnelle ou de police.

Code pénal. — ART. 361 (modifié par la loi du 13 mai 1863). — Quiconque sera coupable de faux témoignage en matière criminelle, soit contre l'accusé, soit en sa faveur, sera puni de la peine de réclusion.

Si néanmoins l'accusé a été condamné à une peine plus forte que celle de la réclusion, le faux témoin qui a déposé contre lui subira la même peine.

Art. 362. — Quiconque sera coupable de faux témoignage en matière correctionnelle, soit contre le prévenu, soit en sa faveur, sera puni d'un emprisonnement de deux ans au moins et de cinq ans au plus, et d'une amende de cinquante francs à deux mille francs.

Si néanmoins le prévenu a été condamné à plus de cinq années d'emprisonnement, le faux témoin qui a déposé contre lui subira la même peine.

Quiconque sera coupable de faux témoignage en matière de police, soit contre le prévenu, soit en sa faveur, sera puni d'un emprisonnement d'un an au moins et de trois ans au plus, et d'une amende de seize à cinq cents francs.

Dans ces deux cas, les coupables pourront en outre être privés des droits mentionnés en l'article 42 du présent Code, pendant cinq ans au moins et dix ans au plus, à compter du jour où ils auront subi leur peine, et être placés sous la surveillance de la haute police pendant le même nombre d'années.

Art. 363. — Le coupable de faux témoignage en matière civile sera puni d'un emprisonnement de deux à cinq ans, et d'une amende de cinquante à deux mille francs. Il pourra l'être aussi des peines accessoires mentionnées dans l'article précédent.

Art. 364. — Le faux témoin, en matière criminelle, qui aura reçu de l'argent, une récompense quelconque ou des promesses, sera puni des travaux forcés à temps, sans préjudice de l'application du deuxième paragraphe de l'article 361.

Le faux témoin, en matière correctionnelle ou civile, qui aura reçu de l'argent, une récompense quelconque ou des promesses, sera puni de la réclusion.

Le faux témoin, en matière de police, qui aura reçu de l'argent, une récompense quelconque ou des promesses, sera puni d'emprisonnement de deux à cinq ans et d'une amende de cinquante francs à deux mille francs.

Il pourra l'être aussi des peines accessoires mentionnées en l'article 362.

Dans tous les cas, ce que le faux témoin aura reçu sera confisqué.

PREMIÈRE SECTION

ATTENTATS A LA VIE OU A LA SANTÉ

CHAPITRE PREMIER

SIGNES ET CONSTATATION DE LA MORT. — PHÉNOMÈNES CADAVÉRIQUES

ARTICLE PREMIER. — SIGNES DE LA MORT

En général, la mort est caractérisée par l'arrêt des grandes fonctions apparentes de l'économie : respiration, circulation, sensibilité cutanée et sensorielle, motricité. Ces fonctions ne cessent pas toujours toutes au même moment ; la respiration et la circulation persistent parfois bien plus longtemps ; la circulation peut continuer aussi quelque temps après que la respiration est arrêtée.

Mais il peut arriver que toutes ces fonctions restent simultanément interrompues ou réduites à un minimum à peine perceptible pendant un temps plus ou moins long pour se rétablir ensuite. C'est la *mort apparente* dont on observe des exemples relativement nombreux chez les nouveau-nés, mais qui est infiniment plus rare chez l'adulte.

Néanmoins, comme il faut tenir compte de cette éventualité, au moins dans certains cas spéciaux qui seront ndiqués plus loin, on s'est efforcé de chercher un signe sûrement caractéristique de la mort réelle.

Il en est au moins un qui est absolument en dehors de toute contestation : c'est la putréfaction, qui est certaine dès qu'apparaît la tache verte de l'abdomen. — Quant aux autres signes, la valeur de chacun d'eux est plus ou moins discutable, mais leur réunion permet, dans l'immense majorité des cas, de formuler le diagnostic de la mort.

Ces signes peuvent être divisés, suivant le moment de leur apparition, en signes immédiats et signes non immédiats.

§ I. — Signes immédiats de la mort.

Abolition de l'intelligence, de la sensibilité cutanée et sensorielle.— C'est un signe qui n'a pas grande valeur, cette abolition se produit parfois longtemps avant la mort; elle est même bien loin d'être toujours un signe avant-coureur de celle-ci.

Arrêt de la respiration. — C'est le vrai signe de la mort pour les personnes qui assistent un agonisant. Dans la plupart des cas, ce signe n'est pas trompeur, et quand la respiration est arrêtée depuis une minute, la vie est définitivement éteinte. Mais il y a à cette règle des exceptions incontestables, qui empêchent de donner à l'arrêt, même longtemps prolongé, de la respiration la valeur d'un signe certain de la mort.

Arrêt de la circulation. — Le cœur est presque toujours l'*ultimum moriens ;* il continue souvent à battre après que les autres grandes fonctions ont cessé, et son arrêt est une des meilleures preuves de la mort. Il est fort douteux, sauf peut-être en ce qui concerne les nouveau-nés, que pendant la syncope ou les états de mort apparente, le cœur puisse s'arrêter *d'une façon complète* pendant un temps prolongé, et nous croyons que l'on doit admettre avec Bouchut[1] que quand les battements ont cessé pendant vingt minutes la mort est toujours certaine; encore ce délai est-il évalué aussi largement pour écarter toute chance d'erreur et pour tenir compte d'observations relatées par certains auteurs, observations dont la valeur pourrait être contestée. Mais pendant la syncope et la mort apparentes, les battements peuvent rester pendant longtemps faibles, ralentis et irréguliers; ils sont alors difficiles ou impos-

1. Bouchut, *Les Signes de la mort,* J.-B. Baillière, 1883.

sibles à apprécier par la palpation, et il faut avoir recours à l'auscultation longtemps prolongée et souvent renouvelée des divers points de la région précordiale, spécialement au niveau des orifices.

L'arrêt de la circulation peut être mis en évidence par d'autres procédés que l'auscultation du cœur. En liant un doigt à la base de la dernière phalange, on voit celle-ci rester blanche si la circulation ne se fait plus ; dans le cas contraire, la phalange devient d'un rouge plus ou moins intense. — L'ouverture d'une artère superficielle comme la temporale, la pédieuse, etc., permet aussi de reconnaître si la circulation a cessé. Certaines personnes, hantées de la crainte d'être enterrées vivantes, demandent qu'on leur pratique cette opération avant de les mettre dans le cercueil. C'est en effet une sérieuse garantie contre le danger qu'elles redoutent.

Le Dr Icard (de Marseille)[1] a indiqué un autre procédé, basé sur ce fait qu'une matière colorante injectée à un individu dont la circulation n'est pas complètement et définitivement interrompue (c'est-à-dire qui n'est pas réellement mort) est absorbée et se répand dans tous les tissus, notamment dans la peau et les muqueuses.

La substance choisie par le Dr Icard est la fluorescéine en raison de son pouvoir colorant intense et de sa parfaite innocuité. Si la fluorescéine est absorbée, la peau et les muqueuses deviennent jaunes, l'œil prend une magnifique coloration verte ; « on dirait qu'une superbe émeraude a été enchâssée dans l'orbite ».

L'auteur conseille d'opérer de la façon suivante : « Le médecin appelé à vérifier un décès injectera profondément et en plusieurs endroits, dans la masse musculaire ou dans le tissu cellulaire et mieux dans une des veines superficielles du bras, quelques centimètres cubes (5 à 6 environ) de la solution suivante :

Fluorescéine..............	10 grammes
Carbonate de soude........	15 —
Eau distillée	50 centimètres cubes.

1. ICARD, *Le Signe de la mort réelle en l'absence du médecin*, Paris, 1907.

L'épreuve par l'injection de fluorescéine constitue un procédé ingénieux, loué par beaucoup de médecins-légistes, et apprécié officiellement, car les travaux de l'auteur sur cette question ont été récompensés deux fois par l'Académie des sciences (prix Dugast..

Modifications de l'œil. — Déjà pendant l'agonie la cornée et la conjonctive sont souvent insensibles et la pupille est ordinairement contractée. Au moment de la mort, celle-ci se dilate généralement pour se rétrécir de nouveau au bout de quelques heures ; on remarque parfois, au bout de deux ou trois jours, que son contour est devenu irrégulier. Mais c'est seulement pour mémoire que nous indiquons ces modifications pupillaires qui sont loin d'être constantes.

Au moment de la mort, et quelquefois dès l'agonie, les yeux perdent leur aspect brillant ; il se forme sur la cornée une couche que l'on a appelée la *toile glaireuse* et qui est constituée surtout par l'épithélium ramolli et désagrégé.

L'affaissement et la mollesse du globe oculaire se produisent aussi au moment de la mort ou peu d'instants après [1].

§ II. — Signes non immédiats de la mort. Phénomènes cadavériques.

Il s'agit là de phénomènes qui non seulement peuvent servir à établir la réalité de la mort, mais qui, en outre, peuvent, à divers points de vue, présenter de l'importance pour le médecin légiste.

Refroidissement cadavérique. — Après la mort, le cadavre se refroidit graduellement, jusqu'à ce que sa température se trouve en équilibre avec celle du milieu ambiant : elle peut même descendre un peu plus bas, en raison de l'évaporation qui se fait à la surface des téguments.

1. Bouchut a décrit les modifications que l'arrêt de la circulation entraîne dans le fond de l'œil et que l'on peut constater par l'examen ophtalmoscopique ; ce sont : la vacuité de l'artère de la rétine, la disparition de la papille du nerf optique et la coloration grisâtre de la choroïde.

Dans certains cas, la température ne s'abaisse pas immédiatement après la mort : elle peut même s'élever un certain temps encore après que la vie a cessé, et parfois monter au delà de 40°[1]. On observe notamment ce fait chez des individus qui ont succombé au tétanos, à des maladies aigues des centres nerveux, à des maladies infectieuses, à l'insolation, etc.

La rapidité du refroidissement dépend évidemment de la température du milieu ambiant de la nature des vêtements ou des couvertures qui enveloppent le corps. Elle dépend aussi des conditions individuelles; les petits enfants se refroidissent vite, les individus maigres plus rapidement que ceux qui sont gras ou obèses. Les gens affaiblis, les vieillards se refroidissent aussi plus promptement que ceux qui ont succombé à la suite d'une maladie aiguë ou qui sont mort subitement[2].

Bouchut déclare qu'une température de 20° centigrades constatée dans le rectum est un signe certain de la mort, et cette assertion est, en effet, largement justifiée par toutes les observations sur ce sujet.

Cessation de la contractilité musculaire. — La contractilité des divers muscles ne cesse pas immédiatement après la mort[3]. Une excitation mécanique, le simple contact de l'air quand ils sont dénudés, détermine des mouvements sur les muscles d'un corps que la vie vient de quitter. C'est aux contractions de l'utérus que l'on attribue certains accouchements effectués *post mortem*.

Le défaut de contraction des muscles sous l'influence de

---

1. L'hyperthermie *post mortem* serait quelquefois bien plus élevée. Laignel Lavastine (*Journal de méd. et de chir. pratiques*, 10 *janvier* 1910) dit avoir observé les températures rectales de 55 degrés trente minutes après la mort d'un homme ayant succombé à une pachyméningite hémorragique; — de 59 degrés cinq minutes après la mort occasionnée par une pneumonie du sommet droit.

2. GUILLEMOT, *Du refroidissement cadavérique*, thèse de Paris, 1878.

3. Après la mort de l'individu, la vie continue à se manifester pendant un certain temps non seulement sur les muscles, mais encore sur d'autres tissus. Les cils de l'épithélium vibratile, les spermatozoïdes peuvent continuer à se mouvoir pendant 18 heures et plus chez certains sujets, notamment chez ceux qui ont succombé rapidement à une mort violente.

l'électricité peut fournir un signe de mort réelle. Pour s'assurer si la contractilité existe ou non, on dénude un muscle sur une petite étendue, et on le met en contact avec l'un des pôles de la pile, l'autre pôle étant porté sur une partie voisine du même muscle ou sur la colonne vertébrale. Il est plus simple d'enfoncer dans le muscle deux aiguilles mises en communication avec les fils d'un appareil à induction ; les mouvements de l'aiguille traduisent ceux du muscle.

Le ventricule gauche perd sa contractilité peu de temps après la mort et avant tous les autres muscles ; viennent ensuite les intestins, l'estomac et la vessie au bout de trois quarts d'heure à une heure, puis le ventricule droit du cœur. Les muscles du tronc, puis ceux des membres perdent plus tard leur contractilité, ces derniers après sept ou huit heures. Les oreillettes du cœur et spécialement l'oreillette droite, sont les parties où la contractilité s'éteint en dernier lieu.

Si cet ordre est à peu près constant, les délais qui viennent d'être indiqués sont très variables, suivant les individus et suivant le genre de mort. La contractilité s'éteint très rapidement chez les sujets intoxiqués par l'hydrogène sulfuré, les vapeurs de charbon, le gaz ammoniac, etc.

§ III. — Rigidité cadavérique.

On désigne sous le nom de *rigidité cadavérique* la raideur que présente constamment le cadavre à une certaine période, et qui est due à un état particulier des muscles. Tous les muscles, striés ou lisses, sont envahis par la rigidité, et cela chez tous les sujets. Les quelques exceptions qui ont été signalées sont bien rares et laissent place au doute.

Quand la rigidité est bien développée, le cadavre est tout entier raide et inflexible, en sorte qu'il peut être remué et soulevé tout d'une pièce, et que les membres et les segments de membres n'obéissent plus aux lois de la pesanteur. Sur les sujets bien musclés, il faut un effort considérable auquel suffit à peine la force d'un homme, pour faire mouvoir les grandes articulations; mais une fois que la rigidité a été vaincue par cet effort, le membre reste souple et mobile, du moins pendant un certain temps, car si l'on se trouve encore dans la période de développement du phénomène, la rigidité peut réapparaître après qu'elle a été surmontée.

La rigidité n'envahit pas en même temps tous les muscles: elle commence à la mâchoire inférieure et au cou pour gagner les autres parties du corps, suivant un ordre qui n'est pas constant; elle abandonne successivement ces mêmes parties. Elle persiste, en général, le plus longtemps aux mains, aux orteils et à la mâchoire inférieure.

La rigidité apparaît, en général, de deux à six heures, après la mort[1]; au bout de dix-huit à vingt-quatre heures, elle est généralisée; elle cesse après trente-six à quarante-huit heures. Diverses circonstances, qui ne sont pas encore exactement connues, font varier l'intensité de la rigidité, sa durée, l'époque de son apparition. On a remarqué que chez les animaux forcés à la course, elle apparaissait très rapidement; que chez les vieillards et les sujets affaiblis elle était précoce et de peu de durée; chez les individus vigoureux, morts rapidement elle est également précoce, mais dure longtemps. Elle est faible et de peu de durée sur les membres œdématiés. En général, elle n'existe plus quand la putréfaction se manifeste par des signes extérieurs: mais il y a des exceptions à cette règle.

Dans certains cas, la rigidité cadavérique s'empare du corps à l'instant même de la mort, en sorte que l'individu conserve la position qu'il avait au moment où il a suc-

---

1. Voici les époques d'apparition de la rigidité sur 103 cadavres observés par Niederkorn, cité par le Prof. BROUARDEL in : *la Mort et la Mort subite*.

Deux heures après la mort	2 fois.
De 2 à 4 heures	45 —
De 5 à 6 heures	24 —
De 7 à 8 heures	18 —
e 9 à 10 heures	11 —
De 11 à 13 heures.	3 —
Total :	103 —

combé, les muscles n'ayant pas subi de relâchement et ayant été immédiatement immobilisés dans la situation qu'ils occupaient pour effectuer un mouvement. Cela peut s'observer dans deux ordres de cas : quand le sujet a succombé dans un état de violente contraction musculaire, dans le tétanos, l'empoisonnement par la strychnine par exemple ; et d'autre part, quand un individu sain meurt rapidement à la suite de certains traumatismes. C'est surtout sur les champs de bataille, et quelquefois aussi chez les mineurs qui ont succombé à une explosion, que l'on a remarqué ce phénomène. Les médecins militaires ont vu souvent les cadavres des soldats conserver l'attitude qu'ils avaient au moment où ils ont été frappés : dans la position d'un homme qui fait usage de ses armes, qui monte à l'assaut, qui se dispose à enfourcher un cheval, qui tient son bras levé pour porter son gobelet à ses lèvres, etc. Le même phénomène se produit sur les muscles de la face, en sorte que le visage conserve l'expression qu'il avait pendant la vie et dénote la gaieté, l'enthousiasme, la terreur, etc. Il semble que ce soit surtout à la suite des blessures de la tête et du cœur que cette immobilisation instantanée se remarque [1].

1. La rigidité musculaire résulte de la coagulation de la myosine. — Les physiologistes nous enseignent que cette coagulation s'opère ordinairement sous l'influence de l'acide lactique formé aux dépens du glycogène qui disparaît.

Cette transformation s'accomplit non seulement après la mort, mais aussi pendant la vie, et d'autant plus abondamment que le muscle accomplit plus de travail. L'acide lactique ainsi produit est enlevé par la circulation, pas assez vite cependant pour empêcher une certaine raideur (ébauche de la rigidité cadavérique) qui persiste un certain temps dans les muscles très fatigués. Du reste, en injectant du sang d'un animal très fatigué dans un muscle reposé, on voit celui-ci entrer en rigidité. — Ces données font comprendre pourquoi la rigidité survient immédiatement chez les individus morts dans un état de grande fatigue musculaire.

Il est plus difficile d'expliquer la rigidité soudaine observée à la suite de certaines blessures. Sur ce point les données fournies par les physiologistes sont contradictoires. L'influence du système nerveux sur la rigidité cadavérique serait considérable si l'on s'en rapportait aux expériences de BROWN-SÉQUARD (*Communications diverses à la Soc. de biologie et à l'Ac. des sciences*) qui déclare qu'on fait disparaître la rigidité cadavérique en sectionnant la moelle, en excitant les racines antérieures de celles-ci. Mais le fait a été nié par d'autres expérimentateurs.

Dans les circonstances ordinaires, la rigidité envahit les muscles dans la situation qu'ils occupent au moment où ils sont relâchés ; mais, comme le relâchement porte inégalement sur les divers muscles ayant entre eux une action antagoniste, le cadavre peut conserver certaines positions qui retracent un mouvement, pourvu que ces positions ne soient pas contraires aux lois de la pesanteur. C'est ainsi que le poing peut rester presque complètement fermé ; pas assez toutefois pour maintenir solidement une arme qui aurait été placée dans la main après la mort ; c'est seulement dans les cas où l'arme a été serrée fortement pendant la vie qu'elle peut quelquefois rester fixée ainsi, la rigidité cadavérique immobilisant les muscles dans la position que leur avait donnée la contraction.

La rigidité peut imprimer quelques déplacements à certains groupes de muscles ; Tourdes [1] a vu le pouce et l'index, écartés d'un centimètre au moment de la mort, se toucher cinq heures après, et les mâchoires maintenues écartées par un disque de cire, se rapprocher d'un centimètre. La capacité des organes musculaires creux et notamment celle du cœur [2] peut se trouver ainsi notablement diminuée.

§ IV. — Lividités cadavériques. — Hypostase.

Après la mort, et quelquefois même dès l'agonie, le sang, n'étant plus soumis à l'action des forces circulatoires, obéit aux lois de la pesanteur et s'accumule dans les parties dé-

---

1. TOURDES, *Dict. encycl. des sc. méd.* art. Mort.

2. Nous avons fait l'expérience suivante sur un jeune chien (environ 1 an) de petite taille, tué par section des carotides. Le cœur est immédiatement enlevé, tous les orifices sont liés, excepté celui de l'aorte à travers lequel on introduit un tube. Par ce tube on verse de l'huile. Une fois la réplétion accomplie, le niveau de l'huile baisse d'environ 1 centimètre cube pendant 1/2 heure. Il est alors midi : à 1 h. 3/4 le niveau a monté, et l'ascension continue régulièrement jusqu'à 5 heures du soir et comprend environ 4 centimètres cubes ; la descente s'effectue après une certaine période de repos et était terminée le lendemain matin.

Comme l'expérience était faite dans un autre but, la capacité du cœur et la quantité exacte du liquide chassé n'ont pas été notées.

clives. Il en résulte la formation de taches d'un rouge plus ou moins violacé, d'une étendue variable, mais ordinairement très larges, souvent confluentes, de manière à occuper toute la surface postérieure du corps, et qui sont connues sous le nom de *lividités cadavériques*. Ces taches ne se forment pas sur les points où la peau, se trouvant comprimée soit par le poids du corps, soit par un lien, ne peut recevoir le sang ; c'est ainsi que, sur le cadavre qui est resté dans le décubitus dorsal, les fesses, la région des omoplates restent pâles au milieu des parties avoisinantes rouges. Cette pâleur s'observe aussi au niveau de la ceinture, des jarretières, de la cravate, etc., et quelquefois aussi entre les plis que forme la peau quand celle-ci est doublée d'un panicule adipeux abondant ; c'est ce qu'on voit notamment sur le cou des petits enfants. Quand une partie du corps a reposé sur un objet présentant des plis ou des aspérités, celles-ci laissent des traces blanches sous forme de stries ou de points irréguliers, au milieu de la tache livide qui prend, dans ce cas particulier, le nom de *vergeture*.

Les lividités cadavériques sont d'autant plus nombreuses et accentuées que le cadavre renferme plus de sang, que celui-ci est plus liquide et que la mort date de plus longtemps. Elles se produisent, à un degré variable, chez tous les sujets ; cependant Devergie et Hofmann ont noté qu'elles pouvaient manquer quand la mort avait été produite par hémorragie. Elles apparaissent d'autant plus vite que le sang est plus fluide ; le délai d'apparition est généralement compris entre trois et dix heures après la mort.

Comme les lividités occupent toujours les régions les plus déclives, leur disposition permet de reconnaître dans quelle attitude est resté le corps ou une partie du corps après la mort. Cependant il faut savoir que, pendant une certaine période, un changement de position du cadavre fait disparaître les lividités déjà formées, et qu'il s'en produit de nouvelles sur les régions devenues déclives. Tourdes a noté que, quatre heures et demie après le décès, les lividités pouvaient disparaître ainsi complètement. Dans un autre cas, trente heures après la mort, le changement d'attitude du cadavre a atténué les lividités, mais il ne s'en est pas formé de nouvelles.

Ce fait démontre que le sang est d'abord accumulé uniquement dans les vaisseaux, et c'est ce qu'indique l'expérience d'Engel, qui fait disparaître les lividités en les incisant et en les comprimant. Mais la matière colorante du sang ne tarde pas à transsuder à travers les parois du vaisseau, de façon à teindre en rouge plus ou moins foncé le tissu cellulaire et les autres tissus.

Il ne faut pas confondre avec les lividités cadavériques les taches rouges ou rosées, plus ou moins larges, qui se forment souvent dans les parties non déclives du corps chez les noyés et les autres asphyxiés, chez les intoxiqués par l'oxyde de carbone et chez d'autres sujets.

Le sang s'accumule également dans les parties les plus basses des organes internes, pour former ce qu'on appelle les *hypostases*. Il est important de ne pas confondre ces hyperhémies *post mortem* avec celles qui résultent d'une congestion effectuée pendant la vie. L'hypostase est surtout marquée sur les poumons ; les parties postérieures de ces organes renferment toujours plus de sang que les parties antérieures, et quelquefois elles en sont gorgées au point que leur consistance et leur poids sont notablement augmentés ; des fragments du tissu pris en ces points et plongés dans l'eau peuvent ne surnager qu'incomplètement, de façon que leur surface dépasse à peine celle du liquide. A la partie postérieure du cuir chevelu, l'hypostase est ordinairement très marquée aussi : elle occasionne également la réplétion des sinus de la dure-mère et l'injection des petits vaisseaux de la pie-mère dans les parties déclives. Il en est de même pour les vaisseaux des méninges de la moelle épinière.

Le tissu cellulaire sous-cutané et les muscles de la région lombaire présentent quelquefois aussi un haut degré d'hypostase, il ne faudrait pas attribuer l'aspect qui en résulte à des violences exercées pendant la vie sur ces parties.

L'hypostase exerce encore ses effets sur la paroi postérieure de l'estomac, sur les anses intestinales les plus déclives, sur les reins, etc.

Chez les pendus, surtout quand la suspension a été prolongée longtemps, les lividités cadavériques occupent les membres inférieurs et l'hypostase manifeste ses effets sur les organes contenus dans le petit bassin. Il peut arriver aussi que des ecchymoses ponctuées se produisent assez longtemps après la mort, dans les régions hypostasiées. Ces ecchymoses résultent de la rupture de certains capillaires surchargés de sang. Le fait est d'ailleurs rare et nécessite une grande fluidité du sang[1].

§ V. — Parcheminement de la peau.

Quand une partie de la peau a été excoriée, c'est-à-dire dépouillée de son épiderme avant ou après la mort, il se produit en ce point, quand la vie a cessé, un *état parcheminé* du derme, qui devient sec, dur, difficile à sectionner et présente une coloration d'un jaune brunâtre plus ou moins foncé. Sur ce fond se détachent quelquefois des petits vaisseaux sanguins injectés, aspect qui n'indique pas toujours une réaction vitale, mais qui se manifeste quand la peau se parchemine en un point où elle était déjà hyperhémiée avant ou après la mort.

Le parcheminement se produit non seulement sur les points où l'épiderme a été enlevé par des excoriations, des brûlures, l'action d'un vésicatoire, etc., mais encore sur les parties qui ont été le siège d'une compression ou d'un frottement, avant ou après la mort[2] ; c'est ainsi qu'on le voit sur le trajet du lien qui serre le cou des pendus et des étranglés, qu'on l'observe sur les parties qui ont été soumises à une friction énergique, par exemple chez les noyés qu'on a tenté de ranimer par ce moyen, au niveau du point d'application de sinapismes, etc. Le parcheminement peut se produire aussi sans que ces causes aient agi, et d'une façon

---

1. Voir sur ce point : HABERDA, *Ueber, das post mortem Enstehen von Ecchymosen* (Vierteljahrschr. f gerichtliche Medicin, 1898).

2. Le parcheminement est le résultat du dessèchement de la peau, aux points où elle n'est plus protégée contre l'évaporation par la couche cornée de l'épiderme.

spontanée, sur les parties où l'épiderme est mince et délicat, comme au scrotum et aux lèvres de la bouche.

D'après Molland, l'état parcheminé de la peau se produit au bout de trois heures au moins, de douze heures au plus après le décès, sur les points qui restent à nu. Il se produit moins rapidement sur les parties déclives ou recouvertes de vêtements.

Un phénomène cadavérique du même ordre est la formation de la *tache scléroticale de l'œil*. Cette tache se produit sur les parties de la sclérotique que l'ouverture des paupières laisse à découvert. Elle est grise ou brunâtre, et elle résulte du dessèchement de la sclérotique qui laisse apercevoir par transparence le pigment choroïdien.

§ VI. — Relâchement des sphincters. — Tache verte de l'abdomen.

Au moment de la mort, ou quelque temps après, tous les sphincters se relâchent. Ce relâchement est surtout manifeste à l'anus, dont l'orifice est souvent largement béant, au point que l'on peut quelquefois y introduire sans effort deux ou trois doigts. Quand la putréfaction est un peu avancée, l'anus présente souvent, outre cette dilatation, une hernie de la muqueuse, qui forme au dehors un bourrelet volumineux.

Le premier signe qui traduit extérieurement d'une façon manifeste l'établissement de la putréfaction est, dans la grande majorité des cas, la coloration verte de la paroi antérieure de l'abdomen. Cette coloration commence le plus souvent au niveau de la fosse iliaque droite pour s'étendre ensuite sur le reste de la paroi abdominale. Elle constitue un signe certain de la réalité de la mort, puisqu'elle marque le début de la putréfaction dont les autres phénomènes vont se développer ultérieurement.

§ VII. — Putréfaction.

Première période. — L'apparition de la tache verte de l'abdomen marque en général le début des phénomènes de putréfaction. Toutefois la coloration verte de la peau ne se manifeste pas constamment sur l'abdomen en premier lieu : chez les noyés dont la tête est restée plus basse que le reste du corps, chez les sujets qui ont une forte congestion céphalique, c'est sur la face que l'on remarque les premiers changements de coloration des téguments. Il en est ordinairement de même chez les enfants nouveau-nés, dont le tube digestif est vide ou du moins ne contient pas, comme chez les autres sujets, les matières qui favorisent l'établissement de la putréfaction.

En même temps que se produisent ces premières taches vertes, il apparaît sur les parties non déclives du corps des lividités disposées les unes en forme de taches plus ou moins larges ou irrégulières, les autres sous forme de traînées le long des veines superficielles qui se trouvent ainsi dessinées en larges traits et forment quelquefois un réseau très serré. Ces lividités s'élargissant, prennent elles-mêmes une coloration verte qui envahit peu à peu toute la surface des téguments. Souvent la teinte de ceux-ci est non pas verte, mais partout, ou en certains points, d'un rouge brun sale.

Avant que ces changements de coloration du derme ne se soient produits sur une grande étendue, l'épiderme perd de son adhérence ; il s'enlève d'abord sous l'influence d'un frottement un peu énergique, puis il se détache sous l'action du plus léger contact et tombe spontanément. Souvent, avant de disparaître, il forme des phlyctènes ou des bulles plus ou moins larges, remplies d'un liquide d'un rouge sale ou violacé. Il faut noter aussi que sur les cadavres exhumés après un certain séjour dans un sol humide, on trouve souvent l'épiderme des mains épaissi, blanchâtre, macéré, comme chez les noyés. Les cheveux et les poils perdent naturellement leur adhérence en même temps que l'épiderme ; ils s'arrachent à la moindre traction et tombent bientôt spontanément. Les ongles se détachent également, mais un peu plus tard.

Des gaz ne tardent pas à se développer dans le tissu cellulaire sous-cutané, et leur accumulation très considérable en certaines régions, à la face, au cou, à la partie supérieure du thorax, à l'abdomen, au scrotum et à la verge, produit une tuméfaction souvent énorme de ces parties et contribue à rendre le visage méconnaissable. Ces gaz, qui sont constitués en grande partie par des carbures d'hydrogènes, sont combustibles ; si l'on pratique une ponction en un point où ils sont accumulés, au scrotum par exemple, ils s'échappent en jet qu'il est facile d'enflammer.

A une période plus avancée, la peau distendue crève, généralement au niveau de la paroi antérieure de l'abdomen, et les parties s'affaissent.

Les phénomènes qui se passent dans les organes internes consistent principalement en imbibition, transsudation, formation de gaz, ramollissement. Le sang, avec sa matière colorante dissoute, sort des vaisseaux, s'infiltre dans le tissu cellulaire, dans les muscles et dans le parenchyme des divers organes et leur communique une teinte rose ou rouge sale. Les caillots sanguins se liquéfient, le liquide qui en résulte s'infiltre à travers les parties voisines, en sorte que parfois, quand la putréfaction est assez avancée, on ne retrouve pas les traces d'une hémorragie en foyer.

Du liquide plus ou moins teinté de rouge s'accumule aussi dans les cavités séreuses et notamment dans les plèvres ; il provient du sang que contenaient les poumons, ainsi que de l'écume renfermée souvent dans les bronches et les vésicules pulmonaires chez les sujets qui ont succombé après des troubles prolongés de la respiration ou chez les noyés ; dans ces cas, la quantité de liquide collecté dans chaque plèvre dépasse parfois un litre.

Les gaz commencent ordinairement à se former d'abord dans le sang : ce liquide présente rapidement de fines bulles de gaz et devient spumeux : c'est là même une des premières manifestations de la putréfaction. Les gaz se développent rapidement aussi dans l'abdomen, et généralement en grande quantité : ils occupent non seulement le tube digestif, mais aussi la cavité péritonéale. La pression qu'ils exercent a pour effet de faire refluer vers les extrémités le sang contenu dans les gros vaisseaux du tronc et aussi dans le cœur qui se trouve également comprimé. C'est pourquoi, dès que la putréfaction est un peu avancée, on trouve toujours le cœur et les gros vaisseaux vides de sang liquide et contenant, quelquefois seulement, des caillots. Le sang ainsi chassé stationne un certain temps dans les vaisseaux périphériques ; c'est pourquoi l'on voit sur le cadavre les plaies et les solutions de continuité donner lieu à l'écoulement d'une certaine quantité de sang *bouillonnant* quand la putréfaction est établie. — Le sang diffuse ensuite à travers les parois vasculaires, qu'il a d'abord imbibées et colorées en rouge foncé, et sa présence au milieu des tissus contribue sans doute à hâter leur décomposition.

La pression des gaz développés dans l'abdomen fait souvent aussi refluer en dehors les matières contenues dans l'estomac, ainsi que l'écume que renferment souvent les voies aériennes chez les noyés.

Des gaz se produisent également dans l'intérieur des divers organes : sous la muqueuse de l'estomac et des intestins où ils forment de larges bulles, dans le foie, dans les poumons, etc. Le développement de ces gaz se fait par des points isolés, résultant sans doute du groupement en colonies des microbes de la putréfaction ; on voit souvent, par exemple, le foie parsemé de petites cavités isolées, et rendu ainsi assez léger pour pouvoir surnager dans l'eau. Les gaz que renferment les poumons gonflent ces organes, leur donnent un aspect emphysémateux et contribuent à chasser le sang et les liquides qu'ils renferment. En même temps, presque tous les organes, notamment la rate, le foie, les reins et plus encore le cerveau se ramollissent considérablement.

La graisse que renferment les tissus et les organes, principalement celle qui se trouve accumulée dans le mésentère et dans l'épiploon, se liquéfie souvent, s'échappe des vésicules adipeuses qui se rompent, et forme une huile qui surnage les liquides épanchés dans l'abdomen.

Les altérations produites dans cette première période de la putréfaction, et qui souvent, en été, sont accomplies au bout de huit à dix jours, et même moins encore sur les cadavres abandonnés à l'air libre, rendent très difficile ou impossible la constatation de certaines lésions produites pendant la vie.

Le tissu cellulaire sous-cutané étant imbibé par la matière colorante du sang, et très fortement au voisinage des gros troncs vasculaires, il est souvent impossible de reconnaître les ecchymoses, d'autant plus que le sang épanché au niveau de celles-ci diffuse également au loin comme celui contenu dans les vaisseaux, et que de la sorte l'épanchement cesse d'être circonscrit par des limites nettes. Les muqueuses s'altèrent très rapidement ; leur épithélium tombe en très peu de temps et le chorion se ramollit, si bien qu'il est impossible de reconnaître les productions diphtériques, les suppurations superficielles et les inflammations de ces membranes ; il se forme, en effet, de larges plaques rouges mal limitées à la surface des muqueuses, et les fines injections vasculaires, les points hémorragiques se transforment également par transsudation en lividités cadavériques. Beaucoup d'altérations pathologiques des divers organes, et notamment celles du foie et des reins, si importantes à reconnaître pour élucider le mécanisme de la mort, cessent rapidement d'être appréciables ; les éléments anatomiques subissent en très peu de temps des modifications histologiques profondes dont les premiers degrés sont la dégénérescence granuleuse et graisseuse, et qui rendent infructueux l'examen microscopique.

Certaines lésions peuvent être reconnues au bout d'un temps plus long : par exemple les hémorragies en foyer un peu volumineux, parce que la liquéfaction et la diffusion du sang coagulé n'ont lieu qu'assez tardivement, les collections de pus, les lésions des séreuses, les néoplasmes volumineux, les tubercules pulmonaires et toutes les lésions scléreuses, car le tissu fibreux est un de ceux qui résistent le mieux à la putréfaction, et d'autant plus qu'il est plus dense et plus serré.

Deuxième période. — Après cette première période, le cadavre présente des altérations de plus en plus profondes, dont les principales sont les suivantes[1] : La peau ayant

1. On trouvera dans le *Traité de médecine légale* d'ORFILA et dans celui de DÉVERGIE une étude très complète des diverses périodes de la putréfaction. Au point de vue des processus chimiques de la putréfaction, consulter la *thèse* de BORDAS. Paris, 1892.

crevé, les parois abdominales sont affaissées, très rapprochées de la colonne vertébrale, et commencent à se dessécher, tandis que, sur la partie postérieure du corps, les téguments, imbibés par les liquides qui transsudent encore, conservent leur humidité. Sur le reste de son étendue, la peau devient friable et est souvent recouverte de granulations arrondies ou coniques constitués par du phosphate de chaux. Les côtes se détachent de leurs cartilages ; le thorax s'affaisse, les poumons diminuent de volume. Les intestins s'aplatissent, leur calibre s'efface, leurs parois commencent à se dessécher. Le foie présente souvent à sa surface, et quelquefois dans l'intérieur de ses vaisseaux, de petits grains sphériques ou ovoïdes, de la grosseur du millet, de consistance crayeuse, et fortement adhérents au tissu. Le cerveau diminue de volume, se liquéfie et devient vert grisâtre.

Troisième période. — Plus tard, les parties molles de la face se détruisent ; les muscles des membres et du tronc sont réduits à un très petit volume. Les poumons ne forment plus que deux minces plaques desséchées, appliquées le long de la colonne vertébrale. Les intestins se dessèchent et se réduisent de plus en plus de volume. Le foie, très aplati, est converti en une substance noirâtre, poisseuse, souvent feuilletée. Le scrotum est desséché, la verge très aplatie, très diminuée de volume, ainsi que les testicules.

Quatrième période. — Dans une quatrième période, la peau a disparu presque partout ; les muscles sont transformés en masses aréolaires sèches ou en feuillets membraneux, au milieu desquels on ne distingue plus les fibres. Le tissu adipeux se saponifie souvent, et il se forme du gras de cadavre. Les ligaments disparaissent. Le cerveau, réduit à un très petit volume, est converti en une substance gris verdâtre, ayant la consistance de l'argile. — Les testicules et la verge ont disparu ; le sexe peut souvent encore être reconnu, grâce à la présence de l'utérus qui résiste très longtemps à la putréfaction.

Enfin les parties molles disparaissent presque partout ; les organes de l'abdomen et du thorax ont laissé comme résidu une matière grasse humide et noire, ayant l'apparence du cambouis. Le cerveau est un des organes dont il reste le plus longtemps des traces. Les os sont mis à nu et sont devenus libres par suite de la disparition des ligaments et des autres parties servant de moyen d'union. Les os se conservent presque indéfiniment ; il faut des centaines d'années pour que, exposés à l'air ou à l'humidité, ils disparaissent en se convertissant en poussière ; dans certaines conditions, ils résistent beaucoup plus longtemps encore, puisqu'on en retrouve provenant de périodes géologiques antérieures à la nôtre. Dans quelques cas cependant, ils se ramollissent et peuvent être coupés avec un couteau (voir plus bas : gras de cadavre). Les dents, grâce à la couche d'émail qui les recouvre, échappent à la putréfaction.

Putréfaction dans divers milieux. — La description précédente s'applique à la majorité des cadavres inhumés dans la terre ; mais la marche de la putréfaction, la transformation des divers tissus et organes varient très notablement suivant les cas.

Quand le corps a été inhumé de bonne heure et renfermé dans un cercueil hermétiquement clos, les dernières phases de la putréfaction sont ordinairement très tardives ; la peau, souvent recouverte de nombreuses moisissures, résiste plus longtemps avant de s'ouvrir. Dans ces cas aussi, le cadavre reste souvent à l'abri des vers, qui, lorsqu'ils existent en grande quantité, trouent la peau, de sorte que les gaz sortent facilement et que le ballonnement du corps existe à peine.

Quand le corps reste exposé dans un air chaud, sec et fréquemment renouvelé, il ne subit plus la putréfaction ordinaire, mais une sorte de *momification*, qui a pour effet de rendre la peau sèche, brune, dure comme du carton, de dessécher et d'amincir les divers organes, de sorte que les viscères comme les poumons, le cœur et le foie, la rate, etc., sont convertis en de très minces plaques plus ou moins feuilletées. On a assez souvent occasion d'observer cet aspect sur les cadavres de nouveau-né qui ont été conservés longtemps dans un endroit chaud, par exemple au voisinage d'un fourneau de cuisine ; le corps ne pèse plus quelquefois que 200 à 300 grammes ; il est sec, dur et rigide ; les poumons ont l'épaisseur d'une feuille de papier : la masse intestinale offre à peine le volume d'une noix, et tous les autres organes sont réduits dans la même proportion. — La momification se produit aussi sur les cadavres enterrés dans un sol très sec et très poreux qui absorbe les liquides provenant du corps, à mesure qu'ils transsudent au dehors.

Sur les cadavres qui restent dans l'eau ou dans un sol très humide, il se produit une substance particulière connue sous le nom de *gras de cadavre* ou d'*adipocire*. Cette substance [1] se présente sous l'aspect d'une masse blanche ou légèrement grisâtre, molle et ductile, onctueuse comme le savon humecté d'eau ; quelquefois sèche, légère, parsemée de cavités, mais sans traces de la structure des parties qui la constituaient primitivement ; friable, fondant sous l'action de la chaleur. Elle se développe d'abord à la partie profonde du tissu cellulo-adipeux sous-cutané, qu'elle envahit peu à peu.

Celui-ci se trouve ainsi transformé en une sorte de manchon, d'étui, qui peut résister très longtemps à la putréfaction ; sa surface externe, quand la peau a disparu, présente de petites tubérosités qui sont le moule des aréoles profondes du derme. — Plus tard, les masses musculaires elles-mêmes peuvent subir la même transformation, et quelquefois les membres sont convertis en adipocire dans toute leur longueur et toute leur profondeur, en conservant à peu près leur forme et leurs dimensions. Toutefois, au milieu de la masse grasse, il subsiste toujours des couches, quelquefois très minces, de tissu musculaire, qui tranchent par leur couleur d'un rose clair sur la teinte blanchâtre des parties voisines, de sorte que la coupe donne un aspect analogue à celui du lard cru. La transformation en gras de cadavre envahit aussi la moelle conte-

---

1. Le gras du cadavre est constitué par des acides gras solides et par un savon ammoniacal. Il résulte de la transformation de la graisse (préexistante ou produite après la mort) qui se dédouble en glycérine et en acide gras. La glycérine est entraînée ainsi que ceux des acides liquides qui ne sont pas saponifiés.

nue dans les aréoles et dans les canalicules des os, et dans certaines circonstances le tissu osseux lui-même est assez ramolli pour qu'on puisse le sectionner avec un couteau.

Les organes internes, et notamment les viscères abdominaux, peuvent être convertis également en adipocire. La saponification des muscles de l'orbite est un fait très fréquent sur des cadavres placés dans les conditions les plus diverses.

La formation du gras de cadavre commence quelquefois au bout de peu de temps. Taylor a vu sur un cadavre d'homme ayant séjourné au plus trente-neuf jours dans l'eau, une transformation en adipocire des fessiers et des muscles de l'abdomen. C'est là un cas exceptionnel, et en général la production du gras de cadavre ne commence guère qu'à la fin du deuxième mois et est bornée alors au tissu cellulo-adipeux sous-cutané. Ce n'est qu'après le troisième mois que les muscles sont envahis. La transformation d'un membre dans toute son épaisseur ne s'observe pas habituellement avant une année.

Circonstances qui exercent une influence sur la durée de la putréfaction. — Il est impossible d'assigner des limites aux diverses périodes de la putréfaction. Cette détermination n'a pu être faite avec quelque exactitude que pour les corps qui sont restés immergés dans l'eau, et qui, par conséquent, ont séjourné dans un milieu dont la composition est toujours la même [1]. Dans les autres cas, la rapidité de la putréfaction varie non seulement suivant la nature et les propriétés du milieu ambiant, mais aussi suivant diverses circonstances dépendant du cadavre.

La putréfaction se fait rapidement dans un air chaud et humide ; l'électricité atmosphérique hâte aussi sa marche ; ce sont là des faits d'observation vulgaire. En été, un facteur autre que la chaleur intervient pour hâter considérablement la décomposition cadavérique. Aussitôt après la mort, et parfois même dès l'agonie, les mouches viennent déposer leurs œufs en grand nombre dans les yeux, dans la bouche, sur les diverses muqueuses. Au bout d'un jour

1. Voyez l'article consacré à la submersion.

les vers sont éclos et commencent à ronger les parties molles. Si le cadavre n'est pas enterré, de nouveaux œufs sont constamment déposés, si bien que le corps peut être presque entièrement dévoré, à l'exception du squelette, de la peau et des aponévroses, en une quinzaine de jours s'il s'agit d'un enfant; en trois ou quatre semaines s'il s'agit d'un adulte.

Une atmosphère très chaude et très sèche, en hâtant l'évaporation du corps, rend celui-ci résistant aux vers et à certaines espèces microbiennes. La décomposition est alors retardée ou du moins elle revêt la forme de la modification.

Le froid retarde très notablement la putréfaction; si le corps est congelé, celle-ci ne commence pas ou s'arrête si elle était déjà établie. Mais dès que la décongélation a lieu, la putréfaction marche ensuite rapidement avec une forme un peu spéciale, caractérisée par le peu d'abondance des gaz, la précocité et l'étendue des lividités et des transsudations, la rapidité du ramollissement des divers organes. Nous avons eu très souvent occasion de faire ces remarques sur les cadavres conservés à la Morgue de Paris à l'aide de la congélation produite par une température qui peut atteindre — 20°. Les corps ont alors la dureté du marbre et résonnent comme de la pierre sous le choc du marteau : ils se conservent intacts pendant des mois, mais cependant la peau finit, en général, par présenter une teinte jaune bronzée qui se développe très lentement. Les corps conservés dans une autre salle dont la température oscille de 1 à 3 degrés autour de zéro se conservent aussi très longtemps, mais présentent assez vite des lividités et exhalent une odeur nauséabonde particulière.

L'accès de l'air, ou du moins de l'oxygène, est une des conditions qui favorisent le plus les progrès de la putréfaction; c'est pourquoi celle-ci est moins rapide dans l'eau que dans l'air, plus lente encore dans les matières qui remplissent les fosses d'aisances et qui constituent un milieu sans doute plus dépourvu d'oxygène que l'eau ordinaire. Les cadavres enterrés se putréfient, en général, d'autant plus rapidement, toutes choses égales d'ailleurs, qu'ils sont moins hermétiquement renfermés dans des cercueils, placés plus près de la surface du sol, et que celui-ci est plus poreux.

Les cadavres des petits enfants se putréfient, en général, un peu plus rapidement que ceux des adultes. Chez les nouveau-nés, l'absence de matières facilement putrescibles dans le tube digestif retarde cependant la putréfaction et fait qu'elle commence souvent par la tête et non par l'abdomen. Les enfants qui n'ont pas respiré se putréfient moins vite que ceux dont les poumons contiennent de l'air.

Le genre de mort exerce une grande influence sur la rapidité de la putréfaction ou du moins sur celle de ses premières phases. Les sujets qui ont succombé à des affections septiques se putréfient très rapidement; il en est souvent de même chez les asphyxiés et aussi chez les personnes mortes par insolation ou par fulguration. Casper a remarqué que les cadavres fortement contusionnés ou atteints de plaies très étendues se putréfient plus rapidement, et cette remarque nous a paru confirmée par plusieurs de nos observations. La putréfaction est, au contraire, notablement retardée, dit-on, chez les sujets qui ont succombé à une intoxication par l'arsenic, le sublimé, l'alcool et, en général, par les substances douées d'une action antiseptique. Sur ces cadavres, ce serait souvent la momification et non la putréfaction ordinaire qui se produirait. On pourrait cependant citer de nombreuses exceptions aux règles que nous venons d'indiquer, l'influence du genre de mort étant souvent contrebalancée par d'autres circonstances qu'on ne peut déterminer.

Il faut dire aussi que, dans certains cas, la putréfaction ne débute que très tardivement sans qu'on puisse trouver la raison de ce fait. Tous ceux qui ont occasion de voir souvent des cadavres ont noté ces exceptions, et nous-mêmes en avons vu plusieurs. Par exemple, au mois de février, par une température douce, un homme adulte mort de pneumonie était resté huit jours à l'amphithéâtre de l'hôpital : il ne présentait aucun signe extérieur de putréfaction, et tous les organes étaient si bien conservés que l'on aurait été en droit de faire dater la mort de vingt-quatre à trente-six heures. On peut observer aussi des différences considérables dans la rapidité de la décomposition sur des corps placés dans des conditions ou apparences analogues. Un exemple frappant de ces différences est rappelé par Briaud et Chaudé : les corps d'individus qui avaient été tués pendant l'insurrection de 1830, à Paris, furent inhumés côte à côte dans le même terrain et exhumés dix ans après ; on observa alors sur ces divers individus tous les degrés de la décomposition, depuis la dessiccation complète des ossements jusqu'à une conservation si parfaite des parties musculaires que les traits étaient reconnaissables (?).

Signalons en terminant un fait bien établi, c'est que les membres séparés du corps se putréfient moins rapidement que s'ils étaient encore reliés au tronc, ce qui est dû, sans doute, à ce qu'ils ne reçoivent pas le sang altéré que les gaz qui se développent dans l'abdomen chassent à un certain moment dans les vaisseaux périphériques. Dans l'affaire Barré et Lebiez, la victime avait été mutilée, et l'on trouva d'abord seulement les membres ; comme il y avait grand intérêt à connaître approximativement la date du meurtre, le juge d'instruction consulta séparément sur ce point non seulement divers médecins légistes, mais aussi des garçons d'amphithéâtre. Tous, d'après l'aspect des membres, assignèrent à la mort une date récente, tandis qu'en réalité elle remontait à un moment bien plus éloigné.

ARTICLE II. — CONSTATATION DE LA MORT

Les points principaux de la législation sur ce sujet sont contenus dans les articles suivants :

Code civil. — ART. 77. — Aucune inhumation ne sera faite sans une autorisation sur papier libre, et sans frais, de l'officier de l'état civil, qui ne pourra la délivrer qu'après s'être transporté auprès de la personne décédée pour s'assurer du décès, et que vingt-quatre heures après le décès, sauf les cas prévus par les règlements de police.

ART. 78. — L'acte sera dressé par l'officier de l'état civil sur la déclaration de deux témoins. Ces témoins seront, s'il est possible, les deux plus proches parents ou voisins, et lorsqu'une personne sera décédée hors de son domicile, la personne chez laquelle elle sera décédée, et un parent ou autre[1].

Dans les villes, au lieu du maire, c'est un médecin, délégué par l'autorité municipale, qui se transporte au domicile du défunt pour constater le décès. Acte de la déclaration des témoins n'est donné qu'après la visite du *médecin des morts*.

Mais dans les campagnes, il n'en est pas ainsi. Il est extrêmement rare que le maire se transporte au domicile. de sorte qu'en fait, c'est aux parents et aux voisins qu'est confiée la constatation du décès. Quand on se représente non seulement l'incompétence, mais encore l'ignorance, l'inintelligence, les préjugés et la négligence de certains paysans, on est forcé d'admettre que les garanties contre l'affreuse éventualité d'une inhumation précipitée ne sont pas toujours suffisantes.

Bien que la plupart des cas cités comme des exemples d'inhumation prématurée soient purement imaginaires[2], il est cependant certain qu'il est arrivé plusieurs fois que des individus déclarés morts ne l'étaient pas, et que quelques-uns ont même vécu de longues années après.

Si rares que soient ces faits, ils sont de nature à jeter l'effroi dans les esprits et à troubler la conscience du médecin appelé à délivrer un certificat de décès, car il faut bien le dire, parfois c'est un médecin qui a affirmé la mort d'un individu encore vivant[3].

1. Les articles 358 et suivants du Code pénal sont relatifs aux infractions aux lois sur les inhumations. C'est en vertu de l'un de ces articles que l'on peut poursuivre une femme qui fait disparaître le corps de son enfant nouveau-né, quand le crime d'infanticide n'est pas établi.

Des règlements de police concernent les formalités à accomplir avant de procéder à l'autopsie (non judiciaire), au moulage, à l'embaumement des cadavres. Ces opérations ne peuvent être pratiquées que 24 heures après la mort en présence du maire ou de son représentant ; à Paris, du commissaire de police.

2. C'est ce qui a été constaté par tous ceux qui ont fait des enquêtes sérieuses sur les cas publiés, notamment par TOURDES, BOUCHUT (*Traité des signes de la mort*), P. BROUARDEL (*La mort et la mort subite*) Icard (*Le signe de la mort réelle en l'absence du médecin*, Paris, 1907).

3. Une de ces erreurs a été commise assez récemment (1880) par un

De telles erreurs médicales ne peuvent être commises que dans des circonstances très exceptionnelles.

Dans l'immense majorité des cas, le médecin peut constater sûrement la mort, même lorsqu'elle est toute récente. Chez un individu malade depuis un certain temps, qui a eu une agonie plus ou moins longue, l'arrêt de la respiration et de la circulation pendant une quinzaine de minutes, l'insensibilité absolue, l'abolition des réflexes, et notamment du réflexe cornéen, suffisent à assurer le diagnostic de la mort.

Il n'en est plus de même quand il s'agit des cas qui ont été désignés sous le nom de *mort apparente*.

On comprend sous le nom de mort apparente l'état dans lequel la vie est réduite dans de telles proportions que ses manifestations extérieures, celles qui sont perceptibles pour autrui, n'existent plus. Non seulement la personne en état de mort apparente est privée de tout mouvement, de toute sensibilité, mais encore sa respiration et sa circulation sont tellement affaiblies qu'elles ne sont plus appréciables à nos sens. Et cependant la vie n'est pas pour cela définitivement atteinte, puisqu'après un certain délai, elle peut reprendre son fonctionnement normal.

Mais la mort apparente qui, sauf chez les nouveau-nés, est un phénomène fort rare, ne survient que dans des circonstances exceptionnelles et assez bien déterminées. Elle

professeur de médecine légale. Il s'agissait d'un homme de 26 ans pendu par autorité de justice.

A deux reprises, le Dr Sikor l'examina et déclara chaque fois que la mort était réelle. Le corps fut donc détaché de la potence et transporté dans un fourgon à l'hôpital où il devait être autopsié. Là, on constata que le supplicié exécutait des mouvements respiratoires, et râlait, la bouche couverte d'écume ; bientôt après, on pouvait percevoir les pulsations radiales. Le supplicié vécut vingt-deux heures après avoir été dépendu, mais il ne reprit connaissance qu'imparfaitement et encore au dernier moment.

« En ma qualité de professeur de médecine légale, dit Sikor, j'enseigne plusieurs fois par an à mes auditeurs que le médecin ne saurait mettre trop de soin à constater la mort des pendus, des noyés, des nouveau-nés, et pour prix de ma prévoyance et de mon zèle, c'est à moi qu'il arrive une aussi poignante aventure. »

Sikor, *Die misslungene Justification in Nabb* (Wiener med. Blatter, 1880).

se produit presque toujours subitement ou très rapidement, sans être précédée d'agonie, et à la suite d'une cause occasionnelle évidente : certains traumatismes produisant une commotion du crâne ou de tout le corps ; une grande hémorragie ; la fulguration ; l'asphyxie produite par strangulation, pendaison, enfouissement, submersion ; l'intoxication par l'oxyde de carbone, le chloroforme, etc. Enfin la mort apparente peut se produire à la suite d'une émotion, ou même sans cause appréciable, chez des hystériques, ou des névropathes.

Dans tous ces cas, le médecin doit penser immédiatement à la possibilité de la mort apparente, et il institue de suite un traitement en vue de ranimer la vie qu'il suppose subsister encore. Ce faisant, il guette continuellement le retour d'une manifestation vitale, et indirectement il cherche le diagnostic de la mort.

Mais est-il suffisamment armé pour ce diagnostic ? En d'autres termes, y a-t-il des signes certains de la mort avant les manifestations évidentes de la putréfaction ?

Certains auteurs l'ont nié, et si l'on veut tenir compte de toutes les exceptions les plus rares, et parfois d'ailleurs assez mal établies, on peut accepter cette opinion ; mais il nous paraît bien difficile de croire que, dans un même cas, tous ces signes à la fois seront trompeurs.

Des innombrables travaux qui ont été écrits sur cette question, ce qu'il faut surtout retenir, c'est que dans certains cas, extrêmement rares d'ailleurs, la mort apparente peut se prolonger fort longtemps, c'est-à-dire des heures et même, dit-on, plusieurs jours. Si exceptionnelle, peut-être même si douteuse que soit une pareille éventualité, elle impose au médecin une circonspection très grande quand il est en présence des cas où l'hypothèse d'une mort apparente se présente à l'esprit. Cette circonspection se traduit par un examen plus minutieux, et surtout répété à plusieurs intervalles. Il nous paraît qu'il faudra bien rarement un délai de plus de 24 à 36 heures pour avoir constaté, après tous les signes immédiats, l'établissement graduel de la rigidité cadavérique, la chute de la température à 20°, qui ne laisseront place à aucun doute, signes auxquels on peut ajouter l'épreuve de la fluorescéine. Voir page 38).

En réalité, si l'on excepte les cas où le médecin avait à constater la mort d'un supplicié, c'est-à-dire où il devait procéder rapidement et où il ne pouvait faire aucune tentative pour ranimer le sujet, les exemples authentiques d'erreurs commises par le médecin sur la réalité de la mort sont infiniment rares, et même se réduisent sans doute à zéro, si l'on n'envisage que les cas où l'erreur n'a pas été reconnue à temps.

Mais la constatation du décès sans l'intervention sérieuse du médecin peut exposer à des erreurs épouvantables, et c'est à bon droit qu'un signe certain et très facilement appréciable de la mort est cherché et désiré depuis longtemps.

Le Dr Icard[1] croit avoir trouvé ce signe qu'il a cherché dans les premières manifestations de la putréfaction, laquelle, on le sait, commence dès que la vie a cessé.

Or, d'après lui, bien avant l'apparition de la tache verte de l'abdomen, il se dégage déjà par les orifices respiratoires du cadavre une quantité d'hydrogène sulfuré suffisante pour être mise en évidence par les réactifs chimiques. D'autre part, jamais, d'après le Dr Icard, il ne se dégage d'hydrogène sulfuré en quantité notable par les orifices respiratoires d'une personne vivante.

Pour rechercher l'hydrogène sulfuré, l'auteur fixe au devant des narines un morceau de papier blanc sur lequel ont été tracées à l'avance avec une solution d'acétate neutre de plomb (10 grammes dans 20 centimètres cubes d'eau distillée très pure), des inscriptions ou des figures. Celles-ci sont incolores et invisibles, mais se dessinent en noir quand l'hydrogène sulfuré a transformé l'acétate en sulfure de plomb.

§ 1. — A quelle époque remonte la mort.

Les éléments qui peuvent servir à résoudre cette question ont été exposés dans les chapitres relatifs aux signes de la mort, aux phénomènes cadavériques et à la putré-

1. ICARD, ouvrage cité.

faction. La manifestation, l'époque d'apparition, la durée des divers signes sur lesquels on doit s'appuyer, varient suivant des circonstances qui ont été indiquées, et qu'il faut s'efforcer de déterminer autant que possible dans chaque cas particulier. Dans les conditions ordinaires et si la température n'est pas élevée, l'époque de la mort peut être fixée de la façon suivante.

Le corps est encore chaud et souple : la mort ne remonte pas à plus de vingt-quatre heures.

Le corps a la même température que le milieu ambiant; la rigidité cadavérique n'existe nulle part : la mort ne remonte pas à plus de trente-six heures.

La rigidité cadavérique est bien développée, quelques hypostases existent : la mort date de douze heures à trois ou quatre jours.

La rigidité a disparu complétement ou en partie, le cadavre présente des hypostases très prononcées : la mort date de trois ou cinq jours.

Il existe une teinte verte de l'abdomen, les veines superficielles sont dessinées par des traînées livides, des gaz commencent à se développer sous la peau : la mort date de trois à six jours.

Au delà de cette période, la date de la mort ne peut être évaluée qu'avec une très large approximation, et à la condition que l'on connaisse aussi bien que possible les influences auxquelles a été exposé le cadavre. Même en tenant compte de ces conditions, des médecins instruits ont commis des erreurs énormes, ce que l'on comprend du reste, après ce qui a été dit sur la marche de la putréfaction. Aussi convient-il d'apporter une grande réserve dans les déclarations que l'on est appelé à faire à ce sujet.

Toutefois, lorsqu'il s'agit d'un individu mort depuis plusieurs mois ou plusieurs années, on peut souvent reconnaître la date du décès avec une approximation suffisante, en étudiant les insectes et les acariens qui se sont développés dans le cadavre. C'est à Bergeret[1] que revient

1. BERGERET (d'Arbois), *Détermination de l'époque de la naissance d'un enfant nouveau-né par la présence de nymphes et de larves*

l'honneur d'avoir trouvé et utilisé cette ingénieuse application de l'entomologie à la médecine légale. Mais c'est Pierre Mégnin[1] qui, en approfondissant cette étude, en y apportant sa science toute spéciale en entomologie, a fait vraiment entrer la question dans la pratique de la médecine légale.

La destruction d'un cadavre ne se fait pas seulement par la putréfaction, qui est l'œuvre des microbes : les insectes (diptères, coléoptères, lépidoptères) y prennent aussi une large part. Parmi ceux-ci, chaque espèce vient à son heure, lorsque les premiers ont dévoré toutes les substances qu'ils pouvaient s'assimiler, ils cèdent la place à une autre espèce dont les besoins sont différents et qui trouve à les satisfaire dans le cadavre plus ou moins décomposé que lui ont laissé ses prédécesseurs. Toutes ces équipes successives des travailleurs de la mort, comme les appelle P. Mégnin, laissent des traces de leur passage sous forme de débris de nymphes, de chrysalides, d'ailes ou d'élytres, dont l'examen peut fournir à la médecine légale des renseignements importants.

Ce sont les diptères (*Sarcophaga*, *Calilphora*, *Lucilia*, etc.) qui s'emparent d'abord du cadavre. Les mouches déposent leurs œufs à la surface du corps et surtout dans les orifices des cavités naturelles : bouche, narines, anus, etc. Ces œufs ne tardent pas à éclore, à donner des larves ou asticots qui se nourrissent surtout des humeurs du cadavre et qui se transforment, au bout d'un temps variable pour chaque espèce, en chrysalide, puis arrivent à l'état adulte. Si l'on ne trouve aucune trace du passage de ces insectes dans le cadavre, on peut en conclure que celui-ci a été inhumé à une époque où il n'y a pas de mouches dans l'air c'est-à-dire de novembre à mars ou avril. Si au contraire les diptères existent, on peut, d'après la présence ou l'absence des chrysalides, savoir si la mort a eu lieu au commencement ou bien à la fin de la belle saison. P. Mégnin a

---

d'insectes dans le cadavre et par l'étude de leurs métamorphoses (Ann. d'hyg. publ. et de méd. lég., 2ᵉ série, t. IV. 1855).

1. Pierre MÉGNIN. *La Faune des cadavres* (in *Encyclopédie Léauté*).

pu reconnaître, grâce à sa connaissance des mœurs des divers insectes, d'autres particularités : par exemple qu'un cadavre trouvé à Paris avait séjourné d'abord à la campagne, que deux fœtus, dont les cadavres avaient été trouvés ensemble, n'avaient pas toujours séjourné au même endroit, etc.

D'autres insectes viennent ensuite non seulement sur les cadavres abandonnés à l'air libre, mais aussi sur ceux qui sont inhumés. On admet que ces insectes, guidés par un odorat très subtil, viennent déposer leurs œufs à la surface de la terre et que leurs larves gagnent ensuite le cadavre. Il est certain, d'ailleurs, qu'on ne les trouve pas lorsque le corps est renfermé dans un cercueil hermétiquement clos, en plomb, par exemple; la composition est alors moins rapide, et elle revêt une forme spéciale.

Les diverses périodes qui correspondent à chaque espèce d'insectes sont résumées par Pierre Mégnin de la façon suivante :

Première période (3 mois environ), Invasion du cadavre par les larves des diptères (*Musca*, *Curtonevra*, *Calliphora*, *Lucilia* et *Sarcophaga*). — Deuxième période (3 à 4 mois); coléoptères (*Dermestes*, *Corynetes*) et lépidoptères (*Aglosses*). — Troisième période (3 à 8 mois). Les parties molles sont transformées en un déliquium noir, à forte odeur de fromage pourri, où l'on trouve les larves de petits diptères (*Phora* et *Anthomia*) et de quelques coléoptères (*Silpha*, *Hister* et *Saprium*). — Quatrième période (6 à 12 mois). Sur les parties réduites en poudre, on trouve des colonies d'acariens (*Tyrogliphus*, *Glyciphagus*, *Uropoda*, *Trachinotus*), et sur les parties tégumentaires et tendineuses desséchées des *Anthrènes* et des larves de *Tenebrio*.

Il est évident qu'une pareille étude ne peut être faite utilement que par un entomologiste. Mais le médecin légiste doit connaître ces faits et signaler aux magistrats les résultats très précis auxquels peuvent arriver, dans cette voie, les experts compétents. On en trouvera des exemples dans les rapports médico-légaux de P. Mégnin, dont l'un est reproduit à la fin de ce livre.

CHAPITRE DEUXIÈME

EXAMEN MÉDICO-LÉGAL DES CADAVRES

Toutes les fois qu'un individu a succombé à une mort violente ou qu'on soupçonne être telle, un médecin est chargé d'examiner le cadavre et de remettre à l'autorité un rapport où il consigne les observations qu'il a faites. L'intervention du médecin en pareils cas est prescrite par le Code civil et par le Code d'instruction criminelle.

Code civil. — ART. 81. — Lorsqu'il y aura des signes ou indices de mort violente ou d'autres circonstances qui donneront lieu de la soupçonner, on ne pourra faire l'inhumation qu'après qu'un officier de police, *assisté d'un docteur en médecine et en chirurgie*, aura dressé procès-verbal de l'état du cadavre et des circonstances y relatives, ainsi que des renseignements qu'il aura pu recueillir sur les prénoms, nom, âge, profession, lieu de naissance et domicile de la personne décédée.

Code d'instruction criminelle. — ART. 43. — Le procureur de la République se fera accompagner, au besoin, d'une ou de deux personnes présumées par leur art ou profession capables d'apprécier la nature et les circonstances du crime ou délit.

ART. 44. — S'il s'agit d'une mort violente ou d'une mort dont la cause soit inconnue et suspecte, le procureur de la République se fera assister d'un ou de deux officiers de santé qui feront leur rapport sur les causes de la mort et sur l'état du cadavre.

Les personnes appelées dans le cas du présent article et de l'article précédent prêteront devant le procureur de la République le serment de faire leur rapport et de donner leur avis en leur honneur et conscience.

L'examen du cadavre par le médecin porte habituellement le nom de *levée de corps*. Cet examen, sur lequel nous allons revenir, consiste en une simple inspection du cadavre, sur lequel on ne doit pratiquer ni incisions, ni autres opérations. Quand les magistrats ont lieu de croire ou de soupçonner que la mort est le résultat d'un crime, ils chargent ordinairement un médecin de pratiquer l'autopsie du cadavre. Cette autopsie est quelquefois ordonnée d'après les conclusions du premier rapport médical, du rapport de *levée de corps*, ou sur les indications du médecin chargé de la vérification des décès.

§ 1. — Levée de corps.

La tâche du médecin chargé de pratiquer la levée de corps consiste : 1° à s'assurer que la mort est réelle ; 2° à déterminer approximativement à combien de temps elle remonte ; 3° à rechercher s'il existe des indices d'une mort violente.

Tout ce qui est relatif aux deux premiers points a déjà été exposé (pages 59 et suivantes). Quant à la recherche des traces d'une mort violente, qui est l'objet principal de la mission confié au médecin, elle doit être faite avec le plus grand soin et sur le *corps dépouillé de ses vêtements*. On évite ainsi des erreurs grossières dont il serait possible de citer d'assez nombreux exemples, outre ceux que nous-mêmes avons constatés à la Morgue, où nous avons vu des plaies par arme à feu, par instrument tranchant, causes réelles de la mort, ne pas être mentionnées par le médecin chargé de la levée du corps. L'examen du cuir chevelu, de l'intérieur de la bouche, ne doit pas être omis ; celui du cou et de la face doit être très minutieux ; en ces régions peuvent exister des ecchymoses et des érosions peu apparentes et qui résultent cependant de la strangulation ou de la suffocation. La palpation du crâne, du thorax et des membres est indispensable pour reconnaître l'existence de fractures. Certaines blessures peuvent rester cachées en raison de leur siège : au-dessous du sein de la femme, dans l'aisselle et surtout sur le cuir chevelu. — L'examen des parties génitales de la femme peut mettre sur la trace d'un accouchement, d'un avortement ou d'un viol récents.

Certains médecins croient qu'ils sont tenus de toujours assigner une cause au décès et, comme cela est ordinairement impossible d'après le seul examen extérieur du cadavre, ils sont obligés de choisir à peu près au hasard parmi les causes de la mort subite, et ils invoquent tantôt une congestion cérébrale ou pulmonaire, tantôt la rupture d'un anévrisme, etc. Une telle conduite a de graves inconvénients ; elle compromet la réputation du médecin car son diagnostic est presque constamment démenti par les constatations de l'autopsie, quand celle-ci est pratiquée, et surtout elle risque d'égarer la justice, ou tout au moins de lui faire perdre un temps précieux pour la recherche du coupable.

On ne saurait trop répéter que le médecin n'est nullement tenu de dire à quelle cause a succombé un individu dont il examine le corps. Son rôle consiste surtout à rechercher s'il existe des indices d'une mort violente ; quand il n'y en a pas, il doit se borner à mentionner le fait, en ajoutant que la cause réelle du décès ne peut être reconnue et ne pourrait être déterminée que par l'autopsie.

Dans quelques cas cependant, l'examen extérieur suffit à montrer que la mort a été très probablement naturelle ; il en est ainsi, par exemple, quand il existe un œdème très prononcé des membres inférieurs, de l'ascite, un épanchement pleural nettement reconnu à la percussion, ou quand le corps est extrêmement amaigri et cachectisé. Le médecin doit s'enquérir aussi des conditions dans lesquelles est survenue la mort, car il peut arriver à la suite d'un écrasement, d'une chute de haut, etc., qu'on ne constate que des traces extérieures, de violences très légères ou nulles, bien que la cause de la mort soit à peu près évidente.

Chaque fois que le médecin le juge utile, et spécialement quand il soupçonne qu'il s'agit d'un crime, il doit décrire la position qu'occupe le corps, l'arrangement des vêtements, la disposition des lieux et toutes les circonstances (telles que présence de taches de sang sur les objets voisins, situation d'une arme trouvée près du corps, etc.) qui se rapportent à l'expertise médicale ; mais il doit laisser de côté tout ce qui relève uniquement de l'enquête policière. Comme ces premières constatations ne peuvent plus être renouvelées et qu'elles servent souvent de base à la discussion ultérieure, elles doivent être faites avec grand soin et relatées minutieusement dans le rapport.

Enfin, quand le cadavre est celui d'un inconnu, le médecin doit rechercher et mentionner tous les signes propres à établir l'identité (voy. ce chapitre. Exemples de rapports de *levée du corps* à la fin du livre).

§ II. — Autopsie médico-légale.

Toute auptosie médico-légale doit être faite d'une façon complète, c'est-à-dire que tous les organes doivent être successivement examinés, et leur état mentionné dans le rapport. Cette règle est absolue [1] et s'applique même aux cas où la cause de la mort est indiquée avec évidence par la lésion d'un organe particulier. Il peut, en effet, surgir ultérieurement telle ou telle question qu'on ne saurait résoudre si l'on n'a pas noté exactement l'état des divers organes. Par exemple, au cours de l'instruction ou des débats longtemps après que le cadavre autopsié a été inhumé, on demande quelquefois au médecin si la victime avait mangé depuis longtemps, quels aliments, si elle était en état d'ivresse, si elle a succombé très peu de temps après avoir uriné ou déféqué ; si un homme avait la blennorrhagie, si une femme portait les traces d'accouchement ancien, s'il existait les signes de telle ou telle affection chronique, etc.

Il convient de faire les constatations d'une façon aussi précise que possible ; par exemple, on mesure et on pèse les organes dont le volume est anormal, surtout quand cette circonstance peut jouer un rôle dans l'explication de la mort. On mesure également ou on apprécie le mieux possible la quantité des épanchements pathologiques, etc.

Quand on rencontre une lésion de quelque importance, il ne faut pas se borner à la mentionner, à dire, par exemple qu'il existe un cancer de l'estomac, un kyste hydatique du foie, etc. ; mais il faut décrire avec détails l'altération que l'on a sous les yeux, afin qu'on puisse ultérieurement discuter, s'il y a lieu, sur sa véritable nature. Quand celle-ci peut sembler douteuse, il est bon de recueillir les pièces et de les soumettre, dans certains cas à, l'examen microscopique. Si l'expert ne possède pas pour cela les connaissances nécessaires et si, en même temps, cet examen

---

1. On peut cependant se dispenser d'ouvrir le rachis, sauf dans les cas où il y a lieu de soupçonner une lésion de la moelle épinière.

semble d'une très grande utilité et encore praticable, il faut demander aux magistrats de commettre une autre personne.

Nous indiquons ici la façon de pratiquer une autopsie médico-légale. En même temps que nous décrivons les procédés d'ouverture des cavités et d'examen des divers organes, nous signalons brièvement les points sur lesquels il est bon de porter son attention. Nous avons dressé ainsi une sorte de cadre, dont presque toutes les parties doivent être remplies dans un rapport ; toutefois, pour ne pas donner une longueur démesurée à celui-ci, on se borne à mentionner simplement l'intégrité des organes trouvés tels en s'étendant seulement sur la description des blessures ou des lésions.

L'autopsie médico-légale comprend deux parties : *a)* l'examen extérieur du cadavre ; *b)* l'ouverture du corps.

A. — EXAMEN EXTÉRIEUR

On note successivement :

1. L'état de vigueur ou de marasme du corps, l'embonpoint ou l'amaigrissement, les vices de conformation, s'il en existe. Quand le cadavre est celui d'un inconnu, on relate les signes pouvant servir à établir l'identité.

2. La coloration des téguments ; hypostases, cyanose ou congestion de la face, ecchymoses ponctuées des conjonctives ou de la peau ; cyanose des extrémités ; les traces de sangsues ; ventouses, vésicatoires, etc., récemment appliqués ; la présence de corps étrangers dans la bouche ou dans les narines, de matières fécales autour de l'anus ; on examine les parties génitales (sang, sperme, état de la vulve et de l'hymen).

3. Le degré de la putréfaction, en indiquant sommairement les principaux signes qui peuvent le faire reconnaître.

4. Les traces de violences qui existent sur le corps. Les blessures ou lésions qui ont une origine évidemment accidentelle, les érosions causées par des frottements, les morsures de rats, etc., sont indiquées brièvement. On décrit au contraire avec détail le siège, la forme, les dimensions, la couleur des ecchymoses ; on incise la peau au niveau de celle-ci pour constater leur étendue et leur profondeur.

On décrit également le siège, la forme, la direction et les dimensions des blessures, l'état de leurs bords. Leur trajet est examiné au moment de l'ouverture du corps ; ce n'est que dans des circonstances exceptionnelles que l'on introduit à ce moment la sonde dans les plaies.

B. — OUVERTURE DU CORPS

5. S'il existe des blessures, on dissèque la région où elles se trouvent, et si elles pénètrent dans le crâne, le thorax ou l'abdomen, on ouvre en premier lieu celle de ces cavités qui est intéressée.

Après que l'on a décrit la direction du trajet de la blessure, les parties qu'elle a successivement traversées, l'abondance de l'épanchement sanguin, on remet momentanément les parties en place, et l'on mesure la profondeur de la plaie, soit à l'aide de la sonde, soit à l'aide du compas, si l'on craint que la sonde ne retrouve pas le trajet ou risque de l'agrandir.

6. On incise les téguments suivant une ligne qui part du menton, descend sur le cou, contourne l'articulation sterno-claviculaire, gagne la partie externe du sein, descend verticalement sur le thorax et l'abdomen, s'incurve pour atteindre le pubis et remonte symétriquement de l'autre côté. On complète avec des ciseaux ou un scalpel l'incision des parois de l'abdomen y compris le péritoine, en évitant de léser les organes sous-jacents. Avec un couteau on ouvre les articulations sterno-claviculaires en évitant de blesser les vaisseaux sous-claviers, puis on sectionne les côtes au niveau de l'incision des téguments avec de fortes cisailles. Relevant alors d'une main la paroi détachée de l'abdomen, on sectionne de l'autre le diaphragme à ses insertions antérieures et latérales, et l'on enlève toute la paroi antérieure du tronc.

On a ainsi sous les yeux les cavités thoracique et abdominale largement ouvertes et, s'il existe quelque grosse lésion viscérale, elle appelle immédiatement l'attention, de sorte que l'orientation des recherches est fournie tout de suite.

Il convient de pratiquer avec beaucoup de ménagements et sur une très petite étendue la première incision qui ouvre le péritoine ou les plèvres, afin que, s'il existe un épanchement dans ces cavités, il ne s'en écoule pas ou très peu au dehors. On recueille le premier jet dans des capsules de porcelaine disposées à l'avance à côté du cadavre ; on agrandit ensuite l'incision jusqu'à ce qu'elle puisse donner passage à une cuiller montée sur un long manche à l'aide de laquelle on puise le liquide épanché pour le transvaser dans un verre gradué.

7. *Cavité thoracique.* — Les organes étant encore en place, on note leur aspect et leurs diverses particularités. On ouvre le péri-

carde, et s'il contient un épanchement sanguin ou purulent, on
l'évacue avec les précautions indiquées plus haut.

Le péricarde étant très largement ouvert, on attire le cœur
au dehors, et on l'enlève en sectionnant à peu de distance les
vaisseaux qui le retiennent. On note son volume, puis on ouvre
successivement les ventricules et les oreillettes, on recherche si
ces cavités renferment du sang liquide, des caillots rouges ou
blancs.

On examine l'état des valvules, de l'endocarde, des parois
musculaires (hypertrophie, sclérose, amincissement, surcharge
ou dégénérescence graisseuse, etc.) et des deux artères coronaires. A ce moment aussi on examine la portion initiale de
l'aorte.

Toutes les fois qu'on soupçonne une embolie, comme aussi
lorsqu'il y a un intérêt spécial à vérifier très exactement le contenu des cavités cardiaques, il convient d'ouvrir celles-ci
lorsque le cœur est en place et n'a subi encore aucune mani-
pulation.

8. Les poumons sont enlevés ; s'il existe des adhérences solides
et étendues, il est bon de détacher la plèvre costale, pour faire
l'extraction. L'examen de la surface pulmonaire (coloration, ecchymoses sous-pleurales, emphysème, fausses membranes récentes), déjà commencé au moment où les organes étaient en
place, est terminé en ce moment. S'il y a quelques motifs de
soupçonner une embolie pulmonaire, on ouvre l'artère et ses ramifications[1]. On incise les poumons, on examine la quantité de
sang qu'ils renferment, s'ils sont congestionnés uniquement
dans les parties déclives; on s'assure par des sections multipliées
s'il existe des tubercules, des foyers d'hémorragie ou d'inflammation, etc. On recherche si les bronches contiennent du pus de
l'écume du sang, etc.

9. *Cou.* — le larynx et la trachée sont ouverts par une incision
médiane et verticale, et on examine le contenu ainsi que leurs
parois. Chez les noyés, il est bon de pratiquer cet examen avant
l'extraction des poumons parce que, en comprimant ces organes,
on peut faire refluer dans la trachée de l'écume ou du liquide
qui ne s'y trouvaient pas auparavant.

Quand les recherches doivent porter tout particulièrement sur
les organes du cœur et de la bouche (pendaison, strangulation,
etc., empoisonnement par une substance caustique) il est préférable d'enlever d'un seul bloc la trachée, le larynx, l'œsophage,
le pharynx, la langue et les amygdales.

---

1. Il est préférable de faire cette recherche sur les poumons encore
en place.

Pour cela, on saisit l'extrémité inférieure de la trachée et de l'œsophage au point où ils ont été sectionnés pour l'enlèvement des poumons; on les relève vers le haut en les décollant des vertèbres, en même temps qu'on les libère des muscles sterno-mastoïdiens. Passant le couteau sur la face profonde du maxillaire inférieur, on sectionne les muscles de la langue; on attire avec le doigt la pointe de celle-ci au-dessous du maxillaire inférieur, et il ne reste plus qu'à détacher, avec un long couteau passé sous le maxillaire, la partie supérieure du pharynx.

10. A ce moment, ou avant l'ouverture du tronc, on examine la cavité de la bouche, son contenu, l'état des parois.

11. *Cavité abdominale.* — Les viscères de la cavité abdominale sont enlevés dans l'ordre qui paraît le plus utile dans chaque cas particulier. Généralement il est plus commode de commencer par l'estomac.

12. On place une double ligature sur le duodénum, on détache aux ciseaux les connexions de l'estomac; on sectionne d'abord entre les deux ligatures du duodénum, puis l'extrémité inférieure de l'œsophage. Il n'est pas toujours indispensable de faire une ligature sur le cardia; il suffit d'un peu de précaution pour extraire l'estomac sans rien perdre de son contenu par cet orifice.

On verse le contenu stomacal dans un vase gradué; on note son aspect, on recherche s'il n'a pas une odeur spéciale : alcool, liqueurs à essences, acide cyanhydrique (odeur d'amandes amères), éther, etc.

13. S'il n'y a pas de motifs d'examiner très attentivement les intestins, on peut se contenter de les enlever en bloc, en détachant le mésentère près du rachis et en sectionnant le gros intestin au niveau du rectum, ce qui demande peu de temps. On les ouvre ensuite en plusieurs points pour noter l'aspect de la muqueuse et du contenu; le cæcum et l'appendice sont toujours à examiner.

Mais, quand le cas réclame des recherches tout à fait complètes, il faut procéder autrement.

On détache les intestins en sectionnant le mésentère juste à son insertion sur eux, en se servant soit des ciseaux, soit, ce qui permet d'aller plus vite, d'un couteau. Il importe que la section soit faite bien exactement au ras de l'intestin, sans quoi celui-ci conserverait des courbures qui rendraient bien plus longue et plus fastidieuse l'opération ultérieure qui consiste à l'ouvrir à l'entérotome. — Il est plus commode de commencer par le gros intestin qui, une fois détaché, est sectionné au-dessous d'une ligature placée immédiatement au-dessus du cæcum. On détache ensuite l'intestin grêle en procédant de bas en haut; l'enlèvement du

duodénum, qu'il faut libérer de ses connexions avec le pancréas,
est le seul moment un peu délicat de cette petite opération.

On ouvre ensuite à l'entérotome le gros et le petit intestin sur
un large plateau qui reçoit leur contenu ; on les lave à grande
eau et on examine alors à loisir leurs parois.

Quand on soupçonne qu'il existe une ou plusieurs ruptures de l'intestin, ou que l'on veut vérifier si une suture tient bien, il convient
de ne pas ouvrir immédiatement l'intestin après qu'il a été extrait.
Qu'il s'agisse du gros intestin ou de l'intestin grêle, on introduit
l'une de ses extrémités sur un robinet, le reste étant étendu à terre
sans dessiner de coudures brusques. On ouvre alors le robinet
de façon à faire passer un courant d'eau, et au bout de quelques
instants on obture l'extrémité libre de l'intestin, par exemple en
posant le pied dessus. S'il existe une déchirure des parois, même
très minime, elle se révèle immédiatement par un jet d'eau.

Dans tous les cas, il convient d'examiner les ganglions mésentériques.

14. On enlève ensuite le foie sur lequel il convient de pratiquer diverses coupes pour apprécier l'état du parenchyme, dés
vaisseaux, des voies biliaires ; on ouvre la vésicule biliaire ; on
extrait la rate (volume, consistance).

15. Les reins sont enlevés avec les capsules surrénales. —
Pour les reins, dont les lésions sont assez fréquentes, il convient
de noter leur volume, leur consistance, l'état de la surface (lisse
ou granuleuse) ; on recherche si la capsule peut être détachée
sans entraîner de fragments de la substance corticale. On divise
ensuite l'organe en deux moitiés par une coupe passant par le
bord convexe ; sur cette coupe on examine les substances corti-
cales et médullaires, les lésions qu'elles peuvent présenter[1], l'état
des vaisseaux.

16. Avant d'ouvrir la vessie, il est bon d'évacuer l'urine qu'elle
peut contenir à l'aide de la sonde ; on peut apprécier ainsi s'il
existe en un point quelconque un rétrécissement du canal de
l'urètre. On note l'aspect de l'urine[2], et l'état des parois vésicales.

---

1. Signalons notamment la dégénérescence amyloïde que l'on peut
soupçonner quand il existe sur la coupe du rein des zones d'une couleur de vieille cire et d'une consistance homogène. En déposant sur
une coupe du rein de l'eau iodée, les parties en dégénérescence amyloïde se teignent en rouge acajou, et l'addition d'acide sulfurique
fait ensuite passer cette teinte au bleu, au vert ou au violet ; les
parties dégénérées sont surtout les vaisseaux qui apparaissent après
l'emploi des réactifs sous forme de stries et de points au niveau des
glomérules.

2. Sur les cadavres en putréfaction, l'urine est toujours trouble et
donne un précipité par la chaleur et par l'acide nitrique (voir le paragraphe consacré à la mort subite).

17. Chez l'homme, on incise le canal de l'urètre, on ouvre le scrotum et on examine les testicules en les incisant.

Chez la femme, on extrait et examine les ovaires, l'utérus (parois, cavités du corps et du col). Quand cet examen doit être fait d'une façon particulièrement minutieuse, par exemple dans le cas où il y a lieu de soupçonner un avortement, on désarticule la symphyse pubienne, on fait écarter fortement les cuisses et l'on peut ainsi enlever d'un seul coup l'utérus, les ovaires, la vessie, le vagin et l'extrémité inférieure du rectum, en détachant avec un scalpel les insertions de ces organes sur les parois du bassin, on détache la vulve et l'anus par une incision circulaire des parties molles. On examine ensuite à loisir et successivement ces diverses parties.

18. Ces opérations terminées, les cavités thoracique et abdominale ne contiennent plus aucun viscère et permettent l'examen complet de leurs parois. Auparavant on enlève encore l'aorte après l'avoir ouverte et inspectée sur toute son étendue. — On vérifie alors si les côtés sont intacts et s'il n'existe aucune lésion du rachis.

19. Dans les cas, d'ailleurs fort rares, où il y a lieu d'examiner la moelle épinière, on ouvre le rachis par sa partie postérieure, en sectionnant au rachitome et au marteau les lames vertébrales de chaque côté des apophyses épineuses.

20. *Cavité crânienne.* — L'incision du cuir chevelu se fait suivant une ligne qui va transversalement d'une apophyse mastoïde à l'autre ; on peut faire en outre une seconde incision perpendiculaire à la première, allant du milieu du front à l'occipital. S'il existe des plaies, l'incision doit les respecter.

Les lambeaux du cuir chevelu étant décollés, on examine s'il existe des épanchements sanguins, on note leur siège (au-dessus ou au-dessous du périoste). On recherche s'il existe des fractures de la voûte du crâne.

Si ces fractures existent ou s'il y a lieu de les soupçonner, il faut toujours ouvrir le crâne à l'aide de la scie ; dans les autres cas, on peut se servir du marteau, mais il est encore préférable d'employer la scie. On détache d'abord les muscles temporaux, puis on scie le crâne suivant une ligne qui passe au-dessus du pavillon des oreilles. Il est sans inconvénients, et beaucoup plus commode, de scier en même temps le cerveau de façon à enlever sa partie supérieure avec la calotte crânienne. Sur la surface de coupe, on peut apprécier immédiatement s'il existe des hémorragies intra ou extracérébrales, et quelle est leur disposition.

21. On extrait la partie supérieure du cerveau de la voûte crânienne : on examine le sinus longitudinal, on détache la dure-mère, et on recherche si les parois osseuses sont fracturées, si

elles présentent d'autres lésions, si elles sont d'une minceur ou d'une épaisseur exceptionnelles (en cas de fractures ou de lésions traumatiques). — On examine la pie-mère, son état de congestion, si elle se détache bien des circonvolutions cérébrales ; puis on pratique une série de coupes verticales ou horizontales sur les hémisphères cérébraux, afin d'apprécier l'état de leurs diverses parties. — On opère de la même façon sur la partie inférieure du crâne.

22. En terminant, on pratique de longues et profondes incisions suivant la longueur des membres et sur les parois du tronc pour vérifier s'il existe des ecchymoses profondes, des fractures, etc.

CHAPITRE TROISIÈME

MORT SUBITE

On comprend en médecine légale sous le nom de *mort subite* les cas où la mort survient plus ou moins rapidement en quelques secondes, quelques heures ou même quelques jours, *mais d'une façon imprévue*, frappant sans cause apparente un sujet jusque-là bien portant ou n'ayant présenté que des troubles de la santé très légers ou du moins paraissant tels aux personnes de son entourage [1].

Quand un individu succombe dans de telles conditions, il arrive souvent qu'on soupçonne que la mort a été le résultat d'un crime, qu'elle a été causée soit par un empoisonnement, soit par des violences n'ayant pas laissé de traces extérieures graves, et l'autopsie du cadavre est alors ordonnée.

Dans un grand nombre de cas, on trouve des lésions bien nettes, dont la signification et l'interprétation ne prêtent à aucun doute, et qui démontrent avec évidence que la mort a été naturelle ; il existe par exemple une hémorragie cé-

---

1. Voir sur cette question : P. BROUARDEL, *La mort et la mort subite*, J.-B. Baillière, 1895.

rébrale, une rupture d'un anévrisme aortique, des embolies, etc.

Mais, dans d'autres cas, l'autopsie ne donne pas des résultats aussi probants. Tantôt elle révèle des lésions qui, bien que capables de tuer subitement ou très rapidement, ne constituent cependant pas une explication absolument évidente de la mort (cardiopathies, affections rénales, etc.). et laissent supposer à la rigueur qu'une autre cause est intervenue. Tantôt on ne trouve que des lésions en quelque sorte banales, comme la congestion pulmonaire, la congestion cérébrale, etc., qui peuvent survenir sous l'influence des causes les plus diverses, causes dont la détermination est seule importante pour la justice.

Dans tous ces cas, les renseignements sur les circonstances dans lesquelles la mort s'est produite, sur les phénomènes qui l'ont précédée, viennent très souvent compléter les constatations de l'autopsie, et la comparaison de ces deux éléments de preuve permet d'établir avec certitude la véritable cause de la mort.

Enfin, il arrive quelquefois qu'on ne trouve ni dans l'état anatomique des divers organes, ni dans les renseignements sur ce qui s'est passé dans les derniers moments de la vie, rien qui puisse expliquer la mort, et le médecin reste impuissant à reconnaître quelle a été la cause de celle-ci.

Dans chacun de ces groupes de cas, la mort subite peut survenir sous l'influence de causes diverses, dont les principales vont être signalées. Auparavant, nous consacrerons un paragraphe à la mort subite chez les très jeunes enfants, qui est relativement fréquente, et dont les causes sont spéciales, et un autre à la mort que l'on pourrait appeler pseudo-subite parce qu'elle est la terminaison naturelle d'une maladie aiguë restée plus ou moins latente.

§ 1. — Mort subite chez les très jeunes enfants.

La mort subite est rare chez les enfants, sauf chez ceux qui n'ont pas encore atteint ou ont à peine dépassé leur première année.

Ces morts subites sont parfois attribuables à une lésion nettement caractérisée : par exemple à la congestion ou à l'œdème pulmonaire qui, chez les petits enfants, peuvent se produire brusquement et acquérir vite une grande intensité, quelquefois aussi au coryza dont on connaît la gravité chez les tout jeunes bébés. Parfois aussi on constate à l'autopsie les traces d'une lésion organique aiguë qui, dans certains cas, est restée latente pendant la vie, même chez les enfants attentivement soignés. Il en est ainsi notamment pour la bronchite, et le fait a été signalé par plusieurs auteurs.

Mais, dans la pratique médico-légale, ces cas sont exceptionnels. Ceux que l'on observe habituellement concernent des enfants bien portants qui s'endorment dans des conditions normales et qui meurent pendant leur sommeil : à l'autopsie, on ne constate pas de lésions organiques, et le plus souvent les résultats de l'investigation anatomique sont entièrement ou presque entièrement négatifs.

On attribue généralement les morts de ce genre à une asphyxie ou à un « étouffement » accidentels. On admet que la respiration de l'enfant a été empêchée par les draps, couvertures, oreillers, ou bien par la compression exercée par le corps de la mère ou de la nourrice couchée dans le même lit. — Il est certain en effet que la plupart des enfants qui meurent ainsi étaient couchés avec une autre personne (parfois en état d'ivresse) ; le fait était avoué dans plus de la moitié des cas (une centaine) que nous avons observés personnellement. Cependant il est non moins certain que les signes de l'asphyxie manquent souvent de la façon la plus complète : la face est pâle, les conjonctives des yeux non injectées ; les poumons ne sont pas congestionnés ; il n'y a pas d'ecchymoses sous-pleurales ou sous-péricardiques ; le cœur et les gros vaisseaux de la poitrine ne renferment qu'une quantité modérée de sang. Quand les signes de l'asphyxie existent, ils sont peu accentués, et ce n'est que d'une manière très exceptionnelle que nous les avons rencontrés aussi complets et aussi prononcés que lorsqu'il s'agit, par exemple, d'étouffement par application de la main au-devant de la bouche et du nez. Il est à remarquer aussi que dans les quelques cas où la mort s'est produite devant témoins, elle est toujours survenue silencieusement, sournoisement, sans la lutte, les efforts et les convulsions qui accompagnent l'asphyxie, c'est-à-dire la mort occasionnée par la privation de l'air.

Nous pensons donc qu'en pareil cas la mort ne résulte pas d'une asphyxie véritable, mais qu'elle se produit par le mécanisme suivant[1]. L'obturation des orifices respiratoires ou la compression du thorax et de l'abdomen, produites accidentellement pendant le sommeil, occasionne, par voie réflexe, soit un arrêt simultané de toutes les fonctions nerveuses, soit un arrêt portant d'abord et principalement sur les fonctions respiratoires, permettant par suite une certaine survie et un commencement d'asphyxie véritable. Le point de départ de l'action réflexe peut d'ailleurs être autre que celui que nous venons d'indiquer, et consister en une excitation portant sur un organe interne. Mais en tout cas la production de cet arrêt réflexe, de cette inhibition mortelle serait considérablement favorisée par le sommeil, car presque tous les faits de mort subite de ce genre surviennent chez des petits enfants endormis.

Quoi qu'il en soit, il est bon de retenir, au point de vue de la pratique médico-légale, que l'absence d'altérations anatomiques est presque la règle quand il s'agit de la mort subite des petits enfants dans les conditions que nous venons d'indiquer.

L'hypertrophie du thymus peut-elle produire chez les petits enfants la mort subite d'emblée, c'est-à-dire sans symptômes ni signes d'asphyxie, sans accès de suffocation antérieurs? On l'admet généralement, mais la mort subite attribuable à cette cause ne diffère guère ni par les conditions où elle se produit, ni par les constatations anatomiques de celle dont il vient d'être parlé. La question se pose quelquefois dans la pratique médico-légale. Un enfant couché avec une autre personne meurt subitement pendant la nuit; à l'autopsie, constatations négatives sauf l'hypertrophie du

1. Nous avons développé cette manière de voir dans un article des *Annales d'hyg. pub. et de méd. lég.*, janvier 1895. VIBERT, *Une cause de mort subite chez les petits enfants.*

thymus. L'enfant est-il mort de cette hypertrophie, ou de « l'étouffement accidentel » dont il est parlé plus haut et dont la mère ou la nourrice doivent être rendues responsables ? La question nous paraît insoluble, et en pareil cas nous exprimons nettement notre incertitude dans les conclusions du rapport en déclarant que l'enfant était atteint d'hypertrophie du thymus, affection qui est considérée comme capable d'entraîner la mort subite, mais que cette hypertrophie n'exclut pas la possibilité d'un « étouffement accidentel », lequel se réalise souvent sans laisser sur les organes les signes de l'asphyxie, ni d'autres altérations.

Mais en dehors de ces cas, il en est d'autres où l'hypertrophie du thymus peut entraîner la mort subite soit au cours d'un spasme de la glotte, soit dans d'autres circonstances [1].

Ce rôle de l'hypertrophie du thymus comme cause de mort subite n'est pas limité exclusivement à la première enfance : il peut se continuer jusqu'à l'âge adulte, en cas de persistance anormale du thymus [2].

---

1. La plupart des auteurs ont attribué la mort aux effets de la compression produite par le thymus hypertrophié. Cette compression s'exerce en effet quelquefois sur la trachée au point qu'on a trouvé celle-ci aplatie en fourreau de sabre. Mais en pareils cas, il y a des signes d'asphyxie plus ou moins prolongée et non pas une mort subite. — Pour expliquer celle-ci, sans accidents antérieurs, on a admis que la compression pouvait se produire brusquement, par exemple au moment où la tête se renverse en arrière, ou bien par suite d'une congestion du thymus amenant la turgescence de cet organe. — La trachée pourrait être aplatie pendant la vie puis, en vertu de son élasticité, reprendre sa forme normale quand on ouvre le thorax au moment de l'autopsie. La compression pourrait porter aussi sur d'autres organes : le poumon, les vaisseaux pulmonaires, le cœur, les nerfs du cou et du médiastin, notamment les récurrents (spasme de la glotte, asthme thymique de Kopp), les nerfs cardiaques.

En dehors de la compression, on a invoqué (Svehla) une auto-intoxication résultant de l'augmentation de la sécrétion interne du thymus. — Paltauf regardait l'hypertrophie thymique comme sans importance par elle-même, mais comme la manifestation d'un état général de lymphatisme rendant l'organisme tout entier très fragile, peut-être en raison de la dégénérescence des centres cardiaques. Cependant cette fragilité n'existe certainement pas dans tous les cas ; on a cité (Siegel) le fait d'un enfant asphyxiant par compression de la trachée, qui fut guéri par l'excision du thymus, et qui supporta sans la moindre alerte l'opération et la narcose chloroformique.

2. On trouvera plusieurs de ces cas réunis dans un article de LAGUEUR : Deutsche medic. Wochenschrift, 1902.

§ II. — **Mort pseudo-subite**. — **Alcooliques et vieillards**.

A l'autopsie d'un individu dont la mort est présentée comme subite et imprévue, on trouve quelquefois des signes d'une affection aiguë qui est restée presque ou tout à fait inaperçue pendant la vie, bien qu'elle comporte habituellement des signes de maladie évidents pour tout le monde.

Il suffira de rappeler ici la mort subite occasionnée par certains épanchements pleurétiques, celle qui se produit au cours de la fièvre typhoïde dite « ambulatoire », cas qui sont bien connus des médecins. — Mais il peut arriver aussi que le fait s'observe avec d'autres maladies. Un de ces cas que nous avons vu est le suivant :

Une femme d'une trentaine d'années racole un homme dans le milieu de la nuit et s'en va louer avec lui une chambre garnie. Le lendemain matin, l'homme part et, dans l'après-midi du même jour, le garçon d'hôtel, en venant mettre la chambre en ordre, trouva la femme couchée dans le lit et ne donnant pas signe de connaissance. Le commissaire de police arrive avec un médecin, et celui-ci déclare que la femme a dû être empoisonnée par un narcotique ; il constate en même temps qu'il existe des ecchymoses sur un des bras. La femme est transportée à l'hôpital, où elle meurt au bout de trente-six heures, sans avoir repris connaissance. Nous sommes chargé de faire l'autopsie, et nous trouvons une méningite intéressant presque également toute la surface de l'encéphale et ayant donné lieu à la production d'une grande quantité de pus ; nous n'avons pu trouver des tubercules dans les méninges ni dans les autres organes. Il n'existait aucune trace de violences à la tête ; quant aux contusions de l'un des bras, elles étaient très légères et avaient probablement une origine accidentelle.

Ces morts pseudo-subites s'observent surtout chez deux catégories d'individus : les alcooliques et les vieillards.

Chez les *alcooliques* les affections aiguës peuvent suivre une marche insidieuse ; des lésions graves et étendues d'un organe ne retentissant pas sur l'économie à la manière ordinaire, de sorte que la maladie évolue d'une façon bénigne

en apparence et passe à peu près inaperçue des personnes
non compétentes, quoiqu'elle conserve toute sa gravité.
C'est ainsi qu'on amène souvent à la Morgue des individus
atteints d'une affection aiguë, et qui ont succombé subitement dans la rue au moment où ils vaquaient à leurs occupations ou à leurs plaisirs.

L'affection que l'on rencontre le plus fréquemment est la
pneumonie, et nous avons eu bien des fois l'occasion de
montrer aux étudiants des faits analogues au suivant : Un
homme d'une quarantaine d'années passe la journée à boire
il se querelle avec les cabaretiers, donne et reçoit des coups
à plusieurs reprises, et le soir est conduit au poste pour
ivresse. Le lendemain on le trouve mort, et on pense qu'il
a succombé par suite des violences qu'il a subies. A l'autopsie on trouve seulement des ecchymoses superficielles, mais une pneumonie suppurée occupant presque
toute l'étendue du poumon. — Voici un autre cas concernant aussi un homme dont l'alcoolisme invétéré était
bien connu. Cet individu, gardien de chantier, est trouvé
mort un matin par ses camarades avec lesquels la veille
encore il avait bu ; quoiqu'un peu souffrant, il avait continué son travail ; il était atteint d'une cirrhose atrophique
du foie, et d'une péritonite aiguë généralisée paraissant
bien remonter à deux ou trois jours.

En dehors de ces affections aiguës évoluant sans bruit,
les alcooliques sont encore prédisposés à la mort réellement subite par certaines lésions qu'engendre assez souvent
l'abus prolongé de l'alcool : la pachyméningite, l'artério-
sclérose, les affections rénales, etc.

Chez les *vieillards*, les affections aiguës peuvent aussi
passer à peu près inaperçues, n'occasionner que des troubles
généraux peu apparents ; les désordres fonctionnels et les
symptômes qui sont l'expression directe de la lésion organique peuvent être eux-mêmes très atténués. Il en est ainsi,
par exemple, pour la pneumonie qui ne détermine souvent
ni point de côté violent, ni grande dyspnée, ni toux très
fréquente. Il faut ajouter que les vieillards, en raison même
de leur âge et de la décrépitude de leurs organes, résistent
mal à des influences que d'autres supporteraient impuné-

ment : à la congestion des poumons ou du cerveau, aux troubles circulatoires. Enfin les vieillards sont souvent atteints de cardiopathie, d'altérations rénales, c'est-à-dire des lésions qui comptent, comme nous le verrons plus loin. parmi les causes les plus importantes de mort subite. Aussi toutes les statistiques montrent-elles la fréquence de la mort subite chez les vieillards.

Nous allons maintenant passer en revue les principales causes de la mort subite envisagée d'une façon générale, en indiquant seulement celles de ces causes que l'on rencontre le plus habituellement dans la pratique médico-légale.

§ III. — Mort subite par l'appareil circulatoire.

Ce sont ces lésions qui constituent la cause la plus fréquente de mort subite. C'est ce qui ressort de statistiques dressées par les médecins légistes de divers pays, et notamment de celle de M. Key-Aberg [1] qui a compulsé les registres d'autopsie de l'Institut médico-légal de Vienne.

Il a réuni 852 cas de mort subite chez des sujets au-dessus de quatorze ans ; 634 fois, c'est-à-dire dans les trois quarts des cas (74,5 0/0), il s'agissait de lésions cardico-vasculaires.

Ces 634 cas se décomposent de la manière suivante :

Paralysie cardiaque (c'est-à-dire lésions anciennes du cœur, sans modifications récentes)	451
Rupture du cœur	15
Rupture d'un anévrisme de l'aorte ou de ses branches, à l'exception des artères intracrâniennes	55
Rupture de l'aorte	16
Hémorragie intracrânienne	97
Total	634

La rupture du cœur, qui résulte presque toujours d'altérations anciennes du myocarde et des artères coronaires, est étudiée dans tous les traités de pathologie. Il en est de

1. Key-Aberg, *Endarteritis chronica deformans Ursache plotzlichen Todes* (Vierteljahrschrift fur gerichtl. Médicin, 1888).

même pour la **rupture des anévrismes de l'aorte,** rupture qui n'est constatée qu'assez rarement dans les autopsies médico-légales, parce que, longtemps avant de se rompre, l'anévrisme entraîne habituellement des symptômes assez graves pour que la mort s'explique naturellement.

La rupture de l'aorte non anévrismatique est moins connue et d'ailleurs fort rare. Cette rupture se produit presque toujours au niveau de la portion ascendante de l'aorte et en un point où l'artère est athéromateuse et dilatée ; parfois il s'agit d'une atrophie, d'un amincissement de la tunique moyenne[1] ; dans quelques observations il est dit que l'aorte est tout à fait saine (?). La rupture s'effectue souvent d'une manière spontanée, c'est-à-dire sans cause occasionnelle. Tantôt elle entraîne la mort tout à fait subite, tantôt elle permet une survie qui peut atteindre plusieurs jours, le début étant marqué par une syncope et une violente douleur dans la poitrine. La rupture se fait d'ailleurs plus ou moins rapidement ; c'est souvent une étroite fissure qui amène un anévrisme disséquant ; mais parfois les tuniques se rompent presque en même temps, et le sang fait irruption dans les cavités voisines ou dans le tissu cellulaire de la région.

L'aortite aiguë ou subaiguë peut être citée aussi parmi les causes de mort subite et imprévue, car elle reste parfois presque entièrement latente jusqu'au moment où éclate un œdème pulmonaire ou une autre complication rapidement mortels. Nous avons publié plusieurs observations relatives à ce sujet[2].

Mais ce qu'on observe beaucoup plus souvent en médecine légale, c'est la mort subite par **lésions cardio-aortiques anciennes,** qui n'ont subi aucune modification ré-

---

1. Nous avons fait avec M. Brouardel l'autopsie d'un étudiant, jusque là bien portant, qui mourut subitement d'une rupture de l'aorte. Ce vaisseau présentait, sur des portions localisées, une atrophie considérable de la paroi avec disparition à peu près complète des fibres élastiques et sans dilatation anévrismale. Comme cause de cette lésion, on ne trouvait qu'une fièvre typhoïde grave survenue dans l'enfance (Ann. d'hyg. et de méd. lég., 1892).

2. Vibert, *Affections cardio-aortiques et accidents du travail* (Ann. d'hyg. pub. et de méd. légale, 1905).

cente, et qui brusquement deviennent incompatibles avec la vie, alors que jusque-là elles étaient restées bien tolérées. Quand on peut avoir des renseignements précis, on apprend parfois que cette tolérance paraissait complète, plus souvent que les lésions n'étaient pas entièrement latentes, qu'elles occasionnaient soit des accès d'angine de poitrine plus ou moins nets, soit des douleurs rétro-sternales, de la dyspnée d'effort, des vertiges, des bouffées de congestion à la tête, etc. ; mais dans la majorité des cas les sujets n'étaient pas assez malades pour renoncer à leurs occupations.

Certaines de ces morts subites sont provoquées par une cause occasionnelle. Celles de ces causes dont l'influence paraît certaine sont la fatigue résultant d'efforts musculaires violents ou prolongés, et d'autre part l'émotion. Citons par exemple : un agent de police qui meurt en arrivant, après une course très rapide, à un endroit où venait de se produire une explosion, un autre agent de police qui succombe en amenant au poste un individu qui lui avait fait rébellion (Vibert)[1] ; une jeune fille qui tombe morte pendant qu'elle se sauvait devant un homme qui la menaçait de son fouet (Brouardel); trois jeunes femmes ou jeunes filles qui meurent en dansant dans un bal, un homme qui meurt pendant qu'il opère un déménagement (Lesser). — L'émotion agit aussi comme cause occasionnelle; on en trouve deux exemples dans un mémoire de Lesser[2] : une femme meurt subitement en recevant une mauvaise nouvelle; une autre au moment où elle s'interposait entre son mari et son fils qui se battaient ensemble. Plus fréquentes sont les observations où l'émotion a été accompagnée d'efforts musculaires ou d'un traumatisme même léger. C'est ainsi qu'il n'est pas très rare de voir succomber des individus (cardiaques) pendant une rixe au cours de laquelle ils n'ont reçu que des blessures insignifiantes. Voici par exemple un cas que nous avons observé : A..., âgé de

---

1. VIBERT, *De la mort subite dans les affections chroniques du cœur et de l'aorte* (Ann. d'hyg. pub. et de méd. lég.. 1895), et mémoire indiqué dans le précédent renvoi.

2. LESSER, *Die wichtigsten Sectionsergebnisse* (Vierteljahrschrift für gerichtl. Medicin, 1888).

33 ans, placier, se dispute dans la rue avec un collègue ;
une courte rixe s'engage au cours de laquelle A... reçoit
des coups de poing sur la figure et un coup de pied dans
le ventre. Il rentre dans une boutique voisine où il était
connu, raconte la lutte, commence à se laver ; puis il est
pris d'étouffements et meurt là avant l'arrivée du médecin
qu'on était allé chercher. A l'autopsie, aucune trace de
blessures ; symphyse cardiaque complète et myocardite
fibreuse très accentuée. — Le traumatisme seul paraît
aussi jouer un rôle dans quelque cas. Deux fois nous
avons fait l'autopsie d'individus (cardiaques) morts à
la suite d'une chute dans un escalier, chute qui n'avait
pas produit de lésions bien graves. Dans ces deux cas
la mort était survenue subitement ou très rapidement,
mais quelques heures seulement après la chute, qui
avait paru d'abord ne pas devoir entraîner de conséquences
graves.

Dans bon nombre de cas, toute cause occasionnelle appréciable fait défaut. Il s'agit d'individus qui succombent
en se promenant, en se livrant à une occupation très peu
fatigante, alors que les jours précédents ils avaient pu accomplir impunément des travaux exigeant une certaine
force.

Presque toujours il s'agit dans ces cas de lésions cardio-
aortiques multiples et complexes. Les lésions valvulaires ne
produisent guère, par elles seules, la mort subite, et la réputation qui a été faite à cet égard à l'insuffisance aortique
paraît bien usurpée. Souvent toutes les valvules du cœur
sont trouvées intactes à l'autopsie, et lorsqu'elles sont lésées
il existe en même temps quelques-unes des altérations
suivantes : athérome et dilatation de l'aorte, rétrécissement
ou oblitération des coronaires, sclérose ou dégénérescences
du myocarde, symphyse cardiaque. Souvent aussi les reins
sont plus ou moins sclérosés.

Comme ces diverses lésions se trouvent presque toujours
associées les unes aux autres, il est difficile de reconnaître
quelle est celle qui a le plus d'importance au point de vue
de la mort subite. Il est cependant une de ces lésions que
l'on a rencontrée seule ou presque seule dans quelques-uns

de ces cas de mort subite ou imprévue : c'est la coronarite avec oblitération du tronc ou d'un rameau important des artères, ou bien avec rétrécissement de ces vaisseaux sur une plus ou moins grande partie de leur étendue.

Nous-même en avons observé plusieurs exemples bien nets. Le premier concerne un agent de police, Bi..., qui, en attendant le moment de reprendre son service, se reposait sur son lit quand il entendit sa femme qui se disputait dans la cour de la maison avec des voisines. Comme la querelle devenait plus violente, Bi... descendit, sépara les femmes dont l'une lui fit résistance. Il remonta chez lui, se trouva indisposé, et quelque temps après appela par la fenêtre un de ses collègues pour lui dire qu'il ne se sentait pas en état d'aller prendre son service. Le collègue monta et au bout de peu de temps Bi... mourut devant lui. — Autopsie : Egratignures au visage, quelques ecchymoses au bras. Valvules cardiaques saines ainsi que l'aorte. Myocarde sans lésions appréciables à l'œil nu. L'artère coronaire droite, saine à son origine, se rétrécit brusquement au bout de 4 centimètres, au point que son calibre est à peine de 1 millimètre. — La coronaire gauche est remplie, dès son origine, par un caillot fibrineux, adhérent, qui se prolonge aussi loin qu'on peut poursuivre le tronc du vaisseau. — Poumons congestionnés et œdématiés, d'ailleurs sains.

Un autre cas concerne un cocher Be..., qui, 4 mois auparavant, avait subi un accident de voiture qui l'avait laissé valétudinaire. Il se rendait chez un homme d'affaires, en compagnie de son frère, quand tout à coup il saisit celui-ci par le bras, et s'affaissa sur le trottoir sans prononcer une parole ni exprimer une plainte. On le transporta dans une pharmacie où il mourut quelques minutes après. — Autopsie : Putréfaction avancée. Cœur vide, de volume normal sans lésions appréciables du myocarde. Valvules saines ainsi que l'aorte. L'artère coronaire gauche est partout souple, d'un calibre régulier, exempte de toute altération. La coronaire droite, d'abord saine, présente, à 2 centimètres de son origine, un rétrécissement de plus de la moitié de son calibre. Ce rétrécissement est occasionné par quatre plaques indurées, friables, d'une coloration noirâtre, et qui occupent presque toute l'étendue de la partie rétrécie dont la longueur est de 2 centimètres 1/2. Au delà de ce point, l'artère reprend son calibre normal et est entièrement saine.

Un homme de 53 ans, représenté comme ayant une bonne santé, entre un soir, après un copieux repas, dans une maison de tolérance qu'il fréquentait de temps en temps. Il se livra à des excitations génitales intenses et prolongées; mais avant d'avoir exercé le coït, il fut pris d'un grand malaise et mourut au bout de 20 minutes. Autopsie : Pas de lésions des divers organes, sauf du cœur. L'artère coronaire d. rétrécie à son origine par une plaque d'athérome de l'aorte; l'artère coronaire g. rétrécie de moitié environ, sur une longueur de 2 centimètres, par de la sclérose et des plaques d'athérome. Myocarde légèrement hypertrophié, et sans doute un peu sclérosé.

L'embolie d'origine artérielle est une cause de mort subite sans doute assez rare. Elle résulte de la déchirure de la membrane interne de l'aorte en un point où se trouve une plaque d'athérome et de l'irruption dans le torrent sanguin de la bouillie calcaire que contenait cette plaque. A l'autopsie d'un homme mort subitement pendant qu'il lisait à haute voix des vers, nous avons trouvé ainsi une large plaque de la portion ascendante de l'aorte, ouverte et en grande partie vidée de son contenu; mais nous n'avons pu reconnaître en quels vaisseaux (sans doute du cerveau et du bulbe) cette bouillie s'était arrêtée. — On a signalé des cas de mort subite produits par l'embolie des artères coronaires, dont le point de départ était aussi la rupture d'une plaque d'athérome située tout à fait à l'origine de l'aorte, ou dans le tronc même des coronaires.

Nous parlerons dans le paragraphe suivant des *embolies pulmonaires*.

Mort subite par syncope. — Pour que le terme de « syncope » ait une signification précise, il faut qu'il désigne l'arrêt *primitif* du cœur, arrêt brusque ou très rapide, entraînant comme conséquence inéluctable la cessation des autres fonctions. Ici, au lieu d'être *l'ultimum* *moriens* comme dans la plupart des autres genres de mort, le cœur est le *primum moriens*.

On doit admettre que c'est par ce mécanisme que se produit la mort subite chez les individus atteints de cardiopathies anciennes, sans graves lésions récentes. La syncope mortelle peut-elle se produire chez des individus dont le cœur et l'aorte ne présentent pas de lésions, sous l'influence d'une cause occasionnelle plus ou moins légère. plus ou moins facilement appréciable ? Il est certain que la mort subite s'observe parfois chez des individus à l'autopsie desquels on ne trouve aucune lésion, non seulement au cœur, mais encore sur les autres organes. On classait autrefois ces faits sous la rubrique « *syncope* » ; on les range généralement aujourd'hui dans le chapitre de l'*inhibition* (voir plus loin) et sans doute à bon droit, car il n'est nullement démontré qu'en pareil cas les fonctions cardiaques soient les premières, et d'abord les seules, arrêtées. Mais cette discussion n'a guère d'intérêt pour la médecine légale.

On trouve dans beaucoup de traités didactiques l'indication des signes qui, à l'autopsie, permettraient de reconnaître la mort par syncope. Mais les signes donnés par les divers auteurs sont différents et même quelque peu contradictoires. Ils sont tirés de l'état du cœur et de la quantité plus ou moins grande de sang que renferment telles ou telles de ses cavités. Or, cette quantité dépend bien moins de la cause de la mort que du moment auquel est faite l'autopsie, et du degré de la rigidité cadavérique du cœur. Cette rigidité se développe rapidement et suffit à expulser en totalité ou en partie le contenu de l'organe, ainsi qu'on peut s'en convaincre expérimentalement. D'après les recherches de Strassmann[1], le cœur s'arrête toujours en diastole, quelle que soit la cause de la mort, et à ce moment les cavités droites et gauches sont toujours remplies de sang. Ce n'est qu'ensuite que le ventricule gauche, pris de rigidité, se vide en grande partie du sang

---

1. STRASSMANN, *Die Todtenstarre am Herzen* (Vierteljahrschrift für gerichtl. Médicin, neue Folge, Bd LI). Voyez aussi la note de la page 44.

qu'il contenait, tandis que le ventricule droit n'expulse qu'une faible partie de son contenu. Cette différence s'explique par la plus grande épaisseur du ventricule gauche, et aussi parce que le sang trouve une issue plus facile dans l'aorte que dans les artères pulmonaires.

En réalité, il n'y a pas de critérium anatomique de la mort par syncope (ou par inhibition). Ce diagnostic ne peut se faire que par exclusion et surtout par une connaissance suffisante des circonstances au milieu desquelles s'est produite la mort.

§ III. — Mort subite par lésions de l'appareil respiratoire.

Oblitération des voies aériennes. — Cette oblitération peut être produite par un bol alimentaire qui s'est introduit dans le larynx ou dans la trachée, ou s'est arrêté dans l'œsophage et par son volume trop considérable comprime la trachée. Il s'agit là d'un accident qui n'est pas extrêmement rare. Tourdes l'a vu 9 fois sur 93 cas de mort subite. A la Morgue de Paris, presque tous les ans, nous faisons l'autopsie d'un ou deux individus morts de cette façon. La grosseur des aliments (viande, pain, galette) arrêtés dans l'œsophage est quelquefois incroyable.

L'obstruction des voies aériennes peut se faire uniquement au niveau du pharynx ; nous avons autopsié un enfant de trois ans qui avait la bouche et le pharynx absolument remplis par une masse de pain incomplètement mastiqué.

Il se peut qu'à la suite de vomissements des matières alimentaires pénètrent dans les voies aériennes et entraînent la mort par suffocation. Le fait a été signalé chez des individus qui, étant tombés ou s'étant mis à l'eau peu de temps après un repas, ont été pris de vomissements qui ont fait pénétrer des matières alimentaires jusque dans les plus fines ramifications bronchiques [1]. Nous n'avons pas eu l'occasion de voir des faits de ce genre.

1. REVENSTORF, *Der Nachweis der aspirierten Ertränkungsflüssigkeit als Kriterium des Todes durch Ertrinken* (Vierteljahrsch. f. gerichtl. Medicin, Bd. XXVII, 1904).

Il est vrai que l'on trouve assez souvent à l'autopsie d'individus morts des causes les plus diverses, l'œsophage, le pharynx, le larynx et la trachée plus ou moins remplis de matières alimentaires. Mais presque toujours ce reflux s'est effectué soit pendant l'agonie, c'est-à-dire alors que sont déjà abolies la tonicité et la motricité du cardia, des muscles laryngés, soit après la mort. Des expériences du professeur Engel (de Vienne) [1] ont montré, en effet, qu'une pression ou un choc brusque exercés sur l'abdomen d'un cadavre font refluer très facilement dans la bouche les matières liquides ou demi-liquides contenues dans l'estomac ; en même temps une certaine quantité de l'air contenu dans les poumons est expulsé et peut être remplacé par les matières stomacales qui arrivent quelquefois ainsi jusque dans les plus fines bronches. — Quand la putréfaction est avancée, le développement des gaz favorise beaucoup le reflux des matières stomacales et leur arrivée dans les voies aériennes.

On cite des cas aussi où la mort est survenue à la suite de l'ouverture d'un abcès dans les bronches ou la trachée ; l'abcès n'avait pas été remarqué pendant la vie et l'on avait soupçonné que la mort résultait d'un crime.

Congestion pulmonaire. — On croyait autrefois que c'était la cause la plus fréquente de la mort subite. Mais, en réalité, à moins qu'il n'existe des tubercules des poumons ou des lésions cardio-aortiques, la congestion pulmonaire n'apparaît pas d'une façon assez intense pour expliquer par elle seule une mort rapide, si elle n'a pas été amenée par une cause puissante dont la détermination est seule utile et constitue le vrai diagnostic médico-légal. En déclarant qu'un individu a succombé à la congestion pulmonaire, l'expert laisse croire que la mort a été naturelle, alors qu'elle peut avoir été le résultat de suffocation ou d'un autre genre d'asphyxie, de l'ivresse, d'un empoisonnement par l'acide cyanhydride et d'une foule d'autres causes. Quand

---

1. *Wochenbl. d. Zeitschr. d. Gesellsch der Azrete*, Wien, 1866, n° 3. Analysé *in* Annales d'hyg. publ. et de méd. lég., 1868, 2ᵉ série, t. XXIX, p. 449.

on ne peut élucider d'une façon plus complète le mécanisme de la mort, il est sage d'exprimer dans ses conclusions que le sujet a succombé à la congestion pulmonaire, mais que la cause de celle-ci n'est pas connue.

Dans beaucoup de cas, le diagnostic peut être rendu plus précis par l'examen des autres organes, par l'appréciation des circonstances au milieu desquelles s'est produite la mort, et par la recherche minutieuse des traces de violences. Nous renvoyons ici aux paragraphes relatifs à l'asphyxie, à la mort par le froid, par l'ivresse, par l'insolation ; il est impossible de mentionner les conditions nombreuses et diverses au milieu desquelles apparaît la congestion pulmonaire, et où elle constitue la seule ou la principale altération anatomique appréciable à l'autopsie.

La congestion des poumons est facile à constater; ces organes sont volumineux, font saillie à l'ouverture du thorax; ils sont d'un rouge foncé, leur surface est couverte d'arborisations vasculaires, les vaisseaux sont gorgés de sang. Cet aspect est ordinairement moins accentué à la partie antérieure des poumons, parce que les phénomènes d'hypostase sont très prononcés dans ces organes. La présence d'une quantité assez abondante de sang uniquement dans les parties déclives ne constitue pas un signe de congestion pulmonaire : c'est un phénomène cadavérique à peu près constant.

Quand on incise des poumons congestionnés, on voit sortir du parenchyme, outre une grande quantité de sang, de l'écume à fines bulles qui peut occuper également les bronches. La quantité de cette écume dépend, en général, moins de l'intensité de la congestion que du temps qu'elle a duré. Cependant il y a des cas où l'œdème pulmonaire se produit très rapidement avec une énorme abondance, alors que la congestion peut être relativement minime.

Hémorragie pulmonaire. — Les mêmes causes qui amènent la congestion peuvent produire l'hémorragie. Il faut signaler spécialement l'hémorragie qui se produit dans les premières périodes de la tuberculose, et qui est quelquefois assez abondante pour amener la mort; celle qui résulte de la rupture d'un des vaisseaux qui rampent sur la paroi des cavernes et qui apparaît quelquefois chez un sujet encore assez valide pour vaquer à ses occupations.

Embolie de l'artère pulmonaire. — Cette embolie apparaît le plus souvent comme conséquence d'une inflammation des veines, soit des varices des membres inférieurs, soit des sinus utérins, le trombus formé dans ces veines se détachant spontanément ou sous l'influence d'un mouvement brusque.

Le professeur Brouardel a vu une jeune fille morte d'une embolie pulmonaire, dont le point de départ était une thrombose des veines du petit bassin et de la veine iliaque gauche consécutive à une inflammation blennorrhagique des parties génitales. Quelques cas de mort subite survenue par le même mécanisme au cours de la blennorrhagie chez la femme ou chez l'homme ont été publiés [1].

Quand il s'agit de phlébite des membres inférieurs, les caillots embolisés sont quelquefois très abondants. Dans un cas que nous avons observé récemment, ils remplissaient en grande partie l'une des artères pulmonaires et obturaient deux de ses principales divisions. Il s'agissait d'une femme atteinte de varices volumineuses de la jambe et de la cuisse, varices compliquées de phlébite; cette femme était morte subitement dans un fiacre. Mais l'embolie peut être constituée par un caillot unique, pas très volumineux et qu'il faut parfois chercher assez longtemps avant de le trouver dans une branche de l'arière pulmonaire. — L'embolie constatée, il faut encore trouver la phlébite qui lui a donné naissance.

L'embolie graisseuse des poumons résulte de la pénétration dans les capillaires de ces organes de gouttelettes graisseuses provenant de la moelle des os fracturés ou de l'attrition du tissu cellulo-graisseux. Quand ces embolies occupent un territoire assez étendu, elles peuvent occasionner la mort subite ou très rapide au milieu d'accès de suffocation. On trouve à l'autopsie de la congestion et de l'œdème pulmonaire, des ecchymoses sous-pleurales; à l'examen miscroscopique on aperçoit, en certains terri-

1. BROUARDEL. *ouvrage cité*.

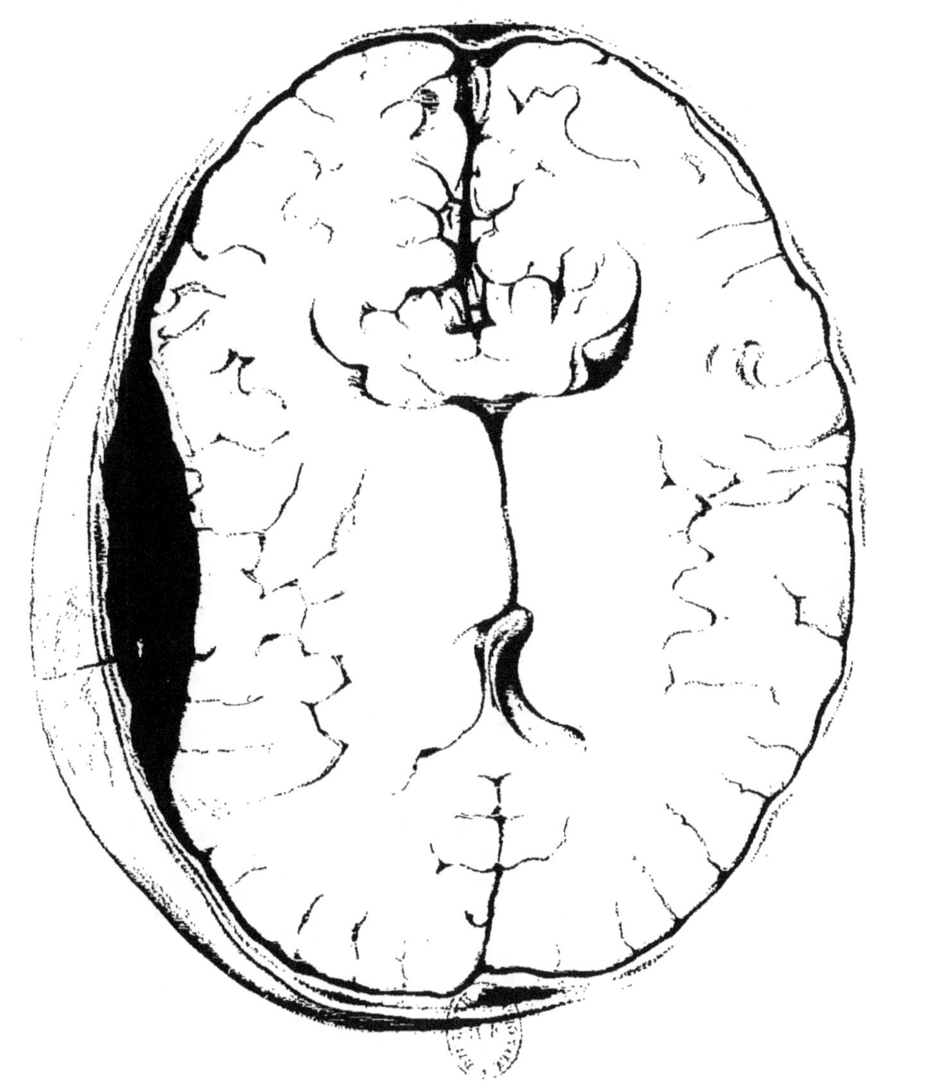

toires, les gouttelettes graisseuses remplissant les capillaires, et qu'il est très facile de reconnaître à leur réfrin-
gence spéciale et à la coloration noire que leur donne
l'acide osmique. L'embolie graisseuse est une cause peu
fréquente de mort subite dans le sens médico-légal, car elle
survient après un traumatisme qui est la première cause de
la mort, la seule intéressante au point de vue des responsa-
bilités. Néanmoins il peut être utile dans certains cas de
montrer que la mort s'est produite par ce mécanisme, qui
constitue une complication directe du traumatisme.

Catarrhe suffocant, œdème pulmonaire. — Il se manifeste par une quantité abondante de liquide écumeux,
qui remplit toutes les voies aériennes. On l'observe assez
fréquemment chez les très jeunes enfants, et quelquefois
aussi chez les vieillards, chez certains cardiopathes, artério-
scléreux, et comme complication de l'aortite aiguë. L'œ-
dème pulmonaire accompagne souvent, mais non toujours,
la congestion des poumons.

§ IV. — Mort subite par lésions intracrâniennes.

Les hémorragies méningées occupent une place assez
importante dans l'histoire de la mort subite au point de vue
médico-légal.

Signalons d'abord les hémorragies occasionnées par les
fractures du crâne accompagnées de rupture de l'artère
méningée. En pareil cas, il existe entre la dure-mère et l'os
un épanchement de sang coagulé dont la forme et les
dimensions sont toujours à peu près les mêmes. Ce caillot
est représenté par la planche 1, empruntée à l'atlas d'Hoffmann.

Comme le sang doit décoller la dure-mère, l'épanchement se fait assez lentement, et la compression cérébrale
qui s'établit ainsi peu à peu ne se manifeste pas tout
d'abord par des symptômes bien apparents. Il en résulte
que si la fracture n'a pas occasionné en même temps une
commotion cérébrale violente, la blessure peut sembler
d'abord peu grave. Voici un exemple, pris parmi beaucoup

d'autres. P..., écolier, 14 ans, reçoit d'un de ses camarades, pendant la récréation, à 11 heures du matin, un coup d'échasse sur la tête. Il ne paraît d'abord pas malade, mais à midi un quart, au réfectoire, il est pris de vomissements : il perd connaissance à 1 heure et meurt à 3 heures. Il y avait une fracture linéaire à la région temporo-pariétale droite, avec un caillot de 45 centimètres cubes entre la dure-mère et l'os.

Bien que le fait soit beaucoup plus rare, il peut arriver qu'un traumatisme occasionne la rupture de l'artère méningée sans fracturer le crâne.. Nous en avons vu un seul cas chez un homme qui était mort presque immédiatement à la suite d'une chute sur la tête.

Il arrive plus souvent qu'un traumatisme crânien qui n'a pas fracturé le crâne occasionne des hémorragies méningées qui, cette fois, proviennent de petits vaisseaux et ne forment plus le caillot unique décrit précédemment, mais forment des foyers extra ou (plus souvent) intra-duremériens répartis çà et là. Nous avons vu chez un enfant de 9 ans, qui avait reçu à diverses reprises des contusions ayant produit de nombreuses ecchymoses du cuir chevelu, une couche de sang coagulé recouvrant toute la surface des hémisphères cérébraux.

Ces hémorragies méningées peuvent aussi rester latentes et quelquefois fort longtemps. Sous ce rapport, le fait le plus remarquable que nous avons observé est le suivant : Bil..., ouvrier, âgé de 55 ans, tombe de la hauteur d'un étage le 9 août. On constate des contusions au côté gauche du thorax, mais aucun phénomène cérébral, et il se rend régulièrement à la consultation du médecin qui déclare qu'il pourra reprendre son travail le 29 septembre. Mais dès le 25 du même mois, il se plaint de céphalalgie ; il s'alite le 29 ; le 3 octobre, le médecin constate une hémiplégie droite incomplète, survenue petit à petit sans aucun phénomène apoplectique ; puis il tombe dans un état semi-comateux, et meurt le 21 octobre. On croyait à un ramollissement cérébral sans relation avec l'accident. Mais à l'autopsie on trouva, outre sept côtes fracturées, un épanchement de sang en partie liquide, en partie à l'état de caillots cruoriques ou fibrineux, situé entre la dure-mère et l'os, principalement du côté gauche, comprimant fortement l'hémisphère cérébral de ce côté. Il n'y avait ni fracture du crâne, ni lésions des méninges et des vaisseaux encéphaliques.

Une autres catégorie d'hémorragies comprend celles qui se produisent chez les individus atteints de pachyméningite, affection qui résulte ordinairement de l'alcoolisme chronique, et qui peut rester plus ou moins latente. Anatomiquement, la pachyméningite est constituée par la présence sur la face interne de la dure-mère de néo-membranes parcourues par des vaisseaux dont les parois sont habituellement molles et friables. Ces vaisseaux se rompent donc facilement, tantôt spontanément, tantôt sous l'influence d'une cause occasionnelle. Cette cause est parfois un coup, même peu violent, porté sur la tête ; souvent aussi les vaisseaux se rompent parce qu'il se produit une congestion des méninges ; il est certain que l'ivresse est susceptible d'amener cette congestion et l'hémorragie consécutive ; peut-être en est-il de même pour la colère ou une autre émotion violente.

En l'absence de pachyméningite antérieure, l'hémorragie méningée peut encore se produire pendant une intoxication alcoolique aiguë. Il n'est pas rare de trouver cette lésion chez les individus morts d'ivresse.

Dans cette catégorie d'hémorragies méningées, on retrouve encore parfois un délai très notable entre le moment où agit la cause occasionnelle et celui où apparaissent les premiers symptômes graves. Nous avons eu l'occasion d'appliquer cette donnée dans le cas suivant : Un certain B... en état d'ivresse entre dans un restaurant de nuit : il fait du tapage, prend à partie un des soupeurs, M. X... qui, en le repoussant violemment, le jette à terre. L'ivrogne sort, va ensuite boire dans un autre cabaret, puis rentre chez lui et se couche ; le lendemain matin, on le trouve mort dans son lit. A l'autopsie, nous constatons une hémorragie méningée, M. X... fut poursuivi en justice ; il prétendit que ce n'était pas la chute dans le restaurant qui avait occasionné l'hémorragie méningée, car celle-ci n'aurait pas permis l'accomplissement des divers actes qui avaient suivi. Nous déclarâmes que cette objection n'était pas fondée, tout en reconnaissant que nous ne pouvions dire à quel moment avait débuté l'hémorragie.

Quand on constate à l'autopsie, en même temps qu'un épanchement dans les méninges, des traces de contusions sur la tête, il y a toujours lieu de soupçonner que l'hémorragie méningée résulte d'un traumatisme. Il ne faut pas oublier cependant qu'au moment où les effets d'un épanchement intracrânien commencent à se faire sentir, l'individu, pris de vertiges ou perdant connaissance, tombe quelquefois de façon à se blesser à la tête. Nous avons eu plusieurs fois à faire ce diagnostic différentiel, dont on trouve les éléments dans le siège et la nature des blessures, mais qui ne peut être toujours sûrement établi.

Rupture d'anévrismes des artères basilaires. — C'est là une cause de mort subite dont nous n'avons vu aucun exemple, mais qui, cependant, n'est pas très rare, puisque le professeur Hoffmann (de Vienne) en a observé 75 cas dans sa pratique qui est, il est vrai, fort étendue[1]. Ces anévrismes siègent le plus souvent sur les artères sylviennes, puis sur les carotides, la communicante antérieure, la basilaire, les vertébrales. Leur volume varie de celui d'une tête d'épingle à celui d'une noix, et au delà. Ils sont souvent indépendants de l'athérome, ce qui explique sans doute qu'on les rencontre parfois chez les enfants. Leur symptomatologie est nulle jusqu'au moment de la mort ; quelquefois cependant celle-ci est précédée de symptômes qui ont pu faire soupçonner un empoisonnement dans certains cas. On comprend combien il est important de rechercher, dans chaque cas d'hémorragie méningée, l'existence de ces anévrismes, surtout quand on a constaté des traces de coups à la tête, puisqu'alors le traumatisme n'est plus qu'une cause occasionnelle, et que la responsabilité de celui qui a porté les coups se trouve singulièrement diminuée.

---

1. HOFFMANN, *Communic. à la 66ᵉ assemblée des naturalistes et médecins allemands, à Vienne*, septembre 1894.

La congestion cérébrale est signalée comme une cause fréquente de mort subite. Cette congestion, pour être admise, doit se manifester à l'autopsie par des signes bien tranchés, la réplétion et l'injection des plus fins rameaux vasculaires des méninges, le piqueté rouge abondant de la substance cérébrale. Il ne faut pas oublier que sous des influences très diverses, pendant l'agonie, après la mort et quand la putréfaction est déjà commencée, il peut s'accumuler dans les gros et les moyens vaisseaux des méninges une grande quantité de sang, sans qu'il y ait cependant une véritable congestion de l'encéphale.

Il y a lieu de répéter, à propos de la congestion cérébrale, ce qui a été dit de la congestion pulmonaire. Les causes les plus diverses peuvent amener l'hyperhémie de l'encéphale, et c'est surtout la détermination de ces causes qui a de l'intérêt dans une expertise, qui constitue le véritable diagnostic médico-légal. Dans les cas où la congestion cérébrale existe seule, la tâche du médecin consiste à rechercher dans quelles circonstances l'individu a succombé et à apprécier si ces circonstances peuvent expliquer la mort sans autres lésions anatomiques. Il en est notamment ainsi pour l'épilepsie et d'autres affections convulsives, pour les congestions qui surviennent quelquefois dès le début de la paralysie générale avant qu'il n'existe d'autres lésions notables, etc.

Les troubles de la circulation de l'encéphale, occasionnés par des thromboses et un état de dégénérescence athéromateuse très étendue des vaisseaux, peuvent entraîner rapidement la mort et sans que celle-ci ait été précédée longtemps à l'avance de symptômes alarmants. Nous avons vu deux exemples très nets de cette cause de mort chez des vieillards ; l'un d'eux, bien qu'ayant des thromboses multiples, avait semblé peu malade jusqu'aux six ou huit dernières heures de sa vie.

Lésions traumatiques du crâne. — Ces lésions amènent quelquefois une mort réellement subite et imprévue, parce qu'elles peuvent être supportées à peu près impunément pendant plusieurs jours ou même plusieurs semaines, avant que n'éclatent des symptômes graves et très rapidement mortels, dont la véritable cause est oubliée ou méconnue.

Citons d'abord les plaies pénétrantes du crâne qui peuvent n'occasionner d'abord aucun symptôme jusqu'à ce qu'il se développe une méningite rapidement mortelle. En voici deux exemples. — Dans une rixe, un conducteur de bestiaux, âgé d'environ quarante ans, et très vigoureux, est frappé entre les deux yeux avec un coup de poing en fer; il continue quelque temps la lutte, puis reprend son travail, auquel il se livre toute la journée; le lendemain, au moment où il faisait entrer des bœufs dans un wagon, il tombe subitement et meurt en quelques instants. Il existait une petite plaie cutanée et au-dessous, entre les deux bosses frontales, se trouvait le point de départ de plusieurs traits de fractures. Le cerveau était intact, ainsi que la dure-mère, mais il existait une méningite suppurée. — Un homme reçoit un peu au-dessous de l'œil un coup porté avec un parapluie dont le manche très fin (parapluie aiguille) pénètre le long de la paroi interne de l'orbite, sans léser l'œil, et perfore la paroi supérieure de celle-ci, sans atteindre le cerveau. Cet homme ne paraît d'abord pas malade; mais deux jours après il entre à l'hôpital et meurt le 3ᵉ jour; il avait une méningite de la base.

Le cerveau lui-même, au moins dans certaines de ses régions, peut supporter des blessures, mêmes profondes, sans qu'il en résulte de troubles notables. Après un délai variable, apparaît une méningo-encéphalite promptement mortelle. Les faits de ce genre ne sont pas très rares ; voici quelques-uns de ceux que nous avons observés. Un garçon de douze ans et demi tombe sur la tête et se fait une plaie qu'on panse simplement avec un peu de diachylon ; il retourne dès le lendemain à l'école qu'il continue à fréquenter pendant *seize jours;* il se plaint alors de violents maux de tête et meurt huit jours après. On trouve à l'autopsie, au-dessous du cuir chevelu et à la partie inféro-postérieure du pariétal gauche, une fracture du crâne de un centimètre et demi de diamètre; la substance corticale du cerveau était légèrement entamée à ce niveau; il existait une méningo-encéphalite suppurée. — Un jeune homme est frappé d'un coup de couteau ou d'un autre instrument au niveau du pariétal gauche ; le lendemain, il est assez bien pour qu'un médecin déclare dans un rapport que la blessure n'entraînera qu'une incapacité de travail d'une dizaine de jours. Cependant, cinq jours après, il entre à l'hôpital, ayant, paraît-il, de l'aphasie et une hémiplégie droite, et meurt au bout de trois jours : la plaie avait pénétré profondément dans le cerveau, un peu en arrière de la circonvolution pariétale ascendante et au-dessus du pli courbe. — Dans d'autres cas, le développement de la méningo-encéphalite est bien plus tardif. Un projectile logé dans le cerveau peut y rester et être même parfaitement toléré pendant des mois ou des années, et produire au bout de ce temps une encéphalite très rapidement mortelle.

Tumeurs et abcès du cerveau. — Les tumeurs et les abcès du cerveau peuvent n'entraîner que des troubles de la santé relativement légers ou à peu près nuls et tuer subitement. Il en est de même de la carie du rocher consécutive aux affections de l'oreille moyenne, qui peut entraîner une méningite et la suppuration du cerveau avec des accidents éclatant brusquement et entraînant la mort en peu de temps. Sous l'influence de la carie des parois de la caisse du tympan, on a vu quelquefois se produire aussi l'ulcération de la veine jugulaire entraînant la mort par hémorragie.

Hémorragie cérébrale. — L'hémorragie cérébrale est rarement l'occasion d'autopsies médico-légales, parce qu'elle est assez facile à diagnostiquer avant la mort et qu'elle n'éveille pas souvent le soupçon d'un crime. L'expert n'intervient guère que lorsque personne n'a assisté à l'agonie ni au début des accidents, ou bien lorsque le cadavre porte en même temps des marques de contusions ou d'autres blessures. Nous avons vu une femme de 72 ans atteinte d'hémorragie cérébrale dans les conditions suivantes. Un cambrioleur entre dans la mansarde qu'elle habitait ; il prétend n'avoir pas frappé la femme, et s'être enfui dès qu'il l'a vue ; mais en se retirant il ferme la porte avec la clé restée dehors. La femme pousse aussitôt des cris, les voisins arrivent immédiatement, enfoncent bientôt la porte et trouvent la femme étendue sur le plancher avec une hémiplégie droite. A l'autopsie nous avons trouvé, outre l'hémorragie cérébrale, des contusions sur les membres du côté droit et une ecchymose du genou gauche. Nous n'avons pu dire si ces contusions résultaient de coups ou de la chute occasionnée par l'ictus cérébral. — Rappelons à ce sujet que l'hémorragie cérébrale peut produire par elle-même des ecchymoses épicrâniennes, comme elle en produit parfois sur la plèvre, sur la muqueuse stomacale, etc.

§ V. — Mort subite par lésions de l'appareil digestif.

L'ulcère de l'estomac peut amener une hématémèse mortelle ou une péritonite par perforation, sans avoir déterminé auparavant de troubles de la santé. La lésion, absolument latente, ne se révèle qu'au moment où elle frappe mortellement; elle donne souvent lieu alors à des soupçons d'empoisonnement. M. Grasset a pu rassembler une vingtaine de cas de ce genre [1]. Nous avons observé personnellement plusieurs cas de mort subite et imprévue dus à cette cause. L'un de ces cas concerne un cocher qui avait été pris tout à coup sur son siège d'une douleur atroce qui l'avait obligé à lâcher les rênes. Ses chevaux s'étaient alors emportés, il avait été précipité à terre, et dans sa chute s'était fait des blessures suffisantes pour entraîner la mort. Mais, à l'autopsie, on trouvait aussi une perforation toute récente d'un ancien ulcère de l'estomac. Il s'agissait de savoir si une Compagnie d'assurances contre les accidents devait payer une indemnité à la famille du cocher. Il y eut, croyons-nous, un arrangement amiable.

On ne confondra pas l'ulcère perforé avec les perforations *post mortem* qu'on observe parfois sur l'estomac. Ces dernières ne s'accompagnent d'aucune trace d'ulcère (adhérences, induration, épaississement des bords) : elles n'offrent pas d'épanchement sanguin; elles siègent presque

---

1. GRASSET, *Observations d'un ulcère latent de l'estomac pouvant simuler un empoisonnement* (Annales d'hyg. publ. et de méd. lég., 1877, 2ᵉ série, XLVIII).

toujours au point le plus déclive, là où les matières alimentaires se sont accumulées.

Signalons encore la mort subite par *rupture de varices œsophagiennes*[1].

La perforation de l'intestin a été observée dans quelques cas dans le cours d'une fièvre typhoïde ambulatoire ou peu de temps après la guérison de cette maladie. Nous avons vu aussi un cas où la rupture s'était faite au niveau de la cicatrice encore récente d'une plaie de l'intestin par coup de couteau (la guérison remontait à environ un mois et demi ou deux mois, croyons-nous).

Chez de très jeunes enfants, nous avons cru pouvoir attribuer la mort, dans deux cas au moins, à une *fièvre typhoïde* qui n'avait pas paru troubler gravement la santé. Mais il importe de savoir que chez les jeunes enfants, à partir des deux ou trois semaines qui suivent la naissance, on trouve très fréquemment les plaques de Payer volumineuses, blanches, saillantes et très apparentes. Une telle constatation ne peut suffire pour établir le diagnostic de fièvre typhoïde ; il faut que les plaques soient ulcérées ou du moins très congestionnées, que les ganglions mésentériques soient tuméfiés et hyperhémiés.

L'étranglement intestinal peut être aussi une cause de mort survenant très rapidement et dans des circonstances qui appellent l'attention de la justice. Il est bon de mentionner à ce sujet que chez les jeunes enfants et, bien plus rarement, chez les adultes, l'invagination de l'intestin se produit quelquefois, en un ou plusieurs points, pendant l'agonie qui termine une maladie quelconque. On reconnaît facilement que la mort n'a pas été produite par cette cause ; le bout supérieur de l'intestin n'est pas distendu par des gaz ; au niveau de l'invagination, la tunique séreuse a un aspect tout à fait identique à celui qu'elle présente sur d'autres points ; enfin il n'existait aucun symptôme d'étranglement pendant la vie.

L'obstruction intestinale par accumulation énorme de

---

1. FAURE, Thèse de Paris, 1894.

matières fécales peut entraîner une mort très rapide. Le professeur Brouardel en cite deux exemples.

Dans un cas concernant un jeune médecin mort en quelques heures, la seule lésion que nous avons trouvée à l'autopsie a été un *rétrécissement tubulaire* d'une notable portion du gros intestin sans obstruction. Peut-être s'était-il produit chez ce jeune homme une auto-intoxication très rapide, comme on en observe parfois [1] chez des individus atteints de *dyspepsie ancienne* avec ou sans dilatation de l'estomac. Ces auto-intoxications se manifestent soit par des symptômes cholériformes, soit par du coma et de la dyspnée. Nous devons ajouter qu'un rétrécissement extrêmement marqué, mais purement spasmodique, d'une portion du gros intestin, se produit quelquefois pendant l'agonie, surtout chez les adultes vigoureux qui ont succombé très rapidement à une cause quelconque.

Tardieu [2] rapporte un cas de mort subite chez une femme qui venait d'être surprise en flagrant délit d'adultère ; il s'agissait de la *rupture d'un kyste hydatique du foie.*

Le professeur Brouardel [3] a fait l'autopsie d'une jeune femme morte subitement pendant un accès de *coliques hépatiques*, et qui avait un calcul dans le canal cholédoque. Il a pu recueillir dans divers auteurs quelques faits analogues.

Citons encore la *rupture de la rate* hypertrophiée et friable chez certains impaludiques. L'organe, ainsi altéré, peut alors se déchirer sous l'influence d'un traumatisme léger, ou même spontanément. Un médecin de l'île Maurice, Pellereau, dans une statistique de 54 cas de mort subite, a noté 13 fois la rupture de la rate, rupture qui, dans 4 cas, s'était faite spontanément.

§ VI. — Mort subite par urémie, diabète, etc.

L'Urémie peut occasionner une mort subite, dans le sens médico-légal du mot, quand elle survient au cours

1. BROUARDEL. *La Mort et la Mort subite.*
2. TARDIEU, *Cas de mort naturelle attribuée à un empoisonnement* (Annales d'hyg. publ. et de méd. lég., 1854, 2e série, t. II).
3. BROUARDEL, *ouvrage cité.*

d'une néphrite chronique assez bien supportée jusque-là, et qu'elle présente la marche que l'on qualifie de « foudroyante » pour marquer la brusquerie du début et la rapidité de la terminaison mortelle. L'urémie foudroyante revêt habituellement la forme comateuse. — Ajoutons qu'il n'est pas très rare de voir la néphrite chronique, même parvenue à une période avancée de son évolution, rester à demi latente, du moins quand elle revêt la forme scléreuse. Les accès de céphalalgie, de dyspnée, de vomissements qui surviennent à intervalles plus ou moins rapprochés sont pris pour de la migraine, de l'asthme, de la dyspepsie, et les individus peu soucieux de leur santé supportent ces malaises sans consulter de médecins et sans guère interrompre leur travail et leurs occupations.

Les néphrites chroniques qui se terminent de cette façon sont presque toujours compliquées d'autres lésions organiques : d'artério-sclérose plus ou moins généralisée, et des cardiopathies qui ont été étudiées dans un précédent paragraphe. Dans bon nombre de cas, il est bien difficile de reconnaître si le sujet a succombé du fait de ces dernières lésions, qui sont une cause fréquente de mort subite, ou du fait de l'urémie. Nous croyons que l'examen anatomique des reins est presque toujours impuissant à fournir la preuve que ces organes sont devenus brusquement incapables de remplir leurs fonctions d'une manière suffisante. Dans quelques-uns des cas qui nous semblaient bien attribuables à l'urémie, nous avons pratiqué un examen très complet des reins, et nous n'avons pas trouvé d'altérations récentes de ces organes, sauf une seule fois où ils présentaient une congestion intense. Néanmoins, on peut conclure avec vraisemblance à l'urémie quand les lésions rénales sont beaucoup plus accentuées que les autres, quand la mort est survenue non pas immédiatement ou en quelques minutes sans phénomènes précurseurs, comme cela s'observe souvent quand il s'agit de cardiopathies, mais qu'il y a eu une agonie d'une certaine durée, car l'épithète de « foudroyante » appliquée à l'urémie est empreinte de quelque exagération ; enfin quand on peut relever de l'influence de certaines causes occasionnelles.

Le rôle de ces causes occasionnelles paraît très net dans bon nombre de cas. Rappelons d'abord une observation bien connue du professeur Brouardel : Une marchande de volailles, voyant qu'une belle dinde farcie allait lui rester pour compte, invite ses parents et amis à venir la manger avec elle ; toutes les personnes qui ont mangé de cette dinde farcie ont été malades ; la farce, qui n'était plus très fraîche, contenait des alcaloïdes toxiques. La marchande seule, qui n'en avait pas mangé plus que ses invités cependant, est morte parce qu'elle avait les reins malades, insuffisants par conséquent. Elle n'a pas pu éliminer les principes toxiques qu'elle avait ingérés [1]. »

L'administration de certains médicaments semble avoir parfois les mêmes effets funestes. On connaît ces cas, heureusement fort rares, où le médecin voit mourir sous ses yeux un malade auquel il vient de faire une injection hypodermique de morphine, d'atropine ou d'administrer de l'aconit ou telle autre substance très active, mais à une dose qui n'a rien d'excessif. Par une coïncidence singulière et qui mérite d'être signalée, nous avons constaté chez la plupart des individus ayant succombé de cette façon des lésions rénales plus ou moins avancées.

Mais la cause occasionnelle que nous avons notée le plus fréquemment est l'ivresse. Citons par exemple un homme qui depuis quelque temps souffrait d'accès de dyspnée et était sujet à des vomissements, mais qui cependant continuait d'exercer son métier et de vivre de la vie ordinaire ; un soir, pour fêter les fiançailles de sa fille, il se livra à des libations exagérées ; il se coucha en état d'ivresse, non pas très profonde au dire de sa femme, et le lendemain matin il fut trouvé mort dans son lit ; à l'autopsie, nous avons constaté une sclérose rénale très avancée, sans autres lésions, et notamment sans la forte congestion des poumons et de l'encéphale que l'on rencontre habituellement chez les gens morts d'ivresse. — Il suffit d'ailleurs d'un léger excès d'alcool, sans qu'il y ait même un commencement d'ivresse, pour que la mort survienne

---

1. BROUARDEL. *Ouvrage cité*, p. 246.

en pareil cas. Nous avons connu intimement un malade chez lequel la néphrite interstitielle avait été diagnostiquée et qui suivait depuis plusieurs mois le régime lacté absolu. A un dîner d'amis, il se laissa aller à boire deux ou trois verres de vin ; il se coucha en parfait état, mais quelques heures après sa femme le trouvait mort dans son lit.

Deux fois nous avons vu l'accès d'urémie survenir à l'occasion d'un bain de vapeur : dans un de ces cas, l'homme était mort au milieu des autres baigneurs; dans l'autre, au moment où il se rhabillait dans sa cabine ; tous deux étaient porteurs de lésions rénales avancées ; le second avait en outre une congestion intense des deux reins.

Dans les cas où les lésions rénales sont peu accentuées, où elles peuvent sembler douteuses en raison d'un commencement de putréfaction et où cependant on soupçonne, faute de lésions d'autres organes, qu'elles ont pu jouer un rôle dans le mécanisme de la mort, on peut avoir recours à l'analyse de l'urine pour tâcher d'éclairer le diagnostic. Mais il faut savoir que l'urine prise sur le cadavre renferme presque constamment de l'albumine ; celle-ci est en proportion minime, si la putréfaction n'est pas commencée; elle devient d'autant plus abondante que la putréfaction augmente et que la quantité d'urine contenue dans la vessie est moindre. Cette albumine ou cette substance albuminoïde, qui se coagule par la chaleur et par l'acide azotique, provient de la décomposition et de la désagrégation des parois vésicales [1].

Diabète. — Le *coma diabétique* ne donne pas souvent lieu, croyons-nous, à des autopsies judiciaires, sans doute parce que la mort n'est pas tellement rapide qu'un médecin n'ait pas le temps d'intervenir, et que le diagnostic est assez facile pendant la vie, grâce à l'analyse de l'urine. — Après la mort, cette analyse et celle du sang ne donnent

---

1. Voir sur ce point un mémoire de VIBERT et OGIER : *De la présence de l'albumine dans l'urine des cadavres*, lu à la Société de méd. lég., séance du 11 mai 1885. Annales d'hyg. publ. et de méd. lég., 3e série, t. XIV.

pas toujours de résultats certains, quand la putréfaction est quelque peu avancée.

Le *coma dyspeptique*, d'ailleurs fort rare, ne survient guère que lorsque la dyspepsie dure depuis fort longtemps et s'accompagne de dilatation et de catarrhe gastriques. On trouve là des éléments, sinon de certitude, du moins de probabilité pour le diagnostic.

§ VII. — Mort subite par lésions de l'appareil génital de la femme.

La grossesse extra-utérine doit être signalée en premier lieu. Il s'agit presque toujours d'une grossesse tubaire. La trompe distendue se déchire, ordinairement au 2ᵉ ou 3ᵉ mois, parfois dès la 3ᵉ ou 4ᵉ semaine ; cette rupture s'accompagne d'une hémorragie extrêmement abondante, parce que les parois de la trompe sont alors garnies de vaisseaux nombreux et volumineux. Cette hémorragie entraîne la mort presque immédiatement ou au bout de quelques heures.

A l'autopsie, la présence de l'œuf et de l'embryon montre avec évidence qu'il s'agit d'une grossesse extra-utérine. Cependant il arrive parfois que l'œuf a subi la dissolution, que l'embryon n'existe plus. Dans deux des six cas de mort subite de ce genre que nous avons observés, il en était ainsi ; une fois l'œuf contenait un fragment de cordon ombilical, une autre fois il ne renfermait que du liquide. Quand l'œuf est en même temps de petit volume, il pourrait échapper, au milieu des caillots qui l'enveloppent, à un examen peu attentif ; toutefois l'épaississement des parois de la trompe, leur grande vascularisation suffisent à mettre sur la voie du diagnostic. Ce diagnostic offre, dans certains cas, une réelle importance au point de vue médico-légal, parce qu'il permet d'écarter l'hypothèse d'un traumatisme (coup de pied sur l'abdomen) ayant occasionné la rupture de la trompe. Rappelons que la grossesse tubaire se termine presque toujours par la mort de la mère, occasionnée dans la moitié des cas environ par une hémorragie interne résultant de la déchirure de la trompe.

L'hémorrhagie ovarienne capable d'entraîner la mort subite ou très rapide est d'une extrême rareté. Nous en avons observé un seul cas, chez une femme de 28 ans, nullipare, mariée depuis six mois. Elle était habituellement bien menstruée, mais n'avait pas eu ses règles depuis six semaines. Deux jours avant sa mort elle s'est plainte de douleurs au creux épigastrique, est devenue très faible et de plus en plus pâle. Nous avons trouvé dans l'ovaire droit une cavité kystique aplatie, ayant environ le diamètre d'une pièce de un franc, et remplie par un caillot qui se continuait, à travers une déchirure du kyste, dans la cavité péritonéale, laquelle renfermait plus de trois litres de sang. Peut-être s'agissait-il ici d'une grossesse ovarique.

La rupture des veines vulvo-vaginales devenues variqueuses pendant la grossesse est signalée par le professeur Brouardel [1], qui fait remarquer que le point de rupture peut être impossible à retrouver après la mort ; mais la coexistence des signes d'une grande hémorragie externe et des varices volumineuses rend le diagnostic plus facile. Nous n'avons jamais observé de ces cas de rupture ; mais nous avons vu plusieurs fois des varices énormes de la vulve et du vagin chez les femmes enceintes, et notamment chez deux très jeunes filles (moins de 13 ans). — Même en l'absence de ces varices, les plaies de la vulve chez les femmes enceintes saignent très abondamment. Hofmann a vu une femme enceinte de 6 mois succomber rapidement à une hémorragie occasionnée par une plaie de la vulve de 1 centimètre de longueur, divisant toute la muqueuse, mais n'intéressant pas de vaisseau de calibre visible.

La rupture spontanée de l'utérus au cours de la grossesse peut aussi entraîner la mort subite. Il sera parlé de cette lésion dans le chapitre de l'avortement.

1. BROUARDEL, *La Mort et la Mort subite*. Paris, 1895.

§ VIII. — **Mort subite par inhibition**.

Inhibition traumatique. — On peut rattacher à l'histoire de la mort subite les cas où un individu succombe quelques secondes ou quelques minutes après avoir subi un traumatisme qui n'a occasionné que des lésions matérielles insignifiantes ou nulles.

Les deux exemples suivants vont montrer comment les choses se passent en pareil cas.

Un jeune homme de vingt ans a une querelle dans un bal public et reçoit un coup de pied dans le ventre ; les nombreux témoins qui assistaient à la scène déclarent tous qu'il n'y a eu que cet unique coup de porté. Le jeune homme s'affaisse immédiatement, perd connaissance et meurt en quelques minutes sans convulsions. A l'autopsie, nous trouvâmes seulement deux petites ecchymoses sur la séreuse intestinale ; tous les organes étaient sains. L'individu était en pleine digestion, les chylifères de l'intestin étaient gorgés et très apparents.

Une jeune femme bien constituée, vigoureuse, en excellente santé, enceinte d'environ quatre mois, se confie à une matrone pour se faire avorter. Elle se couche sur un lit, l'opératrice lui introduit une canule dans le col de la matrice, et au moment où elle allait faire passer une injection à travers cette canule, la patiente se plaint d'éprouver un grand malaise, demande qu'on cesse, perd connaissance et meurt en quelques minutes. A l'autopsie, nous trouvons tous les organes sains ; l'utérus ne présentait pas la moindre lésion ; les membranes de l'œuf étaient intactes.

Il y a des régions ou des organes qui paraissent tout spécialement disposés pour le développement de ces phénomènes d'inhibition traumatique. Ce sont le larynx, l'abdomen et l'utérus.

Pour le larynx, le fait a été bien établi par des études expérimentales et par l'observation clinique et médico-légale (voir le chapitre *Strangulation*). — L'inhibition mortelle à la suite de coups de pieds sur l'abdomen est peut-

être plus rare ; nous en avons observé cependant trois cas,
en tout semblables à celui qui vient d'être mentionné plus
haut. — En ce qui concerne l'utérus, il est certain qu'une
excitation même légère et *non douloureuse* du col peut
amener la mort subite. On trouve dans les traités d'obstétrique et de gynécologie quelques cas où la mort a été occasionnée par des douches vaginales faites avec un jet un
peu énergique. Nous-même avons vu plusieurs cas de mort
subite chez des femmes enceintes, survenant au moment
où elles prenaient une injection. Nous reparlerons de ces
cas dans le chapitre consacré à l'avortement.

Les traumatismes que nous venons d'indiquer ne produisent des phénomènes d'inhibition mortelle ou grave que
dans des cas en somme fort exceptionnels. Dans un mémoire présenté à la Société de médecine légale [1], nous
avons cherché à déterminer les conditions individuelles
qui favorisent le développement de l'inhibition. De l'étude
et de la comparaison de plusieurs cas, il nous a paru résulter qu'on ne pouvait guère invoquer ici ni la douleur, ni
l'intensité du traumatisme, ni un état de susceptibilité
spéciale et permanente du système nerveux, mais des conditions physiologiques transitoires, variables d'un moment
à l'autre, si bien que, par exemple, une même manœuvre
abortive exercée deux jours de suite sur une même femme
restera inoffensive, tandis que le troisième jour elle occasionnera une inhibition grave, pour redevenir inoffensive
les jours suivants. Parmi ces conditions transitoires, nous
croyons pouvoir signaler surtout la période digestive. En
effet, sur trois des hommes qui ont succombé après avoir
reçu un coup de pied dans le ventre, deux étaient en pleine
digestion d'un repas copieux, et il en était de même pour
deux femmes mortes pendant qu'elles subissaient des manœuvres abortives.

Autres formes d'inhibition. — Il y a encore un certain
nombre de morts subites survenant dans des circonstances
tout à fait imprévues, sous l'action de causes très minimes,

---

1. Séance de novembre 1892. Mémoire publié in Ann. d'hyg. et de
méd. lég., 1893.

et qui, sans doute, se produisent également par inhibition[1], c'est-à-dire par un arrêt des fonctions nerveuses provoqué par une simple excitation. Mais, ici, cette excitation n'est pas toujours un traumatisme, ou bien l'arrêt nerveux se fait tardivement et plus ou moins graduellement[2].

Il s'agit par exemple de mort subite attribuable uniquement à un polype du larynx, incapable d'occasionner soit par son volume, soit par son siège, un obstacle important au passage de l'air. On a vu aussi la mort subite se pro-

---

1. La théorie de l'inhibition, telle qu'elle a été édifiée récemment par les physiologistes et surtout par BROWN-SÉQUARD, a confirmé et précisé une notion que possédaient déjà les cliniciens et les médecins-légistes, à savoir que le système nerveux, alors même qu'il n'a subi aucune altération anatomique ou nutritive, peut, par le fait seul qu'il reçoit une certaine impression (à sa périphérie ou dans l'un de ses centres), cesser brusquement de remplir ses fonctions, même celles qui sont le plus immédiatement nécessaires à la vie de l'organisme.

Le type expérimental de l'inhibition complète, totale et instantanée, c'est la mort de l'animal dont on pique la partie du bulbe rachidien que Flourens désignait sous le nom de *nœud vital*. Si, par cette manœuvre, on ne faisait que détruire un centre respiratoire, l'animal mourrait asphyxié, c'est-à-dire qu'il aurait une agonie de quelques minutes, accompagnée de convulsions, avec du sang noir partout. Or, il succombe presque instantanément, sans agitation, et le sang est resté rouge, parfois jusque dans les veines. C'est que, d'après BROWN-SÉQUARD, de toutes les parties du système nerveux, le bulbe est celle dont l'excitation produit des inhibitions les plus nombreuses et les plus intenses : de la respiration, de toutes les actions cérébrales, des échanges entre les tissus et le sang, etc.

Chez l'homme, il y a aussi un type qu'on peut appeler expérimental de la mort par inhibition : c'est la décapitation. Comme l'a démontré LOYE (*), l'excitation de la moelle épinière que produit le passage du glaive amène l'arrêt immédiat et définitif de toutes les activités intellectuelles, de la respiration, des mouvements réflexes du tronc; seuls, les battements du cœur persistent un certain temps.

Il est probable qu'un grand nombre des morts rapides et imprévues et la plupart des morts absolument subites se produisent par le mécanisme de l'inhibition. On a indiqué déjà son rôle dans beaucoup de cas de mort par submersion, par strangulation ; on serait sans doute obligé de la faire intervenir dans beaucoup d'autres cas, si l'on voulait analyser le mécanisme de la mort.

2. Il peut se faire d'ailleurs que les phénomènes d'inhibition, plus ou moins graves, se dissipent au bout d'un certain temps et permettent le retour complet à la santé.

(*) Paul LOYE, *La Mort par décapitation*, thèse de Paris, 1888.

duire pendant ou après une minime opération chirurgicale pratiquée sur le voile du palais, le pharynx ou les fosses nasales. Nous avons connu un enfant d'une douzaine d'années qui est mort subitement une heure après qu'on lui avait cautérisé des granulations pharyngées. Le père de cet enfant était mort dans des conditions assez analogues; attaqué par des guêpes, il avait eu seulement trois ou quatre piqûres; presque aussitôt il avait été pris de syncopes répétées, avait eu grand'peine à regagner son domicile et avait succombé bientôt [1].

Nous avons fait l'autopsie d'une petite fille de 18 mois, saine et vigoureuse, qui, un soir, reçut à la tête une assiette lancée par son père. Il en résulta une simple contusion des paupières, sans plaie ni écorchures, et sans aucune lésion du globe de l'œil. L'enfant, après avoir beaucoup crié, s'endormit à son heure habituelle; à partir de minuit, elle resta éveillée, pleurant et gémissant, prit un peu de nourriture le matin, et mourut dans l'après-midi, environ 20 heures après avoir été frappée. — A moins d'admettre une infection qui paraît peu vraisemblable, il est difficile d'expliquer cette mort autrement que par un arrêt des fonctions du système nerveux.

Peut-être enfin une inhibition mortelle peut-elle être produite par une émotion violente. Cependant nous ne connaissons pas de cas démontrant nettement qu'une émotion puisse, par elle seule, occasionner la mort chez un individu dont les divers organes, notamment le cœur, sont sains.

§ IX. — Mort subite dont la cause ne peut être reconnue.

Il est des cas où, malgré l'examen le plus attentif et le plus minutieux de tous les organes, on ne trouve aucune explication anatomique des causes de la mort. Cela arrive

---

1. Il est des familles où la mort subite est fréquente, notamment chez les enfants. On a signalé (Dr Perrin) une famille où neuf enfants sont morts subitement entre trois et neuf ans, et une autre (Dr Grif-

non seulement quand le corps a subi un degré plus ou moins avancé de putréfaction, qui a pour effet de masquer certaines lésions, mais quelquefois aussi quand le cadavre n'est nullement décomposé. En même temps les circonstances du fait peuvent ne fournir aucun éclaircissement, soit que des renseignements précis fassent défaut sur ce qui s'est passé dans les derniers temps de la vie, soit que l'individu ait succombé sans avoir présenté de symptômes dont l'interprétation mette sur la voie de la vérité. — Nous pourrions citer beaucoup d'exemples concernant des adultes et des enfants où ni l'autopsie faite par les médecins les plus compétents et complétée par l'examen histologique, ni l'enquête sur les troubles de la santé ayant pu se manifester pendant la vie, ni l'analyse chimique n'ont réussi à expliquer la mort.

En pareilles circonstances, l'expert doit se garder d'attribuer trop de valeur à des lésions peu prononcées et peu significatives et de chercher à trouver quand même une cause de mort. Il est de son devoir strict, ainsi que de l'intérêt réel de sa réputation, d'avouer son impuissance et de déclarer formellement que l'autopsie n'a pas révélé de lésions ou de traces de maladies capables d'expliquer la mort.

Il faut toujours penser aussi à la possibilité d'une intoxication, car certains poisons peuvent tuer sans laisser sur les divers organes de traces matérielles de leur action. Il est bon d'appeler l'attention de la justice sur ce point et de réclamer une analyse chimique chaque fois que les circonstances dans lesquelles s'est produite la mort laissent place à un soupçon d'empoisonnement.

fith) où sept enfants sur huit sont morts subitement aux ages de un à huit mois; d'autres cas analogues ont été publiés (Drs Hedinger, Morquio). La cause de ces morts subites est mal élucidée.

Le Dr Cheiwisse (*in* Semaine médicale, 17 avril 1907) a montré l'insuffisance des explications proposées. On trouvera dans cet article une longue bibliographie de la question.

CHAPITRE QUATRIÈME

EMPOISONNEMENT

Nous nous bornons à indiquer sur ce sujet quelques généralités utiles à connaître pour tous les médecins qui peuvent être appelés à pratiquer l'autopsie d'un individu empoisonné, ou supposé empoisonné, c'est-à-dire à commencer une expertise dont la suite sera peut-être confiée à d'autres, mais dont le début est toujours important. Pour l'étude de la toxicologie, nous renvoyons aux traités spéciaux [1].

Toutefois nous dirons plus loin quelques mots de l'intoxication aiguë par l'alcool qui s'observe assez souvent et dont l'expertise peut être faite par le médecin seul.

§ 1. — Signes de l'empoisonnement qui peuvent être constatés à l'autopsie.

Lorsque la substance toxique a déterminé des lésions organiques, en général ces lésions occupent surtout le tube digestif, et c'est là qu'elles doivent tout d'abord être recherchées.

On examine la langue, les parois de la bouche et du pharynx : certaines substances corrosives déterminent par leur simple passage sur ces parties une destruction plus ou moins complète de la muqueuse ou laissent d'autres marques de leur contact. Ces organes peuvent au contraire conserver leur intégrité après l'ingestion de substances irritantes, qui agissent cependant sur les parois de l'estomac avec lesquelles elles restent plus longtemps en contact. Les lésions de l'estomac consistent en injection vasculaire de la muqueuse, en hémorragies intra ou sous-muqueuses, en effusion d'une certaine quantité de sang mélangé au con-

---

1. TARDIEU. *Étude médico-légale sur l'empoisonnement ;* — VIBERT, *Précis de toxicologie chimique et expérimentale,* et pour la partie chimique : OGIER, *Traité de chimie toxicologique.* Paris. 1889 ; — CHAPUIS, *Précis de toxicologie.*

tenu stomacal, en érosions ou ulcérations, en escarres plus ou moins profondes, plus rarement en perforation de l'organe. Les lésions de l'intestin sont de même nature, mais ordinairement moins accentuées, parce que la substance toxique séjourne plus longtemps dans l'estomac, et qu'à mesure qu'elle chemine dans l'intestin, elle se trouve diluée par les liquides qu'elle rencontre.

Le contenu du tube digestif doit être examiné avec soin. Un renseignement très important est quelquefois fourni par l'odeur ; il en est ainsi de l'empoisonnement par le cyanure de potassium ou l'acide cyanhydrique (odeur analogue à celle des amandes amères), par le chloroforme, le phosphore, le laudanum, etc. L'odeur apparaît au moment où l'on ouvre l'estomac ; elle s'affaiblit ou disparaît ensuite, mais si le contenu stomacal est conservé dans un flacon bouché, en agitant le flacon quelques instants après, et en le débouchant ensuite, l'odeur apparaît de nouveau, et cela à plusieurs reprises. Ces odeurs peuvent être perçues non seulement dans l'estomac et l'intestin, mais aussi, et quelquefois mieux encore, dans d'autres organes, et notamment dans les poumons, le foie, le cerveau.

La coloration du contenu de l'estomac et de l'intestin ou de la muqueuse de ces organes met quelquefois sur la voie du diagnostic ; on peut reconnaître ou soupçonner ainsi le laudanum, l'acide azotique, l'acide chromique (couleur jaune), le sulfate de cuivre (bleu), le vert de Schweinfurth, etc.

Dans le contenu stomacal et intestinal, il faut rechercher minutieusement les débris de plantes, quelquefois très petits, qu'on aura à caractériser ensuite, et qui dans certains cas sont le seul élément de diagnostic certain et précis ; les fragments de cantharides ; les cristaux ou les parcelles solides de diverses substances chimiques peu ou pas solubles. Ces parcelles, quand elles sont très minimes, sont plus faciles à trouver par le toucher que par la vue.

Les lésions des autres organes ne se produisent guère que dans les empoisonnements qui n'ont pas été suivis très rapidement de la mort. Nous ne pouvons les indiquer dans ce livre.

§ II. — Marche à suivre dans les expertises relatives à l'empoisonnement.

Précautions à prendre en prévision de l'analyse chimique. — Il est indispensable que les viscères ou les liquides destinés à l'analyse soient remis aux chimistes *tels qu'ils ont été retirés du corps et sans addition d'aucune substance étrangère ;* il faut se garder de placer les organes dans l'alcool, d'y ajouter des matières antiseptiques comme le font encore quelques médecins dans le but d'arrêter la putréfaction. Il est nécessaire également de recueillir séparément les divers viscères, car certains poisons se localisent spécialement dans tel ou tel organe, et d'autre part il peut y avoir intérêt à déterminer en quels points la substance toxique existait en plus grande quantité.

Pour recueillir les viscères destinés à l'analyse chimique, on procède de la façon suivante. On se munit de plusieurs bocaux en verre, à large orifice, d'une contenance d'au moins deux litres, et fermés par un bouchon s'adaptant exactement au col. Ces bocaux doivent autant que possible être neufs ; s'ils ont déjà servi, il faut qu'ils soient parfaitement propres, et avant de les employer on les lave avec de l'eau aiguisée d'acide chlorhydrique, ou de l'eau alcoolisée, dont on garde un échantillon pour le chimiste.

Après avoir ouvert le thorax et l'abdomen, et fait les premières constatations sur les organes encore en place, on pose une ligature au niveau du cardia et une double ligature au niveau du pylore ; on enlève alors l'estomac et on ne l'ouvre qu'après l'avoir placé dans un bocal qui reçoit ainsi directement toutes les matières contenues ; l'estomac, dont on examine ensuite les parois, est laissé lui-même dans le bocal. On pose une ligature sur le rectum, on détache l'intestin grêle et le gros intestin ; après les avoir enlevés, on les ouvre et on fait écouler leur contenu dans un second bocal qui reçoit aussi les intestins après que l'on a examiné à loisir leurs parois.

Dans d'autres bocaux, on place séparément le foie, le cœur et les poumons (ou une partie de ceux-ci), la rate, les reins, l'encéphale, des fragments de muscles (200 à 300 grammes). Il est très important de recueillir toute l'urine qui peut se trouver dans la vessie : bon nombre de poisons s'éliminent par l'urine, et c'est quelquefois dans ce liquide qu'ils peuvent être le mieux caractérisés. Du sang doit aussi être mis à part ; il faut éviter qu'il soit mélangé à d'autres substances, et pour cela, on le prend, par exemple, dans le cœur ou dans les grands vaisseaux de la poitrine ou de l'abdomen.

Pour fermer les bocaux, on entoure le goulot avec une ficelle double que l'on passe ensuite sur le bouchon, suivant un de ses diamètres, et qu'on noue sur la portion de cette même ficelle qui entoure déjà le goulot. La ficelle est, en outre, fixée sur le bocal et sur le bouchon avec de la cire à cacheter, sur laquelle on imprime un sceau. Il ne faut pas recouvrir de cire toute la surface du bouchon, parce qu'une portion de celle-ci tomberait dans le flacon au moment où on l'ouvrirait, et sa présence pourrait gêner l'analyse chimique [1]. A l'extrémité libre de la ficelle, on fixe une étiquette qu'on scelle également et sur laquelle on inscrit le nom de la victime et de l'inculpé, la désignation des organes que contient le flacon, la date de l'autopsie, et on appose ensuite sa signature.

Dès que l'opération est terminée, il faut informer le magistrat des résultats obtenus, indiquer, s'il y a lieu, la nécessité de l'analyse chimique et faire ressortir l'intérêt qu'il y a à ce que les viscères soient transmis le plus tôt possible à l'expert chimiste, afin d'éviter les inconvénients qui résultent de la putréfaction. — Le médecin doit toujours chercher à se procurer les déjections et les matières vomies dans les derniers moments de la vie. Ces matières peuvent s'être desséchées sur un parquet, sur des vêtements; ceux-ci seront saisis et les dalles ou les lames du parquet seront enlevées et remises au chimiste.

Quand il s'agit de l'autopsie d'un cadavre inhumé depuis un certain temps, d'autres précautions sont nécessaires.

---

1. Les cires à cacheter sont à bases métalliques très souvent arsenicales.

Une partie de la substance toxique peut se trouver dans les liquides qui se sont écoulés du corps et ont imbibé le fond du cercueil. Il faut enlever avec la scie et placer sous scellé les parties les plus tachées de la bière ; on recueille aussi le drap ou les vêtements qui enveloppent le corps. Il est bon également de prendre un échantillon de la terre au milieu de laquelle le cadavre était placé, car on peut soupçonner que certaines substances minérales contenues dans le sol ont été dissoutes et entraînées jusque dans l'intérieur du cercueil. Enfin, pour peu que l'on puisse supposer que l'empoisonnement a été produit par l'arsenic, et surtout si la putréfaction est très avancée, il est utile de joindre aux organes recueillis des os et des cheveux, car l'arsenic se localise en partie dans ces tissus, et peut y être retrouvé.

Le rôle du médecin dans l'expertise n'est pas terminé après l'autopsie et la mise sous scellé des organes. Souvent l'autopsie lui a fourni des indices qui lui font présumer la nature de la substance toxique : il peut ainsi montrer au chimiste dans quelle direction doit être faite d'abord l'analyse et lui éviter des recherches nombreuses qui perdent inutilement une grande partie des substances sur lesquelles on opère. Une fois l'analyse terminée, c'est au médecin que très souvent incombe le soin d'en interpréter certains résultats. C'est lui qui, en cour d'assises, supporte la plus grande partie de la discussion et sur qui pèse la plus grande responsabilité. Si l'analyse a permis de retrouver une substance toxique, on demande au médecin à quelle dose cette substance peut entraîner la mort, en combien de temps elle tue, comment elle a pu être administrée, si la présence du poison dans les organes ne peut pas résulter de l'emploi de certains médicaments, etc. Les poisons végétaux et animaux sont souvent très difficiles à caractériser nettement par l'analyse, et les réactions chimiques doivent être complétées par des expériences physiologiques sur les animaux, expériences qui sont de la compétence médicale [1]. Si les résultats de l'analyse ont été

---

1. Bien que nous ne puissions qu'indiquer sommairement toutes ces questions, nous devons mentionner qu'il peut se développer spontané-

négatifs, il appartient souvent au médecin de montrer que cela peut tenir à l'élimination du poison avant la mort, à la difficulté des recherches chimiques, et, dans certains cas, il peut encore établir la réalité de l'empoisonnement uniquement à l'aide des symptômes observés pendant la vie et des constatations faites à l'autopsie. Enfin, c'est au médecin qu'il appartient de coordonner les divers éléments de l'expertise et de formuler les conclusions générales du rapport [1].

§ III. — Intoxication aiguë par l'alcool.

La mort par ivresse occasionne assez souvent des autopsies judiciaires. Il n'est pas rare, en effet, qu'avant de tomber ivres-morts, des individus aient pris part à des rixes dans lesquelles ils ont reçu des coups, et l'on soupçonne alors que ce sont ces violences qui ont entraîné la mort. En hiver, il arrive aussi que des individus quittent le cabaret après avoir trop bu, et que sous l'influence du froid les symptômes de l'ivresse s'aggravent rapidement et entraînent une perte de connaissance ; l'ivrogne succombe alors sous l'action du refroidissement et sous celle de l'alcool ; mais cette mort frappant un individu qui, quelques heures auparavant, n'avait pas paru très fortement pris par la boisson, éveille quelquefois des soupçons.

L'estomac peut contenir du liquide alcoolique, et parfois en assez grande quantité pour qu'il soit facile de reconnaître par l'odeur, la couleur, qu'il s'agit de telle ou telle boisson : eau-de-vie, rhum, absinthe, etc. Mais souvent aussi le liquide alcoolique a été totalement absorbé avant la mort, et il n'en reste plus dans l'estomac. Le vin rouge,

ment dans le cadavre des substances présentant une grande analogie avec les alcaloïdes végétaux, et que l'on désigne sous le nom de *ptomaïnes*. Plusieurs de ces ptomaïnes ont une action toxique puissante et l'on conçoit combien la possibilité de leur présence doit rendre réservé dans l'interprétation des résultats de l'analyse chimique et des expériences physiologiques.

1. Comme exemple d'une expertise ayant nécessité les recherches les plus variées, on nous permettra de citer : *Sextuple empoisonnement par l'aconitine*, par LHOTE et VIBERT (Ann. d'hyg. et de méd. lég., 1892).

qui s'absorbe en général assez vite, abandonne sa matière colorante aux matières alimentaires restées dans l'estomac. — La muqueuse stomacale est souvent rouge, injectée et ecchymosée, recouverte de mucus, surtout dans les cas où le liquide a été ingéré à jeun et sous une forme concentrée. — Les mêmes lésions se rencontrent quelquefois aussi sur la muqueuse de l'intestin.

Un signe important est tiré de l'odeur d'alcool ou plus exactement d'aldéhyde (odeur de l'haleine des gens ivres) qui s'exhale de divers organes, notamment du cerveau et du foie, et qu'il est facile de percevoir quand on ouvre les cavités de l'abdomen et du crâne. Dans les mêmes conditions on reconnaît quelquefois aussi l'odeur spéciale à chaque boisson alcoolique. La congestion pulmonaire et la congestion méningo-encéphalique se rencontrent très souvent en pareil cas et à un degré très intense. Il n'est pas rare même de trouver soit des infarctus pulmonaires formant un ou plusieurs noyaux plus ou moins étendus, soit une hémorragie méningée, sans lésions antérieures notables des méninges.

Rappelons que la mort survient dans le coma, et après un laps de temps qui varie ordinairement d'une demi-heure à 12 ou 24 heures après l'ingestion de l'alcool.

CHAPITRE CINQUIÈME

ASPHYXIE

Il est difficile de donner une définition scientifiquement satisfaisante du mot *asphyxie*, pris dans le sens général qu'on lui attribue ordinairement. Au point de vue médico-légal, nous comprendrons sous le nom d'*asphyxie* tous les cas où l'entrée de l'air dans la poitrine est empêchée par un obstacle mécanique : la suffocation par obturation des orifices respiratoires, la strangulation, la pendaison, la submersion, l'enfouissement, la compression du thorax. Outre leur caractère étiologique commun, ces divers genres de mort présentent quelques traits analogues par rapport aux troubles fonctionnels qu'ils occasionnent, et aux modifications, plus ou moins facilement appréciables sur le cadavre, qu'ils impriment au sang et à divers organes.

§ 1. — Symptômes de l'asphyxie.

Quand, expérimentant sur un animal, on apporte un obstacle mécanique à l'entrée de l'air dans les poumons, voici d'une façon générale ce que l'on observe.

L'animal cherche d'abord à se débarrasser de l'entrave qui empêche l'accès de l'air, et souvent à ce moment il suspend volontairement ses mouvements respiratoires; c'est ce qu'on voit quand on noie un animal, souvent aussi quand on l'étrangle, quelquefois quand on le pend. Le temps pendant lequel les mouvements respiratoires peuvent être ainsi arrêtés peut atteindre et quelquefois même dépasser une minute; chez l'homme la respiration peut d'ailleurs rester suspendue à peu près pendant le même temps, surtout quand on a eu soin d'exécuter au préalable plusieurs larges inspirations, et d'emmagasiner ainsi dans le sang une plus grande quantité d'oxygène [1]. Après cette interruption volontaire du jeu du thorax, ou bien d'emblée, l'animal se livre à des mouvements respiratoires violents et désordonnés dans lesquels domine d'abord l'inspiration, puis l'expiration.

Après cette première période qui dure en général de 30 à 50 secondes, survient la perte de connaissance et des convulsions généralisées qui entraînent souvent l'issue des matières fécales, de l'urine, du sperme, quelquefois même, quand il s'agit d'une femelle pleine, l'expulsion du fœtus. Les mouvements d'expiration prennent eux-mêmes le ca-

---

1. Le besoin impérieux et irrésistible d'exécuter des mouvements respiratoires, alors même que le sujet a conscience que ces mouvements seront inutiles ou dangereux (submersion) résulte de l'action spéciale qu'exerce sur le centre nerveux de la respiration (situé dans le bulbe) le sang trop chargé d'acide carbonique.

ractère convulsif. Vers la fin de cette seconde période, qui dure une à deux minutes, la sensibilité et les mouvements réflexes disparaissent, d'abord sur les membres inférieurs, puis sur le thorax, et enfin sur la cornée où ils persistent en dernier lieu.

Dans une dernière période, séparée de la précédente par une courte accalmie, les inspirations deviennent très faibles et ne se font plus que par séries de moins en moins nombreuses et séparées par des intervalles de plus en plus longs ; elles cessent définitivement au bout d'un temps qui varie beaucoup suivant les circonstances.

Les mouvements du cœur continuent toujours après que la respiration a cessé, et ils persistent même quelquefois très longtemps. D'abord un peu ralentis, ils deviennent ensuite irréguliers, en même temps qu'ils perdent graduellement de leur intensité ; dans la période terminale, ils subissent des arrêts fréquents et assez prolongés ; ce sont les oreillettes qui cessent de battre en dernier.

L'ordre chronologique suivant lequel les grandes fonctions sont atteintes est ainsi résumé par Paul Bert [1] : fonctions cérébrales (intelligence, instinct); fonctions médullaires (actions réflexes), mouvements respiratoires, mouvements cardiaques [2].

---

1. P. Bert. Art. *Asphyxie*, du Nouv. Dict. de méd. et de chirurg. pratiques.

2. Les recherches des physiologistes montrent que l'accumulation de l'acide carbonique dans le sang occasione une excitation du centre respiratoire du bulbe suivie au bout d'un certain temps d'un épuisement qui devient peu à peu définitif.

La même stimulation est exercée par le sang chargé d'acide carbonique sur d'autres centres bulbaires, notamment sur le centre vasomoteur ; on constate en effet une augmentation de la pression sanguine pendant les deux périodes de l'asphyxie, excepté si l'on administre préalablement à l'animal une dose de chloral, ou de curare, suffisante pour paralyser ces centres et les rendre ainsi incapables de répondre à l'excitation apportée par l'acide carbonique (Cohix).

Les convulsions elles-mêmes seraient dues à l'excitation du bulbe par le sang veineux. C'est ce que prouve le fait qu'elles ne se produisent pas lorsqu'on a divisé la moelle au-dessous du bulbe, et qu'elles se produisent encore quand on a enlevé toutes les parties du cerveau au-dessus du bulbe. Il y a donc dans le bulbe un centre *convulsif* (Viault et Jolyet). Cependant, d'après Brown-Séquard, les mouvements convulsifs de l'asphyxie se manifestent dans le train postérieur d'un animal dont on a préalablement sectionné la moelle lombaire.

§ II. — Durée de l'asphyxie.

Il est impossible de préciser d'une façon générale au bout de combien de temps survient la mort dans l'asphyxie. Il est évident que ce temps varie considérablement suivant le mode de l'asphyxie, suivant que l'accès de l'air est plus ou moins complètement interdit, suivant qu'il se joint ou non d'autres causes à la simple privation de l'air. Quand on a recours au même procédé, et qu'on opère sur une même espèce animale, on observe encore des différences assez sensibles. Chez l'homme il intervient, en outre, des influences morales (émotion, terreur) qui peuvent accélérer notablement la mort [1].

Quelques données intéressantes sont cependant fournies sur ce sujet par l'expérience, et notamment par les travaux de la Société médico-chirurgicale de Londres [2]. Voici des chiffres relatifs aux cas où la mort est amenée uniquement par la privation brusque et complète de l'air.

Quand on bouche hermétiquement la trachée d'un chien adulte, les mouvements respiratoires s'arrêtent en moyenne au bout de 4 minutes 5 secondes (minimum 3 minutes 30 secondes; maximum 4 minutes 30 secondes). Le cœur s'arrête en moyenne au bout de 7 minutes 11 secondes (6 minutes 40 secondes minimum; 7 minutes 45 secondes maximum).

La mort survient quand la privation d'air a été prolongée

---

1. Les nouveau-nés présentent une résistance toute spéciale à l'asphyxie, comme on le verra plus loin. Chez l'adulte, bon nombre de faits semblent montrer que, suivant la formule de P. Bert, la résistance à l'asphyxie est d'autant plus grande que moindre est la consommation habituelle d'oxygène que fait l'individu au moment où le surprennent les modifications qui tendent à l'asphyxier. Ainsi les individus ayant déjà subi l'action de causes déprimantes supporteraient plus longtemps la privation d'air. Cependant Hofmann a vu que les animaux vieux et affaiblis, ou débilités par un traumatisme antérieur, résistaient moins longtemps.

2. *Expériences de la Société médico-chirurgicale de Londres sur la mort apparente* (Medico-chirurgical Transactions. London, 1862, vol. XLV) et Tardieu, Annales d'hyg. publ. et de méd. lég., 1863. 2e série, t. XIX, p. 312 et suivantes.

pendant un temps qui varie de 3 minutes 50 secondes à 4 minutes 10 secondes (dans les cas où l'on ne fait pas de tentatives pour ranimer l'animal); le cœur continue d'ailleurs à battre un certain temps après la mort.

§ III. — Signes cadavériques.

État extérieur du cadavre. — La face offre le plus souvent son aspect habituel; il est assez exceptionnel de noter la cyanose, la saillie des yeux et l'injection des conjonctives; mais ces caractères sont quelquefois extrèmement accusés. Il nous a paru qu'il en était surtout ainsi chez les sujets vigoureux ayant succombé à la suffocation ou à la strangulation. Quelquefois aussi il existe *des ecchymoses sous-conjonctivales*, ou même un véritable chémosis sanglant, et plus rarement des *ecchymoses ponctuées*, ne dépassant guère la dimension d'une tête d'épingle, et siégeant sur les paupières, la face et la partie supérieure du tronc. Ce pointillé hémorragique s'observe plus spécialement dans les cas de suffocation par compression du thorax et de l'abdomen [1].

1. On comprend que la congestion de la tête et les hémorragies ponctuées se produisent plus facilement dans les cas où l'obstacle à l'entrée de l'air s'oppose aussi dans une mesure plus ou moins considérable au retour du sang des parties supérieures du corps : dans la strangulation et dans la pendaison. On observe quelquefois aussi une forte congestion de la face dans des cas où cette explication ne peut être invoquée : il est possible qu'alors la respiration ait été arrêtée immédiatement après une inspiration et que le retour du sang veineux soit resté ainsi entravé. Il intervient du reste un autre facteur dans la production des ecchymoses ponctuées de la peau et des muqueuses. Au cours de l'asphyxie, il se produit fréquemment des troubles vaso-moteurs qui ont pour effet d'amener en certains points une dilatation considérable des capillaires. C'est ainsi que l'on voit se produire en divers points du corps de larges taches rouges qui persistent parfois très longtemps après la mort; c'est ainsi également que l'on peut expliquer la coloration violacée intense que l'on remarque à l'extrémité des doigts sur beaucoup de cadavres. Quand les capillaires sont ainsi dilatés à un très haut degré, ils peuvent se rompre, et il en résulte des ecchymoses ponctuées.

Les troubles vaso-moteurs se manifestent surtout au cours d'une asphyxie aiguë; mais ils peuvent aussi se produire dans d'autres circonstances. Aussi observe-t-on le pointillé hémorragique de la peau sur

Les *pupilles*, très dilatées dans les derniers moments de la vie, sont ordinairement revenues à des dimensions moyennes après la mort.

Les *lividités cadavériques* apparaissent en général rapidement et occupent une grande étendue sur les cadavres des asphyxiés. Ce fait s'explique par l'état du sang, qui, ainsi que nous allons le voir, reste liquide après la mort.

État du sang. — Deux propriétés du sang des asphyxiés ont été signalées depuis longtemps par tous les observateurs : sa liquidité et sa coloration foncée.

La *liquidité du sang* s'observe, en effet, chez tous les asphyxiés; on voit à l'autopsie, le sang s'écouler de tous les vaisseaux, petits ou gros, de divers organes que l'on incise, des parois osseuses du crâne que sectionne la scie, etc. Toutefois, dans le cœur, on rencontre souvent des caillots, mais ces caillots sont ordinairement peu abondants, et surtout peu résistants, mous et presque diffluents. Le sang épanché hors des vaisseaux se coagule à peu près comme le sang ordinaire, et les ecchymoses, les foyers hémorragiques présentent leurs caractères habituels. La liquidité du sang explique la précocité et l'étendue des lividités cadavériques, l'intensité souvent remarquable de l'hypostase dans les divers organes, la rapidité des imbibitions et des transsudations vasculaires et la marche souvent hâtive de la putréfaction.

Mais la liquidité du sang ne s'observe pas chez les seuls asphyxiés, elle se remarque aussi, avec les mêmes caractères et les mêmes conséquences, chez d'autres sujets, et notamment chez ceux qui ont succombé à une mort violente ou extrêmement rapide, et qui ont été frappés brusquement en pleine santé [1].

d'autres sujets que chez les asphyxiés, par exemple à la suite d'une attaque d'épilepsie, de certaines intoxications, etc.

Enfin le pointillé hémorragique résulte parfois d'une rupture des capillaires produite par un violent ébranlement d'une région ; c'est celui qu'on observe autour d'une blessure occasionnée par un choc intense, ou chez les individus morts d'une chute de haut, d'un accident de chemin de fer, etc.

1. Une étude très complète sur les causes de l'état liquide du sang est faite dans la thèse du Dr Ernest DE CRAENE : *Étude médico-légale sur l'état du sang dans la mort par asphyxie*. Bruxelles, 1909.

La *couleur foncée du sang* a été signalée aussi depuis très longtemps ; mais ce caractère n'a certainement pas l'importance qu'on voulait lui attribuer. Casper et Liman font remarquer que sur tous les cadavres, qu'il s'agisse d'asphyxiés ou d'individus ayant succombé à un autre genre de mort, le sang a toujours une coloration d'un rouge foncé noirâtre, analogue à celle que présente le sang veineux chez le vivant. Après la mort, en effet, tout le sang est dépourvu d'oxygène et présente par conséquent la coloration veineuse, sombre et noirâtre. A l'appui de leur observation, Casper et Liman citent les expériences de Kotelewski, desquelles il résulte que du sang pris sur le cadavre ne contient jamais que de l'hémoglobine réduite. — Hofmann partage la même opinion, et il s'est assuré, en recueillant le sang sur le cadavre avec les précautions convenables (pour éviter l'action de l'air extérieur), que ce sang était dépourvu d'oxygène [1].

La plus simple observation suffit, en effet, à montrer que la couleur normale du sang cadavérique est le rouge foncé et noirâtre. Cependant chez quelques asphyxiés, cette coloration paraît encore plus sombre, et le sang dont sont gorgés les plus gros vaisseaux de la poitrine, par exemple, semble parfois presque complètement noir. Il est possible que, suivant l'explication d'Hofmann, cette apparence soit due à la liquidité du sang qui peut former une couche épaisse, tandis que, sur les caillots, la coloration sombre est moins frappante, les couches de fibrine l'atténuant un peu.

État des poumons. — La congestion pulmonaire est fréquente chez les asphyxiés, mais elle est loin d'être constante dans chaque genre d'asphyxie, ni pour un même genre dans les divers cas particuliers. On trouve même quelquefois les poumons remarquablement pauvres en sang.

---

1. Quel que soit le genre de mort, la quantité d'oxygène absorbé devient de plus en plus faible pendant l'agonie et ce qui en reste dans le sang est consommé non seulement à ce moment, mais encore dans les premiers instants qui suivent la mort, les oxydations continuant pendant un certain temps. — Toutefois, d'après certains observateurs, il peut rester une certaine proportion d'hémoglobine oxygénée dans le sang cadavérique.

Toutefois la congestion s'observe le plus souvent et peut être portée à un haut degré ; elle peut s'accompagner d'hémorragies formant des noyaux plus ou moins volumineux. Il semble même qu'il se produit très souvent dans le parenchyme pulmonaire de très petites hémorragies, sous forme de foyers ne dépassant guère le volume d'une tête d'épingle, et que l'examen microscopique met en évidence ; nous avons vu ces hémorragies dans les poumons des animaux que nous avons noyés ; M. Patenko en a retrouvé de semblables chez des animaux asphyxiés par pendaison [1].

Quand les poumons sont congestionnés, ils renferment souvent aussi de l'écume en quantité variable, qui occupe les alvéoles, les petites ramifications bronchiques, quelquefois les grosses bronches, le larynx et la trachée. Il n'y a là rien de spécial à l'asphyxie : l'écume se trouve très fréquemment sur les poumons congestionnés, quelle qu'ait été la cause de la congestion.

Casper et Liman attachent une certaine importance à la congestion de la muqueuse du larynx, de la trachée et des grosses ramifications bronchiques, congestion se manifes-

---

1. DONDERS a donné une explication des différences qui existent, suivant les divers cas, dans le degré de congestion pulmonaire des asphyxiés. La dilatation du thorax non suivie de l'arrivée de l'air dans les poumons détermine l'afflux d'une grande quantité de sang dans ces organes, en raison du vide virtuel qui tend à se produire. Le degré de la congestion dépendrait non seulement de l'énergie et de la fréquence de ces mouvements respiratoires, mais aussi du moment où a lieu l'occlusion des voies qui donnent accès à l'air : si ce moment coïncide avec la fin d'une expiration, la dilatation du thorax sera plus considérable et par suite l'afflux du sang plus abondant.

M. PATENKO, dans un mémoire intitulé : *Étude sur l'asphyxie de cause mécanique* (Annales d'hyg. publ. et de méd. lég., 3e série, t. XIII), rend compte d'expériences qu'il a entreprises et qui viennent à l'appui de la manière de voir de DONDERS. Il a pendu un certain nombre de chiens, les uns immédiatement après une expiration, les autres après une inspiration : les premiers avaient une forte congestion pulmonaire que ne présentaient pas les seconds (dans les deux cas, il a trouvé des foyers d'extravasation sanguine dans les poumons).

Toutefois la théorie de DONDERS ne rend pas compte de tous les faits : par exemple elle n'explique pas la congestion pulmonaire qu'on observe presque constamment, et souvent à un très haut degré, chez les individus asphyxiés par compression du thorax (pris dans des éboulements de terre, écrasés dans la foule, etc.).

tant par la réplétion des fins vaisseaux et s'accompagnant quelquefois d'ecchymoses. Cet état fait fréquemment défaut, et il est inutile de dire qu'il peut être observé chez d'autres sujets que chez les asphyxiés.

On observe quelquefois à la surface des poumons des *plaques d'emphysème interstitiel* plus ou moins étendues, résultant de la déchirure d'un certain nombre d'alvéoles. Ces plaques, qui témoignent d'efforts respiratoires violents et d'un obstacle à la sortie de l'air, ont dans certains cas une réelle valeur diagnostique[1].

Ecchymoses sous-pleurales, sous-péricardiques, etc. — Les ecchymoses sous-pleurales sont encore appelées *taches de Tardieu*, parce que cet auteur les a décrites très minutieusement, a signalé leur rapport avec l'asphyxie et a voulu leur attribuer une importance considérable.

Elles se présentent ordinairement sous forme de taches arrondies, très petites et ne dépassant guère le diamètre d'une lentille ; quelquefois elles sont linéaires ou en coup d'ongle. Leurs bords sont nettement limités, leur couleur rouge cerise ou rouge foncé, brunâtre. Elles apparaissent au premier coup d'œil, à moins que les poumons ne soient extrêmement congestionnés, parce qu'alors elles se détachent moins bien sur le fond sombre de la plèvre ; même dans ce cas il est facile de les apercevoir en regardant attentivement.

Elles sont constituées par de petits épanchements sanguins qui se font exactement à la surface du parenchyme pulmonaire, au-dessous de la plèvre qui se trouve ainsi décollée en ce point. Elles résistent très longtemps à la putréfaction et peuvent être retrouvées plusieurs mois après la mort, surtout si l'on a soin d'insuffler les poumons.

Leur nombre est très variable : quelquefois on n'en ren-

---

1. Dans une série d'expériences faites sur des chiens dans la trachée desquels on avait introduit un robinet, Legroux a constaté qu'il existait toujours un emphysème pulmonaire énorme quand la fermeture du robinet avait été faite après une inspiration. Dans le cas de fermeture après expiration, l'emphysème était infiniment moindre (*Des ecchymoses sous-pleurales et de leur valeur en médecine légale*. Rapport à la Société de médecine légale. 1878.

contre qu'une dizaine, ou moins encore, sur chaque poumon, et alors elles siègent surtout à la base ou à la partie postérieure de l'organe, ainsi que dans l'intervalle des lobes. Ordinairement elles sont plus abondantes et quelquefois en qualité tellement considérable, qu'elles criblent toute la surface pulmonaire. On en rencontre souvent aussi sur les plèvres pariétales et diaphragmatique.

Il est inutile de rechercher les ecchymoses sous-pleurales sur des poumons qui sont reliés au thorax par des adhérences ; pendant l'extraction de ces organes, la plèvre est déchirée plus ou moins complètement, et les ecchymoses n'apparaissent plus, ou bien la déchirure de la plèvre se fait sur des points très petits, au niveau desquels le parenchyme est à nu et peut être pris pour une ecchymose.

Des ecchymoses ponctuées, tout à fait analogues par leur forme et leurs dimensions aux ecchymoses sous-pleurales, se rencontrent aussi sur le cœur, au-dessous du péricarde ; elles occupent surtout le voisinage des vaisseaux coronaires et leurs ramifications. On en trouve aussi, mais bien moins fréquemment, sur la muqueuse du larynx et de la trachée, sur le thymus, sous le cuir chevelu ; quelquefois sur la muqueuse stomacale et encore sur les méninges. — Toutefois, dans les cas d'asphyxie par obstacle à l'entrée de l'air, les ecchymoses ponctuées sont presque toujours limitées aux plèvres et au péricarde.

Toutes ces ecchymoses ponctuées sous-pleurales ou autres se produisent toujours beaucoup plus facilement et en bien plus grande abondance chez l'enfant nouveau-né que chez l'adulte.

Tardieu attribuait aux ecchymoses sous-pleurales une importance énorme ; il avait voulu en faire la caractéristique d'un seul genre d'asphyxie, la suffocation [1]. C'était là une erreur, ainsi que l'ont démontré tous les travaux ultérieurs. En réalité, si les ecchymoses sous-pleurales sont, en effet, surtout fréquentes et abondantes dans les genres d'asphyxie rangés par Tardieu sous le nom commun de suffocation (terme qui comprend d'ailleurs des faits assez

1. Tardieu, *Étude médico-légale sur la pendaison.*

disparates), on les rencontre aussi dans les cas où l'asphyxie s'est produite suivant un autre mode. Il y a plus, les ecchymoses sous-pleurales ont été rencontrées bien des fois chez des sujets qui n'avaient pas succombé à l'asphyxie ou, du moins, à l'asphyxie telle qu'on l'entend en médecine légale. On les a notées chez des enfants morts dans le sein de leur mère; elles sont très fréquentes chez le nouveau-né, quelle qu'ait été la cause de la mort, mais spécialement quand l'accouchement a été difficile et a occasionné une compression forte ou prolongée de la tête. Chez les adultes, il n'est pas rare de les rencontrer quand la mort a été le résultat d'un grand traumatisme (chute, écrasement, ou bien d'une attaque d'épilepsie, d'éclampsie, de tétanos, de l'apoplexie consécutive à une hémorragie cérébrale, et d'une façon générale, quand la mort est survenue rapidement, à la suite d'une cause agissant brusquement[1]. Elles peuvent se manifester aussi dans le scorbut, le purpura, la variole hémorragique, l'hémophilie. On les a encore observées chez les sujets empoisonnés par l'oxyde de carbone, le phosphore, l'arsenic, le mercure, le plomb. — Enfin, les ecchymoses sous-pleurales peuvent faire complètement défaut dans chaque genre d'asphyxie, même dans la suffocation et même chez les nouveau-nés, de sorte que ce signe de l'asphyxie, n'étant ni constant ni caractéristique, est loin d'avoir une valeur absolue.

État du cœur et des gros vaisseaux de la poitrine. — Presque toujours les cavités droites du cœur sont remplies

---

1. Les recherches des expérimentateurs montrent que les ecchymoses sous-pleurales se produisent instantanément, et qu'elles ne sont pas en rapport avec la gêne mécanique des mouvements respiratoires.

Il semble que dans la plupart des cas elles sont occasionnées par un spasme plus ou moins localisé des fins vaisseaux. D'ailleurs les autopsies montrent que les ecchymoses ponctuées ne sont pas toujours accompagnées de congestion de l'organe sur lequel elles siègent. Le fait n'est pas souvent facile à vérifier sur les poumons qui renferment ordinairement beaucoup de sang, mais quand les ecchymoses ponctuées siègent sur le péricarde, les plèvres costales ou diaphragmatique, le mésentère, etc., on constate presque toujours que ces membranes ne sont nullement congestionnées.

de sang, tandis que les cavités gauches en renferment à peine ou sont tout à fait vides[1].

L'artère pulmonaire, les veines caves et leurs branches d'origine sont ordinairement gorgées de sang. Cette réplétion des gros vaisseaux et des cavités droites du cœur est la conséquence du trouble des mouvements respiratoires et de la gêne considérable apportée à la petite circulation, gêne dont les effets se font d'autant plus sentir que généralement le cœur continue à battre un certain temps après que la respiration est définitivement arrêtée.

État de l'encéphale. — On trouve quelquefois une congestion très marquée des parois du crâne et des méninges. Cette hyperhémie semble être surtout passive et due à la stase veineuse par gêne de la circulation. Mais il n'est pas rare que la congestion fasse complètement défaut, et que l'on trouve au contraire une anémie très marquée des méninges et des diverses parties de l'encéphale. Cette anémie est due, sans doute, à la contracture des vaisseaux sous l'action des nerfs vaso-moteurs excités par le sang asphyxique; plusieurs expérimentateurs ont vu, en effet, le resserrement des vaisseaux se produire d'une façon très manifeste pendant l'asphyxie, non seulement sur les méninges, mais aussi sur les divers organes de l'abdomen; la rate, notamment, subit une contraction et une diminution de volume considérable.

---

1. Cet état du cœur est d'ailleurs l'état normal sur le cadavre. Que le cœur se soit arrêté en diastole ou en systole, il ne tarde pas, à moins de circonstances particulières (lésions du myocarde, intoxication?) à être envahi par la rigidité cadavérique, qui apparaît très tôt sur cet organe, si nous en jugeons d'après plusieurs expériences analogues à celle rapportée page 44. Le ventricule gauche chasse ainsi le sang qu'il pouvait contenir, sauf lorsqu'il s'agit de gros caillots fibrineux. Quant au ventricule droit, il reste plein parce que ses parois moins épaisses agissent moins énergiquement et parce que le sang trouve une issue moins facile dans les vaisseaux pulmonaires. Lesser fait remarquer qu'on trouve ordinairement la cavité du ventricule droit effacée par la contraction des parois chez les individus qui ont succombé à une hémorragie, parce que, la masse du sang étant alors moindre, la contraction du muscle peut s'effectuer librement. Chez le nouveau-né, le cœur droit est également vide, parce que ses parois sont relativement plus développées que chez l'adulte.

Quand la rigidité cardiaque a cessé, on trouve les cavités du cœur relâchées.

§ IV. — Valeur des signes de l'asphyxie.

Aucun des signes qui viennent d'être énumérés n'a par lui-même une valeur absolue. La réunion de plusieurs d'entre eux n'est même pas toujours démonstrative. Ils n'appartiennent pas exclusivement à l'asphyxie, telle que nous l'entendons en médecine légale ; on les rencontre ordinairement aussi chez les sujets morts de froid, de chaleur, de fulguration, d'attaques épileptiques, d'intoxication aiguë par l'alcool, l'opium, le cyanure de potassium, etc. C'est que, dans tous ces cas et dans bon nombre d'autres circonstances, la mort se produit, comme dans l'asphyxie, au milieu de troubles de la respiration et de l'hématose survenus brusquement et rapidement, et que ce point commun dans la physiologie pathologique entraîne l'analogie de l'aspect cadavérique. L'expert n'a donc rempli sa tâche que d'une façon insuffisante quand il a déclaré que la mort a été produite par asphyxie. Pris dans son sens large, dans celui qui résulte des constatations anatomiques, ce mot a une telle extension qu'il peut supposer les causes premières les plus diverses.

D'un autre côté, il faut reconnaître que les signes de l'asphyxie font quelquefois défaut dans le cas où l'on serait en droit de les attendre. Nous les avons vu manquer plus ou moins complètement chez des étranglés et chez des individus étouffés en très peu d'instants par un bol alimentaire arrêté dans l'œsophage. Strassmann[1] a autopsié un enfant de 2 ans, étouffé par un bouchon tombé dans le larynx ; il n'y avait pas de congestion ni d'œdème pulmonaire, pas d'ecchymoses sous-pleurales, mais seulement un peu d'emphysème sous les plèvres.

Ces exceptions n'ont guère été notées chez les animaux. Elles existent certainement chez l'homme, sans doute parce que chez lui la complexité de l'appareil nerveux rend

---

1. STRASSMANN, *Die subpleuralen Ecchymosen und ihre Beziehudg zur Erstickung* (Vierteljahrschr. f. gerichtl. Medicin, 1898).

plus faciles les effets réflexes d'inhibition générale ou de syncope.

Quoi qu'il en soit, les signes étudiés plus haut conservent une certaine valeur ; ils peuvent tout au moins compléter très utilement des constatations d'autre nature, et ils doivent être recherchés dans tous les cas.

ARTICLE PREMIER. — SUBMERSION

La mort est dite par *submersion* quand elle succède à l'immersion du corps dans l'eau ou dans un autre liquide, l'accès de l'air dans les voies aériennes étant empêché par ce liquide. On comprend qu'il n'est pas nécessaire, pour que la mort se produise, que le corps soit immergé en entier ; il suffit que la tête, ou même seulement la bouche et le nez, restent plongés un certain temps dans le liquide.

On a vu des gens se noyer dans un ruisseau peu profond, dans une flaque d'eau, dans une ornière, etc. ; dans ces cas, la victime tombe la face dans l'eau, et pour une cause quelconque (ivresse, commotion cérébrale, etc.) ne peut se relever[1].

§ 1. — Mécanisme de la mort par submersion.

Le mécanisme de la mort par submersion a été étudié d'une façon très complète à l'aide d'expériences sur les animaux. Nous allons exposer d'abord les résultats de ces expériences, et nous examinerons ensuite dans quelle mesure ils peuvent s'appliquer à l'homme.

---

1. La mort par submersion occupe, au point de vue de la fréquence, un des premiers rangs parmi les divers genres de mort violente. Elle représente environ 30 0/0 des morts accidentelles, et environ le quart des suicides.

Voici quel est, pour toute la France, le nombre des morts par submersion (d'après le *Compte rendu de la justice criminelle en France*),

DONNÉES EXPÉRIMENTALES

Ces données résultent de nombreux travaux dont les principaux sont ceux de la Société médico-chirurgicale de Londres[1].

Années	ACCIDENTS			SUICIDES		
	HOMMES	FEMMES	TOTAL	HOMMES	FEMMES	TOTAL
1875	2 423	843	3 266	1 162	448	1 610
1880	3 090	691	3 781	1 302	635	1 937
1885	3 394	717	4 111	1 449	647	2 066
1890	2 676	659	3 335	1 395	708	2 103
1895	2 687	642	3 329	1 707	741	2 448
1896	2 855	669	3 524	1 645	780	2 425
1897	2 943	662	3 605	1 680	779	2 459
1898	2 587	622	3 209	1 678	808	2 486
1899	2 685	606	3 291	1 572	782	2 354
1900	2 632	631	3 263	1 558	787	2 345
1901	—	—	3 188	1 572	736	2 308
1902	—	—	2 902	1 610	757	2 367
1903	—	—	2 740	1 563	809	2 372
1904	—	—	2 918	1 537	783	2 320
1905	—	—	3 047	1 592	757	2 349
1906	—	—	3 009	1 616	770	2 386
1907	—	- -	3 151	1 700	801	2 501

Le nombre des noyés reçus à la Morgue de Paris pendant les dernières années a été :

Années	MASCULINS	FÉMININS	TOTAL	Années	MASCULINS	FÉMININS	TOTAL
1890	272	71	343	1900	268	86	354
1891	267	63	330	1901	204	80	284
1892	283	74	357	1902	233	83	316
1893	283	62	345	1903	195	86	281
1894	239	106	345	1904	184	73	257
1895	249	89	338	1905	201	70	271
1896	232	73	305	1906	210	79	289
1897	251	90	341	1907	203	66	269
1898	253	82	335	1908	193	87	280
1899	215	80	295	1909	201	72	273

1. Renvoi de la page 119.

de Bergeron et Montano, de Paul Bert, de Brouardel et Vibert[1], de Brouardel et Loye[2].

Lorsqu'on plonge dans l'eau un animal mammifère, un chien par exemple, de façon qu'il ne puisse pas venir respirer une seule fois à l'air, la mort survient rapidement, au bout de trois minutes et demi à quatre minutes. Par mort, il faut entendre le moment où la respiration est définitivement arrêtée et où le retour à la vie est impossible, bien que quelques rares mouvements du cœur subsistent encore un certain temps.

Voici ce que l'on observe sur un chien immergé (Brouardel et Loye).

1re *phase.* —Au moment même de l'immersion, l'animal exécute habituellement une ou deux inspirations : il est surpris, saisi, et il se débat d'une façon peu active. Cette première période ne dure guère que cinq à six secondes.

2e *phase.* — L'animal s'agite violemment, il cherche à se débarrasser de ses liens, et à revenir à la surface. Il a la gueule fermée, en même temps sa respiration est arrêtée. Cette deuxième période a une durée variable, mais qui oscille autour d'une minute.

3e *phase.* — La respiration, qui était suspendue, reparaît : l'animal fait de profondes inspirations, puis il rejette de la spume blanche à la surface de l'eau. Presque en même temps les mouvements généraux cessent; l'agitation est supprimée. Le chien reste sur le flanc, la bouche et les yeux toujours ouverts. Il exécute des mouvements de déglutition. Cette troisième période dure environ une minute.

4e *phase.* — Nouvel arrêt de la respiration; le thorax reste immobile. Au même moment, la sensibilité disparaît complètement, la cornée elle-même ne réagit plus aux excitations. La pupille est fortement dilatée. La durée de cette période est encore d'environ une minute.

5e *phase.* — Trois ou quatre mouvements respiratoires sont les derniers témoins extérieurs de la vie de l'animal. Ces mouvements persistent à peu près pendant une demi-minute. En même temps apparaissent des contractions fibrillaires des lèvres et des mâchoires.

On voit que l'animal plongé dans l'eau arrête d'abord ses mouvements respiratoires pendant un certain temps. Cet arrêt est en grande partie volontaire, mais il résulte aussi, ainsi que

1. BROUARDEL et VIBERT, Ann. d'hyg. publ. et de médecine légale, t. IV, 3e série, 1880.
2. BROUARDEL et LOYE. Archives de physiologie. 1889.

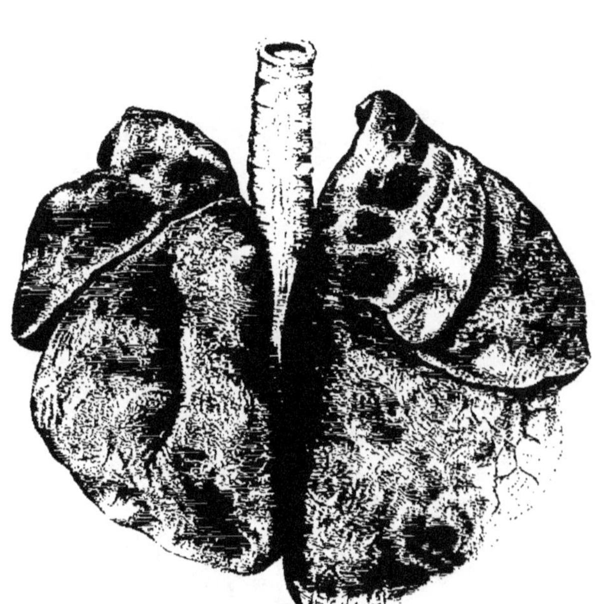

Brouardel et Loye l'ont vérifié, d'une action réflexe dont le point de départ est l'excitation des nerfs cutanés, nasaux et laryngés, excitation causée par le contact de l'eau. Les mêmes auteurs ont noté que l'interruption de la respiration est due à l'immobilisation du thorax, et non pas à un spasme de la glotte.

La caractéristique de la mort par submersion est la pénétration de l'eau dans les voies aériennes. Cette pénétration se fait presque exclusivement, et en grande abondance, pendant la 3ᵉ phase, celle des grandes inspirations. Ainsi, un chien de 5 kilogrammes laisse entrer dans ces voies aériennes 420 centimètres cubes pendant les quatre minutes qu'il a mis à succomber. Sur cette quantité 22 centimètres cubes seulement ont été introduits pendant les 45 premières secondes, et à la suite d'une faible inspiration du début. Puis tout à coup, de la 45ᵉ à la 60ᵉ seconde, pendant la troisième phase, 352 centimètres cubes ont envahi l'arbre aérien.

Les inspirations de la troisième phase ont une grande énergie et font pénétrer l'eau jusque dans les dernières ramifications bronchiques et jusque dans les alvéoles pulmonaires. Le fait est facile à démontrer quand le liquide submergeant est coloré, ou qu'il contient en suspension des particules qu'il entraîne avec lui. Ainsi, lorsqu'on plonge la tête d'un animal sous le mercure jusqu'à ce qu'il soit mort, on voit, en ouvrant le thorax, des gouttelettes de mercure qui ont pénétré jusque sous la plèvre. En noyant des animaux dans un liquide coloré, on voit que ce liquide pénètre très abondamment dans les poumons et jusque dans les alvéoles sous-pleurales, mais, non pas partout, de sorte que ces organes présentent, aussi bien à leur surface que sur des coupes, un aspect marmorisé : même dans les zones les plus colorées, on voit quelques points où le liquide submergeant n'a pas pénétré. La périphérie et les bords des poumons contiennent moins de ce liquide que les parties centrales. La planche II qui représente les poumons d'un chien noyé dans un liquide coloré et est empruntée à l'*Atlas manuel de Médecine légale* d'Hoffmann, traduit pour nous, montre bien ces faits.

Le contact de l'eau sur la muqueuse de la trachée et des bronches provoque la sécrétion d'une abondante quantité de mucus, fait que nous avons observé directement en injectant de l'eau dans la trachée d'un animal. Pendant la troisième phase de la submersion, il y a donc à la fois dans les bronches : de l'eau, du mucus, de l'air, et le tout est mélangé intimement par des mouvements respiratoires violents. Il se forme ainsi une écume, une mousse fine que le mucus rend tenace. On voit l'animal, pendant la troisième phase, expulser à chaque expiration une certaine quantité de cette écume qui vient nager à la surface du liquide submergeant. Mais la plus grande partie de cette écume reste dans les voies aériennes et dans les alvéoles pulmonaires remplissant et tuméfiant les poumons.

C'est cette obstruction des voies aériennes qui fait que l'animal ne peut presque jamais être ramené à la vie quand il est retiré de l'eau à la fin, ou même un peu avant la fin de la troisième phase. L'air ne peut plus circuler dans les conduits bronchiques au milieu de toute cette écume.

Des recherches expérimentales que nous avons faites avec le professeur Brouardel nous ont montré que l'eau ainsi introduite dans les poumons était absorbée facilement et pénétrait assez vite dans le sang de la circulation générale. En comptant les hématies avant et après les submersions, nous avons pu mesurer le degré de dilution du sang. Cette dilution est quelquefois considérable ; quand la submersion s'effectue très lentement, c'est-à-dire quand l'animal peut venir de temps en temps respirer de l'air à la surface de l'eau, la quantité d'eau absorbée peut atteindre le tiers de la masse totale du sang.

Cette abondante absorption du liquide submergeant a été démontrée récemment par une autre méthode, celle de la *cryoscopie*.

La cryoscopie est la mesure du point de congélation d'une solution.

L'eau distillée se congelant à 0, toute solution se congèle au-dessous de 0. Ce point de congélation s'exprime par le signe Δ, qui indique le nombre de degrés au-dessus de 0. Pour le sang, $\Delta = 0,56$.

Or, dans une solution quelconque, l'abaissement du point de congélation est en rapport de proportion avec le nombre (et non pas la nature) des molécules dissoutes. Par conséquent Δ indique la concentration moléculaire d'une solution ; c'est-à-dire que si $\Delta = 04$ pour une solution et $= 08$ pour une autre, on peut dire que la seconde renferme deux fois plus de molécules que les autres.

Ces données ont été appliquées à l'étude expérimentale de la submersion. Carrara[1] mesure le point de congélation du sang prélevé dans l'artère fémorale d'un chien, et trouve que $\Delta = 0,60$. Il noie l'animal, et après la mort il trouve pour le sang du cœur droit $\Delta = 0,42$ et pour le sang du cœur gauche $\Delta = 0,29$.

Cela montre que le sang du cœur droit (et par conséquent de tout le corps) contient plus d'eau qu'avant la submersion, et en outre que le sang du cœur gauche est beaucoup plus dilué que celui du cœur droit, ce qui s'explique par le fait que l'oreillette gauche reçoit le sang des poumons où se fait l'absorption d'eau.

1. Vierteljahrschr. für gerichtliche. Medic., Berlin. 1902.

Si l'on reprend la même expérience, mais en noyant le chien dans l'eau de mer (laquelle congèle à — 2,18), on trouve pour le sang du cœur droit $\Delta = - 1,01$ et pour le sang du cœur gauche $\Delta = - 1,23$. Ici l'absorption d'eau de mer a eu pour effet d'augmenter la concentration moléculaire du sang, et plus dans le cœur gauche que dans le cœur droit.

Enfin des expériences de contrôle montrent que chez un animal tué par un procédé quelconque, placé ensuite dans l'eau pendant un certain temps, on trouve le même degré cryoscopique pour le sang du cœur droit et du cœur gauche.

Nous ajouterons encore qu'au cours des expériences faites avec le professeur Brouardel nous avons constaté chez les animaux qui avaient absorbé une grande quantité d'eau par les poumons qu'un certain nombre de cellules de revêtement des alvéoles étaient tuméfiées, remplies de granulations graisseuses, et prêtes à se détacher.

Peut-être cette donnée anatomique contribue-t-elle à expliquer la cause de la mort de certains noyés qui, rappelés d'abord à la vie, succombent, quelques heures ou quelques jours après, de congestion ou d'inflammation pulmonaire. Il est vrai qu'en pareil cas un rôle important peut être attribué aussi à l'infection résultant de la pénétration dans les poumons d'une foule de particules organiques introduites avec l'eau submergeante.

Submersion chez l'homme. — Les données qui précèdent s'appliquent certainement dans beaucoup de cas à l'homme.

Chez lui, comme chez l'animal, il y a d'abord un arrêt de la respiration, arrêt volontaire, mais favorisé aussi par des actions réflexes dont le point de départ est le contact de l'eau ; pendant ce temps, le noyé cherche instinctivement, par des mouvements désordonnés des membres, à sortir la tête de l'eau. Mais, après un délai qui atteint rarement une minute, et alors même que le noyé a conservé la conscience de l'inutilité et du danger de respirer sous l'eau, la volonté devient impuissante à entraver le mécanisme physiologique en vertu duquel les mouvements respiratoires doivent s'exécuter dès que le sang commence à devenir asphyxique.

On peut dire que les choses se passent ensuite comme dans la troisième phase de la submersion expérimentale car on fait les mêmes constatations à l'autopsie. On trouve les voies aériennes absolument remplies d'une fine écume tenace qui s'étend jusque dans les alvéoles pulmonaires, gonflant et tuméfiant les poumons. On peut constater aussi que les corps étrangers tenus en suspension dans le liquide submergeant ont pénétré jusque dans les alvéoles pulmonaires, indice de l'énergie des mouvements inspiratoires qui se sont accomplis sous l'eau.

Il y a donc des noyés qui meurent par le même mécanisme que celui qui a été étudié chez les animaux. Comme ce mécanisme est, en somme, celui de l'asphyxie, on peut dire qu'il s'agit alors de *noyés-asphyxiés*.

Mais quiconque a pratiqué un certain nombre d'autopsies de noyés, sait que ces autopsies ne donnent pas toujours le même résultat. Il est des cas où l'on ne trouve ni écume, ni eau, dans les voies aériennes, où les poumons ne sont nullement tuméfiés, où il n'y a pas de corps étrangers dans les bronches, où l'estomac ne renferme pas d'eau (tandis qu'il en contient ordinairement dans les autres cas).

Il faut donc bien admettre que ces noyés n'ont pas respiré sous l'eau, que chez eux la troisième phase de la submersion expérimentale ne s'est pas produite, et que par conséquent le mécanisme de la mort a été autre.

Cet autre mécanisme est considéré actuellement comme celui de l'inhibition. C'est-à-dire que, sous l'influence du contact brusque de l'eau sur la peau, sur les muqueuses, sans doute aussi sous l'influence de l'émotion et de la terreur, il se produirait un arrêt de la respiration, puis de toutes les autres fonctions de l'organisme, arrêt qui persisterait jusqu'à la mort, à moins que le noyé ne soit retiré à temps de l'eau et ne reçoive les soins nécessaires. Ce seraient là les *noyés-inhibés*.

Ce mécanisme particulier de la mort par submersion n'a pu être étudié expérimentalement, car il ne se réalise pas chez les animaux.

Il semble que la submersion-inhibition est moins grave que la submersion-asphyxie, en ce sens que le séjour sous l'eau est moins rapidement mortel dans le premier cas que dans le second.

Il est fort difficile de savoir combien de temps un noyé, qu'on a réussi à ramener à la vie, avait séjourné sous l'eau. Cependant le Dr Auguste Voisin [1] déclare que, sur 87 noyés rappelés à la vie, 8 avaient séjourné sous l'eau pendant 5 minutes, et 13 pendant plus longtemps, dont l'un jusqu'à 20 minutes. Laborde prétend même que sa méthode de tractions rythmées de la langue a rappelé à la vie des noyés qui étaient restés 30 et 40 minutes sous l'eau. Comme toutes les expériences sur les animaux montrent que la mort survient après 3 minutes et demie à 4 minutes de séjour dans l'eau, on ne saurait croire que l'homme *asphyxié* par submersion soit plus privilégié. Il faut donc admettre que les noyés rappelés à la vie après un séjour de 5 à 20 minutes sous l'eau, n'étaient pas des noyés-asphyxiés. En fait, les quelques médecins de notre connaissance qui ont eu l'occasion de soigner des noyés retirés de l'eau sans connaissance, nous ont tous dit qu'aucun de ceux qui avaient été rappelés à la vie n'avait d'écume à la bouche ou au nez.

Si ces observations, rares il est vrai, et parfois peu précises, sont exactes, il faudrait en conclure que l'arrêt de la respiration peut être prolongé assez longtemps chez les noyés inhibés, et qu'ensuite le retour à la vie est considérablement facilité par l'intégrité des voies respiratoires.

§ II. — État extérieur du cadavre.

Le cadavre des noyés présente un aspect en général très caractéristique et qui résulte de l'action de l'eau.

Froideur de la peau. — Par le fait de son séjour dans l'eau, le cadavre perd beaucoup plus rapidement sa chaleur propre que s'il restait exposé à l'air; de plus, la peau du noyé étant imbibée par l'eau, qui est bonne conductrice de la chaleur, paraît plus froide au toucher qu'elle ne l'est réellement.

Couleur de la peau. — Chez certains noyés, la face est très pâle, chez d'autres, au contraire, elle est congestionnée,

1. Auguste Voisin. *Note sur l'organisation du service des secours publics dans le département de la Seine* (Paris, 1878. chez Pougin).

parfois violacée. Cet aspect correspond aux deux modes précédemment décrits de mort par submersion ; les noyés *blancs* sont ceux qui sont morts par inhibition; les noyés *bleus*, ceux qui ont succombé à l'asphyxie. Toutefois il serait exagéré de poser ceci comme une règle constante; bon nombre de noyés, dont les voies aériennes sont remplies d'écume, n'ont pas la face très congestionnée.

Les hypostases sont en général précoces et abondantes chez les noyés asphyxiés, ce qui s'explique par la liquidité du sang.

Ces hypostases, comme aussi les larges plaques de congestion cutanée que l'on observe dans certains cas à la partie antérieure du corps, ont parfois une teinte rosée ressemblant un peu à celle que l'on observe chez les sujets intoxiqués par l'oxyde de carbone. Cette teinte a été attribuée à l'oxygénation du sang des vaisseaux cutanés, causée par l'eau qui imbibe les téguments.

Chair de poule ; rétraction du pénis, du scrotum, du mamelon. — L'aspect de la peau connu sous le nom de *chair de poule (cutis anserina)* est dû à l'érection des bulbes pileux sous l'influence de la contraction des muscles lisses annexés à ces bulbes. La chair de poule s'observe très fréquemment chez les noyés, mais aussi chez d'autres sujets morts rapidement. Elle disparaît quand la putréfaction est commencée, et souvent auparavant.

La rétraction du pénis, du scrotum, du mamelon est due aussi à la contraction des fibres musculaires de la peau, qui sont très nombreuses en ces régions. Chez les noyés retirés de l'eau au bout de peu de temps, on observe presque toujours ce signe, mais à des degrés diversement accentués; il est peu durable.

Macération de l'épiderme. — Quand un cadavre a séjourné quelque temps dans l'eau, l'épiderme présente, aux points où il est le plus épais, c'est-à-dire à la paume des mains et à la plante des pieds, un aspect spécial : en s'imbibant d'eau, il est devenu épais, ridé et blanchâtre [1]. Cet

---

1. Chez le vivant. l'épiderme macéré (après un bain. une application de cataplasme, etc.) reprend vite son aspect normal dès qu'il est exposé

aspect est ordinairement plus marqué et plus précoce aux mains qu'aux pieds, mais quand ceux-ci sont nus, c'est le contraire qui a lieu, l'épiderme étant plus épais à la plante des pieds.

Ce signe a une valeur particulière, parce qu'il permet de déterminer avec une certaine approximation la durée du séjour du cadavre dans l'eau. En effet, à mesure que le contact de l'eau se prolonge, la macération devient plus profonde et aussi plus étendue, c'est-à-dire qu'elle gagne par exemple la face dorsale des mains et des pieds, où l'épiderme, moins épais que sur les faces palmaire et plantaire, l'est cependant plus que sur le reste du corps. Il en résulte que l'aspect des mains et des pieds subit graduellement des variations qui aboutissent à des changements très grands. Au début, c'est seulement l'extrémité des doigts qui est plissée et blanc grisâtre, puis cet aspect s'étend à toute la face palmaire de la main et au bout d'un certain temps à la face dorsale (où il reste toujours beaucoup moins accentué). Ensuite, l'épiderme palmaire et plantaire s'épaissit encore et devient d'un blanc de craie ; plus tard, il se décolle du derme et finalement il tombe presque d'une pièce, entraînant avec lui les ongles.

Ces diverses étapes indiqueraient facilement la durée du séjour dans l'eau, s'il ne fallait compter avec l'influence de la température, la macération étant beaucoup plus rapide en été qu'en hiver. Cette cause d'erreur peut cependant être écartée en grande partie, grâce aux données résultant de longues observations et qui sont exposées au § VI du présent chapitre.

Écume au-devant de la bouche et du nez. — Cette écume

à l'air. L'eau est entraînée sans doute par la circulation et non pas par évaporation, car sur le cadavre la macération de l'épiderme persiste indéfiniment.

La macération peut se produire après la mort, non seulement par le contact de l'eau, mais encore en présence d'une quantité quelque peu abondante de vapeur d'eau. C'est ainsi que lorsqu'on exhume un cadavre enfermé dans une bière bien close, on trouve souvent l'épiderme des pieds et des mains très fortement macéré. Il en est de même pour les cadavres conservés dans les cases, hermétiquement fermées, de l'appareil frigorifique de la Morgue.

se présente au-devant de la bouche ou des fosses nasales sous forme d'une petite masse blanche, à bulles très fines, égales entre elles, analogue à la mousse légère d'eau de savon ; quelquefois elle est teintée en rose. On peut la faire sortir en plus grande abondance en comprimant le thorax ; elle augmente aussi de quantité quand la putréfaction commence. Souvent celle qui sort en premier lieu est parfaitement blanche et celle qui lui succède offre la teinte rose mentionnée plus haut.

Ce signe n'est pas constant ; mais quand il existe chez un sujet retiré de l'eau, il constitue une forte présomption que la submersion a eu lieu pendant la vie, ainsi qu'il résulte de ce qui a été dit au § 1.

Dépôt d'algues sur le corps. — Les cadavres qui ont séjourné assez longtemps dans l'eau sont quelquefois recouverts, sur les parties non protégées par les vêtements, d'une substance visqueuse, d'un gris noirâtre, qu'on prend généralement pour de la vase. En examinant cette substance sous l'eau, on constate qu'elle est constituée par des filaments atteignant un ou plusieurs centimètres de longueur. Ce sont des algues qui se sont développées sur la peau et qui ont été salies ensuite par divers corps étrangers. Il faut au moins une semaine pour que ces algues commencent à apparaître.

§ III. — Signes internes.

Augmentation de volume des poumons. Ecume dans les voies aériennes. — L'augmentation de volume est quelquefois extrêmement prononcée. Les poumons semblent comme insufflés : leurs bords sont mousses et arrondis et recouvrent presque complètement le cœur: ils conservent l'empreinte du doigt comme un tissu œdématié. Ils font saillie à l'ouverture du thorax et souvent ils gardent l'empreinte des côtes. On remarque quelquefois aussi à la surface des poumons des plaques plus ou moins larges d'emphysème.

Cette tuméfaction des poumons, que l'on a appelée

emphysème aqueux, est occasionnée par une écume à bulles très fines, égales entre elles, tenaces, qui remplit les ramifications bronchiques et s'étend jusque dans les alvéoles pulmonaires. On la voit sourdre de tous les points de la surface d'une coupe du poumon, spontanément ou sous l'influence d'une pression légère. Elle remplit quelquefois aussi la trachée, le larynx, le pharynx et les fosses nasales.

En expliquant plus haut comment se produisait cette écume, nous avons dit aussi qu'elle ne se formait pas chez tous les noyés, mais seulement chez ceux qui ont respiré sous l'eau. Sur les cadavres putréfiés, on n'en trouve jamais ; s'il en existait primitivement, une partie est chassée au dehors sous l'influence de la pression que les gaz qui se développent alors exercent sur les poumons, et elle vient former au-devant de la bouche et du nez le champignon de mousse dont nous avons parlé plus haut ; l'autre partie revient à l'état liquide, et passe par transsudation dans les cavités pleurales. C'est ainsi qu'à l'autopsie des noyés putréfiés on trouve souvent les poumons affaissés, réduits de volume, et les plèvres remplies d'une quantité abondante de liquide teinté par la matière colorante du sang.

Eau, corps étrangers dans les voies respiratoires. — On trouve quelquefois aussi dans la trachée et les grosses bronches une quantité plus ou moins grande d'eau liquide, non écumeuse. La pénétration de cette eau peut, ainsi que nous le verrons, se produire après la mort du sujet immergé.

Les corps étrangers que tient en suspension l'eau ou le liquide dans lequel a lieu la submersion sont aspirés par le noyé et pénètrent ainsi non seulement dans les grosses bronches, mais encore dans les plus petites ramifications de ces conduits et jusque dans les alvéoles pulmonaires.

On trouve parfois dans les bronches des débris alimentaires provenant de l'estomac. Pendant la submersion, des vomissements se produisent en effet quelquefois, et le contenu stomacal, au lieu d'être rejeté au dehors, peut être attiré dans les voies respiratoires par une inspiration convulsive. Ces débris alimentaires, en oblitérant plus ou

moins complètement la trachée ou les bronches, peuvent
contribuer dans une certaine mesure à amener la mort.
— Sur les noyés, comme sur les autres cadavres, la masse
alimentaire peut être chassée de l'estomac, après la mort,
sous l'influence du développement des gaz de putréfaction
et pénétrer en partie par les voies aériennes. Nous avons
vu que les déplacements brusques ou certaines pressions
exercées sur un cadavre non putréfié, pouvaient avoir ce
même résultat (page 92).

Congestion pulmonaire; ecchymoses sous-pleurales. — La
congestion pulmonaire n'est pas constante dans la mort
par submersion; il est même assez rare qu'elle soit très
accentuée.

Les ecchymoses sous-pleurales bien limitées, petites et
nettes, telles qu'elles ont été décrites plus haut, sont rares
chez les noyés. Elles peuvent cependant se rencontrer, surtout quand la submersion a été très rapide, le corps restant
constamment au-dessous de l'eau, et aussi quand il s'agit
de nouveau-nés ou de très jeunes enfants.

Mais il est fréquent de voir à la surface du poumon de
larges plaques rouges ou roses, plus ou moins nettement
limitées et dessinant des sortes de marbrures. Nous nous
sommes assuré que ces plaques, ou du moins un certain
nombre d'entre elles, sont constituées comme des ecchymoses ponctuées, par un épanchement sanguin sous-pleural; il s'agit d'une véritable hémorragie, en nappe extrêmement mince.

Eau dans l'estomac. — On trouve fréquemment de l'eau
dans l'estomac des noyés; elle est déglutie sans doute au
moment où l'eau commence à entrer en contact avec le
pharynx dans les premières phases de la submersion. Sa
quantité peut atteindre et dépasser un litre; ordinairement
elle est beaucoup moindre, et peut être d'ailleurs assez difficile à apprécier exactement quand elle est mélangée à des
aliments. Quelquefois on trouve l'estomac complètement
vide.

L'eau pénètre parfois dans l'intestin et peut même arriver, dit-on, jusque dans le cæcum. Mais le fait est difficile
à reconnaître, à moins que le liquide submergeant n'ait

une couleur particulière ou ne contienne en suspension des substances faciles à caractériser.

Eau et corps étrangers dans l'oreille moyenne. — Par suite des efforts d'inspiration ou de mouvements de déglutition, le liquide submergeant peut pénétrer dans la trompe d'Eustache et arriver jusque dans l'oreille moyenne en entraînant avec lui quelques-uns des corpuscules qu'il tient en suspension. Mais la pénétration peut se faire aussi après la mort, de sorte que la valeur de ce signe est considérée aujourd'hui comme nulle.

Il en est de même pour *l'œdème des tissus entourant l'épiglotte.*

État du sang. — En général le sang des noyés est non seulement liquide, comme celui de tous les asphyxiés, mais encore d'une très grande fluidité, comparable à celle de l'eau ; en même temps il est d'une coloration moins intense. Cet aspect est souvent très remarquable, notamment sur le foie ; cet organe laisse écouler du sang qui semble dilué par l'addition d'une certaine quantité d'eau. Cette fluidité du sang explique la facilité avec laquelle saignent les plaies sur le cadavre des noyés, la rapidité avec laquelle se font la transsudation et l'imbibition, etc.

On ne trouve presque jamais de caillots dans le cœur à l'autopsie des noyés[1].

§ IV. — La mort a-t-elle été le résultat de la submersion ?

En d'autres termes, la victime est-elle tombée vivante à l'eau, ou y a-t-elle été jetée après la mort ? C'est là, on le comprend, la question capitale dans la pratique. Il peut arriver, en effet, qu'un individu soit tué par suffocation, strangulation ou d'une autre façon qui ne laisse pas de

---

1. Ce fait ne tient pas à la dilution du sang. Divers expérimentateurs ont constaté, depuis longtemps déjà, que chez les animaux noyés, il y a toujours des caillots dans le cœur aussitôt après la mort, mais ces caillots se dissolvent ensuite peu à peu, et le sang redevient complètement liquide.

traces caractéristiques, ou seulement des lésions d'une interprétation douteuse, surtout si la putréfaction est déjà commencée, et que son cadavre ait ensuite été jeté à l'eau pour faire croire à un suicide ou à un accident.

Pour reconnaître si la mort résulte bien de la submersion, l'examen extérieur du cadavre est absolument insuffisant.

Un seul des signes qu'il peut fournir indique que très probablement la mort a eu lieu par submersion : c'est la présence au-devant de la bouche et du nez d'un volumineux champignon de mousse, lequel traduit au dehors la réplétion de tout l'arbre aérien par de l'écume tenace. Quant aux autres signes externes, qui ont été énumérés plus haut, ils n'indiquent qu'une chose : le séjour du cadavre dans l'eau [1].

Signes fournis par l'autopsie. — L'autopsie ne permet que dans certains cas seulement de faire le diagnostic de « mort par submersion ».

L'observation montre en effet que sur près de la moitié des noyés, autopsiés avant que la putréfaction soit commencée ou quelque peu avancée, on ne trouve aucune altération anatomique, aucun signe susceptible de prouver que la mort résulte de ce que le sujet est resté plongé vivant dans l'eau. C'est précisément sur la constatation très souvent répétée de ce fait qu'est principalement basée la théorie, ci-dessus exposée, de la mort par *submersion-inhibition*.

Quant à la mort par *submersion-asphyxie*, elle a des

---

1. Parmi les signes externes, on fait figurer quelquefois : les excoriations sur les doigts, et la présence de gravier ou de sable sous les ongles. Ambroise Paré voyait là une preuve que le noyé « avait gratté le sable au fond de l'eau, pensant prendre quelque chose pour se sauver ».

Il est fort probable que quand un noyé arrive au fond de l'eau il a presque toujours perdu connaissance. En fait, le signe en question se voit bien rarement, si nous nous en rapportons à nos observations personnelles. Il n'a d'ailleurs pas une signification bien probante, car les excoriations peuvent être antérieures à la submersion, et la présence de la vase est presque constante sous les ongles, comme sur le reste du corps, chez les cadavres qui ont séjourné longtemps dans l'eau.

signes qui lui sont propres, et qui sont plus ou moins complets et accentués suivant les cas, c'est-à-dire suivant que l'asphyxie a duré plus ou moins longtemps, et sans doute aussi suivant que l'inhibition s'est ajoutée dans telle ou telle mesure au processus de l'asphyxie.

La valeur diagnostique de ces signes a été parfois contestée, et il convient de les examiner de nouveau à ce point de vue.

La tuméfaction des poumons et la réplétion complète des voies aériennes par une écume tenace est un signe excellent de mort par submersion, mais à la condition qu'il soit bien accentué. Par elle-même, l'écume n'est pas absolument caractéristique de la submersion; on peut la trouver dans beaucoup d'autres cas, et si celle des noyés est en général plus tenace, moins fluide (en raison de la présence d'une abondante quantité de mucus), c'est là un caractère différentiel souvent impossible à apprécier avec précision[1]. Mais, sur un cadavre retiré de l'eau, une énorme quantité d'écume et la distension des poumons ne peuvent pas laisser de doutes, à notre avis, sur la réalité de la mort par submersion, de l'asphyxie par inspiration d'eau.

La présence dans les voies aériennes d'eau entièrement fluide, c'est-à-dire non mélangée de bulles de gaz, n'a pas la même valeur diagnostique. Quand un cadavre est immergé, il peut arriver en effet que l'eau pénètre dans les ramifications bronchiques. Le Dr Bougier, qui a fait une étude expérimentale très soignée de toutes ces questions[2], a constaté, en faisant congeler des cadavres qu'il avait préalablement immergés, qu'il existait des glaçons jusque dans les bronches moyennes, mais en général pas au delà. Toutefois d'autres recherches montrent que l'eau peut pénétrer plus loin et jusque dans les alvéoles pulmonaires.

L'existence de corps étrangers dans les voies aériennes constitue, à notre avis, un bon signe de submersion, mais

---

1. L'écume des noyés se distinguerait de la spume bronchique de l'œdème pulmonaire par un point de congélation plus élevé, la première contenant une plus grande proportion d'eau.

2. Henri BOUGIER, *Peut-on diagnostiquer la mort par submersion?* Thèse de doctorat, Paris, 1884.

dans certaines conditions seulement. Il n'est pas impossible en effet que cette pénétration se fasse après la mort. Le fait ne se produit sans doute que rarement, car il nécessite des mouvements assez étendus de la cavité thoracique. En outre la pénétration ne se fait pas bien loin. Bougier a plongé des cadavres dans de l'eau contenant de nombreux corpuscules ; il a prolongé longtemps l'immersion en déplaçant et en manipulant souvent le cadavre ; il n'a jamais trouvé les corpuscules du liquide submergeant au delà des cinquièmes divisions bronchiques. Lors donc que l'on ne trouve les corps étrangers que dans les grosses bronches, le doute est de mise. Mais lorsqu'ils existent en abondance non seulement dans celles-ci, mais encore dans certaines de leurs fines ramifications, nous croyons qu'ils n'ont pu y être introduits que par les énergiques mouvements inspiratoires qui se produisent au cours de l'asphyxie par submersion. Ce qui vient d'être dit s'applique aux corps étrangers d'un certain volume, à ceux que l'œil et le toucher peuvent distinguer. Quant aux corps étrangers microscopiques constituant le plankton, il en sera parlé plus loin (page 154).

La présence de l'eau dans l'estomac constitue également, sous certaines conditions, un bon signe de submersion effectuée pendant la vie.

La valeur de ce signe a été, à notre avis, beaucoup trop dépréciée dans ces derniers temps. On lui a fait deux objections, à savoir que l'eau qui se trouve dans l'estomac a pu être déglutie avant la noyade, ne répond guère qu'à une préoccupation théorique, à une éventualité qui ne se réalise pour ainsi dire jamais dans la pratique. On ne trouve pas d'eau pure dans l'estomac des cadavres, sauf peut-être des exceptions rarissimes, et l'on ne voit pas pourquoi le noyé (par suicide ou par accident) ferait exception à cette règle. D'ailleurs le liquide submergeant peut quelquefois être distingué de l'eau potable par son aspect, au besoin par l'analyse chimique.

L'autre objection est plus grave et mérite d'être discutée. L'eau ne peut-elle pénétrer dans l'estomac après la mort ?

Cette question a été étudiée expérimentalement, et les

résultats ont été différents suivant les expérimentateurs.

Bougier, sur de nombreux cadavres qu'il a immergés, n'a jamais vu le liquide pénétrer dans l'estomac, quelle qu'ait été la position donnée au cadavre ; avant lui d'autres avaient obtenu les mêmes résultats. Par contre Liman, Hofmann, Lesser, d'autres encore ont constaté que l'eau pouvait arriver dans l'estomac des cadavres immergés ; mais presque toujours ces cadavres avaient été remués ou placés dans des positions anormales au-dessous de l'eau. En outre, le liquide submergeant ne pénètre guère en grande quantité, bien que Lesser en ait trouvé un litre. Mais il est fort probable que cette pénétration *post mortem* constitue une exception et ne se réalise que dans des conditions assez rares. S'il en était autrement, on devrait trouver toujours de l'eau, et en abondance, dans l'estomac des noyés qui sont restés longtemps submergés, car les chances de pénétration augmentent avec la durée de l'immersion. Or c'est l'inverse qui s'observe ; presque jamais on ne trouve d'eau dans l'estomac des noyés très putréfiés, ou seulement une très petite quantité ; celle qui avait pu être avalée au moment de la mort disparaît au bout d'un certain temps par transsudation.

Nous croyons donc qu'il y a de fortes présomptions que l'eau trouvée dans l'estomac a été introduite pendant la vie, surtout quand elle y est en abondance, par exemple au delà de 3 à 400 centimètres cubes. Or sa quantité est souvent beaucoup plus grande ; nous en avons trouvé deux litres et Contague *huit litres*. En pareil cas, la pénétration *post mortem* paraît bien improbable. Quand l'eau se trouve mélangée à des aliments dans l'estomac, elle peut encore être reconnue si elle est en grand excès ; il suffit de laisser décanter le contenu stomacal dans un récipient conique ; la séparation commence déjà au bout d'une heure, et en douze ou vingt-quatre heures l'eau surnage toute la bouillie alimentaire.

L'eau peut pénétrer au-delà de l'estomac dans le duodénum et l'intestin grêle. Or il a été établi par les recherches de Fagerlund, inspirées par Hoffmann, que le liquide submergeant ne franchit jamais l'orifice pylorique après la mort. Il y a donc là un bon signe de submersion vitale, accepté par la presque unanimité des médecins légistes. Mais si nous nous en rapportons à nos observations personnelles, le signe de Fagerlund fait souvent défaut, même lorsqu'il y a beaucoup d'eau dans l'estomac. Il est probable que même quand le liquide submergeant a pénétré dans le duodénum, il disparaît assez rapidement en se diluant dans le reste du contenu intestinal ou en transsudant à travers les parois. Mais s'il était assez riche en corps étrangers, ceux-ci restent étalés sur la muqueuse, et leur présence a la même signification que celle du liquide submergeant.

La présence de l'eau et des corps étrangers dans l'oreille moyenne est regardée par certains auteurs comme un bon signe de submersion effectuée pendant la vie. Cependant la valeur de ce signe est contestée par Lesser et d'autres médecins légistes, notamment par un élève du professeur Hoffmann : Huevkovsky[1]. Il faut reconnaître d'ailleurs qu'il est très difficile à constater sur les cadavres putréfiés.

Les signes qui viennent d'être indiqués ne sont pas toujours au complet sur un noyé asphyxié. L'un des plus importants : la tuméfaction pulmonaire avec réplétion des voies aériennes par l'écume, disparaît dès que la putréfaction existe, ainsi que nous l'avons dit plus haut.

Il peut donc arriver que même chez les noyés asphyxiés on ne trouve pas de signes certains de submersion effectuée pendant la vie. D'autre part, ces signes font toujours défaut chez les noyés inhibés. On voit donc qu'à cette question : La submersion a-t-elle été effectuée pendant la vie ? il est souvent impossible de donner une réponse catégorique. Il convient alors de faire ressortir le véritable sens des constatations négatives de l'autopsie, en formulant par exemple les conclusions de la façon suivante : 1° *Le corps ne porte pas de traces de violences auxquelles on puisse attri-*

---

1. Huevkovski a plongé dans de l'eau amidonnée, dans de l'eau contenant de la poudre de lycopode, ou des muscles réduits en bouillie, 28 cadavres d'enfants et 17 têtes d'adultes. Sur ces 45 expériences, il a trouvé 13 fois (28 0/0) que le liquide avait pénétré dans l'oreille moyenne. [*L'oreille au point de vue anthropologique et médico-légal*, par LAXNOIS (de Lyon), in Arch. de l'anthrop. criminelle, septembre 1887.]

buer la mort ; 2° les constatations de l'autopsie ne permettent pas d'affirmer que l'individu a succombé à la submersion ; mais ce genre de mort peut ne pas laisser sur le cadavre de signes caractéristiques.

Recherches au laboratoire

Les signes fournis par l'autopsie étant trop souvent insuffisants on s'est efforcé d'en trouver d'autres, ceux-là constatables seulement au laboratoire.

Recherches sur le sang. — Etant donné que tout au moins chez les noyés-asphyxiés le sang est dilué par le liquide submergeant, la constatation de cette dilution peut fournir la preuve que la submersion a été effectuée pendant la vie.

La *cryoscopie* (voir page 138) qui permet de constater sûrement cette dilution et d'en mesurer exactement le degré, a paru devoir fournir ainsi un signe diagnostic excellent.

Elle donne en effet des résultats précis dans la submersion expérimentale, mais quand il s'est agi de l'appliquer à la pratique médico-légale, on s'est aperçu qu'elle perdait énormément de sa valeur.

Elle n'en a plus aucune dès que la putréfaction est commencée. En effet, sous l'influence de celle-ci le sang subit très rapidement une série de transformations chimiques avec dédoublements successifs des molécules dont le nombre se trouve ainsi augmenté, de sorte que de ce fait le point de congélation est augmenté et ne fournit plus aucun renseignement sur la dilution par l'eau.

D'autre part, ainsi que Stockis [1] l'a démontré, le sang du cœur et des gros vaisseaux commence peu de temps après la mort à subir une *concentration* qui résulte de ce que sa partie la plus liquide filtre à travers les parois pour former des hypostases.

Enfin, dès que la putréfaction est un peu avancée, le cœur est en général complètement vide et par conséquent la méthode inapplicable.

Ajoutons qu'elle l'est encore quand il s'agit d'un noyé qui n'a succombé qu'après avoir été retiré de l'eau, car pendant la survie la dilution du sang disparaît rapidement.

La méthode se trouve donc limitée au cas où les autres signes

---

1. STOCKIS, Recherches sur le diagnostic médico-légal de la mort par submersion. (*Travail de l'Institut de médecine légale de l'Université de Liège*, 1909.)

de submersion sont le plus apparents, prêtent le moins au doute, et c'est ainsi que l'on voit dans un mémoire de Stœnesco [1] que, toutes les fois que la cryoscopie a donné des résultats positifs, les poumons étaient considérablement tuméfiés et remplis d'écume.

Les objections qui s'adressent à la cryoscopie s'adressent également aux autres méthodes proposées pour mesurer la dilution du sang ; par exemple à la *conductibilité électrique* de celui-ci, à la *mesure de sa densité*, aux *dosages de ses éléments*. Le dosage des chlorures échappe à quelques-unes de ces objections parce que ces sels sont assez stables, mais non pas à la cause d'erreur résultant de la concentration *post mortem* du sang.

Quant à la numération des hématies, il n'y faut pas songer. Outre que leur proportion est très variable à l'état normal, leur nombre diminue vite après la mort, en raison de l'hémolyse résultant de la putréfaction, et favorisée encore chez les noyés par l'addition d'eau au sang.

Cette *hémolyse* se ferait d'ailleurs d'une façon spéciale chez les noyés, et Revensdorf a proposé de tirer de là un signe de submersion. Tandis que sur les cadavres ordinaires l'hémolyse débuterait dans la veine porte d'où elle gagnerait le cœur droit avant d'envahir le système artériel, chez les noyés elle commencerait et resterait plus intense dans le cœur gauche. Ainsi quand l'hémolyse dans le cœur gauche présente un degré plus intense que dans le cœur droit, ce serait un signe de submersion. En admettant que ce signe ait une valeur réelle, elle n'existerait en tous cas que lorsque la putréfaction est à peine commencée, car ensuite l'hémolyse fait dans tout le corps des progrès rapides.

Recherche du plankton pulmonaire. — Ainsi que cela a été dit plus haut, le liquide submergeant est aspiré avec une grande force par les noyés asphyxiés ; il pénètre dans toutes les ramifications bronchiques et jusque dans les alvéoles pulmonaires. Il entraîne avec lui les corps étrangers qu'il tient en suspension.

Mais dans la plupart des cas ces corps étrangers ne sont pas assez volumineux pour qu'on puisse les distinguer nettement à l'œil nu, et surtout les reconnaître à la simple inspection dans les bronches et dans le parenchyme pulmonaire, tandis que le liquide submergeant contient toujours des corpuscules que l'examen microscopique permet de déceler et de caractériser.

L'ensemble des corpuscules flottant dans l'eau des fleuves, rivières, canaux, lacs, etc., a reçu le nom de *plankton* (de πλαγκτος, errant).

Il comprend, outre des bactéries et des germes divers, des

---

1. Stœnesco, *Diagnostic de la submersion par l'étude cryoscopique du sang des noyés.* (Ann. d'hyg. pub. et de méd. lég.. 1905.)

champignons microscopiques, des algues vertes monocellulaires, des diatomées, des débris végétaux ou animaux divers, et enfin des particules minérales amorphes ou cristallisées, des corpuscules de charbon, etc.

C'est ce plankton dont la recherche systématique dans les poumons a été proposée par Reinsberg [1] et Revenstorf [2]. Pour cela ou bien l'on pratique sur les poumons des coupes par congélation, ou bien l'on prélève des fragments de ces organes, on les comprime fortement à la presse ; le liquide ou la spume ainsi obtenus sont centrifugés, et le culot est soumis à l'examen microscopique.

La présence du plankton dans les poumons est-elle la preuve certaine que le noyé a respiré sous l'eau ? En d'autres termes les fines particules en suspension dans le liquide submergeant ne peuvent-elles arriver jusque dans les dernières ramifications bronchiques et les alvéoles pulmonaires d'un cadavre resté plus ou moins longtemps sous l'eau ?

Des doutes sont encore permis à ce sujet. Revenstorf lui-même admet que sur un cadavre immergé le plankton peut envahir le poumon, mais seulement dans les parties centrales, près du hile. Aussi, d'après lui, pour être en droit d'affirmer la pénétration vitale, il faut que le plankton soit réparti uniformément dans tout le poumon, qu'on le trouve notamment dans les parties les plus superficielles de l'organe, prélevées sous la plèvre. Mais Stokis conteste, en se basant sur ses recherches personnelles, que l'uniformité de répartition du plankton pulmonaire prouve d'une façon absolue son introduction pendant la vie.

Il nous paraît que la valeur de ce signe n'a pas encore été soumise à des contrôles suffisants. Quand on lit que Revenstorf l'a constaté 98 fois sur 107 cadavres de noyés examinés par lui, on est surpris d'un tel résultat, car les noyés asphyxiés ne sont pas dix fois plus nombreux que les noyés inhibés chez lesquels on ne devrait pas rencontrer le plankton pulmonaire, si les théories actuelles sur le mécanisme de la mort par submersion sont exactes. La statistique de Revenstorf suggère l'idée qu'il n'est pas certain que le plankton ne puisse pénétrer après la mort dans toute l'étendue des poumons.

Recherche du plankton du cœur. — Il s'agit là d'un nouveau

---

1. REINSBERG. *Beitrag zar Lehre vom Ertrinkungstode* (Zeitschrift der bohm. Aerzte, 1901).

2. REVENSDORF, *Der Nachweis der aspirierten ertrankungs flussigkeiten als Kriterium des Todes durch Ertrinken* (Vierteljahrsch. für gerich. Medicin, 1904).

signe de la mort par submersion tiré de recherches fort intéressantes des deux médecins belges Corin et Stokis [1].

Voici comment ces recherches peuvent se résumer :

L'eau aspirée dans les poumons et pénétrant par absorption dans les veines pulmonaires entraîne avec elle les plus fines particules du plankton, celles qui ne dépassent pas notablement les dimensions des hématies. Ces particules se trouvent ainsi amenées dans le cœur gauche, et elles passent de là dans la circulation générale pour être conduites jusque dans le cœur droit.

La démonstration expérimentale de ce fait a été obtenue d'abord en noyant des animaux dans de l'eau contenant en suspension des cellules de levure de pain dont les dimensions sont à peu près celles des globules sanguins. Après la mort, le sang des deux cœurs fut recueilli séparément, étendu d'eau mélangée d'éther (pour hémolyser les hématies et rendre ainsi plus facile la recherche des corps étrangers), puis centrifugé et examiné au microscope. Dans les préparations de sang du cœur gauche, on trouva des cellules de levure ; on en trouva quelques-unes aussi mais en quantité bien moindre, dans le cœur droit. — La présence de ces cellules fut encore démontrée par un autre procédé : le sang recueilli aseptiquement dans les deux cœurs fournissait dans du malt, une culture pure de levure.

Dans l'eau des fleuves, rivières, canaux, lacs, etc., le plankton comprend des particules assez fines pour être, comme les levures dont il vient d'être parlé, entraînées avec le liquide submergeant dans les veines pulmonaires. Ces particules sont constituées par des substances minérales cristallines : débris de quartzite, de calcite, etc., ou amorphes : oxydes divers, charbon, etc.

Ces particules se retrouvent dans le culot de centrifugation du sang des deux cœurs, surtout du cœur gauche ; mais il est difficile de les voir et de les caractériser nettement avec le microscope ordinaire. Ils apparaîtraient au contraire fort clairement à la lumière polarisée.

« Appliquant, dit Stockis, cette méthode à l'examen du sang « du cœur de chiens noyés dans l'eau de rivière, on trouve, au « microscope polariseur de multiples points lumineux cristallisés « bien caractéristiques. — Qu'il s'agisse bien de cristaux mi-

1. Ces recherches sont exposées notamment dans les deux ouvrages suivants :

Eugène STOCKIS. Recherches sur le diagnostic médico-légal de la mort par submersion (*Dissertation inaugurale présentée à la Faculté de Médecine de l'Université de Liège pour l'obtention du titre de docteur spécial en médecine légale*. 1909).

Le diagnostic de l'asphyxie par submersion. (Ann. d'hyg. pub. et de médec. lég., octobre 1909.)

« néraux et non de formations organiques produites soit pendant
« la vie, soit *post mortem* par putréfaction, cristaux de phosphates,
« d'oxalates, etc., c'est ce que démontre leur résistance à l'action
« de l'acide chlorhydrique. »

« Au polariseur, il nous a été dès lors facile de retrouver chez
« l'homme, dans les cavités cardiaques des noyés, les particules
« minérales en suspension dans l'eau de rivières, tandis que
« nous n'avons jamais retrouvé ces cristaux dans le sang d'ani-
« maux qui n'ont pas été noyés ou d'individus ayant succombé
« à un genre de mort autre que la submersion. »

Ces particules ne pénétreraient jamais dans le sang des animaux plongés dans l'eau après leur mort.

La technique de la recherche desdites particules dans le sang
est la suivante :

Dès que le péricarde est ouvert, on place à la base du cœur
une forte ligature, et l'on n'ouvre les cavités cardiaques qu'au
laboratoire, après avoir minutieusement lavé la surface externe
du cœur à l'eau distillée. Le sang du cœur gauche et celui du
cœur droit sont recueillis à part, hémolisés par l'eau avec ou
sans addittion d'éther ou d'acide acétique, centrifugés. Les culots
de centrifugation sont alors examinés à la lumière polarisée
avec un grossissement de 500 diamètres environ, avant et après
traitement par acide chlorhydrique.

Quand il n'y a pas de sang dans le cœur, le procédé est encore
applicable. « Dans ces cas, en effet (et nous en avons observé un
« grand nombre), il suffit de laver la surface interne de l'endocarde
« pour recueillir des cristaux biréfringents qui sont déposés sur
« la paroi interne du cœur. On peut ainsi, sur des cadavres vieux
« de plusieurs mois, affirmer encore par des recherches rapides
« que la mort est due à l'asphyxie par l'eau. »

Si les résultats annoncés par Corin et Stockis peuvent être
considérés comme définitivement acquis, leur travail cons-
tituera une étape mémorable dans l'histoire de la submersion, car il aura fourni un très précieux moyen de diagnostic.
Les recherches de ces auteurs ont d'ailleurs été faites, autant
qu'on en peut juger à la lecture, avec beaucoup d'ingéniosité et
un grand soin.

Nous ferons seulement ici la même remarque qu'à propos du
plankton pulmonaire. Stockis déclare que chez tous les noyés retiré
des eaux de la Meuse, de l'Ourthe, de la Vesdre, de la Sambre, son
procédé lui a fourni des résultats positifs ; il n'y a eu qu'une
seule exception. Il faudrait donc en tirer la conclusion que tous
les noyés, ou à peu près tous, respirent sous l'eau, sont des noyés
asphyxiés, et que les noyés inhibés sont l'exception infime,
presque négligeable.

On ne comprend guère, en effet, comment un noyé qui a aspiré de l'eau en quantité assez abondante pour qu'elle pénètre, avec les corps étrangers qu'elle tient en suspension, dans le cœur gauche et dans tout le système circulatoire, ne présenterait ni écume dans les bronches ni altérations macroscopiques des poumons. Or une pratique quelque peu prolongée des autopsies de noyés montre que la proportion de ceux qui, avant que la putréfaction soit commencée, ne présentent aucune modification apparente des poumons est relativement considérable (voir page 148).

§ V. — La submersion a-t-elle été le résultat d'un suicide, d'un accident ou d'un crime ?

La submersion suicide ne peut évidemment être distinguée de la submersion accidentelle par les constatations de l'autopsie.

Le meurtre par submersion est rare, du moins chez les adultes, et ne pourrait être soupçonné que si la victime portait des blessures ou des traces de lutte[1]. Mais un individu peut être jeté à l'eau par surprise, ou alors que, pour une cause quelconque, il est hors d'état de se défendre, de sorte que l'absence de marques de violences ne permet pas d'écarter absolument l'idée d'un crime.

Dans le cas où le cadavre porte des blessures, il reste à interpréter la cause de celles-ci. Les fractures du crâne, plaies, ecchymoses, etc., constatées sur un noyé peuvent être le fait du choc du corps, au moment de la chute, contre un obstacle résistant rencontré dans l'eau. Des blessures peuvent aussi résulter d'une tentative de suicide immédiatement antérieure à la submersion. Le médecin doit rechercher, dans chaque cas particulier, si la nature des blessures concorde mieux avec l'hypothèse d'un accident ou d'un suicide qu'avec celle d'un crime, et il peut être aidé dans sa tâche par certains renseignements de l'enquête ju-

---

1. Il n'est pas rare de voir des individus qui, avant de se jeter à l'eau, se lient les jambes et les bras, s'attachent une pierre ou un autre corps pesant. Une telle circonstance, surtout quand il n'existe pas de traces de violences sur le corps, indique presque toujours un suicide, et non pas un meurtre, comme le croient certaines personnes.

diciaire, que lui seul est quelquefois à même d'interpréter utilement ; mais il n'y a pas de règles spéciales à formuler à cet égard.

On observe assez souvent aussi sur les noyés des blessures ou des mutilations produites après la mort. Pendant leur séjour dans les cours d'eau, les cadavres sont exposés en effet à de nombreux traumatismes : heurts accidentels, action de l'hélice ou de la roue des bateaux à vapeur, de la chaîne de touage ; compression entre deux bateaux ou entre un bateau et un quai, dans une écluse, etc. De tels traumatismes produisent parfois des lésions énormes : amputation des membres, décapitation, éviscération, etc. Des blessures moindres sont produites aussi au moment du repêchage (coup de croc)[1].

Le diagnostic différentiel des blessures faites pendant la vie ou pendant la mort est parfois assez difficile à établir dans ces cas, parce que le séjour dans l'eau a pour effet de laver les plaies, de faire disparaître plus ou moins complètement l'infiltration sanguine de leurs bords. La nature et la disposition de ces blessures *post mortem*, le siège, la profondeur et l'étendue des lésions mettent en général le médecin à même de reconnaître leur origine.

§ VI. — Combien de temps le corps a-t-il séjourné dans l'eau ?

La putréfaction des corps immergés dans l'eau présente certaines particularités et se fait suivant une forme et une marche spéciales sous quelques rapports.

La tête, le cou et la partie supérieure du tronc sont ordinairement les régions où les altérations sont les plus marquées, et c'est par là que débute souvent la putréfaction. Celle-ci est remarquable par l'abondance des gaz qui se

1. Voir sur ce point le travail de M. DELENS : *Fractures et lésions osseuses que l'on rencontre sur les cadavres retirés de la Seine* (Annales d'hyg. publ. et de méd. lég., 1878, 2ᵉ série, t. L), et un mémoire très complet du prof. THOINOT : *Blessures et mutilations subies par les cadavres des noyés pendant leur séjour dans l'eau* (Même recueil, juillet 1908).

développent dans le tissu cellulaire sous-cutané de toutes les régions du corps; à la face notamment, ces gaz se produisent en grande quantité et d'une façon précoce, de sorte que de bonne heure les traits sont méconnaissables : les paupières sont renversées au dehors, les yeux saillants, les parties latérales du nez presque au même niveau que les joues; les lèvres extrêmement tuméfiées forment des bourrelets saillants et laissent la bouche entr'ouverte.

Nous avons vu que la putréfaction se faisait moins rapidement dans l'eau qu'à l'air libre; mais une fois que le cadavre est retiré de l'eau, la putréfaction marche ensuite très rapidement, et en été surtout, elle fait en quelques heures des progrès considérables. Bien des fois nous avons eu l'occasion de voir à la Morgue le cadavre d'hommes qui s'étaient noyés en se baignant, et qui n'étaient vêtus que de leur caleçon; à leur arrivée, la putréfaction paraissait à peine commencée ; au bout de trois ou quatre heures les parties génitales avaient doublé ou triplé de volume par le fait de l'accumulation des gaz, et il aurait été absolument impossible de remettre le caleçon; les autres parties du corps présentaient des altérations aussi rapides. Il est très important de ne pas perdre ce fait de vue et de n'évaluer la durée approximative du séjour dans l'eau qu'après avoir eu soin de demander depuis combien de temps le cadavre a été repêché.

A une époque plus avancée, rarement avant le deuxième mois, la peau subit une modification particulière; elle devient jaunâtre comme du parchemin, légèrement rugueuse, en même temps que friable : offrant une consistance qui rappelle un peu celle du carton imbibé d'eau. Il n'est pas rare de voir sur les téguments de petites taches à contours très nets et d'une coloration rouge extrêmement vive, ou bien rose, ou encore bleue.

A partir du quatrième mois on aperçoit quelquefois sur la peau de petits tubercules arrondis ou cylindro-coniques. atteignant à peine les dimensions d'un pois, serrés les uns contre les autres, et formés par des sels calcaires.

Devergie, qui a étudié avec un soin tout particulier la marche de la putréfaction chez les noyés, a résumé dans le tableau suivant [1] les points de repère qui peuvent servir à établir l'époque de la mort pour les noyés qui ont séjourné dans l'eau *pendant l'hiver*. Il convient de faire remarquer que les observations de Devergie ont été prises pendant un hiver très rigoureux, et que les laps de temps qu'il indique devraient être un peu réduits d'une manière générale.

1° *De trois à cinq jours*. — Rigidité cadavérique, refroidissement du corps; l'épiderme commence à blanchir.

2° *De quatre à huit jours*. — Souplesse de toutes les parties, couleur naturelle de la peau; épiderme de la peau des mains très blanc.

3° *De huit à douze jours*. — Flaccidité de toutes les parties; épiderme de la face dorsale des mains commençant à blanchir; face ramollie et présentant une teinte blafarde, différente de celle de la peau du reste du corps.

4° *Quinze jours environ*. — Face légèrement bouffie, rouge par places; teinte verdâtre de la partie moyenne du sternum; épiderme des mains et des pieds totalement blanc, et commençant à se plisser.

5° *Un mois environ*. — Face rouge brunâtre, paupières et lèvres vertes; plaque rouge brune, environnée d'une teinte verdâtre, à la partie antérieure de la poitrine; épiderme des mains et des pieds blanc, épaissi et plissé comme par des cataplasmes.

6° *Deux mois environ*. — Face généralement brunâtre, tuméfiée, cheveux peu adhérents; épiderme des mains et des pieds en grande partie détachés; ongles encore adhérents.

7° *Deux mois et demi*. — Épiderme et ongles des mains détachés; épiderme des pieds détaché; ongles encore adhérents.

Coloration en rouge du tissu cellulaire sous-cutané du cou et de celui qui environne la trachée et les organes contenus dans la cavité de la poitrine; saponification partielle des joues, du menton; saponification superficielle des mamelles, des aines et de la partie antérieure des cuisses.

8° *Trois mois et demi*. — Destruction d'une partie du cuir

1. DEVERGIE, *Médecine légale*, 3ᵉ édition, t. II, page 520.

chevelu, des paupières, du nez ; saponification partielle de la face, de la partie supérieure du cou et des aines ; corrosions et destructions de la peau sur diverses parties du corps ; épiderme des mains et des pieds complètement enlevé : ongles tombés.

9° *Quatre mois et demi.* — Saponification presque totale de la graisse de la face, du cou, des aines et de la partie antérieure des cuisses : commencement d'inscrustation calcaire sur les cuisses ; commencement de saponification sur la partie antérieure du cerveau : état opalin de la plus grande partie du cuir chevelu ; décollement et destruction de la plus grande partie du cuir chevelu ; calotte osseuse dénudée, commençant à être très friable.

Pour l'été, où les phénomènes sont infiniment plus rapides, Devergie fait remarquer que cinq à huit heures de séjour dans l'eau correspondent à la période numéro 1 en hiver ; vingt-quatre heures à la période numéro 2 ; quarante-huit heures à la période numéro 3 ; quatre jours à la période numéro 4. Mais il faut ajouter que, même en tenant compte de cette équivalence, le développement de gaz est encore plus prompt et plus abondant en été qu'en hiver. — Au printemps et en automne, la putréfaction suit naturellement une marche intermédiaire aux deux extrêmes qui viennent d'être indiqués et dont la rapidité est en raison de la température.

Quand on a occasion d'observer de très nombreux cadavres de noyés, on arrive à préciser assez exactement la durée du séjour du corps dans l'eau ; c'est ainsi que les évaluations faites par les garçons de service à la Morgue de Paris sont toujours très rapprochées de la vérité. Mais il faut reconnaître que les descriptions, si détaillées soient-elles, que l'on trouve dans les livres, ne peuvent suppléer complètement aux notions que donnent des observations très répétées ; ainsi le médecin qui n'a point sur ce point une expérience personnelle, fera bien de n'évaluer la durée du séjour dans l'eau qu'avec une large approximation.

ARTICLE II. — PENDAISON

La mort par pendaison est celle qui succède à la suspension du corps par un lien passé autour du cou [1].

Il n'est nullement nécessaire, pour que le sujet succombe, que la suspension soit complète, c'est-à-dire que le corps n'ait aucun point d'appui et que les pieds restent à une certaine distance du sol; il est parfaitement établi aujourd'hui par de très nombreux exemples que la mort survient

[1]. La pendaison est le mode de suicide le plus répandu.
Voici le nombre annuel des suicidés par pendaison en France :

Années	MASCULINS	FÉMININS	TOTAL	Années	MASCULINS	FÉMININS	TOTAL
1891	3 369	562	3 931	1900	3 129	519	3 648
1892	3 299	533	3 832	1901	2 956	515	3 471
1893	3 259	465	3 724	1902	2 944	513	3 457
1894	3 437	550	3 987	1903	2 958	509	3 467
1895	3 224	494	3 718	1904	2 911	497	3 408
1896	3 107	542	3 649	1905	3 052	545	3 597
1897	3 233	536	3 769	1906	3 104	541	3 645
1898	3 139	526	3 665	1907	3 392	649	4 041
1899	2 960	528	3 488				

La Morgue de Paris reçoit chaque année un assez grand nombre de pendus. Voici les chiffres :

Années	MASCULINS	FÉMININS	TOTAL	Années	MASCULINS	FÉMININS	TOTAL
1891	34	1	35	1901	24	1	25
1892	28	1	29	1902	23	1	24
1893	28	»	28	1903	26	2	28
1894	43	1	44	1904	12	»	12
1895	19	1	20	1905	15	»	15
1896	34	»	34	1906	18	1	19
1897	33	2	35	1907	22	1	23
1898	27	2	29	1908	16	»	16
1899	18	2	20	1909	19	»	19
1900	28	1	29				

alors que le corps repose sur le sol par les pieds, les genoux, les fesses, une partie du tronc, ou même qu'il est couché

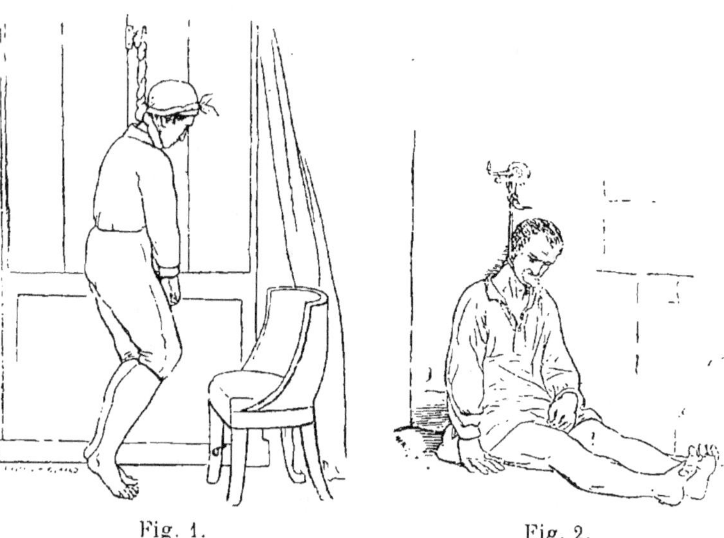

Fig. 1.　　　　Fig. 2.

dans la position horizontale, la tête et le cou étant soulevés par le lien suspenseur (*fig.* 1, 2, 3).

On peut se demander comment, dans ces cas le suicidé n'a pas exécuté le faible mouvement qui suffirait à le mettre debout et à faire cesser la constriction du cou, tandis que, dans d'autres genres de mort, la submersion par exemple, l'homme le plus fermement décidé à périr exécute presque toujours, d'une façon en quelque sorte instinctive,

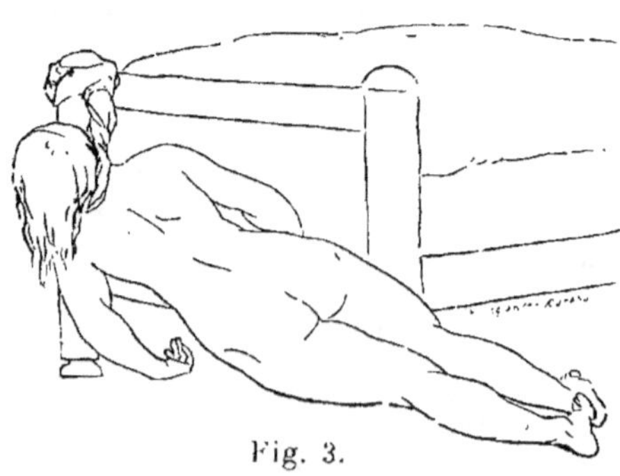

Fig. 3.

des mouvements tendant à le sauver. C'est que, dans la pendaison, la perte de connaissance survient très rapidement et rend le patient incapable d'efforts coordonnés; on cite plusieurs exemples d'individus qui, ayant voulu observer sur eux-mêmes les effets de la suspension, n'ont pu reprendre un point d'appui et se dépendre, et n'ont dû leur salut qu'à l'intervention d'une autre personne ; des saltimbanques qui se pendaient en public pour amuser les badauds n'ont pu cesser leur jeu à temps et ont succombé devant la foule qui croyait à une prolongation de spectacle [1]. Les pendus rappelés à la vie déclarent aussi qu'ils ont perdu connaissance au bout d'un temps extrêmement court.

I. — Mécanisme de la mort par pendaison.

La rapidité de cette perte de connaissance s'explique par la compression que le lien exerce sur les gros vaisseaux du cou, c'est-à-dire sur les carotides et les jugulaires.

C'est le professeur Hofmann qui a appelé l'attention sur l'importance de ce fait et qui l'a démontré expérimentalement. L'expérience, que nous avons répétée maintes fois devant les étudiants, prouve en effet que la pendaison, même très incomplète, rend les carotides absolument imperméables. Elle se pratique de la façon suivante : on enlève le cerveau, de manière à mettre à nu l'extrémité terminale des carotides et on pousse une injection par le bout inférieur de ces vaisseaux (au cou). Si l'on passe alors une

1. Plusieurs de ces exemples sont relatés par Fodéré : il a vu notamment un de ses compagnons d'études, qui, après une conversation sur les effets de la pendaison, avait voulu se rendre compte sur lui-même de ce qui venait d'être discuté : il perdit promptement connaissance et ne dut la vie qu'à l'intervention fortuite d'un ami (Traité de médecine légale et d'hygiène publique, Paris, 1813, t. III, p. 135).
Un procès retentissant a eu lieu en 1831, à l'occasion du suicide du prince de Condé qui s'était pendu à l'espagnolette de sa fenêtre, à l'aide d'un mouchoir attaché à celle-ci et d'un autre mouchoir passé dans le premier et faisant le tour du cou. Dans ce procès, où d'ailleurs les assertions médico-légales les plus singulières furent émises de part et d'autre, l'un des arguments invoqués pour appuyer le soupçon d'un crime, était que le cadavre du prince avait été trouvé les pieds touchant le sol ; les avocats de la défense attribuaient le fait au relâchement graduel des mouchoirs ; mais ils ont paru ignorer tout à fait que la mort pouvait se produire après une suspension incomplète (Voir Causes célèbres, par A. Fouquier, Paris, Lebrun, éditeur, t. III, cahier 15).

corde autour du cou et que l'on soulève graduellement le corps en tirant sur cette corde, on constate que quand les épaules et une partie du tronc ont quitté la table, il est impossible de faire pénétrer l'eau dans le crâne. — Les veines jugulaires, en raison de leur situation superficielle, sont encore plus facilement comprimées, de sorte que la circulation cérébrale se trouve interrompue brusquement et d'une façon presque complète, car les artères cérébrales ne donnent passage qu'à une quantité relativement minime de sang[1]. Or on sait avec quelle rapidité les troubles de la circulation du cerveau retentissent sur les fonctions de cet organe, et il n'est pas surprenant de voir dans ces conditions la perte de connaissance survenir presque immédiatement.

Cette anémie cérébrale, qui occasionne la perte presque immédiatement de connaissance, suffirait à elle seule pour amener plus ou moins tardivement la mort[2]. Mais en fait

1. Les vertébrales seraient elles-mêmes souvent rendues imperméables par le lien qui les comprimerait au niveau de l'anse qu'elles forment entre les deux premières vertèbres (HABERDA et REINER, Vierteljahrschr. f. gerichtl. Med., 1894).

2. De nombreuses expériences instituées par divers auteurs montrent que les animaux pendus survivent beaucoup plus longtemps quand on s'arrange de façon à laisser l'air arriver dans les poumons malgré la constriction que le lien exerce sur le cou. Mais chez l'homme, pour des raisons anatomiques et physiologiques, la compression des vaisseaux et des nerfs entraîne des conséquences plus graves que chez les animaux. Voir notamment sur ce point un mémoire de Tamassia, in *Revista sperimentale di freniatrica et di medicina legale*, 1881, et un mémoire de Corin (Bull. Acad. de méd. de Belgique, 1893), qui contient en même temps l'indication et la critique des travaux antérieurs sur le même sujet.

Chez l'homme, la pendaison peut entraîner la mort, même lorsqu'il y a dans la trachée un orifice permettant le libre accès de l'air. Une femme, trachéotomisée par un cancer du larynx, s'est suicidée en se pendant de façon à ce que ses genoux touchent le sol. La mort est survenue en moins de 15 minutes. Le lien passait au-dessous du menton, par conséquent bien au-dessus de la canule trachéale qui était restée parfaitement en place. (Bertelsmann, Vierteljahrs fur gericht. Medic., t. XXVI, 1903.) On connaît aussi deux cas où la pendaison judiciaire a été effectuée alors qu'un orifice pratiqué dans la trachée permettait l'accès de l'air. Dans l'un de ces cas (Gordon-Smith) la mort survint après 3/4 d'heure de pendaison; dans l'autre (Mahon), le supplicié fut dépendu vivant, mais succomba quelques minutes après.

celle-ci résulte surtout de l'interruption de la respiration. que le lien suspenseur produit par compression des voies aériennes, ainsi qu'on peut s'en convaincre expérimentalement en opérant de la façon suivante sur un cadavre. Après avoir introduit par la partie inférieure de la trachée un tube de caoutchouc qu'on fait ressortir par la bouche, et dans lequel on injecte de l'eau, on voit que si l'on place un lien au-dessus du larynx, et que l'on soulève le corps par ce lien, l'eau cesse de passer un peu après que la circulation est interrompue dans les carotides, alors que les membres inférieurs et le bassin reposent encore sur la table, et que le tronc seul est soulevé.

D'autres facteurs peuvent encore intervenir accessoirement dans le mécanisme de la mort par pendaison : la compression des nerfs pneumogastriques, et aussi l'inhibition dont le point de départ est l'excitation mécanique des régions comprimées par le lien; nous reviendrons plus loin, à propos de la strangulation, sur ces effets d'inhibition.

La mort par pendaison survient en général très rapidement, c'est-à-dire au bout de cinq à dix minutes. A cet égard cependant, il y a quelquefois des différences remarquables. Dans quelques cas on a vu la mort se produire presque immédiatement; il est probable qu'alors la compression du lien produit d'emblée une action inhibitrice mortelle. — Dans d'autres cas, au contraire, la mort a tardé beaucoup. Un de ces cas est célèbre, il s'est passé en Amérique et concerne un supplicié qui était resté pendu pendant vingt-cinq minutes; une heure après, les médecins constatèrent que le cœur battait; ils ouvrirent cependant le thorax et virent les battements du cœur continuer pendant plus de deux heures encore. — Un autre cas concerne aussi un supplicié de Raab (Autriche-Hongrie), dépendu au bout d'au moins douze minutes. Sur la table d'autopsie, il donna des signes bien manifestes de vie, et ne mourut que vingt-deux heures après, par congestion pulmonaire. Dans ce cas, ainsi que le montra Hoffmann, de volumineuses masses ganglionnaires situées sur le cou avaient empêché la compression complète des carotides et des voies aériennes.

§ II. — Symptômes de la pendaison.

Nous avons indiqué déjà la perte rapide de connaissance [1]. La pâleur du visage, qui se produit très rapidement aussi, a été notée par les médecins qui assistent aux pendaisons judiciaires. Bientôt après apparaissent des convulsions qui débutent à la face et rendent celle-ci horriblement grimaçante ; c'est sans doute pour cette raison qu'on recouvre d'un voile la tête des suppliciés. — Les convulsions s'étendent au reste du corps, notamment aux membres inférieurs ; quand le pendu est accroché le long d'une porte, d'un mur, il tambourine avec ses pieds contre la paroi. — Tous les signes extérieurs de vie cessent ensuite ; mais le cœur continue à battre encore quelques instants ; en général il est définitivement arrêté huit à dix minutes après le début de la pendaison.

On parle quelquefois de l'érection et de l'éjaculation qui se produiraient au cours de la pendaison. Il semble bien qu'il s'agit là d'une pure légende ne reposant sur aucune observation sérieuse.

Quand la pendaison est interrompue avant la mort, mais qu'elle a duré un certain temps, le pendu présente ordinairement des troubles graves auxquels, souvent, il finit par succomber.

Les symptômes observés en pareils cas sont décrits ainsi par le professeur Brouardel [2] : « Il se produit aussitôt une congestion secondaire de la face ; le visage devient turgescent. En même temps s'établit un état de demi-coma, de mort apparente qui peut se prolonger pendant quelques heures seulement, mais dont la durée est souvent de vingt-quatre et même de quarante-huit heures. On est en présence d'un état très analogue à celui qui succède à une forte commotion cérébrale. Du côté de l'appareil respira-

---

1. Les premiers symptômes, au dire des quelques personnes qui se sont soumises à un commencement de pendaison, interrompue avant la perte de connaissance, consistent en : chaleur à la tête, tintements d'oreilles, vision d'éclairs, lourdeur des jambes.
2. P. Brouardel, *Pendaison, strangulation*, etc., J.-B. Baillière, 1898.

toire, on constate une congestion pulmonaire souvent violente, des râles bronchiques, de la dyspnée, une toux plus ou moins intense, quelquefois des hémoptysies. La production de cette congestion pulmonaire paraît être liée à l'excitation des pneumogastriques. Cette congestion peut entraîner la mort; parfois celle-ci est la conséquence d'une pneumonie ou d'une gangrène pulmonaire. »

Pour compléter ce tableau, il convient d'ajouter quelques traits.

La marque du sillon persiste un certain temps. Il existe souvent des troubles de la déglutition et de la phonation. Parmi les troubles nerveux, lesquels sont imputables sans doute en grande partie aux modifications de l'encéphale résultant de l'interruption momentanée de la circulation par le lien, peuvent figurer les convulsions et parfois aussi la paralysie des sphincters.

Il faut aussi mentionner spécialement, en raison de son intérêt médico-légal, l'*amnésie*, qui n'est pas très rare, et qui porte le plus souvent sur l'acte lui-même et sur les instants qui l'ont précédé. Le sujet est incapable de se rappeler la pendaison ni les circonstances dans lesquelles elle s'est produite. Parfois ses souvenirs finissent par lui revenir au bout d'un certain temps; mais parfois aussi l'amnésie est définitive. Plus rarement l'amnésie est *antérograde*, c'est-à-dire qu'elle porte seulement sur les faits immédiatement postérieurs à la pendaison; elle peut être à la fois rétrograde et antérograde [1].

§ III. — Aspect extérieur du cadavre.

Sillon du cou. — Le lien à l'aide duquel la pendaison a été effectuée laisse autour du cou une empreinte, un *sillon*, dont l'aspect varie suivant les diverses circonstances. Quand il s'agit d'une corde, d'une ficelle, d'une courroie ou d'un autre lien dur ou rugueux, le sillon se présente

---

1. BENON et VLADOFF. *Les amnésies asphysiques par pendaison, strangulation*, etc. (Ann. d'hyg. publ. et de méd. lég., mai 1908).

sous forme d'une dépression régulière, d'une sorte de petite rigole, d'autant plus profonde que le lien était plus mince, que la constriction qu'il exerçait était plus forte et que la suspension a été prolongée plus longtemps. Au niveau de ce sillon, la peau est parcheminée, c'est-à-dire brune, sèche et dure. Ce parcheminement est un phénomène cadavérique, consécutif à l'enlèvement d'une partie de l'épiderme, ou à son froissement violent, ainsi qu'à la compression de la peau ; on comprend par conséquent que le sillon sera parcheminé sur une plus grande étendue et plus complètement, suivant que le lien aura été plus dur, plus rugueux, et qu'il aura comprimé une plus grande partie du cou. Le lien exerçant presque toujours une pression plus énergique à la face antérieure du cou, c'est là que le sillon est en général plus profond et plus parcheminé.

Quand la pendaison a été effectuée avec un foulard, une serviette, une pièce d'étoffe ou un autre lien analogue, le sillon est en général plus large, moins profond, à bords souvent mal indiqués ; il n'est pas parcheminé et se distingue surtout par sa teinte pâle. Un pareil sillon est souvent très peu accusé, et peut même passer inaperçu, surtout quand le cadavre est dépendu depuis quelque temps. En effet, les vaisseaux cutanés, vidés par l'action du lien, peuvent se remplir de nouveau quand ce lien est enlevé, et le sillon peut aussi perdre sa teinte pâle quand la putréfaction se manifeste. Le sillon mou cesse fréquemment d'être appréciable après quelques jours, tandis que le sillon parcheminé persiste longtemps, et peut être reconnu quelquefois sur un cadavre après plusieurs mois.

Il arrive souvent que le sillon participe des deux états qui viennent d'être indiqués ; cela s'observe notamment quand par exemple il est constitué par un linge tordu sur lui-même, etc. ; en pareil cas les parties saillantes du lien laissent des empreintes parcheminées entre lesquelles la peau reste molle et blanche.

Le trajet décrit par le sillon varie suivant la disposition de l'anse du lien de pendaison. Dans la très grande majorité des cas, cette disposition est celle que représente la figure 4. Le sillon passe alors transversalement à la partie

antérieure et supérieure du cou, puis, à partir de l'angle
des mâchoires, remonte obliquement en passant derrière
les oreilles ; il vient se terminer à la
nuque où l'on aperçoit quelquefois
l'empreinte du nœud, ou bien sa trace
se perd en arrière sur le cuir chevelu,
soit que le lien ait cessé alors d'être
en contact avec la peau, soit que les
cheveux l'aient empêché de laisser
une marque. — Quand le lien est
placé d'une autre façon, quand le
nœud se trouve par exemple sur le
côté ou en avant, la direction du
sillon reproduit naturellement cette

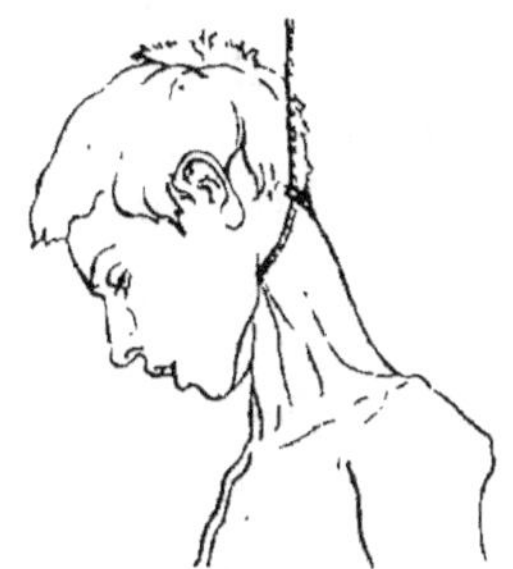

Fig. 4. — Disposition
la plus fréquente de
l'anse chez les pendus.

disposition, le nœud du lien correspondant toujours au
point le plus élevé du sillon.

Le plus souvent le lien se trouve appliqué au-dessus du
larynx. On trouve, il est vrai, assez fréquemment le sillon
en un point correspondant à la partie supérieure du larynx ;
mais il faut remarquer que la peau est ordinairement tirée
en haut par le lien, et par conséquent celui-ci peut occuper
pendant la suspension une situation plus élevée que celle
indiquée par le sillon quand le cadavre est dépendu.
L'oblitération des voies aériennes résulte donc non pas de
l'aplatissement du larynx ou de la trachée, mais du refoulement de la base de la langue contre la paroi postérieure
du pharynx.

Quand on dissèque la peau du sillon, et surtout du sillon
parcheminé, on reconnaît qu'elle est amincie et plus transparente ; le tissu cellulaire sous-jacent est également aminci,
exsangue, et comme desséché.

Il est très rare de rencontrer des ecchymoses au niveau
du sillon ; les auteurs contemporains qui les ont notées les
signalent comme tout à fait exceptionnelles ; nous ne les
avons jamais rencontrées. Les auteurs anciens enseignaient
au contraire que le sillon était presque toujours ecchymosé ;
ils prenaient sans doute pour une ecchymose une mince
zone violacée qui souvent borde la lèvre supérieure du
sillon. Il ne s'agit là que d'une accumulation mécanique

du sang, arrêté dans sa descente par la constriction du lien; cependant une autre cause intervient sans doute dans la formation de cette zone, car elle s'observe quelquefois aussi au-dessous du bord inférieur du sillon [1].

Quand le lien suspenseur faisait plusieurs fois le tour du cou, on trouve naturellement plusieurs sillons; la portion de peau comprise entre deux sillons est habituellement congestionnée, et présente parfois des ecchymoses ponctuées. Hofmann cite même trois cas où l'on observait à ce niveau des vésicules remplies de sérosité limpide ou sanguinolente.

Aspect de la face. — La face n'offre le plus souvent rien de particulier chez les pendus. Il est rare qu'elle soit congestionnée, que les yeux proéminents présentent une injection vasculaire ou des ecchymoses ponctuées des conjonctives. Quelquefois le nœud du lien étant placé latéralement, c'est seulement du côté où la constriction du cou a été moins forte que la face est congestionnée, la circulation en retour étant seule interrompue de ce côté.

La langue est quelquefois projetée et serrée contre les arcades dentaires; quelquefois aussi les lèvres sont recouvertes d'une petite quantité d'écume. Cet aspect ne s'observe pas exclusivement chez les pendus, et il est loin d'être constant chez eux.

Congestion des membres inférieurs; état des organes génitaux. — On comprend que si le cadavre est resté pendu un certain temps, l'hypostase ne se manifestera pas dans les parties postérieures du corps, mais que le sang s'accumulera dans les membres inférieurs (et un peu aussi dans les mains). Cette accumulation de sang peut occasionner la rupture des capillaires de la peau, et donner ainsi naissance à des hémorragies ponctuées. — L'intensité de l'hypostase sur les membres inférieurs permet de reconnaître avec une certaine approximation combien de temps le cadavre est resté pendu.

---

1. Un auteur allemand, Neyding, a trouvé dans la peau du sillon de petites extravasations sanguines microscopiques. Ces extravasations ont été constatées depuis par d'autres observateurs; mais elles se produiraient aussi quand la suspension a été effectuée après la mort.

On remarque parfois une turgescence du pénis, pouvant aller jusqu'à la demi-érection. On trouve plus fréquemment du sperme dans le canal de l'urètre, sur le gland, sur la chemise. Cette issue du sperme ne s'observe pas seulement chez les pendus, mais aussi chez beaucoup d'autres sujets, et notamment chez ceux qui ont succombé à une mort violente; mais, ainsi que le fait remarquer le Prof. Brouardel, chez les pendus le sperme s'écoule plus facilement au dehors, en raison de la position verticale du corps.

§ VI. — Signes internes.

Lésions du cou. — Nous avons signalé la très grande rareté des ecchymoses dans la peau et le tissu cellulaire sous-cutané au niveau du sillon. Des extravasations peuvent exister dans le tissu cellulaire qui sépare les muscles, et dans celui qui se trouve à la partie antérieure de la colonne vertébrale; il est vrai qu'en ce dernier point les extravasations sanguines ne sont pas absolument caractéristiques, car nous en avons rencontré chez des sujets qui n'avaient pas subi de violences directes sur le cou.

Les autres lésions que l'on peut trouver sur le cou intéressent les muscles, les artères carotides, l'os hyoïde et le larynx. Ces lésions sont bien loin d'être constantes; dans bon nombre de cas on ne rencontre aucune d'entre elles[1].

Les *muscles déchirés* sont le plus souvent les sterno-cléido-mastoïdiens; la déchirure est habituellement superficielle; nous ne croyons pas qu'on l'ait jamais trouvée

---

1. Sur 50 pendus, Lesser a constaté 38 fois des lésions du cou autres que le sillon cutané; dans 11 cas, il existait des ruptures musculaires, intéressant surtout le sterno-mastoïdien; cette rupture n'a jamais été complète. Les fractures ont été notées surtout sur les cornes supérieures du cartilage thyroïde; puis sur les grandes cornes de l'os hyoïde: dans deux cas seulement la fracture intéressait les lames du cartilage thyroïde. Lesser. *Ueber die localen Befunde beim Selbsmord durch Enhangen* (Vierteljahrschrift für gerichtl. Medic., neue Folge, XXXV, page 204, Berlin, 1884).

Nous n'avons pas fait la statistique exacte des cas que nous avons observés, mais nous croyons que dans 1/3 de ces cas environ il n'existait pas de lésions des parties profondes du cou.

complète. Viennent ensuite le thyro-hyoïdien et l'omo-plato-hyoïdien que nous-même nous avons deux fois trouvé déchiré.

Les *carotides* peuvent présenter deux lésions différentes, presque toujours situées un peu au-dessous de leur bifurcation, c'est-à-dire précisément au niveau du point d'application le plus habituel du lien. Ces lésions sont : une ecchymose de la tunique externe et la rupture de la tunique interne. Cette dernière lésion, signalée d'abord par Amusat, a été retrouvée par tous les médecins légistes; elle n'est cependant pas très fréquente[1]. La rupture est dirigée transversalement et occupe une portion plus ou moins grande de la circonférence du vaisseau; la tunique est parfois décollée sur une étendue notable et s'enroule alors sur elle-même : on note parfois au niveau de la rupture une légère sugillation. Nous avons trouvé une fois une rupture complète, transversale, des deux tuniques d'une carotide dont les deux bouts n'étaient

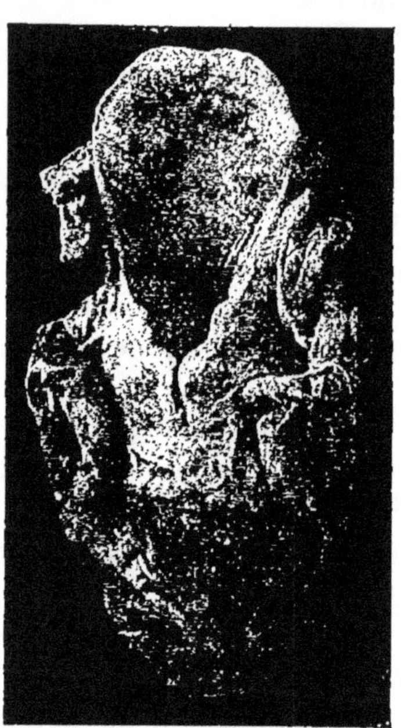

Fig. 5. — Fracture des cornes du larynx et de l'os hyoïde, chez un pendu.

plus reliés que par la tunique externe; sur l'autre carotide la tunique interne seule était déchirée, mais sur toute sa circonférence. Il s'agissait d'un ouvrier auquel ses camarades, en manière de jeu, avaient attaché une corde au cou sans la serrer; mais l'un des assistants avait ensuite passé cette corde dans la courroie de transmission de l'atelier, et l'homme avait été aussitôt enlevé de terre. Il est à remar-

1. Peham l'a trouvée dans 8 pour cent des cas (au nombre de 186) (Vierteljahrschr. für gerichtl. Medicin. 1894).

quer que dans ce cas les muscles du cou ne présentaient
que des déchirures peu profondes.

Les *fractures de l'os hyoïde* sont relativement fréquentes,
et siègent le plus souvent au niveau des grandes cornes.
La figure 5 (empruntée à Hofmann) montre les deux cornes
de l'os hyoïde frac-
turées et renversées
en arrière; il en est
de même des cornes
du cartilage thy-
roïde.

Les *fractures du
larynx* siègent pres-
que exclusivement
sur les grandes cor-
nes du cartilage thy-
roïde. D'après Hof-
mann, elles ne résul-
teraient pas de la
compression direc-
tement exercée par
le lien; celui-ci, en
déprimant et en re-
foulant la membrane
thyro - hyoïdienne,
occasionnerait une
forte tension des li-
gaments thyro-hyoï-
diens latéraux, et
consécutivement la
rupture des cornes thyroïdes. — Les fractures du corps
du larynx (cartilages thyroïde et cricoïde) sont très rares,
ce qui s'explique par la position habituelle du lien. Une
seule fois nous avons observé une fracture du larynx; elle
intéressait la ligne verticale et médiane du cartilage
thyroïde, mais nous n'avons pu savoir exactement comment
avait été placé le lien suspenseur (il s'agissait d'un cadavre
exhumé). Les fractures représentées dans la figure 6 (Hofmann) se sont produites parce que le lien était une large

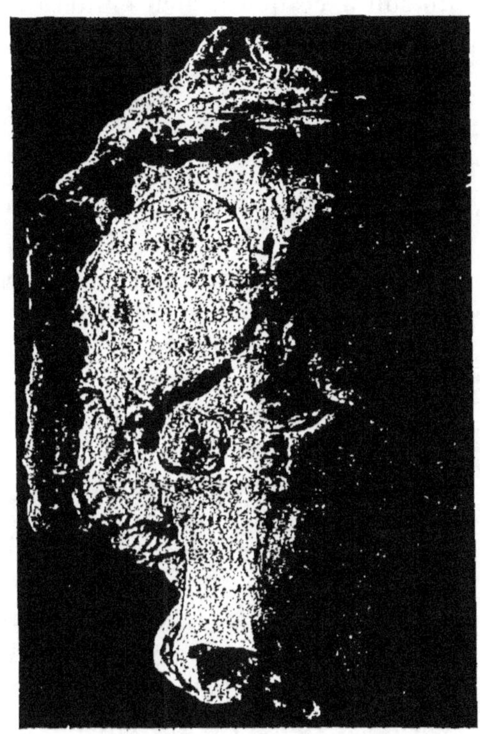

Fig. 6. — Fracture des cartilages thyroïde
et cricoïde, chez un pendu.

courroie appliquée sur la pomme d'Adam (très saillante) et sur le ligament crico-thyroïdien.

Il est à noter que très souvent les déchirures musculaires, les fractures du larynx et de l'os hyoïde ne sont pas accompagnées d'épanchement sanguin. Le fait peut être dû soit à ce que le lien oblitère tous les vaisseaux de la région ou comprime énergiquement les parties lésées, soit à ce que les lésions ne se produisent qu'après la mort quand la suspension est prolongée plus ou moins longtemps.

On croyait autrefois que la luxation ou la fracture des premières vertèbres cervicales, et la compression de la moelle qui devait en être la conséquence, étaient la principale cause de la mort par pendaison. Peut-être en était-il ainsi chez les pendus par autorité de justice, que le bourreau tirait fortement par les pieds. Les auteurs contemporains n'ont pas trouvé de lésions de la colonne vertébrale[1], et l'on peut dire que dans l'immense majorité des cas elles ne jouent aucun rôle dans le mécanisme de la mort.

État des divers viscères. — On trouve quelquefois de l'écume dans la trachée, le larynx et les bronches. Cette écume est ordinairement en très petite quantité, à bulles plus volumineuses que celles des noyés, et formée par un liquide plus visqueux et plus résistant. Les poumons renferment une quantité de sang très variable suivant les cas; ils ne présentent que rarement des ecchymoses sous-pleurales. On remarque quelquefois à leur surface un petit nombre de bulles d'emphysème.

On a noté souvent la congestion des parois intestinales chez les pendus; cette congestion occupe inégalement les diverses anses de l'intestin; elle est due probablement, en partie au moins, à l'hypostase. La congestion de la muqueuse stomacale, qui s'accompagne quelquefois d'ecchymoses ponctuées, paraît due au contraire à un phénomène vital. Nous avons vu plus haut que ces ecchymoses ponctuées de

---

1. Sauf deux cas publiés, l'un par le professeur Brouardel, l'autre par Lesser (*Atlas de médecine légale*); mais dans ces deux cas il existait des altérations osseuses au niveau de la vertèbre fracturée, et un cas du Dr Parisot, concernant un homme de 60 ans.

l'estomac pouvaient se rencontrer aussi dans les autres genres de mort dits par asphyxie.

La congestion des méninges et du cerveau manque souvent tout à fait; quand elle existe, elle est rarement très accentuée.

§ V. — La mort est-elle bien le résultat de la pendaison ?

Il est en général facile de reconnaître, grâce au sillon du cou, qu'un corps a été pendu. Cependant nous avons vu que certains sillons mous sont très peu apparents. Dans quelques cas même le sillon peut manquer complètement; il en est ainsi notamment quand le lien n'a pas été appliqué directement sur la peau, et qu'il s'en trouve séparé par la barbe, par une pièce d'étoffe dont le cou a d'abord été entouré, etc.

Il est arrivé quelquefois que des criminels, après avoir tué un individu par un procédé quelconque, ont pendu son cadavre pour dissimuler le meurtre et faire croire à un suicide. — Les signes qui peuvent indiquer qu'un individu a été pendu vivant sont en petit nombre et ils ne sont pas constants. Il n'y a pas dans la mort par pendaison de lésions spéciales, caractéristiques, des poumons ou des autres organes, et c'est seulement l'état du cou qui peut fournir des renseignements utiles. Malheureusement, parmi les lésions qu'on observe sur le cou, plusieurs sont les mêmes, que la pendaison ait été effectuée pendant la vie ou après la mort. Il en est ainsi du sillon dont les caractères dépendent uniquement de la nature du lien, de sa disposition, du temps pendant lequel la suspension a été prolongée, mais restent les mêmes, que le sujet ait été pendu vivant ou mort. Toutefois, dans les cas fort rares où il existe deux ou plusieurs sillons, la rougeur et le pointillé hémorragique de la portion de peau comprise entre deux sillons constitue une forte présomption que la pendaison a été effectuée pendant la vie, et même une certitude si le pointillé hémorragique est très abondant, la congestion intense, tandis que le reste du cou est pâle.

Les fractures de l'os hyoïde, du larynx, les ruptures musculaires, les déchirures des carotides ne sont souvent accompagnées d'aucun épanchement sanguin, et les ecchymoses soit au niveau de ces lésions, soit dans les diverses parties du cou, et en particulier dans la tunique externe des carotides, indiquent seules une violence subie pendant la vie; encore faut-il rappeler, relativement aux ecchymoses prévertébrales, la réserve formulée plus haut.

Il arrive assez souvent que l'on ne peut constater ces signes caractéristiques. Quand ils font défaut, il n'y a aucune conclusion à en tirer, et l'expert ne peut que rechercher s'il existe des indices d'un autre genre de mort violente. Ces indices peuvent être peu caractéristiques, et le diagnostic serait notamment difficile dans le cas où la victime aurait été étranglée avant d'être pendue. On verra plus loin quels signes distinctifs peuvent alors être invoqués.

§ VI. — La pendaison est-elle le résultat d'un suicide ou d'un homicide? — Pendaison accidentelle.

La pendaison homicide est extrêmement rare, du moins chez les adultes; cependant dans quelques cas, on a pu tout au moins supposer qu'elle était le résultat d'un crime, et les médecins ont été appelés à donner leur opinion sur ces soupçons.

En dehors des circonstances spéciales à chaque cas particulier, et dont l'expert peut tirer parti sans qu'il y ait de règles générales à formuler à cet égard, c'est surtout l'existence de traces de violences que l'on doit rechercher pour reconnaître si la pendaison a été le fait d'un homicide. On comprend en effet que la victime avant d'être pendue a toujours le temps d'engager une lutte qui doit laisser des traces sur son corps, à moins toutefois qu'elle ait été surprise par ruse, où qu'elle ait déjà perdu connaissance au moment où le crime a été accompli [1]. Mais l'interprétation

1. Il y a quelques exemples de meurtre par pendaison accomplie par ruse sur des adultes vigoureux. A notre époque il y a eu un cas célèbre

de ces traces de violences, quand elles existent, peut être
délicate. Nous signalerons seulement ici une cause d'erreur assez facile à éviter : les pendus exécutent pendant
leur agonie des mouvements convulsifs plus ou moins

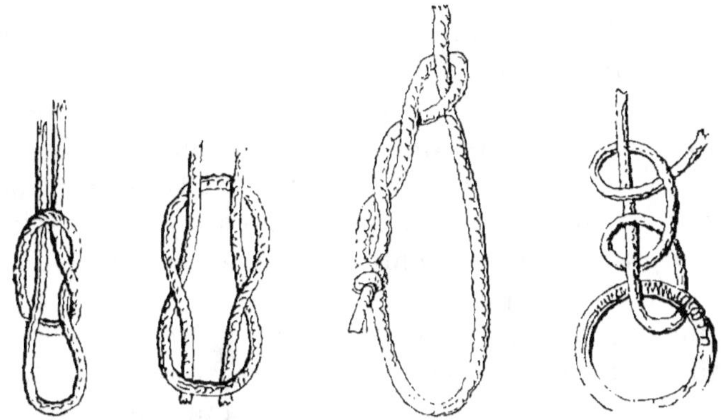

Fig. 7.   Fig. 8.   Fig. 9.   Fig. 10.
Nœud coulant. Nœud droit ou plat. Nœud coulant. Nœud de marine.

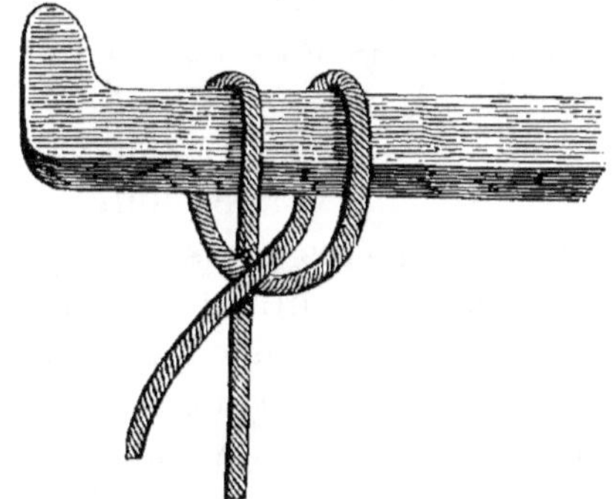
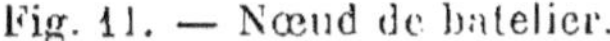
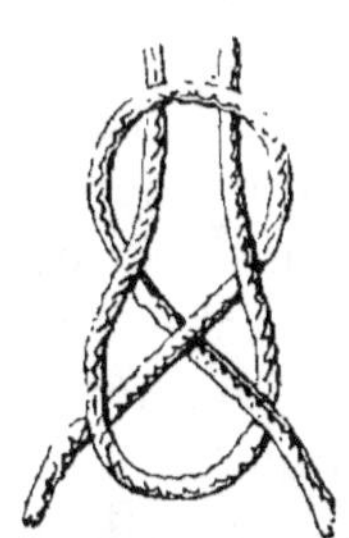

Fig. 11. — Nœud de batelier.   Fig. 12. — Nœud de tisserand.

violents qui peuvent produire, par le choc contre les objets
voisins, des érosions ou des ecchymoses ; ces lésions se

de ce genre. C'est l'assassinat de l'huissier Gouffé. Sa maîtresse Ga-
brielle Bompard, feignant un badinage, lui entoura le cou avec la cor-
delière de son peignoir. La scène se passait auprès d'un rideau derrière
lequel se tenait un complice, Eyraud, qui avait disposé une corde terminée par un mousqueton. A celui-ci fut attaché le bout de la corde-
lière. Il n'y avait plus qu'à mettre la poulie en action pour opérer la
pendaison.

distinguent par leur siège, leur irrégularité, leur peu de profondeur, des violences résultant d'une lutte.

Il faut savoir aussi que certains individus avant de se pendre ont soin de s'attacher les bras et les jambes, ou de se mettre un bâillon dans la bouche, etc., de sorte que de tels indices considérés isolément sont tout à fait insuffisants pour établir que la pendaison résulte d'un crime.

Du reste, le problème est souvent d'une très grande difficulté, et c'est ainsi que dans une même affaire[1] deux médecins légistes éminents, Tardieu et Devergie, sont arrivés à des conclusions diamétralement opposées, sans que leurs arguments entraînent dans un sens ou dans un autre la conviction complète.

Pour la solution de cette question, il est utile d'examiner de quelle façon le lien a été noué. Il y a en effet plusieurs procédés pour faire des nœuds et certains de ces procédés sont employés presque exclusivement par les gens de telle ou telle profession ; on conçoit le parti que l'on peut quelquefois tirer de cette indication. Les figures 7 à 12 montrent quelques-uns de ces nœuds dont l'usage est le plus répandu.

Signalons en terminant la *pendaison accidentelle*, qui n'est pas extrêmement rare. Par suite d'une chute, d'un faux mouvement, le cou est pris dans les agrès d'un gymnase, dans les cordages d'un navire, entre les barreaux d'une échelle, etc., et la perte de connaissance qui survient presque immédiatement à la suite de la constriction du cou empêche la victime de faire les mouvements nécessaires pour se sauver.

ARTICLE III. — STRANGULATION

La strangulation peut être définie, à l'exemple de la plupart des auteurs : « Un acte de violence consistant en une constriction exercée directement soit autour, soit au-devant du cou, et ayant pour effet, en s'opposant au pas-

---

1. *Affaire Duroulle.* (Voir Annales d'hyg. publ. et de méd. lég., 1855 ; 2ᵉ série, t. III, p. 445, et IV, p. 133.)

sage de l'air, de suspendre brusquement la respiration et la vie.

La strangulation est opérée soit avec les mains, soit avec un lien : cravate, mouchoir, corde, etc. — Ces deux modes de strangulation comportent assez de différences pour qu'on les étudie séparément.

§ I. — Strangulation avec un lien.

Elle est le plus souvent opérée par un meurtrier. Elle est cependant employée quelquefois comme moyen de suicide (voir plus loin). Enfin, en Espagne, c'est le moyen d'exécuter les condamnés à mort ; ceux-ci ont le cou placé dans une sorte de cercle métallique dont la partie postérieure, mue par une vis, opère la constriction. C'est la peine *du garrot*.

Mécanisme de la mort. — Il est très analogue à celui de la pendaison. L'étranglé meurt surtout par privation d'air. Si le lien est placé à la partie supérieure du cou, c'est le refoulement de la langue contre la paroi postérieure du pharynx qui occasionne l'oblitération des voies aériennes, comme cela a lieu chez les pendus. Si le lien est placé plus bas, il produit la fermeture du larynx ou de la trachée. Tourdes [1] a montré que sur le cadavre une faible pression exercée sur le larynx suffit à empêcher l'accès de l'air ; il a vu aussi qu'en plaçant un nœud coulant au-dessous du larynx, l'air insufflé cessait de passer dans les poumons quand la corde était tirée par un poids de trois ou quatre kilogrammes ; l'interception est plus facilement produite par une corde mince qu'avec un lien large. D'ailleurs, il n'est pas nécessaire que l'interruption de l'air soit complète pour que l'asphyxie se produise ; c'est du moins ce qu'indiquent les expériences sur les animaux [2].

La compression et le choc du larynx jouent aussi un rôle

---

1. Tourdes, du Dict. encycl. des sc. médic. Art. *Strangulation*.

2. Faure (*Mémoire cité*), en introduisant dans la trachée d'un chien un tube dont il diminuait graduellement le calibre, a vu l'animal mourir presque subitement.

car c'est à elle, sans doute, qu'est due la perte presque subite de connaissance que produit parfois ce genre de strangulation. — Le fait est utilisé par certains meurtriers professionnels qui s'arrangent pour surprendre leur victime et lui jeter par derrière un lien qu'aussitôt ils serrent énergiquement. Toute résistance est généralement supprimée dans ces conditions. Nous avons vu par exemple un homme vigoureux qui, un soir, en rentrant chez lui, remarqua qu'il était suivi par deux individus à mine fort suspecte. Il hâta le pas, arriva à la porte de sa maison, et tira le cordon de la sonnette. Juste à ce moment, il perdit connaissance, et le concierge de la maison le trouva quelques minutes après étendu sur le trottoir, un long morceau d'étoffe serré fortement autour du cou. L'auteur de cette tentative de meurtre fut arrêté et reconnut le fait.

Ce genre de meurtre a même reçu un nom spécial dans l'argot parisien où il est désigné sous le nom *de coup du Père François*.

Le lien peut aussi oblitérer complètement les carotides, car on trouve parfois la membrane interne de ces vaisseaux déchirée comme chez les pendus. Mais cette oblitération n'est certainement pas constante, surtout quand le lien ne fait pas le tour complet du cou. En effet, on remarque souvent chez les étranglés une congestion intense de la tête qui indique que la circulation veineuse est seule entravée.

Aspect extérieur du cadavre. — Fréquemment la face des étranglés est tuméfiée, d'un rouge intense ou violacée. Cet aspect, qui d'ailleurs peut manquer totalement, est quelquefois extrêmement prononcé, et alors on trouve en même temps des ecchymoses ponctuées des conjonctives, des paupières, de la face, du cou et de la partie supérieure du tronc ; les yeux paraissent saillants ; la langue est tuméfiée et projetée entre les arcades dentaires. Les ecchymoses des conjonctives doivent être signalées d'une façon spéciale ; on peut observer non seulement des hémorragies ponctuées, mais des suffusions sanguines étendues et un véritable chémosis sanglant. Ces lésions ont été notées par tous les auteurs, et nous-même les avons vues souvent, notamment chez une femme étranglée avec un mouchoir, qui a survécu, et qui présentait des ecchymoses sous-conjonctivales très étendues sur les deux yeux [1].

On a noté aussi un écoulement de sang par l'oreille : dans deux cas cités par Taylor, il y aurait eu en même temps rupture du tympan (?).

Le signe caractéristique est évidemment le sillon produit par l'application du lien sur le cou. Mais avant de décrire ce sillon, nous devons faire remarquer que le plus souvent il existe d'autres blessures sur le corps.

En effet, sauf les cas de surprise signalés plus haut, la victime s'oppose de toutes ses forces à l'application du lien, et l'agresseur n'y réussit qu'après l'avoir étourdie ou affaiblie par les coups, ou grâce au concours d'un ou plusieurs complices qui maintiennent les bras ou les jambes. Parfois même la victime ne donne déjà plus aucun signe de connaissance, quand le meurtrier, pour être certain qu'elle sera bien morte, lui serre le cou d'un ou plusieurs tours de corde.

Revenons maintenant au sillon du cou. En général il offre les mêmes caractères que celui des pendus ; cependant il est ordinairement moins profond, moins accentué et moins souvent parcheminé [2]. Mais il peut en différer surtout par les particularités suivantes :

En règle générale, le sillon des pendus n'est pas horizontal, il remonte du côté où se trouve le nœud du lien (c'est-à-dire vers la nuque dans l'immense majorité des cas) ; il

1. Il va sans dire que ces ecchymoses peuvent se produire en dehors de la strangulation. Sans parler des cas où elles résultent de violences exercées directement sur les yeux, de fractures du crâne, etc., elles peuvent apparaître dans tous les cas où il y a une congestion violente ou répétée de la tête. Chez un malade de notre clientèle, homme très vigoureux, atteint d'une toux spasmodique revenant par crises intenses, nous avons vu d'abord des ecchymoses ponctuées des conjonctives et des paupières, et au bout de quelques jours un chémosis sanglant des deux yeux, formant une tumeur qui faisait une saillie relativement considérable tout autour de la cornée.

2. Cela tient à ce que le lien se relâche facilement après la mort, tandis que chez les pendus la constriction s'exerce avec une intensité plus grande qui résulte du poids du corps, et qui reste la même tant que le corps n'est pas dépendu.

est plus marqué au niveau du plein de l'anse, tandis qu'il est un peu accentué ou fait défaut au voisinage du nœud. Pour qu'il en soit autrement, il faudrait que l'anse ait été étroitement serrée autour du cou avant que la pendaison ne soit effectuée, ce qui est fort rare. Enfin le sillon des pendus se trouve presque toujours à la partie supérieure du cou.

Chez les étranglés, le lien est placé, suivant les hasards des cas, au milieu, au bas ou en haut du cou; il peut être disposé tout à fait horizontalement et faire le tour complet du cou en exerçant partout une pression égale et en laissant par conséquent un sillon uniformément marqué (par exemple quand les deux chefs sont ramenés au niveau du plein de l'anse); il peut aussi agir de façon que le plein de l'anse soit situé plus haut que les bouts, et alors la portion la plus marquée du sillon est aussi celle qui occupe la position la plus élevée. Enfin le sillon peut n'occuper que la partie antérieure du cou. C'est ce que nous avons vu chez une femme dont le sillon, très accentué, ne mesurait que 9 centimètres de longueur. Le meurtrier expliqua que cette femme étant à plat ventre sur le sol, fort affaiblie par d'autres coups, il avait passé le lien au-devant du cou, tiré fortement avec la main droite sur les deux bouts ramenés en arrière, pendant que de la main gauche il appuyait sur la partie postérieure de la tête.

Ces particularités du sillon ne caractérisent pas la strangulation d'une manière absolument certaine; mais elles ne sont compatibles avec l'hypothèse de la pendaison que si celle-ci a été effectuée dans des circonstances exceptionnelles et qu'il faut alors soigneusement étudier.

Le sillon des étranglés est plus souvent multiple que celui des pendus; la portion de la peau comprise entre deux liens présente souvent la congestion et les ecchymoses ponctuées que nous avons déjà signalées, en pareil cas, chez les pendus.

Lésions internes. — Les plus importantes sont celles que l'on rencontre dans les parties profondes du cou. Ces blessures du cou sont les mêmes que dans la pendaison, avec cette différence qu'ici les fractures du larynx et de la trachée ont plus de chance de se produire, parce que le lien est assez souvent appliqué au niveau de ces organes. Les épanchements sanguins sont aussi plus fréquents, parce qu'il est rare que la circulation artérielle soit aussi complètement interrompue que chez les pendus.

On trouve fréquemment des ecchymoses dans les interstices musculaires, dans la gaine externe des carotides, et quelquefois aussi une rupture de la tunique interne de ces vaisseaux ; nous en avons rencontré un bel exemple sur un nouveau-né[1]. — Il importe d'ajouter que dans quelques cas il n'existe aucune lésion du cou.

État des organes respiratoires. — La muqueuse du larynx, de la trachée et des bronches est souvent très congestionnée : nous avons vu une fois de nombreuses ecchymoses ponctuées sur le larynx.

Les ecchymoses sous-pleurales et sous-péricardiques sans être constantes, surtout chez les adultes, sont cependant plus fréquentes et plus nombreuses que dans la pendaison. Sur des adultes nous avons trouvé plusieurs fois ces ecchymoses en grand nombre.

Les poumons contiennent une proportion très variable de sang ; le congestion peut être nulle, ou au contraire très prononcée, et s'accompagner de la production de noyaux hémorragiques. — On trouve assez souvent dans le larynx, la trachée et les bronches de l'écume blanche, rosée ou rouge, en quantité variable, mais généralement assez minime.

L'emphysème pulmonaire est signalé comme fréquent dans la mort par strangulation ; nous l'avons rencontré nous-même assez souvent, surtout chez des nouveau-nés. Il se présente sous forme de plaques assez bien limitées, et quelquefois très étendues.

Les lésions pulmonaires sont quelquefois nombreuses et très accentuées. Ainsi chez la femme dont il a été parlé p. 184, et qui portait de nombreuses blessures au cou, il existait une forte congestion pulmonaire, de nombreuses ecchymoses sous-pleurales ponctuées, un décollement de la

---

1. Voir l'observation de la fin du livre.

plèvre par du sang coagulé formant un épanchement de 3 centimètres de diamètre près du hile du poumon gauche, enfin plusieurs plaques d'emphysème sous-pleural, atteignant jusqu'à 4 centimètres de diamètre, et couvertes de fines ecchymoses.

État de l'encéphale. — L'encéphale et les méninges ne sont pas constamment congestionnés ; mais la congestion peut être très prononcée, et l'on a observé quelquefois des hémorragies des centres nerveux ou des méninges. Dans une autopsie faite par nous, les vaisseaux des méninges étaient gorgés de sang, uniquement du côté où se trouvaient sur le cou des marques de compression.

§ II. — Strangulation à la main.

Mécanisme de la mort. — Deux causes principales interviennent ici, sans parler de la compression des carotides qui est sans doute rarement complète des deux côtés quand la strangulation est opérée avec la main.

La première de ces causes est l'oblitération du larynx ou de la trachée. Que le larynx soit simplement comprimé entre les doigts, ou qu'il soit refoulé contre la colonne vertébrale, il se ferme assez facilement, ainsi que cela a été constaté expérimentalement sur le cadavre. Langreuter [1], après avoir enlevé la base du crâne, observe avec le laryngoscope les cordes vocales, et voit la glotte se fermer complètement dès qu'une compression même peu intense est exercée extérieurement sur le larynx. Tourdes [2] ouvre le thorax pour mettre à nu les poumons ; il voit ces organes se gonfler quand on insuffle de l'air dans la bouche, les narines et les lèvres étant étroitement fermées ; mais une faible pression exercée latéralement sur le larynx et avec une seule main met obstacle au passage de l'air et les poumons ne se dilatent plus. Le même effet s'obtient par une pression un peu plus forte sur la trachée.

D'un autre côté, la commotion et le choc du larynx jouent

1. LANGREUTER (Veirteljalschr. für gerichtl. Med., Band. XLV).
2. TOURDES. Art. *Strangulation* du Dict. encycl. des sc. médic.

aussi un rôle qui peut être dans certains cas tout à fait prépondérant ; la mort survient alors par action réflexe ou inhibition. Claude Bernard [1] a montré depuis longtemps qu'un traumatisme du nerf laryngé supérieur pouvait déterminer un arrêt subit de la respiration. P. Bert [2] a déterminé la mort immédiate en resserrant brusquement la trachée d'un canard, et il attribue aussi ce fait à l'excitation des terminaisons nerveuses. Falk et Hofmann ont amené l'arrêt subit de la respiration, en comprimant le larynx de chiens trachéotomisés. Brown-Séquard a repris récemment ces expériences, et a trouvé que dans ces cas les effets étaient à peu près les mêmes qu'après la piqûre du bulbe rachidien [3].

Ces faits s'appliquent à l'homme. Tardieu relate le cas suivant : Un jeune garçon achète du tabac à une marchande qui était une vieille femme maigre, au cou décharné ; le

1. Cl. Bernard, *Leçons sur la physiologie et la pathologie du système nerveux.*

2. Bert, *Leçons sur la physiologie comparée de la respiration.*

3. Voici comment s'exprime Brown-Séquard : « Le larynx surtout mais aussi la trachée, et probablement la peau qui les recouvre, sont capables, sous l'influence d'une irritation mécanique, de produire l'inhibition du cœur, celle de la respiration et aussi celle de toutes les activités cérébrales. Il peut donc y avoir tout d'un coup, sous l'influence d'une irritation mécanique de ces parties, une perte complète de connaissance et une syncope respiratoire et cardiaque plus ou moins complète. Des expériences très nombreuses m'ont montré qu'il y a entre les effets de cette irritation et ceux de la piqûre du bulbe rachidien une très grande analogie. En effet, dans les deux cas, il y a : 1° perte de connaissance ; 2° diminution, et même (mais assez rarement) perte soudaine ou très rapide de l'action du cœur ; 3° diminution ou perte complète des mouvements respiratoires ; 4° arrêt des échanges entre les tissus et le sang.

« Lorsque j'ai tué des chiens par suite d'un coup sur la région cervicale antérieure, presque toujours la mort a eu lieu sans convulsions, sans agonie, dans un état syncopal complet, permettant aux tissus de conserver très longtemps leurs propriétés spéciales, le sang passant rouge des artères dans les veines, et présentant un contraste absolu avec ce que nous montre l'asphyxie franche où le sang est rapidement noir dans les artères.

« *Conclusion.* La peau du cou possède, comme le larynx, mais à un moindre degré, la puissance d'inhiber la sensibilité ; le larynx, la trachée, et peut-être la peau qui les recouvre, possèdent la puissance de causer la mort sous une irritation mécanique de la même manière que le bulbe rachidien. » (*Acad. des Sciences*, mars et avril 1887.)

gamin, amusé de voir le larynx de cette femme monter et descendre à chaque mouvement de déglutition, cherche à l'attraper et l'atteint d'un coup brusque. La marchande tombe morte. Maschka[1] a rapporté trois observations concernant un adulte et deux enfants de 12 ans, où la mort est survenue immédiatement après un choc sur le larynx, sans qu'on ait même trouvé à l'autopsie de lésions de cet organe. En ce qui concerne la strangulation, on a noté plusieurs fois qu'elle a produit une perte de connaissance tout à fait subite. Hofmann cite par exemple le cas suivant : une femme fut surprise dans son magasin par un individu qui la saisit brusquement au cou, la renversa immédiatement à terre, prit l'argent dans la caisse et s'enfuit. Quelques instants après la femme fut trouvée sans connaissance et on la ranima aussitôt; elle se rappela tous les détails de son aventure, jusqu'au moment où elle avait été saisie au cou, et déclara qu'à partir de ce moment elle avait perdu connaissance, sans avoir ressenti ni anxiété ni douleur. On ne trouva aucune trace de compression prolongée, de sorte que, dans ce cas, c'est évidemment le resserrement brusque du larynx, et non l'asphyxie, qui aurait déterminé la perte de connaissance et la chute. — Taylor cite le cas d'une femme âgée qui fut étranglée dans son magasin par un apprenti, dans un temps si court et si silencieusement que son mari, qui n'était séparé d'elle que par une mince cloison, n'entendit ni bruit ni désordre pendant que le meurtre se commettait. Nous avons vu nous-mêmes deux faits analogues, et où il n'existait pas de lésions des parties profondes du cou.

Mais la mort par inhibition pure est en somme fort rare. Il est probable aussi qu'il arrive rarement que les voies aériennes soient oblitérées continuellement par l'application des doigts depuis le début de la strangulation jusqu'à la mort. Il faudrait pour cela de la part du meurtrier une habileté spéciale qui a été acquise, paraît-il, à de certaines époques, par des *étrangleurs* qui savaient repousser avec

---

1. *In* MINOVICI. *Mort subite produite par des coups portés sur l'abdomen ou sur le larynx* (thèse de Paris, 1888).

le pouce et l'index le larynx et la langue vers la voûte palatine.

D'après ce qu'on voit dans la pratique médico-légale, les
choses se passent habituellement d'une façon un peu différente. Le meurtrier est incapable de maintenir ses doigts
longtemps appliqués au même endroit, il les déplace, re-
commence à plusieurs reprises à serrer le cou, et parfois
aussi cherche en même temps à étouffer la victime en lui
serrant la bouche et le nez. Il arrive ainsi que la mort résulte d'un mécanisme complexe dans lequel l'asphyxie, interrompue par quelques reprises d'air, joue sans doute le
rôle principal, mais dans lequel interviennent aussi des
actes réflexes, et les lésions parfois fort graves, produites
sur les organes du cou.

Signes de la strangulation à la main. — On trouve
presque toujours sur la partie antérieure du cou, et principalement au niveau ou autour du larynx, des traces de la
violence exercée. Ces traces consistent soit en des ecchymoses, correspondant plus ou moins exactement par leur
forme et leurs dimensions à l'extrémité de la pulpe des
doigts, soit en des érosions produites par les ongles. L'é-
rosion unguéale type est linéaire, légèrement curviligne,
et reproduit exactement l'empreinte de l'extrémité libre de
l'ongle, de sorte qu'on peut reconnaître dans quelle direction a été appliqué le doigt qui l'a produite. Très souvent
l'empreinte n'a pas cette netteté ; par suite des mouvements soit de la victime, soit de la main du meurtrier,
l'ongle glisse et produit une écorchure plus ou moins longue,
plus ou moins élargie, à l'extrémité de laquelle on retrouve
quelquefois le petit fragment d'épiderme détaché par le
grattement. — Dans quelques cas, les empreintes unguéales
sont nettes, peu nombreuses, et l'on peut déterminer ainsi
dans quelle position la main a agi : généralement on trouve
alors une empreinte unique sur le côté droit du cou, et trois
ou quatre empreintes sur le côté gauche. On enseigne dans
les traités classiques qu'une telle disposition indique que
la strangulation a été opérée avec la main droite, et qu'une
disposition inverse prouve que c'est la main gauche qui
a agi, que par conséquent le meurtrier était sans doute gau-

cher. Cette conclusion ne nous semble pas toujours légitime, car on conçoit qu'une main droite, portée sur le cou en pronation forcée, produise une empreinte analogue à celle de la main gauche placée dans la situation ordinaire, intermédiaire entre la pronation et la supination.

Le plus souvent les empreintes sont nombreuses parce que la victime se débat et que le meurtrier réitère ses efforts. Parfois ces lésions sont innombrables et existent également sur la face, autour de la bouche et du nez, car il arrive fréquemment que le meurtrier, en même temps qu'il étrangle sa victime, s'efforce de l'étouffer, en lui fermant les orifices de la bouche et du nez.

Pour la même raison, les lésions profondes du cou sont souvent nombreuses et graves. Les ecchymoses sous-cutanées et intermusculaires sont presque constantes. Une lésion que nous avons rencontrée assez souvent et qui nous paraît presque caractéristique est le *décollement* de la trachée, ou même du larynx ou d'une portion de muscle. Ces organes sont arrachés en partie de leurs connexions naturelles, et dans la cavité ainsi formée se trouve un épanchement sanguin parfois fort abondant. — Les ecchymoses et la déchirure des carotides, les fractures de l'os hyoïde, du larynx ou de la trachée sont plus rares. On a vu aussi le larynx déformé, aplati transversalement, sans être fracturé.

Quant à l'état des organes respiratoires et de l'encéphale, nous renvoyons à ce qui a été dit à propos de la strangulation avec un lien.

§ III. — La mort est-elle bien le résultat de la strangulation? Diagnostic différentiel avec la pendaison.

La strangulation peut passer inaperçue si elle a été effectuée avec un lien mou tel qu'un foulard, un linge, etc., qui n'a pas laissé de sillon, mais seulement quelques traces à peine appréciables et d'une interprétation douteuse. Cependant le diagnostic peut souvent encore être fait grâce à la réunion des signes que nous avons indiqués ou de quelques-uns d'entre eux : congestion de la face avec pointillé hémorragique, suffusions sanguines des conjonctives, ecchymoses et autres lésions des parties profondes du cou, congestion et emphysème des poumons, ecchymoses sous-pleurales.

La strangulation a été quelquefois diagnostiquée par erreur. Cette erreur tient à ce que le col de la chemise ou la cravate, ajustés d'une façon un peu étroite, laissent sur le cou un sillon analogue à celui de la strangulation. Ce sillon, d'abord très superficiel, devient plus profond à mesure que les parties se tuméfient par le fait de la putréfaction. L'origine du sillon peut être reconnue par la situation qu'il occupe et qui correspond exactement à la partie resserrée des vêtements. Il est inutile d'ajouter que cette constriction *post mortem* n'occasionne pas de lésions profondes du cou. — Sur les cadavres de nouveau-nés et de petits enfants, on aperçoit souvent aussi sur le cou des pseudo-sillons qui se forment au niveau des plis de flexion et d'extension de la tête (voir le chapitre de l'*infanticide*).

La *strangulation à la main* produit presque toujours un assez grand nombre de blessures du cou que nous avons indiquées plus haut. Elle ne pourrait guère être méconnue que dans les cas d'inhibition, d'ailleurs fort rares, signalés au paragraphe précédent. L'erreur inverse, qui consiste à diagnostiquer à tort la strangulation, est plus facile. On rencontre en effet quelquefois, notamment chez les individus qui ont succombé à une hémorragie cérébrale ou méningée, à une fracture du crâne, des ecchymoses plus ou moins étendues et abondantes dans le tissu cellulaire prévertébral du cou et aussi en divers points de la gaine des carotides[1]. D'autre part, ainsi que le fait remarquer Hof-

---

1. Chez un vieillard amené à la Morgue comme étranglé, et qui était mort en réalité d'une vaste hémorragie cérébrale de l'hémisphère droit, nous avons trouvé à la partie postérieure du pharynx une ecchymose de 3 centimètres de diamètre, et plusieurs ecchymoses sur toute l'étendue de la gaine de la carotide gauche. — Le soupçon de strangulation ne reposait que sur les commérages de deux femmes qui avaient remarqué que la cravate du défunt était serrée, et qui en avaient conclu qu'il s'était sans doute étranglé.

mann[1], on trouve quelquefois le larynx fracturé chez des
individus écrasés, tombés de haut, soit que le larynx ait été
atteint directement, soit qu'il ait été violemment tiraillé
par une extension brusque et considérable de la tête sur le
cou. On pourrait supposer en pareil cas que la victime a
été étranglée, puis soumise à d'autres violences pour faire
croire à un suicide ou à un accident : un tel diagnostic ne
serait légitime que si l'on avait constaté sur la peau des
traces bien nettes de l'action de la main.

Il peut arriver que le cadavre d'un individu étranglé soit
ensuite pendu pour faire croire à un suicide.

Quand la strangulation a été opérée avec les mains, il y
a des éléments sérieux de diagnostic. A côté du sillon et
des autres lésions produites par le lien suspenseur, on
trouve sur le cou les traces des ongles et des doigts, et en
outre les lésions des parties profondes du cou, lesquelles
sont presque toujours plus nombreuses, plus accentuées
que dans la pendaison, toujours accompagnées d'un épanchement sanguin, et dont le siège ne coïncide pas avec le
sillon de pendaison.

Lorsqu'il s'agit d'un individu étranglé avec un lien, le
diagnostic peut être très délicat. Quand le lien a été déplacé ou remplacé par un autre, il est difficile que le sillon
de strangulation coïncide exactement avec celui de pendaison et l'examen de ces deux sillons comparés à la disposition, de l'anse qui suspendait le corps met sur la voie de la
vérité. Mais il arrive quelquefois, ainsi que Lesser[2] en rapporte des exemples que le lien qui a opéré la strangulation
soit suffisamment serré pour qu'il ne se déplace plus du
tout quand on attache ses bouts à un objet pour suspendre
le cadavre et simuler une pendaison.

En tous cas le diagnostic différentiel peut s'aider des
constatations faites d'une part sur les parties profondes du
cou où les ecchymoses, les décollements, les fractures du
larynx s'observent bien plus souvent chez les étranglés que

1. HOFMANN, *Conditions dans lesquelles se produisent les fractures
du larynx* (Arch. de l'Anthr. crimin., juillet 1886).
2. LESSER, *Atlas de médecine légale*, t. II.

chez les pendus, et d'autre part de la congestion de la face
avec pointillé hémorragique, suffusions sanguines des conjonctives, de l'emphysème pulmonaire, signes qui n'appartiennent guère à la pendaison.

§ IV. — La strangulation résulte-t-elle d'un homicide, d'un suicide ou d'un accident ?

Il est impossible qu'un individu parvienne à s'étrangler
en s'appliquant les mains autour du cou : la constriction
cesserait au moment où surviendrait la perte de connaissance et la respiration se rétablirait bientôt. Du reste, bien
que des aliénés aient souvent essayé de se suicider par ce
moyen, on n'a jamais vu qu'une de ces tentatives aient
réussi. La strangulation effectuée avec les mains est toujours le résultat d'un homicide.

Il n'en est pas de même de la strangulation opérée par
un lien. C'est même un genre de suicide très répandu dans
certains pays [1] ; il est fréquemment employé aussi par les
aliénés. Le sujet a le temps d'assujettir solidement le lien
autour du cou soit par des nœuds, soit à l'aide d'un objet
quelconque faisant office de garrot, de façon que la constriction continue après que la perte de connaissance est
survenue [2]. C'est même là une condition indispensable pour
le suicide et qui peut fournir un élément important pour le
diagnostic. Ainsi que le fait judicieusement remarquer
M. Tourdes, un lien lâche, mal assujetti suppose un homicide ; au contraire des tours nombreux et serrés du lien, des
nœuds compliqués la présence d'un garrot n'excluent nullement l'idée d'un suicide et la confirment plutôt. — Citons

---

1. En Espagne notamment et en Italie où, dans une statistique officielle des prisons (citée par Tourdes) on voit figurer 51 suicides par
strangulation, contre 5 par pendaison.

2. La perte de connaissance doit survenir très rapidement quand le
lien est serré fortement autour du cou, car les expériences montrent
qu'ici encore la circulation dans les carotides peut être facilement interrompue d'une façon complète. Toutefois le suicidé a le temps d'accomplir tous les actes nécessaires avant que la constriction ne soit
assez forte pour amener cette perte de connaissance.

encore un cas publié en 1898 par le D' Hervé concernant un individu qui s'est passé un nœud coulant autour du cou, a fixé l'autre extrémité de la corde à un pied du lit ; puis s'est renversé en arrière en s'allongeant sur le lit, les pieds arc-boutés contre le fond de celui-ci. Dans un autre cas (Caussé), un homme après avoir passé un nœud coulant autour de son cou, avait attaché l'extrémité libre de la corde à son pied et s'était étranglé en tirant ainsi sur le lien.

Plusieurs observations montrent que la strangulation suicide peut s'accompagner de lésions nombreuses et graves des parties profondes du cou ; mais les lésions extérieures, ecchymoses, érosions se rencontrent plutôt dans la strangulation homicide où l'action des doigts vient souvent aider celle du lien.

On trouve dans les auteurs quelques exemples de strangulation opérée accidentellement par un lien. Un fort de la Halle charge un sac de farine sur son dos ; il l'attache autour de son cou à l'aide d'une ficelle, le sac glisse en arrière et l'homme meurt étranglé (Prof. Brouardel). Dans deux cas cités par Taylor il s'agissait d'individus qui portaient un fardeau à l'aide d'une ficelle ou d'une courroie passée au-devant du front ; le fardeau ayant glissé, pesa de tout son poids par l'intermédiaire du lien sur le cou, et les individus furent trouvés morts dans une position qui indiquait comment l'accident s'était produit. Ce n'est guère, en effet, qu'à l'aide de données semblables qu'on peut reconnaître si l'accident est admissible.

§ V. — Strangulation incomplète.

Quand la strangulation n'amène pas la mort immédiatement ou dans un délai très court, l'expert est appelé à constater la nature des violences, leur gravité et les conséquences qu'elles pourront avoir.

La strangulation, surtout quand elle a été opérée à l'aide d'un lien mou, tel qu'un mouchoir, une cravate, etc., peut ne laisser aucune trace extérieure. Mais le plus souvent on trouve, à la place qu'occupait le lien un sillon excorié et rougeâtre, ou bien il existe les érosions unguéales et les ecchymoses produites par les doigts. Les ecchymoses ponctuées de la face, les suffusions sanguines des conjonctives signalées plus haut contribuent au diagnostic.

Les symptômes que l'on observe presque constamment sont la douleur dans les mouvements du cou, la gêne et la difficulté de la déglutition, l'altération du timbre de la voix allant parfois jusqu'à l'aphonie complète. Ces troubles sont naturellement beaucoup plus marqués et plus persistants quand il y a eu fracture de l'os hyoïde ou du larynx.

Ces fractures peuvent entraîner ultérieurement des complications mortelles ou très graves. On a observé aussi comme complications plus ou moins directes de la strangulation et de la pendaison : un abcès rétro-pharyngien, une parotidite, un phlegmon du cou, une bronchite intense, une gangrène partielle de la langue. Nous avons vu une femme qui, à la suite d'une tentative de strangulation avec les mains ayant occasionné une perte de connaissance de plus d'une heure, fut prise de congestion pulmonaire dans une seule région du poumon gauche : cette congestion, qui occasionnait ces hémoptysies fréquentes, durait encore au bout de vingt jours. On peut observer aussi des troubles nerveux [1] analogues ou très identiques à ceux qui se produisent parfois chez les pendus (voir page 168) y compris l'amnésie. Nous avons vu nous-mêmes une femme étranglée avec un lien rappelée à la vie après une période très courte de coma et qui assurait ne se rappeler ni qu'elle avait été assaillie le soir par un individu ni ce qui s'était passé dans tout le cours de la même journée.

Mais souvent aussi la guérison survient rapidement et sans graves complications. Il en a été ainsi pour la plupart des étranglés que nous avons examinés, bien que chez plusieurs d'entre eux la constriction ait été vigoureuse et ait produit un semis d'ecchymoses ponctuées sur la face, ainsi que des suffusions sanguines plus ou moins étendues des conjonctives.

---

1. WAGNER, Jahrb. für Psychiat., 1889. — Voir aussi Seydel, Vierteljahrschr. für gerichtl. Medicin, 1894.

Strangulation simulée. — La strangulation a été quelquefois simulée. La tentative ne peut guère être portée assez loin pour produire des ecchymoses ponctuées de la face et des yeux, les suffusions sanguines des conjonctives, ni un sillon bien profond. Tout se borne en général à des érosions assez légères sur le devant du cou et à des assertions relatives à la gêne de la déglutition et au trouble de la parole. On lira avec intérêt la relation médico-légale d'une expertise de Tardieu sur ce sujet[1].

ARTICLE IV. — SUFFOCATION

Sous le nom de *suffocation*, on peut, pour la commodité de la description, comprendre, à l'exemple de Tardieu et de quelques autres auteurs, « tous les cas dans lesquels un obstacle mécanique, autre que la strangulation, la pendaison ou la submersion, est apporté violemment à l'entrée de l'air dans les poumons ». Les divers modes de suffocation peuvent être rangés sous les quatre chefs suivants : 1° occlusion directe des narines et de la bouche; 2° introduction de corps étrangers dans les voies aériennes: 3° compression des parois de la poitrine et du ventre; 4° enfouissement dans la terre ou dans un milieu pulvérulent.

Cette classification comprend des faits disparates que Tardieu avait réunis parce qu'il avait cru leur trouver un signe anatomique commun, auquel il attribuait une valeur tout à fait démonstrative, à savoir la présence d'ecchymoses sous-pleurales, sous-péricardiques et péricrâniennes. Mais nous avons vu plus haut que, bien qu'en effet ces ecchymoses soient ordinairement très abondantes dans les divers genres de suffocation, elles ne constituent pas cependant un signe caractéristique, ni même absolument constant de ce genre de mort. Il est d'ailleurs impossible de trouver

1. TARDIEU, *Affaire Armand de Montpellier. Simulation de tentative d'homicide par commotion cérébrale et strangulation* (**Annal.** d'hyg. publ. et de méd. lég.. 1864. 2ᵉ série. t. XXI).

dans l'état des divers organes les éléments d'une description d'ensemble pouvant être utile au médecin, et il est
préférable de passer immédiatement à l'étude de chaque
groupe particulier.

§ I. — Suffocation par occlusion de la bouche et du nez.

C'est là un genre de mort dont sont surtout victimes les
nouveau-nés et les très jeunes enfants. Il constitue un procédé assez fréquent de l'infanticide ; la bouche et le nez
sont oblitérés par la main, ou bien par un morceau d'étoffe
ou quelque autre objet mou. Dans le premier cas on trouve
presque toujours les marques des ongles ou des doigts ;
dans le second cas, toute trace extérieure de violences
manque généralement.

La suffocation accidentelle des jeunes enfants couchés
avec une autre personne dans un même lit a été étudiée
dans le chapitre de la mort subite (p. 79).

Chez l'adulte, le meurtre par obturation des orifices respiratoires est presque toujours accompagné d'autres violences : strangulation, compression du thorax ou de l'abdomen, etc. Cependant, en Amérique et en Angleterre, un
procédé très usité à une certaine époque par les criminels
consistait à appliquer des vêtements ou un masque de poix
au-devant de la bouche et du nez de leurs victimes. — Ce
mode de suffocation peut aussi se produire accidentellement chez l'adulte ; un individu, profondément ivre ou
privé de connaissance pour une autre cause, peut être hors
d'état d'écarter l'obstacle qui empêche l'entrée de l'air
dans la bouche et les narines.

Quand l'occlusion de la bouche et du nez a été faite violemment on retrouve presque toujours des ecchymoses, des
érosions, des petites plaies contuses qui mettent sur la voie
de la vérité. — Les signes internes sont tirés surtout de
l'état des poumons. Ces organes sont ordinairement congestionnés, mais cette congestion est quelquefois peu
accentuée, et il n'est pas très rare de la voir manquer complètement. Il est de règle de rencontrer des ecchymoses

sous-pleurales souvent très abondantes, même quand la congestion pulmonaire n'existe pas ; les exceptions à cette règle sont peu fréquentes, mais cependant incontestables. On peut rencontrer aussi une quantité plus ou moins abondante d'écume dans les voies aériennes, et des plaques d'emphysème sous-pleural parfois fort étendues [1].

Il faut savoir que ces signes internes peuvent faire complètement défaut dans les cas où la suffocation n'est cependant pas douteuse ; tous les auteurs en ont signalé des exemples. Il nous a semblé que ces signes manquent surtout dans les cas où la suffocation survient accidentellement, insidieusement, sans que la victime se soit débattue.

§ II. — Suffocation par introduction de corps étrangers dans les voies aériennes.

Une partie des faits de ce genre appartiennent à l'histoire de l'infanticide ; le nouveau-né est tué en effet quelquefois par l'introduction dans le pharynx d'un tampon de linge, de chiffons, de papier, etc.

Chez l'adulte, il est bien rare que de telles manœuvres soient exercées. Nous avons autopsié une femme de 76 ans bien portante et assez vigoureuse pour son âge, qui avait été assassinée par deux individus. On lui avait introduit un tampon de linge dans la bouche avec assez de violence pour qu'une des dents incisives ait été luxée. A part une égratignure de 3 centimètres sur une lèvre, il n'y avait pas de marques de violence sur le corps, sauf aux mains, qui étaient attachées ensemble par une ficelle. Les poumons présentaient de nombreuses ecchymoses sous-pleurales ; ils étaient très congestionnés et surtout extrêmement œdématiés. Le cœur était rempli de sang liquide.

Ce mode de suffocation accompagne plus souvent d'autres violences.

Taylor cite un cas où l'on trouva à l'autopsie d'une

---

1. On trouvera dans les notes des pages 128 et 129, une explication du mécanisme suivant lequel ces diverses lésions peuvent se produire d'une façon plus ou moins accentuée suivant les cas.

femme, qui avait d'ailleurs plusieurs fractures de côtes, un bouchon de bouteille fixé solidement à la partie supérieure du larynx. Il paraît que ce bouchon avait été introduit de force par une autre personne, pendant que la femme était dans un état d'ivresse et incapable de se défendre. — Le même auteur[1] rapporte aussi un cas de suicide accompli de cette façon par une prisonnière ; cette femme s'était enfoncé dans le pharynx un fort tampon de coton.

Mais le plus souvent les corps étrangers qui obstruent les voies aériennes y ont été introduits d'une façon accidentelle ; il s'agit presque toujours d'aliments qui, par suite d'un trouble dans les mouvements de la déglutition. ont pénétré dans le larynx, la trachée ou les bronches, ou bien qui ont été aspirés dans ces conduits, après des vomissements, au lieu d'être rejetés au dehors. Quelquefois même la suffocation est produite par une masse alimentaire qui n'atteint pas le larynx, mais qui est assez volumineuse pour boucher complètement le pharynx ; c'est ce que nous avons vu sur le cadavre d'un enfant de trois ans qui présentait les signes de l'asphyxie et dont la bouche et le pharynx étaient hermétiquement remplis par du pain incomplètement mastiqué.

Les exemples de mort par obstruction accidentelle des voies aériennes sont nombreux[2], et nous avons déjà abordé ce sujet au chapitre de la mort subite (p. 91). Il faut indiquer ici que, dans ces cas, la mort peut ne pas être très rapide quand l'accès de l'air n'est pas complètement empêché ; fait qu'il est important de connaître pour se rendre compte de la survie de la victime et des actes qu'elle a encore quelquefois le temps d'accomplir.

Les signes internes de ce genre de mort sont les mêmes que ceux indiqués dans le paragraphe précédent, et ils peuvent également être peu accentués ou faire complètement défaut. — L'examen des voies aériennes montre la présence de corps étrangers ; s'il s'agit d'introduction vio-

<hr>

1. TAYLOR, *Traité de médecine légale*, p. 194 et 195.
2. D'après TAYLOR (p. 403), il y a eu, une année, 81 morts par cette cause dans l'Angleterre et le pays de Galles.

lente d'un tampon ou d'un autre objet dans le pharynx,
on trouve presque toujours sur la muqueuse des déchirures ou des ecchymoses qui peuvent faire soupçonner la
vérité, alors même que le corps étranger aurait été retiré.

§ III. — Suffocation par compression des parois de la poitrine et du ventre.

Ce mode de suffocation s'observe dans des circonstances
diverses. Quelquefois le tronc est comprimé sur toute son
étendue, par exemple chez les individus pris dans un éboul-
lement ou pressés au milieu de la foule[1]. En laissant de
côté les cas où il existe en même temps des blessures
assez graves pour entraîner la mort par elles-mêmes, on
est frappé de l'aspect des victimes de ce genre d'accident.
Elles présentent en effet des ecchymoses ponctuées de la
face, du cou, de la partie supérieure du tronc, ordinairement extrêmement abondantes, et qui souvent se détachent
sur un fond violacé et noirâtre, témoignant d'une congestion excessive de la peau. En même temps on note des
ecchymoses sous-conjonctivales ou un véritable chemo-
sis sanglant. La congestion et la tuméfaction de la face
peuvent persister quelques jours chez les individus qui
survivent.

A l'autopsie, on trouve ordinairement les poumons très
congestionnés, souvent avec des noyaux hémorragiques
plus ou moins volumineux, et très souvent aussi, recouverts,
ainsi que le péricarde, de nombreuses ecchymoses ponctuées. Dans un certain nombre de cas, on a noté également
de l'emphysème pulmonaire,

Chez les enfants, la suffocation résulte quelquefois de
la constriction trop forte des langes, ou bien de ce que,
couchant avec leur mère ou leur nourrice celle-ci, a étendu
inconsciemment son bras sur leur poitrine ou sur leur ventre,
Il est extrêmement rare qu'on puisse retrouver des traces

1. Voir notamment sur ce point : *Relation médicale des événements
survenus au Champ-de-Mars*, note lue par OLLIVIER (d'Angers) à l'Académie de médecine, séance du 20 juin 1837.

directes (ecchymoses ou suffusions sanguines) de la pression exercée; les signes internes peuvent être eux-mêmes beaucoup moins accusés que dans le cas précédent, de sorte que les constatations de l'autopsie ne permettent pas alors de retrouver avec certitude la cause de la mort (Voir page 79).

Chez l'adulte, la suffocation peut être amenée aussi par une pression limitée, exercée avec le genou par exemple sur la poitrine ou le ventre d'une personne terrassée. Presque toujours la victime a subi en même temps d'autres violences au milieu desquelles il est souvent impossible de discerner quelle part revient à la suffocation. Il est d'ailleurs probable que dans certains de ces cas la cause principale de la mort n'est pas l'interruption de la respiration. Tardieu, en expérimentant sur des animaux, a noté qu'une pression brusque sur le ventre amenait la mort plus facilement qu'une compression, même énergique, exercée méthodiquement avec des bandages. Ici la mort se produit par inhibition.

§ IV. — Suffocation par enfouissement.

L'enfouissement a lieu dans la terre ou dans un milieu plus ou moins pulvérulent qui recouvre tout le corps ou seulement la tête. Les exemples de meurtre par enfouissement concernent presque tous des nouveau-nés.

Tardieu a noté sur des enfants et sur des animaux morts de cette façon de la congestion pulmonaire, des ecchymoses sous-pleurales et sous-péricardiques, un emphysème pulmonaire très accentué et la présence d'écume sanguinolente dans les bronches.

Un signe excellent permet de reconnaître que le sujet a été enfoui vivant. C'est la présence de la substance enfouissante : terre, cendres, sable, son, grains de blé, etc., dans les voies aériennes, dans l'œsophage et dans l'estomac. Les expériences sur les animaux et des observations assez nombreuses faites sur l'homme, ont montré en effet que presque toujours les mouvements respiratoires entraînent les corps étrangers dans le larynx, la trachée, les bronches, et parfois jusque dans les alvéoles pulmonaires; ces corps étrangers sont également déglutis, et parfois en quantité considérable : c'est ainsi que dans l'estomac d'un puisatier tué par un éboulement nous avons trouvé plus d'un demi-litre de terre mélangé d'autant d'eau. — Au contraire, quand on enfouit un cadavre, la substance étrangère pénètre tout au plus dans la bouche, le pharynx, le larynx, mais pas au delà des premières bronches.

Toutefois, chez le vivant, la pénétration dans les voies aériennes et digestives ne constitue pas une règle absolument constante. Elle ne se fait pas, notamment, quand le corps est enfoui sous un poids tel que les mouvements du thorax et du diaphragme sont rendus impossibles.

Il est à noter que la mort ne survient quelquefois que très longtemps après que le corps a été enfoui. Le Dr Béringuier a vu des petits chiens enterrés dans la cendre trois heures après leur naissance survivre quinze heures. Divers médecins ont vu des enfants enterrés immédiatement après leur naissance survivre plusieurs heures. Dans un cas rapporté par le Dr Bardinet[1], un enfant enterré à 25 centimètres sous terre fut retiré au bout de huit heures et survécut quatre jours. Chez des adultes aussi l'enfouissement dans du sable, dans de la neige a pu être supporté quelquefois plusieurs heures et même, dit-on, plusieurs jours[2].

CHAPITRE SIXIÈME

MORT PAR L'ACTION D'UNE TEMPÉRATURE TROP BASSE OU TROP ÉLEVÉE, PAR FULGURATION, PAR INANITION

ARTICLE PREMIER. — MORT PAR L'ACTION DU FROID

La mort par l'action du froid n'est pas souvent le résultat d'un crime. Cependant l'exposition au froid constitue un

1. BARDINET, *De la vie sans respiration chez les enfants nouveau-nés* (Bulletin de l'Acad. de médecine, 2 novembre 1864).
2. Le milieu plus ou moins pulvérulent dans lequel a lieu l'enfouissement permet, à travers ses interstices, l'arrivée d'une certaine quantité

procédé d'infanticide, qui n'est sans doute pas très rare. M. Tourdes cite aussi plusieurs exemples concernant de jeunes enfants que leurs parents ont plongé dans l'eau glacée, ou séquestrés dans un endroit froid, en même temps qu'ils les privaient de nourriture. Nous n'avons observé que peu de cas de ce genre, par exemple, une petite fille de 19 mois, bien constituée, qu'on trouva morte dans un baquet à moitié rempli d'eau froide (c'était au mois de mars) où elle avait été mise une heure auparavant. Les constatations de l'autopsie ont été purement négatives; il n'y avait notamment ni congestion pulmonaire, ni ecchymoses sous-pleurales.

Mais c'est plus souvent à un autre point de vue que la mort par le froid intéresse la médecine légale. L'action du froid permet d'expliquer, dans bon nombre de cas, des décès qui avaient semblé d'abord suspects : par exemple, quand il s'agit de vagabonds, d'ivrognes, qui ont péri sur la voie publique ou dans un endroit désert, faute de pouvoir trouver un asile suffisant, de voituriers qui se sont endormis la nuit dans leur charrette et que le froid a tués. Il arrive aussi quelquefois que le refroidissement joue un rôle important dans le mécanisme de la mort des individus blessés et abandonnés en plein air, qu'elle se combine aux sévices et à la privation de nourriture dont sont victimes les enfants, etc.

Pour être en mesure de répondre aux questions qui se posent à l'occasion d'expertises de ce genre, il est nécessaire de posséder quelques notions sur l'action du froid et sur les circonstances capables d'influencer la résistance à cette cause de mort.

§ 1. — Résistance au froid.

Il est impossible de fixer, même approximativement, le degré d'abaissement de la température du milieu ambiant

d'air, et l'on peut s'expliquer ainsi la longue durée de la survie, notamment quand il s'agit de neige, car le froid amène un état d'assoupissement léthargique qui diminue les besoins respiratoires.

qui détermine la mort ou des accidents graves. Il y a à cet égard des différences considérables non seulement suivant les sujets, mais aussi suivant les circonstances non individuelles, qui dépendent de ce que l'on peut appeler la *qualité* du froid.

Ainsi des navigateurs ont pu supporter facilement des températures de — 40° et même de — 50°; plusieurs fois des personnes ont été retirées vivantes de la neige après y être restées ensevelies longtemps (jusqu'à douze jours?); tous les ans dans les contrées septentrionales, et en France pendant l'hiver 1879-1880, l'immense majorité des habitants supportent parfaitement un froid qui atteint et dépasse — 20°. D'un autre côté, une température qui n'atteint pas — 2° peut tuer des adultes vigoureux : c'est ce que l'on a vu notamment en Algérie lors de la retraite de Bou-Thaleb (2-4 janvier 1845) où 229 soldats, sur une colonne de 2.800 hommes, périrent de froid, et aussi dans le même pays, le 28 mars 1879, où, en l'espace de quelques heures, pendant une étape ordinaire, dans un simple changement de garnison, 19 hommes sur 350 succombèrent[1].

De pareils contrastes s'expliquent, en dehors de la différence du vêtement, par les conditions météorologiques qui accompagnent l'action du froid et dont les principales sont le vent et l'humidité. Le vent rend le froid non seulement plus pénible, mais aussi plus dangereux. Le navigateur Parry a remarqué qu'une température de — 46° avec un temps calme n'était pas plus incommode que — 17° avec la bise; lors de la catastrophe de Bou-Thaleb, et dans d'autres cas analogues, le vent soufflait très violemment. — Le froid humide est bien moins supporté que le froid sec : l'air humide, meilleur conducteur, soustrait une plus grande quantité de chaleur au corps, les vêtements mouillés par l'eau, la pluie ou de la neige, refroidissent le corps non seulement en raison de leur conductibilité, mais aussi en raison de l'évaporation qui se fait à la surface. — La neige

1. Dr LEBASTARDIER, *Epidémie de congélation* (Recueil de mémoires de médecine militaire, analysé dans Annales d'hyg. publ. et de méd. lég., 1881, 3e série. t. VI).

fondante refroidit et par sa conductibilité et par la quantité de chaleur dont elle s'empare pour opérer son changement d'état. C'est à ces circonstances, à l'imprégnation des vêtements par la neige fondue, par l'eau des rivières qu'il avait fallu traverser un grand nombre de fois, à l'intensité du vent qui soufflait alors, qu'on doit surtout attribuer la catastrophe survenue au mois de mars 1879, en Algérie.

Les différences qui tiennent à l'individu sont aussi très marquées. Les enfants se refroidissent très rapidement ; un nouveau-né succombe après quelques heures d'exposition à une température qui ne descend pas jusqu'à 0°, s'il n'est pas bien protégé par des vêtements. Les gens débilités par une cause quelconque, les vieillards, résistent moins que les adultes vigoureux. Une alimentation abondante permet de beaucoup mieux supporter le froid ; au contraire, l'inanition même peu prolongée, la privation d'aliments pendant un jour, la suppression d'un seul repas, sont des causes puissamment adjuvantes de l'action du froid : c'est ainsi que les soldats qui succombèrent dans la retraite de Bou-Thaleb n'avaient pas pris de nourriture. — L'alcoolisme aigu diminue aussi considérablement la résistance au froid ; l'alcool abaisse par lui-même la température, et en outre le froid exagère ou fait apparaître brusquement les effets de l'ivresse. C'est ainsi qu'il arrive que des buveurs, en quittant le cabaret échauffé, sont pris rapidement, à l'air froid extérieur, d'une ivresse profonde et tombent pour ne plus se relever. — Le sommeil non alcoolique, auquel sont souvent portés presque irrésistiblement les gens exposés au froid, augmente encore le danger de celui-ci.

§ II. — Symptômes. Mécanisme de la mort.

Le premier symptôme apparent de l'atteinte grave de l'organisme par le froid est une somnolence qui aboutit bientôt à un sommeil profond, ou plutôt à un « assoupissement léthargique », suivant l'expression de Larrey, état qui se rapproche parfois beaucoup de la mort apparente. En même temps la respiration et les battements cardiaques sont considérablement affaiblis, la sécrétion urinaire et probablement toutes les autres fonctions de l'organisme sont à peu près supprimées. Le malade est, en somme, dans un état analogue à celui des animaux hibernants.

La température centrale est toujours abaissée et ne se relève pas dès que le sujet est soustrait à l'action extérieure du froid. Cet abaissement peut être considérable ; Peter a constaté 26° dans le vagin d'une femme qui guérit, — dans un cas de Bourneville, le thermomètre marquait 27,5 ; le sujet mourut.

Il est à noter que l'abaissement de la température du corps peut même persister assez longtemps après que les autres fonctions organiques ont commencé à se rétablir. C'est ce qui résulte du moins d'une observation du Dr Didier. Il a vu un vagabond de 52 ans, atteint d'ailleurs d'inanition autant que de froid, amené comme mort à l'hôpital, sans pouls, sans apparence de respiration. La température rectale était de 34,2. Pendant trois jours, le malade resta dans le même état ; puis les fonctions se rétablirent lentement ; il put se lever, alors que l'hypothermie persistait aux environs de 32. C'est seulement au huitième jour que la température se releva et dès lors la convalescence fut rapide [1].

Il est probable que les causes principales de la mort résident dans une sorte de paralysie du système nerveux résultant de l'action violente et prolongée du froid sur les nerfs cutanés et dans l'abaissement de la température centrale. — D'ailleurs le froid intense paraît diminuer la vitalité de tous les éléments anatomiques.

On a invoqué la congestion des organes internes, notamment des poumons et du cerveau, produite par l'afflux du sang contenu dans les vaisseaux périphériques qui se contractent et se vident sous l'influence du froid. Mais en réalité ces congestions manquent très souvent, ainsi que le

---

1. DIDIER, *Notes sur plusieurs cas de congélation* (Journal de méd. de Paris. 1904).

montrent les autopsies, et ne sauraient être considérées par conséquent comme un effet constant de l'action du froid.

La mort a été encore expliquée par la congélation du sang (Pouchet)[1], qui occasionnerait aussi des thromboses et des embolies. Il est vrai que la congélation détruit les globules rouges, ou du moins les dépouille de leur hémoglobine qui se dissout dans le plasma. Mais cette explication ne convient guère à la majorité des cas, car les sujets succombent presque toujours avant qu'une quantité notable du sang ait été congelée, et même il arrive très souvent dans nos climats que la congélation manque complètement.

§ III. — État des cadavres, congélation.

La *pâleur de la peau*, la *chair de poule*, la *rétraction du scrotum et du pénis* n'ont aucune valeur diagnostique, on les remarque aussi sur des cadavres d'individus ayant succombé à d'autres causes qu'au froid.

Sur tous les cadavres qui ont été exposés au froid pendant un temps suffisant, le *tissu adipeux devient plus dur* et prend une consistance analogue à celle du suif ; ce phénomène est d'autant plus marqué que la couche du tissu cellulo-adipeux est plus épaisse ; mais cette modification de consistance de la graisse est un phénomène physique qui se produit après la mort, et qui ne constitue nullement une preuve que l'individu a subi l'action du froid pendant qu'il vivait.

On ne peut citer d'altérations des divers organes internes qui aient été assez fréquemment rencontrées pour qu'on puisse leur attribuer une valeur diagnostique réelle[1]. — Les résultats fournis par l'autopsie sont parfois complète-

1. L'inflammation gastro-intestinale et des ulcérations de l'iléon et du côlon ont été notées par le Dr SHRIMPTON chez les soldats de l'expédition de Bou-Thaleb qui n'avaient pas succombé immédiatement : le même médecin a vu aussi deux cas de gangrène pulmonaire consécutive à la congélation (*Relation de la retraite de Bou-Thaleb, in* Recueil de mémoires de médecine et de chirurgie militaires, 2ᵉ série, t. I, p. 154).

ment négatifs. Ainsi, outre le cas cité à la page 203, il en a été de même dans le cas suivant observé par nous. Par un temps froid de novembre. une femme avait été chassée de son domicile à 9 heures du soir et avait erré dans les rues jusqu'à 2 heures du matin, tenant dans ses bras son enfant, âgé de deux mois, bien constitué et nullement amaigri. L'enfant, bien que ne paraissant pas malade lorsque la mère eut trouvé un asile, et bien qu'ayant encore tété, est mort à 5 heures du matin.

Le froid peut amener la *congélation*, pendant la vie, de certaines parties du corps, notamment des oreilles, du nez, des pieds et des mains ; ces parties sont d'abord érythémateuses, puis apparaît une phlyctène d'un volume moyen, remplie de sérosité rougeâtre qui devient bientôt purulente ; il se forme ensuite une escarre molle, livide ou noirâtre. Ces caractères constatés sur le cadavre pourraient servir à reconnaître qu'un individu a supporté *vivant*, et pendant un certain temps l'action du froid.

La congélation du corps entier se produit assez vite par des froids très rigoureux ; il est évident que l'individu est mort bien avant qu'elle ne soit étendue. A la Morgue de Paris, les cadavres déposés dans une caisse dont la température varie environ de — 8° pendant la nuit à — 18° pendant le jour, sont en général entièrement congelés en vingt-quatre heures. Le corps offre alors la dureté et la résistance de la pierre, tous les organes sont également congelés. Dès que le dégel commence, il se forme des traînées rouges le long des vaisseaux, phénomène qui s'explique bien par la transsudation du plasma sanguin auquel les hématies ont abandonné leur matière colorante.

§ IV. — Diagnostic médico-légal.

Il résulte de ce qui précède qu'il n'existe pas de lésions absolument caractéristiques par elles-mêmes de la mort par le froid. Mais à l'aide des renseignements que l'on possède ordinairement sur les circonstances au milieu desquelles l'individu a succombé, sur les conditions dans lesquelles

son corps a été trouvé, on peut interpréter les signes que
l'on aura trouvés à l'autopsie. D'ailleurs l'absence de toute
trace matérielle de maladie ou d'une autre cause de mort
contribue aussi à établir le diagnostic médico-légal.

Il est important de rechercher à l'autopsie si l'estomac
est vide, s'il existe des signes d'ivresse, et de relever dans
la discussion les circonstances qui, dans chaque cas particulier, peuvent avoir favorisé l'action du froid. — L'existence de congélations partielles a une importance sur
laquelle il n'est pas besoin d'insister ; nous avons indiqué
les caractères de ces congélations produites pendant la vie.

On demande quelquefois aussi à l'expert s'il peut vérifier
qu'un enfant, maltraité par une marâtre, a été souvent
exposé au froid. Il est presque toujours impossible de répondre affirmativement. Cependant dans un cas où la mère
avouait que souvent, après avoir plongé son enfant dans
l'eau froide, elle l'abandonnait vêtu seulement d'une chemise, pendant une demi-heure et plus, dans une chambre
non chauffée, nous avons constaté que ledit enfant, âgé de
26 mois, présentait, outre de nombreuses engelures, un
aspect assez spécial de la peau. Le tronc et les membres
étaient couverts de macules violacées, dont la forme rap-
pelait celle de l'éruption rubéolique, et qui persistaient
sans modifications notables quinze jours après l'entrée à
l'hôpital.

ARTICLE II. — MORT PAR L'ACTION D'UNE TEMPÉRATURE TROP ÉLEVÉE

Ce genre de mort s'observe quelquefois dans nos climats.
Les individus atteints sont tantôt frappés par les rayons du
soleil, ou par la chaleur trop vive de l'atmosphère, alors
qu'ils sont cependant à l'air libre et à l'ombre ; tantôt ils
succombent parce qu'ils séjournent dans un espace confiné
dont la température a été élevée artificiellement. La résistance aux effets de la chaleur varie considérablement suivant les sujets, et au milieu d'un grand nombre de personnes exposées exactement aux mêmes influences

extérieures, quelques-unes seulement sont frappées. Les sujets fatigués, débilités antérieurement, ou qui se trouvent en état d'ivresse, sont plus particulièrement atteints.

Ce sont les médecins militaires qui ont le plus d'occasion d'observer les effets du coup de chaleur. Nous empruntons à l'un d'eux, le Dr Marix[1], la description de ce qu'il a observé, en septembre 1895, au 9e bataillon de chasseurs à pied. Le bataillon était en marche depuis le matin et avait déjà couvert 33 kilomètres. On arrive à S. à midi 50 jusque-là il ne s'était produit que quelques rares accidents légers. On entre, aux accents du clairon, dans la ville de S. dont la grande rue monte entre des maisons élevées. « C'est à partir de leur entrée dans S. que les chasseurs s'abattent de tous côtés. La grande rue jusqu'au tournant, puis la route de M. sont couvertes de chasseurs sans connaissance... En un quart d'heure, 80 hommes manquent au rang. L'aspect de la route est saisissant : partout des chasseurs sans connaissance ou tombés dans les fossés. Au premier coude 7 hommes sont étendus sans connaissance ; plus loin, le long d'un mur, on en compte 8 de la même compagnie[2]. »

L'auteur répartit ainsi ses 80 malades : 65 ont présenté une forme syncopale simple, 13 une forme syncopale et convulsive, 2 une forme asphyxique. — Les symptômes de la 1re forme sont : chute subite, perte de connaissance, face vultueuse ; anéantissement moral, faiblesse musculaire extrême. Pouls rapide, mal battu ; respiration profonde et précipitée ; quelquefois vomissements alimentaires. — Dans la seconde forme, « l'homme était sans connaissance, la face congestionnée ou livide, les mâchoires vigoureusement contracturées, un peu d'écume à la bouche. Chez les uns, le corps toniquement contracturé est secoué par intermittences de convulsions éclamptiques ; chez d'autres il

---

1. Arch. de méd. et de pharm. militaires, 1898.

2. Le Dr Marix dit : « Le coup de chaleur est éminemment contagieux, et c'est en voyant tomber leurs camarades que beaucoup de chasseurs succombent à leur tour. » Il a remarqué en effet que dans la 2e compagnie, placée de telle sorte qu'elle voyait toute la colonne, des rangs entiers tombaient à la fois, tandis que dans les autres compagnies les cas étaient isolés et répartis dans diverses escouades.

n'y a que cet état éclamptique ou de courtes secousses dans les membres. Tous ces insolés ont le pouls serré, la respiration stertoreuse. Les globes oculaires sont convulsés, les pupilles dilatées ». — Forme asphyxique : « face cyanosée, yeux vitreux ne réagissant plus à la lumière, pupilles dilatées ; pouls misérable et presque insensible ; respiration suspendue. Un peu d'écume sanguinolente s'écoule des mâchoires contracturées. Muscles complètement relâchés, y compris les sphincters. »

Cette description concorde dans ses traits principaux avec celles qui ont été données par d'autres auteurs. Ajoutons qu'un symptôme à peu près constant est l'élévation considérable de la température du corps qui aurait atteint dans certains cas 42 et même 45°. — On a observé aussi des hémorragies en divers organes, surtout quand il y a eu une certaine survie. La mort ne survient en effet quelquefois qu'au bout de plusieurs jours.

Le cadavre conserve longtemps une température très élevée ; la rigidité cadavérique est remarquable par sa précocité et son intensité ; les membres sont souvent immobilisés au bout de deux heures ; le cœur, et spécialement le ventricule gauche, présente aussi une forte rigidité. Divers observateurs ont insisté sur la fréquence de la congestion pulmonaire qui serait poussée au plus haut degré, et aussi sur la couleur noire du sang qui ne rougirait plus à l'air. On a noté encore la congestion cérébrale, des hémorragies méningées, et aussi de larges ecchymoses cutanées, des ecchymoses ponctuées du péricarde et des plèvres.

Nous ne pouvons qu'indiquer très sommairement les théories présentées pour expliquer la mort : l'altération du sang, comparable à celle de l'urémie (Kelsch) et résultant de l'insuffisance rénale ; les lésions du système nerveux (Laveran) les altérations de l'appareil musculaire et en particulier du myocarde (Vallin) [1] ; le développement rapide de germes latents amenant une infection aiguë.

---

1. Parmi les nombreux travaux sur ce sujet, nous citerons seulement VALLIN, *Du mécanisme de la mort par la chaleur extérieure* (Arch. génér. de médecine, février 1870, décembre 1871, janvier 1872). et une Discussion à l'Acad. de méd.. 1894-1895.

La question de la mort par chaleur peut se poser dans des conditions différentes. Nous avons eu une expertise relative à la mort d'un nommé M... survenue dans les conditions suivantes. Cet homme, âgé de 30 ans, était atteint de rhumatisme articulaire qui l'avait obligé à s'aliter quelques jours. Un mois après, ne se trouvant pas bien guéri, il s'adresse à un charlatan, F... Le 17 juillet 1900, c'est-à-dire pendant une période de chaleurs extraordinaires, F... arriva à sept heures du matin chez M..., lui fit une onction sur tout le corps avec une pommade composée de saindoux, caramel et camphre, puis l'enveloppa dans trois peaux fraîches de mouton dont le poil était tourné au dehors. M... était couché dans son lit, et F... lui faisait boire de temps en temps du vin blanc coupé d'eau. Vers une heure et demie, M... fut pris d'une crise (?) qui dura environ quarante minutes. A trois heures, F..., commençant à s'inquiéter de l'état de M..., fit enlever les peaux, puis à cinq heures demanda un médecin qui fit appliquer des sinapismes. M... mourut à sept heures. — L'autopsie fut pratiquée en pleine putréfaction, et la seule constatation utile fut qu'il n'y avait pas d'endocardite rhumatismale.

Un cas fort analogue avait été publié antérieurement dans un recueil allemand[1]. Il s'agissait d'une jeune fille qu'un charlatan avait fait envelopper d'une peau de mouton fraîche et recouvrir avec dix miches de pain sortant du four ; cette fille mourut au bout de trois heures.

ART. III. — MORT PAR FULGURATION ET PAR ACTION DE L'ÉLECTRICITÉ

§ 1. — Fulguration.

Le médecin doit connaître les caractères à l'aide desquels on peut reconnaître la fulguration, parce qu'il peut être appelé à dresser le rapport de levée de corps exigé dans tous les cas de mort violente.

1. Vierteljahrsschr. für gerichtl. Med., Neue Folge, Band XXI.

Ces caractères sont tirés des commémoratifs qui montrent qu'un orage a éclaté à l'endroit où le cadavre est trouvé, et à une époque qui coïncide avec la date approximative de la mort, de l'inspection des localités et de l'examen du corps[1].

Inspection des localités. — La foudre laisse souvent des traces de son action sur les points où elle est tombée. Sur les arbres, les feuilles sont flétries et desséchées, les branches cassées ; sur le tronc se trouve des empreintes carbonisées : quelquefois celui-ci est fendu sans marques de brûlures. Sur le sol on peut trouver des trous, d'étroits canaux, la fonte du sable, des sillons sur les rochers. Mais toutes ces traces peuvent manquer, et il faut se rappeler d'ailleurs qu'il n'est pas impossible qu'un individu soit frappé à une grande distance du point où la foudre est tombée, par un effet de ce que l'on a appelé un *choc en retour*[2]. Dans les habitations, les murs sont troués, les meubles brisés, carbonisés, quelquefois un incendie est allumé ; les corps métalliques sont fondus, les objets en fer ou en acier sont aimantés. Dans les cas récents, on note l'odeur d'ozone.

Examen du corps. — Il semble bien établi par quelques observations que le corps d'un individu foudroyé peut être transporté à une certaine distance du point où il a été frappé.

On a noté quelquefois également que le cadavre conservait l'attitude qu'avait le corps au moment où la vie s'en est retirée : c'est ce qu'on a vu par exemple chez une femme frappée au moment où elle cueillait une fleur, chez un homme foudroyé pendant qu'il était à cheval, et que

---

1. Voir TOURDES, article FULGURATION du Dict. encycl. des sciences médic. — et BOUDIN. *Histoire physique et médicale de la foudre et de ses effets* (Annales d'hyg. publ. et de méd. lég.. 1854, 1855, 2ᵉ série, t. II, III et IV).

2. Quand un nuage se décharge, il peut arriver que l'électricité qu'il avait attirée à la surface du sol ne participe pas, en un certain point, à la formation de la foudre ; le sol que n'influence plus le nuage revient, ainsi que tous les objets qu'il supporte, à un état neutre ; cette modification subite de l'état électrique serait la cause du *choc en retour*, susceptible de déterminer des accidents mortels.

sa monture ramena au domicile, etc. La foudre occasionne alors une contracture musculaire généralisée qui se continue directement avec la rigidité cadavérique.

Les vêtements peuvent rester intacts; mais le plus souvent ils présentent des déchirures et des brûlures. Ces brûlures consistent en une carbonisation sous forme de sillons irréguliers, ou en un simple roussi superficiel; les endroits brûlés sont séparés par des espaces intacts. Quand plusieurs vêtements sont superposés, un seul peut être brûlé, et c'est quelquefois le plus profond; on a vu souvent aussi que les brûlures de la peau ne coïncidaient pas avec celles des habits.

Avec ou sans brûlures, les vêtements peuvent être déchirés, arrachés, projetés au loin. C'est surtout sur la coiffure et sur les chaussures, points d'entrée et de sortie de l'étincelle, que portent ces désordres; on a remarqué souvent que les clous des semelles étaient arrachés, le cuir roussi et déchiré. Les objets métalliques que porte la victime peuvent être fondus, les lames de couteau et les autres objets en fer ou en acier sont quelquefois aimantés.

Sur le corps, les lésions les plus communes sont les brûlures. Les cheveux et les poils de toute la surface du corps sont souvent roussis ou brûlés complètement; on a cité des cas d'épilation totale produite par la foudre. Les brûlures de la peau sont en forme de sillons, ou de points, ou de larges plaques, elles sont dans ce dernier cas souvent étendues, mais presque toujours superficielles; il est rare qu'elles s'accompagnent de phlyctènes.

Outre les brûlures, on observe quelquefois des ecchymoses, et plus rarement des plaies au niveau du point de pénétration ou de sortie de la foudre; dans un cas le crâne était brisé comminutivement. On a noté plusieurs fois la rupture du tympan, qui peut être attribuée au bruit de la foudre et au refoulement violent de l'air. — Parfois aussi il y a des blessures occasionnées par la projection des objets voisins.

Toutes ces lésions ne sont pas constantes, et le cadavre des foudroyés ne présente souvent aucune trace extérieure de violences. Il en serait notamment ainsi dans les cas de choc en retour.

Autopsie. — Dans certains cas rares on a rencontré des lésions traumatiques des parties internes, l'ouverture de vaisseaux, la déchirure de la substance cérébrale. Le plus souvent on observe seulement les caractères anatomiques qu'on note ordinairement sur les cadavres des asphyxiés : liquidité du sang, réplétion du cœur droit et des gros troncs veineux, congestion pulmonaire, ecchymoses sous-pleurales et sous-péricardiques, quelquefois aussi congestion cérébrale. Ces divers signes, et surtout l'hyperhémie des poumons et les ecchymoses ponctuées, sont d'autant plus accentués en général que la mort a été moins prompte [1].

Survie. — Quand un individu ne meurt pas immédiatement après avoir été foudroyé, ou très peu d'instants après, il échappe en général définitivement à la mort; cependant dans certains cas le décès est survenu après des semaines et des mois. Dans les cas légers, l'individu atteint éprouve seulement, après la secousse, un engourdissement passager; dans les autres cas, la fulguration détermine une perte de connaissance plus ou moins prolongée, puis le sujet conserve de la céphalalgie, une grande excitabilité du système nerveux, de l'insomnie ; il a des rêves où figure la vive impression lumineuse de l'éclair. Les troubles nerveux qui se développent parfois ultérieurement : paralysie, anesthésie, tremblement, etc., sont regardés comme étant

---

1. PRÉVOST et BATTELLI (Journ. de physiol. et de pathol. générales, 1899) ont étudié les effets des décharges d'électricité statique sur les animaux. Ils divisent ces effets en cinq phases, proportionnelles à l'énergie employée, et aussi aux espèces animales et au poids des animaux. Dans la 1re phase : contraction musculaire généralisée, unique, sans autre effet appréciable : 2e phase : convulsions cloniques ; le centre respiratoire n'est pas encore fortement atteint, et l'animal se remet rapidement ; 3e phase : convulsions toniques ; arrêt habituellement momentané de la respiration thoracique : 4e phase : inhibition générale du système nerveux. Pas de convulsions, perte des réflexes ; arrêt absolu de la respiration thoracique. Les muscles lisses sont encore excitables. Les oreillettes sont fréquemment arrêtées ; 5e phase : arrêt complet du cœur ; perte de l'excitabilité des muscles striés et des nerfs moteurs.

Les lésions macroscopiques observées offrent peu d'importance. On constate des phénomènes congestifs avec œdème pulmonaire des ecchymoses sous-pleurales, surtout dans les cas où la respiration est devenue dyspnéique sans être supprimée. La rigidité cadavérique est habituellement rapide et énergique.

généralement des manifestations d'une hystérie provoquée par l'accident. Toutefois divers auteurs (Eulenburg, Jollinet) ont trouvé des lésions microscopiques du système nerveux, hémorragies capillaires, destruction des cellules, modifications de noyaux, donnant lieu ultérieurement à des dégénérescences des nerfs ou des centres nerveux.

§ II. — Accidents produits par l'électricité industrielle.

Il s'agit ici de l'électricité dynamique employée sous forme de courants continus ou alternatifs. Ces derniers, quand leur fréquence est de 30 à 50 par seconde, ont, à peu de chose près, les mêmes effets que les courants continus. Mais les courants de très haute fréquence (10.000 par seconde) ne produisent aucun effet nocif.

Les accidents résultent du contact du corps avec des conducteurs. Le contact est tantôt double (le sujet est touché par les deux bouts d'un fil rompu, ou par les deux câbles d'aller et retour du courant, par les deux pôles d'un commutateur, etc.) et tantôt simple, c'est-à-dire que la victime n'est touchée que par un conducteur du courant, mais elle repose sur le sol, ou est reliée à celui-ci par un corps conducteur, de sorte qu'elle est traversée par un courant dérivé.

Les effets produits varient naturellement suivant l'intensité du courant, et aussi, dans une certaine mesure, suivant la durée du passage de celui-ci.

Mais, avec des courants de même intensité et de même tension, les effets produits sur l'organisme peuvent varier énormément.

Ces différences tiennent d'abord à la résistance opposée par le corps au passage du courant, résistance qui varie dans des proportions considérables (de 500 à 15.000 ohms suivant les vêtements, le degré d'humidité de ceux-ci ou de la peau, l'épaisseur de l'épiderme, etc. Les différences tiennent beaucoup aussi au trajet parcouru par le courant à l'intérieur du corps; quand l'encéphale ou le cœur se trouvent sur ce trajet, le danger est beaucoup plus grand. Enfin il y a sans doute aussi à tenir compte des tares organiques qui rendent moins résistant soit le système nerveux, soit le cœur, soit d'autres organes.

Le courant à 110 volts, tel que celui qui est employé ordinairement pour l'éclairage, n'occasionne pas, en général, d'accidents graves, quand la durée du contact est courte. — Les courants de 500 à 800 volts, employés sur les réseaux de tramways, produisent des accidents beaucoup plus graves, mais non pas toujours mortels, si la victime reçoit à temps les soins appropriés.

Un effet constant de l'électrocution est la contraction musculaire qui parfois lance la victime à une grande distance, qui fléchit énergiquement les doigts, de sorte que les mains ne peuvent plus lâcher les conducteurs électriques, et que la gravité de l'accident se trouve ainsi considérablement augmentée, le courant continuant à passer dans le corps. Des brûlures se produisent alors au point de contact avec les conducteurs métalliques.

Les troubles nerveux se manifestent par des phosphènes, des bruits subjectifs, des vertiges et souvent par une perte complète de connaissance.

La mort se produit par deux mécanismes principaux[1] :

---

1. Consulter sur cette question les travaux suivants : GRANGE, *Des accidents produits par l'électricité dans son emploi industriel* (Ann. d'hyg. publ. et de méd. lég., 1885). — BIRAUD, Thèse de Lyon, 1892. — JULIUS KRATTER, *Der Tod durch Elektricität*. Leipzig, 1896. — D'ARSONVAL, Diverses communications à l'Acad. des Sciences, et enfin une série de mémoires de PRÉVOST et BATTELLI, *in* Journ. de physiol. et pathol. générales, 1899.

Ces derniers auteurs, qui ont en même temps contrôlé les travaux de leurs devanciers, sont arrivés à des conclusions précises et détaillées, dont voici, pour le médecin, les principales.

Les effets d'un même courant varient non seulement suivant l'espèce animale, mais aussi, et beaucoup, suivant le trajet offert au courant à l'intérieur du corps, c'est-à-dire que si les deux pôles sont appliqués par exemple tout près du cerveau ou du cœur, les effets éprouvés par chacun de ses organes sont plus intenses.

Avec les courants alternatifs à basse tension (jusqu'à 120 volts) on observe sur les chiens, lapins, cobayes et rats, des troubles nerveux peu graves : tétanos généralisé suivi de quelques convulsions cloniques, un peu d'atteinte de la sensibilité cutanée ; la respiration se rétablit toujours après une suspension dont la durée est en rapport avec l'intensité et la

arrêt du cœur produit surtout par les courants à tension relativement peu élevée, et troubles du système nerveux central résultant surtout des courants à haute tension. Dans ce dernier cas, la respiration artificielle peut quelquefois sauver la victime. C'est ainsi qu'en Amérique où l'on exécute par l'électrocution les condamnés à mort, on a vu un courant de 4.600 volts ne produire qu'un état de mort apparente : en pratiquant la respiration artificielle par un soufflet introduit dans la trachée, le condamné a été rappelé à la vie.

Quand la guérison survient, elle est en général assez rapide dès que la respiration est rétablie. La victime conserve seulement pendant plusieurs jours ou plusieurs semaines quelques troubles nerveux : céphalalgie, vertiges, palpitations, secousses musculaires, parésies. Nous avons vu un wattman, P..., qui, parcourant à pied la voie, s'est trouvé dans une zone du sol électrisée, est tombé aussitôt sans connaissance en proie aux convulsions les plus violentes, et est resté dans cet état une douzaine de minutes au bout desquelles les assistants ont réussi à le retirer de la zone électrisée. Il n'a repris connaissance qu'au bout d'une heure, mais ensuite il a guéri très vite, n'éprouvant que des fourmillements et engourdissements douloureux dans une cuisse pendant deux jours. Il s'était cependant brûlé si profondément aux mains (contact des rails?) que les quatre

durée du courant. — Le phénomène le plus important a lieu du côté du cœur. Les ventricules présentent des trémulations fibrillaires pendant que les oreillettes continuent à battre. Chez le chien ces trémulations ventriculaires entraînent toujours la mort, parce qu'elles sont irrémédiables : il continue à respirer un certain temps, puis meurt par le cœur. Chez le rat, ces trémulations s'arrêtent dès que l'on cesse l'électrisation. Les effets sur le cœur se produisent aussi bien après section préalable des nerfs vagues.

Avec les courants alternatifs à haute pression (1.200 à 4.800 volts) on n'observe plus de trémulations ventriculaires du cœur, mais des troubles graves du système nerveux central : arrêt de la respiration, perte de la sensibilité, prostration profonde, tétanos généralisé, perte des réflexes. Ici la respiration artificielle peut sauver des animaux qui succomberaient sans elle ; toutefois les animaux (surtout les chiens) se rétablissent souvent spontanément.

Avec les courants continus, le mécanisme de la mort est le même, dans ses grandes lignes.

derniers doigts de la main droite ont été complètement
perdus [1].

Mais quelquefois les électrocutés conservent pendant très
longtemps des troubles plus ou moins graves du système
nerveux. On rattache ordinairement ces troubles à l'hystérie, et cette interprétation nous paraît exacte dans beaucoup de cas. Toutefois, en dehors même de toute impression
morale, une action électrique violente produit par elle-même
des perturbations fonctionnelles telles que l'on conçoit
qu'elles puissent parfois survivre longtemps à la cause qui
leur a donné naissance. En outre l'électricité occasionne
quelquefois des altérations matérielles que l'on constate à
l'autopsie, ou même pendant la vie (fond de l'œil), de sorte
que certains électrocutés peuvent être atteints de véritables
lésions organiques.

Quoi qu'il en soit, voici un exemple des suites laissées
par l'électrocution. H...., 42 ans, maçon, s'est trouvé en
contact avec des fils électriques qui l'ont brûlé au poignet
gauche et à l'aine gauche, et ont enflammé une partie de
ses vêtements. Il a été dégagé presque aussitôt par ses camarades et a repris connaissance au bout de quelques
minutes. Il est resté paralysé de tout le corps pendant une
heure environ, puis il a été pris de secousses convulsives
intermittentes qui se sont bientôt localisées au côté gauche.
Nous avons examiné H... quinze mois après l'accident. Il
avait toujours des secousses dans les membres gauches,
surtout au membre inférieur, et douloureuses sur ce
membre seulement, plus fréquentes la nuit ; — un tremblement continuel de la tête ; — des accès de vertiges se
répétant plusieurs fois par jour ; il n'y avait pas de troubles
de la sensibilité cutanée.

Les altérations cadavériques sont celles indiquées déjà
à la page 215, c'est-à-dire que l'on trouve ordinairement
les signes de l'asphyxie, et parfois des lésions attribuables
à l'action mécanique et électrolytique du courant. Ces lé-

---

1. Les brûlures augmentent considérablement la résistance de la peau,
diminuent ainsi l'intensité du courant reçu par la victime et rendent
par conséquent ses effets moins dangereux.

sions, sans parler des brûlures ou plaies cutanées, consistent surtout en des hémorragies des centres nerveux : en Amérique, on a noté plusieurs fois chez les électrocutés pénalement des hémorragies capillaires sur le plancher des 4e et 3e ventricules (Mac-Donald). On aurait vu aussi des bulles gazeuses dans le sang, ainsi que sous les méninges rachidiennes et encéphaliques.

Corrado[1] a étudié histologiquement les centres nerveux de chiens tués par des courants intenses. Il dit avoir trouvé constamment des lésions très accentuées d'un grand nombre de cellules encéphaliques, lésions intéressant le protoplasma, le noyau et les prolongements; il croit pouvoir attribuer quelques-unes de ces lésions à la formation de bulles gazeuses dans l'intérieur des cellules et aussi à la coagulation immédiate du protoplasma.

ARTICLE IV. — MORT PAR INANITION

La mort par inanition est quelquefois le résultat d'un crime ou d'une négligence coupable dont sont victimes des infirmes, des individus séquestrés et surtout des enfants, notamment ceux confiés à des nourrices mercenaires qui les laissent périr en les privant de nourriture ou en ne leur en donnant qu'une quantité insuffisante. Quelquefois aussi l'expert est chargé de rechercher si un malheureux dénué de ressources, trouvé mort sur la voie publique, a succombé à la faim ou à une autre cause.

Il y a lieu de distinguer l'*inanition d'emblée*, dans laquelle le sujet est privé complètement de nourriture, et l'*inanition progressive*, atteignant les individus qui reçoivent encore des aliments, mais en quantité très insuffisante.

§ 1. — Inanition d'emblée.

Le temps pendant lequel peut être supportée la privation d'aliments varie beaucoup suivant les circonstances. Chez

1. CORRADO, *Di alcune alterazioni delle cellule nervose nella morte per elettricità*. Napoli, 1898.

l'enfant nouveau-né l'inanition entraîne la mort assez rapidement. Hofmann cite une série de cas d'atrésie congénitale et complète du duodénum ou de l'œsophage, dans lesquels la survie fut en général de trois à cinq jours ; elle
atteignit une fois douze jours.

L'adulte peut supporter beaucoup plus longtemps la privation d'aliments, surtout quand il n'est pas privé en même
temps de toute boisson. Sans parler des maladies fébriles
qui s'accompagnent parfois d'une diète de plusieurs semaines, on sait depuis longtemps que certaines hystériques
restent des mois entiers en ne prenant ou en ne gardant
qu'une quantité extrêmement minime de nourriture : chez
elles le mouvement nutritif est en quelque sorte arrêté sans
qu'il en résulte souvent de troubles fonctionnels graves [1].
Même chez des individus qui ne sont pas hystériques
et qui paraissent dans des conditions physiologiques normales, le jeûne peut être supporté fort longtemps. On a vu
dans ces derniers temps diverses personnes (le Dr Tanner,
Succi, Merlatti, etc.) donner, à titre d'expérience volontaire,
le spectacle d'une abstinence prolongée pendant un mois
ou plus longtemps encore : 48 jours chez Merlatti qui avait
perdu un peu plus du quart de son poids à la fin de l'expérience. Tous ces jeûneurs ont conservé leur activité physique et intellectuelle, et n'ont pas présenté de troubles
graves de la santé.

Mais tous ces cas peuvent être qualifiés d'exceptionnels,
même ceux du Dr Tanner et de ses émules, car les expérimentateurs dont il s'agit étaient placés dans des conditions
hygiéniques excellentes et étaient parfaitement libres de
faire cesser leur jeûne dès qu'ils auraient craint de le voir
devenir dangereux [2].

---

1. EMPEREUR, *De la nutrition dans l'hystérie* (thèse de Paris, 1876).

2. L'exemple de ces jeûneurs volontaires (à propos desquels l'hypothèse d'une supercherie paraît devoir être écartée) montre d'une manière frappante le rôle considérable que joue la dépression morale,
l'idée fixe et intense d'un grave péril dans les phénomènes de l'inanition. Il est à remarquer que cette idée fixe manque chez les fébricitants
et chez les hystériques, qui supportent un très long jeûne. Il est bien
vraisemblable qu'elle manque également chez les animaux même les
plus intelligents. Or, certains animaux parmi ceux dont l'organisation

Il n'en est pas de même quand le jeûne est imposé par une catastrophe (séquestration dans une mine, naufrage, etc.), ou par une idée de suicide. Ici, la dépense de forces physiques, la lutte contre le froid viennent hâter les effets de l'inanition, effets qui, d'un autre côté, sont considérablement aggravés par la dépression morale. Aussi, dans les cas de ce genre, la résistance est-elle beaucoup moins longue. Cependant elle dépasse souvent, et parfois de beaucoup, la moyenne d'une semaine. Il est même assez rare de trouver des observations où l'inanition *seule* a amené la mort en moins de douze jours; au contraire on cite bon nombre de cas parfaitement observés où la privation complète de tout aliment a été supportée pendant dix ou onze jours sans que la santé ait été gravement compromise. Parmi les cas où la durée de l'inanition paraît avoir été beaucoup plus longue, nous citerons les suivants. Un individu condamné à mort pour meurtre se laisse mourir de faim et succombe au bout de 63 jours pendant lesquels il n'avait pris que de l'eau[1]. Un vieillard de 65 ans, enfermé dans une mine où il n'a pu boire qu'un peu d'eau, a été retrouvé vivant au bout de 23 jours, mais mourut 3 jours après[2]. Deux hommes auraient supporté la privation complète d'aliments, mais non de toute boisson, pendant 60 jours

se rapproche le plus de l'homme, peuvent supporter très longtemps le jeûne. Les chiens ne meurent qu'au bout de 30 ou 40 jours en moyenne: Falk en a conservé un pendant 62 jours, sans lui donner ni aliment, ni boisson. Pendant les dix ou quinze premiers jours, les animaux ne paraissent pas souffrants, ni très notablement affaiblis. D'ailleurs, il y a longtemps que Chossat avait remarqué que les animaux ne mouraient d'inanition que lorsqu'ils avaient perdu environ 40 0/0 de leur poids (ce qui arrive plus ou moins vite suivant les espèces). Or, chez l'homme, l'inanition n'a peut-être jamais été supportée à un tel point.

On peut donc dire que le jeûne prolongé occasionne la mort chez l'homme moins par inanition proprement dite que par suite de troubles nerveux qui résultent d'une autosuggestion intense, troubles auxquels il faut rattacher sans doute le délire et les hallucinations que l'on observe parfois en pareil cas. Que cette auto-suggestion disparaisse ou soit remplacée par une suggestion de sens contraire, les effets de l'inanition subsisteront *seuls* et pourront être supportés beaucoup plus longtemps.

1. DESBARREAUX-BERNARD, *Notice sur Guillaume Granié, mort dans les prisons de Toulouse*, 1831.

2. TAYLOR, *Traité de médecine légale*, trad. par Coutagne, 1881.

pour l'un et 63 jours pour l'autre. Falret a vu des aliénés supporter l'inanition pendant 40 jours.

Dans les quelques cas où l'on a pu observer de près ce qui se passe au cours d'une inanition grave ou mortelle, voici ce qui a été noté. La sensation de la faim disparaît vite, et les troubles des diverses fonctions ne deviennent prononcés qu'assez tardivement (après le cinquième jour dans l'observation de Casper). L'haleine est fétide et la peau exhale aussi une odeur infecte. La bouche se sèche, la langue se recouvre d'un enduit épais; les fèces deviennent de plus en plus rares; dans les derniers jours, il peut y avoir de la diarrhée. Les urines ne se suppriment pas, mais sont peu abondantes. La faiblesse augmente graduellement et la station debout devient souvent impossible; les patients ont de la céphalalgie, des vertiges, des bourdonnements d'oreille, de l'insomnie, et quelquefois, mais non constamment, des hallucinations, de l'agitation, du délire et des convulsions.

§ II. — Inanition progressive.

Cette forme d'inanition n'a été que trop souvent observée à l'occasion des famines qui, à diverses époques, ont ravagé certains pays. Le tableau symptomatique qu'en ont tracé différents auteurs varie sur quelques points, mais certains traits sont constants. Les affamés arrivent à un degré d'émaciation extraordinaire; la peau se ride, devient sèche, terreuse; souvent elle est recouverte d'un enduit sale qui n'est pas explicable seulement par la malpropreté; elle exhale une odeur fétide. L'haleine est également fétide et repoussante. Sauf dans des cas exceptionnels notés par Périer où des affamés conservaient toute leur intelligence et la faculté de se mouvoir, et mouraient subitement, les forces s'affaiblissent graduellement; la voix est faible, à peine perceptible; l'intelligence s'engourdit, ou bien il survient de l'agitation, un délire loquace ou furieux. Les évacuations alvines sont rares, sèches et foncées; les urines peu abondantes, troubles et très colorées.

Il arrive souvent que les sujets souffrant de cette inanition lente contractent d'autres affections qui viennent hâter la mort. Plusieurs succombent à la tuberculose, ou du moins sont atteints de tubercules.

§ III. — Signes cadavériques. Diagnostic.

L'amaigrissement est quelquefois poussé à un degré extraordinaire et dépasse celui que l'on observe dans n'importe quelle maladie chronique. On constate alors à l'autopsie que la graisse a disparu à peu près partout; l'épiploon et le mésentère en sont totalement dépourvus, ainsi que le tissu cellulaire sous-cutané, intermusculaire, etc. En même temps les muscles sont atrophiés et le volume du cœur est quelquefois considérablement réduit. Dans certains cas, on a noté une réduction de volume particulièrement marquée sur le foie, la rate et, chez les très jeunes enfants, sur le thymus.

Une telle émaciation ne s'observe guère que chez des sujets qui ont survécu longtemps, en prenant de temps en temps quelques aliments. Quand la mort est le fait d'une abstinence absolue, elle peut survenir avant que la graisse du corps n'ait été résorbée ; c'est ce qu'avait fait remarquer Antoine Petit dans une consultation médico-légale, et c'est ce que montrent plusieurs observations, notamment celle de Haller, qui, à l'autopsie d'un homme mort de faim, trouva près d'un pouce de graisse dans l'épiploon [1].

L'estomac et les intestins présentent souvent un très grand amincissement, de sorte qu'à travers leurs parois on distingue facilement les aliments ou les matières qui peuvent s'y trouver. Cet état du tube digestif constitue un signe important sur lequel plusieurs auteurs ont insisté. Les intestins sont souvent aussi affaissés, leur calibre paraît très diminué ; quelquefois, au contraire, ils sont remplis de gaz. Ordinairement ils sont vides, ne renferment qu'un peu de bile et une quantité minime ou nulle de matières fécales ; on peut y rencontrer les substances les plus bizarres ingé-

---

1. Voir FODÉRÉ, *Traité de méd. lég.*, t. III.

rées par l'affamé. La congestion de la muqueuse stomacale ou intestinale a été notée quelquefois, mais n'offre rien de caractéristique. Le ramollissement, les ulcérations de la muqueuse digestive ne doivent pas être considérés, d'après la plupart des auteurs, comme des lésions appartenant en propre à l'inanition, mais comme le résultat d'une entérite que développe quelquefois chez les affamés l'ingestion de substances impropres à l'alimentation. — Presque toujours on trouve la vésicule biliaire remplie d'une bile épaisse et foncée. — L'urine aurait une composition spéciale (Dünschmann)[1].

Dans les cas où la mort a été causée uniquement par l'inanition, il n'existe pas d'autres liaisons des divers organes. Cette intégrité, même en l'absence des signes cadavériques qui viennent d'être énumérés, rapprochée des circonstances relevées par l'enquête, peut permettre de reconnaître que l'individu est réellement mort de faim. C'est la conclusion qui a été tirée dans le cas suivant.

Taylor rapporte l'observation d'une enfant de treize ans que ses parents exhibaient comme un être miraculeux, prétendant qu'elle n'avait pas mangé depuis deux ans. On fit surveiller rigoureusement l'enfant pendant huit jours; elle ne prit rien en effet, mais mourut le neuvième jour. A l'autopsie, on trouva tous les organes sains; les tuniques intestinales n'étaient pas amincies, et il y avait une couche de graisse de 1/2 pouce à 1 pouce d'épaisseur sous la peau de la poitrine et de l'abdomen. La mort fut néanmoins attribuée à l'inanition, qui avait été complète pendant les huit derniers jours.

Quand on trouve à l'autopsie les traces d'une affection organique, il y a lieu de se demander si c'est cette affection qui a entraîné la mort et déterminé seule l'état de marasme et de consomption que l'on remarque sur le cadavre, ou si l'affection primitive n'a pas été aggravée par la privation d'aliments refusés au malade, ou enfin si les lésions que l'on constate ne doivent pas être attribuées au fait même de l'inanition. Ces questions méritent d'autant plus d'attention dans la pratique médico-légale, que souvent les sujets que l'on soupçonne morts d'inanition ont été en même temps séquestrés dans un endroit malsain, et ont subi des sévices et des mauvais traitements. La discussion des résultats fournis par l'autopsie et des renseignements recueillis par l'enquête judiciaire permettent parfois de motiver un jugement précis.

En pratique, c'est surtout à l'occasion d'enfants placés chez les nourrices mercenaires et qui ont succombé dans un état d'amaigrissement extrême, que le médecin légiste est chargé de rechercher si la mort est le résultat de l'inanition. Cette question est très difficile à résoudre; ces enfants meurent en présentant les symptômes et les lésions anatomo-pathologiques de l'état qui a été décrit sous le nom d'*atrepsie;* mais si l'atrepsie est quelquefois le résultat du manque de nourriture, elle s'observe souvent aussi chez des enfants qui reçoivent une alimentation suffisante en quantité et en qualité.

CHAPITRE SEPTIÈME

BLESSURES

ARTICLE PREMIER. — BLESSURES FAITES PENDANT LA VIE OU APRÈS LA MORT

Il est souvent nécessaire de reconnaître si des blessures ont été faites pendant la vie ou après la mort. Dans certains cas, des lésions sont produites accidentellement après le décès, par exemple, par suite des chocs ou des heurts que subit le cadavre d'un noyé, d'un nouveau-né, etc.; par les morsures de rats, de chiens ou d'autres animaux qui dévorent les cadavres. Dans d'autres cas, ces blessures ont été produites intentionnellement pour faire croire qu'un individu assassiné a succombé d'une façon accidentelle,

Quelquefois un corps a été dépecé, divisé en plusieurs morceaux, et l'on demande au médecin si, parmi ces blessures, il y en a qui ont été faites avant la mort[1].

Les signes principaux qui peuvent servir à reconnaître que des blessures ont été faites pendant la vie sont : l'hémorragie, la coagulation du sang, l'écartement des lèvres de la plaie.

Hémorragie. — Quand une blessure est faite sur le vivant, il en résulte une effusion de sang qui s'écoule au dehors si les téguments sont divisés, ou qui s'épanche dans les parties plus ou moins profondes, si la peau est demeurée intacte. Même quand il s'agit d'une plaie ouverte, une partie du sang qui sort des vaisseaux s'infiltre dans les bords, dans le tissu cellulaire, dans les muscles, dans les gaines vasculaires, et s'incorpore en quelque sorte avec les parties superficielles des tissus divisés, de façon qu'il ne disparaît pas par le lavage de la blessure.

Cet aspect *ensanglanté* des plaies faites pendant la vie manque cependant quelquefois. Quand un gros vaisseau est ouvert et communique largement avec l'extérieur, tout le sang peut s'écouler au dehors sans qu'il s'en infiltre dans les lèvres de la plaie, et sans que celles-ci s'en imbibent; c'est ce que nous avons vu plusieurs fois sur des enfants tués par section complète du cou. D'autres blessures ne laissent écouler que peu ou pas de sang au dehors, de sorte que la plaie extérieure n'a pas l'aspect ensanglanté ; ce n'est que par la dissection des parties profondes qu'on trouve les traces de l'hémorragie. Il en est ainsi par exemple de certaines plaies par arme à feu qui ne saignent pas, mais qui laissent voir sur le trajet du projectile les marques d'une hémorragie plus ou moins abondante; et aussi des plaies produites par un instrument

---

1. Plusieurs observateurs ont remarqué que les contusions, les heurts, les chutes, l'écrasement, etc., produisent beaucoup moins facilement des lésions mécaniques des divers tissus sur les cadavres que sur le vivant. Il en serait ainsi notamment pour les fractures et les luxations.

Il est à noter cependant que les muscles en état de rigidité cadavérique se rompent plus facilement que pendant la vie.

piquant très délié, qui n'a ouvert que de très petits vaisseaux ; l'épanchement forme alors une mince couche, sorte de manchon qui entoure l'étroit canal creusé par l'arme. Dans les plaies par arrachement, même très considérables, l'hémorragie peut être très minime (en raison de l'obturation spontanée des vaisseaux divisés) ; mais presque jamais elle ne fait complètement défaut.

Il est incontestable que certaines blessures faites pendant la vie ne s'accompagnent pas d'hémorragie. Il en est ainsi par exemple pour les blessures produites alors qu'il existe déjà d'autres plaies qui donnent un écoulement de sang très abondant[1] ; ou bien quand le cœur est très affaibli ou les petits vaisseaux de la région fortement contractés, par suite d'un traumatisme portant sur les centres nerveux[2]. — Souvent, les blessures les plus profondes et les plus étendues ne saignent pas quand le traumatisme qui les a produites a occasionné en même temps une large déchirure du cœur ou de l'aorte. Quand un même traumatisme a produit d'un seul coup des blessures énormes, des déchirures multiples d'organes, il arrive souvent que l'on ne constate pas ou à peine de traces d'hémorragies. C'est ce que l'on remarque assez souvent sur les individus écrasés par un tramway, un wagon de chemin de fer, etc. Le fait est dû sans doute à l'arrêt immédiat de la circulation.

Par contre, une plaie faite sur un cadavre peut occasionner un écoulement de sang, surtout quand elle a été produite peu de temps après la mort, dans la première heure par exemple. Une hémorragie se produit quelquefois aussi quand la blessure est faite beaucoup plus tard ; cette hémorragie est d'autant plus facile et plus abondante que le sang est resté plus liquide, et que la blessure intéresse une région plus hyperhémiée. C'est ainsi qu'on voit sou-

---

1. C'est ainsi que FELIZET a constaté que des plaies profondes faites sur les membres des bestiaux au moment où le boucher les égorgeront les caractères des blessures *post mortem*.

2. PALTAUF relate quelques recherches expérimentales sur ce sujet. *Ueber reactionslose vitale Verletzungen* (Wiener klinische Wochenschrift, 1889).

vent saigner les blessures *post mortem* des noyés, des asphyxiés, celles qui ont divisé la partie postérieure du cuir chevelu, ou qui intéressent les régions du corps restées déclives après la mort. Un commencement de putréfaction favorise aussi l'hémorragie, parce que les gaz se développent dans l'abdomen et le thorax repoussent le sang vers les parties périphériques ; il arrive même souvent qu'au moment où le cadavre commence à se putréfier, les plaies ayant déjà saigné redonnent du sang, qui est alors mélangé de bulles de gaz.

Dans tous ces cas, à moins que la plaie n'ait intéressé une grosse veine, l'écoulement du sang est peu abondant, bien moindre que celui qui se serait produit, eu égard à la nature de la blessure, chez un vivant. En outre, le sang ne s'est pas mélangé intimement aux parties avec lesquelles il est resté en contact, et un lavage peut le faire disparaître presque complètement.

Des contusions faites après la mort peuvent amener un épanchement dans le tissu cellulaire sous-cutané ou dans des parties plus profondes. Dans les deux heures qui suivent la mort, ou même après un délai plus long, des coups portés sur un cadavre produisent quelquefois une coloration de la peau analogue à celle des ecchymoses faites pendant la vie. Ces ecchymoses *post mortem* ne se produisent pas constamment : d'après Devergie, elles n'apparaissent pas quand les coups sont portés sur les points où la peau recouvre directement un os ; elles se forment rarement sur les parties doublées d'une couche abondante de graisse, et qui n'ont pas de point d'appui solide ; c'est seulement sur les parties modérément pourvues de graisse, et reposant sur un plan osseux, qu'on peut facilement les produire.

Dans ces cas d'épanchement sanguin succédant à des contusions faites sur le cadavre, le sang reste ordinairement liquide, en imbibant les parties voisines sur une plus ou moins grande étendue. Quand au contraire la contusion a été faite pendant la vie, le sang, qui est animé d'un mouvement d'impulsion, pénètre plus profondément dans le tissu cellulo-adipeux, se mélange intimement à lui, en lui

communiquant partout sa couleur d'un rouge foncé, fort
différente ordinairement de la teinte moins franche qui
résulte de la simple imbibition. On peut trouver en outre
dans le foyer de l'ecchymose de petits caillots distincts ;
c'est aussi la coagulation du sang qui fait que celui-ci
paraît incorporé et en quelque sorte confondu avec les tissus
où siège l'ecchymose. — Quand la putréfaction est commencée, il se produit, outre les lividités cadavériques, une
transsudation de la matière colorante du sang à travers les
parois veineuses. Il en résulte, ainsi que nous l'avons dit
déjà, une imbibition et une coloration rougeâtre des tissus,
qu'il est souvent difficile et même impossible de distinguer
d'une véritable ecchymose.

Coagulation du sang. — Le sang qui s'écoule d'une
blessure faite sur le vivant, et qui se répand au dehors se
coagule toujours, sauf dans des circonstances tout à fait
exceptionnelles, et chez les sujets qui se trouvent dans
certains états pathologiques [1]. Le sang épanché à travers
les tissus ou dans les cavités se coagule également ; dans
celle-ci le caillot se sépare quelquefois de la façon la plus
complète du sérum qui surnage, et c'est ainsi que, lorsqu'il existe du sang dans la plèvre, on voit quelquefois à
l'ouverture du thorax s'écouler un liquide tellement incolore qu'on se croit d'abord en présence d'un épanchement
séreux [2].

---

1. Il faut excepter aussi le sang des règles qui, dans les circonstances
ordinaires, ne se coagule pas.

2. D'après ce que nous avons vu, la coagulation du sang ne se fait pas
tout à fait de la même façon dans les diverses cavités séreuses.

Dans le péricarde, nous avons trouvé constamment un caillot très
bien formé, solide, et presque toujours un sérum peu coloré.

Dans la plèvre, on trouve ordinairement aussi un caillot solide, séparé
du sérum. Mais de temps en temps le caillot est relativement peu volumineux et une grande partie du sang est restée liquide.

Dans le péritoine, les caillots sont généralement bien moins abondants et presque tout le sang reste liquide ; ceci s'observe aussi bien
quand les sujets ont succombé très vite que lorsqu'ils ont survécu quelque
temps et qu'il existe déjà un commencement de péritonite.

Dans l'arachnoïde, le sang est tantôt entièrement coagulé, tantôt simplement épaissi comme de la poix. — Au contraire, le sang épanché
entre la dure-mère et la paroi crânienne est toujours entièrement coagulé, mais le sérum ne se sépare pas du caillot.

La coagulation du sang contribue à donner aux ecchymoses faites pendant la vie leur aspect spécial ; le sang se solidifie après s'être infiltré dans les tissus, et se trouve ainsi adhérer fortement à ceux-ci ; et non pas les imbiber simplement.

Le sang qui s'écoule d'une plaie ne se coagule pas instantanément ; en général ce n'est guère qu'au bout de cinq minutes que la coagulation est complète. Une plaie qui serait faite dans les cinq premières minutes qui suivent la mort ou même dans un délai plus long pourrait donner du sang qui se coagulerait ; mais ce caillot serait peu volumineux en raison de l'abondance moindre de l'hémorragie ; il serait plus mou, moin adhérent que si la blessure avait été faite pendant la vie.

Écartement des lèvres de la plaie, rétraction des tissus divisés. — Quand une plaie est produite sur le vivant, les tissus divisés se rétractant, s'écartent et rendent la blessure béante. Cette rétraction se produit sur la peau, sur les artères dont les extrémités s'enfoncent dans la gaine cellulaire, et surtout sur les muscles. Tous les médecins connaissent cette réaction musculaire qui nécessite certaines règles dans le manuel opératoire des amputations, et qui est d'autant plus considérable que les muscles atteints sont plus longs.

Sur le cadavre, les tissus divisés ne s'écartent que d'une faible quantité, en vertu seulement de leur élasticité. Toutefois, comme la contractilité musculaire ne disparaît pas immédiatement après la mort, on conçoit que des blessures faites peu de temps après que la vie vient de s'éteindre puissent présenter un écartement encore très considérable de leurs bords. Sans pouvoir fixer exactement la durée de la période pendant laquelle les muscles se rétractent encore d'une façon très notable après la section, il est permis de dire qu'en général cette période ne s'étend guère au delà de quelques heures, six ou huit tout au plus.

C'est surtout quand un corps a été divisé en plusieurs fragments qu'il est utile d'examiner le degré de rétraction des muscles pour reconnaître si la mutilation a été faite pendant la vie ou après la mort. Si un membre a été sectionné sur un cadavre, on trouve une surface presque uniforme : la peau, le tissu cellulaire, les muscles, les vaisseaux, sont presque sur un même plan, ou du moins sur une surface qui représente à peu près le trajet parcouru par le couteau. Quand la section a été faite pendant la vie ou très peu de temps après la mort, la peau est fortement rétractée, les muscles inégalement rétractés suivant leur longueur, les vaisseaux enfoncés dans leur gaine. Les caractères tirés de l'écoulement du sang, de la présence des caillots, peuvent aussi aider le diagnostic, bien qu'ils fassent quelquefois défaut, en raison de la rapidité et de la facilité avec lesquelles presque tout le sang s'écoule au dehors.

Autres caractères des blessures produites pendant la vie. — La coloration violacée ou jaune des ecchymoses, la tuméfaction inflammatoire des lèvres de la plaie, la présence du pus au niveau de celle-ci, un commencement de cal sur les fractures, indiquent avec évidence que des lésions ont été produites pendant la vie, et permettent de déterminer avec une certaine approximation combien de temps le sujet a survécu.

Résumé. — En pratique, il est le plus souvent très facile de reconnaître qu'une blessure a été produite pendant la vie : la présence de sang coagulé sur les lèvres ou sur le trajet de la plaie, l'existence de caillots en forme de lames entre les muscles ou les aponévroses, un épanchement abondant de sang coagulé, sont des signes qui ne laissent aucun doute.

Quand les caractères sont peu accentués, qu'on ne trouve qu'une petite quantité de sang avec de minimes caillots mous, que ce sang est assez intimement mélangé à la blessure, que les lèvres de la plaie ont un écartement modéré, on peut encore dire que la blessure a été produite pendant la vie ou dans les premiers instants qui ont suivi la mort, tout au plus deux ou trois heures après celle-ci, et cette approximation est souvent suffisante pour l'instruction judiciaire.

Mais il faut savoir que dans quelques cas rares il est à peu près impossible de reconnaître si certaines lésions ont été produites avant la mort, ou peu de temps après celle-ci ;

c'est surtout à propos des contusions que la difficulté du diagnostic peut être grande. Sans revenir sur ce qui a été dit à ce sujet, il est à rappeler seulement que c'est surtout la fluidité du sang épanché, permettant à ce liquide de s'écouler après une incision, qui indique qu'il s'agit probablement d'une lésion *post mortem;* mais ce signe peut faire défaut.

La putréfaction, quand elle est parvenue à un certain degré, modifie tellement les plaies qu'il est souvent impossible de reconnaître si elles ont été faites pendant la vie ; mais, même dans ce cas, le diagnostic peut souvent être encore établi, grâce à la présence des épanchements sanguins profonds.

ARTICLE II. — CONTUSIONS, PLAIES CONTUSES, COMMOTION.

Ces lésions sont produites soit par un coup porté avec un instrument ou un corps contondant, c'est-à-dire agissant par une surface plus ou moins large, soit par une chute, un écrasement, la compression d'une partie du corps, etc.

Quand la contusion est légère, elle n'occasionne qu'un peu de douleur, de la rougeur et un léger gonflement de la peau, qui se dissipent au bout de quelques minutes ou de quelques heures, au plus, sans laisser de traces. Quand elle est plus forte, elle détermine en général soit des ecchymoses, soit des excoriations ou des solutions de continuité de la peau, soit d'autres phénomènes qui seront décrits plus loin.

§ 1. — Ecchymoses.

On désigne sous le nom d'ecchymoses l'infiltration de sang dans les tissus, et plus spécialement dans la peau et le tissu cellulaire, produite par la rupture des vaisseaux sanguins.

L'infiltration est naturellement d'autant plus abondante que les parties atteintes sont plus vasculaires, et que les vaisseaux divisés sont plus nombreux et plus volumineux.

Le sang extravasé s'étend d'autant plus loin que le tissu cellulaire est plus lâche, et c'est ainsi qu'aux paupières, au scrotum, les ecchymoses ne sont presque jamais nettement circonscrites.

Quand l'ecchymose est située superficiellement, on l'aperçoit sous forme d'une tache brunâtre ou noirâtre. Au bout d'un temps qu'on ne peut préciser, car il varie notablement suivant les sujets, suivant la quantité de sang épanché, cette teinte change ; elle devient successivement violacée, bleuâtre, verdâtre, jaune clair, puis cette dernière coloration pâlit de plus en plus et s'efface sans laisser de traces. Ces changements de coloration sont en général plus précoces et plus accentués à la périphérie de la tache ecchymotique que sur sa partie centrale. Les ecchymoses qui siègent sous la conjonctive restent pendant toute leur durée d'un rouge vif ; ce fait est attribué à ce que la conjonctive, en raison de sa faible épaisseur, laisse passer l'air qui oxyde constamment la matière colorante du sang.

A la suite d'une contusion, l'ecchymose peut se produire non pas sur la portion de la peau qui a été atteinte, mais dans l'épaisseur ou à la face profonde du tissu cellulo-adipeux sous-cutané. Il en résulte que l'ecchymose n'est pas appréciable à l'extérieur, ou qu'elle ne devient apparente qu'au bout d'un ou plusieurs jours, après que le sang épanché a imbibé tout le tissu cellulo-adipeux et une partie de l'épaisseur de la peau. Ce fait explique les divergences qui existent quelquefois dans les rapports de deux médecins chargés d'examiner une même personne à des époques un peu différentes. Quelquefois l'extravasation sanguine se fait uniquement dans des parties plus profondes encore : entre les muscles fessiers ou pectoraux, par exemple, et il n'y a pas d'ecchymose sur la partie de peau qui a été contusionnée. Quand on pratique une autopsie il faut avoir soin de faire des incisions nombreuses et profondes sur les diverses parties du corps pour ne pas laisser inaperçues ces ecchymoses non apparentes à l'extérieur.

Nous ne croyons pas qu'il soit possible de reconnaître, d'après la coloration d'une ecchymose, à quelle date elle a été produite. La rapidité des changements de teintes varie

suivant trop de circonstances. Tout ce qu'on peut dire,
c'est que pour une ecchymose cutanée, le premier changement bien net de coloration, c'est-à-dire la teinte violette,
indique ordinairement une durée de deux ou trois jours.

La forme de l'ecchymose reproduit en général assez bien
celle de l'instrument ou de l'objet qui l'a produite ; on reconnaît facilement les ecchymoses allongées produites par
un bâton, celles minces et linéaires produites par un coup
de fouet, celles arrondies produites par l'extrémité des
doigts d'une main fortement appliquée, celles résultant de
morsure où la série des dents se trouve indiquée, celles qui
ont succédé à une succion, à un pincement, etc. — Cependant quand le corps contondant a d'assez grandes dimensions, comme par exemple la semelle d'une chaussure, il
ne s'applique pas en général suivant toute son étendue sur
la région qu'il frappe, et l'ecchymose reproduit assez rarement sa forme. En outre, l'ecchymose s'élargit rapidement
et ses contours perdent leur netteté, d'autant plus vite que
le tissu cellulaire de la région est plus lâche, de sorte qu'au
bout de quelques jours la forme primitive de l'ecchymose
est tout à fait changée. Dans certains cas la disposition du
tissu cellulaire permet la migration du sang, suivant les
lois de la pesanteur, dans une étendue très considérable ;
si le sang rencontre un obstacle dans sa marche, il s'accumule au-dessus de lui en abandonnant peu à peu son foyer
primitif, et en laissant seulement sur son passage une traînée jaune qui disparaît bientôt, si bien qu'à un certain
moment l'ecchymose n'existe plus qu'en un point souvent
fort éloigné de l'endroit sur lequel a porté la contusion.
Ainsi une contusion de la face interne de la cuisse peut laisser une ecchymose au genou ; une ecchymose ayant siégé
primitivement dans l'épaisseur des parois abdominales peut
se trouver transportée au pli de l'aine.

L'abondance de l'épanchement sanguin qui constitue
l'ecchymose est en général proportionnelle à l'intensité du
traumatisme ; mais elle dépend aussi de la vascularité des
parties atteintes et de la situation de ces parties ; l'extravasation sanguine est plus considérable quand les tissus intéressés recouvrent immédiatement un os ou autre plan résis-

tant ; elle peut être très minime ou manquer complètement dans les circonstances opposées; c'est ainsi que des coups même très violents, portés sur le ventre, ne déterminent ordinairement aucune ecchymose des parois de l'abdomen. Il y a encore de nombreuses différences individuelles sous ce rapport; des ecchymoses se produisent beaucoup plus facilement chez les enfants, les femmes et les vieillards, que chez les hommes adultes.

Certains états pathologiques favorisent singulièrement la formation des ecchymoses ou les font même apparaître spontanément; il en est ainsi chez les sujets atteints de scorbut, de purpura, d'hémophilie. Cette circonstance ne doit pas être perdue de vue par l'expert, car elle peut être la cause d'erreurs graves. Le Dr Descout[1] a vu un garçon de onze ans, atteint de la maladie de Werlhof, présentant sur les diverses parties du corps de nombreuses ecchymoses que plusieurs médecins avaient attribuées à des violences ; l'enfant mourut quelques jours après, et l'on trouva à l'autopsie des hémorragies nasales, bronchiques, stomacales et intestinales.

En pareil cas, l'erreur peut presque toujours être évitée, grâce au nombre et à la forme irrégulière des ecchymoses, à leur siège en des points ordinairement peu exposés aux violences, à la présence fréquente d'un pointillé hémorragique, à l'écoulement de sang qui se fait par les muqueuses et aussi aux symptômes généraux qui font rarement tout à fait défaut.

§ II. — Bosses sanguines, dépôts sanguins.

Quelquefois, au lieu de s'infiltrer dans les tissus le sang épanché les écarte et forme ainsi une cavité qu'il remplit. Les bosses sanguines se voient fréquemment sur le cuir chevelu, en raison de la disposition anatomique de la région[2];

---

1. Société de médecine légale (séance du 10 mars 1884).
2. Le tissu cellulo-adipeux du cuir chevelu est traversé par de nombreuses brides fibreuses reliant le derme à l'aponévrose épicrânienne, et qui ne permettent pas au sang extravasé de s'étendre au loin.

elles s'observent quelquefois aussi en d'autres points. — A la suite de grandes violences, il peut se produire des collections de sang formant des poches ou des dépôts d'un volume considérable ; nous avons vu quelques-unes de ces poches qui atteignaient la grosseur d'une tête d'enfant à terme ; il s'agissait presque toujours dans ces cas d'écrasement par les pieds des chevaux ou par les roues d'une voiture. Le sang qui constitue ces tumeurs est quelquefois résorbé très rapidement ; dans d'autres cas, il persiste pendant des mois et des années, il peut rester tout ce temps à l'état liquide.

§ III. — Épanchements traumatiques de sérosité.

Quelquefois les contusions déterminent un épanchement de sérosité qui existe soit seul, soit mélangé à une quantité plus ou moins considérable de sang. Morel-Lavallée a décrit ces épanchements dans un mémoire devenu classique[1]. D'après lui, ils se produisent surtout quand la peau se trouve décollée dans une grande étendue des tissus sous-jacents ; dans huit des onze cas qu'il a observés, la contusion avait été produite par le passage d'une roue de voiture sur le corps. Lesser[2] a fait de cette question une nouvelle étude dont nous avons eu l'occasion de vérifier l'exactitude et qui se résume ainsi : Les épanchements de sérosité sont plus fréquents qu'on ne le pense généralement. Ils passent souvent inaperçus parce qu'ils sont masqués par le sang extravasé en même temps ; dans ce cas, la sérosité peut être appréciée sur les bords de l'épanchement sanguin où elle forme une zone d'œdème plus ou moins étendue. Le liquide est limpide, fluide jamais coagulé : il est incolore ou légèrement teinté de rose par quelques globules sanguins. Lesser publie seize observations concernant des sujets

---

1. MOREL-LAVALLÉE, *Epanchements traumatiques de sérosité* (Archives de médecine, 1853).
2. ADOLF LESSER, *Ueber Lymphorragien in der Umgebung unmittelbar oder kurze Zeit vor dem Tod erlittener Verletzungen* (Vierteljahrschrift für gerichtliche Medicin, juillet 1883).

morts par chute de haut, par écrasement, par choc de locomotive, par coups de feu ; la mort est survenue dans
presque tous les cas immédiatement ou en quelques minutes. L'épanchement a été rencontré dans le tissu cellulaire de la face, du cou, de la région lombaire, des parois
thoraciques, dans le médiastin, etc., etc. Chez un homme
tombé de haut, un épanchement de sérosité pure occupait
la région lombaire et mesurait 0ᵐ,20 de largeur, 0ᵐ,10 de
hauteur et 0ᵐ,025 d'épaisseur. Lesser considère ce liquide
comme fourni par les vaisseaux lymphatiques divisés.

§ IV. — Érosions, excoriations, plaques parcheminées.

Les érosions et les excoriations sont des plaies très superficielles dans lesquelles l'épiderme est enlevé ou le derme
très légèrement atteint. La forme de ces petites plaies reproduit souvent les aspérités de la surface de l'instrument
vulnérant, ou bien elle indique l'action des ongles, etc.

Après la mort, les excoriations se transforment en plaques
parcheminées, c'est-à-dire qu'à leur niveau la peau devient
brun jaunâtre sèche et dure. Mais, ainsi que cela a été dit
déjà (p. 47), le parcheminement se produit aussi bien au
niveau des érosions ou excoriations faites quand la vie a
déjà cessé ; il peut se produire également en des points qui
sans être dépouillés de leur épiderme ont été fortement
comprimés, frottés ou froissés, avant ou après la mort.
C'est donc seulement dans le cas où la plaque parcheminée
est doublée d'une ecchymose qu'on peut affirmer qu'il s'a-
git d'une lésion faite pendant la vie.

§ V. — Plaies contuses.

Les plaies produites par les instruments contondants
sont souvent de forme irrégulière; même quand elles sont
rectilignes, leurs bords sont en général déchiquetés, amincis, décollés, et ordinairement entourés d'une zone ecchymotique assez large; leurs angles sont irréguliers et peu
nets, en sorte que leur aspect est alors tout à fait caractéristique.

Mais il n'en est pas toujours ainsi et les plaies contuses revêtent quelquefois un aspect assez analogue à celui des plaies par instrument tranchant. C'est ce qui a lieu notamment quand le corps contondant présente des angles dièdres bien nets et qu'il a frappé suivant une de ces arêtes; c'est ce qu'on voit, par exemple, avec les marteaux, l'arme dite « coup-de-poing américain », etc. La plaie peut encore être à bords nets quand l'instrument agit par une surface plane, mais qu'il rencontre une région du corps de forme courbe ou anguleuse, et que la peau est tendue sur un os sous-jacent; il en est souvent ainsi pour les plaies contuses du crâne. Une contusion (coup ou chute), qui agit au niveau des bords de la cavité orbitaire, détermine très souvent une plaie à bords nets et réguliers : la peau est alors en quelque sorte incisée par le bord tranchant de l'orbite.

L'examen attentif, et fait à la loupe, des bords et des angles de la plaie, peut montrer cependant quelques déchiclures caractéristiques; le décollement étendu des deux lèvres de la blessure, une ecchymose un peu large sur toute sa périphérie, l'aspect du fond de la plaie, qui est quelquefois irrégulier et comme tomenteux, peuvent aussi établir le diagnostic. Mais il est des cas où l'affirmation est impossible, la blessure pouvant être attribuée aussi bien à un instrument contondant qu'à une arme tranchante. Ces difficultés existent surtout quand la plaie n'est plus récente et, à plus forte raison, quand la cicatrisation est terminée.

Lorsque la contusion est très violente, elle entraîne des fractures osseuses, le broiement et l'attrition des tissus, la rupture ou la déchirure des organes internes. Ces graves lésions s'observent le plus souvent à la suite des chutes ou d'écrasement. Nous reviendrons plus loin sur ce sujet. Mais nous indiquons ici les effets les plus fréquemment observés de la contusion sur les organes internes.

§ VI. — Contusions des organes internes.

Les coups portés *sur l'abdomen* peuvent occasionner des lésions très graves des organes internes sans que la peau et les autres parois du ventre portent de traces du traumatisme.

Les lésions les plus graves en pareil cas sont les déchirures viscérales, qui portent le plus souvent sur les intestins, sur la vessie et sur le foie. Ces déchirures entraînent ordinairement la mort soit par péritonite, soit par hémorragie interne, laquelle peut être très abondante, surtout quand c'est le foie qui a été déchiré.

Les contusions de l'intestin, même sans déchirure et sans hémorragie abondante, peuvent entraîner la mort assez rapidement. Nous avons vu, par exemple, une femme de quarante-deux ans, alcoolique, à laquelle son mari avait donné plusieurs coups de poing dans le ventre, et qui mourut quelques heures après. Il y avait en divers points de l'intestin grêle une dizaine d'ecchymoses ne dépassant pas 2 à 3 centimètres de diamètre ; plusieurs d'entre elles infiltraient toutes les tuniques; il y avait en outre un peu de sang épanché çà et là dans l'intestin.

La péritonite peut se produire aussi à la suite de coups qui n'ont pas occasionné de déchirures des organes internes. Nous en avons vu plusieurs exemples; le dernier concerne un garçon de 8 ans et demi auquel un de ses camarades du même âge avait donné un coup de pied dans le ventre. Le blessé, considéré d'abord comme peu gravement atteint, eut à la fin du second jour des vomissements fécaloïdes; il fut transporté alors à l'hôpital et laparotomisé le lendemain matin. Il mourut le jour suivant. Nous trouvâmes une péritonite généralisée, avec adhérence renfermant çà et là un peu de pus concret. Il n'y avait qu'une seule lésion traumatique : une ecchymose très abondante occupant le cæcum, les 15 derniers centimètres de l'intestin grêle et l'appendice qui était d'ailleurs sain.

Les contusions de *l'estomac* produites par un coup directement appliqué sur cet organe ou par une commotion de tout l'abdomen peuvent occasionner des ecchymoses, des hématémèses, en général peu abondantes, et quelques jours après une ou plusieurs ulcérations gastriques. Ces ulcérations traumatiques guérissent souvent en quelques semaines ou quelques mois; parfois leur durée est beaucoup

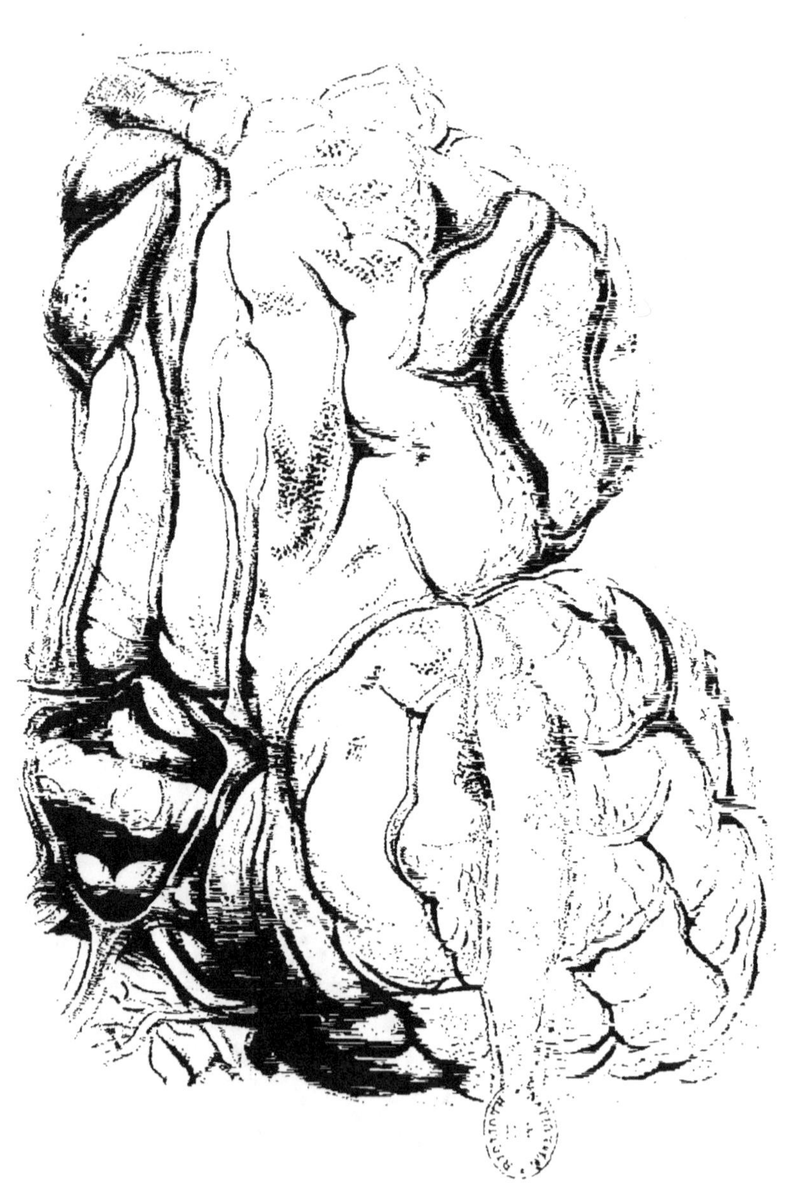

plus longue, et leurs caractères cliniques sont alors exactement ceux de l'ulcère de Cruveilhier.

Les contusions du poumon peuvent se produire, même lorsque les coups portés sur le thorax n'ont pas occasionné de fractures de côtes. Ces contusions pulmonaires se manifestent par des hémoptysies en général peu abondantes, mais qui peuvent se renouveler pendant des semaines et même des mois. Il peut se produire aussi au niveau du point contusionné une pneumonie qui se traduit par du souffle, des râles crépitants, des crachats sanguinolents, les pneumonies de ce genre guérissent sans troubles graves de l'état général ; mais il y en a d'autres qui ont tous les caractères cliniques et toute la gravité de la pneumonie dite spontanée.

Les coups violents *portés sur la tête* peuvent occasionner, alors même qu'il n'y a pas de fracture du crâne, des épanchements sanguins dans la cavité crânienne (page 96), et, sur le cerveau, des ecchymoses et des plaies contuses. Les ecchymoses (dont la planche III donne une image fidèle) ont l'aspect de taches plus ou moins larges, constituées par un semis de petits points hémorragiques entre lesquels la substance cérébrale est imbibée de sang diffusé. Les plaies contuses se présentent sous forme de perte de substance intéressant les circonvolutions cérébrales sur une profondeur qui atteint quelquefois plusieurs millimètres ; elles sont irrégulières, à fond tomenteux et infiltrées de sang. — Il est important de noter que ces contusions ou plaies contuses peuvent se produire sur une partie du cerveau qui ne correspond pas au point du crâne qui a été atteint par le traumatisme ; elles existent le plus souvent au point diamétralement opposé ; quelquefois aussi elles sont distribuées irrégulièrement, et, de ce qu'elles siègent en des régions diverses et éloignées les unes des autres ; il ne faudrait pas conclure que plusieurs coups ont été portés.

Ces lésions sont toujours bien plus accusées sur l'écorce cérébrale et, presque toujours même, elles y sont exclusivement limitées. Cependant on peut trouver en même temps de petits foyers hémorragiques de la grosseur d'une tête d'épingle dans d'autres parties de l'encéphale ; c'est dans le bulbe et surtout dans la protubérance annulaire qu'on les trouve principalement.

§ VII. — Fractures du crâne par contusions.

Certains instruments contondants dont la surface est relativement peu étendue, tels qu'un marteau, par exemple, peuvent produire sur le crâne une solution de continuité qui correspond exactement à la surface frappante. Il en résulte un trou, si le fragment osseux a été complètement détaché, et dans le cas contraire une dépression plus ou moins profonde. Le trou ou la dépression représentent exactement l'empreinte de l'instrument vulnérant, de sorte qu'on peut reconnaître que celui-ci est un marteau à tête carrée ou ronde, etc. Ordinairement, des angles ou des bords du trou partent des traits de fracture, qui ne modifient d'ailleurs guère la forme de celui-ci; mais quelquefois, ainsi que nous en avons vu bon nombre d'exemples, ces traits font défaut et le crâne est troué comme à l'emporte-pièce.

Les instruments à la fois contondants et tranchants, comme les haches, les pioches, les sabres et aussi les tiges à arêtes vives produisent souvent aussi des fractures qui représentent assez bien l'empreinte de l'arme, la partie tranchante de celle-ci étant indiquée par une fracture rectiligne qui forme tantôt l'un des bords, tantôt l'axe du fragment osseux complètement ou incomplètement détaché.

Ce qui vient d'être dit ne s'applique pas à tous les cas; quand l'instrument agit avec une grande violence, il fracasse le crâne, c'est-à-dire qu'il produit un grand nombre de traits de fracture circonscrivant plusieurs fragments osseux, dont aucun ne reproduit plus la forme de l'arme.

Les instruments qui agissent par une large surface ne laissent pas l'empreinte de leur forme qui ne pourrait d'ailleurs s'adapter sur la convexité du crâne.

Il peut arriver que le point frappé reste indemne, le crâne se fracturant en d'autres régions. Voici par exemple un des cas que nous avons observés. Un ouvrier travaillant

dans la rue reçoit sur la tête une brique tombée du cinquième étage. La brique l'atteint au niveau de la réunion
des deux pariétaux et produit en cette région une contusion
des téguments ; mais en cette région contusionnée les os
étaient intacts. La fracture commençait de chaque côté au
niveau ou un peu au-dessous de la bosse pariétale pour
gagner presque verticalement la base du crâne. Ces fractures sont bien connues ; on les explique en admettant que
le crâne se déprime de bas en haut sous l'influence du choc,
que cette dépression entraîne l'élargissement du diamètre
transversal, et que les parois crâniennes cèdent au niveau
de ces parties élargies.

§ VIII. — Commotion.

A la suite d'un coup, d'un choc ou d'une chute, il peut
se produire dans certains organes un ébranlement qui ne
détermine pas de lésions matérielles appréciables, mais
qui occasionne des troubles fonctionnels quelquefois extrêmement graves.

Cet effet, que l'on désigne sous le nom de *commotion*,
s'observe surtout sur le cerveau. La commotion cérébrale
se traduit par la perte de connaissance immédiate, puis
l'hébétude, l'obnubilation intellectuelle auxquels succèdent
quelquefois divers troubles des centres nerveux sur lesquels nous reviendrons plus loin ; dans certains cas, elle
entraîne rapidement la mort. A l'autopsie, on ne trouve
aucune lésion de l'encéphale et des méninges, ou bien seulement des lésions légères, incapables d'expliquer par elles-
mêmes la mort.

Malgré l'absence de lésions intra-crâniennes, la mort par
commotion cérébrale peut être reconnue, ou tout au moins
soupçonnée, grâce aux circonstances du fait (perte immédiate de connaissance après le traumatisme, mort survenant dans le coma) et à l'existence d'ecchymoses ou d'autres
traces de la contusion sur les enveloppes du crâne. Cependant ces marques de violences peuvent elles-mêmes manquer ou être très légères. C'est ainsi que nous avons fait

l'autopsie d'un homme qui avait été frappé d'un coup de
fourche ; l'une des dents de l'instrument l'avait atteint derrière l'oreille, les deux autres à la face, et toutes trois
n'avaient produit que des plaies assez légères n'intéressant
que la peau ; l'homme avait immédiatement perdu connaissance et était mort deux jours après dans le coma ;
nous ne trouvâmes d'autres lésions que les trois petites
plaies indiquées. Dans d'autres cas, la violence ne porte
pas directement sur la tête, et l'on admet que la commotion
cérébrale s'est produite par contre-coup, l'ébranlement
s'étant transmis au cerveau à travers des parties plus ou
moins éloignées. Les exemples de ce genre ne sont pas
extrêmement rares ; nous-même avons vu un homme qui
était tombé sur les pieds dans une excavation de 3 à 4
mètres de profondeur et qui était mort en très peu de temps ;
à l'autopsie, on ne trouva que des érosions sur diverses parties du corps et aucune lésion extra ou intra-crânienne.
Nous connaissons aussi un officier qui a eu une commotion cérébrale très grave dans les circonstances suivantes :
il se trouvait sur un cheval lancé au grand trot, quand
l'animal s'arrêta brusquement ; l'officier, qui était habile
cavalier, fit un effort énergique pour se maintenir en selle ;
il y réussit, mais perdit immédiatement connaissance ;
toutefois il ne tomba pas de suite, et sa chute fut amortie
par des personnes qui lui portèrent secours, de sorte que
la commotion ne devait pas être attribuée à cette chute,
mais ne pouvait s'expliquer que par l'ébranlement que l'arrêt brusque du corps avait communiqué au cerveau.

Pour ce qui concerne la commotion des autres organes,
nous renvoyons au chapitre consacré aux *morts et blessures
accidentelles*.

ARTICLE III. — PLAIES PAR INSTRUMENTS PIQUANTS ET PAR INSTRUMENTS A LA FOIS PIQUANTS ET TRANCHANTS

Les plaies par instruments piquants sont caractérisées
par l'étroitesse de leur orifice relativement à la profondeur

de leur trajet ; cependant il peut arriver que l'instrument ne pénètre que sur une faible étendue.

Quand l'intrument piquant est extrêmement délié, comme une fine aiguille, par exemple, on admet qu'il pénètre dans les tissus en écartant simplement leurs éléments anatomiques, sans produire de déchirures. Il est certain que les blessures faites avec ces fines aiguilles sont souvent tout à fait inoffensives, même lorsqu'elles pénètrent très profondément; c'est ainsi que l'on peut traverser impunément, avec une aiguille ou une épingle, la main ou la joue d'un sujet atteint d'anesthésie, qu'on peut introduire une aiguille dans les parois du cœur d'un animal sans qu'il en résulte d'accidents ultérieurs, etc. De semblables blessures ne font à la peau qu'une blessure extrêmement minime, difficilement appréciable, et il serait sans doute souvent impossible de retrouver leur trajet sur le cadavre.

Avec des instruments d'un calibre un peu plus considérable : poinçons, fleurets, etc., la blessure s'accompagne d'un épanchement sanguin qui dessine le trajet et indique le chemin parcouru par l'arme; mais le canal creusé par celle-ci est souvent très difficile à suivre sur toute son étendue. C'est surtout sur les parties résistantes, aponévroses, tendons, cartilages, sur la plèvre et sur le péritoine, que l'instrument laisse une trace nette de son passage. Sur les organes mous et vasculaires, comme le poumon, le trajet est presque toujours impossible à suivre, et l'on aperçoit seulement l'orifice d'entrée ou de sortie à la surface de l'organe.

§ 1. — Formes des blessures.

La forme des blessures n'est pas toujours en rapport avec celle de l'instrument. Les *instruments cylindriques ou coniques*, tels que les poinçons, les clous, les dents de fourche, etc., produisent sur la peau des plaies qui en général ne sont pas arrondies, mais le plus souvent linéaires et rectilignes. Il en est ainsi même quand la tige est volumineuse, de sorte qu'on pourrait croire que la plaie a été faite par un couteau ou un autre instrument analogue. On voit par exemple sur la figure 13, avec ses dimensions réelles, une plaie produite par une tige conique de 0^m,025 de diamètre [1]. La direction de ces plaies varie suivant les points du corps qui ont été atteints. En effet, l'instrument piquant pénètre en écartant les fibres de la peau, comme il écarterait celles plus grossières d'un morceau de bois, de sorte que le sens de la plaie se trouve être le même que celui des fibres. Or, les fibres de la peau sont orientées dans une direction qui varie suivant les régions. C'est ainsi que sur les membres les plaies sont verticales, c'est-à-dire parallèles au grand axe de ceux-ci; sur le tronc et sur la tête, leur direction est différente pour chaque région, ainsi que le montre la figure 14. Quand l'instrument rencontre un point où convergent plusieurs systèmes de fibres cutanées orientées d'une façon différente, comme par exemple au voisinage de la colonne vertébrale, la plaie est irrégulièrement étoilée, et l'on pourrait croire qu'elle a été faite par un instrument à section triangulaire ou quadrangulaire.

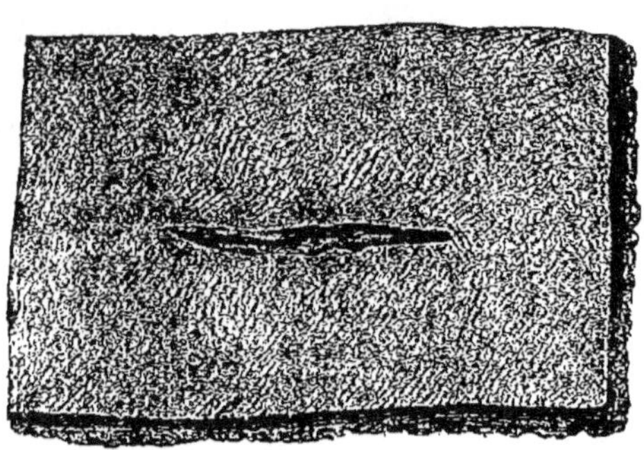

Fig. 13. — Plaie rectiligne produite par une tige conique de 0^m.025 de diamètre, grandeur naturelle.

Les diverses membranes : aponévroses, séreuses, muqueuses, etc., présentent aussi une orientation spéciale de leurs fibres qui, souvent, sur une même région, est différente pour chaque membrane. Il en résulte qu'un instrument pointu peut produire sur chacune des membranes

---

1. Les figures 13, 14, 15, 16 sont tirées d'un mémoire du professeur HOFMANN de Vienne, mémoire auquel nous avons fait de nombreux emprunts pour la rédaction de ce paragraphe (Wiener Medic. Jahrbücher, 1881, analysé par nous *in* Annales d'hyg. publ. et de méd. lég., 1883, 3° série, t. IX).

qu'il traverse successivement des orifices dont les directions sont obliques ou perpendiculaires entre elles ; c'est ce qu'on voit sur la figure 15, qui représente un estomac perforé par plusieurs coups de poinçon.

Les *instruments à arêtes*, c'est-à-dire dont la coupe est triangulaire, quadrangulaire ou polygonale, tels que les fleurets, les limes, compas, etc., produisent des plaies dont la forme varie notablement suivant les cas. Si les arêtes sont émoussées et peu tranchantes, l'instrument agit à peu près comme s'il était conique, et il détermine des plaies analogues à celles que nous venons de décrire, dont la direction est également commandée par l'orientation des fibres de la peau ; toutefois les lèvres de la plaie présentent souvent de petites déchirures correspondant aux arêtes de l'instrument. Si les arêtes sont nettes, la blessure reproduit dans beaucoup de cas la forme de l'instrument ; elle est triangulaire ou quadrangulaire,

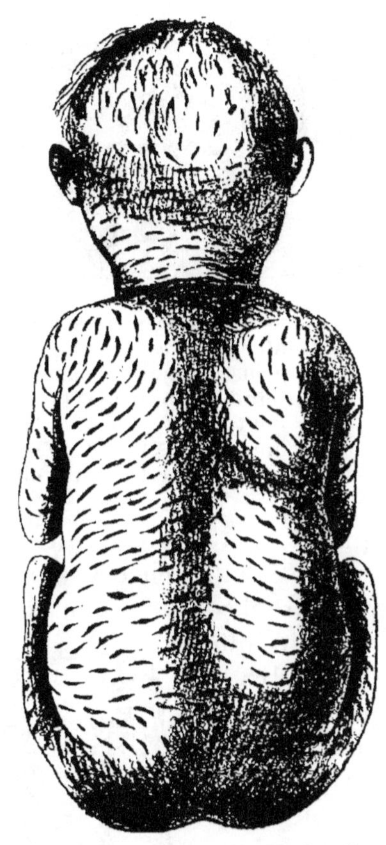

Fig. 14. — Un cadavre d'enfant piqué avec une tige conique de 0ᵐ,055 de longueur et de 0ᵐ,005 de diamètre à la base. On voit l'orientation des plaies en système régulier, et la disposition triangulaire de ces plaies au point où les systèmes d'orientation des fibres de la peau changent.

en forme d'étoile à trois ou quatre branches[1]. Mais il n'en

1. Ces plaies, même quand elles étaient à l'origine régulièrement polygonales, laissent des cicatrices étoilées, en raison de la rétraction du tissu cicatriciel.

est pas toujours ainsi, et la plaie a souvent une forme différente de l'instrument, ce qui est dû sans doute à ce que

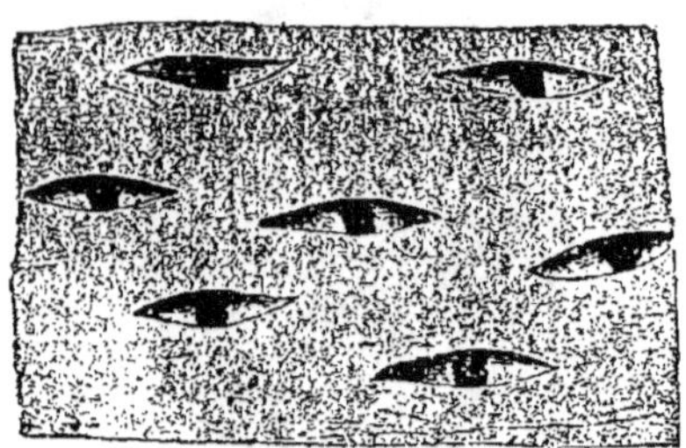

celui-ci a pénétré obliquement ou a atteint des
tissus inégalement tendus :
c'est ainsi qu'un fleuret
peut produire une ouver-
ture triangulaire ou irrégulière. Les orifices d'entrée et de sortie d'une
blessure faite par un même
instrument sont souvent
aussi de formes diffé-
rentes.

Fig. 15. — Elle montre l'orientation
différente des diverses tuniques de
la muqueuse stomacale. Une même
tige produit en un même point des
plaies dont les directions sur la tunique musculaire et sur la séreuse
sont perpendiculaires entre elles.

Les *instruments à la
fois piquants et tranchants,*
comme les couteaux, poi-
gnards, baïonnettes, etc., peuvent, si le tranchant est
émoussé, agir encore à la façon des tiges coniques et
produire des plaies dont la direction dépend uniquement

de l'orienta-
tion de la
peau. C'est
ainsi qu'une
baïonnette
émoussée,
dans quelque
sens qu'elle
frappe sur un
membre, pro-
duit des plaies
parallèles à
l'axe de ce
membre; c'est
ce qui est re-

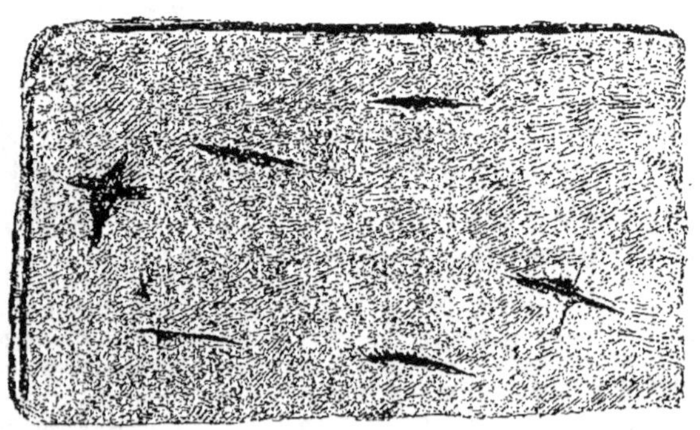

Fig. 16. — Plaies produites par une baïonnette
émoussée de 0^m,015 de largeur : toutes ces plaies
sont parallèles, bien que l'arme ait pénétré chaque
fois dans une direction différente.

présenté sur la figure 16 ; les déchirures que l'on remarque
sur les bords de quelques-unes de ces plaies indiquent que
l'arme a pénétré perpendiculairement au sens des fibres de
la peau.

Mais quand l'arme est bien tranchante, la direction de la plaie n'est plus subordonnée qu'à celle suivant laquelle le coup a été porté. La forme de la blessure reproduit quelquefois nettement celle de l'instrument, et l'on peut voir des plaies en forme de triangle très allongé, dont la base correspond au dos du couteau; toutefois un couteau, même à dos large, produit souvent une plaie dont les deux extrémités sont effilées comme si elle avait été faite par une lame à double tranchant. La plaie offre alors la forme d'une boutonnière; ses bords représentent deux arcs de cercle à très grand rayon, se regardant par leur concavité. La netteté et la régularité des bords et des angles distinguent ces plaies de celles produites par certains instruments contondants.

La forme du trajet de la blessure peut fournir des indications sur la forme de l'instrument vulnérant. La direction du trajet peut ainsi faire reconnaître que l'arme était à tige ou à lame recourbée. Sur un homme qui avait été frappé à la partie antérieure du cou, très probablement avec une serpette, la plaie, dirigée transversalement, était superficielle sur presque toute son étendue, mais elle devenait brusquement très profonde vers son extrémité et sa direction déviait alors fortement, en sorte que la colonne vertébrale était atteinte à environ $0^m,015$ plus en dedans que l'orifice extérieur du trajet profond. Une telle disposition s'expliquait très bien par la forme en crochet de la lame de la serpette.

§ II. — Dimensions des blessures, comparées aux dimensions de l'arme employée.

Longueur des plaies. — La longueur de la plaie cutanée est quelquefois exactement la même que le diamètre de l'arme, au point où celle-ci s'est arrêtée; mais très souvent il n'en est pas ainsi. — Remarquons, que pour mesurer exactement la plaie, il faut autant que possible placer la région dans la position où elle se trouvait au moment où le coup a été porté. On comprend en effet que, suivant que la peau se trouvait tendue ou relâchée quand elle est divisée, la plaie paraîtra plus petite ou plus grande que l'arme qui l'a produite, une fois que les parties seront revenues à leur situation normale. Qu'on traverse avec un couteau une plaque de caoutchouc médiocrement tendue, la grandeur de l'orifice augmentera ensuite ou diminuera suivant qu'on tendra encore ou qu'on relâchera la plaque ; la même chose a lieu, d'une façon moins accentuée, pour les solutions de continuité de la peau. Il est à remarquer aussi que l'écartement des lèvres de la plaie a pour effet d'en diminuer artificiellement la longueur ; or cet écartement est souvent très notable, surtout quand la plaie est dirigée perpendiculairement aux fibres de la peau. En pareil cas, pour apprécier exactement la longueur de la plaie, il faut avoir soin de rapprocher ses bords et de les rendre rectilignes.

Dans quelques cas, la plaie est un peu plus petite que l'arme qui l'a produite, parce que la peau, en raison de son élasticité, se laisse en partie distendre, et revient ensuite à ses dimensions premières ; mais, pour qu'il en soit ainsi, il faut que l'arme soit à bords mousses ou n'ait qu'un seul tranchant, et qu'elle ait été enfoncée perpendiculairement à la surface cutanée. Avec des couteaux dont le tranchant est tout à fait émoussé, la différence entre la longueur de la plaie et la largeur de l'arme peut être considérable : Hofmann dit avoir vu des plaies produites par une baïonnette émoussée, et qui étaient d'un centimètre moins longues que le diamètre de l'arme.

Beaucoup plus souvent la plaie est plus longue que le diamètre de l'arme, et cela résulte soit de ce que celle-ci a été enfoncée obliquement, soit surtout de ce que la plaie a été agrandie par les mouvements de l'arme. C'est ce qu'on voit se produire principalement avec les instruments à la fois piquants et tranchants, comme les couteaux ; en même temps que la lame s'enfonce ou se retire, son tranchant sectionne la peau sur une étendue souvent beaucoup plus grande que celle qui est nécessaire au passage de l'arme. On comprend, du reste, que la façon dont est tenu le couteau exerce une grande influence sur les dimensions de la plaie ; si, par exemple, l'abdomen est atteint par un coup

porté d'avant en arrière et de bas en haut, la plaie pourra
être très grande, si le tranchant du couteau est dirigé en
haut, tandis que si celui-ci regarde en bas, la plaie ne
pourra être agrandie qu'au moment où l'arme est retirée,
et en général dans de faibles proportions.

On voit par ce qui précède qu'il n'est pas toujours facile
de reconnaître d'après la forme et les dimensions d'une
plaie si celle-ci est produite par une arme qu'on représente
à l'expert. C'est là un problème souvent délicat, et qui ne
permet que bien rarement une affirmation absolue. Quelquefois les dimensions relativement beaucoup trop petites de la plaie, sa forme incompatible avec celle de l'instrument incriminé, établissent avec évidence que celui-ci
n'a pas servi à faire la blessure. Dans beaucoup de cas, on
doit se borner à dire qu'une blessure *a pu* être produite
avec tel instrument donné ; cette réserve est surtout nécessaire, quand il s'agit de couteaux ou d'armes analogues,
car une lame un peu plus large ou un peu plus épaisse peut
occasionner des blessures tout à fait semblables.

Profondeur des plaies. — Il est important de savoir
qu'un couteau, qu'un poignard, etc., peuvent faire des blessures dont la profondeur est plus grande que la longueur
de la lame. Cela résulte de ce que, au moment où le coup
est porté, le manche de l'instrument déprime fortement les
parties molles ; la longueur du trajet de la blessure, mesuré
sur les parties revenues en place, se trouve ainsi très notablement augmentée. Chez un homme atteint d'une blessure transversale du cou, dont nous avons fait l'autopsie,
le trajet de la plaie était de 2 centimètres plus long que la
lame du couteau qui avait été employé. Il peut arriver
aussi que la blessure paraisse plus profonde que la longueur
de l'arme quand elle intéresse des viscères mobiles qui,
après la mort, occupent une situation plus profonde qu'au
moment où ils ont été frappés, ou qui s'affaissent en partie.
Enfin il faut se rappeler que, quand le thorax est ouvert, il
s'élargit un peu, et une blessure pénétrante de cette cavité
paraît ainsi plus profonde.

Il est d'ailleurs souvent difficile de mesurer la profondeur
d'une blessure, parce qu'on ne peut déterminer exactement

le point où elle s'arrête. Pour faire cette mensuration, il faut remettre en place les parties disséquées ou enlevées, et se servir soit de la sonde, soit du compas d'épaisseur.

ARTICLE IV. — PLAIES PAR INSTRUMENTS TRANCHANTS.

§ 1. — Caractères des blessures.

Les plaies par instruments tranchants sont caractérisées par leur longueur plus grande que les autres dimensions, et aussi en général par leur direction rectiligne et par la netteté et la régularité de leurs bords. Cependant la plaie peut être curviligne si elle atteint une partie convexe du corps, ou en zigzag dans certaines circonstances ; les bords sont quelquefois dentelés, ou plus ou moins contus. Malgré cela, il est en général facile de reconnaître qu'une plaie a été faite par une arme tranchante ; la confusion ne peut être faite qu'avec les plaies produites par un instrument contondant à arêtes, agissant en un point où la peau repose directement sur des os comme au crâne ou à la face. Dans ces cas, l'erreur peut souvent être évitée par l'examen attentif des bords de la plaie, qui sont en général très nets et réguliers quand il s'agit d'une arme coupante.

Il est par contre très difficile en général de reconnaître si une blessure a été faite par telle arme tranchante plutôt que par telle autre ; la forme de la plaie est la même dans le plus grand nombre des cas, il n'y a guère d'indications utiles à tirer de sa longueur car un instrument promené sur les tissus peut faire une plaie beaucoup plus grande que la longueur de son tranchant. Cependant on peut distinguer souvent des blessures produites par les instruments purement coupants tels que les couteaux, rasoirs, etc., de celles produites par les instruments qui agissent à la fois par leur tranchant et par leur masse, comme les haches, couperets, etc. Dans le premier cas, la plaie est en général à bords nets et irréguliers, elle respecte les os ou ne les entame que très légèrement ; dans le second cas, les bords de la blessure sont souvent contus, les parties molles broyées sur une certaine étendue, et les os peuvent être profondément entaillés, et garder l'empreinte de l'arme. Toutefois une arme agissant simplement par son tranchant peut, quand celui-ci est ébréché, faire aussi une plaie à bords dentelés ou légèrement contus.

Quand l'arme a agi en un point où la peau formait un ou plusieurs plis, il en résulte une plaie en zigzag ou plusieurs plaies séparées, ce qui peut faire croire que plusieurs coups ont été portés.

Les blessures faites par des ciseaux présentent quelquefois aussi cette forme en zigzag ; plus souvent elles sont constituées par deux coupures symétriques représentant un angle dont le sommet est souvent mousse.

On admet généralement que lorsque la plaie présente à l'une de ses extrémités une *queue*, c'est-à-dire une incision incomplète de la peau, l'instrument a cessé d'agir en ce point, et l'on pourrait en tirer des conclusions relativement à la direction suivant laquelle le coup a été porté, à la position de l'agresseur, etc., mais il y a à cette règle de nombreuses exceptions.

Les éclats de vitre, les morceaux de bouteille, de verre, de pots, agissent à la façon des instruments tranchants : les plaies ainsi produites ont le plus souvent une forme curviligne ou anguleuse qui indique leur origine.

§ II. — De la mort par hémorragie.

Certaines blessures ou lésions, spécialement les plaies par instruments piquant ou tranchant, peuvent entraîner la mort uniquement par hémorragie. Il y a parfois utilité en médecine légale à reconnaître si la mort résulte d'hémorragie, et par conséquent à faire ce diagnotic d'après les constatations cadavériques.

On a très souvent l'occasion de pratiquer l'autopsie d'individus qui ont eu des hémorragies très abondantes.

Nous choisirons, pour servir à notre description, les cas où les hémorragies s'étant faites toutes à l'intérieur du corps, la quantité totale du sang épanché peut être mesuré exactement.

Cette quantité totale du sang peut atteindre 3 litres, mais la dépasse bien rarement, et seulement de peu. Ce maximum est atteint quand la mort n'a pas été tout à fait immédiate et qu'il y a eu : ou bien des blessures multiples (déchirures simultanées du foie, de la rate, des poumons, chez des écrasés) ou bien rupture pas trop étendue d'un gros vaisseau dans les cavités péritonéale et thoracique, ou une hémorragie relativement lente, par exemple à la suite d'une rupture de la trompe utérine par grossesse tubaire.

Quand la quantité de sang épanché est comprise entre 2 et 3 litres, on constate à l'autopsie les signes suivants, qui, d'ailleurs, se rencontrent presque toujours aussi quand l'hémorragie n'a été que d'un litre et demi ou un peu plus.

Les muqueuses extérieures sont très pâles. La peau est également pâle, sauf dans les parties déclives ou les hypostases, bien que très atténuée, ne manquent jamais complètement, du moins d'après ce que nous avons vu.

Les cavités du cœur sont vides; la plupart des veines, du moins celles qui sont visibles à l'œil nu, le sont également ; toutefois les veines de la pie-mère font souvent exception.

L'état exsangue des divers organes se manifeste par leur pâleur, plus ou moins facile à apprécier suivant leur couleur naturelle, et par le peu de sang qui s'écoule quand on les incise et quand on les comprime ; ce sang paraît plus liquide et d'une coloration moins intense qu'à l'état normal. Certains organes perdent, du fait de l'hémorragie, une grande partie de leur volume et de leur poids. Ainsi chez un nouveau-né à terme, bien constitué, de développement normal, qui avait été tué par section du cou, le foie avait perdu près d'un quart de son poids.

Les effets de l'hémorragie ne se manifestent pas toujours également sur tous les organes. D'après ce que nous avons vu, c'est le foie qui présente le plus souvent les signes les plus nets d'anémie ; il n'est plus rouge, mais d'un jaune brunâtre clair : quand on le sectionne, il laisse échapper à peine quelques gouttes de sang très liquide et peu coloré. C'est surtout chez le nouveau-né, dont le foie contient, à l'état normal, une grande quantité de sang, que cet aspect est frappant.

En ce qui concerne les poumons, leur aspect varie beaucoup. Parfois, ils ont conservé à peu près leur coloration habituelle ; parfois, au contraire ils sont d'un blanc presque parfait. Même dans ce dernier cas, il subsiste presque toujours quelques zones colorées, capricieusement disséminées sur la surface aussi bien que dans la profondeur.

Quand les signes qui viennent d'être indiqués sont bien accentués, on peut dire que la mort résulte d'une hémorragie. Mais nous ne croyons pas que la réciproque soit exacte. Nous avons vu plusieurs fois en effet des cas où la mort ne pouvait être attribuée qu'à une hémorragie et où, cependant, les signes en question n'étaient pas très nets.

Ainsi un homme est tué d'un coup de couteau qui lui sectionne la carotide et la jugulaire : tous les autres organes du cou, y compris la pneumogastrique, étaient intacts ; il n'y avait pas de bulles de gaz dans le sang du cœur ni dans les vaisseaux encéphaliques. Un autre succombe à un coup de couteau qui ouvre l'artère fémorale. A l'autopsie, on trouve une quantité assez abondante de sang liquide dans le cœur une coloration normale des poumons, et les autres viscères ne paraissent pas remarquablement exsangues.

Il est donc très probable que la mort par hémorragie n'est pas exclusivement et rigoureusement sous la dépendance de la quantité totale du sang perdu. D'autres facteurs secondaires, mais non négligeables, interviennent. Ainsi, toutes choses égales, l'hémorragie lente est mieux supportée ; certaines femmes qui ont fini par succomber à des pertes utérines répétées, présentent à l'autopsie une anémie générale beaucoup plus grande que celle observée chez un individu tué par l'ouverture extérieure d'un vaisseau. Même parmi les sujets qui succombent à une blessure de ce genre, c'est-à-dire à l'hémorragie pure et simple, on constate à l'autopsie des différences très marquées dans le degré des signes d'anémie. La limite à partir de laquelle la perte de sang n'est plus compatible avec la vie n'est donc pas la même chez tous les sujets.

ARTICLE V. — PLAIES PAR ARMES A FÉU

§ 1. — Caractères des blessures.

Les blessures par armes à feu que le médecin légiste est chargé d'examiner ont été produites ordinairement par des revolvers ou des pistolets, plus rarement par des fusils, chargés à balles ou à plomb. — Nous parlerons plus spécialement dans ce paragraphe des blessures par revolver[1].

Les caractères des blessures par arme à feu varient beaucoup suivant les cas. Ils dépendent de la nature de l'arme, de la forme et des dimensions du projectile, de la quantité et de la qualité de la charge, et, principalement, de la distance à laquelle le coup a été tiré.

L'aspect le plus habituel des blessures par entrée de balle est celui d'une plaie circulaire ou ovalaire, de coloration noire, sèche (sur le cadavre), dont les bords, assez réguliers, sont entourés d'une zone parcheminée. Cette zone parcheminée, jaunâtre ou d'un brun plus ou moins foncé, ne mesure en général que quelques millimètres de largeur ; elle n'est pas toujours exactement concentrique à la plaie, mais plus étendue de tel ou tel côté. La zone parcheminée résulte du froissement de la peau par le projectile ; celui-ci déprime les téguments tout en les perforant, et il contusionne légèrement les parois de la dépression ainsi produite dont la plaie forme le fond. On comprend donc que la zone parcheminée formera un ovale d'autant plus allongé et d'autant plus excentrique à la plaie que la balle aura abordé plus obliquement la peau, et qu'elle pourra même n'exister que d'un seul côté. — La couleur brune que présente ordinairement la zone parcheminée et la couleur noire de la plaie s'expliquent par ce fait que la balle, noircie par les produits de combustion de la poudre, s'essuie en quelque sorte sur la peau en traversant

1. On trouvera une description très détaillée des divers revolvers et pistolets dans : GÉRARD, *Étude médico-légale sur les armes à feu courtes*, Thèse de Nancy, 1906.

celle-ci. Dans certains cas, la couleur noire est due à une véritable brûlure.

Les plaies présentent parfois un tout autre aspect. La bordure parcheminée peut faire défaut, quand la peau ne s'est pas laissé déprimer par le projectile. La forme de la plaie peut être non pas circulaire ou ovalaire, mais irrégulière, étoilée; elle peut aussi être linéaire, rectiligne, surtout quand elle a été produite par un projectile cylindro-conique de petites dimensions; parfois même ses bords sont assez nets pour qu'on puisse la confondre avec une blessure produite par un instrument contondant à arêtes coupantes, ou même par un instrument piquant. Enfin la plaie d'entrée peut encore présenter la forme d'une sorte de rectangle allongé, quand la balle cylindro-conique, au lieu de conserver sa pointe en avant pendant son trajet dans l'air, se *désaxe*, se renverse, et vient frapper le corps par une face latérale. Le fait se produit assez souvent avec les revolvers de mauvaise qualité, ainsi que cela a été vérifié par Gérard.

L'aspect des blessures d'arme à feu est beaucoup plus spécial quand le coup a été tiré à courte distance, parce qu'alors à l'action du projectile se joignent un ou plusieurs des facteurs suivants.

Incrustation de grains de poudre dans la peau. — Au moment où le coup part, toute la charge de poudre ne brûle pas; un certain nombre de grains échappent à la combustion et sortent de l'arme, projetés en même temps que la balle par les gaz d'explosion. Leur impulsion, d'abord très vive, diminue rapidement en raison de leur petit volume; mais si le coup a été tiré à une faible distance, ils conservent en arrivant sur le corps une force suffisante pour perforer la peau. En s'incrustant ainsi dans le derme, ils forment autour de la plaie un tatouage généralement indélébile [1] constitué par des points noirs ou d'un noir bleuâtre. Plus le coup a été tiré de près, plus ces points sont nom-

---

1. Quand les grains de poudre n'ont pénétré que dans la couche superficielle de l'épiderme, le tatouage disparaît spontanément au bout de quelques jours.

breux, rapprochés et repartis sur un plus petit espace, car, en sortant de l'arme, les grains divergent de façon à décrire un cône.

Les grains de poudre peuvent quelquefois traverser la chemise ou un autre vêtement mince avant de pénétrer dans la peau ; mais en général ils sont arrêtés par les habits ; les cheveux et les poils les retiennent ordinairement aussi.

Dépôt de fumée. — En brûlant, la poudre produit une certaine quantité de fumée dont une partie reste dans l'arme, l'autre partie s'échappant au dehors. Celle-ci, quand le coup a été tiré de très près, se dépose autour de la plaie ; elle forme une tache noire, plus ou moins foncée, plus ou moins large, à contours peu précis, qu'on peut faire disparaître complètement en frottant ou en lavant la peau.

Brûlures accompagnant les plaies d'arme à feu. — Une portion de la poudre peut sortir encore enflammée de l'arme et produire, si le coup est tiré à très courte distance, une brûlure des vêtements, des cheveux, des poils, de la peau ; quelquefois c'est la bourre qui communique le feu aux vêtements.

Même quand le coup a été tiré de très près, s'il atteint une partie dénudée du corps, la brûlure est ordinairement peu étendue et peu profonde ; les cheveux, la barbe sont roussis ou carbonisés, les poils follets complètement détruits ; la brûlure de la peau est superficielle, et il est rare sans doute qu'elle s'accompagne de phlyctènes, car nous n'en avons jamais vu.

Mais les vêtements prennent feu plus facilement et ils produisent quelquefois des brûlures très étendues de la peau, accompagnées ou non de phlyctènes. Voici par exemple deux cas que nous avons observés. Une femme P... reçoit trois coups de revolver dont l'un à l'épaule droite, recouverte seulement d'une chemisette en coton ou en toile. Ce vêtement prit feu et il en résulta une brûlure au 3ᵉ degré, de 6 à 7 centimètres de diamètre. — Un homme, tué d'un coup de feu dans la poitrine, dont les vêtements : chemise de flanelle, gilet de laine, veston de

drap avaient pris feu autour de la plaie et avaient carbonisé une partie de l'épaisseur du derme sur environ un
quart de l'étendue de la poitrine. — On a même vu le feu
se communiquer ainsi aux meubles voisins, et dans un cas
à une haie de genêts qui avaient brûlé sur une étendue de
4 mètres [1].

Action des gaz de combustion. — Les gaz produits par
la combustion de la poudre sont encore animés, quand ils
sortent de l'arme derrière la balle, d'une force d'expansion
considérable capable de produire des effets mécaniques
importants. Ces effets s'ajoutent à celui du projectile quand
le coup a été tiré à bout portant [2] ; il se produit alors une
blessure qui offre des caractères tout particuliers permettant de reconnaître qu'elle a été faite avec une arme dont la
gueule touchait à la peau, ou en était séparée seulement
par une distance très minime que nous ne saurions évaluer
exactement, mais qui ne doit guère dépasser, croyons-nous
1 ou 2 centimètres, du moins quand la charge de poudre
n'est pas excessive.

En pareil cas, les gaz de combustion entrent, par l'orifice
qu'a produit la balle, sous la peau et la décollent dans une
plus ou moins grande étendue. Parfois la peau se trouve
distendue d'une façon si violente et si rapide, qu'elle éclate
de dedans en dehors, et qu'il se produit ainsi une plaie en
forme de croix ou d'étoile dont les branches rayonnent autour de l'orifice de la balle. — Cela s'observe surtout quand
le coup a été tiré sur une région où la peau recouvre immédiatement un os (comme au front, par exemple), parce que

1. TARDIEU, *Combustion du corps humain et blessures par armes à feu*
(Annales d'hyg. publ. et de méd. lég., 1860, 2ᵉ série, t. XIII).
2. Dans le langage ordinaire, l'expression « *à bout portant* » a une
signification peu précise ; elle veut dire seulement que le coup a été tiré
à une faible distance du corps, distance qui peut être de plusieurs centimètres.

Quand la gueule de l'arme est appliquée exactement et fortement sur
la peau, il peut arriver, dit-on, que le projectile ne pénètre pas et qu'il
se produise seulement une contusion ou une excoriation de la peau. On
attribue ce fait, dont nous n'avons vu personnellement aucun exemple
incontestable, à ce que le projectile est retenu par la colonne d'air qu'il
comprime en avançant dans le canon ; cette compression finirait par
contrebalancer la force d'impulsion des gaz de la poudre.

ce dernier résistant mieux, l'action des gaz se trouve concentrée sur les téguments. — Dans tous les cas où la peau a été décollée par les gaz, la cavité ainsi produite offre des parois tomenteuses, fortement colorées en noir par la fumée, par les grains non brûlés de la poudre, et sans doute aussi par des brûlures superficielles.

Cette même action se produit quand le canon de l'arme a été introduit dans la bouche. L'expansion des gaz occasionne alors habituellement des déchirures profondes et très étendues des joues et des parties molles, et même des fractures des os, indépendamment des lésions qui sont le fait du projectile seul. — Avec des armes fortement chargées, le dégât ainsi produit peut être énorme. Hofmann a vu un soldat qui s'était tiré dans la bouche un coup de fusil dont la cartouche contenait 6 gr. 5 de poudre ; la tête avait été enlevée à peu près complètement, il ne restait que quelques éclats d'os et des fragments méconnaissables des parties molles.

Dimension de la plaie d'entrée du projectile. — Dans certains cas, la plaie est plus petite que le projectile qui l'a produite. Le fait s'explique par l'élasticité de la peau qui se laisse distendre avant d'être perforée et revient ensuite à ses dimensions premières. Il se passe là, à un moindre degré, la même chose qu'on observe quand on tire sur les plaques en caoutchouc ; la balle déprime ces plaques en entonnoir avant de les traverser et laisse sur elles un trou beaucoup plus petit que son propre diamètre.

Sur les vêtements, le trou produit par la balle peut également être plus petit que celle-ci, surtout si ces vêtements sont lâches et d'un tissu élastique. Il arrive quelquefois aussi que les vêtements ne sont pas perforés, mais que la balle s'enveloppe dans leurs plis et pénètre ainsi dans le corps. Chez un homme, nous avons vu une balle qui avait traversé le sternum en entraînant avec elle une portion d'un foulard ; ce foulard était demeuré intact, et en tirant fortement sur la partie restée au dehors, nous avons ramené la balle.

§ II. — Coups tirés à courte distance.

Les signes du coup de feu tiré à courte distance sont : la présence de grains de poudre incrustés dans la peau ; à une distance moindre, le dépôt des produits de combustion ; à une distance moindre encore, la brûlure des vêtements où des poils ; et enfin le décollement et l'éclatement de la peau qui ont été décrits dans le paragraphe précédent [1].

Il reste à préciser quelles sont ces courtes distances et à quel éloignement de l'arme, exprimé en chiffres, correspondent les signes qui viennent d'être indiqués. C'est là une évaluation qui ne peut être faite d'une manière générale et qui varie notablement dans chaque cas particulier, suivant la nature de l'arme, celle du projectile, la quantité de la charge et aussi sa qualité, les poudres avariées, humides, brûlant plus mal et permettant l'incrustation d'un plus grand nombre de grains. Aussi, chaque fois qu'en pratique la question présente un intérêt particulier, est-il nécessaire d'avoir recours à des expériences faites, autant que possible, avec la même arme, les mêmes cartouches ou la même poudre et le même projectile que ceux qui ont produit la blessure. Ces expériences réclament une compétence particulière qui n'est pas celle du médecin ; celui-ci doit donc en pareil cas demander que cette partie de l'expertise soit confiée à une autre personne (armurier, officier d'artillerie, etc.), et borner son rôle à constater les lésions anatomiques et à en interpréter la signification.

Sous ces réserves, voici quelques données qui pourront servir de points de repère. M. Tourdes [2], expérimentant avec un revolver Lefaucheux, de $0^m,009$ de diamètre, a noté qu'à une distance de $0^m,50$ quelques grains de poudre

---

1. Un autre signe des coups tirés à courte distance a été indiqué par PALTAUF (Wiener Klin. Wochenschrift. 1890). C'est la couleur rouge vif d'une partie du sang épanché autour de la plaie, couleur qui résulterait de l'absorption de l'oxyde de carbone qui se trouve dans les produits de combustion de la poudre.

2. TOURDES, *Observation de blessure mortelle faite au moyen d'un revolver, avec quelques remarques médico-légales sur ce genre de blessures* (Gaz. méd. de Strasbourg, 1870).

s'incrustaient dans la peau, mais en très petit nombre; à partir de 0^m,75, il n'y avait plus d'incrustation. La teinte noire produite par le dépôt des produits de combustion était très prononcée quand le coup avait été tiré à 0^m,15; cette tache noire s'élargissait et devenait moins foncée à mesure que la distance augmentait; à 0^m,40, il n'existait plus qu'une légère apparence de cercle noir.

Avec un revolver Lefaucheux de 0.007 millimètres, M. Desfossés[1] a vu que le tatouage pouvait se produire jusqu'à une distance de 0^m,32, la brûlure des poils jusqu'à 0^m,08, celle des vêtements jusqu'à 0^m,18.

À propos de l'affaire Godefroy[2], MM. Leroux et Gastinne-Renette, expérimentant avec un pistolet de poche à deux coups, rayé, à bascule du système Lefaucheux, se chargeant avec la cartouche à broche à balle conique de 0^m,009 de diamètre, sont arrivés à des résultats qu'ils résument ainsi : « Il est certain qu'à 0^m,13, le tatouage et même la brûlure resteront faciles à constater, même après le lavage. Il est fort probable qu'il en sera de même le plus souvent à 0^m,20; à 0^m,30, les traces diminuent considérablement; elles disparaissent à peu près à 0^m,50, et à 0^m,80 on ne constate plus que des traces presque nulles (*fig.* 17, 18, 19, 20). »

Mais avec d'autres armes, le tatouage peut se produire à une distance beaucoup plus considérable et être extrêmement abondant.

Nous avons vu chez une femme le visage absolument criblé de grains de poudre depuis la racine des cheveux jusqu'au bas du menton. La blessure avait été produite avec un mauvais pistolet chargé de quelques très gros grains de plomb et d'une énorme quantité de poudre grossière. Des expériences que nous avons faites, M. Gastinne-Renette et moi, avec ce pistolet chargé de la même poudre et des mêmes plombs, nous ont montré que le coup

---

1. DESFOSSÉS, *Etude médico-légale sur les blessures par revolver* (Thèse de Paris, 1886).

2. DU MESNIL, *Relation médico-légale de l'affaire Godefroy* (Annales d'hyg. publ. et de méd. lég., 1877, 1re série, t. XLVII).

avait été tiré à environ 30 centimètres. Il n'y avait aucune trace de brûlures.

Avec un revolver américain à quatre coups et des cartouches chargées avec une poudre grossière, M. Tourdes a vu qu'à une distance de 1 mètre le corps était criblé de grains de poudre, sur une étendue de 0m,25 ; jusqu'à une distance de 1m,50, l'incrustation se produisait encore. A une distance de 0m,50, une feuille de papier placée sur le corps était enflammée.

D'autres expérimentateurs (Desfossés, Legludic, Gérard,) ont trouvé que le tatouage se produisait à une distance variant entre 0m,40 et 1 mètre, exceptionnellement jusqu'à 1m,50.

En résumé, on voit qu'avec un revolver ou un pistolet la brûlure des vêtements et des poils peut se produire jusqu'à une distance de 0m,32, le dépôt des produits de combustion jusqu'à 0m,40, l'incrustation des grains de poudre jusqu'à 1 mètre, exceptionnellement jusqu'à 1m.50 ou même 2 mètres. Mais ces données sont très générales, et nous tenons à répéter que lorsqu'il s'agit de fixer à quelques centimètres près la distance à laquelle un coup a été tiré, la question ne peut être résolue que par des expériences faites avec l'arme qui a produit la blessure et avec des cartouches aussi exactement semblables que possible à celle qui a été employée.

Il importe d'ajouter que les signes du *bout portant* ne sont pas constants ; l'incrustation des grains de poudre, notamment, peut manquer, même quand le coup a été tiré de très près et sur la peau nue ; c'est ce que nous avons eu occasion de remarquer sur plusieurs suicidés[1].

§ III. — Dans quelle direction le coup a-t-il été tiré ?

Caractères des plaies d'entrée et de sortie. — Quand le projectile a traversé une partie du corps, il y a souvent

1. A l'occasion d'un de ces faits balle à la région temporale, nous avons, avec M. Gastine-Renette, expérimenté sur le cadavre les effets du revolver et des cartouches qui avaient servi au suicide. Un coup a été tiré à distance de 7 centimètres, puis un second à 3 centimètres. Ni l'une ni l'autre blessure n'était accompagnée d'incrustation de grains de poudre

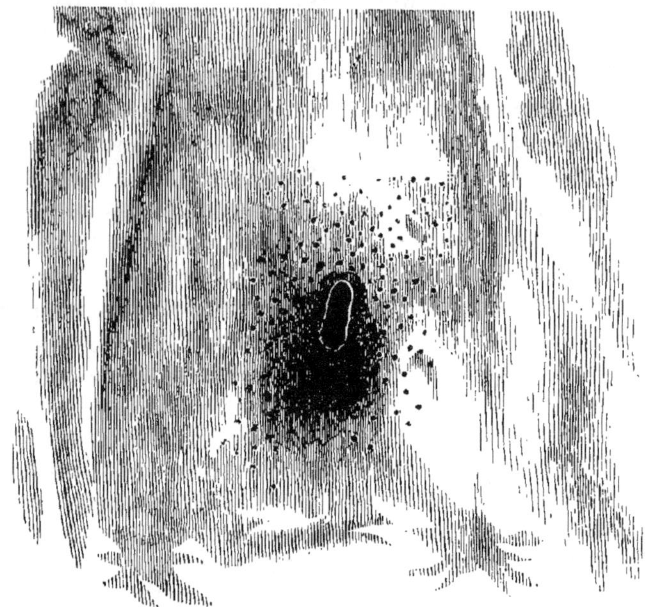

Fig. 17. — Tatouage produit par un coup de revolver tiré à 0ᵐ,03.

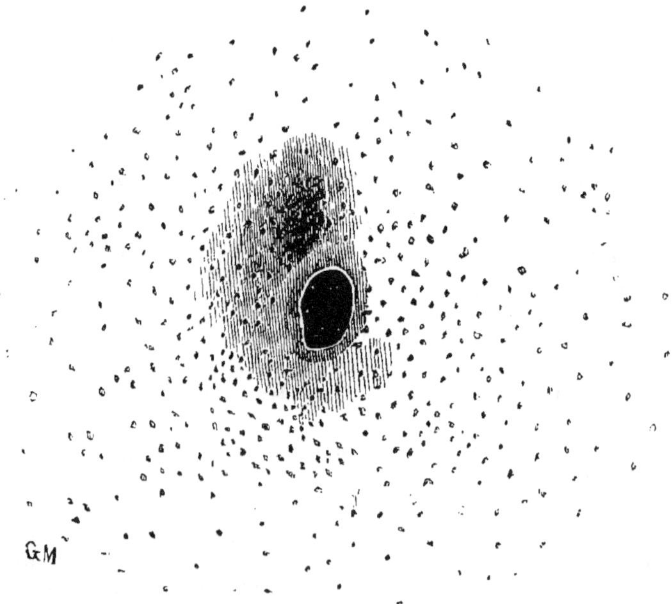

Fig. 18. — Tatouage produit par un coup de revolver tiré à 0ᵐ,13.

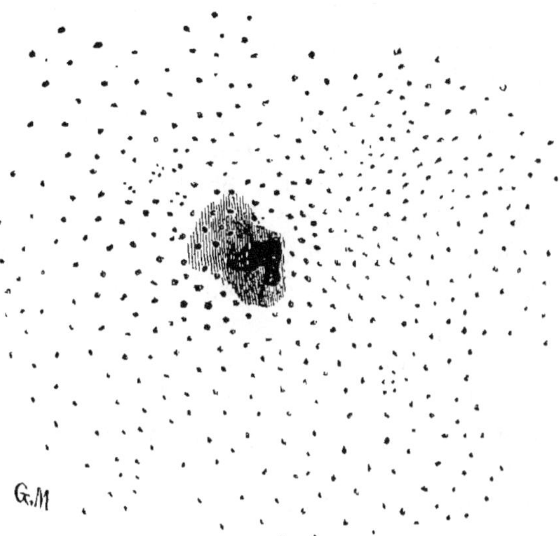

Fig. 19. — Tatouage produit par un coup de revolver tiré à 0ᵐ,20.

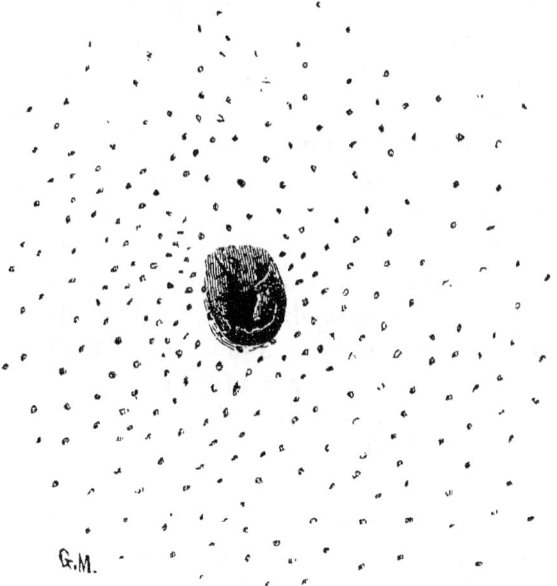

Fig. 20. — Tatouage produit par un coup de revolver tiré à 0ᵐ,30.

grand intérêt à distinguer la plaie d'entrée de la plaie de sortie, afin de reconnaître dans quel sens le coup a été tiré.

Cette question est facile à résoudre quand, sur l'un des orifices, on constate les signes du coup tiré de près. Dans les autres cas, on peut quelquefois reconnaître l'orifice d'entrée à ce que ses bords sont renversés en dedans, tandis que sur l'orifice de sortie les bords sont renversés en dehors. Mais il est loin d'en être toujours ainsi : fréquemment les bords de l'orifice d'entrée ne sont pas déprimés, et dans quelques cas même ils peuvent être renversés en dehors, par exemple chez les sujets gras, quand le tissu cellulo-adipeux fait hernie à travers la plaie, ou sous l'influence d'un commencement de putréfaction.

On attachait autrefois une grande valeur à la comparaison des dimensions des deux orifices et l'on enseignait que l'orifice d'entrée est plus petit que celui de sortie. Le fait est souvent exact. Les déformations de la balle, sa déviation qui la fait sortir plus ou moins obliquement quand elle est cylindro-conique, sont les causes les plus fréquentes de cet agrandissement de l'orifice de sortie. Mais cette règle comporte d'assez nombreuses exceptions. Lorsque le coup a été tiré de loin, l'orifice de sortie peut être plus petit que celui d'entrée; il est moins rare de voir les deux orifices égaux, ce qui arrive quand la balle a traversé le corps, suivant un trajet rectiligne, sans subir de déviation ni de déformation, et en conservant à peu près la même force d'impulsion.

Quand une balle a traversé le crâne, il est en général facile de distinguer les orifices d'entrée et de sortie, car sur le premier le trou est plus petit sur la table externe que sur la table interne; la balle a détaché un fragment osseux taillé en biseau de façon à représenter une sorte de bouchon s'adaptant de l'intérieur à l'extérieur. C'est l'inverse que l'on voit sur l'orifice de sortie.

La *plaie intérieure*, creusée par la balle, forme une sorte de canal. Avec un projectile de petites dimensions tiré à une distance peu considérable, ce canal est souvent régulier et son calibre est peu supérieur à celui du projectile lui-même. Sur certains organes, le trou peut paraître, au moment de l'autopsie, plus petit que le projectile. C'est ce qu'on observe parfois sur le cœur par exemple, et surtout sur l'estomac et sur l'intestin. Rappelons à ce propos que les petites plaies intestinales sont assez souvent obturées par la hernie de la muqueuse, et passent assez facilement inaperçues; pour les trouver sûrement, il convient de détacher entièrement l'intestin et d'y faire passer un courant d'eau sous pression.

Déviation et déformation des balles. — La direction du trajet, même quand il est net et régulier, peut être très différente de celle que suivait la balle avant d'atteindre le corps, de sorte qu'il n'est pas toujours possible de reconnaître exactement dans quelle direction le coup a été tiré. La balle dévie fréquemment dans son parcours à travers le corps, et surtout quand elle rencontre un os. Il peut arriver, il est vrai, que la balle traverse cet os en le trouant comme à l'emporte-pièce, et continue son trajet directement en poussant devant elle la rondelle osseuse enlevée; c'est ce qu'il n'est pas rare de voir par exemple sur le crâne. Mais le plus souvent la balle produit sur l'os des fractures étendues, comminutives, et dévie ensuite fortement; souvent aussi elle se réfléchit sur l'os, et, après l'avoir entamé ou non, prend un trajet tout différent de celui qu'elle avait primitivement. C'est ainsi que fréquemment la balle, après avoir frappé les os du crâne, glisse sur le cuir chevelu sur une certaine étendue, et s'arrête ou ressort à une distance plus ou moins considérable de son point d'entrée. La même chose a lieu souvent aussi sur le thorax, la balle se réfléchissant sur une côte et glissant sur la face externe de celle-ci. Il existe de très nombreux exemples de déviations considérables du trajet de la balle. En voici deux particulièrement remarquables : dans un duel, un homme reçoit une balle qui frappe obliquement le larynx, glisse sur celui-ci, fait le tour du cou et revient se placer du côté opposé du larynx. — Un soldat, au moment où il étendait le bras pour monter à l'échelle dans un assaut, reçut une balle qui pénétra vers le milieu de la longueur de l'humérus, passa le long du membre de bas en haut, par-dessus la partie postérieure du thorax, s'ouvrit un chemin dans les muscles de l'abdomen, pénétra profondément dans les muscles fessiers et remonta à la partie moyenne et antérieure de la cuisse opposée[1].

La balle est souvent aplatie ou déformée par les parties qu'elle a traversées; dans quelques cas, elle se divise en plusieurs fragments qui peuvent ressortir isolément en formant autant de plaies distinctes. Dupuytren a vu une même balle produire cinq plaies : ayant frappé la crête du tibia, elle s'était divisée en deux portions qui avaient traversé le mollet, l'une à gauche, l'autre à droite, et avaient ensuite blessé chacune le mollet de l'autre jambe. Parfois la balle s'émiette en quelque sorte sur un os. de sorte qu'à côté d'un ou deux fragments principaux on retrouve une foule de parcelles extrêment minimes.

Avec les balles cylindro-coniques et surtout avec les balles blindées, les déviations et les déformations du projectile se produisent bien moins facilement.

Mentionnons que les balles en plomb nu portent l'empreinte de la trame de l'étoffe qu'elles ont rencontrée en arrivant sur le corps de l'individu qu'elles atteignent. Le fait a été signalé par le Dr Balthazard[2], qui a indiqué en même temps le parti qu'on en pourrait tirer dans certaines expertises.

Direction des blessures non mortelles. — Sur le vivant, quand la balle n'est pas ressortie, il est très souvent impossible de reconnaître suivant quelle direction elle a pénétré, et en quel point elle s'est arrêtée. Une balle logée, même assez superficiellement, dans les masses musculaires du tronc ou des membres, échappe fréquemment à l'exploration la plus attentive, et c'est seulement l'absence de troubles fonctionnels qui indique que les organes internes n'ont pas été atteints. Encore cette déduction n'est-elle pas toujours juste, car les projectiles de petites dimensions, lancés par ces revolvers à bon marché qui sont aujourd'hui en la possession d'un grand nombre de personnes, pro-

---

1. Cité dans le *Traité de méd. lég.* de Devergie, t. II, p. 84. d'après le Dr Hennen.
2. *In* Revue de Médecine légale, mai 1909.

duisent des blessures qui sont quelquefois d'une innocuité surprenante. Il est même à remarquer qu'avec un même revolver l'action vulnérante des diverses balles peut varier beaucoup. Ainsi une femme P... reçut trois balles tirées coup sur coup à peu près à la même distance : l'une traversa toute la face ; entrée sous l'angle de la mâchoire inférieure à gauche, elle sortit sur le côté droit et supérieur du nez ; les deux autres ne firent que des plaies non pénétrantes, et cependant l'une d'elles avait atteint l'épaule droite perpendiculairement, traversant seulement une chemisette mince, laquelle d'ailleurs avait été enflammée.

Dans quelques cas, il est difficile de reconnaître si la balle est réellement restée dans la blessure ou si elle n'est pas retombée après avoir entamé la peau. Quand la plaie a une certaine profondeur et que l'on peut constater l'existence d'un trajet, il est évident que la balle est restée dans les tissus. Mais, si l'examen est pratiqué au moment où la plaie est déjà cicatrisée, ou presque cicatrisée, on ne peut guère dire si le projectile est ou non resté dans la partie atteinte, à moins d'avoir recours à la radiographie.

§ IV. — Armes chargées de grains de plomb.

Quand un coup de fusil chargé à plomb est tiré à faible distance, le coup fait balle, c'est-à-dire que les grains de plomb sont encore très rapprochés les uns des autres au moment où ils atteignent le corps. et ils produisent une plaie unique à bords plus ou moins régulièrement découpés. autour de laquelle il peut y avoir, si la distance n'est pas très faible, de petites plaies produites par des grains isolés. Il en résulte des blessures très graves, parce qu'en outre de l'action de la masse principale des grains de plomb, beaucoup de ces grains divergent après avoir traversé les téguments et dilacèrent les organes dans tous les sens. Quand le coup est tiré de plus loin, chacun des projectiles pénètre isolément en produisant de petites plaies, qui sont d'autant plus écartées les unes des autres et réparties sur une zone plus étendue que le coup a été tiré de plus loin.

La distance la plus grande à laquelle les plombs peuvent faire balle, c'est-à-dire produire une plaie unique, paraît devoir être évaluée à 0ᵐ,65, ainsi que cela résulte des expériences du Dʳ Lachèze[1], résumées dans le tableau de la page 263. Toutefois, suivant la charge de poudre, la grosseur des grains de poudre, la perfection de l'arme, les résultats peuvent varier assez notablement.

L'influence de l'arme seule peut être appréciée dans le tableau suivant, emprunté au Dʳ Legludic[2], qui a tiré, sur

| | FUSIL A BROCHE | | | FUSIL A PERCUSSION CENTRALE | | |
| DISTANCE | SURFACE ATT. | | NOMBRE | SURFACE ATT. | | NOMBRE |
	Hauteur	Largeur	des plaies	Hauteur	Largeur	des plaies
3 mètres	0ᵐ,13	0ᵐ,12	136	0ᵐ,08	0ᵐ,07	49
4 —	0ᵐ,16	0ᵐ,15	146	0ᵐ,105	0ᵐ,095	84
6 —	0ᵐ,34	0ᵐ,23	138	0ᵐ,27	0ᵐ,22	142
10 —	0ᵐ,52	0ᵐ,50	141	0ᵐ,40	0ᵐ,40	149
15	0ᵐ,74	0ᵐ,63	141	0ᵐ,75	0ᵐ,73	219
20 —	0ᵐ,78	0ᵐ,72	127	0ᵐ,77	0ᵐ,71	137
30 —	0ᵐ,78	0ᵐ,75	59	0ᵐ,80	0ᵐ,75	80
40 —	0ᵐ,78	0ᵐ,76	31	0ᵐ,78	0ᵐ,78	54

une étoffe tendue sur un cadre, avec des fusils de même calibre, et avec des cartouches ayant la même charge de poudre et de plomb.

A partir de 15 mètres, beaucoup de plombs ont passé, en dehors du cadre visé, un carré de 0ᵐ,80. L'auteur n'a pas observé l'incrustation de grains de poudre et le dépôt de produits de combustion au delà de la distance d'un mètre.

On voit dans le tableau de Lachèze qu'à une distance de 14 ou 15 mètres, les plombs peuvent encore pénétrer assez profondément pour atteindre un rein, le corps étant dé-

1. Lachèze, Annales d'hyg. publ. et de méd. lég., 1836, 1ʳᵉ série, t. XV.
2. Legludic, *Notes et observations de médecine légale*. Paris, 1903.

ARMES CHARGÉES A PLOMB

DISTANCE	GROSSEUR DU PLOMB	PARTIE DU CORPS dépouillée de ses vêtements	CARACTÈRES DE LA BLESSURE
1° 16 à 17 cent.	Cendrée. Plomb n° 1.	Poitrine.	Plaie arrondie, faite comme avec un emporte-pièce, n'ayant que 13 à 14 millimètres de diamètre.
2° idem.	Plomb n° 8.	Ibid.	Plaie semblable, mais de 20 à 25 millimètres de diamètre.
3° idem.	8 chevrotines.	Ibid.	Six ouvertures rapprochées, se réunissant plus loin en trois, et n'en faisant ensuite qu'une seule après avoir fracturé une côte et enfoncé ses fragments dans une étendue de 13 à 20 millimètres.
4° 32 à 33 cent.	Cendrée.	Abdomen.	Plaie comme celle des n° 1 et 2 ci-dessus, mais moins régulière : beaucoup de plombs se sont un peu écartés et ont fait route isolément.
5° idem.	Plomb n° 10.	Ibid.	Plaie ronde de 22 à 27 millimètres de diamètre.
6° idem.	Plomb n° 8.	Ibid.	De même ; seulement quelques grains s'écartent et filent un trajet isolé.
7° idem.	Idem.	Partie inf. de la jambe.	Plaie oblongue, à bords déchirés par les grains de plomb qui se sont écartés.
8° idem.	8 chevrotines.	Ibid.	Six ouvertures à la peau (comme au n° 3 ci-dessus), se réunissant en quatre dans l'épaisseur des parties molles, et n'en formant plus qu'une dans les parties solides.
9° 50 cent.	Plomb n° 8.	Base de la poitrine.	Plaie tout à fait irrégulière, résultant d'un grand nombre de petites ouvertures faites par les grains de plomb écartés.
10° 65 cent.	Plomb n° 10.	Ibid.	Plaie de 40 millimètres de diamètre à bords dentelés par l'action des grains qui se sont écartés, mais qui n'ont pas encore tout à fait abandonné la direction du reste de la charge.
11° 1 mètre.	Cendrée.	Ibid	Point d'ouverture centrale : les grains de plomb sont disséminés (sans avoir pénétré dans la poitrine) dans une étendue de 55 millimètres.
12° idem.	Plomb n° 8.	Ibid.	Même effet, seulement les grains sont disséminés dans une étendue d'environ 80 millimètres.
13° 2 mètres.	Idem.	Cuisse.	Les plombs se logent plus ou moins profondément dans l'épaisseur de la peau sur toute la surface du membre exposé aux coups.
14° 3 à 4 mèt.	Idem.	Ibid.	Tous les grains sont disséminés dans une étendue de 16 à 18 centimètres de hauteur sur 16 centimètres de largeur.
15° 14 à 15 m.	Idem.	Le dos.	Tout le dos est criblé ; mais quelques grains seulement pénètrent profondément dans l'épaisseur des muscles ; quelques-uns atteignent le rein gauche ; aucun ne traverse les os.
16° 16 cent.	Idem.	Poitrine recouverte de trois doubles de grosse toile.	Plaie unique, arrondie, faite comme avec un emporte-pièce et ayant 17 à 18 millimètres de diamètre. A cette distance, la plaie faite à la poitrine était semblable à celle faite à distance de 20 à 30 centimètres sur la poitrine nue.

pouillé de vêtements. Les blessures occasionnées par quelques grains ou un seul grain de plomb prennent quelquefois une gravité imprévue. Laugier[1] a vu se produire une fois la gangrène du membre inférieur, et une autre fois la gangrène du membre supérieur par suite d'une thrombose des gros vaisseaux résultant de la contusion de ceux-ci par un ou plusieurs grains de plomb. Dans les deux cas, l'amputation dut être pratiquée.

§ V. — Armes chargées seulement de poudre.

Dans les fêtes publiques, les cirques, on tire souvent des coups de feu avec des armes chargées uniquement de poudre, laquelle est maintenue par une bourre en papier, en feutre, etc. Cette bourre constitue un projectile qui, au sortir de l'arme, est animé d'une impulsion très vive et qui, même après un certain trajet, est encore capable de produire des blessures mortelles ou très graves. C'est ainsi que nous avons vu un enfant de neuf ans blessé par une bourre qui avait pénétré verticalement dans la cuisse à $0^m,15$ de profondeur, alors que, d'après des renseignements qui paraissent exacts, le coup avait été tiré à une distance d'environ $2^m,50$. L'arme était un instrument fabriqué à l'aide d'un fragment du canon du fusil Chassepot ; la bourre était en papier très serré, et mesurait $0^m,20$ de longueur.

Avec une arme plus grosse qu'un fusil, la bourre peut pénétrer quand le coup est tiré à une distance plus considérable. Briand et Chaudé citent le cas d'un jeune homme atteint par la bourre en papier d'un petit canon, qui pénétra profondément dans l'orbite ; le coup avait été tiré à une vingtaine de mètres. Cependant, même dans ces cas, la bourre perd rapidement sa force d'impulsion. C'est ce que montrent des expériences entreprises par Tardieu à l'occasion d'une plainte portée par un homme qui disait avoir eu le bras cassé par la bourre d'un canon tiré à 45 mètres de

1. Maurice Laugier, Annales d'hyg. publ. et de méd. lég., 3e série, t. XXX, 1893.

lui. Ce canon avait une longueur de 1^m,35 et un diamètre
intérieur de 0^m.10; avec une charge de 130 grammes de
poudre, une bourre formée de papier fortement tassé atteignait au plus une distance de 40 mètres; sa vitesse diminuait très rapidement et elle était dépourvue de toute force
au moment où elle tombait. La fracture du plaignant fut
attribuée à un mouvement violent et inconscient déterminé
par le bruit de l'explosion, et ayant eu pour effet de heurter le bras contre une balustrade[1].

Quand le coup est tiré de très près, la seule action du
gaz de combustion peut être assez énergique pour produire
des blessures graves ou mortelles. Hofmann cite l'observation d'un homme qui s'était tiré à la région précordiale un
coup d'un pistolet ne contenant pas de projectile : il y
avait une large plaque parcheminée de la peau sans plaie;
les cartilages costaux étaient fracturés, et chaque ventricule
présentait une déchirure complète qui avait occasionné un
épanchement sanguin remplissant le péricarde. Le Dr Philouze[2] a étudié sur le cadavre les effets d'un pistolet du
calibre de 14 millimètres et d'un revolver à percussion centrale du calibre 8 millimètres chargés à blanc. Il a constaté que, quand le coup est tiré obliquement, même aussi
près que possible, il ne produit aucune lésion, sauf le
tatouage et une légère brûlure de l'épiderme. Quand, au
contraire, le coup est tiré bien perpendiculairement, il peut
occasionner des lésions très graves : plaie de la peau, dilacération parfois énorme des muscles, fractures osseuses, et
cela même avec une charge normale de poudre. La distance
à partir de laquelle ces lésions cessaient de se produire était
de 2 centimètres pour le pistolet et de 7 centimètres pour
le revolver, sur la peau à nu, et moindre de moitié sur la
peau recouverte de vêtements. Mais les blessures en question ne se produisent pas sur toutes les régions du corps
sur l'abdomen, par exemple, elles ne se réalisent jamais,
tandis que les dégâts atteignent le maximum d'intensité

---

1. Tardieu, *Effets d'un coup de canon chargé à poudre* (Annales d'hyg.
publ. et de méd. lég., 2e série, t. XI).
2. Philouze, Thèse de Paris, 1897.

quand le coup est tiré sur une région où la peau est soutenue par un plan osseux ou par une couche musculaire épaisse et résistante.

§ VI. — Blessures produites par les nouvelles armes à feu.

On applique maintenant aux armes de chasses et parfois même aux revolvers les modifications qui ont été apportées aux armes de guerre, et qui consistent d'une part en la substitution des poudres pyroxylées à l'ancienne poudre noire et d'autre part en la transformation du projectile.

Avec les nouvelles poudres, la plaie d'entrée n'a plus la coloration noire signalée précédemment. La brûlure, le dépôt de fumée et le tatouage se produisent encore ; mais la couleur n'est plus noire ; elle est tantôt verte (poudre J). tantôt gris ardoisé (poudre S). Les incrustations légères de la poudre J disparaissent au lavage, laissant sur le tégument une couleur jaune citron caractéristique.

M. Chatelier[1], auquel nous empruntons ces détails, décrit ainsi ce qu'on observe quand le coup a été tiré perpendiculairement, à une distance de 2 centimètres avec un revolver chargé de poudre J. On distingue autour de la plaie trois zones de tatouage : la première (tatouage de flambage d'un vert foncé) est recouverte de grains bruns et verts légèrement adhérents ; le lavage lui fait prendre une teinte jaunâtre, et l'on aperçoit alors les traces de brûlures. La seconde zone (tatouage d'incrustation) uniforme, d'un vert un peu moins foncé, est constituée par des dépôts de fumée et des incrustations très fines. Le lavage diminue sa teinte sans la faire disparaître, ce qui paraît tenir à une altération de l'épiderme due à un flambage plus léger. La troisième zone (tatouage de fumée verdâtre), sans incrustations, disparaît au lavage[2].

1. CHATELIER, *Revolver et nouvelles poudres. Effets produits sur la peau et les vêtements*, Thèse de Paris, 1897.
2. La coloration verte est due à une formation de sels de chrome. La poudre J est composée en effet de fulmi-coton et de bichromate d'ammoniaque et de potasse.

Le même auteur résume ainsi son étude. Les différents tatouages de la poudre J disparaissent : entre 65 et 70 centimètres avec un revolver de 8 millimètres chargé de 35 centigrammes de poudre ; entre 55 et 60 avec un revolver de 5 millimètres chargé de 25 centigrammes de poudre. — Entre 2 et 15 centimètres la disposition des divers tatouages permet de déterminer facilement la distance du tir. Au delà de ces distances, les dimensions du tatouage d'incrustation et l'espacement des grains peuvent permettre cette détermination. Les cheveux ne sont pas brûlés au delà de 3 à 4 centimètres. Les poils le sont jusqu'à 5 ou 6. Les cheveux au delà de 5 centimètres arrêtent les grains, les empêchant ainsi de produire un tatouage.

Les modifications données à la balle s'inspirent de celles qu'ont subies les projectiles des fusils de guerre. La balle du fusil Lebel, par exemple, est cylindro-ogivale, de 8 millimètres de diamètre, et de 30 millimètres de longueur ; elle est en plomb recouvert d'une chemise métallique plus résistante (en maillechort), destinée à empêcher la déformation. Sous cette nouvelle forme et avec les poudres pyroxylées, la balle de guerre a pris une force de pénétration énorme, telle qu'à 300 mètres la balle Lebel perfore 4 cadavres, et traverse le bras d'un cinquième ; jusqu'à 1.700 mètres elle traverse de part en part un cadavre et entre dans le second. Mais comme la balle ne se déforme qu'exceptionnellement, elle creuse dans les tissus un canal étroit et produit en général des dégâts moins importants que l'ancienne balle, sauf quand elle rencontre un os compact[1].

---

1. Excepté aussi quand elle est tirée à distance relativement courte.

NIMIER et LAVAL, *Les projectiles des armes de guerre, leur action vulnérante*, décrivent trois zones dans le trajet des projectiles : 1° zone d'effets explosifs caractérisée par des désordres tels qu'il faut songer à une véritable explosion dans l'épaisseur des tissus. Typiques dans les coups de feu à bout portant, on les observe jusqu'à 200, 300 et même 500 mètres dans les organes riches en liquide : cerveau, cœur ; 2° zone de perforation qui s'étend jusqu'à 2.000 et 2.200 mètres ; 3° zone de contusion, au delà de 2.200 mètres au point de chute.

Quant aux effets explosifs, ils résultent de l'impulsion violente imprimée aux liquides par l'énorme force vive de la balle. Une expérience met le fait en évidence. En tirant à courte distance une balle sur un récipient fermé et vide, et une autre sur un récipient semblable, mais

Ce qui vient d'être dit du fusil Lebel s'applique dans une certaine mesure au revolver d'ordonnance, et aussi aux revolvers que l'on construit pour le commerce suivant les mêmes principes. Le Dr Perrineau[1], qui les a étudiés à ce point de vue, a constaté que les balles traversent très souvent le corps de part en part ; que dans les tissus mous et dans les os spongieux elles ne font que des dégâts relativement peu importants, tandis qu'elles broient les os à tissu compact.

§ VII. — Recherche de la balle, examen de la bourre de l'arme.

Quand on fait l'autopsie d'un sujet tué par un coup de feu, il est toujours indispensable de rechercher le projectile et de le remettre au magistrat. Cette recherche est souvent très difficile et demande beaucoup de temps et d'attention. On doit même dire, quelque singulier que cela puisse paraître aux personnes qui n'ont pas l'habitude des autopsies judiciaires, que quelquefois, malgré des recherches minutieuses, la balle ne peut être trouvée. Cela arrive notamment dans les plaies de la tête, ou dans les plaies de la poitrine et de l'abdomen, alors que le trajet est très large, mal limité, que certains organes sont dilacérés, et qu'il existe un abondant épanchement de sang. Le projectile peut être entraîné avec des caillots, au moment de l'extraction des organes, ou bien il reste enclavé dans des os à tissu spongieux, comme les vertèbres par exemple, sur lesquels l'orifice d'entrée est à peine visible.

On comprend que la recherche du projectile a surtout pour but de reconnaître s'il est ou non identique à ceux trouvés en la possession d'un inculpé. Quelquefois la comparaison est difficile parce que le projectile extrait est con-

rempli d'eau on voit sur le premier deux orifices à peine suffisants pour le passage du projectile, tandis que le second récipient éclate (Nimier e Laval).

1. Perrineau, *Etude des lésions produites par les revolvers à poudre pyroxylée.* Thèse de Paris. 1901.

sidérablement déformé. Mais son poids et parfois les traces de la rayure du canon et diverses particularités de fabrication permettent souvent encore aux armuriers d'établir sa provenance.

L'examen de la bourre a permis quelquefois d'établir l'identité du meurtrier à l'époque où chacun bourrait son arme[1]. Aujourd'hui les cartouches contiennent une bourre qui est spéciale à quelques-unes d'elles. Ainsi les cartouches des revolvers de guerres de l'Etat ont une bourre formée d'un disque en laiton. D'autres cartouches sont formées par de la cire incluse entre deux cartons minces.

Sur les armes, la présence de la *crasse* constituée par les produits de la poudre peut indiquer si un coup de feu a été récemment tiré. Cette recherche n'est pas de la compétence du médecin; elle doit être confiée à un armurier ou à un chimiste[2].

ARTICLE VI. — BLESSURES PRODUITES PAR LES EXPLOSIONS

Les effets produits par la dynamite et les explosifs analogues résultent de la formation subite d'une masse énorme de gaz qui agissent non seulement par eux-mêmes, mais aussi par l'air qu'ils refoulent avec une violence qu'on ne saurait guère concevoir quand on n'a pas constaté *de visu* les marques. Quand, par exemple, l'explosion s'est produite dans un espace clos, on trouve les murs effondrés, les portes et les fenêtres projetées au loin, tous les meubles brisés et épars dans un désordre inimaginable.

Il est évident que les gaz animés d'une telle force sont capables de produire les plus graves lésions sur les individus qui se trouvent exposés à leur action. Cependant, à part les déchirures du tympan qui sont fréquentes en pareils cas, il nous a paru difficile de discerner sur les blessés de

1. LASSAIGNE, *Examen d'une bourre de fusil* (Ann. d'hyg. publ. et de méd. lég., 2ᵉ série, t. XI, 1859).

2. La thèse de GÉRARD, citée précédemment, donne des détails intéressants sur ce point.

ce genre que nous avons examinés les lésions qui pouvaient appartenir en propre à l'action des gaz, de celles qui résultaient des projectiles improvisés par l'explosion. Les blessés sont criblés en effet par des centaines de fragments provenant des meubles, des murs, du plancher, etc. Quelques-uns de ces fragments sont très volumineux ; d'autres très petits, presque impalpables, pénètrent cependant sous la peau et vont créer partout des foyers de suppuration chez les individus qui survivent quelque temps. Il est probable cependant que c'est à l'action seule des gaz qu'il faut attribuer le broiement et l'arrachement des membres inférieurs qu'on observe très souvent ; le pied, la jambe étant entièrement détachés, ou ne tenant plus que par des lambeaux de chair dilacérés ou des tendons dénudés sur toute leur étendue.

Les explosions produites par le gaz d'éclairage, par le grisou produisent des effets mécaniques d'une violence en général moindre ; mais à cette action mécanique s'ajoute souvent celle des brûlures.

ARTICLE VII. — BRULURES

Les brûlures sont produites par la flamme, par le rayonnement ou le contact d'un corps en ignition, d'un corps chaud solide, liquide ou à l'état de vapeur.

On divise les brûlures, suivant leur profondeur, en six degrés ; dans le premier degré, il existe seulement de l'érythème de la peau ; dans le second, l'épiderme est détaché et quelquefois il se forme des phlyctènes ; dans le troisième, une partie du derme est atteinte ; dans le quatrième, le derme est détruit dans toute son épaisseur ; dans le cinquième et le sixième, il existe une carbonisation complète et profonde des parties atteintes.

Après la mort, l'érythème des brûlures du premier degré disparaît souvent sans laisser de traces, ou seulement une desquamation furfuracée de l'épiderme, qui est souvent difficile à apprécier. Mais il est bien rare qu'il n'y ait pas en même temps sur quelques points des brûlures plus profondes qui permettent tout au moins de présumer par l'inspection du cadavre quelle a été la cause de la mort. Au niveau des brûlures du second et du troisième degré, l'épiderme est détaché et le derme sous-jacent présente les modifications qu'il subit toujours sur le cadavre quand il a été dénudé, c'est-à-dire qu'il est sec, dur, jaune brunâtre ou rougeâtre, *parcheminé* en un mot.

§ I. — Lésions internes, mécanisme de la mort.

Le danger de mort dépend bien moins de la profondeur des brûlures que de leur étendue. Des brûlures, même très superficielles, entraînent presque toujours la mort quand elles comprennent la moitié du corps et très souvent encore quand elles ne comprennent que le tiers, le quart, ou même une portion moindre de téguments.

A l'autopsie des brûlés, on trouve souvent des lésions très graves des organes internes.

Signalons d'abord les cas où il existe une méningite, une pleurésie, une péritonite suppurée, une pneumonie. Il s'est produit alors une infection banale, à laquelle la brûlure fournit une large porte d'entrée, et qui se développe d'autant plus facilement que les moyens de défense de l'organisme sont amoindris par les altérations sanguines et viscérales qui sont souvent la conséquence directe des brûlures. Ajoutons que cette infection peut se produire assez tardivement, et à la suite de brûlures légères et peu étendues. Un homme de 29 ans, à la suite d'une explosion de gaz, avait été brûlé seulement à la figure et aux mains : ces brûlures étaient superficielles et l'épiderme n'était détaché qu'en quelques points très restreints. Cet homme mourut le 20e jour ; nous trouvâmes des ecchymoses ponctuées sur la muqueuse de l'estomac et du duodénum, sur la peau du tronc et des membres, du pus dans le péritoine et une néphrite parenchymateuse très accentuée.

Parmi les lésions qui peuvent être regardées comme les conséquences directes de la brûlure des téguments, les plus fréquentes sont l'altération du sang et la néphrite parenchymateuse. Isolées ou associées, ces lésions sont constatées souvent à l'autopsie des brûlés, surtout de ceux dont les brûlures sont étendues. — Le sang présente une couleur sépia ou brun chocolat, qui peut n'être bien appréciable qu'au niveau des reins, et qui est due à la transformation de la matière colorante du sang en méthémoglobine, laquelle se dépose principalement dans les reins et est quelquefois éliminée avec l'urine. On aurait vu dans certains cas des altérations des globules rouges qui seraient agglutinés entre eux ou fragmentés. — La néphrite parenchymateuse peut se produire rapidement ; elle est caractérisée par la dégénérescence de l'épithélium des tubes contournés dont les cellules sont tuméfiées, opaques, parfois soudées entre elles ; leur noyau n'est plus apparent et leur protoplasma est criblé de granulations et souvent de méthémoglobine.

La dégénérescence granulo-graisseuse du muscle cardiaque, du foie a été souvent notée. On trouve quelquefois sur le duodénum une ou plusieurs ulcérations pouvant aboutir à une perforation complète[1].

Dans d'autres cas, on ne trouve à l'autopsie que des congestions viscérales (surtout des poumons et de l'encéphale) plus ou moins accentuées, ou bien les constatations anatomiques macroscopiques sont entièrement négatives.

Le mécanisme de la mort diffère donc sans doute notablement suivant les cas, et il y a probablement une part de vérité dans chacune des théories qui ont été présentées à ce sujet, et qui visent surtout les cas où il n'existe pas de grosses lésions viscérales.

La théorie de l'*épuisement nerveux* occasionné par l'intensité des douleurs paraît applicable au cas où le blessé succombe au bout d'un ou deux jours, au milieu d'un état de prostration extrême et de collapsus.

---

1. Ces ulcérations résultent vraisemblablement d'une digestion de la paroi intestinale au niveau d'un point de la muqueuse primitivement ecchymosé. Les ecchymoses des muqueuses stomacale et intestinale ont été souvent notées chez les brûlés, et nous-même les avons rencontrées plusieurs fois.

La théorie de l'*auto-intoxication*, produite par l'absorption des matières organiques décomposées au niveau de la brûlure, s'appuie sur quelques faits expérimentaux.

La théorie des *altérations sanguines* compte de nombreux partisans. Les altérations hématiques dont il a été parlé plus haut entraînent en effet, outre la suppression fonctionnelle d'une notable portion du sang, l'obstruction rénale, et de nombreuses thromboses et embolies capillaires dans divers organes.

Enfin la mort a été attribuée à la suppression, au niveau des régions brûlées, des fonctions d'excrétion de la peau et aussi de ses réflexes. Des expériences ont montré, en effet, qu'un animal ne peut vivre longtemps après qu'on lui a recouvert une assez grande étendue de la peau avec un enduit imperméable.

C'est surtout chez les petits enfants que les brûlures, même superficielles et peu étendues, entraînent facilement la mort, et ordinairement en peu de temps. Nous avons observé plusieurs cas de ce genre, notamment chez un enfant de 13 jours atteint à l'abdomen d'une brûlure qui mesurait 6 centimètres sur 4, et intéressait seulement la superficie du derme ; la mort survint le 6e jour, avec une forte congestion pulmonaire, et pneumonie hypostatique d'un côté.

Chez les personnes qui succombent dans un incendie ou bien à la suite de l'explosion de substances détonantes, de chaudières à vapeur, etc., il peut se produire des brûlures des muqueuses, de la bouche, du pharynx, du larynx et des premières divisions bronchiques ; quand ces brûlures s'étendent loin, elles entraînent rapidement la mort. La victime peut succomber aussi dans ces cas à l'absorption de gaz toxiques, particulièrement de l'oxyde de carbone qui a été retrouvé plusieurs fois dans le sang des personnes ayant péri dans un incendie, sans avoir été atteintes de brûlures ou d'autres blessures.

§ II. — Brûlures produites pendant la vie ou la mort.

Pour reconnaître si une brûlure a été produite pendant la vie, on se base sur les caractères suivants.

Au niveau de la brûlure, il existe souvent de la rougeur et une vive injection vasculaire de la peau et du tissu cellulaire sous-jacent. A l'œil nu, on aperçoit un réseau de vaisseaux injectés, et l'examen microscopique montre que tous les capillaires sont remplis de globules rouges adhérents entre eux et comme soudés. Cet aspect de la peau indique en effet généralement que la brûlure a été faite pendant la vie ; il pourrait cependant se produire également ment après la mort, si la brûlure portait sur une partie déjà hypérémiée du cadavre : dans les points déclives où existe l'hypostase, par exemple.

La présence d'un liséré rouge plus ou moins large autour de la brûlure prouve nettement que celle-ci a été faite pendant la vie. Malheureusement cette rougeur disparaît très souvent après la mort, et d'autant plus facilement que le sujet a survécu moins longtemps[1]. Dans certains cas cependant elle reste fort accentuée. Nous avons vu un enfant de 2 ans, soigné à l'hôpital pour une broncho-pneumonie avec pleurésie purulente, qui fut plongé dans un bain beaucoup trop chaud. Il en fut retiré presque aussitôt et mourut quelques instants après. Au moment de l'autopsie, tout le corps jusqu'aux aisselles présentait une rougeur uni-

---

1. CHRISTISON a résumé ainsi ce qui est relatif à la congestion de la peau produite par les brûlures : « 1° Toute brûlure superficielle est immédiatement suivie d'une rougeur qui s'étend à une grande distance du point brûlé ; elle disparaît par une pression légère, se dissipe en peu de temps, et ne persiste pas après la mort ; 2° si la brûlure est plus profonde, comme celle qui résulte de l'application d'un cautère actuel, il se manifeste, outre la rougeur dont je viens de parler, et autour du point brûlé, un cercle rouge ne disparaissant pas par la pression au doigt, en sorte qu'il semble que le sang soit incorporé avec le tissu de la peau ; cette ligne rouge est séparée de l'escarre par une ligne d'un blanc mat. »

BOUCHUT a montré que chez les individus très affaiblis, dans l'agonie qui termine certaines maladies, la brûlure pouvait ne produire aucune rougeur de la peau.

forme, un peu plus marquée sur les membres inférieurs et contrastant avec la pâleur des parties restées hors de l'eau ; la démarcation se faisait par une ligne nette. La rougeur manquait seulement aux aines, au creux poplité gauche, sur une partie de la face postérieure de la cuisse et de la jambe droite, régions qui se trouvaient sans doute protégées du contact de l'eau chaude par la flexion des membres. Sur les autres parties, la rougeur occupait non seulement la peau, mais aussi le tissu cellulaire sous-cutané.

Les brûlures produisent dans certains cas (surtout quand elles résultent de l'action de la flamme et de liquides chauds) des ampoules ou phlyctènes de dimensions variables, et contenant du sérum plus ou moins sanguinolent.

La présence de ces phlictènes constitue une bonne preuve que la brûlure a été faite pendant la vie. La valeur du signe n'est cependant pas absolue, car il peut se rencontrer aussi dans les cas suivants.

En premier lieu, il est probable que les phlyctènes peuvent encore se produire dans les premiers instants qui suivent la mort. C'est ainsi qu'Hofmann cite (d'après Duvernay) le cas d'un homme qui s'était tiré dans la poitrine un coup de feu ayant occasionné la déchirure du cœur et de l'aorte, et par conséquent une mort immédiate, et qui cependant avait sur le cou de grosses phlyctènes produites par la combustion des habits qui avaient pris feu. Taylor a vu aussi ces phlyctènes chez un noyé qu'on avait placé dans un bain trop chaud, pour le ranimer, alors qu'il était déjà mort. Wright a obtenu des phlyctènes sur un membre amputé, quatre minutes après la séparation du tronc.

D'un autre côté, ainsi que l'ont montré d'abord Leuret et Champouillon, la chaleur agissant sur les cadavres infiltrés, et au niveau des parties œdématiées, peut amener aussi la formation de phlyctènes, même très longtemps après la mort et quand la putréfaction est commencée[1]. D'après certains auteurs, le même phénomène se produit

---

1. Sur le cadavre, les phlyctènes exigent une chaleur plus grande pour se produire que sur le vivant. L'eau bouillante n'en fait jamais apparaître sur le cadavre.

quelquefois également sur des cadavres non infiltrés ; mais le fait doit être rare, car d'autres médecins, notamment Casper-Liman et Hofmann, n'ont jamais pu le reproduire. Certains caractères permettent d'ailleurs ordinairement de reconnaître si les phlyctènes ont été produites pendant la vie ou après la mort. Dans le second cas, il n'existe pas de liseré rouge autour de l'ampoule, ni de vive injection de son fond, tandis que cet aspect peut se rencontrer, non constamment il est vrai, quand la brûlure a été faite pendant la vie. La présence de nombreux globules blancs dans le liquide de la phlyctène indique aussi une réaction vitale. Enfin, d'après Chambert [1], le liquide contiendrait toujours une grande quantité d'albumine et se prendrait en masse sous l'action de la chaleur ou de l'acide nitrique s'il a été sécrété pendant la vie, tandis que, s'il s'est exhalé après la mort, il ne contient que peu d'albumine, et les agents coagulants ne déterminent la formation que de quelques flocons.

Les mêmes caractères peuvent servir aussi à distinguer les phlyctènes des brûlés de celles qui se produisent spontanément pendant la putréfaction.

§ III. — Avec quel agent les brûlures ont-elles été produites ?

La flamme produit de larges brûlures à surface irrégulière et mal limitée ; elle roussit et carbonise les petits poils de la peau. C'est également le contact de la flamme ou d'un corps en ignition qui produit les carbonisations profondes des tissus. Ces brûlures respectent ordinairement les points qui se trouvent serrés par les pièces de l'habillement : ceintures, jarretières, etc. Les brûlures occasionnées par l'air ou les gaz chauds atteignent presque exclusivement les parties dépourvues de vêtements. Les brûlures par des liquides produisent souvent des plaies en forme

---

1. CHAMBERT, *Recherches médico-légales sur les différences des brûlures produites pendant la vie ou après la mort* (Ann. d'hyg. publ. et de méd. lég., 1859, 2ᵉ série, t. XI).

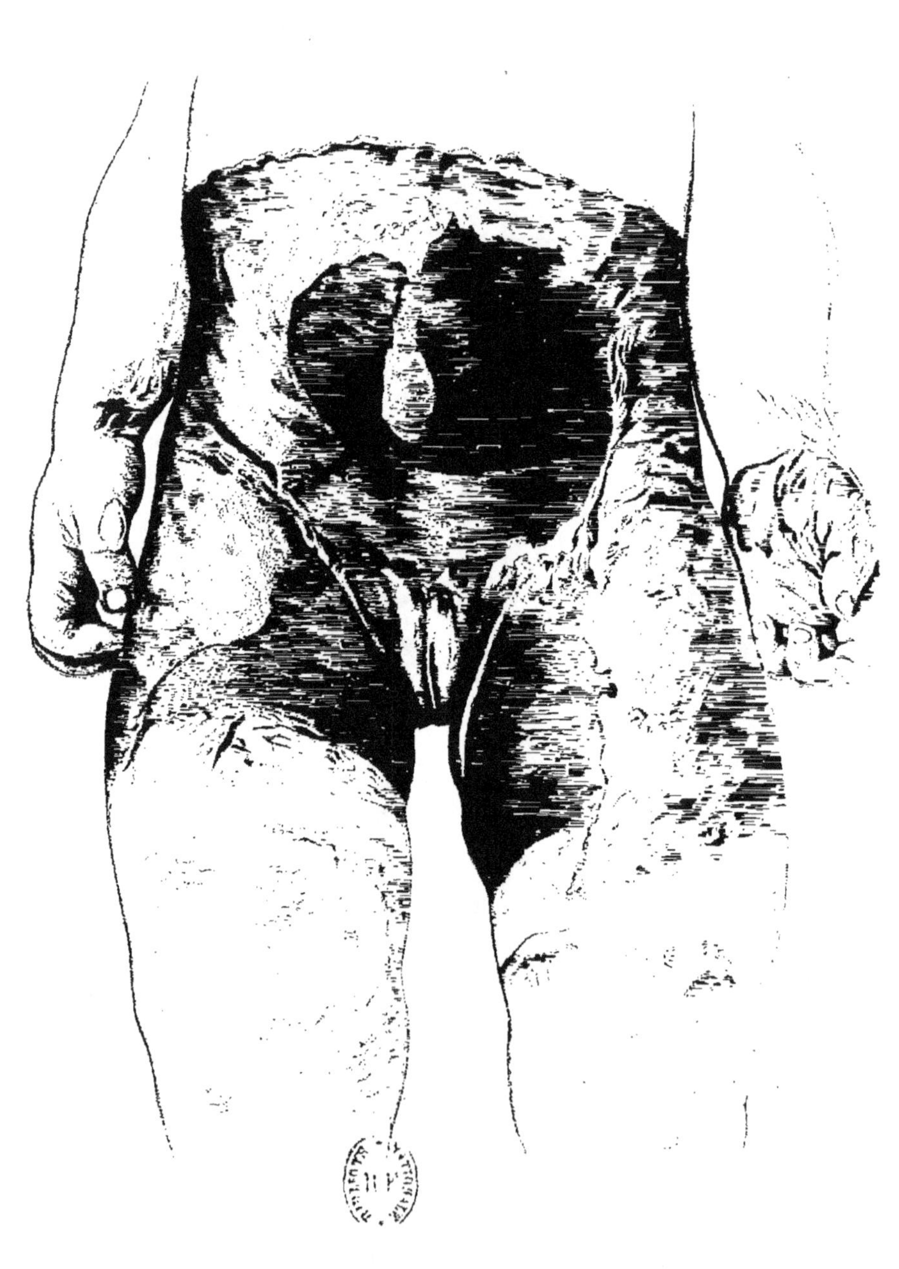

de sillons ou de rigoles résultant de l'écoulement des gouttes sur la peau, ou des plaies irrégulièrement rayonnées par suite d'éclaboussures. Ces brûlures sont rendues plus graves par le contact prolongé des vêtements imbibés du liquide. Elles sont moins profondes sur les parties nues.

L'examen des vêtements fournit des renseignements importants sur la nature de l'agent qui a occasionné les brûlures.

Brûlures produites par des substances corrosives. — On désigne généralement sous le nom de brûlures les lésions produites par des substances caustiques ou corrosives. Ces brûlures se produisent accidentellement ou sont le résultat d'un acte volontaire. La projection d'acides sur le visage est un moyen de vengeance souvent employé maintenant, à Paris du moins. L'acide sulfurique produit les brûlures les plus graves et les plus profondes; vient ensuite l'acide azotique, puis l'acide chlorhydrique, qui ne produit ordinairement que des lésions très superficielles.

Les caustiques acides produisent des escarres sèches parce qu'ils coagulent l'albumine des tissus; les caustiques alcalins, qui n'ont pas cette action, produisent des escarres molles.

Les brûlures produites par des substances chimiques ont partout le même aspect, tandis que celles faites par la flamme ou par un corps chaud déterminent en général des lésions un peu différentes sur les divers points atteints. Ainsi, sur la planche IV (empruntée à Hofmann), représentant un enfant brûlé par ses vêtements enflammés, on voit : 1° de l'érythème sous forme d'un étroit bourrelet rouge que présente la peau en bordure des parties plus profondément brûlées; 2° le soulèvement de l'épiderme : il forme des phlyctènes aux poignets, sur le dos du pouce droit ; à la main gauche, il est détaché presque comme un gant; 3° la mise à nu du derme dont les couches superficielles ont subi la nécrose de coagulation ; c'est la lésion la plus étendue ; il s'y joint de l'hyperémie inflammatoire et de la tuméfaction ; 4° entre le pubis et l'ombilic, à la face interne des cuisses, des régions rôties, en partie carbonisées; l'épiderme est encore adhérent et paraît avoir été coagulé en même temps que la peau. Les parties correspondant aux jarretières sont intactes. — Le long des plis inguinal et génito-crural gauches, la peau, devenue cassante, s'est fendue *post mortem* au moment où l'on a étendu le membre.

Quand il s'agit d'acides projetés à la face, on observe très souvent les plaies en sillons provenant de l'écoulement du liquide.

L'acide nitrique colore la peau en jaune, l'acide chlorhydrique également, mais à un moindre degré ; l'acide sulfurique forme des escarres noirâtres.

L'examen des vêtements fournit des données précieuses pour reconnaître quelle substance chimique a produit les blessures. En lavant dans un peu d'eau distillée les parties atteintes, on caractérise facilement les acides sulfurique, azotique, chlorhydrique, et aussi la potasse et la soude.

§ IV. — Brûlures non mortelles.

Tant que la cicatrisation de brûlures étendues n'est pas terminée, le blessé reste exposé aux complications énumérées plus haut, ainsi qu'à la cachexie qui résulte des suppurations prolongées, et l'expert doit mentionner cette éventualité dans son rapport.

Les brûlures qui ont détruit une partie de l'épaisseur de la peau entraînent après leur guérison des conséquences graves, par suite de la rétraction des cicatrices. Quand cette rétraction est étendue, il peut en résulter des troubles fonctionnels considérables ; nous avons vu un jeune homme atteint par du plomb fondu sur le cou et la poitrine et qui, consécutivement, avait la tête fortement inclinée sur le cou, conservait une gêne très prononcée des mouvements du thorax et de la respiration, et était incapable de se livrer à tout travail actif. Les brûlures des mains laissent souvent aussi, par soudure des doigts, flexion ou extension forcée de ceux-ci, une incapacité fonctionnelle définitive. Au visage il se produit des déformations hideuses, de l'entropion ou de l'ectropion cicatriciels,

occasionnant des troubles graves de la vision, alors même
que le globe de l'œil n'a pas été directement atteint, etc.

§ V. — Carbonisation des cadavres.

A propos de cadavres carbonisés, diverses questions
médico-légales peuvent se poser, dont les principales sont
les suivantes : comment le cadavre a-t-il été carbonisé ? —
reconnaître l'identité du cadavre, — quelle a été la véritable cause de la mort ?

Combustibilité du corps humain. — Dans le four cré-
matoire spécial, un cadavre se carbonise en quelques minutes ; mais il faut une heure et demie ou deux heures pour
que l'incinération soit complète, c'est-à-dire pour qu'il ne
reste plus que des cendres et quelques fragments d'os.

Un criminel qui cherche à faire disparaître un cadavre
en le brûlant est obligé de placer ce cadavre par fragments
dans un poêle, ou bien de l'enduire d'un liquide combustible, ou enfin il allume un incendie dans la pièce où se
trouve le corps.

A propos d'affaire Pel[1], des expériences ont été faites
pour chercher comment s'effectuait la combustion d'un
corps dans un poêle de cuisine chauffé au charbon de bois.
Le four de ce poêle pouvait contenir des fragments du
corps de 2 à 4 kilogrammes. On a constaté que cette opération n'occasionnait pas d'odeur intense, sauf au moment
où l'on ouvrait la porte du four ; l'incinération pouvait être
à peu près complète, laissant seulement un résidu de
cendres blanchâtres et de fragments osseux, représentant
le dixième du poids total primitif. En l'espace d'une heure,
on incinérait ainsi 1 kg. 1 2 à 2 kilogrammes. Pour un
cadavre de 70 kilogrammes, l'opération demanderait donc
de trente-cinq à quarante heures. Pour un cadavre de nouveau-né, deux heures environ suffiraient. — Hofmann a
constaté de son côté qu'en plaçant un cadavre de nouveau-
né dans un poêle d'appartement chauffé au bois et tirant

---

1. Brouardel et L'Hote, Ann. d'hyg. publ. et de méd. lég., t. XV, 1886.

bien, l'incinération était complète au bout de deux heures. C'est ce que nous avons vu aussi. Une domestique avait mis le cadavre de son enfant nouveau-né dans le foyer à houille du fourneau de la cuisine qui resta allumé deux heures et demie ; il ne restait du cadavre que des fragments osseux complètement incinérés. On n'avait pas senti d'odeur dans la maison.

A l'occasion d'une expertise médico-légale [1], Descoust, Robert et Ogier ont étudié la combustion à l'air libre. Des cadavres revêtus de leurs habits ont été largement arrosés, l'un avec de l'alcool, l'autre avec du pétrole, le dernier avec de l'huile. Les résultats ont été les mêmes avec ces trois liquides ; seule, la rapidité de la combustion a différé. Dans une première phase, la peau et les tissus sous-jacents se rétractent sous l'influence de la chaleur ; il en résulte des déplacements très marqués des membres. « Les bras s'élèvent par des mouvements saccadés (l'avant-bras se rapprochant du bras) ; les genoux se soulèvent aussi, les talons se rapprochent du siège. Ce changement d'attitude du cadavre permet à l'air de circuler librement autour des jambes, des cuisses et des fesses ; par suite la combustion devient plus énergique dans cette région, la flamme du liquide répandu à terre pouvant lécher les membres ainsi soulevés. » — Dans une seconde phase, la peau éclate, la graisse sous-cutanée commence à fondre, s'étend à terre toute enflammée, et agit à son tour comme agent de combustion. Mais cette combustion se fait en somme lentement et incomplètement : au bout de deux heures il n'y avait encore de détruits que la peau et une faible épaisseur du tissu musculaire.

Malgré cela, la combustion du cadavre par ce procédé peut être poussée fort loin, et sans que le feu se communique aux objets voisins. Dans une expertise faite avec Ogier, nous avons vu une femme qui avait été brûlée dans la chambre assez exiguë qu'elle habitait. Sauf les jambes et les pieds restés intacts, tout le corps était profondément

---

1. Descoust, Robert et Ogier, Ann. d'hyg. publ. et de méd. lég., t. XXXI, p. 533, 1894.

carbonisé et certains os étaient même presque incinérés. Or
les divers objets voisins n'avaient nullement subi l'action du

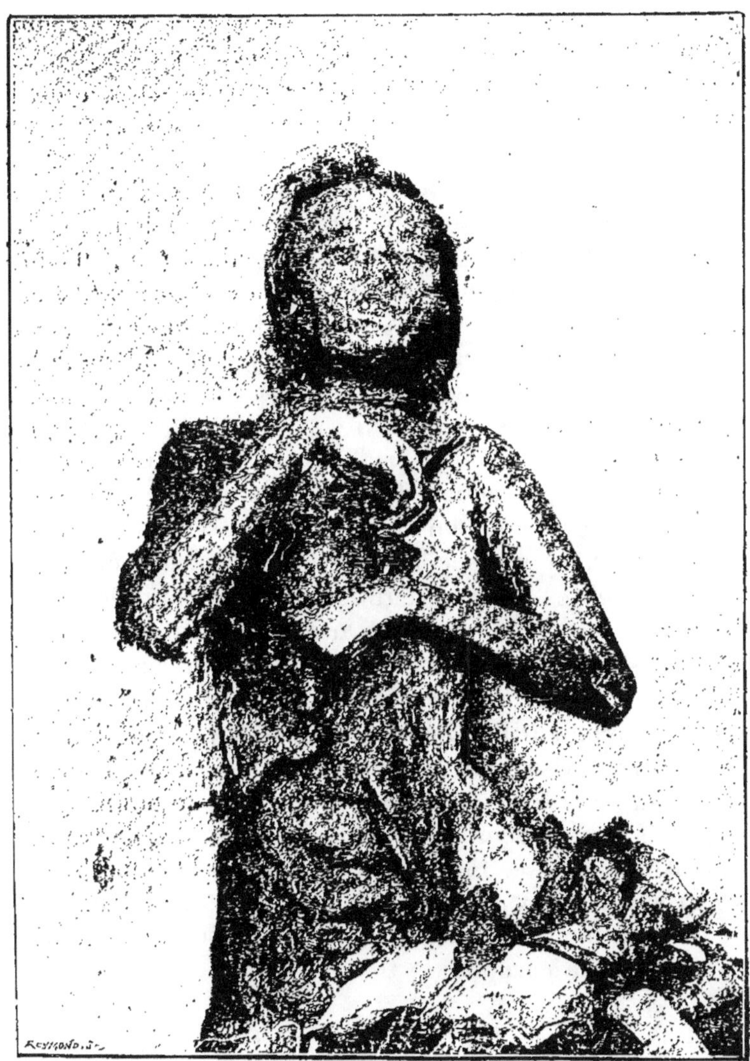

Fig. 21. — Jeune fille brûlée dans l'incendie de l'Opéra-Comique.
D'après une photographie de MM. Ogier et Bordas.

feu. Le corps avait été brûlé probablement avec du pétrole,
dont il avait sans doute été aspergé à maintes reprises.

Avec le goudron, la combustion se ferait beaucoup mieux ; sur le champ de bataille de Sedan, les cadavres, inhumés à une profondeur insuffisante, exhalaient au loin des odeurs infectes. Ils furent non pas exhumés complètement, mais mis à découvert, arrosés de goudron qu'on alluma ; en une heure environ la combustion était terminée, et il ne restait plus, paraît-il, que des os calcinés.

Les cadavres qu'on retire des décombres d'un incendie ont subi parfois l'action d'une énorme chaleur, et sont alors non pas incinérés, mais carbonisés d'une manière plus ou moins complète. Dès la première période de cette carbonisation, les membres se rétractent, ainsi qu'il a été dit précédemment, et les bras prennent l'attitude dite « de boxe » ou de « combat », qui a été notée à maintes reprises, et qui est reproduite par la figure 21, laquelle représente une jeune fille brûlée dans l'incendie de l'Opéra-Comique[1]. La rétraction de la peau a aussi pour effet de relever les lèvres qui laissent à découvert les gencives et les dents. Dans une seconde période, la peau éclate sous forme de fentes à bords réguliers, puis les muscles se carbonisent, les os deviennent friables et se brisent. Les membres se trouvent ainsi détachés comme par une amputation ; le thorax s'ouvre, souvent aussi l'abdomen ; les viscères soumis à l'action de la chaleur perdent leur eau, se carbonisent surtout à la partie superficielle et souvent leur volume se trouve ainsi réduit de plus de moitié. L'utérus et la vessie remplie d'urine sont les organes qui résistent le mieux. — Le sang contenu dans le cœur ou dans les gros vaisseaux a la consistance d'une pâte ferme et a une coloration d'un rouge vif, même lorsqu'il ne contient pas d'oxyde de carbone.

---

1. BROUARDEL, *L'Incendie de l'Opéra-Comique* (Ann. d'hyg. publ. et de méd. lég., 1895). — *Les asphyxies.* Paris, 1895.

HOFMANN et SCHULZE ont publié aussi (Wiener med. Blätter, 1881) un mémoire sur l'incendie du Ring-Theater de Vienne qui a fait 450 victimes.

Les incendies de théâtre sont fréquents. On en compte 730 avec 6.573 victimes en l'espace de 135 années (Choquet, *Les Incendies dans les théâtres*, Paris, 1886).

L'identité des cadavres carbonisés au point qui vient d'être indiqué est évidemment très difficile à établir. Il importe, du moins, d'éviter de grossières erreurs. Plusieurs fois on aurait pu croire que des fragments de cadavre d'un adulte provenaient d'un enfant de dix ans ou même de cinq à six ans (Hofmann) tellement le corps était réduit de volume. C'est qu'en effet cette réduction ne porte pas seulement sur les viscères, mais encore sur le squelette, les os se fracturant et s'amincissant par la carbonisation. Le crâne, par exemple, éclate souvent, soit sous l'influence seule de la chaleur, soit aussi sous l'action de la pression intracrânienne, et la tête peut être alors réduite au volume des deux poings. — Les organes génitaux externes peuvent être complètement détruits, et c'est alors la présence ou l'absence de l'utérus qui permet de reconnaître le sexe[1]. Signalons encore les modifications que peuvent présenter les yeux. La cornée devient opalescente : cette opalescence fait croire que l'iris est bleuâtre, le cristallin peut devenir opaque et simuler une cataracte (Brouardel). — Malgré une carbonisation presque complète de la peau, on voit parfois quelque poils subsister, et l'on a pu reconnaître ainsi qu'il s'agissait d'un garçon à peine pubère, d'une femme adulte. Nous-même avons eu occasion de voir sur les victimes de l'incendie du Bazar de la Charité des cas où certaines parties protégées sans doute par le contact étroit d'un objet quelconque, étaient restées épargnées au milieu d'autres profondément carbonisées.

La cause de la mort peut être parfois reconnue sur un cadavre en partie carbonisé ; mais il faut procéder à un examen très attentif avant de se prononcer sur l'origine des lésions observées.

---

1. Les tissus carbonisés, même à un haut degré et notamment l'utérus, montrent encore leur structure histologique. C'est ce qu'a constaté Reuter (Vierteljahrschr. für gerichtl Medicin, XVI, 1898) qui signale aussi la striation transversale que prennent alors les faisceaux du tissu conjonctif. — Le même auteur a vu que la répétition des vaisseaux sanguins, la présence de petites hémorragies, la forme rouge diffuse du tissu peuvent se produire *post mortem* par l'action d'une haute température, le sang, tant qu'il reste liquide, étant déplacé et refoulé par la chaleur.

Les éclatements de la peau simulent plus ou moins bien des plaies par instrument tranchant; les fentes ainsi produites sont à bords rigides, non renversés d'une épaisseur égale à celle du reste de la peau qui est carbonisée tout autour sur une zone assez large; on voit quelquefois, au-dessous de la fente, des vaisseaux ou des nerfs non divisés; il n'y a pas de traces d'épanchement sanguin au voisinage. Les fractures ne se produisent guère que lorsque les os sont devenus très friables: au crâne ces fractures se présentent sous forme de fissures ou d'éclatement. Une fracture du crâne avec enfoncement ne résulte pas de l'action de la chaleur; elle ne peut être attribuée qu'à un choc extérieur : coup porté volontairement ou heurt accidentel par suite de l'écroulement d'un mur, de la chute d'une poutre, etc.

Dans un cas, on a pu reconnaître sur un cadavre carbonisé un sillon de strangulation, sous forme d'une rigole déprimée, à surface lisse, tandis que la peau avoisinante, également carbonisés, avait un aspect rugueux, inégal et poreux. Il s'agissait en effet d'un meurtre dissimulé par un incendie A cette occasion Schüppel[1] s'est livré à des expériences dont les résultats sont les suivants : Quand le lien est enlevé avant que la chaleur n'agisse, le sillon disparaît complètement. Si le lien n'est pas enlevé, il protège très longtemps la peau sous-jacente, et le sillon peut être retrouvé intact. Enfin si le lien finit par brûler, le sillon se carbonise mais il reste lisse; sa surface longtemps comprimée est unie, tandis que tout autour la peau est rugueuse, friable et poreuse, parsuite de l'éclatement des petits vésicules qui se forment pendant la carbonisation.

Il arrive souvent que l'on trouve de l'oxyde de carbone dans le sang des cadavres retirés d'un foyer d'incendie[2]. C'est la preuve certaine que la victime n'était pas morte

---

1. Vierteljahrschr. für gerichtliche Medicin. neue Folge. Band XIII.
2. Le fait a été constaté à maintes reprises, notamment par Hofmann, sur les victimes de l'incendie d'un théâtre à Vienne (1882), par le professeur Brouardel lors de l'incendie de l'Opéra-Comique de Paris (1887) et par nous-même: Ch. VIBERT, *La Catastrophe du Métropolitain* (Ann. d'hyg. publ. et de méd. lég., 1905).

avant que cet incendie fût allumé, et l'on comprend l'intérêt que présente parfois cette constatation. La recherche de l'oxyde de carbone dans le sang permet même quelquefois des constatations plus précises encore. Nous avons été chargé d'une expertise où il s'agissait d'un homme retiré mort d'un vaste foyer d'incendie. Cet homme portait des brûlures étendues, mais superficielles; il présentait à la région précordiale une cinquantaine de coups de couteau dont six seulement avaient pénétré à l'intérieur du thorax pour atteindre le poumon et le cœur. Tout le sang du corps contenait en abondance de l'oxyde de carbone, à l'exception du sang épanché dans la plèvre qui n'en contenait pas. Par conséquent les blessures du poumon avaient été faites non pas au moment où l'individu était déjà intoxiqué par CO, sans connaissance et hors d'état de se défendre, mais antérieurement.

Un autre signe a été indiqué par Falk [1]. Dans un cas observé par lui, un enfant, après avoir été atteint d'une plaie profonde au cou, fut brûlé vivant ; la carotide du côté correspondant, dénudé par la plaie, était remplie par du sang solidifié ; Falk en conclut que ce vaisseau renfermait du sang au moment où la chaleur avait agi, et que par conséquent l'enfant vivait, car après la mort la carotide est vide ou ne contient qu'une quantité minime de sang.

§ VI. — Combustion spontanée du corps humain.

On croyait autrefois que dans certaines circonstances le corps d'une personne vivante pouvait prendre feu spontanément et se consumer. Cette opinion reposait sur des faits assez nombreux dont une cinquantaine ont été publiés [2]; on pensait que le corps devenait combustible, par suite d'un usage prolongé de l'alcool qui finissait par imprégner tous les tissus, ou bien l'on admettait qu'il se développait pen-

1. Vierteljahrschr. für gerichtliche Medicin, nouvelle série, Band XLII, 1885.
2. Voir Tourdes, article Combustion humaine spontanée, in Dict. encyc. des sc. méd.

dant la vie des gaz inflammables. On citait même des cas où la combustion spontanée s'était limitée à une portion très restreinte du corps, à un doigt par exemple.

Cette théorie fut ruinée en 1860 par des expériences et des travaux véritablement scientifiques entrepris à l'occasion d'un procès célèbre, celui de la comtesse de Gœrlitz [1]. Les experts, parmi lesquels se trouvaient Liebig et Bischoff, démontrèrent que la proportion d'eau que contient le corps humain (75 à 80 0/0) ne lui permet pas de s'enflammer spontanément, ni de brûler sans combustible. Tous les savants se sont ralliés à cette opinion.

Il faut savoir cependant que, dans certains cas, il suffit d'une très faible quantité de combustible pour occasionner des brûlures du corps qui se continuent après la mort, et détruisent profondément les tissus. Cela arrive surtout à des individus très gras, et que l'âge ou l'alcoolisme rendent peu capables de se sauver à temps. — Voici par exemple un cas relativement récent, observé par le Dr Legludic : Une femme de 49 ans, petite, obèse, alcoolique, se couche un soir en état d'ivresse. Le lendemain, elle est trouvée morte dans son lit, dont les draps et matelas étaient partiellement brûlés; près des genoux, dans le lit, on trouve une allumette dont le bout est carbonisé. Le corps porte à l'abdomen, aux cuisses, aux genoux, des brûlures du 1er au 4e degré, brûlures offrant les caractères de la réaction vitale.

CHAPITRE HUITIÈME

QUESTION RELATIVE A L'HOMICIDE

LÉGISLATION

Code pénal. Art 295. — L'homicide commis volontairement est qualifié meurtre.

Art. 296. — Tout meurtre commis avec préméditation ou guet-apens est qualifié assassinat.

1. TARDIEU et ROTA, *Relation médico-légale de l'assassinat de la comtesse de Gœrlitz,* accompagnée de notes et de réflexions pour servir à l'histoire de la combustion spontanée (Ann. d'hyg. publ. et de méd. lég., 1850. 1re série, t. XLIV, et 1851, t. XLV, p. 191 et 363).

Art. 301. — Est qualifié empoisonnement tout attentat à la vie d'une personne par l'effet de substances qui peuvent donner la mort plus ou moins promptement, de quelque manière que ces substances aient été employées ou administrées, et quelles qu'en aient été les suites.

Art. 302. — Tout coupable d'assassinat, de parricide, ou d'empoisonnement sera puni de mort, sans préjudice de la disposition particulière contenue en l'article 13 relativement au parricide.

Art. 303. — Seront punis comme coupables d'assassinat tous malfaiteurs, quelle que soit leur dénomination, qui, pour l'exécution de leurs crimes, emploient des tortures ou commettent des actes de barbarie.

Art. 304. — Le meurtre emportera la peine de mort lorsqu'il aura accompagné ou suivi un autre crime.

Le meurtre emportera également la peine de mort lorsqu'il aura eu pour objet soit de préparer, faciliter ou exécuter un délit, soit de favoriser la fuite ou d'assurer l'impunité des auteurs ou complices de ce délit.

En tout autre cas le coupable de meurtre sera puni de travaux forcés à perpétuité.

Art. 309. — Si les coups portés ou les blessures faites volontairement, mais sans intention de donner la mort, l'ont pourtant occasionnée, le coupable sera puni de la peine des travaux forcés à temps.

(D'autres articles sont relatifs aux circonstances qui peuvent excuser le meurtre.)

L'expert est souvent chargé, non seulement de déterminer les causes de la mort, mais aussi de rechercher si celle-ci résulte d'un homicide, d'un suicide ou d'un accident. Cette question a déjà été traitée à propos des divers modes de l'asphyxie. En ce qui concerne la mort occasionnée par des blessures, la situation des plaies, leur direction, la disposition des vêtements, etc., fournissent souvent des indices précieux ; nous reviendrons sur ce point dans les paragraphes suivants.

Dans les cas où l'homicide est démontré ou semble probable, on demande souvent encore à l'expert si, à l'aide des constatations médicales et des indices dont la recherche est de sa compétence, il peut fournir des renseignements sur les circonstances dans lesquelles l'homicide a été commis. Il y a dans cet ordre d'idées toute une série de questions qui peuvent être posées, que souvent même il est du devoir du médecin de soulever de lui-même, ce à quoi, du reste, l'invite la formule fréquente des ordonnances : « Faire toutes constatations utiles à la manifestation de la vérité. »

Mais on ne saurait trop recommander au médecin de ne pas aller trop loin dans cette voie ; de ne pas chercher à *reconstituer la scène du crime.* Il va ainsi de son plein gré au-devant d'une responsabilité énorme, et en échafaudant un système sur des hypothèses mélangées de constatations, techniques qui donnent un air de rigueur à ses affirmations, il risque, même s'il n'est pas démenti par les faits, de concevoir plus tard, sur le bien fondé de ses propres déclarations, des doutes pleins de remords.

Le médecin doit s'abstenir absolument d'invoquer des considérations qui ne sont pas directement du domaine de son art. Il doit distinguer soigneusement dans son rapport et dans sa déposition d'une part qui est établi, démontré avec certitude par ses constatations, et d'autre part ce qui est seulement probable, en indiquant clairement les raisons qui militent pour ou contre l'hypothèse qu'il soutient, afin que les magistrats et les jurés puissent autant que possible partager avec lui la responsabilité des conclusions.

Il est impossible d'indiquer, ni même de prévoir toutes les questions qui peuvent être posées à l'expert; nous allons seulement en examiner quelques-unes.

§ I. — La mort a-t-elle été la conséquence directe des blessures ?

A côté des cas où les blessures sont d'une telle nature qu'elles auraient entraîné la mort de n'importe quel sujet,

en est d'autres où elles ne sont devenues mortelles qu'en raison de certaines particularités individuelles. La responsabilité de l'inculpé peut se trouver ainsi diminuée, et parfois dans de très larges proportions. Le médecin légiste n'a pas à apprécier par lui-même cette atténuation de la responsabilité, mais il a le devoir d'indiquer soigneusement aux juges et aux jurés toutes les circonstances qui leur permettront de se faire une opinion sur ce point.

Signalons d'abord les cas où la blessure légère ou même presque insignifiante par elle-même, devient presque aussitôt mortelle par suite de lésions organiques antérieures. Parmi ces lésions celles dont le rôle est ici le plus fréquent sont les cardiopathies et d'autre part la pachyméningite (voir *Mort subite*). La minceur extrême de la paroi crânienne doit aussi être indiquée comme ayant rendu beaucoup plus facile la production d'une fracture.

Moins rares sont les cas où la blessure devient mortelle par suite d'une *complication*. Cette complication peut survenir en dehors de tout état pathologique antérieur appréciable. Telles sont par exemple les diverses infections et aussi l'embolie pulmonaire consécutive à une phlébite de la région contusionnée. Dans ces cas, le médecin doit indiquer exactement qu'elles étaient la gravité et les conséquences probables de la blessure, abstraction faite de la complication mortelle. Quelquefois il doit faire ressortir que cette complication s'est produite vraisemblablement par la faute du blessé lui-même ou d'une autre personne ; nous avons vu par exemple une femme qui avait été frappée d'un coup de couteau au bras ; la plaie, peu étendue, avait seulement entamé la surface du biceps ; elle se compliqua d'un phlegmon mortel ; or le mari de cette femme avait pansé la plaie avec un onguent qu'il avait composé lui-même à l'aide de joubarde et de graisse prise dans la cuisine.

La complication résulte assez souvent d'une maladie antérieure. L'importance du diabète à cet égard est bien connue. Après lui, nous citerons par ordre de fréquence les affections hépatiques qui, d'après ce que nous avons vu, prennent assez souvent une gravité extrême quelques jours après un traumatisme.

Une question délicate se pose quelquefois à l'occasion des opérations chirurgicales subies par le blessé, spécialement de la laparotomie. L'avocat plaide que le blessé a succombé par suite de l'opération et non par suite de ses blessures. Cette argumentation a quelque chance d'être admise par les juges quand le traumatisme n'a occasionné aucune déchirure, parfois même aucune lésion des organes internes. La péritonite est mise alors sur le compte de la laparotomie. Il est bien certain cependant qu'une contusion du ventre, non suivie de laparotomie, peut occasionner une péritonite sans lésions traumatiques appréciables des viscères abdominaux ; le médecin légiste doit dire cela, mais sans chercher autrement à empêcher que le doute profite à l'accusé.

§ II. — Avec quelle arme les blessures ont-elles été faites?

En cas de mort par blessures, la détermination de la nature de l'arme avec laquelle la victime a été frappée est toujours une des parties essentielles de la tâche du médecin; souvent la question est plus précise et on lui demande si les plaies ont été faites avec telle arme particulière que l'on soumet à son examen. Nous avons déjà vu (page 245 et suivantes) sur quelles données on pouvait s'appuyer pour résoudre cette question, et sous quelles réserves la comparaison des blessures et de l'arme pouvait permettre des conclusions. Ajoutons qu'on doit aussi rechercher avec le plus grand soin sur les armes toutes les traces de l'usage auquel on suppose qu'elles ont servi, à savoir les taches de sang, la présence de cheveux ou de poils, de fragments de tissu cellulo-adipeux ou de toute autre substance pouvant provenir du corps humain. Cette recherche exige souvent un soin très minutieux; l'exploration doit porter sur toutes les anfractuosités et les parties cachées de l'arme qui échappent aux nettoyages; sur les haches, les marteaux, on examine la partie du fer qui entre dans le manche; sur les couteaux, on trouve quelquefois du sang dans la rainure du manche, et sur la lame, dans l'encoche qui reçoit l'ongle pour ouvrir l'instrument, dans le creux des lettres qui forment le nom du fabricant, etc. [1]. Il faut décrire avec détail la situation, la forme, la dimension et l'aspect des taches, surtout de celles qu'on enlève pour les analyser. — Il est bon de noter aussi les ébréchures du tranchant, les

[1]. Dans certains cas exceptionnels, l'arme qui a produit une blessure saignante n'est pas tachée de sang. Cela se conçoit assez bien pour les instruments contondants, mais beaucoup plus difficilement pour les couteaux. Cependant CASPER-LIMAN (7ᵉ édition, 2ᵉ vol., p. 147) citent un cas de suicide par section du cou avec un couteau qui ne présentait pas la moindre trace de sang. Ils attribuent le fait à ce que la plaie n'avait commencé à saigner qu'après que le couteau avait quitté la blessure. Les Dʳˢ FOUCK et PRAUM (de Luxembourg) ont vu un homme qui s'était tué d'un coup de couteau ayant perforé le ventricule gauche du cœur ; il n'y avait qu'une très minime tache de sang à la pointe du couteau (Ann. d'hyg. publ. et de méd. lég., 1901). Peut-être l'arme s'était-elle essuyée en sortant à travers les vêtements (?)

épointures, les cassures, les traces d'aiguisage qui paraissent récentes et qui auraient perdu en partie cet aspect au moment où les débats commenceront.

§ III. — Dans quelle attitude se trouvait la victime au moment où elle a été frappée?

Si le sang qui tache les vêtements ou la peau se trouve uniquement au-dessous de la blessure et a coulé verticalement sur une grande étendue, on peut en conclure que la victime a été frappée debout; d'autres dispositions des taches, qu'il est facile de concevoir, indiquent que des blessures ont été reçues par une personne couchée sur le dos ou latéralement. Au cou, aux membres, le trajet de la blessure peut indiquer si les parties frappées se trouvaient dans l'extension ou dans la flexion; la forme de la plaie montre quelquefois aussi que la peau présentait des plis au moment où elle a été divisée.

L'examen des vêtements fournit souvent des renseignements importants; on peut reconnaître quelquefois s'ils étaient ou non dans une disposition régulière, d'après la correspondance entre les trous que l'arme a faits sur eux et la situation des blessures.

Les positions respectives de la victime et de l'agresseur sont indiquées quelquefois par la direction du trajet de la plaie. Il faut se rappeler, toutefois, que l'arme peut dévier en frappant; la déviation est surtout à prendre en considération dans les blessures par arme à feu; elle peut se produire avant que le projectile n'ait atteint le corps. — Les blessures de la partie postérieure du corps peuvent être produites par un individu placé en avant de la victime, et frappant avec le bras porté en arrière de celle-ci, ou bien encore pendant que la victime était baissée en avant.

§ IV. — Dans quel ordre les coups ont-ils été portés?

C'est là une question qu'il est bien rarement possible de résoudre avec certitude. On ne peut admettre d'une façon générale que les blessures les plus graves sont les dernières, ainsi que le disent certains auteurs ; le meurtrier peut avoir frappé encore après avoir fait une ou plusieurs plaies mortelles. — Dans un cas d'homicide par section d'une grosse artère, le cœur avait été en outre traversé sans qu'il y eût d'épanchement notable de sang dans le péricarde ; Tardieu conclut que cette blessure avait été faite la dernière. — Tourdes mentionne les circonstances suivantes comme indiquant l'ordre des coups. « L'arme tranchante et affilée, tordue, faussée, émoussée à la fin produit des blessures de différents caractères, correspondant aux phases de la lutte. La pointe de l'instrument arrêtée dans un os peut signaler la dernière blessure. Une arme ensanglantée par une première blessure peut s'essuyer sur les vêtements qu'elle traverse en en faisant une seconde. Un coup de couteau avait percé les poumons et le cœur ; il existait sur le dos une blessure superficielle qui avait à peine saigné. La face externe des vêtements, au-dessus de cette blessure, était ensanglantée ; le médecin en conclut que le sang déposé provenait de la lésion du cœur, et que par conséquent la plaie du dos avait été faite la dernière. »

§ V. — La victime a-t-elle été blessée en se précipitant elle-même sur l'arme ?

Il arrive souvent, à l'occasion des homicides commis pendant une rixe, que l'inculpé allègue qu'il avait un couteau ou une autre arme pour tenir en respect son adversaire, et que celui-ci s'est enferré lui-même en se précipitant aveuglément sur l'arme. Quand la blessure est profonde, il est en général bien difficile d'admettre qu'elle ait été produite de cette façon, sans que l'inculpé ait donné une certaine impulsion à l'arme, ou, du moins, ait résisté avec celle-ci au choc du corps de son adversaire. On comprend, en effet, que si un homme se jette au-devant d'un couteau, son corps repoussera l'arme, et pour que celle-ci puisse traverser les vêtements et faire ensuite une plaie profonde, il faut qu'elle ait été tout au moins maintenue vigoureusement.

Certaines circonstances peuvent démontrer la fausseté des explications de l'inculpé. Ainsi un coup dont la direction est nettement oblique de haut en bas exclut, dans la plupart des cas, la possibilité de l'enferrement. Il en est de même si, avec une plaie extérieure unique, on trouve deux trajets distincts; une telle disposition, qu'il n'est pas rare de rencontrer, indique que l'arme, après avoir été retirée incomplètement, a été enfoncée une seconde fois dans la plaie. Quand les positions respectives des deux adversaires sont bien indiquées par les déclarations des témoins et de l'inculpé lui-même, on peut quelquefois reconnaître, d'après le siège et la direction de la blessure, si l'enferrement est ou non possible[1].

§ VI. — La victime a-t-elle pu accomplir certains actes après avoir été frappée ?

C'est là une question qui peut présenter de l'intérêt à divers titres, et surtout parce que l'on suppose qu'en raison de la gravité des blessures, la victime a été frappée immédiatement avant sa mort et non pas au moment antérieur ou il est établi qu'elle s'est trouvée en présence de l'inculpé.

Il convient d'apporter une grande réserve dans la réponse aux questions de cette nature, car de nombreux exemples montrent que des blessures très graves n'entraînent pas

1. Un cas où ces deux circonstances se trouvaient réunies est rapporté par FODÉRÉ (d'après Elvers). Un meunier est tué par un boucher et celui-ci prétend qu'il tenait son couteau à la main, et que son adversaire en se précipitant sur lui a fait un faux pas et est tombé sur ce couteau. La plaie, simple extérieurement, conduisait à deux plaies du ventricule gauche, séparées l'une de l'autre par un intervalle de deux lignes ; le meurtrier avait dirigé l'arme à la façon des bouchers de son pays qui plongent le couteau dans le cœur de l'animal, et, sans le retirer complètement, font une seconde blessure. De plus, comme le coup avait été porté obliquement de haut en bas, que le meunier était beaucoup plus grand que le boucher, cela indiquait que le meunier avait été frappé non pas debout, mais probablement alors qu'il était encore assis.

toujours la mort immédiate et permettent l'accomplissement d'actes exigeant des efforts prolongés. Les blessures du cerveau sont surtout remarquables à cet égard ; elles peuvent laisser une survie de plusieurs jours et même de plusieurs semaines, et pendant ce temps le blessé continue quelquefois à vaquer à ses occupations ; nous en avons cité plusieurs exemples à propos de la mort subite (p. 100) ; en voici deux autres que nous avons observés. Un homme reçoit en arrière de la tête une balle qui traverse entièrement le lobe gauche du cerveau suivant son grand axe, en intéressant les corps opto-striés ; il est vu ensuite par plusieurs personnes gravissant un escalier, très péniblement, parce qu'il avait une hémiplégie bien remarquée par les témoins ; il est trouvé sans connaissance à un endroit qu'on a lieu de croire distant de près d'un kilomètre du point où il a été frappé ; il ne meurt qu'au bout de six ou huit heures. — Un homme a le crâne perforé par un coup de marteau qui produit en même temps une plaie du cerveau intéressant les deux premières circonvolutions frontales gauches sur une longueur de 4 centimètres, une largeur de 2 centimètres et demi et une profondeur d'environ 1 centimètre. Trente heures après il put répondre au juge d'instruction, dire son nom et donner quelques brèves indications sur le crime. Il mourut le cinquième jour.

Des lésions très graves des organes les plus importants laissent quelquefois aussi une survie inattendue. On trouve dans le *Traité de médecine légale* de Devergie les deux observations suivantes. Un homme atteint de fractures nombreuses et étendues (mais non comminutives) du crâne avec épanchement sanguin abondant sous la dure-mère, de rupture du diaphragme et de déchirure de la portion herniée de l'estomac avec issue de près de 1 litre de matières alimentaires dans la plèvre gauche, put marcher pendant deux heures, séjourner en outre pendant une heure dans une ville, répondant aux questions qui lui étaient posées, et ne mourut que plusieurs heures après. Un homme écrasé par sa voiture et atteint d'une large rupture du diaphragme, d'une déchirure complète du jéjunum, de broiement de la rate, put encore faire deux lieues presque toujours à pied

et ne mourut que le lendemain. — Brierre de Boismont
rapporte un cas tellement extraordinaire que nous ne le
reproduisons que sous toutes réserves. Un coup de couteau (suicide) « avait traversé le jéjunum, ouvert la veine
cave en trois endroits, blessé le foie, traversé le diaphragme,
le péricarde et le ventricule droit, divisé l'aorte; l'arme
avait été évidemment enfoncée et retournée dans différentes directions. Pendant près de trois heures, ces nombreuses blessures ne déterminèrent aucun accident, et le
chirurgien de l'hôpital émit l'opinion que la plaie n'était
point pénétrante. La mort eut lieu instantanément[1] ».

Il est certain que la blessure des gros vaisseaux laisse
parfois une certaine survie. Tourdes cite les cas d'un
homme qui, après section de la carotide, put descendre un
escalier et faire quelques pas; d'un autre qui avait eu la
veine cave inférieure traversée par une balle de revolver et
qui ne mourut qu'au bout de dix minutes. Une femme, après
avoir eu la carotide et la jugulaire sectionnées, put encore
parcourir une distance de 23 yards (Amos, cité par Hofmann).

Les plaies du cœur sont bien loin d'entraîner toujours
une mort immédiate, même quand elles ont perforé assez
largement un ventricule ou une oreillette. Le fait est plutôt exceptionnel[2]. Il peut même arriver que la blessure
n'entraîne pas immédiatement de troubles très graves.
Ainsi nous avons fait l'autopsie d'un homme qui avait eu le
ventricule gauche perforé par une balle de revolver. Après

<hr>

1. Brierre de Boismont, *Suicide et folie-suicide*, Paris, 1856.
2. Fischer (Langenbecks Archiv für klinische Chirurgie, IX) a réuni
452 cas de plaies du cœur, parmi lesquels 104 seulement (26 0/0) ont
entraîné la mort immédiatement, et 72 ont été suivis de guérison.

Loison (Blessures du cœur et leur traitement, *in* Revue de chirurgie,
1899) donne la statistique suivante :

23 blessures par aiguilles : 9 guérisons : parmi les morts 9 avec une
survie de 13 heures à 22 mois; — 90 blessures par instrument piquant et
tranchant : 11 guérisons dont une seule sans intervention chirurgicale :
parmi les morts, 29 avec une survie de plusieurs jours, 10 avec une
survie de un mois à plusieurs années ; — 110 blessures par arme à feu :
3 guérisons, toutes après intervention chirurgicale : 35 morts après une
semaine à un an, 5 morts après plusieurs années ; 50 contusions thoraciques : 3 guérisons complètes, 11 guérisons avec lésions organiques
(le plus souvent d'orifices) : 36 morts dont 3 après un an.

avoir reçu cette blessure dans une chambre au rez-de-chaussée, cet homme lança à la tête de son adversaire une lampe qui alluma un commencement d'incendie ; il alla emplir un seau d'eau dans la cour, le jeta sur le feu qu'il éteignit, et s'étendit ensuite sur son lit où il mourut bientôt après.

§ VII. — Combien de temps avant la mort la victime avait-elle accompli certains actes physiologiques ?

On demande souvent au médecin combien de temps après son dernier repas une personne a succombé : on espère déterminer ainsi le moment où l'homicide a été commis. Malheureusement il est très difficile de répondre avec précision à cette question, parce que l'on est loin de savoir exactement quel temps est nécessaire pour la digestion des divers aliments, que ce temps, du reste, varie notablement suivant les individus et qu'il est probable qu'une fois la digestion commencée, elle continue, jusqu'à un certain point, après la mort. Toutefois, suivant que l'estomac est rempli d'aliments, ou qu'il ne contient qu'une petite quantité de matières alimentaires profondément modifiées, ou enfin qu'il est vide, on peut dire que la digestion était à peine commencée, ou déjà très avancée ou tout à fait terminée, et ces indications approximatives peuvent encore être très utiles.

On demande quelquefois aussi quels ont été les aliments pris au dernier repas. Il est en général facile de faire cette reconnaissance par le simple examen à l'œil nu ; on distingue ainsi les diverses espèces de viandes et de légumes ; quelquefois l'examen microscopique est nécessaire et il donne entre les mains des experts compétents, dont on doit réclamer alors le concours, les résultats très précis. Le vin disparaît rapidement de l'estomac, mais il laisse sa matière colorante qui imprègne les aliments avec lesquels il est resté en contact.

L'ingestion de certaines liqueurs est souvent reconnue par leur odeur spéciale qu'on retrouve soit dans l'estomac, soit dans les poumons, le foie ou le cerveau.

Dans deux cas, on nous a demandé si la victime avait été tuée au moment où elle venait d'uriner, car on supposait qu'elle avait été surprise à ce moment. Dans un autre cas, on supposait qu'un soldat avait été tué au moment où il finissait de se rhabiller après avoir déféqué. Cette hypothèse n'était pas fondée, car il existait de l'urine dans la vessie et des matières fécales demi-molles dans le rectum. Il faut se rappeler à cet égard que la défécation n'expulse pas toujours la totalité des matières contenues dans le rectum, mais qu'elle s'accompagne presque toujours de l'évacuation de la vessie.

§ VIII. — En quel endroit la victime a-t-elle été frappée ?

Cette question est quelquefois résolue par l'examen des lieux, examen qui, sous certains rapports, et notamment au point de vue de la recherche des taches de sang, est de la compétence médicale. Le médecin est en effet plus apte qu'un magistrat ou qu'un agent de police à reconnaître certaines taches de sang et surtout à en interpréter la disposition.

Beaucoup de taches sanguines échappent à une investigation superficielle ; il en est ainsi de celles qui siègent sur les étoffes ou d'autres objets de nuance sombre et qui souvent apparaissent mieux à la lumière artificielle qu'à celle du jour. On trouve quelquefois du sang en des endroits inattendus : au plafond d'une chambre par exemple, Taylor en a reconnu sur les poils d'un chien qui était dans la chambre au moment du crime. L'examen exige surtout beaucoup de soin quand il est fait tardivement et que des lavages ont été pratiqués. Dans ces circonstances, on retrouve encore du sang, notamment dans les fentes du parquet ou du carrelage, au-dessous du plancher où l'eau de lavage a pénétré sans laisser de traces à la superficie.

Quand la victime succombe à l'endroit même où elle a été frappée, le sang se trouve uniquement au voisinage immédiat du corps, sauf les éclaboussures et les gouttelettes qui peuvent résulter d'un jet artériel. Ces gouttelettes sont arrondies et entourées dans tous les sens de fines éclaboussures si le jet a rencontré perpendiculairement l'endroit qu'il a taché; s'il est arrivé obliquement, les gouttelettes ont la forme d'un ovoïde allongé ou d'une poire, la grosse extrémité se trouvant à leur partie initiale, les éclaboussures, accompagnant chacune d'elles à leur partie terminale; les gouttes sont disposées en série régulière. On peut ainsi déduire, de la situation et de la forme de ces gouttelettes artérielles, des conclusions relatives à la position du corps au moment où l'hémorragie a eu lieu. Le jet artériel peut atteindre à une distance de plus de 2 mètres.

Dans d'autres cas, on trouve de nombreuses taches de sang dans des endroits divers d'une chambre, d'une maison ou dans un plus large espace, et il y a quelquefois grand intérêt à savoir en quel endroit la victime a été frappée, où elle a succombé, si elle a parcouru une certaine distance après avoir été blessée, ou si le corps a été transporté après la mort. Ces questions sont loin d'être toujours solubles; mais, dans quelques cas particuliers, certaines circonstances permettent une réponse précise. Ainsi une personne atteinte d'une section de la moelle est incapable de marcher et il en est de même pour la plupart des fractures des membres inférieurs[1]. Certaines blessures entraînent une mort immédiate et excluent naturellement la possibilité de la marche.

Une blessure, qui a ouvert et fait communiquer avec l'extérieur un gros tronc artériel, a été faite à l'endroit où se trouve la trace d'une grande hémorragie; au contraire, si la blessure, en raison des parties atteintes, n'a saigné que relativement peu à la fois, la victime aura pu tomber à quelque distance de l'endroit où elle a été frappée et venir mourir là où se remarque la plus grande quantité de sang. On peut trouver en plusieurs endroits les traces du jet artériel et prouver ainsi que la victime s'est déplacée

---

1. Après une fracture du tibia, les fragments n'étant pas déplacés, et le péroné les maintenant en place, la marche est possible pendant quelques pas. Il en est de même après les fractures du col du fémur.

après avoir été blessée. On reconnaît facilement les traces produites en traînant un corps ensanglanté.

Dans quelques cas, on trouve aussi la trace des pas du meurtrier, la marque de ses mains. Ces empreintes peuvent servir à établir l'identité du coupable, si elles sont étudiées convenablement à l'aide des procédés indiqués dans la partie de ce livre consacrée à l'identité.

§ IX. — Recherches relatives à l'inculpé.

L'inculpé peut porter des marques de lutte sur sa personne ou des taches de sang sur ses vêtements. La recherche et l'interprétation de ces indices de culpabilité appartiennent au médecin.

Les traces de lutte consistent surtout en griffures et coups d'ongle qui se trouvent principalement sur la face, sur le cou, sur la partie antérieure de la poitrine, sur les mains et les avant-bras ; l'examen doit toujours porter spécialement sur ces régions. Beaucoup des érosions ou des petites plaies que l'on constate peuvent avoir une origine accidentelle ; les mains des ouvriers en présentent presque constamment. Les caractères des égratignures et des coups d'ongle ont été indiqués déjà ; les premières forment des plaies en sillon, d'une largeur à peu près uniforme, intéressant quelquefois la partie superficielle du derme, de sorte qu'elles laissent des cicatrices persistant plusieurs semaines et même plusieurs mois. Les coups d'ongle produisent des plaies quelquefois irrégulières, mais le plus souvent linéaires sur une partie au moins de leur étendue ; elles peuvent intéresser aussi une partie du derme et laisser des cicatrices persistantes. Il convient, du reste, d'interroger l'inculpé sur la provenance des lésions qu'on lui fait remarquer et de vérifier si ses explications sont admissibles. — Nous avons examiné un homme qui, trois jours après avoir commis un meurtre, avait tenté de se suicider en se jetant sous une voiture. Outre les blessures produites par l'écrasement, on en trouvait d'autres, un peu plus anciennes, et qui sûrement résultaient d'une lutte : des coups d'ongle sur les mains, les paupières d'un œil ecchymosé, et surtout quelques coupures superficielles sur les genoux et la plante des pieds, ce qui résultait de ce que le meurtrier avait lutté avec sa victime, tous deux en chemise, dans une chambre étroite dont toute la vaisselle avait été brisée.

Il est important de déterminer à quelle époque approximativement ont été faites les blessures dont on constate l'existence. Cette détermination ne peut presque jamais être faite avec une exactitude rigoureuse, de façon à préciser le jour même de la production des blessures ; mais on peut très souvent, d'après le degré de la cicatrisation, reconnaître s'il est admissible que les blessures aient été faites le jour du crime ou si elles sont notablement plus anciennes ou plus récentes.

L'examen des ongles de l'inculpé peut aussi donner des résultats utiles. Il est bon de noter leur longueur et leur résistance, qui varie notablement suivant les divers sujets, afin d'apprécier s'ils ont pu produire telle ou telle lésion. Les ongles coupés ras peuvent encore faire des blessures assez profondes, ainsi que nous l'avons remarqué souvent chez des femmes qui avouaient avoir commis un infanticide par strangulation. Les cassures récentes et plaies des ongles fournissent quelquefois aussi des renseignements. M. Coutagne [1] a interprété avec beaucoup de sagacité une blessure qu'il avait constatée sur l'ongle d'un homme soupçonné d'avoir pris part à un vol avec effraction. On avait trouvé près de la porte forcée quelques taches de sang et un petit papier ensanglanté paraissant avoir essuyé un doigt. L'examen de l'inculpé eut lieu deux mois après ; il présentait au doigt médius de la main droite une plaie cicatrisée de l'ongle et de sa matrice, plaie transversalement dirigée et située à égale distance du bord libre et de la lunule. L'inculpé attribuait cette plaie à un accident survenu six mois auparavant ; or, en étudiant, à l'aide de plusieurs examens successifs, la rapidité de la croissance de l'ongle

1. Dr H. Coutagne, *Des blessures des ongles au point de vue des données chronologiques qu'elles peuvent fournir en médecine légale* (Lyon médical, juillet 1881).

chez lui, il fut démontré que la blessure, en admettant même qu'elle ait été faite immédiatement au-dessus de la lunule, ne pouvait dater de plus de deux mois.

Nous avons parlé dans un chapitre précédent du tatouage qui accompagne parfois les blessures par arme à feu. Avec certains revolvers de mauvaise qualité, des grains de poudre peuvent s'échapper, entre le barillet et le canon, et produire ainsi un tatouage sur la main du tireur.

On comprend toute l'importance des taches de sang sur les vêtements de l'inculpé [1]. Cette recherche exige ordinairement beaucoup d'attention, parce que presque toujours, du moins dans les cas où l'intervention du médecin est requise, les vêtements saisis ont été lavés. Sur les vêtements de couleur sombre, le lavage paraît souvent avoir enlevé tout le sang, alors qu'on peut en retrouver des traces avec le gaïac ; dans ces cas, il convient d'imbiber successivement toutes les parties du vêtement avec un peu d'eau et d'en prendre l'empreinte avec du papier blanc non collé. On peut retrouver aussi sur les doublures un peu de la matière colorante sanguine entraînée par l'eau de lavage.

Le siège et la forme des taches doivent être bien notés, et il est utile, dans certains cas, après en avoir pris l'empreinte, d'en garder le calque. On peut reconnaître quelquefois ainsi les gouttelettes résultant d'un jet artériel, les taches produites par des éclaboussures, par le contact d'un objet sanglant, etc.

L'inculpé fournit presque toujours sur l'origine de ces taches des explications que le médecin est chargé de contrôler. Dans un cas où un pantalon présentait plusieurs petites taches sanguines au-devant de chaque jambe, l'inculpé expliquait leur présence par des hématuries dont il aurait été atteint ; les voies urinaires paraissaient parfaitement saines, et il aurait été étrange que le sang sortant de la verge ait souillé uniquement la face extérieure du pantalon.

---

1. Tout ce qui concerne la démonstration de la nature sanguine des taches est exposé dans un chapitre spéciale de la troisième section de ce livre.

On demande quelquefois si un homicide par plaie peut avoir été accompli sans que le meurtrier soit atteint par le sang. D'une façon générale cela n'est pas impossible ; mais dans chaque cas particulier cela dépend de la nature de la blessure et des positions respectives du meurtrier et de la victime. — Dans l'affaire A..., l'assassin n'avait du sang que sur les manchettes de sa chemise, et cependant il avait tué une dame en lui coupant le cou, et ensuite il avait également coupé le cou de la bonne ; ces blessures avaient énormément saigné, mais le meurtrier avait frappé ses victimes en se tenant derrière elles.

CHAPITRE NEUVIÈME

SUICIDE

Avant d'aborder les questions médico-légales relatives au suicide, nous résumerons les documents de la statistique sur ce point.

Ces documents mettent en lumière plusieurs points intéressants.

En premier lieu, ils montrent que, depuis trente ans, le nombre annuel des suicides dans toute la France varie fort peu d'une année à l'autre. Il subit cependant une progression régulièrement croissante. En outre, le nombre annuel des suicides se répartit toujours de la même façon entre les divers procédés ; c'est la pendaison qui a toujours le plus grand nombre d'adeptes ; viennent ensuite la submersion, les armes à feu, les vapeurs de charbon et le poison, sans que cette règle ait jamais subi une seule exception. Enfin dans chaque mode de suicide les hommes et les femmes figurent toujours dans une proportion à peu près la même.

Le tableau de la page 311, dressé d'après le compte rendu annuel de la justice criminelle en France, montre tous ces faits.

STATISTIQUE DES SUICIDES EN FRANCE

ANNÉES		NOMBRE TOTAL des suicides	SUICIDES par PENDAISON	SUICIDES par SUBMERSION	SUICIDES par ARMES À FEU	SUICIDES par les VAPEURS DE CHARBON	SUICIDES par LE POISON
1881	Hommes	5286	2480	1295	794	297	86
	Femmes	1455	428	639	23	202	50
	Total	6741	2908	1934	817	499	136
1882	Hommes	5723	2831	1411	811	345	75
	Femmes	1490	442	620	26	112	94
	Total	7213	3273	1931	837	557	124
1883	Hommes	5770	2688	1338	891	356	90
	Femmes	1497	451	623	46	217	53
	Total	7267	3139	1961	937	573	143
1884	Hommes	5964	2821	1411	865	367	88
	Femmes	1608	482	658	41	249	58
	Total	7572	3303	2069	906	616	146
1885	Hommes	6345	2992	1449	958	375	107
	Femmes	1557	488	617	26	219	84
	Total	7902	3480	2066	984	594	191
1886	Hommes	6471	3005	1532	1042	379	118
	Femmes	1716	466	731	42	253	82
	Total	8187	3471	2263	1084	632	200
1887	Hommes	6434	2983	1471	1033	432	96
	Femmes	1768	478	742	29	261	95
	Total	8202	3461	2213	1062	693	191
1888	Hommes	6663	3170	1511	984	442	95
	Femmes	1788	524	732	47	268	82
	Total	8451	3694	2243	1031	710	177
1889	Hommes	6381	3055	1440	980	402	79
	Femmes	1799	496	719	52	274	104
	Total	8180	3551	2159	1032	676	183
1890	Hommes	6576	3133	1395	985	479	107
	Femmes	1834	552	708	53	305	70
	Total	8410	3685	2103	1038	784	177
1891	Hommes	6937	3369	1507	1040	483	90
	Femmes	1947	362	737	44	365	92
	Total	8884	3931	2244	1084	848	182
1892	Hommes	6926	3499	1704	1162	461	100
	Femmes	1784	533	748	63	368	72
	Total	8710	4032	2452	1225	829	172
1893	Hommes	6553	3259	1647	1086	445	116
	Femmes	1648	465	714	46	327	96
	Total	8201	3724	2361	1132	772	212
1894	Hommes	6888	3437	1694	1174	472	111
	Femmes	1907	550	763	51	442	101
	Total	8795	3987	2457	1225	914	212

ANNÉES		NOMBRE TOTAL des suicides	SUICIDES par PENDAISON	SUICIDES par SUBMERSION	SUICIDES par ARMES A FEU	SUICIDES par les VAPEURS DE CHARBON	SUICIDES par LE POISON
1895	Hommes	6584	3224	1707	1066	466	121
	Femmes	1776	494	741	70	385	86
	Total	8360	3718	2448	1136	851	207
1896	Hommes	6371	3107	1645	1056	462	101
	Femmes	1908	542	780	61	417	108
	Total	8279	3649	2425	1117	879	209
1897	Hommes	6490	3233	1680	970	454	153
	Femmes	1897	536	779	62	419	101
	Total	8387	3769	2459	1032	873	254
1898	Hommes	6477	3139	1678	1021	499	140
	Femmes	1945	526	808	68	442	101
	Total	8422	3665	2486	1089	941	241
1899	Hommes	6045	2960	1572	970	407	136
	Femmes	1829	528	782	68	383	68
	Total	7874	3488	2354	1038	790	204
1900	Hommes	6090	3129	1558	918	373	92
	Femmes	1807	519	787	61	340	100
	Total	7877	3648	2345	979	713	192
1901	Hommes	6809	2956	1572	1024	374	77
	Femmes	2009	515	736	65	382	93
	Total	8818	3471	2308	1089	756	170
1902	Hommes	6698	2944	1610	961	340	91
	Femmes	2018	513	757	58	336	114
	Total	8716	3457	2367	1019	676	205
1903	Hommes	6794	2958	1563	1035	387	111
	Femmes	2091	509	809	68	364	104
	Total	8885	3467	2372	1103	751	215
1904	Hommes	6805	2911	1537	1099	364	101
	Femmes	2071	497	783	72	375	114
	Total	8876	3408	2320	1171	739	215
1905	Hommes	7179	3052	1592	1094	439	126
	Femmes	2157	545	757	87	411	98
	Total	9336	3597	2349	1181	850	224
1906	Hommes	7196	3104	1616	1189	353	111
	Femmes	2036	541	770	83	302	121
	Total	9232	3645	2386	1272	655	232
1907	Hommes	7642	3392	1700	1247	371	102
	Femmes	2303	649	801	115	357	112
	Total	9945	4041	2501	1362	728	214

En mettant les chiffres du tableau ci-dessus sous forme de graphiques, on saisit d'un coup d'œil leur signification.

Ainsi le graphique figure 22 montre la progression croissante du nombre des suicides, ainsi que le rapport toujours

à peu près le même entre les suicides des deux sexes.
Le graphique figure 23 montre que la proportion entre

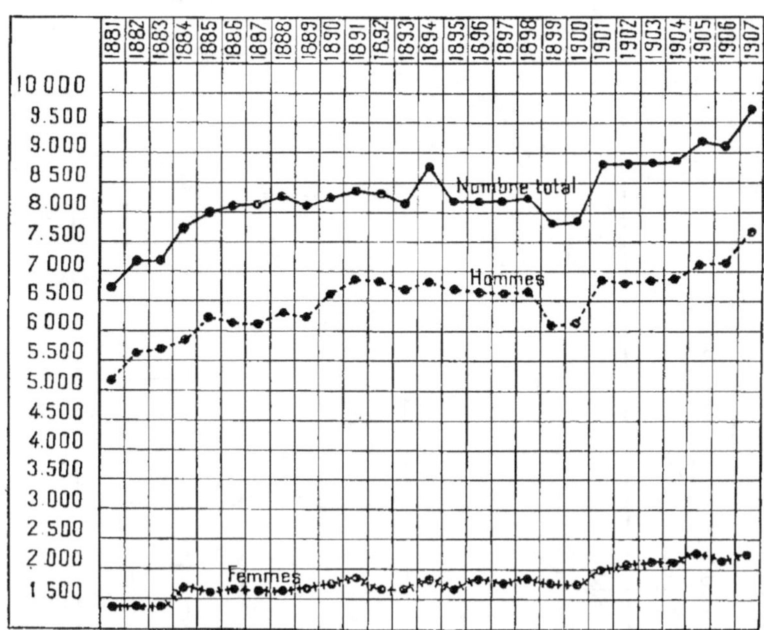

Fig. 22. — Nombre annuel de suicides pendant la période 1881-1907.

les divers modes de suicide est toujours la même ; quand
le nombre total des suicidés augmente, chaque mode de
suicide contribue pour la même part à cette augmentation.

Dans ces tableaux et graphiques, nous n'avons indiqué que
les principaux modes de suicide. Comme les autres aussi sont
toujours à peu près dans la même proportion, il nous suffira
de les donner pour une seule année, la dernière connue : 1907.

TOTAL GÉNÉRAL	MODES indiqués dans le tableau de la page 312	INSTRUMENTS TRANCHANTS OU AIGUS	CHUTE D'UN LIEU ÉLEVÉ	ÉCRASEMENT sous un train ou une voiture	ABUS DE LIQUEURS FORTES	AUTRES
9945	8846	249	317	298	113	122

Une autre loi préside à la répartition des suicides suivant

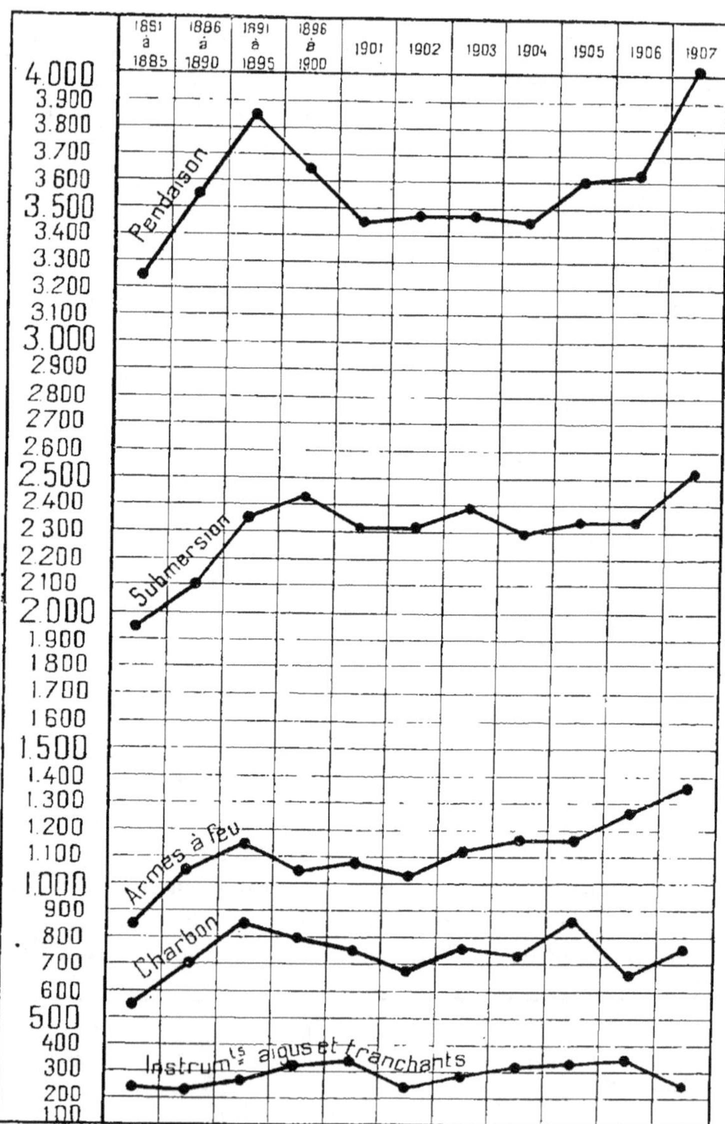

Fig. 23. — Graphique de la fréquence des principaux modes de suicide.

les saisons. C'est en hiver qu'ils sont le plus rares, en mai
et juin qu'ils sont le plus fréquents. C'est ce que montre la

courbe suivante que nous avons dressée d'après les documents officiels.

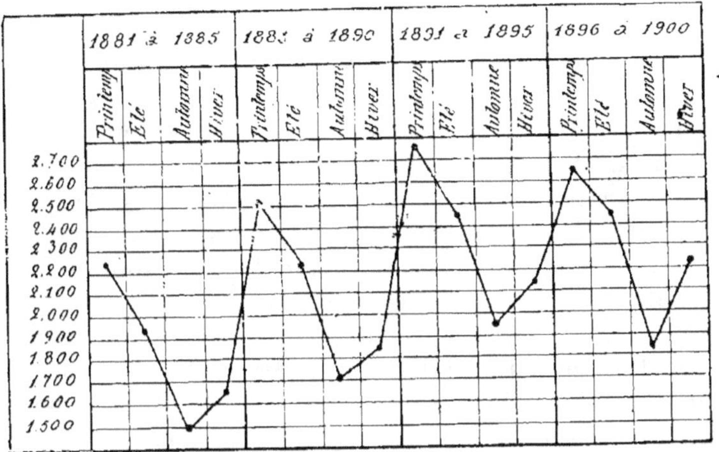

Fig. 24. — Nombre moyens annuels de suicides.

Enfin le tableau suivant indique la fréquence du suicide, suivant les âges et suivant les sexes.

PROPORTION DE SUICIDES POUR 1.000.000 D'HABITANTS

	Hommes	Femmes
De 10 à 20 ans	19,5	21,8
20 à 30 —	54,9	23,8
30 à 40 —	77,6	22,3
40 à 50 —	106,3	19,8
50 à 60 —	123,9	20,1
60 à 70 —	106,0	18,1
70 à 80 —	48,9	13,2
80 à 90 —	28,9	13,7

On remarquera notamment que le suicide n'est pas extrêmement rare dans l'enfance, et qu'à cet âge il est à peu près aussi fréquent dans les deux sexes. Mais, à partir de 20 ans, la différence à cet égard s'accentue de plus en plus.

Si on envisageait la proportion relativement non plus au nombre des habitants, mais à celui des personnes du même âge, on verrait que pour les deux sexes la fréquence croît régulièrement avec l'âge jusqu'à 70 ans, où elle reste stationnaire (300 à 320 sur un million de survivants).

§ I. — Diagnostic entre le suicide et l'homicide.

En traitant des divers modes d'asphyxie, nous avons déjà parlé du diagnostic entre le suicide et l'homicide. Il reste à examiner cette même question à propos des blessures.

Souvent les individus qui se suicident ont soin de faire connaître, par une lettre ou autrement, qu'ils se sont tués eux-mêmes. L'examen médical du cadavre, qui a lieu même dans ces cas, ne doit pas être considéré comme une simple formalité; l'inspection des blessures et leur description exacte sont le contrôle des déclarations du défunt, déclarations qui peuvent n'avoir pas la signification qu'on leur avait attribuée tout d'abord. Dans d'autres cas, les circonstances relevées par l'enquête judiciaire sont insuffisantes pour établir s'il s'agit d'un suicide ou d'un homicide, et la question ne peut être résolue qu'en se basant sur le siège, la direction, la nature des blessures et sur d'autres considérations d'ordre médical. A l'aide de ces données, l'expert réussit souvent à fournir une réponse précise à la justice, ou tout au moins à montrer de quel côté se trouvent les plus grandes probabilités.

Quelques considérations générales sur cette question peuvent être indiquées ici; mais le médecin trouve dans chaque cas des éléments particuliers d'appréciation qu'on ne saurait énumérer ni prévoir tous.

§ II. — Nature, siège, nombre de blessures.

La nature des blessures fournit déjà quelques présomptions en faveur du suicide ou de l'homicide. Presque tous les suicides par blessures sont accomplis avec des armes à feu ou des instruments tranchants et piquants. Les blessures par instruments hachants ou contondants supposent

en général un meurtre; cependant on peut citer quelques
cas où le suicide, grâce à une force de volonté exceptionnelle, a été commis de cette façon. Taylor, Hofmann et
Casper-Liman rapportent des exemples de suicide par
coups de hache ou de marteau sur la tête; dans un cas, il
s'agit d'une femme qui, après s'être donné un coup de couteau dans le foie, se fractura le crâne en se portant des
coups de hachette sur le front et sur le sommet de la tête.
Il y a du reste, des individus qui ont recours aux procédés
les plus étranges. Hofmann en a vu quelques-uns qui as-
pergeaient leurs vêtements de pétrole et y mettaient le
feu.

C'est surtout quand le suicidé est un aliéné qu'on peut
rencontrer les blessures les plus bizarres et les genres de
mort les plus inattendus. Baillarger cite le cas d'un aliéné
qui s'est tué en s'introduisant la tête dans un poêle allumé;
un autre avale une éponge servant à nettoyer les latrines;
d'autres se noient volontairement dans une baignoire ou en
se maintenant la tête dans un seau d'eau. Casper cite le
cas d'un individu qui s'était rempli la bouche avec de la
poudre et y avait mis le feu. — Un aliéné, très surveillé,
se tue en s'introduisant dans le cœur de petite branches
d'arbre; comme ces tiges étaient trop fragiles pour traverser la peau, il sectionne d'abord celle-ci avec une croûte de
pain taillée en biseau et bien durcie [1]. — Un autre aliéné
se tue en se perforant à plusieurs reprises le cœur avec
une épingle ordinaire[2]. D'autres s'enfoncent à coups de
marteau des clous dans le crâne, ou perforent celui-ci à
l'aide d'un poinçon et introduisent des aiguilles dans l'orifice, etc.

Il est évident que le suicide n'est admissible qu'à la condition que le *siège et la direction* des blessures indiquent
qu'elles ont pu être faites par l'individu lui-même. Les blessures du suicidé siègent non seulement en un point accessible à sa propre main, mais le plus souvent en des régions
spéciales qui, à la connaissance de tout le monde, corres-

1. Sizaret, Ann. d'hyg. publ. et de méd. lég., 3ᵉ série, t. XXVII, 1892.
2. Magnan, Même recueil, 1890.

pondent aux organes dont les lésions sont le plus rapidement mortelles : cœur, cerveau, gros vaisseaux du cou ; tandis que le meurtrier ne peut pas toujours atteindre ces régions, et l'arme qu'il dirige manque quelquefois son but pour venir frapper presque au hasard.

La multiplicité des blessures n'exclut nullement la possibilité d'un suicide ; il y a de très nombreux exemples d'individus qui se sont tués non seulement en se faisant plusieurs plaies, mais encore en employant successivement diverses armes, ou en se pendant, se noyant, après s'être d'abord blessés plus ou moins grièvement.

Quand on trouve deux ou plusieurs blessures, dont chacune est extrêmement grave, on peut être tenté d'éliminer le suicide, parce qu'on suppose que l'individu a dû succomber immédiatement à l'une de ces blessures, et a été incapable de se faire les autres. Une telle conclusion ne doit être formulée qu'avec beaucoup de réserve, parce que les blessures les plus graves ne tuent pas toujours sur le coup et permettent encore l'accomplissement de certaines actions (Voir page 301). En cas de suicide, les blessures se succèdent en général très rapidement, de sorte qu'une première, même très grave, permet encore l'accomplissement d'une ou plusieurs autres.

Le suicide par instrument tranchant (rasoir, couteau) a lieu ordinairement par section de la partie antérieure du cou. L'arme est quelquefois arrêtée par le larynx, surtout quand celui-ci est ossifié ; souvent elle passe entre le larynx et l'os hyoïde, et alors, si elle est bien affilée et vigoureusement maniée, elle peut diviser toutes les parties molles, y compris les jugulaires et les carotides, et venir entamer plus ou moins profondément la face antérieure des vertèbres. Nous avons vu un aliéné qui s'était suicidé en se coupant le cou avec un grand couteau de cuisine : les jugulaires, les carotides, la membrane thyro-hyoïdienne étaient sectionnées ainsi que toutes les parties molles jusqu'à l'aponévrose prévertébrale, qui était entamée ; la grande corne droite de l'os hyoïde était fracturée. L'homme avait pu encore déposer son couteau près de la cuisse, et disposer la tête de façon que le sang coule dans un trou qu'il avait creusé dans le sol[1]. Il est rare toutefois que les blessures par suicide soient aussi profondes, surtout des deux côtés à la fois; du côté où elle a commencé, la section pénètre en général beaucoup plus loin, et elle se termine superficiellement sur le côté opposé. A moins que le suicidé ne soit gaucher, il tient l'arme dans la main droite et la conduit de gauche à droite, et généralement un peu de haut en bas. Une telle direction, bien que concordant parfaitement avec l'idée d'un suicide, peut cependant s'observer en cas d'homicide, soit que le meurtrier ait surpris sa victime par derrière, soit même qu'il l'ait frappée par devant. — Souvent le suicidé a réitéré le maniement de l'arme. Il en résulte plusieurs plaies non seulement sur la peau, mais quelquefois sur les muscles, le larynx ou même les vaisseaux. Ces plaies sont en général à peu près parallèles, mais non pas toujours.

Quelques individus se tuent en se sectionnant les vaisseaux au niveau des articulations du pli du coude et du poignet. De pareilles blessures, qui sont d'ailleurs fort rares, excluent presque complètement l'hypothèse d'un homicide. Cependant Hofmann cite le cas d'un homme qui tua ses enfants en leur sectionnant le pli du coude et le creux poplité.

Quand il s'agit de blessures par instrument à la fois piquant et tranchant (couteaux, poignards), on ne peut admettre le suicide que si la direction de la plaie n'est pas incompatible avec l'une des positions que peut prendre une arme maniée par la victime elle-même. Certaines blessures excluent ainsi par leur siège ou par leur direction la possibilité d'un suicide.

Les mêmes réflexions s'appliquent au suicide *par armes à feu*. Mais il ne faut pas oublier ici que le trajet de la blessure est souvent profondément modifié par les déviations qu'éprouve le projectile. Dans le suicide, l'arme à feu est dirigée soit vers la région précordiale, soit à la tête, au

---

1. Dans ce cas, il n'y avait pas d'épanchement sanguin sur les lèvres de la plaie ni dans les interstices musculaires : mais on trouvait des caillots moulés dans les ramifications bronchiques et 130 grammes de sang, en partie coagulé, dans l'estomac.

front, à la tempe, dans la bouche ou sous le menton, et dans tous ces cas la balle rencontre fréquemment des os [1].

Toutefois il faut compter avec les exceptions qui résultent d'une idée bizarre du meurtrier. Hofmann cite un homme qui s'est tué dans un café rempli de monde en se tirant un coup de revolver derrière le crâne; la balle avait perforé l'occipital.

Un élément important d'appréciation dans les blessures par armes à feu est fourni par les signes du bout portant, et notamment par l'incrustation de grains de poudre dans la peau. Toutefois, dans beaucoup de cas, on peut admettre qu'un meurtrier a tiré de très près sur la victime, et d'autre part les coups à courte distance ne donnent pas toujours le tatouage, soit que la partie atteinte ait été protégée par des vêtements ou par les cheveux, soit que l'arme et la poudre employée ne permettent pas facilement la production de ce tatouage.

§ III. — Autres indices à rechercher dans le cas de présomption de suicide par blessures.

On peut trouver sur la main du suicidé des traces de l'emploi d'une arme à feu : taches noirâtres provenant de la fumée de la poudre, et même incrustation, ou dépôt sur la peau, de grains non brûlés de la poudre. Cela peut arriver avec des revolvers dont le barillet ne joint pas exactement, ou avec des armes très courtes ayant tiré de très près, parce que, dans ce cas, quelques grains de poudre peuvent sauter en arrière, circonstance qu'il peut y avoir encore lieu de vérifier directement avec l'arme qui a servi.

1. Sur 358 cas de suicide par armes à feu, les blessures siégeaient aux points suivants :

		Front	14
		Œil	9
Tête	287	Tempes	26
		Menton	13
		Oreille	1
		Bouche	224
Poitrine	68	Cœur	45
		Poumons	23
Abdomen	3		

La fumée et les grains de poudre peuvent aussi se rencontrer sur la main, parce que celle-ci se trouvait au voisinage immédiat de la partie blessée, au moment où le coup a été tiré. — On peut trouver encore sur la main, et notamment sur le pouce et sur l'index, des contusions ou des érosions produites par le recul de l'arme, par le choc de la gâchette, etc.

La présence dans la main du cadavre de l'instrument (arme à feu ou autre) qui a produit les blessures peut être considérée en général comme une preuve de suicide. Il est vrai qu'on peut supposer que l'arme a été placée dans la main après la mort, et s'y trouve maintenue quand la rigidité cadavérique raidit les doigts dans la flexion. Casper s'est assuré par l'expérience qu'il n'en était pas ainsi : une arme maintenue dans la main d'un cadavre à l'aide d'un lien qui entourait celle-ci est tombée quand ce lien a été enlevé, la main étant en rigidité. Au contraire on trouve quelquefois sur le cadavre d'individus dont le suicide n'est pas douteux l'arme assez solidement tenue pour qu'il faille un certain effort pour l'enlever. Il semble que la forte contraction qui a eu lieu pendant la vie s'est maintenue, en partie au moins, jusqu'à l'établissement de la rigidité. — Il ne faut pas oublier que l'arme qu'on trouve dans la main du cadavre peut dans certains cas avoir servi non à commettre le suicide, mais à se défendre contre un meurtrier, fait dont on cherche à s'assurer par la comparaison de l'arme et des blessures. — Dans tous les cas de suicide, il est du reste toujours utile non seulement de faire cette comparaison, mais de noter, s'il en est temps encore, l'endroit où l'arme a été trouvée.

Les traces de lutte constituent un signe d'une grande valeur, et elles doivent être recherchées avec soin (voir page 307). Quelquefois la victime d'un meurtre s'est efforcée de détourner l'arme tranchante en la saisissant à pleines mains, et l'on trouve alors sur la face palmaire des doigts des coupures dont la disposition est caractéristique. — Quelquefois on trouve des cheveux du meurtrier dans la main de la victime. L'empreinte d'une main sanglante sur les vêtements ou le corps du cadavre est encore un indice grave de meurtre, à moins que la victime n'ait elle-même les mains ensanglantées ; on a fait remarquer que même dans ce cas la disposition de l'empreinte peut indiquer qu'elle n'a pas été faite par la victime, par exemple si une main gauche était dessinée sur le bras gauche.

L'examen des vêtements a aussi une grande importance ; le suicidé a souvent soin de les écarter s'ils recouvrent la partie qu'il frappe ; un meurtrier ne peut prendre cette précaution que dans des cas exceptionnels. Les déchirures et le désordre des vêtements indiquent une lutte ; la situation des taches de sang, la comparaison du siège des blessures avec la disposition des trous faits sur les vêtements par l'arme, peuvent indiquer l'attitude du corps au moment où le coup a été porté.

§ IV. — Suicide ou accident.

Il n'est pas très rare qu'un individu se blesse mortellement en maniant maladroitement une arme à feu ; on voit aussi des exemples de blessures produites accidentellement par des couteaux ou instruments analogues tenus à la main et qu'une chute, le choc d'une porte brusquement ouverte, ou une autre circonstance fortuite, ont fait enfoncer dans le corps.

En pratique, la distinction entre le suicide et l'accident a de l'importance quand le décédé était assuré sur la vie, parce qu'il est ordinairement convenu dans ces sortes de contrats que la prime n'est pas payée par la Compagnie quand la mort de l'assuré est le résultat d'un suicide. La Compagnie, pour résilier le contrat, est tenue de faire la preuve du suicide, et elle a quelquefois recours pour cela à un médecin légiste.

CHAPITRE DIXIÈME

MORTS ET BLESSURES ACCIDENTELLES

Les documents officiels, empruntés aux comptes rendus annuels de la Justice criminelle, montrent sur ce sujet plu-

STATISTIQUE DES MORTS ACCIDENTELLES EN FRANCE

	MOYENNE ANNUELLE					1906	1907
	1881 à 1885	1886 à 1890	1891 à 1895	1896 à 1900	1901 à 1905		
Noyés	3296	3615	3489	3379	2959	3009	3151
Voitures, chevaux, tramways					1266	1310	1458
Automobiles					419	171	185
Accidents vélocipèdes	2103	1778	1928	2078	85	93	127
Éboulements terrains, constructions, chute de corps durs					661	1310	716
Explosions	109	187	93	91	106	80	101
Chemins de fer	503	426	568	657	650	769	785
Chute d'un lieu élevé	1565	1421	1354	1326	1206	1285	1326
Armes à feu	172	172	193	198	215	180	209
Brûlés ou asphyxiés	903	866	918	971	952	920	1028
Foudroyés	128	116	142	128	115	127	120
Faim, froid ou fatigue	233	356	470	386	448	555	523
Abus boissons alcooliques	500	421	428	480	477	525	505
Toutes autres morts accidentelles	1099	1114	1172	967	714	670	698
Mort subite sur la voie publique	2068	1995	2012	2194	2121	2191	2263
Total général { Hommes	10873	10080	10317	10362	12474	13195	13195
Total général { Femmes	2436	2387	2450	2493			

sieurs faits intéressants et inattendus sans doute de la plupart des lecteurs.

Si l'on consulte le tableau de la page 323, on voit en effet que chaque année le nombre total des morts accidentelles en France reste à peu près le même; il oscille autour de 13.000. Dans ce chiffre, les femmes figurent dans la proportion d'un quart.

Pour chaque genre de mort accidentelle, les chiffres restent à peu près les mêmes depuis trente ans.

§ I. — Diagnostic médico-légal de la mort accidentelle par blessures.

Nous avons étudié déjà la plupart des genres de mort accidentelle énumérés dans le tableau ci-dessus. Il nous reste à parler des chutes de haut et des écrasements, et notamment des moyens de reconnaître le caractère accidentel de ces morts.

Ce caractère est en général clairement établi par les circonstances de l'événement. Cependant des doutes subsistent quelquefois sur la véritable cause de la mort, et l'expert est appelé à les élucider.

Presque toujours l'autopsie permet de reconnaître facilement qu'un individu a été écrasé, est tombé de haut. Ainsi qu'on le verra plus loin, les blessures produites en pareil cas diffèrent par certains caractères et notamment par leur énormité, par leur multiplicité, de celles que pourraient produire des coups. Mais l'examen extérieur du corps ne suffit pas pour ce diagnostic, la peau ne présentant souvent que des lésions légères ou nulles.

Le diagnostic peut être plus difficile quand il s'agit de reconnaître si une fracture du crâne, non accompagnée d'autres blessures, résulte d'un coup ou d'une chute d'une faible hauteur. Si la fracture consiste en un simple trait plus ou moins étendu et irrégulier, il n'y a souvent pas de raisons décisives pour l'attribuer à l'une de ces causes plutôt qu'à l'autre, et c'est alors dans la forme et le siège des ecchymoses et des lésions du cuir chevelu, s'il en existe, dans la disposition des lieux, la situation qu'occupait le corps au moment où il a été trouvé, qu'on peut trouver des éléments de jugement. Quand les fractures sont comminutives, cela suppose une grande violence, plus considérable que celle pouvant résulter d'une chute d'un lieu peu élevé.

Une question d'un autre ordre se pose quelquefois. Il peut arriver qu'une personne tuée par un meurtrier soit ensuite, pendant qu'elle vit encore ou très peu de temps après qu'elle a succombé, précipitée d'un lieu élevé, ou que son corps soit disposé de telle sorte qu'il soit écrasé par une voiture ou un train de chemin de fer. Si l'homicide a été commis à l'aide d'une arme à feu ou d'un instrument piquant et tranchant, le crime est facile à reconnaître ; mais il n'en est pas de même si la victime a été étranglée ou tuée par un coup d'un corps contondant. La blessure primitive échappe alors ou est attribuée à la même cause (chute ou écrasement) qui a produit les autres blessures. Cependant un examen attentif des lésions et de la disposition des lieux peut encore mettre sur la voie de la vérité. Dans un cas cité par Taylor, on trouva une femme morte au pied de l'escalier d'une cave, et l'autopsie prouva qu'elle avait succombé à une fracture du crâne et de la colonne vertébrale produite par la chute ; cependant il y avait sur le mur, à une hauteur de 4 ou 5 pieds au-dessus de la marche supérieure, des taches récentes de sang qui, d'après leur caractère, provenaient d'un jet artériel. Il existait en effet sur la région temporale droite une plaie qui avait ouvert l'artère. On en conclut que la plaie avait été faite au haut de l'escalier et que la femme avait été ensuite précipitée, ce qui fut en effet démontré par l'enquête ultérieure. Dans un autre cas, rapporté par M. Tourdes, un homme avait été assommé d'un coup de hache qui avait broyé le crâne et fait sortir une partie du cerveau ; le corps avait été étendu sur une route fréquentée la nuit par des voitures pesamment chargées, la tête dans les ornières du chemin ; mais le sang et la matière cérébrale formaient une mare non étalée par les roues, et il n'existait pas de sillon sanglant produit par le passage de celles-ci. Nous avons vu une femme étranglée avec les mains, puis jetée dans le fossé des fortifications de Paris ; les marques de strangulation étaient très nettes ; les coupables furent retrouvés et avouèrent.

Enfin on soupçonne quelquefois que la victime d'une chute de haut a été poussée par une autre personne. Les constatations médicales peuvent apporter quelque lumière dans la discussion, en ce sens surtout qu'elles permettent de contrôler certaines des assertions de l'inculpé, par exemple de vérifier si le corps est tombé en avant ou en arrière, la tête ou les pieds en bas, si la victime avait mangé ou bu peu de temps avant la chute, à quelle époque remonte la mort, etc.

§ II. — Chute d'un lieu élevé.

Les chutes faites d'une hauteur de plus de 5 à 6 mètres produisent en général des lésions nombreuses[1] constituées par des fractures osseuses, des contusions multiples, des déchirures d'organes internes.

Les fractures intéressent d'abord les os qui ont touché directement le sol. Ainsi, quand on trouve le calcaneum ou les malléoles fracturés, les os du tarse luxés, on peut en

1. Toutefois, la gravité des lésions n'est pas toujours en rapport avec la hauteur de la chute, et, dans des cas tout à fait exceptionnels, des individus tombés d'une hauteur considérable n'ont été atteints que de lésions relativement très légères. Un jeune homme fut précipité du toit d'une maison à six étages, et cela fut attesté non seulement par ses déclarations, mais par celles de plusieurs assistants. Chargé de l'examiner, nous nous transportâmes sept jours après à son domicile : il était absent, ayant été faire une promenade ; trois jours après, il se rendit à notre cabinet et nous ne pûmes constater que de nombreuses et larges ecchymoses avec des érosions insignifiantes à la peau, sans troubles fonctionnels indiquant une lésion grave des divers organes : la chute avait eu lieu sur une terre molle. — Il y a une trentaine d'années, à Paris, un homme se précipite du haut de la colonne de la Bastille (50 mètres) ; il rebondit sur une toile qui était tendue au pied du monument à 4 ou 5 mètres du sol, tomba sur le trottoir, et put continuer son chemin. Cet homme fut employé ensuite à l'École de médecine.

L'innocuité relative de certaines chutes de haut tient à ce que le corps tombe sur un sol peu résistant : sable, terre molle ou sur un obstacle élastique, tel par exemple qu'une toile tendue. En pareil cas, la force vive dont est animé le corps est employée pour la plus grande partie à déformer l'obstacle. — La façon dont la chute est faite a aussi de l'importance. Les gymnasiarques peuvent sauter sans se blesser d'une hauteur assez grande ; ils savent tomber sur la pointe des pieds et de façon que la force vive s'épuise en se répartissant dans toutes les articulations des membres inférieurs.

conclure que la victime est tombée sur les pieds. Mais parfois aussi le corps, après avoir touché le sol soit par les pieds, soit par la tête, retombe aussitôt horizontalement avec une force assez grande pour que ce nouveau heurt occasionne d'autres fractures.

Un autre mécanisme intervient pour la production des fractures comme des nombreuses autres lésions que l'on observe en pareils cas : c'est celui de la commotion et de l'*ébranlement*.

Ainsi, à la suite d'une chute sur les pieds, surtout quand elle a eu lieu d'une grande hauteur, on peut observer des fractures du crâne, du bassin, du rachis, lesquelles ne sont pas dues à un heurt contre le sol, car on ne trouve aucune trace de contusions des parties molles à ce niveau, mais résultent de ce que la force vive de la chute s'est transmise jusqu'à ces os où elle a produit ses effets nocifs.

Par suite également de la secousse, de l'ébranlement imprimé à tout le corps, un organe est projeté violemment, tend à quitter son emplacement naturel, est lancé contre les organes voisins ou contre les parois des cavités splanchniques, en même temps qu'il est retenu par ses attaches naturelles. De ce conflit entre des forces opposées résultent des lésions traumatiques souvent énormes. D'autres facteurs interviennent d'ailleurs encore pour les produire : le déplacement brusque et violent du sang dans les vaisseaux, celui de l'air dans les poumons, des liquides et des gaz dans le tube digestif, du fœtus, dans l'utérus, etc.

Cet ébranlement général du corps est capable de produire des hémorragies, des déchirures, des arrachements de n'importe quel organe interne, de ceux même qui sont très éloignés de la région sur laquelle a porté le choc générateur de la commotion. Il peut même arriver que les effets de l'ébranlement se localisent sur un ou deux organes plus ou moins éloignés, alors que les organes voisins restent indemnes.

Parmi les organes qui présentent le plus souvent des déchirures, on peut citer d'abord le foie. Les déchirures occupent surtout les faces inférieure et antérieure de l'organe Viennent ensuite la rate, les poumons, les reins, le mésentère

Sur les poumons on voit assez souvent, outre les déchirures superficielles et profondes, de larges ecchymoses superficielles, accompagnées de bulles d'emphysème sous-pleural, dont le volume atteint parfois le volume d'une noisette.

Ces lésions des poumons peuvent exister sans fractures des côtes. Deux fois nous avons observé la formation dans l'intérieur des poumons d'une cavité anfractueuse remplie de sang, en partie liquide, en partie coagulé. Dans un cas, il s'agissait d'un adulte tombé d'une hauteur de deux étages, et atteint de fractures du crâne : le poumon gauche présentait une cavité contenant plus de 60 grammes de sang. L'autre cas concerne un nouveau-né précipité d'un premier étage sur le pavé de la rue; bien qu'atteint de fracture du crâne, il survécut quelques semaines, et l'on trouva à l'autopsie une cavité remplie de sang liquide occupant la plus grande partie du lobe supérieur du poumon droit. Dans les deux cas, les côtes étaient intactes. Ces déchirures du poumon sans fracture du thorax ont été signalées par plusieurs auteurs [1].

On note quelquefois aussi la rupture de l'aorte, la déchirure ou l'arrachement du cœur, la rupture du diaphragme avec hernie de l'estomac dans la cavité thoracique, la fracture du larynx, etc.

Au reste, tous les organes peuvent présenter de telles lésions. On a même vu des déchirures étendues du cerveau, sans fracture du crâne [2].

Les effets de la commotion générale, c'est-à-dire ceux qui résultent de l'ébranlement violent du corps, et non pas d'un choc direct, s'apprécient bien sur l'enfant encore dans le sein de sa mère. Chez une femme enceinte de 8 mois qui s'était précipitée d'un 5e étage, nous avons vu que, bien que les membranes de l'œuf ne fussent pas rompues, l'enfant portait de nombreuses blessures, et notamment des

---

1. M. Dionis du Séjour, *Contribution à l'étude des contusions profondes du thorax ; les déchirures pulmonaires en dehors des fractures de côtes* (Thèse de Paris, 1902).

2. Plusieurs de ces exemples ont été rassemblés par Zaaijer (Vierteljahrschrift f. gerichtliche Medic., 1893).

contusions du cerveau sans fracture du crâne. Une autre femme, presque à terme, s'était jetée du 6ᵉ étage; le crâne était broyé, plusieurs côtes fracturées; mais tous les viscères abdominaux étaient intacts, à l'exception de l'utérus qui était fendu verticalement sur la paroi antérieure, et avait laissé sortir l'enfant avec le placenta. Le cadavre de l'enfant n'avait pas de blessures extérieures; mais l'un des fémurs était fracturé; le foie déchiré ainsi que les poumons.

Un autre effet de la commotion générale consiste en la production d'épanchements sanguins non seulement autour des blessures, mais encore dans les parties profondes du tronc et des membres, en des points où il n'y a pas d'autres lésions; c'est autour du fémur ou des autres longs, dans la gaine du sciatique, des autres gros nerfs ou des gros vaisseaux, dans les interstices musculaires, sur le diaphragme, qu'on les voit le plus souvent. Ces ecchymoses profondes, qui dénotent un ébranlement violent de tout le corps, fournissent un élément très important violent pour le diagnostic.

Ce diagnostic est presque toujours facile. Il est vrai que des coups peuvent produire des déchirures des organes internes; on voit souvent la rupture des intestins, de la vessie, du foie produite par un coup de pied. Il peut même arriver que des organes très bien protégés par les squelettes se déchirent à la suite d'un coup; ainsi Zaaijer rapporte deux observations où une déchirure très étendue du cerveau a été occasionnée par un coup violent sur le visage. Mais quand il s'agit d'une chute d'une certaine hauteur, les lésions sont toujours multiples, et les ecchymoses profondes marquent la commotion violente qu'a subie le corps.

§ III. — Écrasement.

Les lésions résultant de l'écrasement par une voiture pesamment chargée consistent en général, comme celles produites par la chute d'un lieu élevé, en fractures des divers os, et en déchirures des organes internes; mais ces lésions sont ici moins éparses. On note plus souvent aussi des épanchements sanguins sous-cutanés et sous-musculaires, des épanchements de sérosité, des décollements de la peau, lésions attribuables au mouvement de rotation de la roue. C'est surtout le décollement de la peau qui peut être utile au diagnostic; ce décollement atteint parfois une étendue énorme : toute la longueur d'un membre ou du tronc. Dans la cavité ainsi formée, on trouve du sang et une bouillie graisseuse résultant de l'attrition du tissu cellulaire[1]. De telles lésions ne sont guère produites que par le passage d'une roue, ou par un traumatisme analogue (action d'une courroie de machine, etc.), ayant pour effet de tirailler isolément la peau.

Il est assez rare que la roue ne laisse pas quelques traces sur la peau, sauf quand il s'agit de l'abdomen. Ces traces consistent en érosion et en plaques parcheminées; les ecchymoses sont exceptionnelles. Quelquefois on retrouve sur la peau la marque plus ou moins régulière du fer du cheval, sous forme d'ecchymoses ou de parcheminement.

Parfois cependant il n'y a aucune lésion extérieure sur la région traumatisée. Chez un homme écrasé, dont la tête avait été broyée, mais dont le tronc ne présentait que quelques érosions au niveau du sternum, nous avons trouvé non seulement des déchirures des reins, du foie et de la rate, mais encore des poumons et du cœur dont la pointe, complètement détachée, flottait dans le péricarde resté intact. Il n'y avait pas de fracture de côtes, dont les cartilages n'étaient pas ossifiés, ni d'ecchymoses sous-cutanées ou musculaires.

L'écrasement par chute d'un objet pesant sur le corps produit en général des blessures limitées à une seule région. La compression de la poitrine et du tronc par le genou d'un meurtrier, le trépignement peuvent aussi occasionner des ruptures internes. L'écrasement par compression dans

---

1. Quand ces blessures guérissent ; elles laissent des cicatrices sous-cutanées, qui forment une induration en général assez mal limitée du tissu cellulo-graisseux adhérant à la peau, qui se trouve ainsi déprimée, mais qui est d'ailleurs intacte.

la foule détermine surtout des fractures de côtes et des lésions des poumons (voy. page 200).

§ IV. — Des accidents de chemin de fer.

Accidents individuels. — Parmi les blessures reçues par les ouvriers ou les employés, il y a à signaler les tamponnements, dans lesquels l'ouvrier se trouve pris entre les tampons de deux wagons qui viennent heurter l'un contre l'autre; il en résulte une compression limitée ordinairement au bassin et à la partie inférieure du tronc. Ce traumatisme peut n'occasionner que des lésions extérieures peu graves, des ecchymoses ou des contusions superficielles, sans fracture des divers os de la région, et cependant il se produit en même temps des lésions des organes internes. Quelquefois la victime meurt sur le coup, ou en très peu de temps, à la suite d'une rupture de l'estomac, de la vessie, etc. Dans d'autres cas, les lésions entraînent des troubles très prolongés de la santé et une incapacité de travail quelquefois définitive; on voit ainsi se produire des paraplégies, des paralysies de la vessie et du rectum, des hémorragies vésicales et intestinales, une hernie abdominale par éventration, etc.

Accidents de marche. — Ces accidents résultent de la rencontre de deux trains marchant en sens opposé, d'un tamponnement imprimant une impulsion brusque et rapide à un convoi, d'un déraillement qui fait rouler les wagons sur un sol inégal, de la précipitation d'un wagon du haut d'un remblai, etc.

Les conséquences de ces accidents sont quelquefois terribles au point de vue du nombre des victimes et de la gravité des blessures. L'accident survenu le 5 septembre 1881 à Charenton a fait 104 victimes, dont 18 ont été tuées sur le coup; dans l'accident de Saint-Mandé (26 juillet 1891) 16 personnes ont été tuées sur le coup, et 167 ont été blessées plus ou moins grièvement. Nous avons examiné toutes les victimes de ces deux accidents.

Les blessures sont produites suivant divers mécanismes. Tantôt les voyageurs sont projetés contre les parois des wagons, ou les uns contre les autres ; on observe souvent alors, outre des blessures de tous genres, des fractures compliquées de plaies des membres inférieurs, qui sont venus heurter contre les banquettes. Tantôt le wagon est brisé et les personnes qu'il contient sont écrasées par ses débris ou atteintes par ceux-ci lancés avec force ; on observe ordinairement dans ces cas des violences énormes, des broiements de la tête ou des membres, l'ouverture du tronc, des déchirures multiples et étendues du foie, du cœur et des autres organes internes. Quelquefois aussi on n'aperçoit sur les cadavres aucune plaie extérieure, ni contusion grave. — Le mécanisme de l'ébranlement du corps, que nous avons décrit page 327, intervient souvent aussi dans ces cas ; il produit des lésions des organes internes, sans blessures extérieures, lésions non pas toujours énormes comme dans les cas de chute de haut, mais permettant la survie et souvent la guérison.

Il est à remarquer que les diverses personnes qui se trouvent dans un même compartiment peuvent être très inégalement atteintes. Lors de l'accident de Charenton, une famille occupait un compartiment d'un même wagon : un enfant et une domestique furent tués sur le coup ; le père eut une forte contusion du genou ; un autre enfant n'eut aucune blessure ; un troisième enfant fut atteint de contusions légères, ainsi que la mère qui était enceinte de plusieurs mois, et dont la grossesse continua.

A part les premiers phénomènes de la commotion, l'énormité de la violence ne paraît pas en général exercer une influence sur l'évolution des plaies et des fractures. Chez les victimes des catastrophes de Charenton et de Saint-Mandé, la plupart des blessures des membres guérirent dans les délais normaux ; chez un homme dont on dut amputer la cuisse à la partie supérieure, la cicatrisation fut même remarquablement rapide et exempte de toute complication.

Mais des troubles fonctionnels graves peuvent être la conséquence de la contusion ou de la commotion des organes internes[1]. C'est ainsi qu'on voit chez des individus atteints de contusions du thorax, avec ou sans fracture de côtes, survenir des hémoptysies persistantes, de l'oppression, de la dyspnée, de la toux. Il est à noter d'une part que ces troubles n'apparaissent pas toujours immédiatement, du moins avec la gravité qu'ils auront ensuite (c'est ainsi par exemple que dans un cas la première hémoptysie s'est produite deux semaines après l'accident) et d'autre part que ces symptômes, alors même que leur réalité est indiscutable, ne trouvent pas constamment leur explication dans des lésions des poumons ou du cœur appréciables à l'auscultation et la percussion.

Quelquefois on observe des entérorragies, des gastrorragies persistantes, avec des troubles digestifs graves ; vomissements, violente gastralgie, dyspepsie. Ici encore, il arrive parfois que les symptômes, d'abord assez légers, augmentent graduellement et n'atteignent tout leur développement qu'après plusieurs semaines.

Ces faits sont importants à connaître parce qu'ils montrent que si l'expert doit toujours se tenir en garde contre la simulation et les exagérations des blessés, il ne faut pas non plus qu'il méconnaisse la réalité de certains troubles fonctionnels, ou qu'il les attribue, sans preuves convaincantes, à une autre cause qu'à l'accident.

Mais ce qui doit être signalé surtout à l'attention du médecin, c'est que chez les personnes qui ont été victimes d'accidents de ce genre, il peut se développer, plus ou moins rapidement, des troubles du système nerveux qui constituent une maladie souvent grave, tenace et parfois incurable : la névrose traumatique.

§ V. — De la névrose traumatique.

Le traumatisme peut provoquer diverses affections classiques du système nerveux. Mais ce qu'il provoque d'une

1. VIBERT, *Étude médico-légale sur les blessures produites par les accidents de chemins de fer*. Paris, 1888, J.-B. Baillière et fils. — *La névrose traumatique*. Paris, 1893.

manière incomparablement plus fréquente, c'est une affection que nous désignerons, à l'exemple de plusieurs auteurs, sous le nom de *névrose traumatique*.

La névrose traumatique a été tout d'abord étudiée et décrite chez les personnes qui avaient été victimes d'accidents de chemins de fer ; de là les noms de *railway-spine*, de *railway-brain*, qui lui ont été donnés par les auteurs anglais et américains. Mais la maladie s'observe également chez les individus qui ont subi un accident de voitures, qui sont tombés de haut, qui ont été victimes d'une explosion, d'un éboulement, qui ont reçu une violente contusion à la tête. Elle ne se produit pas, sauf peut-être de rares exceptions dont nous n'avons vu personnellement aucun exemple, à la suite de blessures par instruments piquants ou tranchants, par armes à feu. — La prédisposition ne joue, à notre avis, qu'un rôle très secondaire et le plus souvent nul [1].

Symptômes. — Les symptômes essentiels de la névrose traumatique consistent en maux de tête, insomnie, cauchemars, asthénopie accommodative, troubles intellectuels et psychiques spéciaux, le tout constituant un état morbide permanent, entrecoupé par des paroxysmes, des sortes de crises ou d'attaques qui surviennent souvent plusieurs fois par jour.

Les troubles psychiques font bien rarement défaut, parfois ils sont peu accusés ; mais chez beaucoup de malades ils acquièrent une grande intensité. Chez ces sujets tout effort d'attention est extrêmement pénible et ne peut être continué un certain temps. La mémoire, en ce qui concerne les choses récentes, est diminuée en ce sens surtout qu'elle présente des lacunes. Un commerçant oublie ses rendez-vous, renouvelle à divers fournisseurs une commande qu'il voulait faire à un seul : un cocher de fiacre ne sait plus trouver son chemin dans Paris ; une ménagère oublie totalement de préparer le repas de famille ; certains ne peuvent plus lire parce qu'arrivés à la fin d'une page ils ont oublié tout ce qui précède. — Le caractère est profondément

---

1. Nous avons longuement motivé cette opinion dans nos travaux déjà cités et surtout dans : VIBERT, *Les Accidents du travail*, 1906.

modifié ; tous ces malades sont tristes et leur air morne frappe au premier coup d'œil ; ils sont taciturnes et recherchent la solitude. Ils sont devenus extrêmement émotionnables, pleurent pour le motif le plus futile ; souvent aussi ils sont très irascibles et ne peuvent supporter la moindre contrariété. Sauf de rares exceptions, ces troubles ne s'accompagnent pas de délire ni d'hallucinations, et le raisonnement reste correct.

Un symptôme presque constant aussi est celui que nous désignons, peut-être à tort, sous le nom d'asthénopie accommodative ; la vue se brouille vite quand elle s'exerce assidûment à la lecture, à l'écriture, etc., et si l'effort continue, il occasionne bientôt des maux de tête, puis une de ces crises qui sont l'une de ces caractéristiques de la névrose traumatique.

Ces crises surviennent parfois sans cause appréciable, par exemple au milieu de la nuit. Plus souvent elles sont provoquées par un effort intellectuel, par le bruit de la rue, des conversations animées, par une fatigue physique, etc. Elles débutent par ce que le malade appelle ordinairement « des étourdissements » ; il faut entendre par là non pas de véritables vertiges, mais une sorte d'obnubilation intellectuelle avec quelques tintements d'oreille et une grande augmentation du mal de tête ; puis le malade éprouve une sensation d'angoisse, d'anxiété, un malaise général extrêmement pénible ; il lui semble parfois qu'un horrible malheur va lui arriver. Le pouls devient faible, inégal et irrégulier. Rarement cette crise aboutit à une perte complète de connaissance, plus rarement encore à une attaque convulsive. La durée varie de quelques secondes à une demi-heure et plus. Il est des malades qui ont une dizaine de ces paroxysmes dans les 24 heures.

La plupart des malades présentent en outre un ou plusieurs des symptômes suivants. La dyspepsie est très fréquente ; l'anorexie, les digestions laborieuses avec développement abondant de gaz dans l'estomac ; les alternatives de constipation et de diarrhée s'observent souvent. Fréquemment aussi le rachis est très douloureux à la pression et pendant les mouvements, ce qui donne au malade une attitude raide et tout d'une pièce. Le pouls est accéléré au point de battre constamment entre 100 et 130, sans que le malade s'en aperçoive aucunement ; ou bien il est irrégulier quant à la fréquence et à la force des pulsations. La dyspnée, l'oppression sans lésions des organes thoraciques s'observent aussi. La force musculaire peut être extrèmement amoindrie, sans amyotrophie. Les réflexes tendineux sont souvent exagérés, amoindris, ou même abolis. Il n'est pas très rare d'observer du tremblement, notamment le tremblement fibrillaire des muscles de la face quand le malade est ému ou attentif. — La sensibilité présente des troubles variables, et qui nous ont paru relativement rares : fourmillements dans les extrémités, hyperesthésie (notamment de la face et du cuir chevelu), anesthésie ordinairement disposée en plaques irrégulières. Parmi les troubles sensoriels, ceux de la vue et de l'ouïe sont les plus fréquents. Outre l'asthénopie accommodative, on note souvent le rétrécissement concentrique du champ visuel. Les bourdonnements d'oreille sont accusés par beaucoup de malades ; la dureté de l'ouïe et l'hyperacousie ont été parfois observées.

Dans certains cas, l'un des symptômes énumérés précédemment se développe outre mesure, prend une importance prépondérante, et paraît au premier abord constituer toute la maladie. On pourrait décrire ainsi des formes cardiaque, dyspnéique, spinale, etc., de la névrose traumatique, dans lesquelles il est d'ailleurs toujours facile de retrouver les symptômes fondamentaux indiqués plus haut.

Développement, évolution, diagnostic et pronostic. — En général, les symptômes de la névrose traumatique ne commencent à se manifester nettement que quelques semaines après l'accident ; ce n'est souvent qu'au bout de plusieurs mois, d'une année, ou plus encore, qu'ils ont acquis tout leur développement. Il ne faudrait pas considérer comme le début de la névrose traumatique certains troubles nerveux qui s'observent souvent immédiatement après un accident. Les personnes qui ont été blessées ou fortement secouées pendant une collision de trains, par exemple, ont souvent pendant plusieurs jours une grande excitation nerveuse, de l'insomnie, de l'agitation, des maux de tête, de l'émotivité, du tremblement. Quelques autres, bien moins nombreuses, tombent immédiatement dans un état mental très voisin du somnambulisme; l'activité intellectuelle ne se manifeste plus que par un automatisme restreint à un très petit cercle d'idées, à celles du salut personnel, du domicile à regagner, etc. Tous ces désordres peuvent se dissiper complètement et définitivement en quelques jours, et les personnes qui ont été atteintes ne nous paraissent pas plus spécialement exposées au développement ultérieur de la névrose traumatique que celles qui, au moment de l'accident, n'ont pas présenté de troubles graves du système nerveux.

Une fois qu'elle est bien développée, la névrose traumatique constitue une maladie très nettement caractérisée, toujours identique à elle-même, à l'intensité près, de sorte qu'on peut prévoir tout ce qu'accusera le plaignant. Il en résulte qu'un médecin attentif, et surtout expérimenté en cette matière, sera presque toujours à même de déjouer la simulation.

Au degré le plus léger, la maladie se borne à des troubles psychiques qui peuvent encore permettre au malade de vaquer à ses occupations et de faire prospérer ses affaires. Et cependant celui-ci a beaucoup perdu; il n'a plus l'entrain, la bonne humeur et le juste équilibre; il est devenu nerveux, inquiet, triste et irascible; il est malheureux et insupportable à son entourage. A un degré bien accentué, et lorsque la plupart des symptômes indiqués plus haut sont réunis, on est en présence d'un véritable infirme, d'un individu incapable de se livrer à tout travail, à toute occupation suivie, hors d'état non seulement d'exercer son métier, mais souvent de vaquer à ses occupations domestiques les plus simples.

Le pronostic de la névrose traumatique est difficile à établir et ne doit jamais être formulé que lorsqu'il s'est écoulé plusieurs mois depuis l'accident. A ce moment, on peut dire d'une manière générale que si les symptômes sont peu intenses, restent depuis longtemps stationnaires ou se sont déjà amendés, la guérison est probable, mais elle ne se produit souvent qu'après plus d'une année. Si les symptômes vont en s'aggravant, et s'ils se sont développés tardivement, très graduellement, la guérison est très douteuse, et la maladie a une durée indéfinie.

Nature de la maladie. — Le professeur Charcot enseignait que la névrose traumatique est constituée par l'association de la neurasthénie et de l'hystérie. Cette opinion, émise par un savant d'une si grande autorité, paraît adoptée par la plupart des médecins français.

En réalité, l'association des symptômes de l'hystérie et de la neurasthénie n'est pas absolument constante. On passe par des transitions insensibles des cas d'hystérie pure et simple (qui ne doivent pas entrer dans le cas de la névrose traumatique) à des cas qui comportent, avec les symptômes de l'hystérie, ceux de la neurasthénie, et enfin à d'autres où ces derniers existent seuls.

Mais, à côté de ces formes où les symptômes éveillent l'idée de troubles purement fonctionnels, il en est d'autres où, avec ces mêmes symptômes généralement très accentués, on constate des signes d'une lésion matérielle des centres nerveux : une fracture du crâne, une atrophie du nerf optique, un hématome de la dure-mère, etc.

Une grosse lésion traumatique de l'encéphale et du crâne est donc susceptible de provoquer l'apparition des symptômes identiques à ceux de la neurasthénie ou de l'hystéro-neurasthénie. N'en serait-il pas de même pour des lésions traumatiques moins grossières que l'examen clinique ne nous permet pas de diagnostiquer sûrement? Nous sommes porté à le croire pour des raisons que nous avons exposées ailleurs.

D'après cette manière de voir, la névrose traumatique se produirait parfois dans des cas où il existe des lésions disséminées de l'encéphale, spécialement de l'écorce cérébrale, et dans d'autres cas, les plus nombreux sans doute, ces lésions matérielles feraient défaut. La plupart des symptômes seraient les mêmes dans les deux groupes de cas, mais avec une gravité et une durée plus grande dans le premier[1].

---

1. Nous n'avons pu dans ce volume qu'esquisser sommairement l'histoire de la névrose traumatique. Parmi les nombreux travaux qui

§ VI. — Questions de survie.

Quand deux ou plusieurs personnes, parentes entre elles succombent ensemble dans un accident, il est nécessaire de savoir laquelle a péri la première pour régler les questions de succession. La loi a prévu les cas où cette détermination serait impossible, et elle a fixé, en se basant sur l'âge et le sexe des personnes, dans quel ordre on admettrait qu'elles ont succombé.

Code civil. Art. 720. — Si plusieurs personnes, respectivement appelées à la succession l'une de l'autre, périssent dans un même événement sans qu'on puisse reconnaître laquelle est décédée la première, la présomption de survie est déterminée par les circonstances du fait, et à leur défaut, par la force de l'âge ou du sexe.

Art. 721. — Si ceux qui ont péri ensemble avaient moins de quinze ans, le plus âgé sera présumé avoir survécu.

S'ils étaient tous au-dessus de soixante ans, le moins âgé sera présumé avoir survécu.

Si les uns avaient moins de quinze ans et les autres plus de soixante, les premiers seront présumés avoir survécu.

Art. 722. — Si ceux qui ont péri ensemble avaient quinze ans accomplis et moins de soixante, le mâle est toujours présumé avoir survécu, lorsqu'il y a égalité d'âge, ou si la différence qui existe n'excède pas une année.

S'ils étaient du même sexe, la présomption de survie qui donne ouverture à la succession dans l'ordre de la nature doit être admise; ainsi le plus jeune est présumé avoir survécu au plus âgé.

ont été publiés à ce sujet, nous indiquerons seulement les suivants :

John Eric Erichsen. *On Railway and other Injuries of the nervous system :* London. Ce livre est le premier en date sur la question.

Herbert W. Page, *Injuries of the Spine and spinal Cord and nervous Shock, in their surgical and medico-legal aspects.* London, 1885.

Thompson u. Oppenheim, *Ueber das Vorkommen und die Bedeutung der sensorischen Anaesthesie bei Erkrankungen des centralen Nervensystems* (Arch. für Psychiatrie und Nervenkrankheiten, 1884).

Oppenheim, *Die traumatischen Neurosen*, Berlin, 1889. — Dans ce travail, la question est étudiée complètement et à tous les points de vue.

Charcot, in *Leçons sur les maladies du système nerveux*, et *Leçons du mardi* et aussi dans Ann. d'hyg. publ. et de méd. lég., février 1889.

Knapp, *Nervous Affections following Injuries Railway-spine, Railway-brain*, 1888, Boston.

Bouveret, *La Neurasthénie*, J.-B. Baillière, 1891. — Crocq fils, *Les Névroses traumatiques*, Bruxelles, 1896.

Nous-même avons étudié la question plus spécialement au point de vue médico-légal dans deux mémoires : Vibert, *Etude médico-légale sur les accidents de chemins de fer*, J.-B. Baillière, 1888. *Contribution à l'histoire de la névrose traumatique* (Ann. d'hyg. publ. et de méd. lég., février et mars 1893). Tirage à part, J.-B. Baillière, 1893 et Vibert, *Les Accidents du travail*, 1906.

Les médecins interviennent quelquefois dans ces questions de survie, parce que les héritiers leur demandent s'il est possible d'établir par la nature des blessures, par l'examen des cadavres et par lès circonstances du fait, si telle ou telle personne a succombé la première ou la dernière. C'est là un problème qui ne comporte que rarement une solution précise et certaine, et toutes les considérations générales que les auteurs les plus renommés, comme Foderé et Duvergie, ont présentées à cet égard, ne nous paraissent guère susceptibles d'application pratique. On doit même dire que les consultations médicales qui ont publiées sur les questions de cette natures n'ont fait, pour la plupart, qu'émettre des hypothèses plus ou moins soutenables et dont on comprend que les juges n'aient pas toujours tenu compte.

Toutefois, dans certains cas, dans ceux par exemple où il s'agirait de mort par inanition, par l'action du froid ou d'une température trop élevée, on conçoit qu'on pourrait tirer un parti utile des indications que l'on possède sur ces sujets (voy. le chap. VI, page 202).

La question de survie peut se poser aussi à l'occasion du meurtre simultané ou presque simultané de plusieurs personnes. Ici, le siège et la nature des blessures, la disposition des cadavres et des taches de sang sur le lieu du crime pourraient quelquefois fournir des indices très importants.

CHAPITRE ONZIÈME

EXPERTISES RELATIVES AUX BLESSURES NON MORTELLES

L'expression *blessures* a une signification beaucoup plus étendue en médecine légale qu'en chirurgie. Un arrêt du tribunal de Lyon, en date des 8 et 15 décembre 1859. s'exprime ainsi : « Par l'expression générique de blessure, on doit entendre toute lésion, quelque légère qu'elle soit, ayant pour résultat d'intéresser le corps ou la santé d'un individu. » L'inoculation de certaines maladies virulentes a été considérée aussi comme une blessure.

Les principaux articles du Code relatifs aux blessures sont les suivants :

Code pénal. Art. 309. — Tout individu qui, volontairement, aura fait des blessures ou porté des coups, ou commis tout autre violence ou voie de fait, s'il est résulté de ces sortes de violences une maladie ou incapacité de travail personnel pendant plus de vingt jours, sera puni d'un emprisonnement de deux à cinq ans, et d'une amende de seize francs à deux mille francs.

Il pourra en outre être privé des droits mentionnés en l'article 42 du présent Code pendant cinq ans au moins et dix ans au plus, à compter du jour où il aura subi sa peine.

Quand les violences ci-dessus exprimées auront été suivies de mutilation ou privation de l'usage d'un membre, cécité, perte d'un œil ou autres infirmités permanentes, le coupable sera puni de la réclusion.

Si les coups portés ou les blessures faites volontairement, mais sans intention de donner la mort, l'ont pourtant occasionnée, le coupable sera puni des travaux forcés à temps.

Art. 310. — Lorsqu'il y aura eu préméditation ou guet-apens, la peine sera, si la mort s'en est suivie, celle des travaux forcés à perpétuité, si les violences ont été suivies de mutilation, amputation, ou privation de l'usage d'un membre, cécité, perte d'un œil ou autres infirmités permanentes, la peine sera celle des travaux forcés à temps; dans le cas prévu par le premier paragraphe de l'article 309, la peine sera celle de la réclusion.

Art. 311. — Lorsque les blessures ou les coups, ou autres violences ou voies de fait, n'auront occasionné aucune maladie ou incapacité de travail personnel de l'espèce mentionnée en l'article 309, le coupable sera puni d'un emprisonnement de six jours à deux ans, et d'une amende de seize francs à deux cents francs, ou de l'une de ces deux peines seulement.

S'il y a eu préméditation ou guet-apens, l'emprisonnement sera de deux à cinq ans, et l'amende de deux à cinq cents francs.

D'autres articles spécifient le cas où le meurtre ainsi que les blessures et les coups sont excusables, et ceux, au contraire, où ils sont aggravés par la qualité de la personne atteinte.

Les articles 319 et 320 sont relatifs aux blessures faites involontairement.

Art. 319. — Quiconque par maladresse, imprudence, inattention, négligence ou inobservation des règlements, aura commis, *involontairement*, un homicide, ou en aura été involontairement la cause, sera puni d'un emprisonnement de trois mois à deux ans, et d'une amende de cinquante francs à six cents francs.

Art. 320. — S'il n'est résulté du défaut d'adresse ou de précaution que des blessures ou coups, le coupable sera puni de six jours à deux mois d'emprisonnement et d'une amende de seize francs à cent francs, ou de l'une de ces peines seulement.

Enfin, la victime de coups ou blessures peut demander une réparation pécuniaire, en vertu des articles suivants du *Code civil*.

Code civil. Art. 1382. — Tout fait quelconque de l'homme qui cause à autrui un dommage oblige celui par la faute duquel il est arrivé à le réparer.

Art. 1383. — Chacun est responsable du dommage qu'il a causé non seulement par son fait, mais encore par sa négligence ou par son imprudence.

Art. 1384. — On est responsable non seulement du dommage que l'on cause par son propre fait, mais encore de celui qui est causé par le fait des personnes dont on doit répondre, ou des choses que l'on a sous sa garde.

Les expertises relatives aux blessures nécessitent en général la réponse aux questions suivantes : Existe-t-il une blessure, quelle est sa nature et sa cause? La blessure entraînera-t-elle une incapacité de travail personnel d'une durée de plus ou moins de vingt jours? Quelle sera approximativement la durée de cette incapacité de travail? La blessure laissera-t-elle une infirmité?

Quand une action civile est engagée, c'est-à-dire quand les dommages-intérêts sont demandés, l'expert doit s'attacher particulièrement à déterminer les conséquences de la blessure au point de vue de la durée de l'incapacité de travail, des infirmités, des désordres fonctionnels ou des troubles de la santé qu'elle peut entraîner, des soins qu'elle a nécessités et qu'elle nécessitera encore.

§ 1. — Examen des blessures.

Il est du devoir strict du médecin de ne procéder à l'examen d'une blessure qu'autant que cet examen n'est pas de nature à occasionner un préjudice au blessé. Il serait évidemment coupable et absurde d'enlever l'appareil d'une fracture non consolidée, le pansement d'une blessure grave pour laquelle l'immobilisation et l'aseptie sont des conditions essentielles de guérison, etc.

Quand l'expert croit devoir différer l'examen de la blessure, il en informe le magistrat en indiquant l'époque approximative à laquelle ses constatations pourront être faites sans danger. Au point de vue de l'expertise, ce retard ne présente pas en général d'inconvénient ; presque toujours on peut aussi bien juger de la nature et des conséquences d'une blessure quand celle-c iest presque cicatrisée que quand elle est tout à fait récente. Cependant, dans certains cas, il est nécessaire que les médecins traitants fournissent à l'expert des renseignements sur l'aspect primitif de la lésion, la marche qu'elle a suivie, les complications qu'elle a subies, etc.

La description des blessures doit être faite avec précision afin de permettre de justifier des conclusions relatives d'une part à la gravité et aux conséquences des lésions, d'autre part à la nature de l'instrument vulnérant aux conditions dans lesquelles les coups ont été portés, etc.

Il est bon de recueillir toutes les déclarations du blessé relatives aux circonstances dans lesquelles il a été frappé, à la nature de l'arme ou de l'instrument qu'il dit avoir été employé, aux conséquences immédiates de la blessure ; l'expert apprécie ainsi sur quels points la discussion pourra porter ultérieurement, et il est à même de diriger plus spécialement son attention sur les indices qui sont de nature à confirmer les allégations du plaignant ou, au contraire, à les démentir.

Il est souvent nécessaire d'examiner aussi les vêtemen que portait le blessé ; on peut mieux apprécier à l'aide de cet examen la direction des coups, la nature de l'instrument vulnérant, etc.

§ II. — Conséquences des blessures.

La détermination de la durée de l'incapacité de trava occasionnée par la blessure a une très grande importance, car, suivant que cette durée est supérieure ou non à vingt jours la peine que le coupable encourt, varie considérablement.

L'appréciation exacte de cette limite de vingt jours est quelquefois délicate et entraîne de la part de l'expert certaines hésitations. On peut les éviter en partie en s'imposant comme règle de conduite, chaque fois qu'un doute subsiste, de revoir le blessé après le vingtième jour, de constater s'il n'a pas repris son travail et d'apprécier s'il est réellement incapable de le faire. — Dans certains cas, il y a lieu de se demander, avant de fixer la durée de l'incapacité de travail, ce que l'on doit entendre par l'expression : *travail personnel*, qu'emploie la loi. D'après la jurisprudence, il semble établi qu'au point de vue de la peine à appliquer au coupable (mais non pas au point de vue de l'indemnité à allouer à la victime), on doit entendre par ces mots l'incapacité d'un travail physique, tel que celui du manœuvre, exigeant l'accomplissement régulier des fonctions de l'économie, mais ne réclamant pas l'intégrité absolue d'un organe particulier ou d'une partie spéciale du corps. Il s'agit d'une incapacité de travail envisagée d'une façon générale, mais non pas d'un travail professionnel spécial. Ainsi des blessures aux doigts, tout en étant légères, peuvent empêcher pendant plus de vingt jours l'exercice de la profession de couturière, de pianiste, ou d'autres occupations exigeant la sensibilité complète et la liberté absolue des mouvements de la main, et cependant la durée de l'incapacité de travail, telle que l'entend la jurisprudence, sera bien inférieure à ce délai. Mais, à notre sens, l'expert doit laisser absolument aux magistrats le soin d'interpréter les expressions qui se trouvent dans le Code; seulement il est de son devoir, chaque fois qu'il aperçoit que cette interprétation est susceptible de soulever quelques difficultés, d'exposer nettement dans ses conclusions les diverses conséquences des blessures. Dans l'exemple qui vient d'être cité, l'expert dirait que la blessure était de nature à entraîner une incapacité de tout travail pendant quatre ou cinq jours (par exemple), mais qu'en raison de son siège particulier, elle rendra impossible l'exercice de la profession de couturière pendant plus de vingt jours.

Dans certains cas, la durée de l'incapacité de travail, prise dans le sens général qui vient d'être indiqué, est voisine de vingt jours, mais on est embarrassé pour déclarer si elle est supérieure ou non à ce chiffre. Pour faire une évaluation équitable il est bon, à notre avis, d'oublier momentanément qu'on est en présence d'un plaignant, de supposer qu'on est consulté, non pas à titre d'expert, par un blessé atteint accidentellement, qui est pressé de reprendre son travail, et qui demande dans combien de temps il pourra le faire sans imprudence et sans crainte de compromettre sa guérison. En partant de cette donnée, on reste, croyons-nous, dans la vérité et dans l'esprit de la loi, bien qu'en fait les conclusions du rapport soient quelquefois contestées ou reçoivent un démenti apparent. Ainsi une personne aisée attendra avant de reprendre ses occupations que tous les troubles fonctionnels aient complètement disparu, que les divers mouvements n'occasionnent plus aucune douleur, et quelquefois elle protestera contre l'évaluation de l'expert qu'elle trouve insuffisante. A cela, il faut répondre qu'on a déterminé une *incapacité* de travail et non pas le temps pendant lequel peut subsister une certaine gène des mouvements, ou des troubles légers de la santé. Au contraire, un malheureux dénué de ressources et pressé par le besoin reprend son travail dès qu'il n'y trouve pas d'obstacle insurmontable, avant que des plaies souvent profondes ne soient cicatrisées ; il s'expose ainsi à des complications graves et retarde le moment de la guérison définitive. Quelque court qu'ait été le repos pris par lui, nous pensons que l'expert doit cependant déclarer, en se servant du critérium indiqué plus haut, que la blessure était de nature à entraîner une incapacité de travail de plus de vingt jours.

Quelquefois les blessures sont relativement légères et se cicatrisent en peu de temps, mais elles laissent un état général qui prolonge l'incapacité de travail. Il en est ainsi quand il est survenu des hémorragies abondantes, par exemple à la suite de plaies du cuir chevelu ou d'un vaisseau d'un certain calibre ; la nature des symptômes accusés par le blessé : vertiges, tintements d'oreille, éblouissements, palpitations de cœur, etc., ainsi que la pâleur des muqueuses montrent que les allégations sont véridiques. Dans d'autres cas, les violences subies et aussi l'émotion éprouvée par le blessé laissent des troubles digestifs très accusés, une sorte d'embarras gastrique, avec nausées, vomissements, diarrhée, anorexie, langue chargée et une diminution des forces assez grande pour reculer de plusieurs jours le moment où la reprise du travail est possible. Les violences ayant porté sur la tête et plus spécialement, les contusions, laissent très souvent de la céphalalgie, et des vertiges survenant surtout quand la tête est inclinée, et qui apportent un obstacle réel à l'exercice d'un métier.

Dans d'autres cas, la blessure était légère par elle-même, mais l'incapacité de travail est devenue supérieure à vingt jours parce qu'il est survenu une complication : lymphangite, érysipèle, etc. Cette circonstance doit être formellement indiquée dans le rapport médical.

De même, quand la guérison d'une lésion peu grave est longtemps retardée par suite d'un mauvais état général existant antérieurement : diabète, cachexies de diverses natures, l'expert doit établir ce fait, indiquer que chez un sujet sain la blessure aurait guéri rapidement, et laisser aux magistrats le soin de tirer de ces données les conclusions qu'elles comportent au point de vue de l'application de la loi.

C'est aussi un devoir pour l'expert de faire ressortir que la prolongation de l'incapacité de travail est due à ce que le blessé n'a pris aucun des soins que le bon sens le plus vulgaire indique, qu'il a laissé par exemple, ainsi qu'on le voit quelquefois, des plaies plus ou moins profondes, dépourvues de tout pansement, exposées à la contamination extérieure, au frottement des vêtements, etc., ou que la cicatrisation a été certainement retardée par l'application de pommades ou d'autres topiques irritants, par des manœuvres absurdes conseillées par des voisins, des herboristes, etc. A la condition que l'influence de telles pratiques soit bien certaine, il est évident qu'il serait injuste d'en laisser les conséquences incomber à l'auteur de la blessure.

Les infirmités définitives laissées par les blessures doivent être indiquées, non seulement parce qu'elles servent de base à l'application de la peine (article 310 du Code pénal), mais aussi parce qu'elles peuvent motiver une demande en dommages-intérêts, dans les cas où l'infirmité n'a pas été la conséquence directe de la blessure, mais d'une complication de celle-ci, il faut avoir soin de mentionner aussi cette circonstance dans le rapport.

CHAPITRE DOUZIÈME

EXPERTISES RELATIVES AUX ACCIDENTS DU TRAVAIL

La loi du 9 avril 1898, qui alloue une indemnité aux ouvriers blessés au cours de leur travail, a créé pour la médecine légale une branche nouvelle, la plus importante au point de vue du nombre des expertises, lesquelles peuvent être confiées d'ailleurs non seulement aux médecins légistes de profession, mais à tous les docteurs en médecine.

Nous ne pouvons dans ce *Précis* parler des nombreuses questions médicales très importantes et très complexes que soulève l'application de cette loi, et qui forment la matière de traités spéciaux[1].

Nous nous bornerons à résumer les principales dispositions de la loi et à indiquer brièvement la tâche du médecin expert en pareil cas.

§ 1. — Principales dispositions de la loi.

L'ouvrier qui a été victime d'un accident du travail est soigné aux frais de son patron et par le médecin qu'il lui convient de choisir. Les frais de médicament et de pansements lui sont également payés.

---

1. Parmi ces traités, nous citerons :

THOINOT, *Les Accidents du travail et les affections médicales d'origine traumatique*, Paris, 1904.

VIBERT, *Les Accidents du travail. Etude clinique et médico-légale des affections internes produites par ces accidents.* Paris, 1906.

FORGUE et JEANBRAU. *Guide du médecin dans les accidents du travail*, 1909.

Jusqu'à ce qu'il soit guéri, ou, s'il ne doit pas guérir complètement, jusqu'à ce que les blessures soient *consolidées*, c'est-à-dire jusqu'à ce que l'infirmité résultant des blessures ne soit plus susceptible d'être modifiée, il touche une indemnité quotidienne égale à la moitié du salaire qu'il recevait quand il travaillait.

Si la blessure a laissé une infirmité permanente, l'ouvrier reçoit une rente dont le montant est réglé suivant la gravité de l'infirmité.

Ce règlement se fait d'après les bases suivantes : Si la blessure a laissé une incapacité permanente absolue, la rente est égale aux deux tiers du salaire; si l'incapacité permanente n'est que partielle, la rente est égale à la moitié de la réduction du salaire entraînée par l'infirmité.

Dans le cas où l'ouvrier meurt de ses blessures, sa veuve, ses enfants ou ses ascendants ou descendants qui étaient à sa charge reçoivent une indemnité. En outre les frais des funérailles sont à la charge du patron.

Le juge de paix juge en dernier ressort les contestations relatives aux indemnités temporaires, c'est-à-dire aux blessures qui ne laissent pas d'incapacité permanente.

Si les deux parties sont d'accord pour reconnaître que la blessure laissera une incapacité permanente, ou si l'une d'elles seulement le prétend, en s'appuyant sur un certificat médical, le président du Tribunal les convoque, et si elles acceptent toutes deux un même règlement de l'accident, le président sanctionne cet accord, en rendant une ordonnance qui fixe définitivement le chiffre de l'indemnité. C'est ce que l'on appelle une *conciliation*.

Si la conciliation n'a pu se faire, ou si l'existence d'une incapacité permanente est contestée, l'affaire est portée devant le Tribunal civil. Elle peut être portée ensuite devant la Cour d'appel si les parties, ou l'une d'elles, n'acceptent pas le jugement de première instance. L'arrêt d'appel peut être lui-même soumis à la Cour de cassation.

Enfin, à la demande de l'une des parties, qui estime que l'état du blessé s'est amélioré ou aggravé, le jugement peut être revisé dans le cours des trois années qui suivent la décision judiciaire passée en force de chose jugée.

§ II. — Règles de l'expertise.

Quelle que soit l'autorité qui a ordonné l'expertise, l'expert doit toujours : convoquer les parties et entendre contradictoirement leurs explications, prendre connaissance des certificats et documents produits, examiner le blessé et comparer son état actuel avec celui qui est décrit dans les certificats antérieurs.

Les certificats et documents produits doivent être lus à haute voix, à moins que les parties ne déclarent en avoir déjà connaissance. L'expert peut réclamer de nouveaux certificats ou documents en dehors de ceux qui lui sont apportés. Signalons ici la grande importance de la radiographie dans beaucoup de cas. Pour peu qu'elle paraisse utile, l'expert manquerait à son devoir s'il n'en demandait pas une.

L'interrogatoire du blessé porte sur ses antécédents, les circonstances dans lesquelles il a été blessé, les conséquences immédiates de la blessure, les détails sur le traitement ; le plaignant est invité ensuite à expliquer ce qu'il éprouve et à dire quels sont les motifs qui l'empêchent de reprendre son travail.

On passe ensuite à l'examen corporel ; on décrit exactement l'état actuel des régions blessées, et aussi les troubles fonctionnels résultant des blessures.

Il reste maintenant à rédiger le rapport. Celui-ci comprend trois parties : les commémoratifss, la description de l'état actuel et les conclusions.

La première partie débute par le nom de l'expert, la mention du jugement qui l'a commis, de la date à laquelle il a procédé à ses opérations, et l'énumération des personnes qui étaient présentes à l'expertise.

On relate ensuite les déclarations des parties, puis on transcrit les certificats médicaux ou du moins les parties essentielles de ceux-ci. On passe alors à la description de l'état actuel, puis on résume l'ensemble de tous les éléments d'appréciation ainsi recueillis, pour en dégager ce qui est nécessaire pour formuler les conclusions.

Ces conclusions doivent être telles que le magistrat puisse y trouver les éléments nécessaires pour solutionner l'affaire.

Devant la justice de paix, il s'agit d'établir si l'incapacité de travail a pris fin et à quelle date, ou si elle persiste encore et quelle en sera la durée minima, si la blessure est, ou non, de nature à laisser une incapacité permanente. — Quelquefois aussi la mission de l'expert comprend l'évaluation des frais médicaux et pharmaceutiques ; il a donc à examiner les notes qui lui sont présentées, et à dire si celles-ci sont en rapport avec la nature des blessures.

Devant les tribunaux civils ou les cours d'appel, les conclusions visent les trois points suivants :

a) **Quelle est la blessure ? a-t-elle laissé une incapacité permanente ?** — Il faut dans cette première conclusion donner le diagnostic de la blessure et rappeler très sommairement les troubles fonctionnels qu'elle occasionne.

En général, l'expert n'éprouve aucune difficulté ni aucun scrupule à dire si cette blessure laissera ou ne laissera pas une incapacité permanente. Il y a cependant des cas qui, dans les premiers temps de l'application de la loi, étaient embarrassants. Ce sont ceux où la blessure, bien qu'ayant laissé une infirmité plus ou moins grave, n'a pas empêché l'ouvrier de reprendre le même travail qu'avant l'accident et de gagner le même salaire. Il en est ainsi, par exemple, de l'ouvrier qui a perdu un œil, du manœuvre qui a subi l'amputation du cinquième doigt, etc. Aujourd'hui, ces difficultés n'existent plus ; la jurisprudence a établi qu'une infirmité réelle comporte une incapacité permanente, quand bien même elle n'empêche pas l'ouvrier d'exercer le même métier qu'avant l'accident et avec le même salaire.

L'expert n'a donc pas à tenir compte de cette circonstance de fait ; il doit dire que la blessure a laissé une infériorité physique, des troubles fonctionnels dont il spécifie la nature aussi exactement que possible.

b) **Quel est le degré de l'incapacité permanente ?** — Les juges demandent à l'expert de fixer le quantum de l'incapacité de travail, c'est-à-dire de l'évaluer en un tant pour cent.

C'est là certainement la partie la plus délicate de l'expertise. Il s'agit de reconnaître aussi exactement que possible les troubles fonctionnels laissés par la blessure, et ensuite d'apprécier l'importance de ces troubles pour l'exercice du métier déterminé qui était celui du blessé, comme aussi de tout autre métier ne nécessitant pas spécialement l'usage de la partie blessée. — L'expérience, une étude attentive les nombreux documents qui ont déjà été publiés sur ce sujet, permettent de mesurer les difficultés d'une telle évaluation, et de les surmonter dans la mesure du possible.

Il faut bien reconnaître que, pour être parfaitement équitable, l'évaluation devrait tenir compte d'autres éléments qui échappent plus ou moins à la compétence du médecin : l'âge du blessé, son degré d'instruction, d'intelligence, d'énergie morale, le milieu qu'il habite. Les magistrats peuvent tenir compte de ces considérations pour modifier le quantum proposé par l'expert.

c) Epoque de la consolidation de la blessure. — Ce mot de *consolidation* prête un peu à l'équivoque pour les médecins. En réalité, le législateur a entendu par là le moment où le blessé est parvenu à un état définitif : guérison ou bien incapacité permanente (totale ou partielle) pour laquelle il n'y a plus de modifications à prévoir, qui ne comporte plus un traitement ayant chance d'efficacité. — Ainsi, quand un ouvrier est atteint de fracture de jambe sa blessure n'est pas consolidée, au sens de la loi, quand la fracture est consolidée au sens médical. Après la consolidation des os, il reste ordinairement de la raideur articulaire, de l'atrophie musculaire qui gênent les fonctions du membre, et qui nécessitent un traitement. C'est seulement quand ce traitement a donné les résultats qu'on en peut raisonnablement espérer que la consolidation est obtenue.

Les juges ont besoin de connaître l'époque de la consolidation, puisque c'est à partir de celle-ci que cesse l'indemnité temporaire (demi-salaire) et que commence le versement de la rente quand il y a une incapacité permanente.

DEUXIÈME SECTION

QUESTIONS RELATIVES A L'INSTINCT SEXUEL ET A LA GÉNÉRATION

CHAPITRE PREMIER

ANOMALIES, DÉVIATIONS ET PERVERSIONS DE L'INSTINCT GÉNITAL

Avant de traiter des divers crimes ou délits dont le mobile est l'instinct génital, il est nécessaire d'indiquer sommairement les anomalies de cet instinct, anomalies qui ont parfois un caractère incontestablement pathologique, et qui soulèvent d'importantes questions de responsabilité.

L'instinct génital, et par là il faut attendre le désir non seulement des rapports sexuels, mais aussi de toutes les sensations voluptueuses et de toutes les émotions qui s'y rattachent plus ou moins directement, peut être anormal d'abord par son degré de développement. Il peut faire radicalement défaut, même chez les individus dont les organes sont régulièrement conformés ; il ne s'agit pas seulement d'impuissance (voir plus loin. ch. IV), mais d'une inaptitude à éprouver toutes les sensations d'ordre génital. — L'instinct génital est quelquefois incomplet, en ce sens par exemple que l'acte sexuel n'est pas accompagné de sensation voluptueuse ; tel est le cas d'un neurasthénique que nous soignons, nosophobe au plus haut point, et qui ne se livre au coït que parce qu'il le juge utile à sa santé.

Cette anamolie par défaut n'intéresse guère la médecine légale ; il n'en est pas de même de l'anomalie par exagération.

Sans doute, quand cette anomalie existe seule chez des individus dont l'état mental n'offre pas de troubles notables ; elle ne saurait être invoquée comme une atténuation de la responsabilité, sauf dans des cas extrêmement rares, où elle se présente avec les caractères d'une véritable monstruosité [1]. — Mais l'exaltation de l'instinct génital se manifeste assez souvent au cours de certaines maladies, et sa nature pathologique comporte alors presque toujours l'irresponsabilité.

Parmi ces maladies, il faut citer en première ligne la *paralysie générale*. Il est à peine besoin de rappeler que la plupart des paralytiques généraux présentent au début une hyperactivité fonctionnelle. Celle-ci s'étend souvent au système génital. Il n'est pas rare d'observer des viols, des attentats ou des outrages publics à la pudeur pendant cette première période, où, faute d'un examen attentif, la maladie peut rester facilement inaperçue.

La *folie circulaire*, pendant sa phase d'excitation, est fort comparable à la période tout à fait initiale de la paralysie

1. Une observation typique à cet égard est celle rapportée par THÉLAT (*La Folie lucide*). Une dame V., qui n'a jamais présenté aucun trouble intellectuel, « est parfaite tant qu'elle est enfermée, mais absolument incapable d'user de la liberté. Toute sa vie, dès son jeune âge, elle a recherché les hommes et s'est abandonnée à eux. Jeune fille, elle les provoquait et désolait ses parents par son avilissement. Du caractère le plus docile, le plus aimable et le plus enjoué, rougissant quand on lui adressait la parole, baissant les yeux toutes les fois qu'elle était en présence de plusieurs personnes, aussitôt qu'elle était parvenue à se trouver seule avec un homme jeune ou vieux, même avec un enfant, elle était subitement transformée, relevait ses jupes, et attaquait avec une énergie sauvage celui qui devenait l'objet de ses amoureuses fureurs... Ses parents la marièrent dans l'espoir de mettre un terme à ses désordres. Elle aimait son mari avec rage, mais elle aimait avec une rage égale tout homme avec lequel elle parvenait à être seule, et elle y mettait tant de persévérance et tant d'habileté qu'elle en venait souvent à ses fins. C'était un ouvrier occupé à travailler, un passant qu'elle interpellait dans la rue et qu'elle parvenait à faire monter chez elle sous un prétexte quelconque ; c'était un jeune homme, un apprenti, un domestique, un enfant revenant de l'école... Étant devenue vieille, elle était obligée de rétribuer les hommages qu'elle se faisait rendre, et elle travaillait avec une ardeur infatigable pour se payer un plus grand nombre d'amoureux. — A voir cette femme âgée si alerte au travail d'aiguille, toujours propre et soignée dans ses vêtements, ayant l'apparence décente, le visage simple et honnête, jamais l'on n'eût deviné toutes ces turpitudes ».

générale, et pousse parfois le malade aux mêmes crimes et délits.

L'*épilepsie* est aussi une source des actes en question, commis pendant la période qui précède ou suit immédiatement un accès, période qui, en règle générale, comporte l'amnésie ultérieure. Krafft-Ebing a rassemblé des cas assez nombreux de ce genre dont quelques-uns se rapportent à l'épilepsie larvée. Il est à noter que ces attentats ne sont pas toujours commis avec la brutalité et la violence aveugles que l'on est habitué à attribuer aux actes des épileptiques en accès ; ils sont quelquefois accomplis au contraire avec des précautions calculées pour en faciliter la réussite et l'impunité.

Il semble aussi qu'il existe des accès d'excitation génitale, analogues aux accès de dipsomanie. Il est difficile en effet de regarder simplement comme de vulgaires débauchés les individus dont l'observation a été publiée par quelques médecins, notamment par Tarnowsky. Ces individus se livrent, à intervalles plus ou moins éloignés, à des excès qui tranchent si étrangement avec leurs goûts habituels, et qui dénotent une telle exaltation et une perversion si complète du sens génital qu'on ne peut guère dénier leur caractère véritablement morbide.

La *démence sénile* fournit aussi un grand contingent d'attentat aux mœurs. Le réveil de l'instinct génital, sous une forme plus ou moins pervertie (attouchements sur les enfants, exhibition des parties génitales, etc.) chez un vieillard dont les désirs sexuels étaient abolis, est parfois la première manifestation de cette démence qui peut rester assez longtemps sans se traduire par d'autres traits bien accentués.

Enfin les *idiots* ont souvent un sens génital développé à l'excès, se livrent avec fureur à la masturbation et commettent parfois des attentats à la pudeur, des viols, des actes de pédérastie sur les enfants.

Chez tous ces sujets, les attentats sont commis non seulement sous l'influence de l'exagération du sens génital, mais aussi en raison de l'affaiblissement de la volonté, de l'amoindrissement ou de l'anéantissement du pouvoir d'inhibition. De ces deux facteurs dont l'importance respective varie beaucoup suivant les cas, c'est surtout le dernier qui peut faire admettre par les magistrats l'irresponsabilité plus ou moins complète. C'est un point que l'expert ne doit pas oublier, sous peine de soulever les discussions sur le libre arbitre envisagé d'une façon générale, ce qui n'est pas de son rôle.

Certains individus présentent une **inversion de l'instinct sexuel**[1] ; ils sont désignés sous le nom d'*invertis*, d'*homosexuels* ou d'*uranistes*. Des hommes, dont les organes génitaux sont d'ailleurs normalement conformés, éprouvent et ont toujours éprouvé une indifférence complète à l'égard des femmes, de la répulsion à l'idée du coït pratiqué avec elles, répulsion presque égale à celle que la pédérastie inspire aux hommes normaux. En revanche, ces individus ressentent à l'égard des hommes, et plus spécialement envers un homme particulier, non seulement le désir brutal de jouissances vénériennes, mais parfois encore les diverses émotions qui constituent l'amour dans sa forme la plus complète et la plus élevée.

Souvent cette inversion sexuelle retentit sur tout l'être psychique ; chez un homme inverti, les goûts, les tendances, la manière de sentir et de raisonner, sont d'une femme ; de sorte qu'on a pu dire que chez eux un cerveau et une âme de femme étaient logés dans un corps d'homme.

L'assouvissement des désirs génitaux est cherché tantôt par le coït anal, actif ou passif, bien plus souvent par le coït périnéal ou par des attouchements exercés sur le membre viril, la masturbation réciproque, etc.

Certains uranistes sont mariés et ont des enfants ; mais ils assurent qu'ils n'ont pu exercer le coït avec leur femme qu'en s'excitant par la pensée et la représentation mentale

---

1. Consulter notamment :

WETSPHAL, *Die conträre Sexualempfindung* (Archiv für Psychiatrie, Band II, 45). — KRAFFT-EBING, *Psychopathia sexualis avec recherches spéciales sur l'inversion sexuelle*. Traduit sur la 3e édition allemande par EMILE LAURENT et SIGISMOND CSAPO, 1896. — CHARCOT et MAGNAN (Archives de neurologie, 1882). — TARNOWSKY, *Die krankhaften Erscheinungen des Geschlechtssinns*, Berlin, 1886. — *Les traités de médecine légale* de CASPER-LIMAN et d'HOFMANN.

d'un être masculin ; que les rapports conjugaux ne leur procurent aucune volupté, leur laissent une sensation de fatigue qu'ils n'éprouvent jamais après une éjaculation provoquée par des rapports avec un homme.

Les uranistes ne sont pas rares. Dans chaque grande ville ils trouvent à se réunir et à se fréquenter mutuellement. Mais beaucoup aussi prennent pour objet de leur passion des jeunes gens ou des adultes non invertis ; les petits garçons n'ont pas d'attraits pour eux.

L'inversion sexuelle se manifeste presque toujours dès la puberté, et parfois même avant. Elle dure tant que persiste l'instinct génital ; elle est incurable.

Tous ces sujets sont parfaitement conscients de leur anomalie, et de la répugnance qu'elle inspire à tous les gens normaux. Mais quelques-uns n'ont aucune honte de leurs penchants, se plaignent amèrement des lois qui les punissent en certains pays, et du dégoût que la société éprouve partout pour eux, d'autant plus qu'un bon nombre appartiennent à des classes élevées, et sont d'instruction et d'éducation parfaites. Un magistrat allemand, nommé Ulrich, a fait paraître une série de brochures où il revendique les droits des invertis, et où il demande qu'une cérémonie publique consacre l'union de deux homo-sexuels. — Chez certains de ces individus, le sens moral paraît du reste aussi perverti que le sens génital. Tel cet uraniste qui, énumérant complaisamment, dans le livre de Krafft Ebnig, la liste de ses conquêtes, cite le fils d'un de ses amis et ajoute que par ses ignobles caresses il a tellement augmenté la valeur intellectuelle et morale de ce jeune homme, que le père n'aurait pas voulu interrompre une si belle éducation, même s'il en avait connu la source. — Nous avons entendu un langage analogue d'un homme qui nous avait fait confidence de son état alors qu'il était tout jeune et profondément honteux de sa perversion ; mais beaucoup plus tard il parlait avec orgueil de la transformation intellectuelle et morale qu'il avait effectuée chez les jeunes gens qui s'étaient donnés à lui, et ils étaient nombreux, car son appétit n'existait que pour les garçons touchant à l'adolescence, et cessait dès que ceux-ci avaient de la barbe.

L'inversion sexuelle s'observe habituellement chez des individus à hérédité névropathique, et qui sont eux-mêmes déséquilibrés ou neurasthéniques à un degré plus ou moins accentué. Mais la neurasthénie est sans doute exagérée, sinon créée de toutes pièces par les excès sexuels, car l'inversion s'accompagne souvent d'exagération de l'instinct génital. — Dans quelques cas l'inversion sexuelle apparaît comme une anomalie psychique isolée, et s'observe chez des individus dont l'état mental ne diffère guère de celui des hommes réputés normaux.

Chez les femmes, l'inversion sexuelle s'observe également, et à peu près avec les mêmes caractères que chez les hommes. La satisfaction de l'instinct perverti se fait sous les noms de *tribadisme* (friction mutuelle des parties sexuelles rapprochées l'une de l'autre), de *saphisme* (onanisme buccal) et masturbation manuelle.

La perversion du sens génital est l'état des individus chez lesquels l'acte sexuel ou l'une de ses phases (érection, éjaculation, spasme voluptueux) n'est pas provoqué par ses causes habituelles, mais seulement par une excitation tout à fait anormale.

On peut diviser ces individus en plusieurs catégories suivant la nature de l'excitant anormal qui agit sur eux.

Une catégorie relativement nombreuse est celle des *fétichistes*. Ceux-là ne sont excités que par tel ou tel objet appartenant à la toilette ou à l'ajustement de la femme. Les uns ne sont impressionnés que par les mouchoirs féminins ; incapables de coïter, ils entrent en érection, éjaculent et éprouvent une profonde volupté en se masturbant dans un de ces mouchoirs. Un autre vole partout des tabliers blancs parce que seuls ils lui donnent des jouissances vénériennes : « En ajuster un à sa taille est pour lui le suprême bonheur. A ce moment, au comble de la volupté, en plein orgasme vénérien, il éjacule dans le tablier sans avoir besoin de s'aider de manœuvres onanistiques, tellement la sensation est forte » (Garnier). — Le rôle d'excitant est quelquefois tenu par une certaine espèce de chaussures ; dans un cas, exclusivement par les semelles garnies de clous, dans deux autres par des bottines vernies, encore faut-il dans l'un de ces cas (Krafft-Ebing) que le sujet, pour éprouver l'excitation génitale, se représente en train d'enlever ou de nettoyer ces chaussures vernies à ses propres domestiques.

D'autres fétichistes ne sont excités que par les cheveux des femmes, ou par certaines étoffes ayant été portées par des femmes. Dans les foules, ils coupent des nattes, des morceaux de vêtement et se constituent ainsi une collection de fétiches qu'ils gardent précieusement et avec lesquels ils se procurent les jouissances vénériennes qu'ils sont presque toujours incapables d'obtenir par des rapports normaux.

Nous avons examiné un homme qui s'était fait arrêter plusieurs fois parce qu'il se masturbait dans une église. Il lui fallait la pompe des cérémonies religieuses, l'odeur de l'encens pour l'exciter. Un autre n'entrait en érection qu'à la vue d'objets funéraires.

Il est inutile de prolonger cette énumération; nous ne mentionnerons plus, parce qu'elle n'est pas très rare, que la dépravation dégoûtante qui fait trouver l'orgasme vénérien dans la vue (quand ce n'est pas pire encore) de la miction ou de la défécation.

Le *sadisme* est une perversion de l'instinct sexuel en raison de laquelle celui-ci n'est satisfait que par la souffrance infligée à une femme, à une petite fille, plus rarement à un petit garçon ou à un homme. L'acte sadique, accompli avant, pendant ou après le coït, est indispensable pour amener la jouissance sexuelle. Dans certains cas, il suffit seul à la provoquer; il produit l'érection, l'éjaculation et le spasme vénérien, sans qu'il y ait ni coït ni attouchement sur les organes génitaux.

Cet acte sadique varie beaucoup suivant les sujets.

Chez certains, il est d'une violence effroyable : il comprend les tortures, le meurtre suivi de mutilations affreuses, notamment de l'arrachement des organes génitaux, de l'éventration; certains sadiques vont jusqu'à boire le sang et manger les viscères de leurs victimes. De tels monstres sont fort rares; mais il y en a eu dans tous les temps et dans tous les pays; ils répandent l'épouvante par l'atrocité de leurs forfaits, souvent longtemps répétés, car le sadique n'est pas incapable des précautions propres à lui assurer une longue impunité. Dans l'antiquité, les Césars romains ont fourni de nombreux exemples de sadisme ; au moyen âge Gilles de Rays, seigneur de Chantocé, et le roi de Navarre Charles le Mauvais ont fait des victimes par centaines.

A notre époque, c'est l'Italien Vernegi, l'Anglais Jack l'éventreur, le Français Vacher, etc.

P. Garnier[1] a observé un individu qui ne concevait d'autre jouissance génitale que celle qu'il aurait ressentie en enlevant un morceau de peau à une jeune fille pour le manger ensuite. N'osant se livrer à une agression de ce genre, il trompait son désir en découpant sur les parties les plus blanches de son propre corps de larges morceaux de peau qu'il dévorait immédiatement en s'efforçant de croire que c'était de la peau de jeune fille ; il éprouvait alors l'érection et le spasme vénérien. — Chez d'autres sadiques le même résultat est obtenu par la seule représentation mentale des tortures ou du meurtre d'une femme.

Il est des sadiques moins terribles, qui se contentent de blessures relativement minimes. La vue du sang, même en petite quantité, suffit à quelques-uns. A d'autres, il faut des piqûres sur telle ou telle partie du corps, notamment sur les fesses. Nous avons eu à nous occuper d'une affaire où un homme avait l'habitude de couvrir les seins nus de la femme avec un mouchoir qu'il fixait à l'aide d'épingles enfoncées dans la peau ; il arrachait ensuite brusquement celui-ci et, à ce moment, éprouvait la jouissance vénérienne. — Enfin d'autres sadiques frappent la femme avec un martinet, avec le poing, la pincent, etc. — Le sadisme est le plus souvent congénital ; il se développe ordinairement chez des individus à hérédité mentale très chargée et présentant eux-mêmes des stigmates plus ou moins nombreux de dégénérescence. L'acte lui-même présente souvent les caractères de l'obsession.

1. PAUL GARNIER. *Les fétichistes pervertis et invertis sexuels.* Paris, 1895.

Le *masochisme* est le contraire du sadisme. Ici, pour que la jouissance sexuelle soit obtenue, il faut que l'homme soit humilié, maltraité par la femme, soit en paroles, soit en actions, notamment par la flagellation des fesses et des reins avec un martinet ou une cravache, instruments que l'on trouve souvent au domicile des prostituées.

Une autre perversion du sens génital, fréquemment observée en médecine légale, est l'exhibitionniste. Il en sera parlé au chapitre de l'outrage public à la pudeur.

Il reste à signaler deux perversions beaucoup plus rares.

La *bestialité* consiste en ce que la jouissance vénérienne ne peut être obtenue que par le coït avec les animaux. La bestialité s'accompagne souvent de sadisme. Un vétérinaire suisse [1] a publié un mémoire sur ce sujet; il a réuni plusieurs cas où toutes les vaches d'une même étable présentaient de graves lésions traumatiques de la vulve, du vagin et de la matrice, produites par l'introduction d'un bâton.

La *nécrophilie* est l'amour pour les cadavres, même en état de décomposition avancée. Nous en avons observé un cas concernant un employé des pompes funèbres qui avait déterré une jeune fille, d'ailleurs inconnue de lui, et avait exercé le coït sur le cadavre dont la putréfaction était déjà commencée. — Le cas le plus célèbre est celui du sergent Bertrand dont la confession écrite, semble-t-il, avec beaucoup de sincérité, est une des lectures les plus extraordinaires que l'on puisse faire.

La nécrophilie de Bertrand se compliquait aussi de sadisme. Au reste toutes les perversions sexuelles sont susceptibles de se combiner entre elles, et il en résulte les aberrations les plus compliquées.

Chez l'immense majorité des individus dont il vient d'être question, la perversion du sens génital se présente avec les caractères d'un trouble fonctionnel indépendant de la volonté. Leur perversion est le plus souvent congénitale ; leur hérédité, leurs tares physiques et surtout psychiques,

1. Guillebeau, Journ. de Méd. vétér. et de Zoologie, janvier 1899.

la forme d'obsession que revêt souvent d'une façon très nette leurs actes lubriques amènent à les classer parmi les malades. Ce sont là autant de raisons de demander pour eux le bénéfice de l'irresponsabilité.

Mais il est évident que les actes énumérés dans ce paragraphe ne sauraient être considérés comme comportant, de par leur seule nature, l'irresponsabilité.

Les pédérastes, les flagellants, les masochites, les auteurs d'actes de bestialité sont souvent des individus à peu près normaux sous tout autre rapport qui, dans un but de débauche ou pour stimuler le sens génital émoussé par des excès, ont acquis leur perversion sexuelle ou en ont développé à dessein le germe. Le médecin expert ne peut, à notre avis, présenter de tels gens comme des malades hors des atteintes de la loi.

CHAPITRE DEUXIÈME

VIOL ET ATTENTATS A LA PUDEUR

LÉGISLATION

Code pénal. Art. 331. — Tout attentat à la pudeur, consommé ou tenté sans violence sur la personne d'un enfant de l'un ou de l'autre sexe, âgé de moins de treize ans, sera puni de la réclusion.

Sera puni de la même peine l'attentat à la pudeur commis par tout ascendant sur la personne d'un mineur, même âgé de plus de treize ans, mais non émancipé par le mariage.

Art. 332. — Quiconque aura commis le crime de viol sera puni de travaux forcés à temps.

Si le crime a été commis sur la personne d'un enfant au-dessous de l'âge de quinze ans accomplis, le coupable subira le maximum de la peine des travaux forcés à temps.

Quiconque aura commis un attentat à la pudeur consommé ou tenté avec violence contre des individus de l'un ou l'autre sexe sera puni de réclusion.

Si le crime a été commis sur la personne d'un enfant au-dessous de l'âge de quinze ans accomplis, le coupable subira la peine des travaux forcés à temps.

Art. 333. — Si les coupables sont les ascendants de la personne sur laquelle a été commis l'attentat, s'ils sont de la classe de ceux qui ont autorité sur elle [1], s'ils sont les instituteurs ou serviteurs à gages des personnes ci-dessus

---

1. Il s'agit d'une autorité de *fait*, aussi bien que d'une autorité de *droit*; ainsi l'article 333 pourrait être appliqué à un médecin qui aurait violé une jeune fille confiée à ses soins.

désignées, s'ils sont fonctionnaires ou ministres d'un culte, ou si le coupable, quel qu'il soit, a été aidé dans son crime par une ou plusieurs personnes, la peine sera celle des travaux forcés à temps dans le cas prévu par le paragraphe 1 de l'article 331, et des travaux forcés à perpétuité dans les cas prévus par l'article précédent.

Le **viol** est l'acte par lequel un homme se livre au coït sur une femme non consentante, que cette femme soit vierge ou déflorée antérieurement. Le coït peut être accompli sans le consentement de la femme, soit que l'homme use de violences, soit qu'il ait recours à la ruse, en surprenant par exemple la femme pendant son sommeil, ou alors que, pour une cause quelconque, elle est incapable de résister ; dans tous ces cas, il y a viol.

L'**attentat à la pudeur** consiste en général en des attouchements exécutés sur les parties génitales, soit avec les mains, soit avec la verge, quand il n'est pas établi que le coït a eu lieu, ou quand il est prouvé qu'il n'a pu être exercé. Mais d'autres faits sont encore considérés comme des attentats à la pudeur ; d'une façon générale on poursuit comme tels tous les actes impudiques, autres que le viol, exercés par une personne sur une autre, non seulement dans le but de satisfaire une jouissance vénérienne, mais encore par curiosité, vengeance ou dépravation. Ainsi, un mari qui exerce sur sa femme des actes contraires aux fins légitimes du mariage, soit en employant la violence, soit en lui déguisant le côté impudique de ces actes, peut être poursuivi pour attentat à la pudeur.

Avant d'exposer ce qui est relatif au viol et à l'attentat à la pudeur, nous indiquerons d'abord les règles de l'expertise en pareille matière, et les particularités de la conformation des parties génitales externes de la femme qui doivent être spécialement connues du médecin légiste.

§ I. — Règles de l'expertise.

Le médecin ne doit, autant que possible, procéder à l'examen d'une femme, d'une fille ou d'une enfant qu'en présence des parents ou d'une autre personne ; il évite ainsi les interprétations calomnieuses qu'on pourrait donner à son intervention, d'après le récit de la personne examinée.

Il est bon que le médecin demande à la plaignante ou aux parents de celle-ci tous les renseignements relatifs à la nature des attentats allégués, à leur nombre, à l'époque à laquelle ils auraient été commis, sur les conséquences qu'ils ont eues immédiatement ou ultérieurement. Mais il ne faut consigner dans le rapport que ceux de ces renseignements qui doivent être discutés pour éclairer des questions purement médicales, comme par exemple la date d'apparition d'un écoulement, les caractères qu'il aurait présentés, l'hémorragie qui se serait produite au moment de l'attentat, l'affirmation de la plaignante qu'elle se serait sentie mouillée par le sperme, etc.

Il arrive quelquefois qu'une femme ou une fille, bien que consentant à l'expertise, oppose une résistance en quelque sorte instinctive aux manœuvres nécessaires pour l'examen détaillé des organes; les petites filles apportent quelquefois aussi, malgré les efforts des parents, une résistance et une indocilité complètes. Si toutes les exhortations ont échoué, il vaut mieux arrêter l'examen et ne pas faire de conclusions plutôt que de décrire des organes qu'on n'aura pu apercevoir que très incomplètement et pendant les courts instants d'immobilité de l'enfant.

Pour procéder à l'examen, il faut faire placer la plaignante dans le décubitus dorsal, sur une table ou sur le bord d'un lit, quand on n'a pas à sa disposition le meuble spécialement destiné à ces sortes d'investigations. On fait plier les genoux, écarter les cuisses aussi fortement que possible, et avec les doigts d'une main, on écarte les parties de la vulve, qu'on inspecte en détail. L'examen de l'hymen est la partie la plus délicate de la tâche du médecin. Chez les petites filles il arrive très souvent que l'orifice de cette membrane n'apparaît pas d'abord, malgré l'écartement extrême des cuisses et celui des grandes lèvres; on parvient à distinguer cet orifice en déplaçant brusquement le bassin de l'enfant ou en la faisant tousser, exercer un effort, ou bien encore en opérant une traction sur la fourchette ou sur l'orifice de l'urètre qu'on ramène en haut. Quelquefois, pour bien apprécier l'état des bords de l'hymen, il faut introduire dans le vagin une sonde de femme qu'on ramène ensuite obliquement, de façon à déplisser successivement toutes les parties de la membrane. La même manœuvre est très souvent nécessaire quand il s'agit d'une fille pubère; mais alors l'orifice est ordinairement assez large pour permettre l'introduction du doigt et le déplissement de la membrane est aussi plus facile.

Pour peu qu'il y ait lieu de soupçonner l'existence d'une blennorragie, il faut rechercher si l'urètre contient du pus, et pour cela, après avoir soigneusement essuyé les parties génitales, on comprime le canal à l'aide du doigt introduit dans le vagin; chez les petites filles, cette recherche est beaucoup plus difficile, parce que, même quand on peut passer une sonde de femme à travers l'hymen, la compression de l'urètre est très incomplète. — Il faut aussi avoir soin de s'informer si la miction a eu lieu depuis peu de temps.

Dans tous les cas, même quand il n'existe pas de traces d'affections vénériennes ou syphilitiques, il est bon de constater l'état des ganglions inguinaux. De même, il est utile de rechercher rapidement s'il existe ailleurs que sur les organes génitaux quelques traces de syphilis; il est évident que la recherche doit être beaucoup plus minutieuse quand il y a des raisons particulières de soupçonner l'existence de cette maladie.

Lorsque la femme a ses règles au moment de l'examen il est presque toujours nécessaire de différer cet examen ou du moins de le recommencer quand les parties sont revenues à leur état normal. Il est aussi, comme nous le verrons plus loin, beaucoup d'autres cas où il est nécessaire d'examiner à plusieurs reprises une femme ou une enfant, pour suivre l'évolution d'une lésion, d'une affection des parties génitales, et pouvoir en interpréter exactement la signification.

§ II. — Conformation de la vulve chez les femmes, les jeunes filles et les enfants.

Les parties principales de la vulve qui doivent être étudiées au point de vue médico-légal sont : les grandes lèvres, les petites lèvres, le clitoris, le méat urinaire et la membrane hymen.

Les *grandes lèvres* sont deux replis cutanés qui s'étendent du *mont de Vénus* à la partie antérieure du périnée. Leur commissure postérieure forme une sorte de bride légèrement saillante, désignée sous le nom de *fourchette*. Chez les petites filles, les grandes lèvres sont généralement épaisses, saillantes et fermes, ce qui est dû à la proportion relativement considérable du tissu cellulo-adipeux qui double la peau. Il en résulte que chez l'enfant, et souvent aussi chez la jeune fille, les deux grandes lèvres sont appliquées l'une contre l'autre par leur face interne, et ferment la vulve dont les autres parties se trouvent cachées, à moins que les cuisses ne soient fortement écartées. Mais on comprend que toutes les fois que le tissu cellulo-adipeux aura disparu, ou aura diminué pour une cause quelconque (amaigrissement, maladie, etc.), cet aspect changera et que les grandes lèvres moins volumineuses, moins fermes, resteront plus ou moins écartées. L'âge rend aussi les grandes lèvres moins résistantes, plus flasques, sans doute par suite du relâchement des fibres élastiques et musculaires de la peau ; il se passe là la même chose qu'aux seins, par exemple.

Les *petites lèvres* sont deux autres replis situés en dedans des grandes lèvres et les doublant dans leur moitié supérieure. Elles prennent naissance un peu en arrière du diamètre transversal du vagin, augmentant graduellement de volume, puis se divisent en deux branches : l'une, inférieure, très courte, passe au-dessous du clitoris et s'unit à celle du côté opposé ; l'autre, supérieure, passe au-dessus du clitoris, et forme, en s'unissant à sa congénère, le *prépuce* du clitoris. Chez l'enfant et quelquefois chez la jeune fille, les petites lèvres sont recouvertes complètement par

les grandes lèvres et ne peuvent être aperçues que lorsqu'on écarte celles-ci ; elles sont alors d'une coloration
rosée. Chez les femmes et parfois aussi chez les jeunes
filles, les petites lèvres sont souvent allongées en forme de
triangle à sommet inférieur et dépassent les grandes lèvres,
quelquefois de plusieurs centimètres ; la partie saillante
est alors sèche comme la peau et d'une coloration brunâtre. Sur les deux faces des petites lèvres, mais principalement sur la face interne, se trouvent des glandes séba-
cées qui forment souvent de petits points jaunâtres de la
grosseur d'une tête d'épingle.

Le *clitoris* est un petit organe érectile terminé par une
extrémité arrondie que l'on désigne sous le nom de *gland* ;
il est recouvert par les replis venant des petites lèvres et
qui forment le *prépuce*. Il faut quelquefois noter dans un
examen médico-légal le volume du clitoris, son état de
congestion habituelle se traduisant par la coloration violacée de la muqueuse, et son érectilité quand elle s'est manifestée pendant l'examen.

Le *méat urinaire* est situé au-devant de l'extrémité antérieure du vagin, au niveau d'une petite éminence qui est
la terminaison de la colonne antérieure du vagin ; ce tuber-
cule est en général beaucoup plus saillant chez les petites
filles.

La *membrane hymen* ferme plus ou moins complètement
l'entrée du vagin. Plusieurs auteurs anciens considéraient
l'existence de cette membrane comme douteuse ou non
constante, opinion qu'on ne peut expliquer que par la façon
défectueuse dont l'examen était pratiqué. Il est certain
que, sauf peut-être dans des cas extrêmement rares, on
peut toujours trouver l'hymen ou du moins ses vestiges.
Ainsi que la plupart des auteurs modernes nous n'avons
jamais vu cette membrane manquer. Toutefois, on doit
reconnaître que dans certains cas elle est assez difficile à
apercevoir, soit qu'elle ait été plus ou moins complètement
détruite, soit qu'elle soit encore intacte, mais que sa situation et sa forme la rendent peu accessible à la vue. Chez
les petites filles, elle semble très profondément placée, en
raison de la saillie des grandes lèvres, qui forment avec

des petites lèvres une sorte d'entonnoir au fond duquel se trouve l'entrée du vagin.

Diverses formes de la membrane hymen restée intacte. — La membrane hymen, alors qu'elle est intacte, offre de très nombreuses variétés relativement à sa consistance, à son épaisseur et à la forme de l'orifice qu'elle présente.

Son épaisseur est ordinairement d'environ 1 millimètre : elle est quelquefois notablement plus grande et, dans

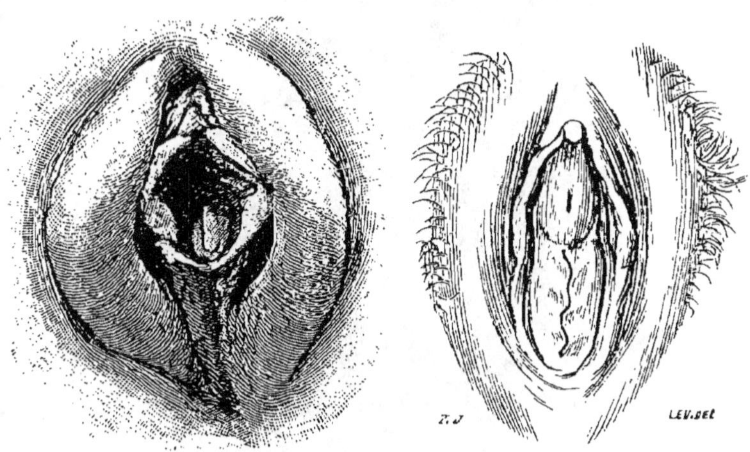

Fig. 25. — Hymen labié.   Fig. 26. — Hymen labié (Roze).

d'autres cas, beaucoup moindre ; on a même décrit des hymens en *pelure d'oignon*. Sa consistance est tantôt assez ferme, quelquefois même presque tendineuse, tantôt, au contraire, elle est lâche, molle, élastique ; la membrane se laisse alors déprimer facilement et profondément sans se déchirer. On peut citer comme un exemple caractéristique de cette variété qui n'est pas très rare, le cas rapporté par le Dr Martinelli[1]. Chez une femme de 30 ans, sur le point d'accoucher, on trouvait à 3 ou 4 centimètres de l'entrée du vagin un cul-de-sac paraissant imperforé ; au moment

1. MARTINELLI, Union médicale, 18 avril 1872 (cité *in* Rapport à la Soc. de méd. lég. *Sur la valeur de l'existence de la membrane hymen comme signe de virginité*, par Alph., GUÉRARD (Annales d'hyg. publ. et de méd. lég., 2ᵉ série, 1872, t. XXXVIII).

de la sortie de l'enfant, la tête vint proéminer, coiffée de
la membrane hymen qui présentait deux ouvertures dont
la plus grande avait seulement le diamètre d'une lentille et
qu'on dut inciser. Or cette femme était mariée depuis dix ans
et jamais son mari ni elle n'avaient soupçonné cette presque
imperforation de l'hymen ; la membrane avait été refoulée
sans opposer d'obstacle au coït. — Nous reviendrons plus
loin sur l'importance pratique de ces variétés de consistance.

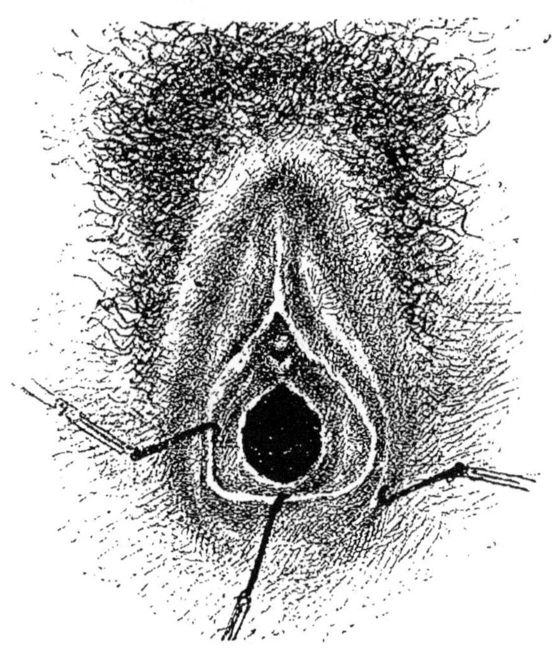

Fig. 27. — Hymen annulaire d'une jeune fille de 17 ans.

La forme et les dimensions de l'orifice hyménal varient
beaucoup suivant les sujets. Il est même probable que
chez un sujet, la forme de l'orifice varie suivant l'âge, car
certaines formes s'observent beaucoup plus souvent chez
les filles impubères. Ces formes peuvent être ramenées aux
types suivants.

L'*hymen labié* offre un orifice en forme de fente verticale
occupant presque toute l'étendue de la membrane. Cette
fente commence à l'extrémité antérieure de l'hymen et se
termine à 1 ou 2 millimètres de son extrémité postérieure;

quelquefois, elle n'est pas tout à fait rectiligne, mais un peu sinueuse, ainsi qu'on peut le voir sur les figures 25 et 26. L'hymen se trouve ainsi divisé en deux valves, en deux fragments latéraux, qui représentent en quelque sorte une troisième paire de lèvres. Ces lèvres sont assez souvent plissées et froncées, comme si elles étaient trop longues pour la place qu'elles occupent ; quelquefois aussi, mais plus rarement, chacune des valves présente sur son bord libre une, deux ou trois encoches ou scissures, perpendicu-

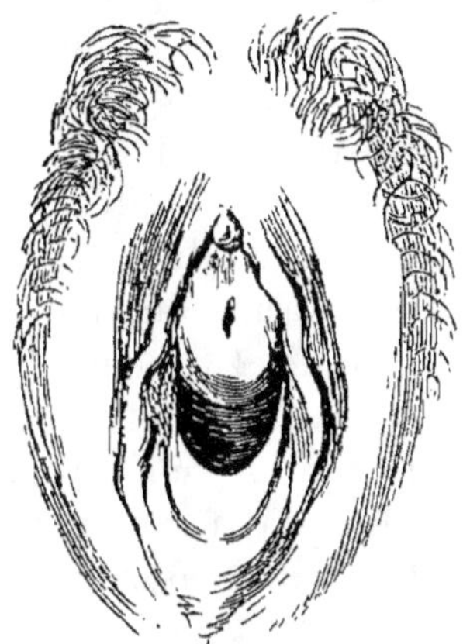

Fig. 28. — Hymen en croissant (Roze).

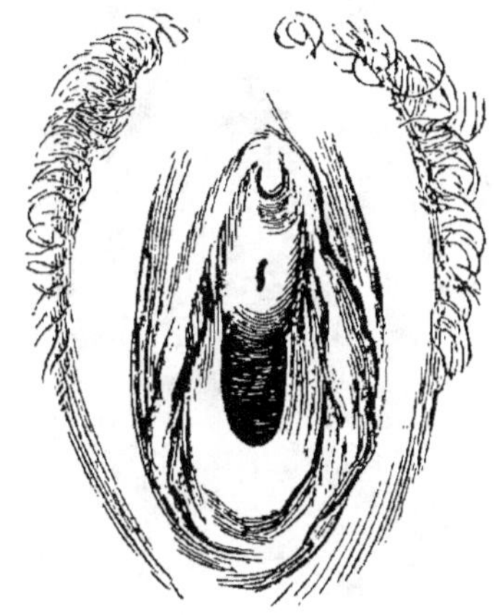

Fig. 29. — Hymen en croissant allongé, ou en fer à cheval (Roze).

laires ou non à ce bord, et présentant une profondeur plus ou moins grande ; elles peuvent diviser complètement l'hymen et pénétrer jusqu'à son bord périphérique. Il en résulte que chaque moitié de l'hymen est divisée en lobes secondaires, légèrement imbriqués entre eux. Ces encoches sont généralement disposées symétriquement sur chaque moitié de l'hymen. Nous avons observé plusieurs fois cette disposition chez des nouveau-nés.

L'hymen *annulaire* présente un orifice régulièrement circulaire (*fig.* 27).

L'orifice offre souvent aussi la forme d'un *croissant* à concavité supérieure (*fig.* 28), ou celle d'un cœur de carte à jouer dont la languette supérieure correspond à l'extrémité de la colonne antérieure du vagin.

Les orifices circulaires, en croissant ou en cœur, sont presque toujours à bords parfaitement nets et réguliers ; quelquefois cependant, mais rarement, ils présentent des encoches comme l'hymen labié.

Ces quatres formes d'hymen se rencontrent surtout chez les jeunes enfants : après la puberté, on note quelquefois encore une forme aussi nette, comme on peut le voir par exemple sur la figure 27 qui reproduit les parties génitales d'une jeune fille de 17 ans ; mais le plus souvent l'orifice n'est pas ou ne semble pas aussi bien dessiné. La membrane étant plus grande et tirée par les colonnes du vagin, forme en général des plis qu'il faut un certain soin pour développer, et elle ne peut être tendue complètement, en sorte que suivant le sens que l'on donne à la traction, le contour de l'orifice change ; il se rapproche ordinairement de la forme labiée ou de la forme circulaire. Ce qu'il importe de remarquer, c'est que souvent, beaucoup plus fréquemment que chez l'enfant, l'orifice présente des encoches qui ne sont pas toujours disposées symétriquement de chaque côté. Il n'est pas rare de voir ces encoches très multipliées et l'hymen divisé en une foule de lobes séparés par des scissures plus ou moins profondes. Souvent il existe, en même temps que ces découpures, de nombreuses languettes qui prennent leur insertion à la face profonde de la membrane et dont

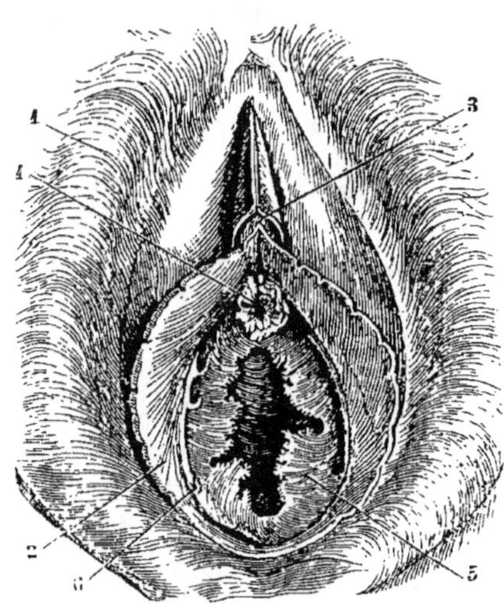

Fig. 30. — Hymen frangé 1.

1. 1 grandes lèvres, 2 petites lèvres, 3 clitoris, 4 orifice de l'urètre, entouré de franges analogues à celles de l'hymen, 5 hymen, 6 lacunes.

les saillies forment une sorte de collerette autour de l'orifice
l'hymen est dit alors *corolliforme*.

A côté de ces types habituels de l'hymen, nous signalerons quelques formes rares. Ainsi quelquefois les lobes
dont nous venons de parler sont nombreux, longs, très
minces et forment des sortes de franges ; l'hymen est dit,

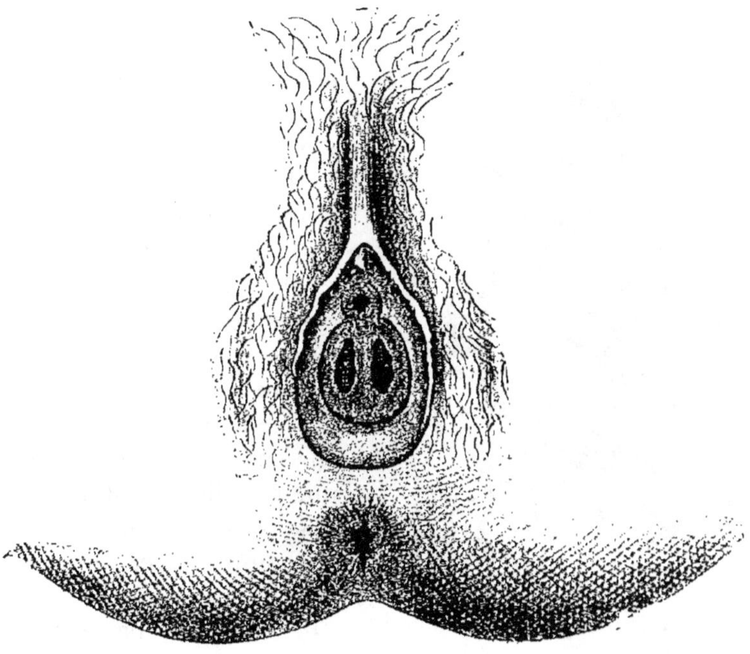

Fig. 31. — Hymen présentant deux orifices séparés par un pont
(Delens).

en effet, *frangé*, *fimbriatus* (*fig.* 30). Dans d'autres cas,
l'hymen présente *deux* orifices, placés souvent, mais non
toujours, symétriquement de chaque côté du grand axe de
la membrane (*fig.* 31); nous avons observé assez souvent
cette disposition et nous l'avons vue notamment chez deux
sœurs. — On a décrit encore l'hymen *criblé* (*cribri-formis*),
qui présentent un grand nombre de petits trous.

Les dimensions de l'orifice hyménal présentent aussi
quelques variations. Chez les petites filles au-dessous d'une
dizaine d'années, il est rare qu'il puisse admettre l'extré-

mité du petit doigt, mais il laisse ordinairement passer avec facilité une sonde de trousse. Chez la fille adulte, l'hymen admet presque toujours l'extrémité du doigt et permettrait même assez souvent l'introduction d'un corps plus volumineux.

Quelquefois l'orifice est relativement très grand, l'hymen est réduit à une mince bandelette circulaire, et en faisant écarter les cuisses on aperçoit les parois du vagin. Chez les petites filles où nous avons observé cette disposition, il y avait souvent lieu de croire, de par l'enquête judiciaire et les aveux de l'enfant, à la masturbation ou au coït exercé par des petits garçons.

Dans d'autres cas, très rares du reste, l'orifice est extrêmement petit, peut avoir à peine les dimensions d'une lentille (*fig.* 32) ; il y a aussi des exemples d'hymen complètement imperforé.

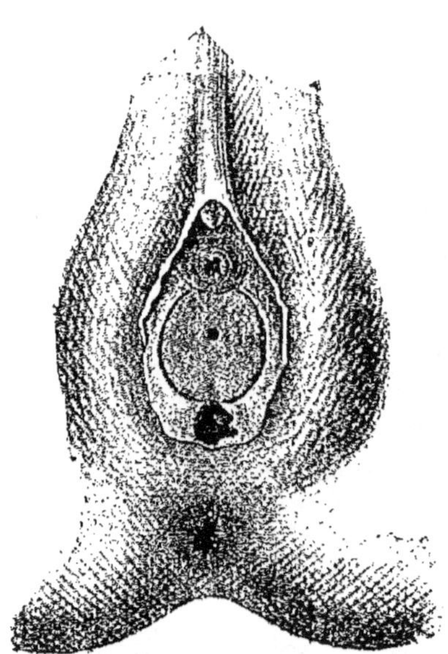

Fig. 32. — Hymen à orifice très étroit : il existe une ulcération de la fourchette (Delens).

De la membrane hymen chez les femmes qui ont eu de nombreux rapports sexuels ou qui ont accouché. — Quand l'hymen a été déchiré, et que la défloration a été suivie de rapports sexuels nombreux, l'orifice de cette membrane conserve parfois encore assez bien sa forme primitive, malgré ses déchirures et bien qu'il soit très élargi. C'est ce qu'on voit par exemple sur la figure 33. Mais quand le coït a été répété plus longtemps et surtout quand il y a eu un ou plusieurs accouchements, on ne trouve plus que des vestiges de la membrane hymen (*fig.* 34) qui sont désignés sous le nom de *caroncules myrtiformes.* Ces débris sont de dimensions variables, souvent très petits, et sont constitués par des lambeaux affectant les formes de végétations,

tubercules, crêtes de coq, languettes, excroissances polypi-
formes, etc. Il est quelquefois assez difficile d'apercevoir
au premier abord ces caroncules. S'il s'agit par exemple
d'une femme qui a eu plusieurs enfants, on voit, quand les

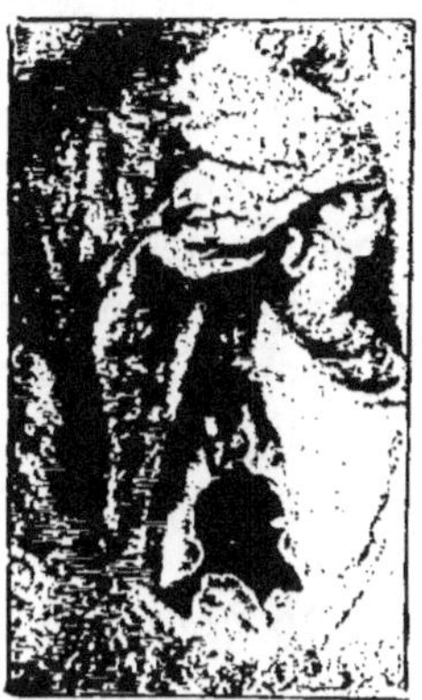

Fig. 33. — Hymen semi-
lunaire défloré. Coïts
répétés. Trois lambeaux
cicatrisés, deux latéraux
et un postérieur trian-
gulaire.

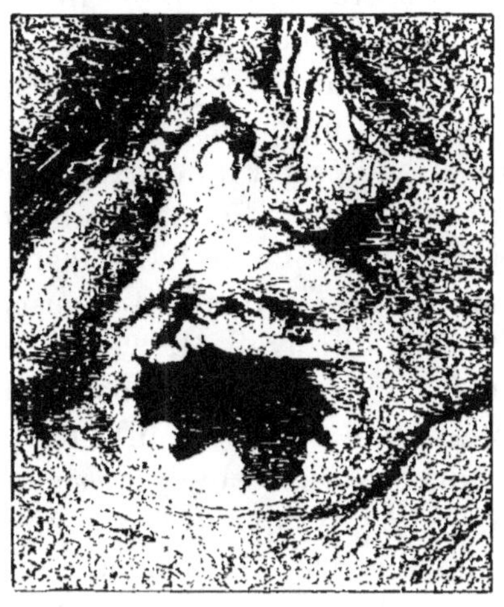

Fig. 34. — Hymen après plusieurs
accouchements.

cuisses sont écartées, l'orifice du vagin largement ouvert,
et qui paraît comblé par la muqueuse vaginale dont les plis
se confondent avec les caroncules; on parvient à distinguer
celles-ci en les isolant avec le doigt promené à l'entrée du
vagin.

ARTICLE PREMIER. — VIOL

Nous avons déjà donné la définition du viol (p. 362); pour
qu'il soit consommé, il faut qu'il y ait eu une introduction
de la verge dans le vagin. Au point de vue de l'expertise, il
y a lieu de distinguer les cas où le viol est commis sur une
femme antérieurement déflorée ou sur une fille vierge.

§ 1. — Viol sur une femme antérieurement déflorée.

On comprend que lorsqu'il s'agit d'une femme qui a eu
antérieurement des rapports sexuels, la preuve médicale du

viol ne peut être faite que dans des circonstances exceptionnelles. Il est rare en effet que l'introduction violente et non
consentie du pénis laisse dans ces cas des traces sur les
parties sexuelles. Cela arrive cependant quand le coït a été
répété un grand nombre de fois en peu de temps. On trouve
alors la muqueuse vulvaire contusionnée, excoriée, tuméfiée et enflammée, mais le plus souvent sans écoulement
notable. La muqueuse vaginale est lésée de la même façon,
mais en général à un degré moindre. Il n'est d'ailleurs pas
nécessaire que la femme ait opposé une résistance un peu
sérieuse pour que de telles lésions se produisent. Nous les
avons vues extrêmement accusées, chez une fille publique
de 17 ans, qui avait été violée, en l'espace d'environ deux
heures, par seize individus dont plusieurs avaient réitéré
l'acte sexuel. Or cette fille ne portait aucune marque de
violences sur le reste du corps, et elle reconnaissait que sa
résistance physique avait été à peu près nulle.

En l'absence des lésions sur les organes génitaux, les
traces de lutte sur les diverses parties du corps, les marques de contusions, les ecchymoses, qui attestent les violences subies, ont une grande importance et doivent être
recherchées dans tous les cas.

Dans quelques cas on peut trouver du sperme sur les
poils du pubis, sur la peau du ventre ou du périnée, sur les
vêtements. Cette constatation, bien qu'elle prouve seulement un coït accompli ou tenté plus ou moins récemment,
a dans certains cas une signification décisive au point de
vue de l'accusation. (*Pour la recherche des taches de sperme,*
voy. *la troisième section de ce livre.*)

§ II. — Viol accompli sur une fille vierge. — Signes de la virginité et de la défloration.

Signes de la virginité et de la défloration. — Ce
n'est pas seulement dans les affaires de viol, mais quelquefois aussi dans d'autres cas, notamment dans les inculpations d'avortement ou d'infanticide, que le médecin légiste
est chargé de rechercher si une fille est ou non déflorée.

En général, l'ensemble des parties génitales a un aspect

différent chez les vierges et chez les femmes qui ont eu
depuis longtemps des rapports sexuels, et à plus forte raison chez celles qui ont accouché. Chez les vierges, les
grandes lèvres sont ordinairement fermes, bien appliquées
l'une contre l'autre, et souvent elles recouvrent complètement les petites lèvres dont la coloration est rosée ; le vagin est étroit, et les plis de la muqueuse sont bien conservés. Mais cet aspect n'est ni constant, ni caractéristique ;
il est subordonné, ainsi que nous l'avons indiqué, à des
particularités de conformation individuelle, à l'âge du sujet,
à son état de nutrition, etc. Il ne se modifie pas immédiatement, après un premier coït ; il peut seulement faire
présumer, quand il est bien accentué, que si des rapports
sexuels ont eu lieu, ces rapports n'ont pas été très fréquents.

C'est l'état de l'hymen qui seul peut donner, sous certaines réserves, la preuve certaine de la défloration. L'orifice que présente cette membrane est ordinairement trop
petit pour laisser passer la verge en érection ; en général
le premier coït déchire cet orifice dont la forme se trouve
ainsi modifiée. — La défloration produit des lésions différentes suivant qu'il s'agit d'une enfant ou d'une fille pubère.

Défloration chez les enfants. — Chez les petites filles,
la défloration est très rare parce que l'introduction de la
verge dans le vagin est extrêmement difficile en raison de
l'étroitesse des parties. Elle a lieu cependant quelquefois.
Nous en avons vu une trentaine d'exemples chez des petites
filles de 2 à 11 ans.

Dans ces cas la défloration est facile à reconnaître. Elle
s'accompagne presque toujours en effet de lésions profondes
occasionnées par la violence qu'il a fallu employer ; non
seulement l'hymen est déchiré, mais en général les autres
parties de la vulve le sont également. Chez une enfant
de 9 ans, nous avons vu une déchirure de la fourchette,
longue de plus de 0^m,02, ayant divisé toute l'épaisseur de
la peau, et qui avait occasionné une hémorragie extrêmement abondante. Toulmouche[1] a observé plusieurs fois

1. Toulmouche, *Des attentats à la pudeur et du viol* (Annales d'hyg.
publ. et de méd. lég., 2ᵉ série, 1856. t. VI, et 1864, t. XXII).

des déchirures des petites lèvres, de la fourchette et du périnée, et d'autres observateurs citent des cas analogues.

Quelquefois on a rencontré des désordres beaucoup plus graves encore. Taylor notamment cite plusieurs cas où le viol amena la rupture du périnée, de la cloison vaginale, d'un cul-de-sac du vagin, blessures qui occasionnèrent la mort. Cependant la déchirure de l'hymen peut exister seule. Ainsi nous avons vu, sept jours après l'attentat avoué, une petite fille de 4 ans, l'hymen, à l'orifice ovalaire régulier, présentait à sa partie médiane et postérieure une déchirure intéressant toute l'épaisseur de la membrane. Il n'y avait pas d'autres lésions et pas de vulvite.

Défloration chez les filles nubiles. — L'examen des parties génitales d'une fille pubère ne permet pas toujours de reconnaître avec certitude si elle est ou non déflorée. D'une part, en effet, il n'est pas toujours possible de s'assurer s'il existe ou non une ou plusieurs déchirures de l'hymen et d'autre part, alors même que l'on est certain que l'hymen n'a pas été déchiré, il y a souvent lieu de se demander si le coït n'a pu cependant avoir lieu.

Il est souvent très difficile de reconnaître si une encoche, une scissure que l'on aperçoit sur l'hymen, est d'origine congénitale, ou si elle résulte d'une déchirure de la membrane.

Tardieu, Hofmann et d'autres médecins déclarent que les déchirures peuvent se réunir en laissant une cicatrice blanche et linéaire, plus ou moins fine. Nous même avons vu sur une petite fille de 9 ans, dont nous avons parlé et que nous avons pu examiner à diverses reprises, une déchirure de la partie postérieure de l'hymen continuant une déchirure de la fourchette, laisser une cicatrice blanche qui ne s'étendait pas tout à fait jusqu'au bord libre de l'hymen resté échancré à ce niveau.

Mais ce n'est qu'exceptionnellement qu'on rencontre ces cicatrices, ainsi qu'on peut s'en convaincre quand on a occasion d'examiner un grand nombre de femmes ayant eu des rapports sexuels. Presque toujours la plaie de l'hymen se répare sans que les lambeaux se réunissent, sans qu'il y ait formation de tissu cicatriciel, et l'on comprend qu'il en soit ainsi puisque ces lambeaux ne sont pas maintenus exactement en contact. — Si les déchirures ont été multiples, ont intéressé toute la largeur de l'hymen, les lambeaux qui en résultent restent libres et flottants, et quand la femme continue à avoir des rapports sexuels fréquents, ils se rétractent peu à peu et se réduisent à l'état de caroncules. On peut, dans ces cas, reconnaître facilement la défloration. — Mais si les déchirures ont été peu nombreuses, n'ont pas intéressé toute la largeur de l'hymen, elles laissent simplement une encoche dont les lèvres sont lisses, régulières, et la muqueuse offre à ce niveau un aspect tout à fait identique à celui qu'elle présente sur les parties voisines : ce n'est que bien rarement qu'une véritable cicatrice se trouve au fond de l'échancrure et prouve que celle-ci est d'origine traumatique. A part ce cas exceptionnel, l'échancrure ne diffère pas par elle-même des encoches congénitales qui existent souvent sur le bord libre de l'hymen ; quand il s'agit notamment d'un hymen corolliforme, il est impossible de reconnaître si, parmi les nombreuses scissures qui séparent les divers lobes de la membrane, il en est une qui soit le résultat d'une déchirure. — Quand l'hymen a un orifice régulier, on peut, d'après certains auteurs, présumer si l'encoche ou les encoches qu'il présente sont d'origine congénitale ou traumatique, en prenant en considération le siège de ces encoches ; ainsi l'hymen labié se déchirerait à sa partie inférieure, l'hymen semi-lunaire de chaque côté de la grande excavation du croissant, l'hymen circulaire en trois ou quatre lambeaux assez réguliers. Mais ce sont là de simples présomptions, et il est en général très difficile d'affirmer que telle encoche est ou n'est pas le résultat d'une disposition naturelle.

Lorsque l'orifice de l'hymen est à bords nets, réguliers, exempts de déchirures ou d'encoches, qu'il est de petites dimensions, et laisse à peine pénétrer l'extrémité du doigt, lorsqu'en même temps la membrane hymen est résistante et se tend fortement, quand les cuisses sont écartées, on peut affirmer qu'il n'y a pas eu pénétration du membre viril dans le vagin.

Plus souvent on constate que l'orifice laisse passer un et même deux doigts, que la membrane hymen est peu résistante, lâche, élastique et se laisse distendre et déprimer facilement. Il est certain que dans ces cas, le coït peut avoir eu lieu, même très souvent, sans que la membrane hymen ait été déchirée, soit que la verge traverse cette membrane sans la rompre, soit qu'elle la refoule plus ou moins profondément dans le vagin. Cela est prouvé non seulement par les aveux des femmes que l'on examine, mais par les observations de nombreux accoucheurs qui ont vu l'hymen encore intact au moment de l'accouchement. Parent-Duchâtelet et d'autres auteurs signalent aussi l'intégrité de l'hymen chez quelques prostituées. Tous ces cas ne sont pas rares, et l'on peut dire que, si la règle est que l'hymen se déchire au premier coït en donnant une petite effusion de sang, il y a à cette règle de très nombreuses exceptions.

Il est donc souvent très difficile à l'expert de répondre d'une façon précise à la question qui lui est posée ; dans les cas auxquels nous venons de faire allusion en dernier lieu, il ne peut conclure affirmativement ni dans un sens ni dans un autre, il est obligé de formuler sa réponse dans les termes suivants par exemple : *La fille X. n'est pas déflorée dans le sens médical du mot ; toutefois la conformation de ses parties génitales est telle que cette fille a pu avoir des rapports sexuels, sans qu'il se produise de déchirure de la membrane hymen.*

Dans les cas, rares du reste, où l'hymen présente une consistance telle et un orifice si étroit que la défloration était presque impossible, il est bon de mentionner expressément cette circonstance, qui peut avoir de l'importance au point de vue de l'accusation.

Défloration récente. — La défloration récente est évidemment beaucoup plus facile à reconnaître : on trouve sur l'hymen une plaie vive, dont les bords sont souvent un peu tuméfiés et enflammés, et quelquefois le siège d'une légère suppuration. Devergie, Hofmann déclarent que la guérison survient ordinairement au bout de 2 à 4 jours ; Toulmouche, au bout de 8 à 12 jours ; Tardieu l'a vue retardée jusqu'au 15e et au 20e jour. Ce dernier auteur fait remarquer que la cicatrisation est plus ou moins longue suivant le degré d'inflammation des bords de la plaie et l'état de repos ou d'excitation répétée des parties. La longueur et la profondeur de la plaie ont sans doute aussi une certaine influence à cet égard.

§ III. — Déchirures et plaies de l'hymen non produites par la défloration. — Ulcérations de l'hymen.

L'hymen peut être évidemment le siège de plaies produites par un coup d'un corps contondant, tranchant, etc., ou par une chute dans laquelle les parties génitales viennent heurter contre un obstacle. Mais il faudrait un concours de circonstances bien singulier pour que la plaie ainsi produite intéresse uniquement l'hymen, parte du bord libre de cette membrane, et soit en tout semblable à une déchirure produite par la défloration.

Il nous paraît bien difficile d'admettre que l'hymen puisse se déchirer à la suite d'un saut, d'écartement brusque et étendu des cuisses, ou d'une chute d'une certaine hauteur sans que les parties génitales aient heurté contre un obstacle. Le professeur Hofmann, a vu une jeune fille de quinze ans trouvée morte dans une cave ; elle était atteinte d'une contusion du cuir chevelu et du cerveau, et présentait en outre une déchirure saignante de l'hymen, à bords finement dentelés, allant perpendiculairement du bord libre de l'hymen, à son insertion. Comme l'examen des lieux ne permettait pas d'admettre que les parties génitales eussent buté contre un obstacle, Hofmann déclara que la déchirure ne pouvait être le résultat d'une chute.

Cependant le Dr Moret (de Courlon, Yonne) nous a communiqué une observation recueillie par lui-même qui concerne une fillette de cinq ans et demi, tombée d'une hauteur de 3 ou 4 mètres par la fenêtre d'une chambre où elle jouait avec ses camarades ; l'enfant examinée une heure après, ne présentait d'autres blessures qu'une contusion du cou-de-pied ; mais sur la membrane hymen, en forme de fer à cheval, il y avait une déchirure saignante, linéaire, oblique, longue d'environ 1 centimètre ; il n'existait aucune autre lésion apparente des parties génitales[1].

Il n'est pas vraisemblable que l'onanisme exercé en introduisant le doigt dans le vagin amène la déchirure de l'hymen ; on ne saurait admettre, sauf peut-être pour certaines nymphomanes ou certaines idiotes, que la masturbation soit exercée avec une violence telle que la fille qui s'y livre brave la douleur qu'occasionneraient de telles manœuvres.

Par contre, il est évident que l'hymen peut être déchiré par l'introduction violente des doigts d'une autre personne, ou par la pénétration d'un autre objet, accomplie ou tentée au cours d'un attentat à la pudeur. Il n'y a guère moyen de reconnaître si la rupture de l'hymen résulte d'une telle manœuvre ou d'un coït ; l'expert, suivant la remarque de Tardieu, peut dire seulement que la *déchirure a été produite par l'intromission d'un corps volumineux et dur, tel que le membre viril en érection.*

La membrane hymen peut présenter, ainsi que les diverses parties de la vulve, des solutions de continuité résultant de processus ulcéreux ou gangréneux, et qui ont été prises quelquefois par des médecins pour le résultat d'un viol. L'aspect des lésions, une enquête médicale sur l'état antérieur de santé de l'enfant, suffisent ordinairement pour éviter cette erreur et montrer que l'on est en présence de la maladie désignée sous le nom de *vulvite ulcéreuse, diphtéroïdine, aphteuse.*

Cette affection apparaît chez les jeunes enfants, et très rarement après dix ou douze ans. Le plus souvent, elle est consécutive à une maladie antérieure, spécialement à la rougeole, ou à un mauvais état général[2].

---

1. La déchirure de l'hymen sans blessure directe sur les parties génitales est sans doute d'une extrême rareté. Un exposé très complet de l'opinion des divers médecins-légistes sur cette question a été faite par le Dr Nina-Rodrigues : *Des ruptures de l'hymen, dans les chutes* (Ann. d'hyg. publ. et de méd. lég., 1903).

2. Parrot. *La vulvite aphteuse et la gangrène de la vulve chez les enfants* (Revue de méd., 1881).

Le début de la maladie passe souvent inaperçu, parce qu'il n'existe alors aucune douleur. Les ulcérations qui succèdent aux petites élevures aphteuses sont arrondies et recouvertes d'une matière pulpeuse grisâtre ; elles ont ordinairement le diamètre d'une pièce de 50 centimes, mais peuvent atteindre des dimensions beaucoup plus considérables. Dans quelques cas, mais presque uniquement après la rougeole, la gangrène apparaît alors, et peut s'étendre non seulement à toute la vulve, mais encore au pénil, au périnée, à l'anus. La mort est souvent la conséquence de cette complication.

La gangrène de la vulve peut d'ailleurs survenir d'emblée, surtout à la suite de la rougeole ou d'autres maladies générales, ou encore chez des enfants profondément débilités par une cause quelconque.

§ IV. — Violences qui accompagnent quelquefois le viol.

La défloration peut occasionner d'autres lésions que la déchirure de l'hymen ; c'est même ce qui arrive presque constamment quand il s'agit de petites filles, ainsi que nous l'avons dit plus haut.

Chez les femmes et les filles adultes, les lésions graves produites par le viol sont beaucoup plus rares[1]. Dans quelques cas, on a trouvé des blessures très profondes des organes génitaux, qui n'étaient pas le résultat du coït, mais qui avaient été produites par la main du coupable que poussait une fureur sadique. Pénard[2] a cité un cas de ce genre concernant une femme de soixante ans, atteinte de rupture du périnée, de déchirure du vagin et du rectum, dont une portion avait été arrachée et complètement séparée du corps.

1. Voir sur cette question : Neugebauer, *Lésions traumatiques « sub coïtu » des organes sexuels de la femme* (Monatschrift für Geburtshilfe und Gynœkologie, Band IX).

2. PÉNARD (de Versailles), *De l'intervention du médecin légiste dans les questions d'attentats aux mœurs* (Annales d'hyg. publ. et de méd. lég., 2ᵉ série, t. XIV, 1860). — Tirage à part. Paris. J.-B. Baillière et fils, in-8, 140 p.

Outre les lésions des organes génitaux, la victime peut porter sur les diverses parties du corps des traces de violences. Ces traces consistent ordinairement en ecchymoses, qui quelquefois reproduisent la forme de l'extrémité des doigts, et en égratignures ou coups d'ongles. On les rencontre surtout à la face interne des cuisses, sur les seins, sur le pénil, autour de la bouche et du nez qui ont été comprimés pour empêcher les cris, sur les bras et les poignets, sur la face antérieure du cou, etc. Quelquefois, les blessures sont beaucoup plus graves et, dans certains cas, le viol est précédé ou suivi d'un meurtre. Il ne faut pas oublier alors de rechercher le sperme qui peut exister sur la peau du ventre, du périnée, des cuisses, sur les poils du pubis, dans le vagin dont on raclera la muqueuse et jusque dans la cavité utérine.

Le viol soulève encore diverses questions médico-légales dont les principales sont les suivantes :

§ V. — A quelle époque remonte la défloration?

Il est évident qu'on ne saurait fixer exactement cette époque, mais il est très important dans certains cas de pouvoir dire s'il est admissible qu'elle coïncide avec la date de l'attentat allégué, ou si, au contraire, la défloration est certainement antérieure. Posée dans ces termes, la question peut être résolue à la condition que l'examen ne soit pratiqué que quelques jours, au plus, après que l'acte incriminé aurait eu lieu. Nous avons vu, en effet, que la cicatrisation des déchirures de l'hymen s'effectue en un temps qui varie ordinairement entre deux et huit et dix jours ; en prenant en considération l'étendue de ces déchirures, on peut reconnaître avec une approximation suffisante l'époque de la défloration.

§ VI. — Un homme peut-il violer une femme qui résiste?

Cette question est assez souvent posée à l'expert, surtout par l'avocat qui s'efforce d'établir que si une femme a eu des rapports sexuels avec l'accusé, c'est qu'elle y était plus ou moins consentante.

S'il s'agit d'une jeune fille qui non seulement est vierge, mais encore n'a qu'une idée très incomplète de ce que peuvent être des rapports sexuels, on peut admettre à la rigueur que le coït ait été accompli sur elle avant qu'elle ait eu le temps de se défendre. Il y a là des considérations qui appartiennent moins au domaine médical qu'à l'appréciation des magistrats et des jurés, et qui rendent plus ou moins vraisemblable, suivant les cas, la possibilité d'une surprise.

Mais quand il s'agit d'une femme qui sait ce que sont les rapports sexuels, et qui est en possession de ses forces, il est impossible de croire qu'un homme seul réussisse à accomplir sur elle un viol. En admettant, en effet, que l'agresseur réussisse à la fois à lui immobiliser les bras et à lui maintenir les cuisses écartées, la femme pourra toujours exécuter certains mouvements du bassin qui n'ont pas besoin d'être bien étendus pour empêcher l'intromission du membre viril. Le viol ne pourra donc être accompli dans ces cas que s'il y a une disproportion considérable entre les forces de l'accusé et celles de la plaignante, par exemple s'il s'agit d'un adulte vigoureux ayant violé une vieille femme (comme on en cite plusieurs cas et comme nous en avons observé nous-mêmes quelques exemples) ou bien si la femme est atteinte de quelque maladie ou de quelque infirmité dont l'expert a le devoir d'apprécier dans chaque cas particulier les conséquences au point de vue de la possibilité de la résistance. Le viol peut encore être accompli quand la femme cesse la résistance parce qu'elle est épuisée par la lutte, par les blessures qu'elle a reçues ou par quelque autre circonstance. On trouve alors, quand l'examen est pratiqué à temps, les traces des violences ou des blessures ; nous avons vu ainsi une femme qui avait le corps couvert de vastes ecchymoses produites par des coups de pied ou de poing, et qui avait subi, en outre, un commencement de strangulation, ainsi que le prouvaient des traces d'ongles au-devant du cou et un chémosis sanglant des deux yeux ; cette femme déclarait qu'elle n'avait pas perdu complètement connaissance et avait eu conscience du coït accompli sur elle, mais qu'elle était à ce moment tout à fait épuisée et hors d'état de résister, assertion évidemment admissible.

Quand on ne trouve que des traces de violences assez légères, comme par exemple des ecchymoses sur les seins et sur les cuisses, on ne peut affirmer que la plaignante avait réellement épuisé sa force de défense, car certaines femmes, bien que parfaitement consentantes, croient devoir, avant de se livrer à un homme, opposer quelque résistance, et d'autre part, on sait qu'une pression assez légère suffit pour déterminer chez les femmes la production d'ecchymoses.

§ VII. — Le viol a-t-il été accompli sur une femme hors d'état de résister par suite d'absence de volonté produite par une cause quelconque ?

Le coït ne peut être accompli sur une femme *pendant le sommeil naturel*, sans qu'elle en ait conscience, mais il peut arriver qu'elle ne se réveille qu'alors que l'acte est déjà en voie d'exécution. Taylor rapporte qu'une femme mariée dormait profondément dans son lit, quand elle fut réveillée en sentant un homme couché sur elle et qui se retirait après avoir accompli le coït. Cet homme fut condamné pour viol. — Mais de tels faits ne peuvent être admis, que s'ils concernent des femmes ayant eu déjà de nombreux rapports sexuels et dont les parties génitales sont assez élargies pour admettre très facilement la verge en érection : il est impossible de croire que, dans d'autres conditions et surtout s'il s'agit d'une défloration, la plaignante n'ait pas été réveillée au moment même où l'acte était sur le point de commencer.

L'ivresse, l'effet de médicaments narcotiques, des anesthésiques généraux, comme l'éther, le chloroforme, le protoxyde d'azote, peuvent aussi permettre l'accomplissement d'un viol, la victime étant incapable de se défendre ou même n'ayant aucune conscience de l'acte commis sur elle. Dans ces cas, le médecin légiste a à rechercher, soit d'après l'examen de la victime, soit d'après le récit qu'elle fait des symptômes qu'elle a présentés, s'il existe des traces de l'action d'un médicament ou d'une substance capable d'entraîner la perte de la volonté et de la conscience. Nous avons eu occasion d'examiner une jeune fille qui déclarait qu'on avait mélangé à sa boisson, pendant son repas, une substance narcotique qui lui avait fait perdre connaissance, et que pendant ce temps elle avait été violée ; elle disait n'avoir pas eu conscience du viol pendant qu'il était commis, mais s'en être aperçue seulement à son réveil à cause des douleurs qu'elle éprouvait dans les parties génitales ; elle avait du reste cohabité ensuite pendant plusieurs jours, et de son plein gré, avec l'homme qu'elle accusait. Comme cette jeune fille avait pu, trois heures après le repas en question, reprendre son travail chez sa patronne sans ressentir aucun trouble de la santé, nous déclarâmes que nous ne connaissions aucune substance dont l'ingestion fût capable d'entraîner une perte de connaissance aussi rapide, aussi complète, aussi peu prolongée sans laisser ultérieurement le moindre trouble de la santé.

Il est évident que le viol pourrait être accompli sur une femme en état de *sommeil chloroformique*. On trouve à peine quelques cas de ce genre, bien démontrés ou seulement probables, dans la littérature des divers pays.

En revanche, les accusations non fondées ne sont pas très rares. L'anesthésie par le chloroforme s'accompagne parfois en effet de sensations voluptueuses qui persistent quelque peu après le réveil, et que des femmes ont pu attribuer de bonne foi à des rapports sexuels ou à des manœuvres lubriques dont elles auraient été victimes. Remarquons que ce qui précède s'applique à des femmes chloroformisées de leur consentement par un médecin ou un dentiste. A en croire les faits divers des journaux, le viol, comme aussi d'autres attentats, serait assez souvent commis sur des personnes qu'on aurait endormies brusquement en leur plaçant du chloroforme sous le nez ou en leur faisant respirer l'anesthésique pendant qu'elles dormaient déjà. En réalité, les accusations de ce genre sont extrêmement rares; nous n'en avons vu qu'une seule et elle était manifestement fausse [1]. Du reste quiconque a vu pratiquer l'administration du chloroforme sait que l'anesthésie n'est jamais immédiate, et qu'elle est précédée d'une période de plusieurs minutes pendant laquelle le patient doit respirer volontairement les vapeurs chloroformiques. Il serait très difficile de faire respirer ces vapeurs à une personne qui ne le voudrait pas; il faudrait pour cela une lutte prolongée qui nécessiterait souvent le concours d'un ou de plusieurs complices.

Peut-on faire respirer du chloroforme à une personne endormie de manière à la faire passer, sans la réveiller, du sommeil naturel au sommeil chloroformique? Dolbeau [2] a fait d'assez nombreuses expériences sur ce sujet, et il a réussi quelquefois; mais il lui a fallu user de beaucoup de précautions et acquérir, dit-il, un « tour de main » particulier; la plupart des sujets se sont réveillés dès les premières inspirations. Gurrieri [3], qui a repris récemment ces expériences, a été un peu plus heureux; sur neuf sujets endormis, il a pu en anesthésier quatre sans les réveiller; mais tous ces sujets étaient des aliénés. La tentative aurait sans doute bien peu de chance de réussir si elle était faite par une personne non habituée à l'administration du chloroforme et sur un sujet sain; du reste nous ne connaissons pas une seule affaire médico-légale concernant un attentat commis de cette façon.

Viol accompli sur une femme en état d'hypnotisme. — L'hypnotisme ou sommeil nerveux se présente sous des formes très diverses dont une classification précise paraît

---

1. Il s'agissait d'une femme de 22 ans, hystérique, qui prétendait que trois inconnus s'étaient introduits un soir chez elle, lui avaient fait respirer du chloroforme sur son propre mouchoir qu'ils lui avaient enlevé : elle serait restée ensuite *dix heures* sans connaissance. Une anesthésie aussi longue, obtenue d'emblée et sans lutte, sans que la prétendue victime n'ait eu à aucun moment de vomissements ni d'autres troubles de la santé, était absolument invraisemblable.

2. DOLBEAU, *De l'emploi du chloroforme au point de vue de la perpétration des crimes et délits* (Annales d'hyg. publ. et de méd. lég., 2ᵉ série, t. XLI, 1874).

3. GURRIERI, *Della anesthesia cloroformica provocata durante il somno.* Reggio-Emilia, 1895.

fort difficile. La moins rare et la mieux connue de ces formes est le somnambulisme provoqué. Dans le somnambulisme, l'activité cérébrale est en partie conservée, mais la volonté propre est annihilée ; le somnambule ne fait plus qu'obéir aux ordres de celui qui l'a endormi : ses sens mêmes ne perçoivent que ce qui est en rapport avec les commandements qu'il reçoit, avec ce qui lui est *suggéré*. Le somnambule exécute, même après son réveil et à l'heure fixée, l'ordre qui lui a été donné pendant son sommeil. — Rappelons ici que le sommeil nerveux ne se manifeste pas seulement à la suite de certaines manœuvres exercées spécialement dans ce but, mais qu'il peut aussi se produire spontanément, sous l'influence d'une émotion ou sans cause appréciable. Il en est ainsi par exemple chez certaines hystériques pour lesquelles l'accès de sommeil nerveux paraît remplacer l'attaque convulsive.

On conçoit qu'un viol puisse être commis pendant le cours de l'une des formes de l'hypnotisme provoqué ou spontané. Le fait a été observé en effet, mais il est rare, et c'est à peine si l'on en compte cinq ou six exemples offrant de sérieuses garanties d'authenticité [1].

Un cas type est celui qui a fait l'objet d'une expertise de M. le professeur Brouardel. Il s'agit d'une jeune fille de vingt ans, B..., que sa mère avait conduite à plusieurs reprises chez un dentiste nommé Lévy. Cet homme avait déclaré que le traitement du mal de dent devait commencer par un examen des parties génitales (!), et avait obtenu le consentement des deux femmes à cet examen. Il avait ensuite exercé le coït sur la fille, ainsi qu'il l'avoua plus tard, et cela sans que la mère qui se trouvait dans la même chambre s'en fût aperçue. Lévy prétendait que ces rapports avaient eu lieu du consentement de la fille B... ; celle-ci le niait énergiquement, et déclarait qu'à chaque séance elle avait perdu connaissance pendant un certain temps, et en revenant à elle, avait senti des douleurs dans les parties génitales, mais sans avoir eu nullement conscience de ce qui

1. GILLES DE LA TOURETTE, *L'Hypnotisme au point de vue médico-légal.* Paris. 1887. Plon. Nourrit.

s'était passé ; une grossesse avait été la conséquence de ces rapports. — L'enquête médicale montra que la fille n'avait pu être anesthésiée à l'aide du chloroforme ou d'un autre agent, mais qu'elle présentait diverses manifestations hystériques, et qu'il était facile de l'endormir par la simple occlusion des paupières. Il était par suite permis d'admettre que la fille B... avait pu être plongée dans un sommeil nerveux au moment où Lévy s'était livré au coït sur elle [1]. Lévy fut condamné.

Une autre affaire, jugée en 1865, et qui s'est terminée également par une condamnation, à eu un grand retentissement. Il s'agissait d'un vagabond, nommé Castellan, qui, accueilli dans une maison de villageois, s'y livra à des pratiques bizarres, à des gestes de sorcellerie, et partit le lendemain avec la fille de la maison. Cette fille, âgée de vingt-six ans, qu'aucune particularité n'avait fait remarquer jusque-là, resta avec son ravisseur quelques jours pendant lesquels se déroulèrent les scènes les plus étranges, celles que la fantaisie d'un hypnotiseur sans scrupules peut susciter chez un sujet en état de somnambulisme. La fille H... était en effet hypnotisable, ainsi que cela fut démontré ultérieurement ; Castellan l'avait mise en somnambulisme, et il l'avait violée pendant qu'elle se trouvait en cet état, ou en état de léthargie lucide [2].

Un cas publié en 1884 par le Dr Mabille [3] concerne une jeune fille de 22 ans, hystérique présentant depuis longtemps des attaques de sommeil durant parfois plusieurs heures, qui au cours d'une de ces attaques fut violée par quatre jeunes gens, lesquels se livrèrent sur elle pendant près de deux heures, à tous les actes possibles de débauche.

D'autres cas, qui paraissent très vraisemblables, ont été publiés par le Dr Ladame (de Neuchatel) [4], et tout récem-

<hr>

1. BROUARDEL, *Relation médico-légale de l'affaire Lévy* (Annales d'hyg. publ. et de méd. lég., 3e série, 1879, tome I).

2. TARDIEU, *Etude médico-légale sur les attentats aux mœurs*, 7e édit., 1878.

3. *Annales médico-psychologiques*, 1884.

4. *Annales d'hyg. publ. et de méd. lég.*, juin 1882.

ment par un médecin brésilien le Dr Afranio-Peixoto[1]. Enfin, en ce moment même, une affaire de ce genre dans laquelle l'inculpé est un médecin, est sur le point de venir devant la Cour d'assises.

Dans de semblables affaires, le rôle de l'expert consiste à rechercher si la plaignante est réellement susceptible d'être endormie, d'entrer spontanément ou non en catalepsie, en léthargie ou dans d'autres états d'hypnose moins rigoureusement définis, mais moins exceptionnels. Une fois ce point acquis, il appartient aux magistrats et aux jurés d'en tirer la conclusion à l'aide des autres éléments fournis par l'enquête judiciaire. Mais il ne faut pas oublier que ce sont surtout les hystériques qui présentent ces singulières manifestations nerveuses, et l'expert a quelquefois le devoir de faire ressortir la tendance qu'ont beaucoup de ces femmes à faire les mensonges les plus compliqués, qui n'ont souvent d'autre but que de les mettre en évidence et d'appeler l'attention sur elles. (*Voir la quatrième section de ce livre.*)

Il est à remarquer que parmi les états mal définis de l'hypnose, que l'on a essayé de classer sous des rubriques très nombreuses, il y en a qui comportent, au moins jusqu'à un certain point, la conservation de la connaissance et du souvenir. C'est ce qui s'est produit dans quelques-uns des cas précédemment cités où la femme avait gardé, au moins pendant une partie de la scène, assez de connaissance pour se rendre compte plus ou moins nettement de ce qui se passait, mais serait restée incapable de se mouvoir et par conséquent de résister.

On retrouve la même assertion dans des cas dont la réalité paraît beaucoup plus douteuse. Lorain, Tardieu ont cité des faits de ce genre auxquels ils n'ont pas accordé créance, et nous-mêmes avons été consulté quelquefois à ce sujet[2]. De telles histoires paraissent *a priori* extrême-

---

1. *Annales d'hyg. publ. et de méd. lég.*, août 1909.
2. Voici deux des faits qui ont été soumis à notre appréciation. Une jeune fille de 21 ans, enceinte de 7 mois au moment de notre examen, déclare qu'elle n'a subi le coït qu'une seule fois. — Un homme qu'elle ne connaissait pas personnellement, mais qui avait le droit de pénétrer dans la maison qu'elle habitait, l'y trouve seule un jour. Elle

ment invraisemblables, et en fait elles sont souvent de purs mensonges, conscients ou non. Il ne conviendrait pas

se rappelle quelles paroles ont été d'abord échangées entre elle et lui ; elle se souvient fort bien qu'il l'a embrassée sur la figure, puis qu'il a commencé à déboutonner sa braguette. qu'en se débattant contre lui elle a été serrée au cou. A partir de ce moment, elle a entièrement perdu connaissance pendant un laps de temps qu'elle ne peut préciser. Quand elle a repris conscience. elle était assise sur la même chaise : elle a vu par terre la coiffure de son agresseur : immédiatement elle a chassé cet homme en l'injuriant et en le griffant aux mains (il a été réellement griffé) ; ce n'est qu'ensuite, en voyant sa robe couverte de poussière. qu'elle a pensé qu'elle avait dû être couchée à terre. — Quant à l'accusé, il niait tout. prétendant avoir échangé seulement quelques paroles banales avec la plaignante. — Comme cette jeune fille ne présentait aucun stigmate d'hystérie. aucune trace personnelle ou héréditaire de névropathie. qu'à aucune époque elle n'avait rien eu qui ressemblât à l'hypnotisme, sous une forme quelconque, nous déclarâmes que rien ne permettait d'expliquer l'évanouissement si profond et si soudain qu'elle disait avoir eu.

L'autre cas concerne une jeune fille de 24 ans, hystérique à attaques. bien que ne présentant pas au moment de notre examen de stigmates permanents, névropathe à un haut degré. et très probablement hypnotisable, bien que nous n'ayons pas voulu pousser l'expérience jusqu'au bout. Elle prétendait qu'elle allait assez souvent chez un médecin avec sa mère ; un jour qu'elle y était venue seule, le médecin l'aurait d'abord auscultée par dessus ses vêtements, puis tout à coup il lui aurait appuyé fortement la main sur le ventre. Aussitôt la jeune fille aurait perdu connaissance pendant un temps qu'elle croit avoir été très court : elle aurait repris connaissance en éprouvant une vive douleur dans les parties génitales ; elle était alors assise sur l'un des genoux du médecin : ses jupes étaient relevées par la main de celui-ci qui avait introduit un ou plusieurs doigts dans les parties sexuelles. Elle se serait relevée aussitôt, sans avoir à lutter contre le médecin ; elle s'est retirée sans protester, ce qu'elle attribue à la faiblesse et à l'émotion qu'elle éprouvait. — Cette partie du récit de la plaignante n'était pas absolument inadmissible ; on constatait cependant que l'orifice de la membrane hymen était trop étroit pour permettre l'introduction du doigt. Mais cette jeune fille, qui avait été prise le soir d'un accès de délire avec hallucinations ayant duré huit jours, ajoutait des détails dont plusieurs étaient inacceptables. Elle prétendait avoir souffert longtemps de douleurs atroces dans les parties génitales, avoir perdu une grande quantité de sang par la vulve, avoir été abrutie et privée de volonté par les médicaments (très anodins, en réalité) que lui avait donnés antérieurement son médecin, etc. Nous déclarâmes donc que, suivant toute vraisemblance, il s'agissait d'une histoire purement imaginaire. Le médecin ne fut pas inquiété ; il ignore encore l'accusation qui a été portée contre lui.

Il est à remarquer que cette accusation n'avait pas été faite dans un but de chantage ou de vengeance. La jeune fille était sans doute de bonne foi et s'était suggestionné cette histoire romanesque. On trouvera plusieurs faits du même genre dans la section de ce livre consacrée à l'aliénation mentale.

cependant de leur opposer d'emblée une fin de non-rece-
voir au nom des principes de la science; nous sommes
porté à croire que le fait est possible; mais sa réalité dans
un cas donné est d'autant plus difficile à établir que l'étude,
même très attentive, de la plaignante ne permet pas toujours de reconnaître si elle est apte ou non à présenter ces
singulières perturbations nerveuses.

Aphrodisiaques. — La *cantharide* passe pour exciter les
désirs vénériens. Nous avons eu à nous occuper d'une
affaire dans laquelle un jeune homme reconnaissait avoir
versé subrepticement de la cantharide dans la boisson d'une
fille de seize ans qu'il courtisait depuis quelque temps et
qu'il trouvait trop réservée. Cette réserve cessa complète-
met, car bientôt après le dîner, la jeune fille, au dire de
nombreux témoins, commença à faire des déclarations
passionnées à son amoureux et à lui prodiguer des caresses
jusque dans la rue. La nuit suivante, elle eut des rêves érotiques. L'intoxication se manifesta par de la dysurie, de
l'hématurie et de l'albuminurie qui furent peu intenses et
ne durèrent pas, et par une gastrite beaucoup plus tenace.
Comme cette jeune fille était une dégénérée, hystérique et
anémique, il est à supposer que c'est en raison de cette
circonstance que l'action aphrodisiaque de la cantharide
s'est produite chez elle d'une manière si accentuée.

Nous ne connaissons pas d'autres cas de ce genre.

ARTICLE II. — ATTENTATS A LA PUDEUR

Nous avons défini déjà (p. 362) ce que l'on entend par
attentats à la pudeur. Dans la pratique médico-légale, ces
attentats sont presque toujours constitués, en dehors des
actes de pédérastie (voir plus loin), par des attouchements
exercés sur les parties génitales de filles non pubères, le
plus souvent sur de très jeunes enfants.

Ces attouchements sont exercés souvent avec la verge;
le coupable, sans essayer de pénétrer dans le vagin de la
petite fille, exerce une sorte de coït en frottant la verge
contre la vulve ou contre le périnée; c'est ce que le profes-

seur Lacassagne appelle le *coït périnéal*. D'autres fois les attouchements sont pratiqués avec les doigts ou avec la langue, avec la bouche.

On comprend que de telles manœuvres ne laissent pas en général de traces appréciables sur les organes génitaux ; aussi arrive-t-il souvent que, même dans les cas où les actes incriminés ont été certainement commis, les constatations médicales restent complètement négatives.

Si les attouchements ont été répétés très fréquemment sans être d'ailleurs accompagnés de violences, les organes génitaux peuvent présenter les modifications qu'occasionne quelquefois l'onanisme ; mais ces modifications sont rares et, ainsi que nous le verrons, peu probantes en général.

Des attouchements exercés avec une certaine violence peuvent occasionner des lésions plus ou moins marquées, plus ou moins caractéristiques des parties génitales : la rougeur de la muqueuse, des érosions, des excoriations, des ecchymoses, des plaies ou une inflammation de la vulve.

A l'état physiologique, la couleur de la muqueuse vulvaire varie du rose pâle au rouge vif, et quand on constate que la muqueuse, d'ailleurs tout à fait saine, présente une rougeur même assez intense, uniformément répartie, il n'y a guère de conclusions à en tirer relativement à la réalité de l'attentat allégué. Quand la muqueuse, en même temps qu'elle est rouge, est un peu tuméfiée, douloureuse au toucher ; quand l'enfant se plaint de souffrir des parties génitales pendant la marche et pendant la miction, il existe un premier degré d'inflammation vulvaire, et, pour apprécier la nature et la cause de cette inflammation, il est nécessaire d'en suivre l'évolution en examinant de nouveau l'enfant une ou plusieurs fois.

La rougeur limitée a une certaine partie de la vulve s'observe quelquefois sans qu'il existe d'autres traces de violences. Ces rougeurs partielles ne peuvent que rarement être attribuées avec certitude à des attouchements ; on les trouve fréquemment aux points où a séjourné la matière sébacée, sur diverses parties de la vulve quand il existe un écoulement même très léger, et quelquefois aussi en

l'absence de ces causes, chez les petites filles proprement
tenues; elles occupent souvent alors la périphérie de l'hymen, près de l'insertion de cette membrane.

Les ecchymoses ont évidemment une signification beaucoup plus nette; elles se présentent sous forme de taches
violacées ou d'un rouge vif, et souvent accompagnées
d'autres marques de violence.

Les excoriations et les érosions sont très souvent la conséquence naturelle d'une inflammation de la vulve, surtout
quand cette inflammation est accompagnée d'un écoulement assez abondant; elles peuvent être aussi le résultat
d'un herpès. Mais il est certaines érosions qui sont tout à
fait caractéristiques; ce sont celles produites par des coups
d'ongle, qui se présentent sous la forme de petites plaies
linéaires et curvilignes représentant l'empreinte unguéale,
ou sous forme d'égratignures plus ou moins irrégulières.

Enfin les véritables plaies qui siègent surtout sur l'hymen, près du clitoris, ou à la face interne des petites lèvres
sont faciles à distinguer, et sont toujours le résultat d'un
traumatisme; il faut éviter cependant de prendre pour des
plaies les ulcérations et les pertes de substances résultant
d'un processus pathologique; c'est là un point qui a été
indiqué (p. 379).

§ 1. — Inflammation de la vulve.

La vulvite ou vulgo-vaginite a une grande importance
dans la pratique médico-légale. Très souvent, en effet, c'est
la constatation de la vulvite qui est le point de départ d'une
accusation de viol ou d'attentat à la pudeur. Les parents,
en s'apercevant que leur enfant est malade, soupçonnent
qu'elle a été victime d'un attentat; ils la pressent de questions, la menacent de la punir si elle ne dit rien, pro-
mettent le pardon si elle veut tout avouer. La petite fille,
pour échapper aux punitions, pour plaire à ses parents,
pour se rendre intéressante, fait un récit mensonger, dont
les éléments lui sont fournis par l'interrogatoire même
qu'elle subit; elle désigne comme coupable une des per-

sonnes dont on lui a cité les noms, et les parents restent persuadés de la véracité de son récit qu'ils ont suggéré inconsciemment. L'enfant soutient ensuite fidèlement le mensonge qu'elle a adopté, auquel elle finit par croire elle-même. Quand on a pratiqué quelque temps la médecine légale, on a la conviction et parfois la preuve que les choses se passent très souvent ainsi, et qu'un certain nombre d'accusations n'ont pas d'autres fondements. Bien des fois déjà cette source d'erreurs si graves a été signalée, notamment par le professeur Brouardel [1]. Il ne paraît pas que les médecins soient tous pénétrés de cette notion, car quelques-uns encore n'hésitent pas à déclarer qu'une enfant a été victime d'un attentat, en se basant seulement sur l'existence d'une vulvite.

Cette affection s'observe cependant chez une foule de petites filles qui n'ont certainement pas été victimes d'attentat.

Il y a lieu de distinguer, au point de vue médico-légal, trois sortes de vulvo-vaginite; la v. spontanée, la v. traumatique, la v. blennorragique transmise par un viol ou un attentat à la pudeur.

La *vulvo-vaginite spontanée* se présente sous deux aspects différents. Tantôt elle se manifeste exclusivement par un écoulement muqueux, blanchâtre, leucorrhéique; ce sont les *flueurs blanches*, analogues à celles de la femme et qui paraissent sous la dépendance d'un état constitutionnel (lymphatisme, anémie). Elle apparaît quelquefois au moment de la dentition, à l'occasion d'une maladie aiguë, et plus souvent sans cause appréciable.

Mais souvent aussi la vulvo-vaginite spontanée revêt d'emblée, ou après une phase chronique, un caractère plus ou moins aigu. Dans ce second cas, l'écoulement est formé par du muco-pus quelquefois liquide, quelquefois épais, tenace, visqueux, adhérant à la peau sur laquelle il forme des croûtes; la muqueuse est d'un rouge ordinairement

1. BROUARDEL, *les Causes d'erreur dans les expertises relatives aux attentats à la pudeur* (Société de méd. lég., séances des 11 juin et 9 juillet 1883). — Tirage à part. J.-B. Baillière et fils. 1884. in-8, 60 p.

peu vif, quelquefois même elle est pâle ; l'enfant ne souffre
que peu ou pas. Dans le premier cas, il y a un écoulement
d'une quantité ordinairement abondante de muco-pus ou
de pus jaune ou verdâtre, bien lié ; la muqueuse vulvaire
est très rouge, un peu tuméfiée, souvent dépouillée par
places de son épithélium. de façon à présenter des excoriations et des érosions superficielles, irrégulières. plus ou
moins étendues ; la vulve est le siège de douleurs qui augmentent beaucoup pendant la marche et surtout pendant
la miction. Les grandes lèvres sont souvent œdémateuses,
la peau qui les recouvre, ainsi que celle du périnée et de la
face interne des cuisses, peut être rouge et recouverte de
croûtes plus ou moins adhérentes. On trouve ordinairement des ganglions tuméfiés, et un peu douloureux au
toucher.

L'examen bactériologique montre qu'en pareil cas l'é-
coulement contient ordinairement des gonocoques. Nous-
même avons constaté ce fait depuis longtemps[1]; mais nous
avons tiré de cette étude la conclusion que la présence du
gonocoque n'avait au point de vue médico-légal qu'une
importance très relative. En effet, nos recherches ont porté
sur des petites filles soigneusement choisies comme n'ayant
pu être contaminées à la suite d'un attentat, car pour toutes
l'homme désigné par elles comme le criminel était parfaitement sain. Ces vulvo-vaginites méritent donc l'épithète
de gonococcique, et même, si l'on veut, de blennorragique, à la condition que cette dernière appellation n'implique pas forcément l'idée de transmission par un acte
vénérien.

Ces vulvites à gonocoques ou à pseudo-gonocoques
seraient toujours le résultat d'une contagion, d'après les
idées actuellement régnantes. Cette contagion paraît certaine dans certains cas où la vulvite revêt un caractère

---

1. VIBERT et BORDAS, *Le gonocoque en médecine légale* (Médecine moderne, 1891 ; résumé in Ann. d'hyg. publ. et de méd. lég., 1891).

Depuis cette époque, tous les travaux faits sur ce sujet, tant en
France qu'à l'étranger, ont montré que la très grande majorité des
vulvites non vénériennes des petites filles étaient des v. gonococciques.

d'épidémie limitée à un groupe de petites filles vivant en commun. Pour les autres cas, on invoque la contagion médiate qui, d'après certains auteurs, se ferait très facilement, par exemple par l'intermédiaire de linges ou d'objets de toilette, et même par la fréquentation de piscines publiques. Nous devons dire cependant que nous n'avons pas souvent réussi à trouver une explication plausible de contagion pour la plupart des vulvites que nous avons constatées.

Vulvite traumatique. — Il peut arriver que des violences, même considérables, soient exercées sur les parties génitales sans qu'il se développe de vulvite. Nous avons vu plusieurs fois des déchirures de l'hymen, et même de la fourchette et du périnée, se cicatriser en n'entraînant qu'un peu d'inflammation des lèvres de la plaie, le reste de la vulve restant tout à fait sain. Mais d'autres faits montrent la possibilité d'une vulvite traumatique. Il semble, et c'est l'opinion de divers auteurs, que cette vulvite traumatique n'apparaît qu'un certain temps après que les attouchements ont été exercés; la rougeur et la douleur de la vulve se manifesteraient au bout de quelques instants, mais l'écoulement ne commencerait qu'après deux ou trois jours. Toutefois cette règle est loin d'être appuyée sur des données certaines, et elle comporte peut être de nombreuses exceptions.

Une fois constituée, la vulvite traumatique ne diffère en général par aucun caractère essentiel de la vulvite spontanée aiguë ; elle peut d'ailleurs passer à l'état chronique, surtout chez les petites filles lymphatiques ou mal soignées. Cependant l'inflammation ne se manifeste, quelquefois, que par la rougeur, la tuméfaction et l'endolorissement de la vulve, et elle disparaît au bout de quelques jours sans avoir occasionné d'écoulement ou n'ayant donné lieu qu'à une sécrétion muco-purulente, extrêmement minime. Cette forme que nous avons suivie pendant toute son évolution chez des enfants et des adultes qui avaient subi des violences non douteuses, et parfois considérables, nous paraît appartenir assez souvent à la vulvite traumatique.

En réalité, on ne peut établir le diagnostic médico-légal

entre la vulvite spontanée et la vulvite traumatique qu'à
l'aide de circonstances accessoires. Quelquefois, par
exemple, on trouve la trace des violences qui ont été
exercées sur les organes génitaux : plaies, écorchures,
ecchymoses. Dans d'autres cas, en examinant la chemise
portée par l'enfant, et qui souvent lui a été retirée le jour
même ou le lendemain du jour où le crime aurait été commis, on la trouve couverte d'une quantité si abondante de
taches qu'il est évident que l'écoulement existait auparavant et que, par conséquent, il n'a pas été occasionné par
les attentats allégués.

Mais ce sont là des circonstances exceptionnelles; le plus
souvent la constatation d'une vulvite ne permet par elle-
même aucune conclusion précise ; pour notre compte, dans
la plupart des cas de ce genre qu'il nous a été donné d'observer, nous avons été obligé de formuler notre conclusion
de la façon suivante : « *L'enfant est atteinte d'une vulvite;
cette vulvite a pu être provoquée par des attouchements, mais
comme elle a pu aussi se développer spontanément, on ne
saurait la considérer comme la preuve certaine des attentats
allégués.* »

Pour la *vulvite blennorragique* nous renvoyons à l'article
ci-dessous.

On comprend toute l'importance que présente dans les
cas de viol ou d'attentat à la pudeur la constatation de
taches de sperme sur les vêtements de la victime ou de
l'inculpé. Tout ce qui concerne la recherche du sperme
sera exposé dans un chapitre spécial de la troisième section
de ce livre.

ARTICLE III. — TRANSMISSION DE LA SYPHILIS ET DE MALADIES VÉNÉRIENNES

Quand le viol ou l'attentat à la pudeur a été compliqué
de la transmission d'une maladie vénérienne, cette circonstance, bien que non prévue par la loi, constitue une aggravation de l'acte, et doit être signalée aux magistrats et aux
jurés. En outre, l'existence de la maladie chez la plaignante

peut prouver ou tout au moins rendre extrêmement vraisemblable la culpabilité de l'homme qu'elle accuse, si celui-ci est atteint de la même affection.

En pareille matière, l'affirmation de l'expert a toujours beaucoup d'importance et entraîne très souvent des conséquences graves. Or, c'est souvent une tâche difficile, devant laquelle hésitent quelquefois les spécialistes les plus expérimentés, que de reconnaître la nature d'une affection des parties génitales, d'affirmer que telle ou telle lésion est bien une manifestation syphilitique. Pour obtenir les éléments d'un diagnostic précis et certain, il est presque toujours indispensable que le médecin suive pendant un certain temps l'évolution de la maladie et l'expert doit s'imposer comme règle de ne se prononcer qu'après plusieurs examens. Ce précepte, formulé d'ailleurs par les maîtres les plus autorisés, est d'une importance capitale.

§ 1. — Blennorragie.

Vulvo-vaginite blennorragique. — Après ce qui a été dit dans l'article précédent, on comprend que pour déclarer qu'une vulvo-vaginite résulte d'une contagion vénérienne on n'est pas en droit d'invoquer comme un criterium certain la présence du gonocoque dans l'écoulement.

Mais si, au point de vue bactériologique, toutes les vulvites gonococciques sont les mêmes, il n'en est pas de même, d'après ce que nous avons vu, au point de vue clinique. Dans la plupart des cas, la vulvite blennorragique vénérienne, c'est-à-dire celle qui est transmise par le coït, une tentative de coït, des attouchements avec la verge atteinte d'écoulement blennorragique, présente. au moins chez les petites filles, quelques caractères particuliers dont les principaux sont une grande acuité et une grande ténacité, c'est-à-dire que, malgré des soins assidus, la période aiguë dure presque toujours une quinzaine de jours au moins. — Au contraire, la plupart des vulvites spontanées n'ont pas la même violence, et surtout sont beaucoup plus influencées par le traitement.

Malheureusement, cette seconde règle souffre des exceptions qui enlèvent au diagnostic différentiel une grande partie de sa valeur.

Il nous paraît cependant qu'il y a lieu d'essayer ce diagnostic, dont voici les éléments.

L'écoulement blennorragique n'apparaît pas immédiatement après la contagion [1] ; d'après A. Fournier, dans l'immense majorité des cas, c'est à la fin du quatrième jour ou au commencement du cinquième qu'il se manifeste, et les limites extrêmes ne dépasseraient pas deux à huit jours. Mais dans la pratique médico-légale, il est rare que l'on puisse tirer parti de cette donnée, parce que l'on n'a pas ordinairement des renseignements précis et dignes de foi sur la date de l'attentat et surtout sur celle de la première manifestation de la maladie.

L'inflammation est presque toujours très intense dans la blennorragie ; elle se manifeste par une très vive rougeur de la muqueuse et un écoulement franchement purulent, en général très abondant. La vulvite spontanée ou traumatique présente parfois, il est vrai, la même acuité ; mais ce qui appartient presque exclusivement à la chaudepisse, c'est la violence souvent excessive des douleurs qu'occasionne la miction. Cette différence tient à ce que l'urétrite est relativement fréquente quand l'inflammation est de nature blennorragique, tandis qu'elle s'observe assez rarement dans les vulvites qui reconnaissent une autre origine. Certains auteurs (Cullerier, Rollet), dont l'opinion est peut-être un peu trop absolue, déclarent même que l'urétrite de la femme est toujours blennorragique ; en réalité, elle peut se développer à la suite d'un traumatisme, mais elle semble alors limitée au voisinage du méat urinaire, et elle ne subsiste que pendant la période la plus aiguë de la maladie, tandis que dans la blennorragie elle persiste plus longtemps.

La vulvite blennorragique persiste ordinairement à la

---

1. Dans les cas d'inoculation expérimentale, on a vu apparaître l'écoulement au bout d'un temps qui a varié de 36 heures à 8 jours (Rollet, art. *Blennorhagie* du Dict. encycl. des sc. médic.).

période d'acuité pendant une quinzaine de jours, et c'est alors seulement qu'elle commence à décroître. Au contraire s'il s'agit d'une vulvite spontanée ou traumatique, le plus souvent elle commence déjà au bout d'une huitaine de jours à diminuer beaucoup d'intensité pour persister ensuite plus ou moins longtemps à l'état subaigu ou chronique. Mais il n'en est ainsi que si la maladie s'est développée chez une enfant dont l'état de santé général est bon et si elle a été traitée convenablement; dans les conditions inverses, la vulvite spontanée ou traumatique peut durer plusieurs semaines en conservant une grande violence.

En somme, un diagnostic certain est impossible; mais nous pensons qu'en se basant sur les signes précédemment indiqués, on peut quelquefois présumer avec assez de vraisemblance la nature vénérienne ou non vénérienne d'une vulvite à gonocoques.

Examen de l'inculpé dans les cas de transmission supposée de la blennorragie. — L'existence d'un écoulement du canal de l'urètre est facile à constater quand cet écoulement est abondant; il suffit d'examiner la verge, ou de presser sur le canal en comprimant le pénis depuis sa racine jusqu'au gland; on voit alors apparaître du pus ou du muco-pus à l'orifice du méat urinaire. Quand l'écoulement est très minime, il est souvent nécessaire de répéter plusieurs fois cette manœuvre, et quelquefois de revoir à diverses reprises l'inculpé, afin d'avoir chance de ne pas pratiquer l'examen peu de temps après la miction. L'inspection de la chemise montre du reste s'il existe des taches de pus ou de muco-pus, et permet d'apprécier exactement quelle est l'abondance de l'écoulement. En examinant aussi les chemises qui ont été quelquefois saisies au domicile de l'inculpé, on peut se convaincre que l'écoulement existait à une époque déterminée.

Un écoulement franchement purulent contenant des gonocoques nettement caractérisés est certainement contagieux. — Mais quand on trouve un écoulement minime, réduit à quelques gouttes de muco-pus clair, il est souvent impossible de reconnaître s'il s'agit de la terminaison d'une blennorragie aiguë, récente, ou d'une de ces blennorragies intermittentes qui durent pendant des années, disparaissent pendant de longues périodes pour reparaître de temps en temps sous forme d'écoulement plus ou moins abondant. Dans le premier cas, l'écoulement est sans doute encore contagieux; dans le second cas, il ne l'est probablement plus. Pour la plupart des médecins, la question est tranchée par la présence ou l'absence du gonocoque; quant à nous, après avoir fait cette recherche et après avoir indiqué la valeur qu'on lui attribue généralement, nous avons soin d'ajouter dans le rapport que cette valeur ne nous paraît pas encore indiscutable.

Le gonocoque se présente sous forme de diplocoque dont les deux éléments en forme de grains de café se regardent par leur face concave (*fig. 35*). Les gonocoques se groupent en amas, mais non pas en chaînettes. Dans le pus de l'uréthrite, ils sont contenus surtout dans les leucocytes (parfois un sur cinq ou six de ces éléments en renferment). On en trouve aussi dans les cellules épithéliales quand ces éléments sont devenus abondants dans le pus, la blennorragie étant passée à l'état subaigu ou chronique. Enfin on peut en rencontrer de petits groupes libres dans la préparation.

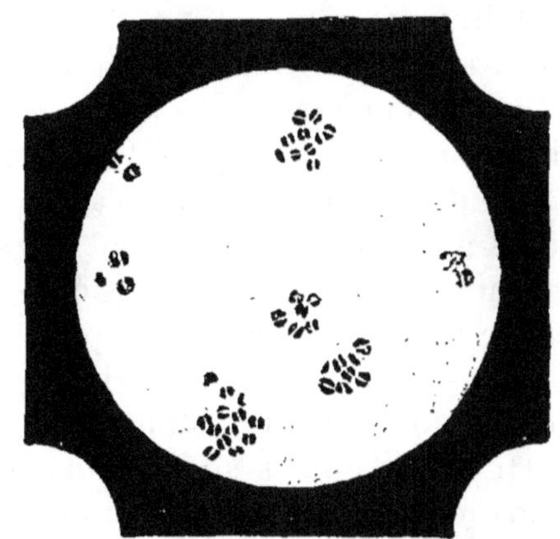

Fig. 35. — *Gonococcus neisseri* (pus de blennorragie). — Bleu phéniqué (Reich.: Objet. 1/12 imm. ; Oc. III).

La recherche du gonocoque est basée sur le fait que ce microbe se colore facilement par les couleurs basiques d'aniline, et qu'il se décolore ensuite par la méthode de Gram. Ce dernier caractère le distingue d'autres microbes similaires.

Pour mettre ces deux caractères en évidence sur une même préparation, on pratique la double coloration, c'est-à-dire que l'on procède de la façon suivante :

Une gouttelette de pus, prélevée avec l'anse de platine, est étalée en couche extrêmement mince sur une lame de verre. La préparation étant séchée, on y dépose une teinture qui colore tous les microcoques en une minute environ ; on ajoute alors le liquide de Gram, puis l'alcool acétone et on lave à grande eau. Les gonocoques sont alors décolorés, mais non les autres microcoques. On ajoute une teinture, autre que la première, qui colore les gonocoques. On lave, on sèche, et on monte la préparation qui est examinée avec l'objectif à immertion. Les gonocoques ont la couleur de la dernière teinture ; les autres microcoques, s'il s'en trouve dans la préparation ont la couleur de la première teinture. — Par exemple les gonocoques sont colorés en rouge et les autres microbes en violet, si l'on a employé le violet phéniqué pour la première teinture et la solution hydro-alcoolique de fuchsine pour la seconde *(procédé de Nicolle)*.

§ II. — Syphilis, chancre induré et chancre mou.

Affirmer que la victime d'un viol, d'un attentat à la pudeur est atteinte de syphilis, c'est apporter aux débats un nouvel élément d'une très grande gravité. Une telle affirmation ne doit donc être faite qu'en toute certitude, et cette certitude ne peut être obtenue qu'à l'aide de précautions dont certains médecins ne paraissent pas se douter [1].

Dans la pratique médico-légale, la question du diagnostic de la syphilis se pose le plus souvent lorsque cette maladie est à sa première période, c'est-à-dire lorsqu'elle ne se manifeste encore que par le chancre.

Or de l'aveu des spécialistes les plus éminents, le diagnostic du chancre, et notamment du chancre des parties génitales chez la petite fille, est souvent un problème très délicat, à tel point que le professeur Fournier [2] a formulé le précepte suivant : « Le diagnostic médico-légal du chancre ne doit pas être institué sur la constatation seule d'une lésion réputée chancre, mais bien sur un ensemble de signes se confirmant les uns les autres, sur une évolution totale et complète, évolution comprenant comme premier terme le chancre, accident initial de la maladie, et comme second terme, plus probant et plus essentiel, les manifesta-

1. Voir à la fin de ce livre un rapport intitulé : « Inculpation de viol et de transmission de la syphilis ».
2. Alfred Fournier, *Leçons cliniques sur la syphilis*, 1884.

tions diathésiques secondaires survenant à point nommé, à échéance fixe et significative ».

Parmi les cas où le diagnostic peut être particulièrement difficile, signalons les suivants :

Le chancre érosif peut être confondu notamment avec l'herpès vulgaire, affection fréquente qui survient sous l'influence de causes très diverses, entre autres à la suite d'un traumatisme ou comme complication de la blennorragie, d'une contusion, d'une vulvite. L'évolution de la lésion permet de faire bientôt le diagnostic puisque l'herpès disparaît rapidement, tandis que le chancre persiste pendant des semaines ou des mois, en devenant de plus en plus caractéristique. Cependant, il est certains signes qui permettent quelquefois, quand ils sont réunis et bien accentués, d'éviter l'erreur dès le premier examen ; ces signes sont résumés dans le tableau suivant, emprunté au professeur Fournier[1].

DIAGNOSTIC DIFFÉRENTIEL DU CHANCRE SYPHILITIQUE ET DE L'HERPÈS

	HERPÈS	CHANCRE
Trois signes différentiels presque constants.	1° Pas de retentissement ganglionnaire ; 2° Base souple, sans induration ; 3° Contour *polycyclique* de l'érosion, constitué par des segments réguliers de petites circonférences.	1° Adénopathie constante (indolente, dure, persistante, généralement polyganglionnaire) ; 2° Base indurée ; 3° Contour ne présentant jamais les segments réguliers de petites circonférences propres à l'herpès.
Évolution.	1° Limitation rapide ; 2° Cicatrice hâtive.	1° Limitation moins rapide ; 2° Cicatrisation plus lente en général.
Signes non constants, de valeur moindre.	1° Lésion prurigineuse (ardeur, feu local au début) ; 2° Erosions habituellement multiples ; 3° Erosions d'étendue minime, souvent miliaires ; 4° Erosions généralement plus superficielles que le chancre.	1° Lésion absolument indolente ; aprurigineuse ; 2° Lésion souvent unique. ou multiple à un degré moindre que l'herpès ; 3° Lésion en général plus étendue que l'herpès ; 4° Lésion en général plus profonde que l'herpès.

1. Alfred Fournier, *loc. cit.*

La vulvite aiguë et intense, quelle que soit son origine, s'accompagne assez souvent d'érosions plus ou moins étendues qu'il peut être impossible de distinguer d'un chancre au début ; dans quelques cas même, il se produit de véritables ulcérations. Le professeur Fournier cite l'observation d'une petite fille de 9 ans, atteinte d'une vulvite intense, et présentant en outre, sur l'une des grandes lèvres, trois ulcérations entamant le derme, à base résistante ; il existait dans les aines plusieurs ganglions libres, indépendants, roulant sur le doigt, gros comme de petites noisettes, à peine douloureux. Tous les médecins qui avaient examiné l'enfant, y compris le professeur Fournier, avaient diagnostisqué une vulvite avec chancres syphilitiques ; la suite montra qu'il s'agissait d'une vulvite simple qui guérit rapidement, et qui ne fut pas suivie d'accidents secondaires. — De pareilles lésions peuvent être quelquefois aussi prises pour des plaques muqueuses, erreur assez fréquemment commise. Il faut signaler encore la vulvite aphteuse ; les aphtes, d'abord analogues à ceux de la bouche, peuvent se creuser et donner lieu à des ulcérations quelquefois fort étendues, ainsi que nous l'avons indiqué.

Le *chancre mou* en *chancrelle* se reconnaît ordinairement rappelons-le, par les caractères suivants : sa base n'est pas indurée ; il suppure en général abondamment, il s'accompagne d'un bubon souvent unique et volumineux, suppurant parfois ; enfin le chancre mou est auto-inoculable et pour cette raison il est fréquemment multiple.

Alors même que le chancre syphilitique paraît nettement caractérisé, des doutes sont encore possibles, doivent même toujours exister si l'on s'en rapporte à ces paroles du professeur Fournier (*ouvrage cité*) : « Le médecin qui aurait l'audace de diagnostiquer le chancre par le chancre seul, sans attendre de l'évolution ultérieure prochaine la consécration de son jugement, commettrait une imprudence des plus blâmables, une témérité qui ne pourrait avoir pour excuse qu'une ignorance inconsciente des maladies syphilitiques ; ce médecin eût-il l'autorité de Ricord et de Tardieu, commettrait un abus de science, car il affirmerait ce qu'il n'a pas le droit d'affirmer. »

Actuellement, la science dispose d'autres moyens de diagnostic : la recherche du spirille « *treponema pallidum* » qui est l'agent pathogène de la syphilis ; — l'inoculation aux singes aptes à contracter la maladie ; la réaction de Wassermann. Jusqu'ici ces procédés de laboratoire n'ont pas été employés, croyons-nous, en médecine légale. Le dernier prête encore à l'erreur et par suite n'est pas utilisable. L'inoculation n'est guère pratique. Quant à la recherche du tréponène pâle, le médecin légiste fera bien, jusqu'à nouvel ordre, de la laisser aux spécialistes.

La syphilis de la victime (ou prétendue telle) bien démontrée, il reste à rechercher si cette syphilis a pu être transmise par l'acte incriminé.

L'examen de l'inculpé s'impose donc, et dans le plus bref délai possible. Il va sans dire que cet examen doit porter non seulement sur les organes génitaux, mais sur tout le reste du corps. Ce qu'il faut rechercher c'est si l'inculpé est en puissance de syphilis à manifestations contagieuses, circonstance qui rend vraisemblable la réalité de l'attentat allégué. Il est évident que cette vraisemblance sera plus grande si le siège du chancre ou des plaques muqueuses chez l'inculpé correspond au siège du chancre chez la victime. Mais la présence de manifestations *quelconques* de la syphilis secondaire en n'importe quel point du corps reste toujours suspecte car elle autorise à croire qu'au moment de l'attentat (c'est-à-dire toujours un certain temps avant l'examen) l'inculpé avait des accidents contagieux. Alors même que l'on ne constaterait que des manifestations tertiaires de la syphilis, la possibilité de la transmission ne serait pas formellement exclue, car d'une part on voit certains sujets présenter des poussées de plaques muqueuses en pleine période tertiaire, et d'autre part on peut croire aujourd'hui que certaines lésions tertiaires sont contagieuses.

Dans le cas où l'inculpé est syphilitique, on peut affirmer qu'il n'est pas l'auteur de la transmission, si la syphilis est évidemment plus récente chez lui que chez la plaignante ; s'il présentait par exemple un chancre au début, tandis que sur la soi-disant victime on ne constaterait que des accidents secondaires, le chancre ayant déjà disparu. Toutefois l'expert ne peut invoquer dans une discussion médico-légale des considérations de cette nature qu'avec beaucoup de prudence. On sait en effet que les limites de l'incubation des deux premières périodes de la syphilis varient dans de larges limites, surtout si l'on tient compte des exceptions, et que l'évolution de la maladie peut se faire avec une rapidité très différente chez deux individus.

Il est également très difficile de préciser à partir de quelle époque la syphilis cesse de pouvoir se manifester par des accidents contagieux ; on voit quelquefois des sujets présenter encore des poussées de plaques muqueuses alors qu'ils ont déjà été atteints de gommes. Comme pour la blennorragie il est des cas où l'expert doit déclarer qu'il est impossible de dire si la maladie était encore communicable au moment où l'attentat a été commis.

Il arrive quelquefois qu'un inculpé atteint d'une affection transmissible, blennorragie, chancre mou, accidents syphilitiques contagieux, invoque sa maladie même comme une preuve de son innocence, alléguant que s'il avait commis tel acte qui lui est reproché, il aurait transmis sa maladie à la plaignante. Une telle excuse ne peut évidemment être admise, car il est bien certain que la transmission de la syphilis, de la blennorragie, du chancre mou, ne résulte pas fatalement et toujours des rapports sexuels ou des autres actes lubriques entre personnes dont l'une est saine, et dont l'autre se trouve dans des conditions convenables pour transmettre la maladie.

Il ne faut pas oublier que chez les enfants la transmission de la syphilis se fait assez souvent accidentellement, éventualité qui se réalise surtout quand le chancre est extragénital. Il est donc souvent utile de demander à visiter les personnes de l'entourage de l'enfant. Nous avons vu une petite fille de six ans environ, atteinte d'un chancre à la bouche et de diverses manifestations secondaires (notamment de plaques muqueuses à la vulve, ce qui avait éveillé les soupçons des parents), et qui déclarait avoir été victime d'attentats. Le professeur Brouardel, que nous assistions, fut chargé d'examiner diverses personnes soupçonnées et ne trouva chez aucune d'elles de traces de syphilis; mais la propre mère de l'enfant, que nous-mêmes examinâmes, présentait de très nombreuses plaques muqueuses, de la bouche et de la gorge. Cette femme se savait syphilitique, et, sur le conseil de son médecin, s'abstenait de rapports avec son mari ; mais elle ignorait que la syphilis pouvait se transmettre autrement que par le commerce sexuel et elle n'avait pris aucune précaution à l'égard de son enfant.

— Dans un autre cas, il s'agissait d'une petite fille de 6 ans, C..., qu'on disait avoir été victime d'un attentat de la part d'un sieur V... *Quelques jours* après l'attentat allégué, la mère avait remarqué que son enfant avait des boutons (plaques muqueuses) à l'anus. Nous avons vu l'enfant pour la première fois 3 semaines après l'attentat allégué. Elle présentait en effet diverses manifestations syphilitiques. V... n'avait pu communiquer cette maladie à la date indiquée, et d'ailleurs lui-même était indemne, et disait avoir eu 26 ans auparavant un chancre induré et une roséole traités au régiment. Nous eûmes alors l'idée de chercher dans la famille de l'enfant : tout le monde avait la syphilis. La dame C... l'avait contractée deux ans après la naissance de la petite fille en question ; des deux autres enfants nés ensuite, l'un était mort à 29 jours, et l'autre avait suivi longtemps un traitement mercuriel. Le père avait suivi le même traitement.

CHAPITRE TROISIÈME

PÉDÉRASTIE — BESTIALITÉ — ONANISME — OUTRAGE PUBLIC A LA PUDEUR

§ I. — Pédérastie.

On désigne sous le nom de pédérastie l'introduction de la verge dans l'anus; celui qui se livre à cet acte est le pédéraste *actif*, celui qui le subit est le pédéraste *passif*. La pédérastie est exercée sur des hommes, sur des enfants ou sur des femmes.

La pédérastie n'est pas par elle-même un acte punissable par le code français. Elle ne le devient que lorsqu'elle n'est pas consentie, car elle est alors un attentat à la pudeur; ou bien quand elle constitue un outrage public à la pudeur (voir § IV). Dans ces cas, le médecin expert est chargé de rechercher si les actes de pédérastie ont été réellement accomplis, c'est-à-dire s'ils ont laissé des traces sur les organes de l'inculpé ou de la victime. — Cette recherche est encore ordonnée quand il s'agit de savoir si tel ou tel crime n'a pas eu pour cause première la pédérastie. Il y a en effet une classe nombreuse de pédérastes qui constituent de véritables prostitués masculins, et qui s'adonnent souvent en même temps au vol, au chantage et au meurtre.

Signes de la pédérastie active. — La plupart des auteurs pensent qu'il n'existe pas de signes de la pédérastie active, que de tels actes ne produisent pas de déformation ni d'autres modifications de la verge. Nous partageons absolument cette opinion.

Des circonstances particulières permettent cependant quelquefois de reconnaître qu'un individu a commis un acte de pédérastie active. Dans une affaire de meurtre (M.-B.) nous avons trouvé sur la verge de la victime, dans la rainure du gland, un petit fragment de substance brunâtre que l'examen microscopique a montré être de la matière fécale. Il y avait aussi, collés sur le gland, trois poils courts provenant sans doute de l'anus. Nous avons conclu que cet homme avait accompli un acte de pédérastie peu de temps avant d'être tué.

Signes de pédérastie passive. — Quand l'acte de pédérastie passive a été commis une seule fois ou un petit nombre de fois, et surtout s'il s'agit d'un enfant, on peut trouver, quand l'examen n'est pas trop retardé, les traces d'une distension violente de l'anus, c'est-à-dire des excoriations et des déchirures siégeant sur la muqueuse et sur les plis rayonnés de la peau. — Chez une petite fille de 8 ans tuée par strangulation et jetée ensuite à l'eau, nous avons trouvé deux déchirures de l'anus dont une de 5 millimètres de largeur intéressant toute la muqueuse; deux lambeaux de muqueuse, gros comme une lentille, étaient entièrement détachés. Dans quelques cas les déchirures étaient très profondes; chez une petite fille, observée par Coutagne, une déchirure réunissait l'anus à la vulve[1].

En cas de survie, on peut noter aussi la rougeur de l'orifice anal, une douleur que rendent beaucoup plus vive la marche et surtout la défécation; quelquefois l'inflammation suppurative de l'extrémité inférieure du rectum et de l'anus. Le professeur Brouardel[2] pense que ces lésions amènent souvent par voie réflexe la contracture du muscle releveur de l'anus, et explique ainsi comment il se peut que l'on observe parfois, après un seul acte de pédérastie, la dépression en infundibulum de l'anus, signe sur lequel nous reviendrons plus loin.

Mais il ne faut pas croire que toutes ces lésions, ou même quelques-unes d'entre elles, existent toujours à un degré plus ou moins marqué, à la suite d'un acte de pédérastie. L'anus est très dilatable, et si l'acte a été consenti, si la verge a été introduite graduellement, sans violence, il se peut qu'on ne trouve aucune trace de l'intromission, même quand il s'agit d'un enfant et quand l'examen n'est pas tardif. C'est ce que nous avons constaté plusieurs fois, alors que les deux individus qui avaient pris part à l'acte l'avouaient. D'après les déclarations de ces individus, il arrive souvent que, même la premiere fois, l'intromission est à peine douloureuse pour celui qui la subit.

Quant à la pédérastie passive habituelle, on a indiqué, comme pouvant la caractériser, les signes suivants :

La dépression de l'orifice anal, qui occupe le fond d'un infundibulum ou d'un cornet dont les parois sont constituées par la face interne des fesses. Le professeur Brouar-

---

1. Le Dr WILLSON JOHNSTON (de Loodiana) déclare que la plaie produite par le coït anal a une forme caractéristique ; Lacassagne, qui adopte cette opinion dit que, d'après des expériences qu'il a faites sur le cadavre, « l'éclatement a toujours lieu sur la ligne médiane, près du raphé, aux deux endroits où la muqueuse est particulièrement adhérente ».

2. BROUARDEL, *Valeur des signes attribués à la pédérastie* (Société de médecine légale, 9 février 1880).

del attribue cet enfoncement de l'anus à la contracture du muscle releveur, quand il existe des lésions anales. Mais ce signe est loin d'être constant : il est même impossible de lui attribuer une grande valeur, parce que la profondeur de l'anus varie considérablement suivant les individus. Chez certains, l'anus est presque au niveau de la rainure inter-fessière, et apparaît dès que le tronc est incliné en avant ; chez d'autres, qui sont absolument à l'abri de tout soupçon de pédérastie, l'anus est très profondément enfoncé et occupe le sommet d'un cornet très accusé. La déformation en infundibulum résulterait, dans certains cas, d'après Tardieu, d'une dilatation de la portion la moins profonde du sphincter anal ; nous n'avons pas observé cette disposition.

Relâchement du sphincter et dilatation de l'orifice anal. — Le sphincter peut n'être relâché que d'une façon incomplète et se contracter encore vigoureusement sous l'influence de la volonté. Pour apprécier ce premier degré de relâchement, il faut prolonger l'exploration un certain temps ; le doigt introduit dans l'orifice anal éprouve d'abord la résistance qu'oppose la contraction volontaire des fessiers, du sphincter et du releveur anal ; au bout de quelques secondes, on sent cette résistance diminuer pour reprendre aussitôt, et après quelques-unes de ces alternatives, la contractilité volontaire étant épuisée, le doigt n'éprouve plus le resserrement que la tonicité du sphincter occasionne à l'état normal.

A un degré plus avancé, le relâchement du sphincter s'accompagne d'un état béant de l'anus avec incontinence plus ou moins complète des matières fécales.

Le relâchement prononcé du sphincter constitue un des signes les plus probants de la pédérastie passive. Il ne faut pas oublier toutefois que cet état peut être la conséquence d'opérations chirurgicales (fistules, etc.), d'hémorroïdes ou d'un prolapsus volumineux de la muqueuse qui, dans certains cas, laissent en se retirant une dilatation de l'anus. En outre, chez les enfants, chez les paraplégiques, l'anus peut être paralysé, se laisser distendre très facilement par les doigts, être incapable de retenir complètement les matières fécales.

Il ne faut pas oublier non plus que sur le cadavre le sphincter est toujours relâché et que quelquefois l'orifice anal est largement béant. Pour peu que la putréfaction soit avancée, c'est-à-dire deux ou trois jours après la mort en été, on peut voir dans certains cas la muqueuse rectale former un bourrelet saillant à travers l'orifice dilaté. Il importe de ne pas attribuer cet aspect de l'anus sur le cadavre à des actes de pédérastie.

Effacement des plis radiés. — L'effacement des plis radiés de la marge de l'anus s'explique par la perte de tonicité du sphincter; on l'observe, en effet, habituellement dans les cas où l'orifice est dilaté, ou très facilement dilatable.

Marisques, végétations, hémorroïdes, etc. — Les marisques se présentent sous forme d'excroissances de la muqueuse, flasques, à surface lisse, de dimensions variables, pouvant atteindre $0^m.02$ et plus de longueur. Elles s'observent, ainsi que les végétations, chez des personnes qu'on ne peut soupçonner de pédérastie, et on ne saurait par conséquent leur attribuer une valeur diagnostique.

La même remarque s'applique aux hémorroïdes, aux fissures, aux rhagades; il est possible et même probable que des habitudes de pédérastie favorisent le développement de ces lésions; mais rien ne permet de reconnaître avec certitude dans un cas donné que telle a bien été leur origine.

La rougeur de la marge de l'anus, l'épaississement de la muqueuse et de la peau de l'orifice sont encore des lésions qu'on ne peut considérer comme caractéristiques; tous les médecins ont observé, chez des personnes au-dessus de tout soupçon, du prurigo, de l'érythème et de l'eczéma de l'anus.

Chancres et blennorragie de l'anus et du rectum. — On comprend toute l'importance qu'offre la constatation de ces affections; mais, ici encore, il est nécessaire de faire quelques réserves.

Le chancre mou de l'anus peut résulter d'une auto-inoculation par le contact des vêtements, des doigts, etc., et il y a lieu par conséquent de rechercher si le sujet n'est pas atteint, en même temps que d'un chancre anal, d'un chancre d'une autre région et si ce second chancre paraît plus ancien que l'autre. Un chancre unique, siégeant entre l'anus et la racine des bourses peut être attribué à des rapports sexuels normaux. C'est le chancre de l'orifice. et, comme on en a cité des exemples, celui qui siège plus profondément à la partie inférieure du rectum, qui sont caractéristiques.

De même le chancre syphilitique qui siège à l'orifice de l'anus ou dans le rectum ne peut guère être attribué qu'à la pédérastie ou à des manœuvres aussi honteuses (transmission par les lèvres ou par la langue). Toutefois, chez la femme, le chancre anal échappe plus facilement à cette interprétation. Les liquides qui s'échappent de la vulve après le coït peuvent se répandre dans les plis radiés de l'anus et ne pas être enlevés par un lavage immédiat qui suit l'acte, mais qui ne porte, en général, que sur les organes génitaux.

Il est évident que si, en examinant deux individus suspectés, on trouve chez l'un un chancre anal et chez l'autre un chancre de la verge siégeant du même côté, on ne peut guère conserver de doutes sur la réalité des actes qui leur sont imputés.

Le catarrhe chronique du rectum, c'est-à-dire un écoulement peu abondant, incolore ou faiblement coloré, peut s'observer chez les individus qui ont une cause d'irritation de l'anus ou du rectum : eczéma, prurigo, oxyures, hémorroïdes, polypes, etc. En l'absence de ces causes, elle peut être due au traumatisme qu'occasionne la pédérastie.

La véritable blennorragie se manifestant ordinairement par un écoulement abondant. jaune, verdâtre, épais, avec rougeur et gonflement de la muqueuse, intertrigo des fesses et caractérisée par la présence du gonocoque, ne peut être attribuée qu'à la pédérastie. à moins toutefois que la coexistence d'une blennorragie des organes génitaux ne puisse faire admettre la possibilité d'une inoculation accidentelle par le sujet lui-même.

Les signes de la pédérastie passive sont loin d'être constants; on les voit souvent manquer tous chez les pédérastes qui avouent ou dont la culpabilité est établie avec évidence par l'instruction judiciaire. Il est même bien rare que l'examen médical fournisse des éléments suffisants pour permettre une affirmation. Il faut remarquer d'ailleurs que, dans certains cas, les prévenus se sont livrés à des actes incomplets consistant en frottements exercés avec la verge dans la rainure interfessière, et l'on comprend que de pareilles manœuvres ne laissent pas de traces sur les organes.

Corps étrangers introduits dans l'anus. — Les exemples d'introduction de corps étrangers dans l'anus, faite dans un but honteux, ne sont pas extrêmement rares, ainsi qu'on peut s'en convaincre en parcourant les traités de chirurgie. On comprend que l'introduction d'un corps étranger ayant à peu près la forme et les dimensions du pénis en érection peut produire sur l'anus les mêmes lésions que des actes de pédérastie. A moins de circonstances exceptionnelles, telles qu'une dilatation énorme et des déchirures profondes qui ne peuvent être attribuées à l'intromission du pénis, la distinction ne saurait être faite avec certitude.

§ II. — Bestialité.

Il s'agit, dans ces cas, du coït exercé soit par un homme sur un animal, soit par un animal sur une femme. Il est extrêmement rare que ces faits se présentent dans la pratique médico-légale; quelques observations ont été cependant publiées.

Dans un cas observé par Kutter, il s'agissait d'un homme qui avait eu des rapports sexuels avec une jument; on trouva sur les parties génitales de cet homme, entre le prépuce et le gland, des poils provenant de la jument, et des taches de sang sur son pantalon et sa chemise; on constata aussi qu'il y avait un écoulement sanguin par le vagin de la jument (?)

Dans tous les cas publiés de sodomie concernant des femmes, l'animal était un chien. Dans une observation de

Plaff, on trouva sur le pubis d'une jeune fille un poil noir de chien, et des spermatozoïdes accolés aux poils du pubis de la fille.

Dans quelques cas, il s'agit de rapports entre un chien et un homme, rapports dans lesquels le chien joue un rôle de pédéraste actif. La possibilité de semblables rapports a été contestée. Le professeur Bouley[1] l'a niée. Il invoquait notamment ce fait que l'orifice anal de l'homme ne s'accommode pas à la direction du pénis du chien en érection, et il faisait remarquer que, si le coït avait eu lieu, la séparation immédiate ne pourrait s'effectuer, en raison de la dilatation considérable que subit en ce cas le pénis du chien, qu'au prix de grands efforts qui ne manqueraient pas de produire des déchirures de l'anus. — Cependant des exemples incontestables d'actes de ce genre ont été observés[2]. Le chien était toujours un animal de grande taille, ce qui paraît une condition indispensable. Des déchirures et même des plaies profondes de l'anus ont été observées quand la séparation a été trop brusque.

§ III. — Onanisme.

On demande quelquefois à l'expert si un individu porte des traces d'habitudes de masturbation. Cette question peut être posée par exemple quand il s'agit d'enfants qu'on suppose avoir été victimes d'actes de débauche autres que le viol ou la pédérastie, ou bien quand il y a lieu de penser, d'après les renseignements recueillis par l'enquête, que des inculpés ou des plaignants, dans les affaires d'attentat ou d'outrage public à la pudeur, sont adonnés depuis longtemps à la masturbation.

Chez l'homme adulte, il n'existe aucun signe qui permette de reconnaître avec certitude et d'affirmer les habitudes de masturbation. Peut-être l'érectilité très marquée de la

---

1. Société de méd. lég., séance du 4 août 1884.
2. MONTALTI, *Pédérastie entre chien et homme* (Ann. d'hyg. publ. et de méd. lég., mars 1888).

verge, la turgescence du gland dont la muqueuse est violacée, la rougeur et la tuméfaction des lèvres du méat urinaire, traduisent-elles dans certains cas l'abus des fonctions génitales; mais ces signes, alors même qu'ils seraient constants et caractéristiques, ce qui n'est pas, pourraient être aussi bien attribués à des excès de coït qu'à la masturbation. De même, s'il est possible que la masturbation entraîne chez l'homme certains troubles de la santé générale, portant sur le système nerveux, la nutrition, l'état des forces, etc., ces troubles ne sont pas absolument caractéristiques, et, le fussent-ils, qu'ils indiqueraient seulement l'abus des jouissances vénériennes, quelle qu'en soit la nature.

Chez les jeunes garçons, il est aussi presque toujours impossible à l'expert d'affirmer l'existence d'habitudes de masturbation. Cependant chez eux ces habitudes se traduisent souvent mieux que chez l'adulte par la pâleur, l'amaigrissement, la perte d'appétit, les vertiges, la gastralgie, etc., et les modifications des parties génitales sont plus caractéristiques. Il arrive ainsi quelquefois qu'un médecin examinant un enfant dans sa clientèle, ne pouvant trouver aucune autre cause aux troubles qu'il constate, les attribue à l'onanisme et signale ces habitudes aux parents. Mais il ne s'agit là que de soupçons, souvent justifiés d'ailleurs, et qui ont d'autant plus de valeur que le médecin connaît l'enfant, ses antécédents pathologiques, ses conditions d'hygiène, depuis longtemps. L'expert n'est pas autorisé à communiquer à la justice de pareils soupçons qui risqueraient souvent, dans les conditions où il pratique son examen, de n'être pas fondés. Ce n'est que dans certains cas, fort rares du reste, où les signes sont très accentués, qu'une affirmation est permise; c'est ainsi que nous avons examiné un enfant de 8 ans, d'un développement physique ordinaire, dont les testicules étaient dans l'état normal à cet âge, mais dont la verge entrait en demi-érection très facilement pendant les courtes manœuvres nécessitées par l'examen; le gland était turgescent, violacé, les lèvres du méat urinaire rouges, saillantes, renversées en dehors; nous conclûmes que très probablement cet enfant avait subi des attouchements fréquents (exercés par lui-même ou par d'autres).

Chez la femme, la masturbation ne peut être affirmée que très rarement par un médecin légiste. Il est vrai que divers auteurs, et notamment Martineau[1], ont décrit les modifications que les habitudes d'onanisme impriment aux parties génitales. Ces modifications consisteraient en l'augmentation de volume du clitoris, son érectilité, la turgescence du gland, l'allongement des petites lèvres, la rougeur de la muqueuse vulvaire, le relâchement de l'hymen. Il est probable que ces signes, ou du moins quelques-uns d'entre eux, qui ont été indiqués par de bons observateurs, se développent souvent en effet sous l'influence de l'onanisme. Mais cependant ils ne peuvent, à notre avis, permettre une affirmation en médecine légale que dans des cas extrêmement rares, parce qu'aucun d'eux n'est absolument caractéristique. Le volume du clitoris varie beaucoup suivant les femmes, et il y a à cet égard des différences congénitales très marquées ; son érectilité peut tenir à une excitabilité plus grande de la femme, en dehors d'habitudes de masturbation ; la turgescence du gland peut résulter de rapports sexuels fréquents ou d'une inflammation plus ou moins ancienne. On trouve chez une foule de femmes les petites lèvres allongées, triangulaires flasques, pendantes, d'une coloration brunâtre, et bien que cette déformation soit assez suspecte, il serait téméraire d'affirmer que toutes ces femmes se livrent à l'onanisme. Quant à la rougeur de la muqueuse vulvaire, elle peut être due à une foule de causes, et c'est une constatation absolument banale. La laxité de la membrane hymen résulte presque toujours de sa structure et de sa conformation, ou bien de véritables rapports sexuels. — Chez les petites filles toutefois, ces

---

1. L. Martineau, *Leçons sur les déformations vulvaires et anales produites par la masturbation, le saphisme, la défloration et la sodomie.* Paris, 1884.

L'auteur déclare que la masturbation se reconnait chez la femme par des signes nets et précis, qui permettent même de distinguer si la masturbation s'accomplit avec la main ou bien par le frottement des cuisses ou enfin par la succion du clitoris. Il nous est impossible, comme médecin légiste, d'accepter de pareilles conclusions.

signes et surtout la rougeur et l'érectilité du clitoris sont plus probants et permettent quelquefois de déclarer que très probablement ces enfants se livrent à des attouchements ou en subissent de la part d'autres personnes.

Les idiotes et les imbéciles qui se livrent continuellement à la masturbation présenteraient, d'après J. Voisin [1], des déformations très marquées de la vulve : allongement des petites lèvres, de l'hymen qui serait comme dédoublé ; et, dans un quart des cas, serait déchiré. Hofmann qui a examiné beaucoup d'enfants idiotes et épileptiques n'a pas noté ces déformations, non plus que la défloration.

§ IV. — Outrage public à la pudeur.

Code pénal. Art. 330. — Toute personne qui aura commis un outrage public à la pudeur sera punie d'un emprisonnement de trois mois à deux ans et d'une amende de seize francs à deux cents francs.

L'outrage public à la pudeur n'est pas défini dans le Code, mais il résulte de plusieurs arrêts de la Cour de cassation qu'on doit entendre par là tout acte (fait et geste) attentatoire à la pudeur, commis par intention ou négligence coupable dans un endroit public [2]. Ainsi non seulement l'acte sexuel, mais la pédérastie, la bestialité, les attouchements réciproques ou isolés, le fait de montrer ses organes génitaux, etc., peuvent constituer l'outrage public

1. Jules Voisin, *Conformation des organes génitaux chez les idiots et les imbéciles* (Ann. d'hyg. publ. et de méd. lég., 1894).

2. C'est-à-dire soit dans un lieu accessible au public, soit dans un lieu non public, mais où le fait déshonnête a pu frapper les regards du public par suite d'imprudence ou d'absence de précautions. La publicité peut résulter d'une manière absolue de la nature des lieux où l'acte s'accomplit, par exemple s'il a été perpétré dans les rues, places ou d'autres voies publiques, fût-ce même la nuit et loin des regards de tous témoins. La publicité existe non seulement au cas où l'acte immoral a été vu, mais aussi lorsqu'il a été offert aux regards du public, et que, par la nature du lieu où il a été commis, il a pu être aperçu même fortuitement. Il y a publicité lorsque le fait s'est passé dans un vagon de chemin de fer, lorsqu'il est constaté que les actes incriminés ont pu être aperçus du public sur un ou plusieurs points du trajet (Cour de cassation).

à la pudeur. Les paroles, si grossières et obscènes qu'elles soient, ne constituent pas le délit en question.

L'intervention du médecin légiste dans les accusations d'outrage public à la pudeur peut être motivée par diverses circonstances. Elle est presque toujours demandée quand l'outrage public à la pudeur est constitué par un acte de pédérastie, de bestialité, ou par un attentat à la pudeur. Dans certains cas, le prévenu allègue qu'il est impuissant, incapable de tout désir vénérien et qu'il n'avait par conséquent aucun motif de se livrer aux actes qui lui sont reprochés : un médecin est généralement chargé alors de rechercher si ces allégations sont admissibles (voir le paragraphe suivant).

Il arrive aussi que des individus déclarent que les manœuvres auxquelles on les a vus se livrer ont été faites non dans un but lubrique, mais pour parer à certaines infirmités. Ainsi des hommes atteints de rétrécissements du canal de l'urètre ou d'autres affections des voies urinaires, ne pouvant pisser que lentement, goutte à goutte, aident la miction par des tractions opérées sur la verge, et font des stations d'une longueur démesurée dans les urinoirs, circonstances qui semblent souvent suspectes aux agents de police. Le Dr Laugier, qui a publié un mémoire sur ce sujet[1], cite le cas d'un homme atteint à la fois d'une hypertrophie de la prostate et d'hémorroïdes extrêmement volumineuses. Pendant la miction, le jet d'urine s'arrêtait fréquemment, ne reprenait qu'après un effort, et le malade était obligé de tirer sur la verge, tandis que l'autre main appliquée sur l'anus retenait les hémorroïdes qui avaient de la tendance à s'échapper sous l'influence des efforts. Un autre homme, atteint d'un rétrécissement très étroit, de cystite purulente et d'incontinence d'urine, avait pris l'habitude, quand il se trouvait dans un endroit public et fermé, de garder sa verge à nu sous son paletot boutonné et de laisser s'écouler l'urine goutte à goutte ; il évitait ainsi les envies d'uriner qui

---

1. Maurice LAUGIER, *Du rôle de l'expertise médico-légale dans certains cas d'outrages publics à la pudeur* (Ann. d'hyg. publ. et de méd. lég., 2e série, t. L).

l'auraient obligé de sortir à chaque instant. — Dans tous ces cas, les constatations médicales peuvent sinon excuser toujours l'accusé d'une façon complète, du moins atténuer sa culpabilité, en montrant qu'il n'a pas obéi à des idées lubriques.

Enfin, dans certains cas, les actes qui constituent l'outrage public à la pudeur sont commis par des individus atteints d'aliénation mentale ou de démence, particulièrement de démence sénile.

Lasègue a décrit en outre sous le nom d'*exhibitionnistes*, qui est maintenant partout adopté, certains malades qui commettent un outrage à la pudeur d'un genre assez particulier : celui qui consiste à montrer ses parties génitales en public, spécialement à des femmes, et cela dans des conditions que Lasègue résume ainsi : « Exhibitions à distance, pas de manœuvres lubriques, pas de tentatives pour entrer en relations plus intimes, pas un acte répréhensible en dehors de cette manifestation monotone. » En réalité, l'exhibition n'a pas toujours un caractère aussi uniforme; elle s'accompagne parfois de propos obscènes, et même de masturbation ; elle est tantôt inconsciente, et tantôt consciente. C'est que les exhibitionnistes se recrutent parmi diverses catégories de malades : les déments, les paralytiques généraux, les épileptiques, enfin et surtout les impulsifs proprement dits, c'est-à-dire les individus désignés actuellement sous le nom de dégénérés héréditaires[2]. Chez ceux-là, l'exhibition se produit avec les mêmes caractères que les autres impulsions : anxiété produite par la lutte contre l'obsession; détente au moment où l'acte est commis. Ces malades présentent habituellement les autres manifestations de la dégénérescence mentale, que l'expert doit savoir rechercher, même lorsque l'état intellectuel et moral du sujet paraît au premier abord normal.

1. LASÈGUE, *Les Exhibitionnistes* (Union médicale, 1878).

2. MAGNAN, *Des Exhibitionnistes* (Ann. d'hyg. publ. et de méd. lég., 3ᵉ série, t. XXIV, 1890).

§ V. — Examen de l'inculpé dans les affaires de viol et attentat aux mœurs.

Nous avons déjà parlé de l'examen de l'inculpé dans les cas de transmission de la syphilis ou de maladies vénériennes, et aussi quand il s'agit de rechercher si un individu n'est pas atteint de quelque infirmité expliquant les manœuvres qui l'ont fait arrêter comme commettant un outrage public à la pudeur.

L'examen médical de l'inculpé a encore lieu dans d'autres circonstances. Quelquefois, il a pour but de rechercher les traces d'une lutte soutenue pendant un viol. Dans d'autres cas le médecin doit constater si les parties génitales présentent quelque signe spécial décrit par la plaignante. Tardieu cite un cas où l'inculpé présentait une tumeur érectile en forme de fraise, située au-dessous des bourses, et un autre où les poils du pubis étaient enroulés en boucles sur les côtés, et rasés au milieu, particularités qui avaient été indiquées par les jeunes filles qu'avaient violées ces deux individus.

Quelquefois aussi l'on demande à l'expert s'il n'y a pas disproportion entre les organes génitaux de l'homme et ceux de la plaignante. Cette constatation peut avoir une certaine importance quand la victime, ou soi-disant telle, est une jeune fille dont l'hymen ne présente pas de traces certaines de déchirures, mais est cependant susceptible d'admettre un pénis qui ne serait pas très volumineux. Toutefois il faut se rappeler que l'augmentation de volume de la verge au moment de l'érection varie notablement suivant les sujets, et que des différences très marquées pendant l'état de flaccidité peuvent s'atténuer beaucoup pendant l'érection. D'autre part, la petitesse du membre viril n'exclut pas, comme le fait remarquer Tardieu, la possibilité de la production de déchirures ou de lésions peu graves sur les organes génitaux de la femme ; c'est moins le volume de l'organe que la violence de l'intromission et la résistance de la victime qui occasionnent ces lésions.

Impuissance. — Il arrive quelquefois que des individus inculpés de viol, d'attentat ou d'outrage public à la pudeur, allèguent qu'ils sont impuissants, pour prouver qu'ils n'ont pas commis les actes qui leur sont imputés. Ces déclarations sont quelquefois l'occasion d'expertises médicale[1] ; Il importe, au point de vue médico-légal, de ne pas confondre sous le même nom d'impuissance les trois états suivants : infécondité, inaptitude, en raison d'un vice de conformation, à l'intromission de la verge ; enfin impuissance proprement dite par défaut d'érection.

L'infécondité n'intéresse le médecin légiste que dans des cas tout à faits exceptionnels. Elle résulte du manque de sécrétion de spermatozoïdes. Mais les individus chez lesquels la sécrétion spermatique n'existe pas ne sont pas toujours impuissants ; beaucoup peuvent entrer en érection et se livrer au coït. C'est ainsi par exemple que certains adeptes d'une secte russe, les Skopzys, qui ont subi l'ablation des testicules en leur âge adulte, conservent toute leur vigueur génitale ; chez les Romains, les esclaves qui avaient subi une pareille opération étaient fort recherchés des femmes, s'il faut en croire les satiriques ; on a observé plusieurs fois l'absence de spermatozoïdes chez des individus atteints d'une orchite ou d'une épididymite double, alors que ces individus avaient encore des érections et des éjaculations fréquentes.

Le coït peut être rendu impossible par certains vices de

---

[1]: L'impuissance, même absolue et évidente, ne peut, dans l'état actuel de la législation de notre pays, être admise comme un motif d'annulation de mariage ou de divorce. En matière civile l'impuissance ne peut devenir l'objet d'une expertise médicale que dans le cas où un mari invoquerait l'article 312 du Code ainsi conçu :

Code civil. Art. 312. — L'enfant conçu pendant le mariage a pour père le mari. Néanmoins celui-ci pourra désavouer l'enfant s'il prouve que pendant le temps qui a couru depuis le trois centième jour jusqu'au cent quatre vingtième jour avant la naissance de cet enfant, il était soit pour cause d'éloignement, *soit par l'effet de quelque accident*, dans l'impossibilité de cohabiter avec sa femme.

Art. 313. — Le mari ne pourra, *en alléguant son impuissance naturelle*, désavouer l'enfant.

L'accident mentionné dans l'article 312 peut être une impuissance résultant d'une maladie aiguë, d'une affection cérébrale ou autre ayant entraîné le coma, etc. Cette interprétation est cependant contestée par plusieurs jurisconsultes.

conformation ou difformités des parties génitales, bien que les facultés génésiques aient conservé d'ailleurs leur intégrité. Ainsi une rétraction cicatricielle de la verge, certaines indurations des corps caverneux, le raccourcissement considérable du frein qui accompagne quelquefois l'hypospadias, rendent l'érection, ou du moins l'introduction de la verge dans le vagin, mécaniquement impossible. Les tumeurs très volumineuses des bourses, et les hernies scrotales seulement dans les cas où elles sont très grosses et très difficilement réductibles, peuvent mettre obstacle à l'intromission du pénis en érection.

L'impuissance proprement dite. c'est-à-dire le défaut d'érection, peut tenir soit à l'état de l'appareil génital, soit à des maladies générales, à l'âge, etc.

La *cryptorchidie* est loin d'entraîner toujours l'impuissance, ni même la stérilité, ainsi qu'en témoignent de nombreuses observations.

L'*atrophie congénitale* des testicules et de tout l'appareil sexuel a été observé quelquefois. Briand et Chaudé parlent d'un homme de 29 ans dont les parties génitales étaient tellement atrophiées qu'on pouvait les comparer à celles d'un enfant qui vient de naître. Il est moins rare de voir *un arrêt de développement* portant soit sur l'appareil génital seulement, soit sur d'autres organes en même temps, ou coïncidant avec d'autres vices de conformation. Cet état rudimentaire des organes sexuels s'observe notamment chez certains idiots. Il forme aussi l'un des traits principaux d'une sorte particulière d'arrêt du développement général que Lorain a désigné sous le nom d'*infantilisme* ou de *féminisme*. L'arrêt de développement des organes génitaux n'entraîne l'impuissance que lorsqu'il est extrêmement prononcé; dans les autres cas, le coït est ordinairement possible encore, mais seulement à intervalles éloignés.

L'*atrophie* non congénitale des testicules est amenée par diverses causes : par l'orchite ourlienne, syphilitique, traumatique, blennorragique, ou par une compression prolongée des testicules restés dans le canal inguinal, comprimés par un hydrocèle, une tumeur, etc. L'atrophie *des deux testicules*, quand elle est portée très loin, paraît abolir ou diminuer considérablement la puissance génitale, bien que l'ablation de ces organes, pratiquée chez un adulte sain et vigoureux, ne produise pas ordinairement cet effet, ainsi que nous l'avons vu. Mais il est ordinairement impossible de reconnaître dans un cas particulier si l'impuissance est complète, si toute érection est impossible. Quand il s'agit d'un arrêt de développement ou d'une atrophie testiculaire survenue dans l'enfance, l'impuissance se traduit souvent par l'aspect extérieur du sujet : l'absence ou la rareté des poils de la barbe et des organes génitaux, la gracilité de la voix; ces signes n'ont cependant pas une valeur absolue.

Parmi les maladies générales qui entraînent le plus souvent l'impuissance, il faut citer surtout les affections de la moelle et le diabète. — On admet généralement aujourd'hui qu'il existe un centre nerveux de l'érection que l'on place dans la moelle épinière, et cette proposition est fondée en partie sur les observations cliniques où l'on a vu l'impuissance être amenée par des affections médullaires. Il est certain que l'ataxie locomotrice, par exemple, amène presque constamment l'impuissance; celle-ci est même quelquefois un des symptômes du début de la maladie bien que dans d'autres cas, ce soit, au contraire, une vive excitation génitale qui se produise à cette période. — L'impuissance est presque constante chez les diabétiques qui rendent une grande quantité de sucre et sont cachectiques; elle peut exister dès le début de la maladie, alors que les urines ne contiennent qu'une minime quantité de glucose, et que le diabétique ne présente pas d'autres troubles de la santé générale. L'azoturie aurait les mêmes effets. En général toutes les maladies chroniques accompagnées d'une cachexie profonde occasionnent l'impuissance. Il y a cependant, à cet égard, des exceptions singulières, notamment en faveur des tuberculeux.

L'alcoolisme, les excès vénériens, des travaux intellectuels longtemps prolongés et toutes les causes qui débilitent l'organisme peuvent aussi amener une impuissance plus ou moins complète, mais toutes ces causes agissent très différemment, suivant qu'elles atteignent tel ou tel individu, et il est impossible d'apprécier exactement les effets de chacune d'elles, dans un cas donné. Le médecin sait, par les confidences qu'il reçoit dans sa clientèle, que quelques hommes deviennent impuissants non seulement sous l'influence des causes qui viennent d'être énumérées, mais parfois aussi sans qu'on puisse trouver chez eux d'autres troubles bien caractérisés de la santé, ni aucune particularité dans l'état des organes génitaux. Mais, quand il s'agit d'une expertise médico-légale, il n'est pas en mesure de reconnaître si de telles allégations sont véridiques.

Il est également impossible de préciser entre quelles limites d'âge s'exerce la puissance génitale. On cite plusieurs exemples paraissant authentiques, de vieillards au-dessus de 70 ans restés aptes au coït et même à un coït fécondant et les recherches de Duplay [1] et A. Dieu [2] montrent que, même après 80 ans les spermatozoïdes peuvent encore exister. D'un autre côté, les jeunes garçons ont très souvent des érections et sont capables de se livrer au coït avant que la puberté ne se manifeste par ses signes ordinaires et avant que la sécrétion spermatique ne soit établie.

Il est important de ne pas oublier que des individus absolument impuissants, incapables de toute érection, peuvent avoir conservé des appétits génésiques et se livrer à divers actes lubriques. Le fait n'est même pas rare chez des vieillards [3] qui, bien que tout à fait incapables d'avoir une érection, commettent toutes les obscénités imaginables, et recherchent souvent des excitations génésiques en exerçant des attouchements sur les enfants ou en s'en faisant exercer par ceux-ci. Les petits garçons se livrent souvent aussi à la masturbation dès leur première enfance. Fleischmann aurait même vu des enfants de 9 et de 13 mois se livrer à l'onanisme ; cette habitude se serait développée à la suite

---

1. DUPLAY, Archives génér. de médecine, 1852.

2. A. DIEU, Journal d'anatomie, 1867.

3. La statistique indique que, parmi les inculpés d'attentats aux mœurs, ce sont les vieillards qui figurent en plus grand nombre, si l'on établit la proportion relativement à la population du même âge. Les attentats commis par les vieillards le sont surtout sur les enfants.

des manœuvres de la nourrice qui, pour apaiser les cris de l'enfant, lui suçait le pénis[1].

Quelquefois un accusé invoque seulement une impuissance momentanée, causée par un état pathologique transitoire, dont il était atteint à l'époque où il aurait commis les actes qui lui sont reprochés. Il est évident qu'un individu atteint d'une affection fébrile intense est incapable de se livrer au coït[2] ; il en est de même de toutes les affections aiguës qui retentissent fortement sur l'état général. Nous avons assisté le professeur Brouardel dans une expertise où il s'agissait d'un jeune homme que les agents de police disaient avoir vu se livrer publiquement à des actes lubriques, et avoir surpris à quatre reprises différentes en état d'érection en l'espace de trois quarts d'heure. Cet individu était atteint d'une diarrhée très intense avec vomissements qui persistaient encore 20 jours après l'arrestation, et qui était due probablement à une tuberculose intestinale ; ce fait étant bien établi, la conclusion fut que les manifestations génésiques qu'on attribuait à l'inculpé étaient incompatibles avec l'affaiblissement général qu'on avait constaté chez lui, et qu'expliquaient la diarrhée et les vomissements dont il était atteint. L'accusé fut acquitté malgré les affirmations des agents de police.

Une autre expertise, extrêmement intéressante, a été publiée sur ce sujet par le docteur Motet[3]. Un jeune homme nommé D... avait été arrêté par des agents qui déclaraient l'avoir vu stationner pendant une demi-heure dans un urinoir et s'y livrer à des actes obscènes ; il fut jugé et condamné pour ce fait. En appel le docteur Motet qui connais-

---

1. L. FLEISCHMANN, *Masturbation et onanisme chez les nourrissons* (Schmidt's Jahrbücher, 1879, Analyse in Ann. d'hyg. publ. et de méd. lég., 3° série, 1881, t. V).

2. Une exception singulière est citée par Hofmann. Un homme de 60 ans, qui avait presque chaque jour des rapports sexuels, fut atteint de pneumonie fibrineuse. Au 5° jour de la maladie, en pleine période fébrile, il coïta avec sa femme. — Après une défervescence, il fut repris d'une nouvelle poussée de pneumonie, à laquelle il succomba.

3. A. MOTET, *Accès de somnambulisme spontané et provoqué, prévention d'outrage public à la pudeur* (Ann. d'hyg. publ. et de méd. lég., 3° série, 1881, t. V, p. 215).

sait D... pour l'avoir soigné antérieurement, fit ressortir d'abord qu'il était impossible que cet homme, qui avait eu le jour même des hémoptysies énormes, et qui se trouvait dans un état d'épuisement extrême, ait pu se livrer à la masturbation. D... affirmait qu'il était entré dans l'urinoir pour mouiller son mouchoir au tube de lavage et enlever le sang qui souillait sa barbe, et qu'à partir de ce moment, il ne se souvenait plus de rien. Or D... présentait depuis longtemps des accidents nerveux, des absences, des accès de somnambulisme spontané et provoqué, pendant lesquels il accomplissait les actes correspondant à ses idées antérieures, et obéissait passivement aux ordres donnés par la personne qui l'avait endormi. Devant la cour, le docteur Motet provoqua chez D... un accès de somnambulisme pendant lequel il lui ordonna de reproduire la scène de l'urinoir, ce que celui-ci fit d'une manière tout à fait conforme à ses affirmations antérieures. D... fut acquitté.

CHAPITRE QUATRIÈME

GROSSESSE — ACCOUCHEMENT

ARTICLE PREMIER.— GROSSESSE

Les questions médico-légales relatives à la grossesse peuvent se poser dans les inculpations de viol ou d'infanticide; on peut avoir aussi à constater la grossesse d'une femme qui invoque son état de gestation comme excuse de crimes ou délits[1]. En matière civile, ces questions peuvent

---

Code pénal. Art. 27. — Si une femme condamnée à mort se déclare, et s'il est vérifié qu'elle est enceinte, elle ne subira la peine qu'après la délivrance.

1. On peut citer le cas suivant :

Ce cas montre à la fois dans quelles circonstances l'intervention de l'expert peut être nécessaire dans les questions d'infanticide, d'avortement, de suppression de part, et quelle erreur peut être commise. — Une fille B. eut une perte de sang au septième mois de la

être soulevées à l'occasion des articles 187, 272, 274, 340, 725, 906, concernant le mariage, le divorce, la recherche de la paternité, la transmission d'un héritage.

Avant d'aborder les questions médico-légales relatives à la grossesse, il convient de rappeler que la durée normale de celle-ci n'est pas exactement connue. Elle ne peut l'être parce que la grossesse commence au moment où l'ovule est fécondé, c'est-à-dire pénétré par le spermatozoïde. Or la rencontre de ces deux éléments se fait à une époque qui varie très notablement, car les spermatozoïdes sont aptes à rester longtemps vivants dans les parties génitales de la femme, et il peut s'écouler plusieurs jours avant qu'ils ne rencontrent un ovule mûr et parvenu en une région qui permet à la fécondation de s'accomplir. En fait, en rassemblant tous les cas où il paraissait sûrement établi que la femme n'avait subi qu'un seul coït (tout au moins dans un espace de temps excluant toute confusion au point de vue de l'attribution de la grossesse), on a constaté que le délai écoulé entre le coït et l'accouchement à terme[1] varie de plusieurs jours. D'ailleurs le même fait a été constaté chez les animaux. Pour les vaches, de nombreuses observations faites avec une certitude parfaite, relativement à la date du coït unique, montrent que la période de gestation est à peu près de 280 jours, la plus courte période étant de 264 jours, la plus longue de 296 (Lacassagne).

Les médecins admettent que chez la femme la durée *moyenne* de la grossesse est de 280 jours. Pour prévoir la

grossesse, à la suite de laquelle celle-ci semblait avoir disparu. Comme il n'existait pas trace d'enfant, on supposa un crime. Une sage-femme et un médecin, qui visitèrent la fille B., affirmèrent qu'elle avait accouché ; poursuivie devant le tribunal de Vic (Lorraine) pour suppression de part, elle fut condamnée à 6 mois d'emprisonnement. C'était le 6 novembre 1871 que ce jugement fut prononcé et mis en exécution ; le 24 décembre, la condamnée accouchait d'une fille bien constituée et à terme (STOLTZ, article *Grossesse*, du Nouveau Dictionnaire de méd. et de chir. pratiques).

1. Il est vrai que rien ne permet de reconnaître si l'accouchement se fait rigoureusement à terme, c'est-à-dire si le développement de l'enfant est absolument parfait et n'aurait pas exigé un séjour un peu plus long dans l'utérus. Mais cette objection perd presque toute valeur quand la statistique porte sur un grand nombre de cas comprenant des enfants présentant tous les caractères habituels de la maturité.

date de l'accouchement, on se base sur celle des dernières règles ; il suffit donc d'ajouter dix jours à cette date, et de compter à partir de là trois mois en reculant pour avoir la date de l'accouchement. Mais il s'agit là d'une approximation grossière. La fécondation peut se faire à n'importe quel moment en dehors de l'époque menstruelle, de sorte que le calcul ci-dessus expose à une erreur d'un mois, et plus même chez les femmes mal réglées.

En raison des questions relatives au désaveu de paternité, aux donations, à l'héritage, le législateur a dû assigner des termes fixes à la durée de la grossesse. Il a désigné comme limites extrêmes 180 et 300 jours. Ainsi l'enfant né avant le 180° jour du mariage peut être désavoué par le mari [1], et l'enfant né 300 jours après la dissolution du mariage n'est pas légitime [2], ou du moins sa légitimité pourra être contestée.

§ I. — Signes de la grossesse.

Les signes de la grossesse ont une importance très inégale ; les uns ont une valeur certaine ou du moins *presque certaine*, les autres ont une signification douteuse.

Signes certains. — Ce sont : 1° les battements du cœur du fœtus perçus à l'auscultation ; 2° les mouvements actifs du fœtus ; 3° les mouvements passifs du fœtus, ou ballottement.

Battements du cœur. — A partir du cinquième mois de la grossesse, on peut entendre, en plaçant l'oreille ou le stéthoscope sur les parois de l'abdomen, les bruits du cœur du fœtus. Ces bruits se distinguent de ceux qui pourraient provenir des artères de la mère, par leur fréquence plus

---

1. *Code civil.* Art. 312. — L'enfant conçu pendant le mariage a pour père le mari. Néanmoins celui-ci pourra désavouer l'enfant s'il prouve que pendant le temps qui a couru depuis le trois centième jour jusqu'au cent quatre-vingtième jour avant la naissance de cet enfant il était, soit par cause d'éloignement, soit par l'effet de quelque accident, dans l'impossibilité physique de cohabiter avec sa femme.

Code civil. Art. 315. — La légitimité de l'enfant né trois cents jours après la dissolution du mariage pourra être contestée.

grande ; le cœur du fœtus bat, en effet, de 120 à 160 fois par minute ; les pulsations sont d'autant plus fréquentes que la grossesse est moins avancée.

La constatation des bruits du cœur du fœtus est un des meilleurs signes de la grossesse ; mais il n'est pas absolument constant. Les bruits peuvent n'être jamais perçus ou ne l'être que pendant certaines périodes.

Mouvements actifs du fœtus. — C'est ordinairement vers le cinquième du mois que la mère commence à sentir les mouvements de son enfant. Ces mouvements ne peuvent guère être perçus par le médecin que vers la fin du sixième mois, quelquefois plus tard. Pour les provoquer, il faut appliquer l'une des mains sur le ventre, et avec l'autre main donner un ou plusieurs coups légers. mais brusques: le contact de la main froide les fait naître aussi. Les mouvements du fœtus peuvent, dans certains cas, n'être perçus à aucune époque de la grossesse, ni par le médecin ni par la mère, bien que l'enfant naisse ensuite vivant. La mère prend souvent pour des mouvements de l'enfant des contractions intestinales ou des mouvements qui ont une autre origine. Des médecins expérimentés ont été quelquefois trompés par cette cause d'erreur.

Chez les femmes maigres, on peut souvent sentir par la palpation du ventre certaines parties du corps du fœtus, et parfois avec une telle netteté que la réalité de la grossesse n'est plus douteuse.

Ballottement. — Le mouvement de ballottement du fœtus devient appréciable du quatrième au sixième mois de la grossesse. Pour le percevoir, on place une main sur le ventre au niveau du fond de l'utérus, et, la femme restant debout. on introduit l'index de l'autre main dans le vagin, et on imprime une brusque secousse au col de la matrice; la tête du fœtus fuit de bas en haut et retombe presque aussitôt avec une certaine mollesse comme un corps déplacé au milieu d'un liquide. On peut réussir à percevoir le ballottement avec une seule main placée sur l'abdomen de façon à déprimer brusquement le fond de la matrice.

Signes équivoques. — La *suppression des règles* est un signe de la grossesse ordinairement très important, mais qui, en médecine légale, n'a qu'une valeur à peu près nulle parce qu'il ne peut être constaté directement, et qu'il faudrait presque toujours s'en rapporter aux déclarations de la femme.

D'ailleurs, les règles ne sont pas toujours complètement supprimées pendant la grossesse; elles persistent quelquefois pendant les deux ou trois premiers mois, mais alors elles sont ordinairement peu abondantes, peu prolongées et moins colorées. — Rappelons que, dans des cas très rares, la grossesse s'est produite avant l'établissement de la menstruation, et aussi après la ménopause, par exemple un an après que tout écoulement menstruel avait cessé.

Développement de l'utérus. — Le développement de l'utérus se traduisant par l'augmentation graduelle du volume du ventre, constitue le signe auquel tout le monde reconnaît la grossesse. Le développement utérin est apprécié beaucoup plus exactement par le palper abdominal qui, dès le troisième mois de la grossesse, permet de sentir le fond de la matrice au-dessus du pubis. Quand l'ascension graduelle de l'organe peut être constatée à l'aide d'examens pratiqués à un ou deux mois d'intervalle, la grossesse est bien probable. Mais, dans les premiers mois de la grossesse, quand la paroi abdominale est doublée d'une épaisse couche de graisse, la palpation du ventre ne donne parfois que des résultats incertains, et d'un autre côté l'augmentation de volume de l'utérus peut être due à d'autres causes qu'à la grossesse [1].

Dans les premiers mois de la grossesse, la portion vaginale du col s'abaisse, devient plus molle et plus épaisse, et peut être sentie plus facilement par le toucher.

Bruit de souffle utérin. — Vers le quatrième mois de la grossesse, on peut commencer à entendre ce bruit que

---

1. Rappelons que la *grossesse molaire* présente pendant les premiers mois les mêmes signes et symptômes que la grossesse ordinaire; — qu'elle est constituée par la dégénérescence kystique, des villosités placentaires, formant la *môle hydatiforme*, laquelle tantôt contient un embryon, tantôt n'en contient pas; que la grossesse molaire se termine généralement par un avortement qui peut tarder jusqu'au 6e au 7e mois.

l'auscultation fait percevoir ordinairement à l'une ou aux deux régions inguinales et sur les bords de l'utérus. Le souffle est isochrone aux pulsations artérielles de la mère. On n'est pas fixé exactement sur son origine, mais on sait que, dans certains cas rares, il peut être entendu hors l'état de la grossesse.

La coloration violacée de la muqueuse de la vulve et du vagin ainsi que la présence de *varicosités* sur cette muqueuse, s'observent assez souvent pendant la grossesse.

Les seins se tuméfient et peuvent contenir un peu de lait ou de liquide lactescent dès le cinquième mois; presque toujours entre le sixième et le septième mois, on peut faire sortir un peu de lait en pressant sur le mamelon. Celui-ci, ainsi que l'aréole, prend une coloration de plus en plus brune, à mesure que la grossesse approche du terme. Les glandes de l'aréole se tuméfient dès le commencement de la grossesse et forment des tubercules de plus en plus saillants.

La ligne blanche de l'abdomen prend, en général, une coloration brune pendant la grossesse; mais cette coloration varie beaucoup d'intensité suivant les sujets, et elle peut s'observer aussi chez des femmes qui n'ont jamais conçu.

La *pigmentation de la face*, la formation du *masque* (*chloasma gravidarum*) est un signe de minime valeur; il est loin d'être constant, et d'un autre côté peut s'observer en dehors de la grossesse.

Les *modifications de l'état général* n'ont pas d'importance pour le diagnostic médico-légal; la plupart de ces modifications ne peuvent en effet être contrôlées.

§ II. — A quelle époque est parvenue la grossesse?

A défaut des données fournies sur la date de la dernière menstruation, données dont la sincérité peut toujours être suspectée en médecine légale; c'est surtout en constatant le degré de développement de l'utérus qu'on peut résoudre approximativement cette question; au troisième mois le fond de l'utérus est senti un peu au-dessus du pubis, au

cinquième mois, un peu au-dessous de l'ombilic; au sixième,
un peu au-dessus; il remonte ensuite d'environ quatre cen-

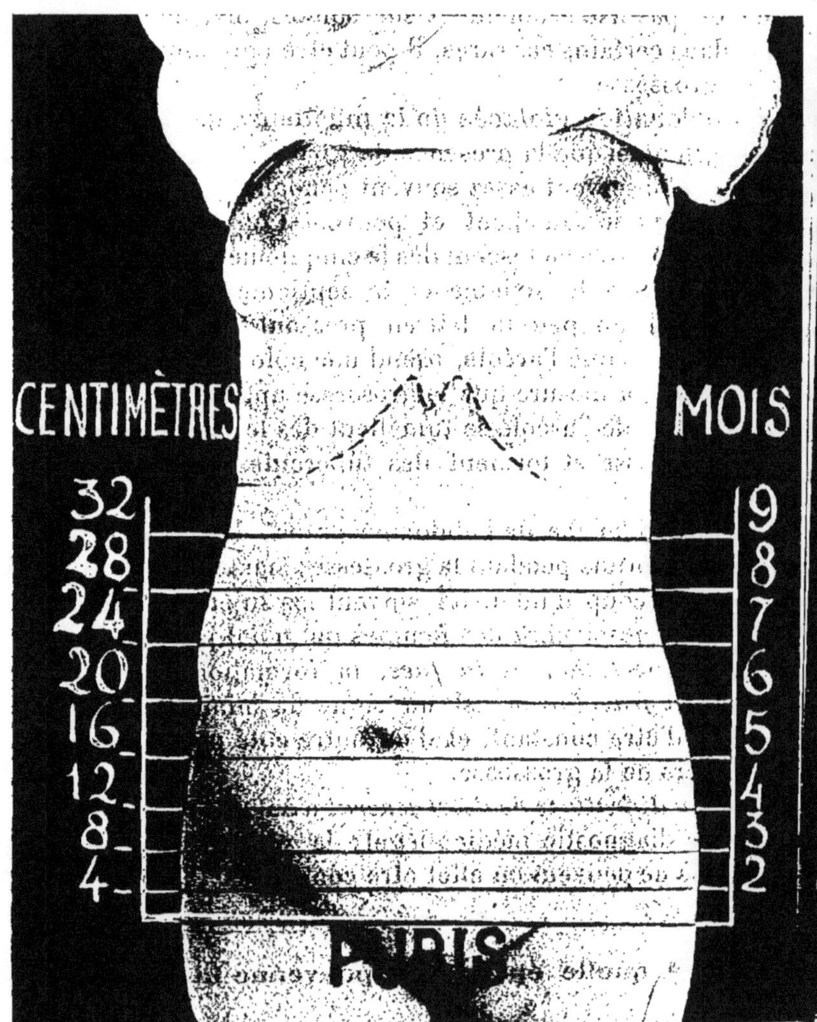

Fig. 36.— Hauteur du fond de l'utérus au-dessus du pubis aux différents
mois de la grossesse. Chaque mois. l'utérus augmente de 4 centimètres [FABRE (de Lyon). *Obstétrique*].

timètres par mois. La figure 36 indique à chaque mois la
hauteur en centimètres au-dessus du pubis.

Voici d'après, Farre[1] les dimensions de l'utérus aux diverses époques de la grossesse :

MESURES DE L'UTÉRUS	LONGUEUR		LARGEUR	
Avant la grossesse......	60 à	70 millim.	40 à	45 millim.
A la fin du 3e mois.....	113	126 —	101	—
— 4e mois.....	138	151 —	126	--
— 5e mois.....	151	176 —	139	—
— 6e mois.....	201	226 —	164	—
— 7e mois.....	252	—	189	—
— 8e mois.....	277	—	202	—
— 9e mois.....	302	—	226	—

Les mouvements actifs, le ballottement, les bruits du cœur ne sont perçus en général qu'à partir des époques qui ont été indiquées déjà.

§ III. — Diagnostic médico-légal de la grossesse.

Il est quelquefois très difficile dans la pratique ordinaire, alors que la femme donne sur son état les détails les plus complets et les plus sincères, de diagnostiquer la grossesse. Il y a quelques exemples de *fausses grossesses*, avec suppression des règles, développement du ventre, tuméfaction des seins, établissement de la sécrétion lactée. Des accoucheurs expérimentés ont même commis des erreurs en croyant à tort avoir constaté les signes dits certains.

A plus forte raison, le diagnostic peut-il être difficile en médecine légale, alors que la femme a très souvent intérêt à tromper et à égarer l'expert. Aussi ne doit-on se prononcer que lorsqu'on a constaté un ensemble de signes concordant bien entre eux et parmi lesquels doit s'en trouver au moins un ou deux donnés comme certains; à notre avis l'affirmation n'est guère possible que lorsqu'on a entendu d'une façon bien nette les bruits du cœur du fœtus, seul

1. FARRE, cité *in* Commentaires du professeur Brouardel à la traduction d'Hofmann.

signe qui ne prête pas à l'erreur. Cela revient à dire que la grossesse ne peut être affirmée avant le sixième mois; et encore faut-il, chaque fois qu'il subsiste le moindre doute, réserver son jugement et demander un délai avant de se prononcer.

L'époque à laquelle est parvenue la grossesse ne doit aussi être fixée qu'avec une large approximation.

§ IV. — Une femme peut-elle ignorer qu'elle est enceinte?

La grossesse peut être ignorée de la femme pendant les trois ou quatre premiers mois; c'est même là un fait commun. Mais il est extrêmement rare que la grossesse soit méconnue pendant toute sa durée; le développement graduel du ventre, les mouvements de l'enfant suffisent, sans parler des autres signes, pour avertir la mère de son état. Cependant on a cité des cas où la femme, sans avoir aucun intérêt à dissimuler sa grossesse, n'en a eu conscience qu'au moment où commençait le travail. Ces cas sont en très petit nombre, et, d'une façon générale, il n'y a guère lieu de tenir compte de ces exceptions si peu souvent constatées.

Parmi ces exceptions quelques-unes concernent des femmes mariées, pluripares. Le professeur Brouardel [1] a vu par exemple une dame, mère de trois enfants, qui nourrissait encore le dernier âgé d'un an. Depuis sa dernière couche elle n'avait pas vu ses règles et avait pris beaucoup d'embonpoint, ce qu'elle attribuait à la lactation. Un jour, elle fut prise de douleurs abdominales qu'elle crut occasionnées par des douleurs hépatiques. Moins de deux heures après, l'accouchement était terminé.

Quand il s'agit d'une primipare non mariée, c'est surtout aux magistrats et aux jurés qu'il appartient de décider si une fille a pu être assez simple et assez ignorante pour ne pas connaître les conséquences possibles du coït, et pour ne pas comprendre la signification des phénomènes qui

---

1. P. BROUARDEL, *Mariage, grossesse, accouchement.* Paris, 1900. p. 233.

se passaient en elles. — Nous avons vu une fille primipare, paraissant d'ailleurs fort peu intelligente, qui était entrée à deux reprises dans un hôpital de Paris où elle avait été admise comme atteinte d'un kyste de l'ovaire ; pendant son second séjour à l'hôpital elle accoucha, dans les latrines, d'un enfant à terme qu'elle précipita immédiatement dans la fosse ; elle assura qu'elle ne s'était jamais crue enceinte et qu'elle l'avait compris seulement, non pas pendant les douleurs de l'accouchement, mais au moment même où l'enfant était sorti. Cette fille, qui avait avoué son infanticide, paraissait sincère dans ses déclarations ; elle avait sans doute cru elle-même à l'interprétation que les médecins avaient donnée de son état.

§ V. — La grossesse peut-elle déterminer des impulsions irrésistibles ?

Il arrive assez souvent qu'une femme ayant commis un crime ou un délit (ordinairement un vol) invoque comme excuse son état de grossesse qui l'aurait poussée d'une façon irrésistible à commettre l'acte qui lui est reproché.

Il est certain que la grossesse détermine quelquefois des troubles psychiques nettement accentués. Nous ne parlons pas des dépravations singulières de l'appétit, des désirs d'aliments bizarres qui n'ont rien à voir avec cette question, mais des changements de caractère, des désordres affectifs qui existent réellement, et qui font par exemple qu'une femme, sans motifs appréciables, montre une antipathie prononcée pour des personnes auxquelles elle avait témoigné de l'affection auparavant.

Ce retentissement de la grossesse sur l'état mental va quelquefois beaucoup plus loin. Il entraîne de véritables psychoses. D'après Weygandt [1], la statistique démontre que 14 0/0 des psychoses de la femme se rattachent à la puerpéralité, et de ces cas de puerpéralité la grossesse comprend un peu plus d'un cinquième.

1. WEYGANDT. *Atlas Manuel de Psychiatrie.* Paris, J.-B. Baillière. 1904.

Parmi ces psychoses de la grossesse, celles qui poussent des femmes ayant conservé les apparences de la raison à commettre des vols ou d'autres actes délictueux ou criminels ont attiré presque exclusivement l'attention des médecins-légistes [1]. Il s'agit alors généralement d'impulsions et d'obsessions dont il sera parlé dans la quatrième section de ce livre.

ARTICLE II. — ACCOUCHEMENT

Le médecin légiste est chargé dans divers cas de rechercher si une femme a eu ou non un accouchement.

Cette question se pose dans les inculpations d'infanticide, de suppression ou de supposition de part, d'avortement et aussi, dans quelques cas, pour établir l'identité.

§ I. — Signes de l'accouchement récent.

Immédiatement après l'accouchement, quand l'enfant et le placenta ont été expulsés, on trouve les parties génitales externes souillées de sang. La vulve est béante et présente des contusions, des érosions, des déchirures plus ou moins superficielles ; le vagin est dilaté, ses plis sont en partie effacés. Le col de l'utérus est mou et largement ouvert, parfois déchiré en un ou plusieurs points ; en palpant l'abdomen, on sent facilement la matrice dont le fond se trouve à un travers de doigt au-dessous de l'ombilic. Les parois du ventre sont flasques et relâchées ; on y remarque des vergetures et une pigmentation plus ou moins accentuée de la ligne blanche. Les seins sont gonflés et, en les comprimant au voisinage du mamelon, on fait sortir par celui-ci un peu de colostrum. Le mamelon et son aréole ont une coloration brune, les tubercules de l'aréole sont saillants.

Dans les jours suivants, l'écoulement qui se fait par les

1. Voir sur ce point : L.-V. MARCÉ, *Traité de la folie des femmes enceintes, des nouvelles accouchées et des nourrices* (J.-B. Baillière, 1858), et aussi TARDIEU, *Étude médico-légale sur la folie* (J.-B. Baillière, 1880).

parties génitales, et qui est connu sous le nom de *lochies*, change graduellement de caractères. D'abord constitué par du sang pur, en partie liquide, en partie coagulé, il prend bientôt l'aspect d'un liquide sanguinolent, entremêlé de flocons ; au microscope, on trouve dans ce liquide, outre des globules sanguins, des débris de la caduque, des plaques d'épithélium, des fibres musculaires lisses ayant subi la dégénérescence graisseuse et provenant de la face interne de l'utérus. Au bout de quatre ou cinq jours, l'écoulement devient plus liquide et plus clair, il ressemble à de la *lavure de chairs*, il commence alors à prendre une odeur forte, désagréable, *sui generis* ; vers le huitième jour, il devient plus épais, opaque, d'un blanc jaunâtre ou verdâtre. Il persiste quelque temps en cet état ; on y rencontre alors de l'épithélium vaginal et utérin, puis des globules de pus et quelquefois des cristaux de cholestérine ; il devient ensuite plus transparent, moins abondant et cesse ordinairement vers la cinquième ou la sixième semaine.

Quand des soins convenables ont été donnés (lavages et pansements de la vulve), l'écoulement lochial ne dure, en général, qu'une vingtaine de jours et ne prend guère l'aspect opaque et jaune verdâtre. Même en dehors de cette circonstance, la durée de l'écoulement lochial est du reste variable suivant les femmes ; son abondance varie également ; on a même cité des cas où les lochies auraient manqué presque complètement.

Pendant quatre ou cinq jours, le col de l'utérus reste entr'ouvert ; le canal cervical, large en bas, étroit en haut, présente la forme d'un entonnoir et permet au doigt d'arriver facilement à l'orifice interne. Peu à peu la portion vaginale commence à se reformer ; après huit ou dix jours, elle est longue d'environ 7 à 8 millimètres, et vers la cinquième ou la sixième semaine, elle a repris peu à peu sa longueur primitive ; en même temps les lèvres de l'orifice se rapprochent et deviennent un peu plus fermes.

Nous avons dit qu'après la délivrance, on sentait le fond de l'utérus un peu au-dessous de l'ombilic ; l'organe est généralement non pas dans l'axe exact du corps, mais un peu incliné latéralement. Dans les premières heures qui suivent l'expulsion du placenta, l'utérus semble augmenter de volume et son fond se trouve à deux ou trois travers de doigt plus haut qu'auparavant. A partir de ce moment, il s'abaisse graduellement d'environ 10 à 15 millimètres par jour. A la fin du quatrième jour, le fond de l'utérus est à environ 7 à 8 centimètres de la symphyse pubienne. Pendant chacun des jours suivants, la différence constatée oscille entre 5 et 10 millimètres. Ce n'est que le dixième jour, en général, quelquefois le onzième, qu'il a disparu derrière le pubis ; mais encore, à ce moment, si les parois abdominales sont minces ou éraillées sur la ligne médiane, on peut, en recourbant les doigts en crochet, sentir le fond de l'utérus qui est descendu dans l'excavation pubienne. — Quand la femme a succombé, l'autopsie permet d'apprécier avec exactitude le poids et les dimensions de l'utérus, et d'en déduire avec une certaine précision l'époque de l'accouchement. On peut utiliser pour cela les données suivantes, qui représentent la moyenne des chiffres obtenus par divers observateurs [1].

Immédiatement après l'accouchement à terme, la matrice pèse 1 kilogramme ; deux jours plus tard, elle a 19 à 20 centimètres de longueur, 11 centimètres de largeur, pèse environ 750 grammes, et ses parois ont, vers le fond de l'organe, depuis 2 jusqu'à 4 centimètres d'épaisseur. Après la première semaine, son poids est d'un peu plus de 500 grammes, et sa longueur de 13 à 16 centimètres [2].

Au bout de quinze jours, la matrice ne pèse plus qu'environ 375 grammes, ses parois ont à peine 1 centimètre d'épaisseur et sa longueur varie entre 10 et 14 centimètres. Au bout de six semaines, l'organe a repris à peu près le volume et le poids qu'il avait avant la grossesse ; pourtant il reste toujours un peu plus lourd et plus étendu dans tous les sens, en même temps qu'il offre une cavité plus grande que quand il n'a jamais été gravide ; de plus, ses formes ne recouvrent pas leur gracilité primitive.

---

1. Bouchacourt, Art. *Couches*, du Dict. encycl. des sc. méd.

2. Il faut se rappeler que le retrait de l'utérus est retardé ou arrêté par les maladies locales ou générales qui surviennent comme complications d'un accouchement.

Les seins, qui déjà à la fin de la grossesse sont volumineux et laissent échapper un peu de colostrum, sécrètent ce liquide avec plus d'abondance après l'accouchement. Le colostrum est blanc jaunâtre ; il montre au microscope, outre les globules ordinaires du lait, des corpuscules plus volumineux, granulés, arrondis, de coloration jaunâtre, et des cellules d'épithélium pavimenteux, remplies de granulations graisseuses. Vers le troisième ou quatrième jour qui suit l'accouchement, les mamelles sécrètent du lait proprement dit qui présente au microscope des globules graisseux de dimensions très inégales, dont le diamètre varie de $0^{mm},001$ et même moins à $0^{mm},009$ et $0^{mm},010$. Chez les femmes qui ne nourrissent pas, le lait s'écoule d'abord en grande quantité et mouille les linges, puis il disparaît en général au bout de quinze à vingt jours ; mais très souvent on peut encore longtemps après cette époque faire sourdre quelques gouttes de lait en pressant la base du mamelon.

La coloration brunâtre du mamelon et de l'aréole s'atténue un peu après l'accouchement, mais ne disparaît pas tout à fait et persiste définitivement à un degré plus ou moins accentué. Cette coloration n'a pas une très grande importance parce que, même chez les femmes qui n'ont jamais eu d'enfants, elle s'observe souvent à des degrés divers ; si la femme est blonde, la pigmentation très prononcée des mamelons est cependant un signe de grossesse utile à relever.

La pigmentation de la ligne blanche de l'abdomen s'atténue aussi avec le temps, mais en général ne disparaît que très lentement.

§ 11. — Signes de l'accouchement ancien.

État du col de l'utérus. — Le signe le plus important de l'accouchement ancien est fourni par l'état du col de l'utérus. Chez la femme nullipare, le col est conique ; son orifice, de petites dimensions, est ordinairement circulaire et ne mesure quelquefois que 2 à 3 millimètres de diamètre ; mais l'orifice peut se présenter aussi sous forme de fente, dont la longueur, ordinairement de 5 à 6 millimètres, atteindrait dans certains cas, d'après Strohl[1], 1 centimètre et plus. Chez la femme qui a eu un ou plusieurs accouchements à terme, c'est sous forme d'une fente de 1/2 à 2 centimètres de long que se présente ordinairement l'orifice. Ce qui est vraiment caractéristique, c'est la présence de cicatrices sur l'orifice ; ces cicatrices siègent souvent au niveau des commissures des lèvres ; elles résultent de déchirures qui ne peuvent avoir été produites que par le passage d'un enfant, ou bien par l'expulsion d'une tumeur volumineuse, par une opération chirurgicale, circonstances absolument exceptionnelles que la femme signalerait et dont on pourrait constater la réalité. Mais ces déchirures peuvent manquer totalement ou être à peine appréciables après un accouchement à terme. M. Strohl a même constaté qu'elles faisaient défaut chez une femme qui avait eu six accouchements à terme[2].

1. E. STROHL, *De la valeur de quelques-uns des signes reconnus comme caractéristiques d'un accouchement ancien* (Ann. d'hyg. publ. et méd. lég., 2ᵉ série, 1870, t. XXXIV).

2. A l'autopsie, on peut tirer parti de la forme et des dimensions de l'utérus. — L'utérus qui n'a pas été gravide présente une forme triangulaire ; son fond est rectiligne et situé au même niveau que l'orifice des trompes. L'utérus qui a été gravide est plus globuleux, ses angles sont arrondis, le fond un peu convexe, est plus élevé que les trompes. Ces différences s'atténuent quand la grossesse remonte à une époque très éloignée.

L'utérus impare a des dimensions moins considérables que l'utérus unipare ou multipare. Sappey donne à cet égard les chiffres suivants :

	VIERGES	NULLIPARES	MULTIPARES
Longueur de l'utérus............	0ᵐ,060	0ᵐ,062	0ᵐ,068
Largeur (d'une trompe à l'autre).	0ᵐ,038	0ᵐ,040	0ᵐ,043
Epaisseur.....................	0ᵐ,022	0ᵐ,023	0ᵐ,026

Ce signe n'a pas toutefois une grande valeur, parce que les chiffres ci-dessus expriment seulement une moyenne, et que les dimensions de l'utérus varient pour chaque femme entre de larges limites : ainsi par exemple le diamètre transversal a varié de 0ᵐ,033 à 0ᵐ,044 chez les vierges, de 0ᵐ,032 à 0ᵐ,046 chez les nullipares, de 0ᵐ,036 à 0ᵐ,050 chez les multipares.

Les plis de l'*arbre de vie* du col s'atténuent souvent après l'accouchement, mais ils peuvent rester aussi très accentués, en sorte qu'on ne peut trouver là un signe d'une réelle valeur.

La déchirure de la fourchette, qui laisse une cicatrice plus ou moins profonde, est encore un bon signe d'un accouchement. Cette déchirure se produit fréquemment dans les accouchements effectués à terme ou à une époque voisine du terme. — L'état de l'hymen peut fournir aussi quelques indications; après un accouchement, cette membrane est réduite généralement aux caroncules myrtiformes, tandis que chez une femme qui a eu des rapports sexuels même fréquents, mais qui n'a jamais accouché, on retrouve ordinairement des fragments assez étendus de l'hymen[1].

Un signe important de l'accouchement est constitué par *les vergetures* de la peau de l'abdomen et de la partie supérieure des cuisses. Ces vergetures résultent de l'éclatement des couches épidermiques profondes de la peau, distendues par le produit de la conception; elles se présentent sous forme de stries ne dépassant guère 1 centimètre à 1 centimètre 1/2 de longueur sur 2 ou 3 millimètres de largeur, souvent de dimensions bien moindres; elles sont d'une coloration blanche analogue à celles des cicatrices anciennes; la couche épidermique superficielle qui les recouvre présente de fines plicatures. Elles siègent surtout sur le bas ventre, mais occupent très souvent aussi toute la paroi abdominale antérieure, ainsi que les faces antérieure et externe de la partie supérieure des cuisses. Ces vergetures persistent indéfiniment; mais quand la peau de l'abdomen a repris de la tonicité, s'est un peu rétractée, elles peuvent devenir moins apparentes; on les distingue bien dans ces cas en tendant les téguments de la région où elles siègent. — L'abondance des vergetures est très variable suivant les femmes, et aussi suivant le nombre des accouchements; dans quelques cas rares, elles font défaut chez des femmes qui ont eu un ou plusieurs accouchements à terme. D'un autre côté, les vergetures peuvent être produites par d'autres causes que la grossesse; la distension de la peau du ventre, quelle qu'en soit la cause, peut amener les mêmes effets; ainsi des vergetures peuvent être produites par un

---

1. On a cité cependant quelques cas où la membrane hymen, lâche et élastique, était restée intacte après un accouchement à terme.

kyste de l'ovaire, par une ascite ou simplement par l'obésité. Nous avons vu une jeune fille qui, bien que vierge, présentait de très nombreuses vergetures causées par un embonpoint qui n'était cependant pas très exagéré. On en rencontre quelquefois aussi chez des hommes. Malgré ces causes d'erreur, que du reste on peut en général éliminer facilement, l'existence des vergetures, surtout quand elles sont limitées à l'abdomen, ne constitue pas moins un très bon signe de l'accouchement.

La flaccidité de la peau du ventre est d'autant plus marquée et plus persistante que les accouchements ont été plus nombreux. Le relâchement des parois abdominales est en général plus considérable au bas-ventre, aussi remarque-t-on souvent que cette région est saillante et plus volumineuse que le reste de l'abdomen, chez les femmes qui ont eu plusieurs grossesses. — Après l'accouchement, on trouve quelquefois aussi un écartement assez notable des muscles droits de l'abdomen, écartement que la main peut sentir à travers les téguments.

Nous avons vu que la pigmentation de la ligne blanche abdominale, du mamelon et de son aréole, n'était pas un signe d'accouchement auquel on puisse attribuer une grande valeur; cependant il mérite d'être pris en considération, dans les cas où il vient confirmer d'autres signes peu accentués et dont l'interprétation resterait un peu douteuse.

§ III. — A quelle date remonte l'accouchement ?

Dans les dix premiers jours environ, on peut reconnaître avec une assez grande approximation la date à laquelle remonte l'accouchement, en prenant en considération le volume de l'utérus, à la condition toutefois que le retrait de cet organe n'ait pas été entravé par quelque cas pathologique. Vers le dixième jour, le fond de l'utérus disparaît derrière la symphyse pubienne, et à partir de ce moment on ne peut guère préciser à quelle époque s'est effectué l'accouchement. Cependant, dans certains cas, on peut tirer parti d'une déchirure de la fourchette ou d'autres lésions non cicatrisées de la vulve ; l'aspect des lochies et leur examen microscopique peut fournir aussi des données quelquefois utiles. Mais cet écoulement prend assez vite les caractères d'une leucorrhée ordinaire qui peut persister ensuite très longtemps, et à cet état, il ne donne aucune indication utilisable.

Quant à la présence du lait dans les seins, c'est un signe qui ne doit être invoqué qu'avec beaucoup de réserve. La sécrétion lactée est habituellement très abondante dans les premiers jours qui suivent l'accouchement ; elle peut disparaître en peu de temps, quinze jours et même moins, tandis que dans d'autres cas elle persiste, sans allaitement, pendant de nombreux mois. Le lait est alors en petite quantité, mais il est facile d'en faire sourdre plusieurs gouttelettes en comprimant la base du mamelon.

Il arrive même quelquefois que la compression du mamelon fait sortir un liquide lactescent chez des femmes qui n'ont jamais été enceintes ou qui n'ont pas eu de grossesse depuis plusieurs années. Ce fait est relativement assez fréquent chez les femmes atteintes d'une affection utérine ; il s'observe aussi en l'absence de cette cause. D'après certains auteurs, la sécrétion lactée aurait été, dans quelques cas, assez abondante pour nourrir un enfant ; le même fait s'observerait chez les femelles d'animaux. On a vu quelquefois aussi la sécrétion lactée chez des hommes [1].

L'état de la sécrétion lactée donne cependant des renseignements utiles et parfois très importants. Nous avons examiné une femme qu'on soupçonnait être accouchée six semaines auparavant ; cette femme disait avoir eu plusieurs grossesses, mais niait celle plus récente qui lui était imputée. Au moment de l'examen, elle ne présentait d'autres signes d'un accouchement récent qu'une sécrétion lactée assez abondante qui, disait-elle, avait persisté depuis sa dernière grossesse remontant à deux ans. Pendant le séjour

1. MASCAREL, *Une femme mariée peut-elle avoir pendant plusieurs années du lait dans les deux seins sans avoir jamais été en état de gestation ?* (Soc. de méd. lég., séance du 10 décembre 1883. Annales d'hygiène. 1884, t. XI.)

dans la prison, l'écoulement du lait diminua graduellement et disparut tout à fait au bout d'environ un mois ; cette circonstance nous fit dire que probablement la femme était accouchée depuis peu.

Après un mois ou six semaines, il est le plus souvent impossible de reconnaître, même approximativement, la date de l'accouchement, et souvent on ne peut affirmer qu'il ne remonte pas à plusieurs années.

§ IV. — Une femme a-t-elle eu un seul ou plusieurs accouchements ?

Cette question ne peut être résolue. On constate les mêmes signes, qu'il y ait eu un ou plusieurs accouchements ; ces signes sont en général plus accentués quand la femme a eu plusieurs grossesses ; mais il y a à cet égard tant de différences individuelles qu'on ne peut se baser sur ce point pour formuler des conclusions. — Cependant, certaines circonstances particulières pourraient permettre, dans des cas exceptionnels, d'être plus affirmatif ; par exemple, si l'on trouvait, avec les signes d'un accouchement tout à fait récent, une cicatrice ancienne de la fourchette.

§ V. — A quelle époque de la grossesse a eu lieu l'accouchement ?

Cette question ne peut être résolue qu'approximativement. Des vergetures nombreuses, une ou plusieurs déchirures du col de l'utérus, une déchirure de la fourchette, indiquent un accouchement effectué à terme, ou tout au moins à une époque assez avancée de la grossesse. Mais il ne faut pas oublier que chacun de ces signes peut manquer après un accouchement à terme, et que même ils pourraient faire simultanément défaut ou être très peu accusés. Leur absence permet cependant en général de conclure que l'accouchement a eu lieu probablement avant le septième mois de la grossesse, sans qu'il soit possible de préciser d'une façon plus exacte, surtout si l'examen est tardif.

§ VI. — Une femme peut-elle accoucher
sans s'en apercevoir ?

Il est certain qu'une femme complètement privée de connaissance peut accoucher sans le savoir. Le fait n'a guère d'intérêt médico-légal, car, dans l'immense majorité des cas, la perte de connaissance résulte d'un état pathologique antérieur facile à déterminer : éclampsie, épilepsie, aliénation, ivresse profonde, etc. Quant à la perte de connaissance survenant du fait seul de l'accouchement et résultant soit d'une hémorragie très abondante, soit de l'excès des douleurs, on ne peut admettre qu'elle ait été assez profonde et assez prolongée pour rendre l'accouchement tout à fait inconscient, que s'il existe des circonstances spéciales.

Il ne nous paraît guère admissible que l'accouchement puisse s'effectuer inconsciemment pendant le sommeil naturel, bien qu'on en ait cité quelques exemples. Ces exemples sont fort peu nombreux. Coliez[1] n'a pu en trouver qu'une dizaine dans toute la littérature médicale, et encore la plupart ne semblent-ils pas parfaitement probants, notamment en ce sens qu'il n'y a pas de renseignements sur l'état antérieur de la femme.

Ces renseignements sont cependant fort importants, car l'accouchement peut être rendu complètement indolore, même à l'état de veille, en raison de l'analgésie et de l'anesthésie des organes génitaux externes et internes.

Le fait peut se produire chez les femmes atteintes de tabès, même à la période initiale. Neuf cas de ce genre ont été publiés[2].

Le professeur Brouardel[3] a vu aussi le cas suivant : « Une dame R... avait déjà deux enfants. Chacun des accouchements avait été accompagné d'un accès de manie qui avait

---

1. COLIEZ, *Les accouchements inconscients et sans douleur*. Thèse de Paris, 1899.

2. Ces cas ont été réunis par J. ABADIE et GRENIER DE CARDENAL, *in* Revue française de méd. et de chir., 25 novembre 1906.

3. P. BROUARDEL, *Mariage, grossesse, accouchement*, Paris, J. B. Baillière, 1900, p. 336.

duré de 4 à 6 mois. Cette dame devint de nouveau enceinte. Etant à table avec son mari et ses deux enfants, elle sentit *une gêne au niveau des parties génitales.* Elle se redressa le long du dossier de sa chaise et entendit tomber quelque chose à terre. Avant d'avoir pu se baisser pour constater ce qui était tombé, elle entendit un second bruit analogue. Le mari ramassa à terre deux fœtus de 6 mois... Cette dame avait une anesthésie et une analgésie complètes, notamment aux parties génitales, à tel point que, les yeux fermés, elle ignorait si l'on pratiquait le toucher vaginal. Les mouvements communiqués à l'utérus n'étaient pas perçus.

CHAPITRE CINQUIÈME

AVORTEMENT

LÉGISLATION

Code pénal. Art. 317. — Quiconque par aliments, breuvages, médicaments, violences, ou par tout autre moyen, aura procuré l'avortement d'une femme enceinte, soit qu'elle y ait consenti ou non, sera puni de la réclusion.

La même peine sera prononcée contre la femme qui se sera procuré l'avortement à elle-même, ou qui aura consenti à faire usage des moyens à elle indiqués ou administrés à cet effet, si l'avortement s'en est suivi.

Les médecins, chirurgiens ou autres officiers de santé, ainsi que les pharmaciens, qui auront indiqué ou administré ces moyens, seront condamnés à la peine des travaux forcés à temps, dans le cas où l'avortement aurait eu lieu [1].

1. L'article 317 ne vise que l'avortement consommé, et non pas la tentative d'avortement. Cependant la tentative peut être également poursuivie, et voici d'après Briand et Chaudé, les conclusions qu'on peut tirer de la jurisprudence à ce sujet : 1° la femme n'est punie que si l'avortement a eu lieu, et non s'il n'a été que tenté : 2° tout individu, autre que la femme et les gens de l'art, est puni d'une peine égale, celle de la réclusion, qu'il y ait eu avortement, ou seulement tentative ; 3° les gens de l'art sont punis des travaux forcés s'il y a eu avortement, de la réclusion seulement s'il y a eu tentative ; 4° le complice d'une tentative d'avortement n'est pas puni, si c'est la femme elle-même qui a tenté de se faire avorter, mais il est puni si l'auteur de la tentative est toute autre personne. Nous ajouterons que lorsqu'un individu s'est livré sur une femme à des tentatives d'avortement qui, par leur nature, devaient forcément rester inefficaces, cet individu ne peut être poursuivi.

Les expertises médico-légales relatives à l'avortement ne sont pas très fréquentes. Il n'y a pas, en moyenne, dans une année, et pour toute la France, plus de 300 inculpations d'avortement ; la plupart de ces inculpations sont abandonnées et le nombre de celles qui sont jugées en assises est fort minime ; depuis vingt-cinq ans, le chiffre annuel a varié entre 15 et 34. Encore y a-t-il toujours beaucoup plus d'acquittements que de condamnations. Cependant l'avortement provoqué est extrêmement fréquent et va toujours en augmentant[1], mais c'est un des crimes qu'il est le plus difficile de rechercher et de prouver. La femme étant presque toujours consentante, et par suite punissable, se garde naturellement de porter plainte à la justice, et d'autre part il est le plus souvent très difficile, ainsi que nous le verrons, de fournir la preuve médicale qu'un avortement a été provoqué.

ARTICLE PREMIER. — AVORTEMENT SPONTANÉ

On sait que l'avortement spontané est très fréquent, qu'il survient sous l'influence des causes diverses, et fréquemment sous une influence qu'il est impossible de déterminer. Il est utile de rappeler ici quelques-unes des causes les mieux établies de l'avortement, parmi celles qui peuvent être appréciées, dans certains cas au moins, par le médecin légiste.

Entre toutes les maladies générales ou diathésiques il faut citer en première ligne la syphilis qui, ainsi que l'ont noté tous les observateurs, est une cause très fréquente

---

1. Le nombre annuel des avortements criminels, à Paris seulement, est évalué à; *cinquante mille* par le docteur Georges BERTILLON, in : l'*Avortement au point de vue médico-social et sa répression*, rapport présenté au Congrès des praticiens, le 7 avril 1910.

Les mesures répressives proposées par l'auteur de ce travail très étudié et fort intéressant sont les suivantes : 1° Correctionnalisation du crime d'avortement ; 2° Immunité du dénonciateur complice ; 3° Déclaration obligatoire des fausses couches naturelles ou provoquées par assimilation aux naissances ou aux maladies épidémiques ; 4° Limitation et inspection des sages-femmes ; 5° Organisation d'une police spéciale, technique.

d'avortement. Viennent ensuite, mais avec une puissance beaucoup moindre, la scrofule, la tuberculose, la chlorose, etc. Ces maladies sont loin d'entraver toujours le développement de la grossesse, et l'on a vu assez souvent des femmes en pleine cachexie tuberculeuse ou cancéreuse accoucher à terme.

L'alcoolisme chronique serait aussi une cause assez fréquente d'avortement; elle a été signalée notamment par M. Lancereaux[1]. Il en est de même du saturnisme[2] et de l'intoxication par le sulfure de carbone[3], à laquelle sont exposées certaines ouvrières. On a signalé encore l'hydrargyrisme et l'iodisme.

Presque toutes les maladies aiguës fébriles d'une certaine gravité peuvent amener l'avortement. Quand l'avortement survient dans ces conditions, il ne fait pas souvent l'objet d'une enquête médico-légale, et en tout cas le soupçon d'un crime est ordinairement facile à écarter.

Certains avortements sont le résultat d'une cause locale. Parmi les causes de ce genre la plus fréquente est, d'après les accoucheurs, la rétroversion. Citons aussi la métrite chronique, les adhérences qui relient solidement l'utérus aux parties voisines, la présence de tumeurs fibreuses ou de productions néoplasiques. A un autre point de vue, il faut mentionner aussi les cautérisations du col et le cathétérisme de l'utérus, pratiqués alors que la grossesse n'est pas soupçonnée. Le placenta prævia et les altérations pathologiques du placenta : apoplexie, inflammation, dépôt de matières exsudées, dégénérescences, sont encore des causes d'avortement qu'on peut être à même de reconnaître.

Les traumatismes portant directement ou indirectement sur l'utérus peuvent occasionner aussi l'avortement; on voit quelquefois celui-ci succéder non seulement à des coups ou à des chocs atteignant avec une certaine violence

---

1. LANCEREAUX. Art. *Alcoolisme* du Traité de médecine de Brouardel, Gilbert, fascicule XI, 1907.

2. Constantin PAUL, Thèse de Paris, 1861.

3. DELPECH, *Industrie du caoutchouc soufflé* (Ann. d'hyg. publ. et de méd. lég., 2ᵉ série, 1863, t. XIX).

la matrice, mais aussi aux ébranlements déterminés dans cet organe par les secousses du saut, de la danse, de l'équitation, d'une course en voiture, du vomissement, de la toux et des efforts violents et répétés. C'est à propos de l'action de ces causes que l'on peut le mieux apprécier les différences énormes que présentent les diverses femmes par rapport à la facilité de l'avortement. « Il en est, dit Mauriceau, qui avortent pour le moindre faux pas qu'elles fassent, ou seulement pour trop lever le bras. » D'autres au contraire résistent aux traumatismes les plus violents. Tous les auteurs en citent des exemples et nous-même en avons vu plusieurs, notamment chez des femmes blessées dans des catastrophes de chemin de fer. Tout récemment 1909 la même observation a été faite à propos du tremblement de terre de Messine; sur 25 femmes enceintes ayant subi cette catastrophe, toutes, sauf deux, menèrent leur grossesse à terme.

La même différence s'observe à l'égard des émotions et des influences morales à la suite desquelles on a vu l'avortement survenir. Ce ne sont là le plus souvent que des causes occasionnelles, la cause efficiente étant une prédisposition antérieure, de nature parfois indéterminée.

ARTICLE II. — AVORTEMENT PROVOQUÉ CRIMINELLEMENT

L'avortement criminel est rarement tenté après le sixième mois de la grossesse. Dans la plupart des cas où le médecin légiste intervient, il s'agit d'avortements effectués entre deux mois et demi et quatre mois. Mais il est bon nombre de femmes qui tentent de se faire avorter dès que leurs règles sont en retard de quelques semaines ou même de quelques jours. Dans ces conditions, le crime est facile à cacher, et fût-il soupçonné, qu'il serait en général bien difficile d'en faire la preuve, puisque le produit de la conception, à peine visible, échappe presque fatalement aux recherches, et que d'autre part une grossesse terminée aussi prématurément ne laisse pas de traces sur l'utérus.

Une autre cause rend très difficile la preuve médicale de l'avortement criminel. Dans les grandes villes, beaucoup de femmes s'adressent à des sages-femmes, à des pharmaciens ou même à des médecins (rarement, nous aimons à le croire) c'est-à-dire à des personnes qui savent, en général, s'arranger de façon que le crime ne laisse pas de traces matérielles. D'autres s'adressent à des matrones qui font de l'avortement une véritable profession. Or, à l'heure actuelle, presque toutes ces avorteuses opèrent avec une réelle habileté et savent éviter les manœuvres compromettantes. Telle était la fille Thomas, jugée à Paris en 1891, qui avait une clientèle extrêmement étendue. Nous avons examiné 72 femmes qui avouaient s'être fait avorter par elle ; pas une seule ne portait trace de blessures sur les organes génitaux.

§ 1. — Substances abortives.

Il n'existe pas de substances qui, ingérées à une dose convenable, amènent l'avortement en agissant uniquement sur l'utérus, sans impressionner en même temps, et à un degré souvent supérieur, d'autres organes ou l'ensemble de l'économie. D'une manière générale, on peut dire que l'avortement n'est obtenu par l'ingestion de breuvages, de médicaments ou de substances quelconques, qu'au prix de troubles généraux souvent graves, quelquefois mortels et qu'il n'est alors que l'une des manifestations d'un véritable empoisonnement.

Cependant ce principe comporte quelques restrictions. Il ne faut pas oublier en effet qu'il y a des femmes qui avortent avec une très grande facilité, et on comprend que chez elles une perturbation assez légère de l'économie, amenée par l'action d'une drogue plus ou moins énergique, puisse occasionner l'avortement. Il est probable qu'un assez bon nombre d'avortements, surtout de ceux effectués dans les deux ou trois premiers mois de la grossesse, sont provoqués notamment par l'administration de drastiques, qui ne déterminent d'ailleurs d'autres troubles qu'une purgation violente.

D'autre part, quelques-unes des substances dites abortives ont parfois une action réellement élective sur l'utérus et, dans quelques cas, leur influence sur les autres organes est à peu près nulle. Une observation publiée par Martin Saint-Ange est très remarquable à cet égard : l'ingestion de substances abortives détermina une congestion intense de la caduque, avec foyers hémorragiques, suivie plus tard de l'avortement, sans qu'il y ait eu de troubles notables de la santé [1].

Quoi qu'il en soit, il semble bien que les substances abortives, qui sont très fréquemment employées, produisent rarement l'effet qu'on en attend ; presque toujours l'ingestion des drogues constitue seulement les préliminaires, les premières tentatives de l'avortement qui, en réalité, n'est obtenu qu'ensuite, à l'aide de manœuvres exercées sur l'utérus.

Parmi les substances réputées abortives, il en est qui paraissent tout à fait inefficaces et dont l'emploi indique seulement les intentions de la femme qui en a fait usage ; telles sont le *safran*, le *borax*, la *tanaisie*, l'*armoise*, le *mar-*

---

1. Voici cette observation. Une femme de 40 ans a un retard dans ses règles : comme diverses circonstances semblaient exclure la possibilité d'une grossesse, on lui donna d'abord pendant cinq jours une potion composée de :

Eau de sabine............	100 grammes	
— de rue.............	50	—
Sirop de cannelle......	49	—

A prendre une cuillerée à bouche toutes les quatre heures.

Puis, pendant dix jours, deux capsules d'apiol de 10 centigrammes chacune.

Ce traitement avait été institué au commencement d'octobre ; le 6 décembre, apparaissent des douleurs utérines, et on diagnostique la grossesse ; le liquide amniotique s'écoule, mais l'avortement n'a eu lieu que le 29 décembre, quatre mois et demi après la conception. Le fœtus, le placenta et la caduque tenaient ensemble, mais les membranes étaient rompues. Toute la caduque était criblée de petits foyers hémorragiques dont la production avait entraîné la mort du fœtus, et par suite l'avortement, sans que l'action des substances abortives ait eu de retentissement bien sensible sur la santé de la mère.

MARTIN SAINT-ANGE, *Iconographie pathologique de l'œuf humain fécondé en rapport avec l'étiologie de l'avortement* (J.-B. Baillière, 1885).

rube blanc [1], l'*absinthe* [2], *la cannelle*, etc. Les substances qui peuvent avoir une action plus énergique sont les suivantes.

Seigle ergoté. — On a cru à une certaine époque que le seigle ergoté, très efficace pour réveiller les contractions de l'utérus quand cet organe était épuisé pendant le travail de l'accouchement, ne pouvait faire naître à lui seul les contractions utérines si elles n'étaient pas commencées. Plusieurs observations ont montré que cette opinion était exagérée; le seigle ergoté a même été employé avec succès par des médecins pour obtenir un accouchement prématuré [3]. Toutefois l'action de l'ergot donné dans ces conditions est infidèle et non constante; on voit souvent, et notamment dans les épidémies d'ergotisme, des symptômes d'intoxication grave se manifester sans que l'avortement se produise. Celui-ci a lieu d'autant plus facilement que la grossesse est plus rapprochée de son terme normal; il est extrêmement rare qu'il s'effectue dans les premiers mois de la gestation.

Dans un rapport à l'Académie de médecine en 1850, Danyau formulait déjà cette opinion. « Nous ne pensons pas,

---

1. Une femme, poursuivie comme avorteuse, déclarait qu'elle avait en effet provoqué l'avortement chez diverses personnes, mais en se servant toujours uniquement de *marrube* blanc (de la famille des labiées) qu'elle faisait boire en infusion. Nous fûmes chargés, G. Pouchet et moi, de rechercher si cette plante possédait des propriétés abortives. Nous avons expérimenté sur des lapines, une chienne, une femelle de cobaye, et les résultats ont été entièrement négatifs; les femelles n'ont mit bas qu'à terme, et n'ont pas présenté de troubles notables de la santé.

2. DUSSER (*Etude expérimentale sur l'absinthe, particulièrement au point de vue de l'action abortive*, Thèse de Montpellier. 1899) n'a pu obtenir l'avortement des lapines, des chattes, des cobayes auxquelles il administrait l'essence d'absinthe ou la liqueur d'absinthe Pernod.

3. Whitehead rapporte que chez une femme atteinte d'une grave difformité du bassin, l'avortement fut provoqué au cinquième mois de la grossesse par le seul usage du seigle ergoté, administré en huit ou dix doses; cette pratique réussit dans trois grossesses successives, mais échoua dans la quatrième : l'expulsion du fœtus avait lieu vers la fin du troisième jour (cité par *Tourdes*, art. *Avortement* du Dict. encycl. des sc. méd.). Ramsbotham cite trois cas semblables pour le huitième mois; Krause a employé cette méthode dans 80 cas, dans 62 cas il y eut des douleurs qui 18 fois restèrent sans effet; 3 femmes succombèrent. — De nombreux exemples d'échecs ont été aussi publiés, notamment un cas où Paterson (cité par le professeur Brouardel) administra *cent grammes* d'ergot en 5 ou 6 jours sans obtenir aucun résultat.

disait-il, que le seigle ergoté puisse, sans aucun travail
commencé, sans impulsion étrangère, sans manœuvre préalable, à lui seul enfin, mettre en jeu les contractions de
l'utérus dans la première moitié de la grossesse, qui est
celle pendant laquelle le crime d'avortement est le plus
souvent commis. Mais ce qu'il ne saurait accomplir tout
seul, il peut au moins concourir à l'opérer, et nul doute
que dans ces ténébreuses manœu-
vres, il ne fasse partie des moyens
employés sinon à la destruction, du
moins à l'expulsion du fœtus. »

Le seigle ergoté est souvent employé par les avorteuses. Une de
celles-ci, H..., sage-femme, devenue hémiplégique, s'était établie
herboriste. Elle vendait à de très
nombreuses clientes de l'armoise,
du safran, de l'absinthe et surtout
du seigle ergoté. Celui-ci était consommé dans la boutique même.

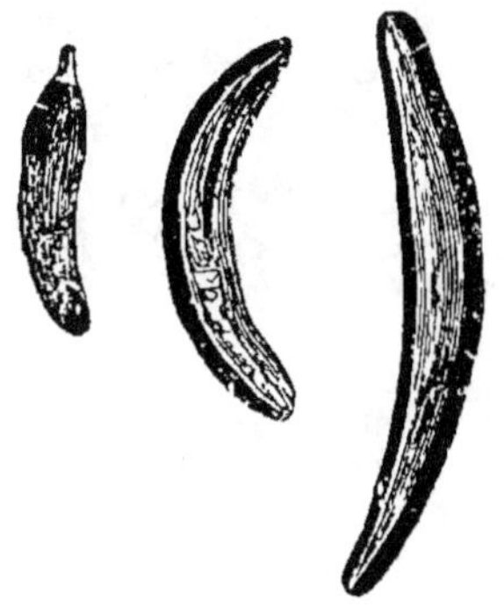

Fig. 37. — Ergot de seigle.

H... le pulvérisait dans un moulin à café, le mettait
dans un verre d'eau que buvait la cliente. La dose était
donnée comme d'un gramme, renouvelée deux ou trois fois
par jour, et continuée parfois pendant une quinzaine de
jours. Une *centaine* de femmes auraient suivi ce traitement
d'après l'enquête.

Les symptômes que peut déterminer l'ingestion d'une
dose exagérée d'ergot de seigle consistent en vomissements, coliques et diarrhée, épistaxis, céphalalgie, vertiges, délire, ralentissement du pouls (jusqu'à 24), dilatation de la pupille. La mort peut survenir soit par le fait
direct de l'empoisonnement, soit par hémorragie résultant
de l'extinction de la contractilité utérine. Mais, ainsi que le
montrent les observations d'accouchement prématuré obtenu par ce moyen, une dose modérée d'ergot peut amener
l'avortement sans produire de symptômes généraux graves.
On doit même ajouter, suivant la remarque de Danyau, qu'il
est rare que des doses considérables d'ergot, prises en très
peu de temps, déterminent des accidents sérieux. Il est vrai

qu'il y a à cet égard des différences considérables, suivant la provenance et la qualité du médicament, lequel perd beaucoup de son efficacité en vieillissant.

Dans les cas où l'on a attribué la mort de la femme à une intoxication par l'ergot, on a trouvé, à l'autopsie, de la congestion de l'estomac, de l'intestin, du cerveau et de la moelle. Ce qui est plus caractéristique, c'est la présence, dans le tube digestif, de fragments du médicament ; on peut reconnaître l'ergot à l'examen microscopique ; son tissu se montre formé de cellules hexagonales (*fig.*38), à parois épaisses, renfermant des gouttelettes huileuses ; la couche corticale est colorée en violet foncé. Si l'on place un de ces fragments dans une solution de potasse et que l'on chauffe, il se développe une odeur de saumure de hareng (triméthylamine). L'analyse chimique peut compléter ces recherches.

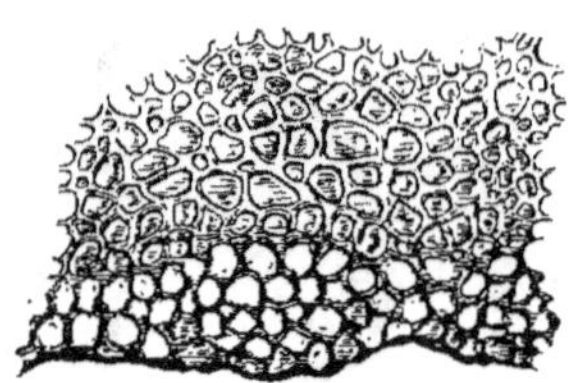

Fig. 38. — Coupe transversale d'un ergot de seigle (Planchon).

Rue. — La *rue* (*Ruta graveolens*), de la famille des rutacées (*fig.* 39), est un arbuste haut de 50 centimètres à 1 mètre, qui croît spontanément dans le Midi de la France et est cultivé dans les jardins. Les feuilles et toutes les parties de cette plante contiennent une huile essentielle qui possède des propriétés toxiques et est douée d'une odeur forte et fétide. Cette huile est volatile, aussi la plante a-t-elle une action beaucoup moins active quand elle est desséchée que quand elle est à l'état frais.

La réputation abortive de la rue est universellement connue, et elle est justifiée en ce sens que cette plante exerce réellement une action spéciale sur l'utérus. Beau la considérait comme plus efficace, dans certains cas, que le seigle ergoté, et il l'employait contre la métrorragie. — Mais la rue ne détermine généralement l'avortement qu'au prix de troubles graves de la santé. Hélie (de Nantes)[1] a réuni

1. HÉLIE (de Nantes), *De l'action vénéneuse de la rue et de son influence sur la grossesse* (Ann. d'hyg. publ. et de méd. lég., 1re série, 1838, t. XX).

trois observations d'avortements obtenus par ce moyen à 4 mois dans un cas, à 7 mois dans un autre ; les femmes guérirent après avoir présenté divers accidents. L'expulsion du fœtus a lieu plus ou moins rapidement, mais souvent avant que n'éclatent les troubles graves de l'intoxication. Ces troubles consistent en vomissements, coliques sans diarrhée abondante, évacuation involontaire des urines, quelquefois salivation et tuméfaction de la langue, refroidissement, ralentissement et petitesse du pouls, tremblement des membres, un état d'ivresse mélangé de narcotisme et d'excitation. Toutefois ces troubles ne sont pas constants. Ranwez [1] a vu une fille enceinte de 5 à 6 mois qui avorta le lendemain du jour où elle avait pris de la rue, et qui n'eut aucun trouble de santé important.

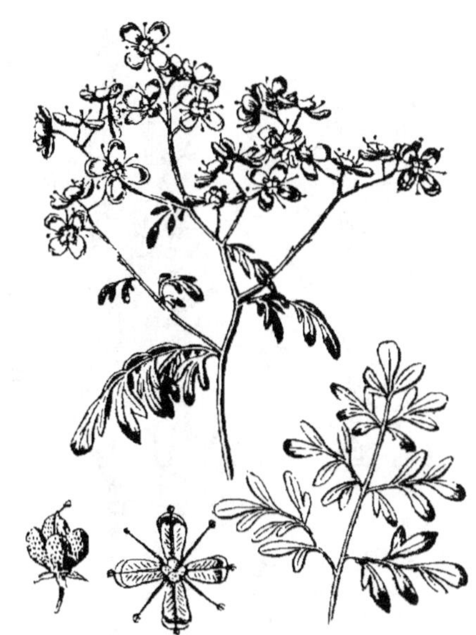

Fig. 39. — Rue.

En expérimentant sur les animaux, Hamelin [2] a obtenu aussi l'avortement, et quand la mort a été occasionnée par la rue, il n'a trouvé le plus souvent qu'une hyperhémie de la muqueuse de l'estomac et du duodénum, peu en rapport avec l'intensité des symptômes présentés pendant la vie.

C'est surtout de la décoction des feuilles ou du suc de la rue que se servent les femmes qui veulent se faire avorter. Il paraît que souvent elles essaient d'abord des applications externes de la plante, manœuvre inefficace, mais qui

1. *Annales de la Société de médecine légale de Belgique*, 25 avril 1903.
2. HAMELIN, Art. *Rue* du Dict. encycl. des sc. méd.

pourrait laisser des traces, car le contact de la rue à l'état frais détermine quelquefois un érythème très accentué et très tenace.

Sabine. — La *sabine* (*Juniperus sabina*) (*fig.* 40) est un arbrisseau de la famille des conifères, à feuilles toujours vertes, petites, résineuses, d'une odeur forte et désagréable;

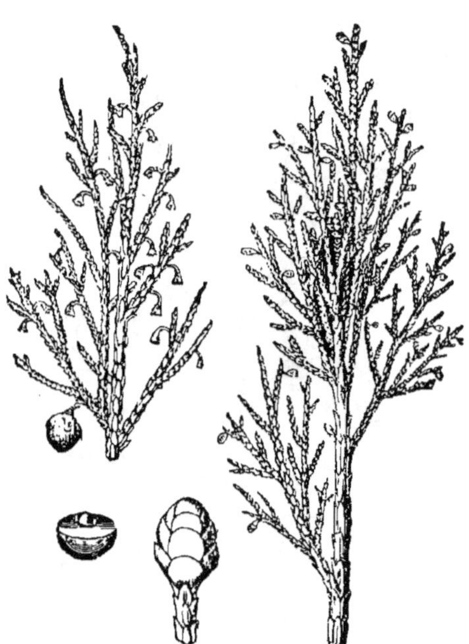

Fig. 40. — Sabine.

son principe actif est une huile volatile. La poudre de sabine déposée sur la peau produit une irritation qui peut aller jusqu'à la vésication et l'ulcération.

Les doses médicinales de la sabine sont de 0ᵍʳ,80 à 1ᵍʳ,50 pour la poudre, et de 5 à 10 gouttes pour l'huile essentielle. A hautes doses, la sabine détermine une intoxication qui se termine par la mort au bout d'un temps qui varie de quelques heures à 6 ou 8 jours; les symptômes sont ceux d'une violente inflammation gastro-intestinale : vomissements, douleurs abdominales, déjections souvent sanguinolentes, dysenterie; il peut y avoir, en outre, des hémorragies par diverses voies, une accélération considérable du pouls, et finalement une sorte de narcotisme. Ces symptômes sont d'ailleurs variables; dans un cas, on a noté du trismus et du tétanos.

Tous les cas d'empoisonnement concernent des femmes qui voulaient se faire avorter; l'avortement est en effet quelquefois la conséquence de l'intoxication, mais il ne s'est produit que chez les femmes qui ont succombé, et, plusieurs fois, il a même manqué alors que l'intoxication avait entraîné la mort. Fodéré cite le cas d'une fille enceinte de 7 mois, qui avala une forte dose de sabine en poudre ; elle eut des douleurs d'entrailles des vomissements, du hoquet, une forte fièvre qui dura quinze jours, mais elle se rétablit et accoucha à terme d'un enfant vivant.

On a trouvé à l'autopsie une inflammation de la muqueuse digestive, notamment du rectum (Orfila). La présence de la poudre des feuilles ou de l'huile essentielle dans les vomissements ou dans les matières que contient le tube digestif, a permis dans deux cas à Taylor, et dans un cas à Letheby[1], de faire le diagnostic de l'empoisonnement.

Genévrier, Thuya. — Le *genévrier de Virginie* (*Juniperus virginiana*) (*fig.* 41), de la même famille que la sabine, possède les mêmes propriétés que celle-ci. Le genévrier n'entraîne pas

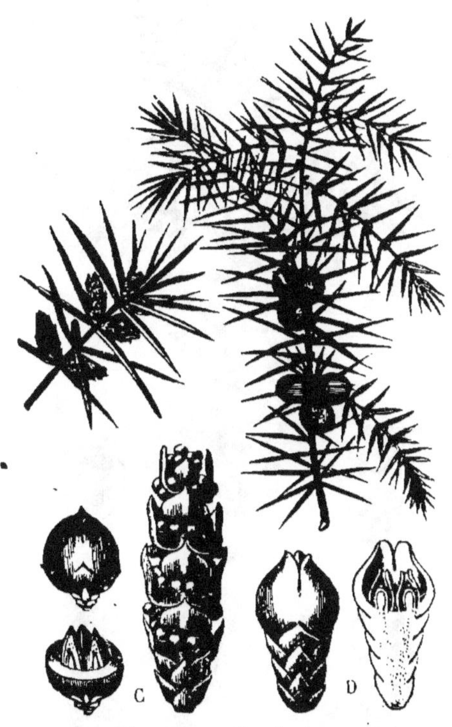

Fig. 41. — Genévrier.

non plus constamment l'avortement ; Fodéré dit avoir vu une femme qui, après avoir pris tous les matins pendant vingt jours 100 gouttes d'huile, distillée de genièvre accoucha au terme normal. — Le *thuya* aurait aussi une action analogue à celle de la sabine.

If. — L'*if* (*Taxus baccata* L.) (*fig.* 42) jouit d'une réputation abortive qui ne paraît pas fondée. Dans trois observations concernant des femmes enceintes empoisonnées par

1. *The Lancet*, 1845, et Journal de chimie médicale, octobre 1846.

cette substance, la mort vint avant que l'avortement se produisît [1].

Les feuilles de l'if, et non ses baies, paraissent douées de propriétés toxiques assez énergiques. Elles déterminent une gastro-entérite se manifestant par des vomissements et de la diarrhée, puis la mort survient brusquement, sans doute quand l'absorption est commencée. Dans plusieurs cas où la mort ne s'est pas produite ou a été retardée, on a vu se reproduire une éruption pustuleuse, avec chute des poils.

Cantharides. — Les cantharides n'exercent pas une action abortive bien spéciale. Dans les cas où l'empoisonnement a entraîné la mort, l'avortement s'est produit quelquefois mais non constamment. Des doses non toxiques, même fréquemment répétées, ne provoquent pas l'avortement.

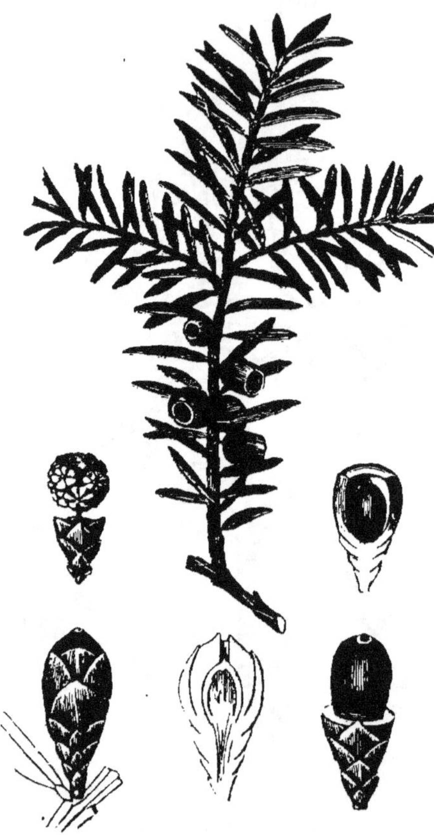

Fig. 42. — If.

Plomb. — Il paraît qu'en Angleterre un abortif assez en usage est le plomb pris notamment sous forme de diachylon. Le Dr Crooke a publié dans *The Lancet* l'observation

1. CHEVALLIER, DUCHESNE et RAYNAL, *Mémoire sur l'if et sur ses propriétés toxiques* (Ann. d'hyg. publ. et de méd. lég., 2e série, 1855, t. IV, pp. 94 et 335).

d'une femme qui, ayant obtenu ainsi l'avortement, continua pendant plusieurs jours à avaler du diachylon parce qu'elle croyait avoir gardé une partie du délivre. — Elle mourut avec tous les signes de l'intoxication saturnine.

Drastiques. — C'est un précepte médical de ne pas donner à une femme enceinte de purgatif énergique, surtout de ceux qui appartiennent à la classe des drastiques, parce qu'on craint de produire ainsi l'avortement. Il est probable que ces substances ont réussi souvent, chez des femmes d'ailleurs prédisposées, à procurer un avortement criminel, surtout dans les premiers mois de la grossesse. Nous avons vu une femme au moment où elle venait d'avorter à peu près au deuxième mois, et qui tout en avouant son intention de se débarrasser de son fruit, affirmait n'avoir fait usage que d'une dose assez considérable de jalap qui avait produit une dizaine de selles, et peu de temps après une hémorragie utérine. — Plusieurs fois nous avons trouvé au domicile d'inculpées, et en particulier chez une avorteuse de profession, diverses substances purgatives dont la présence n'était pas justifiée d'une façon plausible, notamment de l'aloès, de la gomme-gutte, de la coloquinte, du jalap et surtout des pilules Morisson auxquelles les avorteuses paraissent accorder une grande confiance. Ces pilules sont composées essentiellement d'aloès, gomme-gutte, extrait de nerprun et crème de tartre.

§ II. — Manœuvres mécaniques.

Ces manœuvres peuvent être exercées sur l'utérus à travers la paroi abdominale et consister en coups, chocs, constriction, etc. C'est là un procédé grossier et qui manque souvent le but qu'il se propose; nous avons déjà vu que des traumatismes, même très violents, n'amènent pas toujours l'avortement, et la pratique médico-légale en fournit d'autres exemples. Tardieu cite le cas d'un paysan qui, ayant rendu sa domestique enceinte, la fit monter à cheval avec lui et la lança à terre au plus fort du galop ; il eut recours deux fois à ce moyen, puis il appliqua sur le ventre des pains brûlants, sortant du four ; malgré cela, la fille accoucha à terme d'un enfant vivant et bien constitué[1]. Hofmann a vu une fille à laquelle on avait appliqué sur le ventre dans le but de la faire avorter, un coup de battoir si violent qu'elle perdit connaissance ; elle continua cependant sa grossesse et accoucha à terme.

Le massage et la friction de l'utérus, pratiqués régulièrement et continués pendant un certain nombre de séances, aurait amené, paraît-il l'avortement dans un certain nombre de cas. D'après Hofmann des pressions énergiques et répétées sur le bas-ventre auraient été employées avec succès ; ce serait même un procédé assez usité en Suède. — Tardieu a donné l'observation d'une femme qui, à deux reprises, obtint l'avortement, au septième mois environ de la grossesse en se comprimant très fortement le ventre à l'aide d'une ceinture qu'elle portait constamment.

Mais ces moyens grossiers et incertains sont de moins en moins employés ; ils cèdent la place à d'autres d'une efficacité sûre, d'une exécution relativement facile, que les avorteurs ou avorteuses ont empruntés à la science médicale.

On sait en effet que, dans les cas où il est certain que la grossesse ne pourrait être menée à son terme normal sans grand danger pour la mère et l'enfant, l'avortement ou l'accouchement prématuré s'impose au médecin, et constitue une opération régulière, parfaitement légitimée par son but et qui a fait l'objet de nombreux travaux scientifiques.

Les notions acquises par les recherches et l'expérience des accoucheurs sur cette question ont servi aux criminels. Parmi les procédés qui ont été successivement étudiés ils choisissent presque toujours la ponction ou le décollement de l'œuf[2].

On comprend la raison de cette préférence ; ces moyens

---

1. Tardieu, *Étude médico-légale sur l'avortement.* nouvelle édition, 1910, Paris, J.-B. Baillière et fils.

2. D'autres procédés qui ont été signalés quelquefois comme employés par les criminels, tels que la dilatation du col avec l'éponge préparée, la laminaire, ou même avec le doigt, les douches chaudes sur le col avec massage du corps utérin, le tamponnement du vagin, etc. paraissent maintenant être abandonnés.

réussissent presque constamment ; ils ne réclament pas un outillage spécial et compromettant ; ils peuvent être exécutés rapidement en une seule séance, et le plus souvent ne permettent pas à la femme de se rendre compte de l'opération qu'elle a subie, circonstance précieuse pour le criminel dans le cas où la femme se décide à entrer dans la voie des aveux.

Ponction des membranes de l'œuf. — Cette ponction se fait à l'aide d'un instrument quelconque représentant une tige suffisamment déliée et résistante. Sur la liste de ces instruments qui ont servi à des avortements criminels, on voit figurer les aiguilles à tricoter, les tringles à rideaux, les bougies uréthrales, l'hystéromètre, la plume d'oie, le fil de fer, une simple baguette de bois avec un bout aminci au couteau[1] ; des ciseaux, une baleine de corset, etc.

Tardieu pense que si l'utérus est fortement abaissé, le col mou et entr'ouvert, il n'est pas impossible que le doigt seul, dépourvu de tout instrument, arrive jusqu'aux membranes de l'œuf, les décolle ou même les déchire, mais il faudrait pour cela un concours de circonstances, qui se rencontrent sans doute rarement dans la réalité. Cependant il est admissible que des manœuvres abortives soient exercées d'une façon efficace par la main seule, sans le secours d'un instrument ; on conçoit, en effet, ainsi que le font remarquer Tardieu et Gallard[2], que les doigts et les ongles, sans arriver jusqu'à l'œuf, puissent, en agissant brutalement et violemment, dilacérer plus ou moins profondément le col et d'occasionner ainsi l'avortement.

L'instrument qui sert à ponctionner les membranes peut parfaitement être introduit sans le secours du spéculum ; le doigt étant placé dans le vagin guide la tige jusqu'au col utérin. C'est même de cette façon que procèdent ordinairement les avorteurs et avorteuses de profession, qui

---

1. Il paraît qu'à Constantinople les femmes se servent dans ce but de la nervure des feuilles de tabac ; au Japon, des racines de l'*Achyrantes aspera*, longues de plus d'un pied, et de la grosseur d'une plume d'oie ; ces racines enduites de musc sont laissées en place, et l'avortement se produit presque infailliblement (GAILLOT, Thèse citée).

2. GALLARD, *De l'avortement au point de vue médico-légal*. Paris, J.-B. Baillière, 1878.

souvent dissimulent à la femme l'instrument dont ils se servent, de sorte que cette femme croit quelquefois avoir subi simplement un toucher vaginal.

Des exemples authentiques montrent qu'il peut arriver que la femme manœuvre elle-même, sans l'intervention d'une autre personne, l'instrument destiné à perforer l'œuf et qu'elle peut réussir à le conduire jusque dans la matrice et à se faire ainsi avorter. Le Blond, en communiquant une observation du docteur Couillaud concernant une femme qui s'était fait avorter en s'introduisant à deux reprises une paire de longs ciseaux, a cité un autre cas observé par lui-même. Une femme lui avoua qu'elle se faisait avorter de la façon suivante : couchée sur un lit dans le décubitus dorsal elle glissait un doigt jusque sur le col utérin dont un étudiant en médecine lui avait appris à connaître l'orifice, puis elle introduisait dans le col le manche d'un porte-plume en bois effilé à son extrémité et renflé vers son milieu, le renflement limitait l'introduction. Ces manœuvres avaient occasionné une métrite avec vaste ulcération du col, qui guérit d'ailleurs rapidement. M. Charpentier a vu aussi une dame qui, à deux reprises, s'était fait avorter au moyen d'une sonde introduite dans la cavité utérine; l'introduction avait lieu dans le décubitus dorsal, au moyen d'un doigt placé dans le vagin et servant de conducteur à l'instrument[1], Hofmann rapporte quelques cas analogues, entre autres celui d'une femme de 25 ans à laquelle un chirurgien retira de l'utérus un morceau d'une aiguille à tricoter en os. Cette femme raconta que, ne voulant plus avoir d'enfants, elle avait consulté une sage-femme qui lui avait conseillé de pratiquer immédiatement après le coït une sorte de curage utérin, en introduisant dans la matrice une aiguille entourée d'un linge. Cette singulière manœuvre aurait été exercée assez souvent lorsqu'un jour l'aiguille se cassa et le linge seul put être retiré. La femme expliqua que pour opérer elle se plaçait dans la position accroupie, faisait un effort

---

1. CHARPENTIER, Société de médecine légale, séance du 7 avril 1884 (Ann. d'hyg. publ. et de méd. lég., 1884, t. XI, p. 524).

(pour faire descendre l'utérus) et guidait l'aiguille à l'aide de deux doigts de la main gauche introduits dans le vagin.

Dans une expertise qui nous a été confiée, une ancienne sage-femme, H..., devenue hémiplégique, vendait des drogues abortives, et donnait à ses clientes des indications pour s'avorter elles-mêmes ; elle leur conseillait de s'accroupir en face d'une armoire à glace, et au-dessus d'un miroir placé entre les jambes, puis de s'introduire un speculum (qu'elle leur fournissait); le col de l'utérus devenu ainsi visible, il était facile, disait-elle, d'y placer une canule pour faire une injection. — Il paraît que certaines prostituées savent examiner leur col utérin en se servant ainsi d'un miroir et en écartant les parois vaginales avec les doigts.

Il semble qu'en ces dernières années, l'avortement pratiqué par la femme elle-même, sans aide étrangère, est devenu beaucoup moins exceptionnel, spécialement l'avortement par injection intra-utérine.

Décollement des membranes de l'œuf. — Cette manœuvre, pratiquée ordinairement à l'aide de l'injection d'un liquide, est encore d'une exécution relativement facile et ne réclame pas d'instruments spéciaux dont la possession soit compromettante pour un inculpé. Il suffit d'une canule que l'on introduit à travers le col de l'utérus, et dont on a adapté l'extrémité soit à une seringue, soit au tuyau d'un irrigateur Eguisier, soit même à ce petit injecteur vaginal qui consiste en une boule et un tuyau de caoutchouc renfermés dans une boîte en fer-blanc formant cuvette. Cet instrument suffit parfaitement, ainsi que nous nous en sommes assuré en expérimentant sur des cadavres, à faire pénétrer le liquide jusque dans la matrice. C'est celui dont se servait la fille Thomas. Cette fille prétend qu'elle introduisait la canule dans le col, sans s'aider du speculum, et même sans la guider sur un autre doigt. Elle tenait l'instrument d'une seule main, et tâtonnait jusqu'à ce qu'elle le sente s'enfoncer dans le canal cervical. Toutes ces clientes ont confirmé cette déclaration, de sorte qu'elle est probablement exacte. Cependant, en expérimentant sur des cadavres, nous n'avons jamais pu réussir à placer une canule dans l'orifice du col en la manœuvrant d'une seule main [1].

On fabrique maintenant des canules destinées spécialement à ce procédé d'avortement criminel. Nous en avons vu de très longues, effilées à leur extrémité libre laquelle était garnie, à quelques centimètres de sa pointe mousse, d'un disque qui en limitait la pénétration. Elles appartenaient à une matrone qui en vantait la commodité. On vend sans grand mystère, sous le nom de *canule anglaise*, un instrument composé d'une poire de caoutchouc munie d'une fine et longue canule en os. Des brochures répandues par des propagateurs de l'idée inco-malthusienne enseignent avec figures anatomiques à l'appui, la manière d'employer efficacement cet instrument que certaines femmes savent manœuvrer pour « s'opérer elles-mêmes ».

§ III. — Symptômes de l'avortement provoqué. Conséquences des manœuvres abortives.

L'introduction d'un corps étranger dans la cavité du col utérin ne détermine pas souvent de vives douleurs. Voici comme s'expriment à cet égard les professeurs Tarnier et Brouardel : « La sensation que les femmes éprouvent au moment où un instrument pénètre dans l'orifice du col de l'utérus est très variable. Lorsque la femme n'est pas enceinte, et que l'orifice interne est étroit, le plus souvent elle éprouve, au moment où l'on passe la sonde utérine, une sensation douloureuse. Lorsque la femme est enceinte et qu'un accoucheur est obligé de pratiquer un avortement ou un accouchement prématuré, souvent la femme n'accuse aucune sensation. Lorsqu'il s'agit d'avortement provoqué par une main criminelle, il y a assez fréquemment une sensation de *farfouillement* ou de piqûre, signalée dans des cas nombreux [2]. » Plusieurs fois cependant nous

---

1. *Affaire Thomas*, Annales d'hyg. publ. et de méd. lég., janvier 1893.
2. TARNIER et BROUARDEL, *Relation médico-légale de l'affaire C. et D. Inculpation d'avortement* (Ann. d'hyg. publ. et de méd. lég., 3ᵉ série, 1881. t. V, p. 305).

avons vu des femmes qui nous ont déclaré que l'introduction de l'instrument n'avait pas été douloureuse, et qu'elles l'avaient à peine perçue. Il en est de même quand les manœuvres consistent en décollement de l'œuf, par exemple à l'aide d'injection intra-utérine, à moins que celle-ci ne soit trop abondante. Ainsi, parmi les clientes de la fille Thomas, toutes, à l'exception de trois, disaient n'avoir pas souffert.

Il peut arriver, dans des circonstances d'ailleurs assez rares, que les manœuvres abortives, même lorsqu'elles ne sont pas douloureuses, provoquent un malaise général consistant en défaillances, lipothymies, étourdissements, vomissements. Cet état persiste en général plusieurs heures[1], puis se dissipe sans laisser de traces. Mais dans quelques cas il peut occasionner la mort subite (voir plus loin).

Quand les membranes de l'œuf ont été perforées, il s'écoule presque immédiatement une certaine quantité de liquide amniotique plus ou moins mélangé de sang, mais qui est souvent pur ou presque pur, et incolore. Cet écoulement peut se faire goutte à goutte et continuer longtemps.

L'avortement, quel que soit le procédé qui l'a provoqué, commence tantôt par les coliques et les maux de reins, tantôt par l'hémorragie. Celle-ci paraît être plus précoce et plus abondante à la suite du décollement de l'œuf, qui s'accompagne parfois du détachement plus ou moins complet du placenta.

Quel est le délai qui s'écoule entre les manœuvres abortives et l'expulsion du fœtus? La réponse à cette question ne peut être formulée d'une manière précise et absolue. Outre les différences individuelles de susceptibilité utérine, ce délai est en général un peu plus long dans les premiers temps de la grossesse qu'après le sixième mois; il peut être abrégé quand les manœuvres ont été exercées brutalement et ont occasionné quelque lésion de la matrice; enfin il varie suivant le procédé employé.

---

1. Pour plus de détails sur cette question, voir le mémoire cité plus haut, *Affaire Thomas*. Annales d'hyg. publ. et de méd. lég., 1893.

C'est l'injection intra-utérine qui donne en général les résultats les plus rapides. Les accoucheurs qui décollent l'œuf par le ballon dilatable indiquent que le délai moyen pour obtenir l'accouchement est de 12 à 14 heures. Quand il s'agit d'injection de liquide pratiquée criminellement, le délai est souvent à peu près le même. Tardieu avait déjà dit n'avoir jamais vu tarder l'expulsion du fœtus au delà de dix-huit heures. Toutefois il y a d'assez nombreuses exceptions. Voici par exemple une statistique du professeur Brouardel[1] portant sur 9 cas observés par lui : 3 heures (1 cas); 16 à 20 heures (2 cas); 28 à 36 heures (3 cas); 2 jours 1/2 (2 cas); 8 jours (1 cas). D'autre part, les renseignements qui m'ont été donnés sur ce point par les clientes de la fille Thomas peuvent se résumer ainsi : chez une quarantaine de ces femmes sur 72 l'avortement aurait commencé dans les 24 heures, et le plus souvent au bout de 6 à 8 heures; le délai de 3 à 4 jours est assez fréquent; il aurait atteint 10 jours dans un cas, et 15 jours dans un autre.

Avec la ponction de l'œuf, le résultat se fait ordinairement attendre un peu plus. Dans les cas observés par Tardieu, l'expulsion a eu lieu en général dans les quatre premiers jours; les délais extrêmes ont été cinq heures et onze jours. Dans les cas observés par Gallard, le délai a été en moyenne de 5 à 8 jours. La statistique personnelle du professeur Brouardel porte sur 8 cas avec les délais suivants : 9 heures (2 cas); 36 heures (2 cas); 3 jours (2 cas); 3 jours (1 cas); 9 jours (1 cas).

On voit par ces détails combien le délai est variable. Certains exemples montrent qu'il peut être démesurément prolongé. Ainsi, dans un cas rapporté par de Soyre[2] on chercha à pratiquer l'avortement chez une femme enceinte de 2 mois 1/2 à 3 mois, qui avait des vomissements incoercibles. On pratiqua à deux reprises le décollement de l'œuf à l'aide d'une sonde utérine. Un peu de sang s'écoula à la

1. P. BROUARDEL, *L'Avortement*, Paris. J.-B. Baillière. 1901.
2. DE SOYRE, Thèse d'agrégation 1875, observation reproduite *in* : DAVID, *Durée du travail de l'avortement criminel*. Thèse de Paris, 1899.

suite de chaque opération, mais l'utérus ne témoigna aucune révolte. Les vomissements cessèrent, aucun phénomène ne se reproduisit du côté de l'utérus, et ce fut seulement *un mois et demi* après, que le travail commença pour aboutir bientôt à l'expulsion d'un œuf entier sur lequel on voyait très bien les portions qui avaient été décollées artificiellement, et d'autres qui, par leur adhérence, avaient suffi à prolonger l'existence de la grossesse.

En médecine légale aussi, on voit des femmes qui, bien qu'elles aient subi à plusieurs reprises des manœuvres abortives ordinairement très efficaces, ayant même occasionné des blessures de l'utérus, continuent cependant leur grossesse jusqu'au terme normal. Ces faits sont tout à fait exceptionnels.

Les manœuvres abortives sont loin d'être inoffensives pour les femmes. Lorsqu'il s'agit d'un avortement médical régulièrement provoqué, avec les règles de l'antisepsie, le danger est à peu près nul. Mais dans l'avortement criminel si les blessures produites par les instruments deviennent de plus en plus rares, l'asepsie est souvent encore négligée ou imparfaite. Il en résulte que les opérées meurent parfois de septicémie; c'est même le plus souvent à cette occasion que le crime d'avortement est découvert par la justice. Il est probable aussi que les manœuvres abortives entraînent fréquemment la métrite. Dans l'affaire Thomas, sur 72 femmes de toutes conditions, 24, c'est-à-dire un tiers, étaient atteintes de métrite, et il semble bien qu'une telle proportion ne peut être attribuée au hasard.

Enfin les manœuvres abortives peuvent entraîner la mort subite, sans aucune lésion des organes génitaux, ainsi que cela a déjà été dit pages 110 et 111. Nous en avons personnellement observé six exemples que nous allons brièvement résumer.

Le premier cas a déjà été cité page 110. Il est particulièrement net, en ce sens que l'avorteuse (fille Thomas) a raconté elle-même comment les choses s'étaient passées, à savoir qu'au moment où elle introduisait une canule dans l'utérus, l'opérée avait déclaré qu'elle éprouvait un grand malaise, et était morte presque aussitôt après.

Un second cas concerne une dame F..., morte chez une sage-femme. Celle-ci a déclaré que la dame F..., qu'elle voyait pour la première fois, lui avait demandé de vérifier si elle était enceinte. « Au moment où je voulais l'examiner », dit la sage-femme « elle s'est affaissée sur le parquet ; j'ai envoyé chercher un médecin qui m'a dit qu'elle était morte vraisemblablement d'embolie ». A l'autopsie, nous avons trouvé une grossesse de près de sept mois ; aucune blessure ou lésion des organes génitaux ; mais l'orifice du col laissait échapper quelques mucosités sanguinolentes ; l'œuf était décollé, autour de l'orifice utérin sur une étendue de 5 à 6 centimètres. Aucune lésion des divers organes susceptible d'expliquer la mort.

Dans le troisième cas, il s'agit d'une femme J..., domestique, trouvée morte un soir, au pied d'un escalier, peu de temps après qu'elle avait fini son service de la journée, paraissant en excellente santé. Auprès d'elle était accroché à hauteur convenable, un bock injecteur muni de sa canule, et contenant encore un peu de liquide. Cette femme était atteinte de fracture du crâne ; mais elle était enceinte de six mois ; comme chez la précédente, on trouvait autour du col, principalement à droite, un décollement de l'œuf sur 6 à 7 centimètres de diamètre. Dans la cavité du décollement se trouvait du sang en partie liquide et en partie coagulé, et dont une portion s'était échappée par la vulve. Suivant toute vraisemblance, cette femme avait subi une injection intra-utérine, avait perdu connaissance au cours de celle-ci, était tombée, et s'était fracturé le crâne.

Enfin parmi les trois autres femmes, l'une avait été trouvée morte dans sa chambre, étendue à côté d'un injecteur vaginal à moitié vide ; les deux autres ayant succombé subitement, sans témoins, et en pleine santé. Chez ces trois dernières, enceintes de quelques mois, nous n'avons trouvé ni décollement de l'œuf, ni lésions quelconques soit des organes génitaux, soit des autres organes. Il est à supposer que l'inhibition s'était produite au début même des manœuvres abortives.

ARTICLE III. — RECHERCHE MÉDICO-LÉGALE
DE L'AVORTEMENT

Trois questions se posent toujours dans les expertises relatives aux inculpations d'avortement: Un avortement a-t-il eu lieu? A quelle époque de la grossesse s'est-il produit? A-t-il été naturel ou provoqué?

§ 1. — Un avortement a-t-il eu lieu ?

Quand un avortement a eu lieu à une époque déjà un peu avancée de la grossesse, par exemple après le quatrième mois, le fait est en général facile à reconnaître par l'examen de la mère, si cet examen est pratiqué assez tôt. Le développement de l'utérus, l'état du col, l'écoulement lochial, la présence d'un peu de lait dans les seins, et les

A

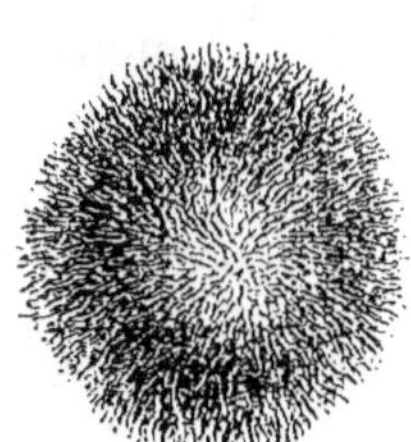

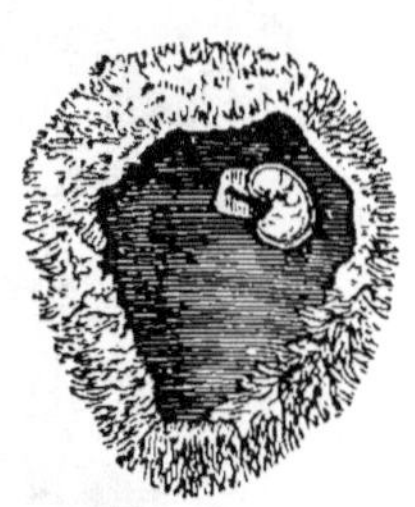

Fig. 43. — Œuf humain de 36 jours environ, grandeur naturelle (Coste).

Fig. 44. — Œuf humain du commencement de la quatrième semaine, grandeur naturelle (Thomson).

autres signes de l'accouchement récent qui ont été exposés déjà (p. 436) permettent de reconnaître que la grossesse a été interrompue depuis peu par l'expulsion prématurée du produit de la conception. — Si l'examen est pratiqué tardivement, c'est-à-dire quinze jours, trois semaines ou plus longtemps encore après l'accident, suivant que la grossesse a été interrompue plus ou moins tôt, on peut ne retrouver aucune trace de l'avortement, surtout si la femme avait eu auparavant un ou plusieurs accouchements à terme. S'il s'agit d'une primipare, nous avons dit qu'un avortement effectué à partir du sixième mois laissait en général des traces persistantes.

Quand l'avortement se produit de très bonne heure, avant le troisième et surtout avant le deuxième mois, il peut être difficile à reconnaître, alors même que l'examen est pratiqué dans les meilleures conditions et très tôt. A défaut de renseignements précis fournis par la mère, et dont la sincérité est naturellement toujours suspecte dans les expertises médico-légales, ce n'est que l'examen des produits expulsés qui permet de faire un diagnostic, de ne pas confondre un avortement avec une simple perte utérine que les femmes invoquent toujours comme la cause unique de leur malaise. Il faut donc apporter un très grand soin à l'examen du sang et des caillots qu'a rendus la femme et au milieu desquels on peut retrouver soit l'œuf intact, soit des fragments de ses membranes.

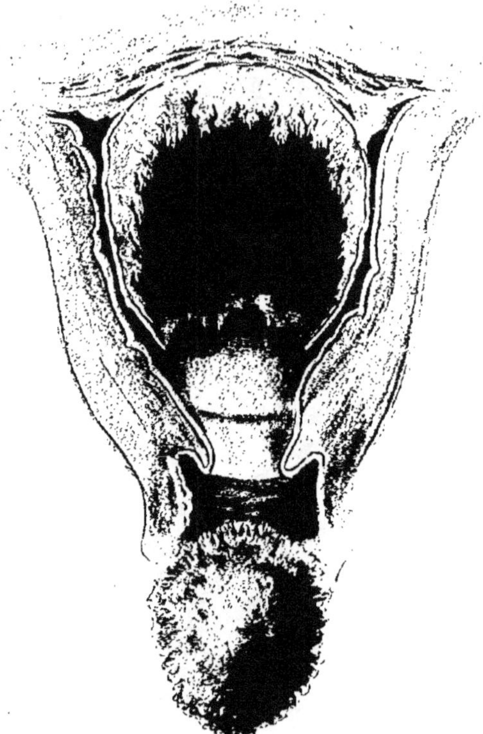

Fig. 45. — Avortement ovulaire ou avortement des deux premiers mois. — La rétention de la caduque est exceptionnelle : le plus souvent, pas d'accidents l'œuf villeux est expulsé complet. Fabre (de Lyon), *Obstétrique.*

Dans les deux premiers mois de la grossesse, l'expulsion

de l'œuf se fait le plus souvent en un seul temps (avortement ovulaire (*fig.* 45). Au cours des 3ᵉ et 4ᵉ mois (avortement embryonnaire), l'avortement se fait généralement en deux temps : le fœtus est expulsé d'abord ; le placenta est retenu ensuite plus ou moins longtemps (*fig.* 46).

Jusqu'à 2 mois ou 2 mois et demi, l'œuf se présente sous forme d'une vésicule sphéroïdale ou ovoïde, molle, s'affaissant plus ou moins sur elle-même et dont la surface externe est tomenteuse. Cet œuf peut être retrouvé et étudié en le plaçant dans l'eau et en dissociant avec précaution les caillots qui l'entourent ; on peut distinguer ainsi notamment les villosités qui recouvrent sa surface. Vers la fin de la quatrième semaine, le diamètre de l'œuf a de 25 à 30 millimètres environ (*fig.* 44 et 47) ; vers le quarantième jour, de 30 à 35 millimètres ; au cinquantième jour, de 40 à 45 millimètres. A partir du deuxième mois, les villosités choriales commencent à se développer uniquement sur le point de la surface qui correspondra plus tard au placenta.

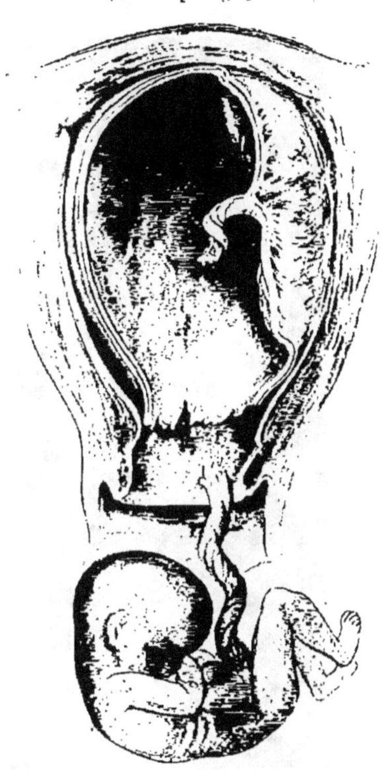

Fig. 46. — Avortement embryonnaire ou avortement des troisième et quatrième mois. Le fœtus est expulsé, le placenta est retenu. Fabre (de Lyon). *Obstétrique.*

L'œuf de 2 mois, 2 mois et demi échappe souvent aux recherches, même dans les avortements non clandestins, il est facilement écrasé ou dilacéré après son expulsion. Il est bien plus rare de le retrouver quand il s'agit d'une expertise médicale. Mais on peut, dans ces cas, rencontrer encore, au milieu des caillots, des fragments des membranes ; ces fragments présentent, sur l'une de leurs faces, des villosités ; à l'examen microscopique, on constate qu'ils sont

constitués par des cellules embryonnaires, et non revêtus
d'épithélium. Ces caractères permettent de les différencier
des lambeaux de muqueuse qui peuvent être expulsés avec
des caillots dans les cas de dysménorrhée membraneuse;
dans ces membranes, on trouve tous les éléments histolo-

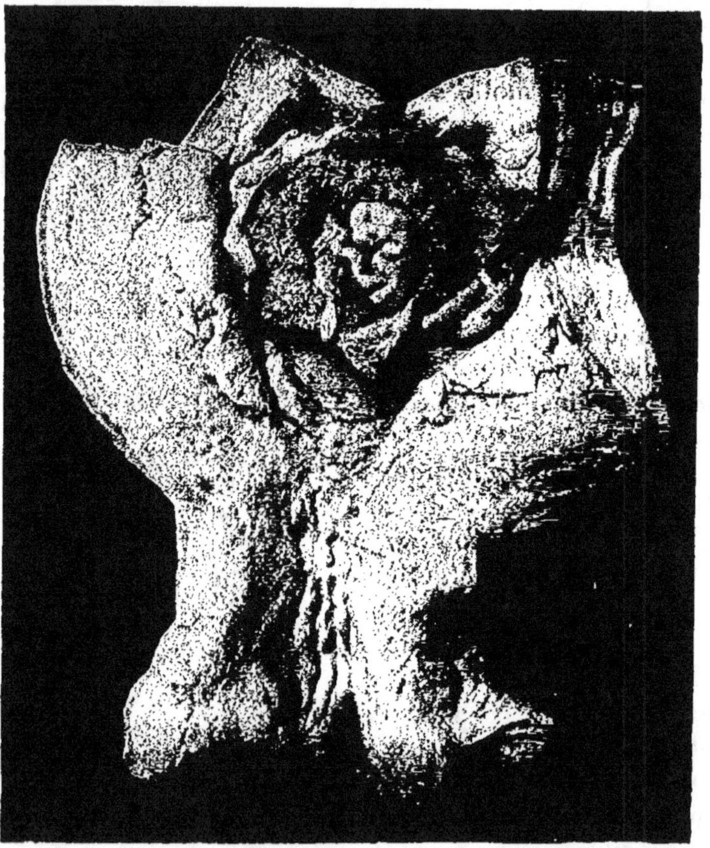

Fig. 47.— Grossesse à la fin du premier mois ou au commencement du
second mois (G. Puppe, *Atlas der gewöhtlichen Medizin*.

giques de la muqueuse, y compris les glandes en tubes
sinueuses, divisées et anastomosées. — Il ne faut pas oublier, toutefois, que l'œuf est entouré par la muqueuse (caduque), qui l'accompagne au moment où il est expulsé.

A une période plus avancée, on peut encore, à défaut du

fœtus et des membranes, retrouver dans les caillots qui sont expulsés consécutivement des fragments plus ou moins volumineux du placenta.

Quand la femme a succombé à l'avortement, on trouve dans les dimensions de l'utérus, dans l'état de sa surface interne, les preuves certaines d'une grossesse récemment terminée.

§ II. — A quelle époque de la grossesse l'avortement a-t-il eu lieu ?

Nous avons vu déjà, à propos des signes de la grossesse et de l'accouchement, quels caractères pouvait fournir l'examen de la mère pour résoudre cette question, au moins d'une façon approximative. Ces caractères n'ont une réelle valeur que s'ils sont constatés peu de temps après l'avortement ; en effet, l'utérus revient assez rapidement à ses dimensions normales ou presque normales, et en un temps qui n'est pas absolument le même chez toutes les femmes. Il ne faut pas oublier que la métrite, la métro-péritonite, et un état général mauvais ont pour effet de retarder notablement l'involution de l'utérus.

L'examen du produit de la conception fournit des résultats plus précis.

Vers la fin du premier mois, l'œuf a environ 25 à 30 millimètres de diamètre ; l'embryon est long de 6 à 8 millimètres. La figure 47 représente l'utérus contenant un œuf d'un peu plus d'un mois ; les membranes ont été ouvertes pour montrer l'embryon.

A la fin du second mois, l'œuf a environ le volume d'un œuf de poule ; l'embryon est long de 25 à 30 millimètres et pèse 3 à 4 grammes. Les yeux sont représentés par des points foncés, dirigés de côté avec des rudiments de paupières ; la fente buccale est très grande : le nez forme une petite éminence, les narines sont ouvertes ainsi que les conduits auditifs. Les extrémités apparaissent sous forme de petits tubercules. La division du membre supérieur en bras et avant-bras est indiquée par des sillons superficiels ; la division des doigts est également indiquée. Le ventre est fermé, sauf l'ouverture ombilicale, à travers laquelle

TABLEAU DE L'ÉTAT DE L'EMBRYON ET DU FŒTUS AUX DIVERS AGES DE LA VIE INTRA-UTÉRINE

AGE	LONGUEUR	POIDS	POINTS D'OSSIFICATION	ÉTATS DES DIVERS ORGANES	POIDS MOYEN du placenta	LONGUEUR MOYENNE du cordon ombilical
Fin du premier mois	Œuf $0^m,025$ à $0^m,030$ de diamètre, longueur de l'embryon $0^m,006$ à $0^m,008$.		Noyau osseux dans la clavicule.	Tête et colonne vertébrale d'une pièce. Les centres nerveux et circulation existent, ainsi que le foie et corps de Wolff.		
Fin du deuxième mois	Œuf de la dimension d'un œuf de poule, longueur de l'embryon $0^m,025$ à $0^m,030$.	3 à 4 gr.	Points des deux mâchoires, des os du bras et de l'avant-bras, de la cuisse et de la jambe, de l'iléon, des six premières côtes, de l'omoplate.	Le ventre est fermé, sauf l'ouverture ombilicale, à travers laquelle l'intestin remonte dans le cordon. Les extrémités apparaissent sous forme de petits tubercules, la division du membre supérieur en bras et en avant-bras est indiquée, ainsi que la division des doigts de la main.		
Fin du troisième mois	$0^m,13$ à $0^m,15$	100 à 125	Ossification de l'occipital, des pariétaux, des temporaux, du sphénoïde, des os propres du nez, de l'os malaire, des métacarpiens, des métatarsiens, des phalanges, des humérus,	La peau commence à se caractériser. Les yeux sont recouverts par les paupières ; les points lacrymaux existent. L'anus est ouvert. Les articulations des doigts et des orteils sont visibles.	40 gr.	$0^m,15$

… mois			phalanges du pied, corps des vertèbres cervicales et lombaires.	… inférieurs sont aussi longs ou plus longs que les supérieurs. Les ongles sont formés. Le sexe est bien distinct. On trouve du méconium jaunâtre dans le commencement de l'intestin grêle.		
Fin du cinquième mois	0^m,21 à 0^m,27	400 à 500	Pubis, calcanéum	L'enduit sébacé apparaît, les cheveux se développent. Le méconium occupe une grande partie de l'intestin grêle. La vésicule biliaire existe et contient du mucus jaunâtre.	180 gr.	0^m,35
Fin du sixième mois	0^m,28 à 0^m,32	800 à 1.000	Sternum	Les ongles prennent une consistance cornée. — Le méconium apparaît dans le gros intestin. L'ombilic, qui s'est éloigné de plus en plus du pubis, est encore à 0^m,03 ou 0^m,04 du point qui correspond à la moitié de la longueur du corps.	275 gr.	0^m,40
Fin du septième mois	0^m,33 à 0^m,36	1.500 à 2.000	Nouveaux points du sternum (2 ou 3).	Les paupières commencent à s'entr'ouvrir. Les testicules sont dans l'anneau inguinal : la plus grande partie du gros intestin contient du méconium.	375 gr.	0^m,45
Fin du huitième mois	0^m,40 à 0^m,45	2.000 à 2.500	Dernières vertèbres du sacrum. Astragale.	La membrane pupillaire disparaît, les circonvolutions cérébrales sont indiquées. — Les ongles atteignent l'extrémité des doigts et des orteils.	450 gr.	0^m,47
Fin du neuvième mois	0^m,48 à 0^m,54	3.000 à 3.500	Points d'ossification de l'épiphyse inférieure du fémur, et de l'épiphyse supérieure du tibia.	L'enduit sébacé est abondant, les ongles dépassent l'extrémité des doigts, mais non celle des orteils. Les cheveux atteignent 0^m,02 ou même 0^m,03 de longueur. Le cordon ombilical s'insère très peu au-dessous du milieu de la longueur du corps. Les testicules sont ordinairement dans le scrotum.	500 gr.	0^m,50

l'intestin remonte encore assez haut dans le cordon qui est parfois déjà plus long que l'embryon. La partie inférieure de la colonne vertébrale apparaît sous forme d'un petit appendice caudal fortement recourbé en avant; à la place qu'occuperont les parties génitales se trouve un petit mamelon. Premiers points d'ossification dans la clavicule et dans la mâchoire inférieure.

Au troisième mois, l'œuf a le volume d'un œuf d'oie. L'embryon atteint une longueur de 7 à 9 centimètres et pèse de 30 à 45 grammes. Les paupières et le pavillon de l'oreille se développent ; la membrane pupillaire est distincte ; les lèvres de la bouche se forment. Le cordon ombilical n'est plus si rapproché de l'anus, et se contourne en spirale ; l'ombilic ne livre plus passage à l'intestin. L'ossification est commencée dans un grand nombre d'os. On distingue nettement les orteils et les doigts, et même les endroits où se formeront les ongles. Les parties génitales sont représentées par le clitoris ou le pénis très proéminents; inférieurement se trouve une gouttière qui se ferme sur la verge dans le courant du mois et constitue l'urètre. Le périnée se développe et isole l'orifice anal[1].

L'état du placenta seul peut donner aussi d'utiles indications[2]. Le placenta commence à devenir distinct dans le courant du troisième mois ; il augmente graduellement de volume, et l'on sait, qu'à terme, ses dimensions sont environ de 15 à 20 centimètres pour son grand diamètre, de 13 à 16 centimètres pour le petit diamètre, et qu'il pèse ordinairement de 500 à 750 grammes. Les vaisseaux qui entrent dans sa constitution sont formés d'abord d'une paroi uniquement épithéliale ; on ne commence à rencontrer des vaisseaux à plusieurs tuniques qu'après le cinquième mois.

§ III.—L'avortement a-t-il été spontané ou provoqué ?

Les éléments sur lesquels on peut s'appuyer pour résoudre cette question sont fournis par l'examen de la mère,

1. Description empruntée au Traité d'accouchement de NAEGÈLE et GRENSER, traduction D'AURENAS, 2ᵉ édition française, Paris, 1880.
2. Voir à ce sujet un rapport médico-légal de Maurice LONGUET et LEPRINCE (Ann. d'hyg. publ. et de méd. lég., 3ᵉ série. t. I).

par celui de l'œuf ou du fœtus; et par l'étude et l'appréciation des circonstances au milieu desquelles s'est produit l'avortement.

Examen de la mère. — Il est bon de rechercher quel est l'état de santé de la femme, de s'enquérir si elle n'a pas eu antérieurement une ou plusieurs grossesses qu'elle a menées à terme sans accidents, ou si au contraire elle a déjà eu des avortements; de s'assurer s'il existe soit dans l'état général, soit dans l'état des organes génitaux, quelque circonstance de nature à expliquer ou à rendre vraisemblable un avortement spontané. Ces constatations ne permettent presque jamais de conclusions absolues, parce qu'on est loin de connaître toutes les influences sous lesquelles l'avortement naturel se produit, et que d'autre part une femme paraissant incapable de continuer sa grossesse jusqu'au terme normal peut s'être fait avorter volontairement; toutefois on peut arriver ainsi à des présomptions ayant dans certains cas une grande valeur, qu'il est du devoir de l'expert de faire ressortir.

Nous avons vu que lorsque l'avortement est obtenu par ingestion de substances dites abortives, c'est souvent au prix de troubles graves de la santé de la mère. Ces troubles, s'ils n'existent plus au moment de l'examen, n'auront pas passé inaperçus, et à l'aide du récit de la femme ou des dépositions des personnes qui l'ont vue, il est quelquefois possible de se rendre un compte assez exact des symptômes et de montrer qu'ils ne trouvent pas leur explication dans une maladie naturelle.

Quand des manœuvres directes ont été pratiquées, on peut en retrouver quelquefois les traces sur les organes génitaux, surtout si ces manœuvres ont consisté en l'introduction dans l'utérus d'un instrument plus ou moins piquant. On comprend en effet que l'instrument conduit sans précautions suffisantes, guidé seulement à l'aide du doigt par un opérateur peu habile, produise dans certains cas des blessures plus ou moins profondes soit des parois vaginales, soit du col ou du corps de l'utérus.

Ces blessures peuvent être reconnues sur la femme vivante. Dans les cas communiqués par le Dr Leblond, il

existait une fois une cicatrice triangulaire, la femme s'étant
servie de ciseaux, et une autre fois une plaie qui guérit facilement. Il est à noter que, dans des circonstances il est vrai
tout à fait exceptionnelles, des blessures même très graves
produites de cette façon ont pu guérir facilement. Tardieu
cite, d'après Froriep, une femme qui ne put retirer une
aiguille qu'elle s'était introduite dans la matrice pour se
faire avorter; au bout de quelques semaines un abcès se
forma dans la région inguinale, et donna issue à ce corps
étranger dont la femme fut délivrée sans accident sérieux.
— Quelques observations analogues ont été publiées.

Quand la femme a succombé l'exament peut naturellement être beaucoup plus complet puisqu'il porte sur toutes
les parties de l'appareil génital. On trouve quelquefois des
blessures énormes produites par des manœuvres d'une brutalité excessive. Dans deux des observations rassemblées
par Tardieu, la matrice avait été perforée de part en part.
une fois par un fer à papillottes, une autre fois par un instrument qui avait ensuite ouvert l'artère iliaque externe.
Une femme, que son mari avait fait avorter au septième
mois en lui introduisant la main tout entière dans les parties
génitales, avait une longue déchirure du vagin, une autre
de la matrice, et un arrachement de la plus grande partie
de l'intestin grêle; chez une autre le vagin était largement
déchiré, les intestins mis à nu, et la matrice, complètement
renversée, faisait saillie hors de la vulve.

Mais il est très rare que les manœuvres soient exercées
avec une telle brutalité, et par suite les blessures que nous
venons d'indiquer ne sont observées que tout à fait exceptionnellement. Il est un peu moins rare, bien que cela le
devienne de plus en plus, de constater les lésions produites
au cours de manœuvres qui visent la piqûre de l'œuf. La
blessure indique alors non seulement qu'il y a eu des manœuvres abortives, mais parfois aussi que ces manœuvres
ont été exercées par tel instrument et non par tel autre. A
l'autopsie d'une jeune fille morte peu de temps après une
fausse couche, nous avons trouvé une piqûre ayant traversé
obliquement de bas en haut toute l'épaisseur de la paroi
postérieure de l'utérus. Cette piqûre était tellement fine

qu'il était certain qu'elle n'avait pu être produite que par une aiguille à tricoter ou un instrument aussi mince. Or la sage-femme incriminée avait avoué dès le début qu'elle avait pratiqué l'avortement, mais elle soutint, avec apparence de vérité, qu'elle n'avait employé qu'une sonde de femme. On admit que l'avortée avait été opérée une seconde fois par une personne inconnue, et la sage-femme fut acquittée.

Les plaies par piqûres se rencontrent soit à la surface du col, soit à l'intérieur du canal cervical, soit sur la paroi postérieure, plus souvent sur le fond de l'utérus ou au voisinage de celui-ci ; on en a trouvé plus rarement dans les culs-de-sac vaginaux. Elles ont la forme d'un tunnel ou d'une simple rigole ou encore d'une plaie en séton.

Des blessures produites par la canule qui a servi à faire une injection intra-utérine ont été notées quelquefois aussi. Elles ont une forme moins nette que les piqûres.

Quand la femme a survécu quelque temps, l'aspect primitif de toutes ces blessures peut être considérablement modifié par la suppuration, et plus encore par la gangrène qu'on a vue plusieurs fois se produire autour du point traumatisé. Pour peu que la gangrène ait pris quelque étendue, toute trace de la blessure initiale disparaît.

On trouve quelquefois à l'autopsie d'une femme morte après une fausse couche peu avancée une gangrène limitée de la matrice, généralement avec perforation complète de la paroi utérine (siégeant le plus souvent au niveau du fond de l'organe). Une telle lésion est fort suspecte, et autorise à penser que la gangrène s'est développée, suivant l'explication proposée il y a déjà assez longtemps par Richardière[1], au niveau d'une piqûre plus ou moins profonde de la paroi ou seulement de la muqueuse. « Les germes septiques transportés par un instrument grossier et malpropre jouent certainement le rôle capital dans ce processus gangréneux ; il faut incriminer aussi l'emploi de liquides irritants et caustiques. Mais il ne faut pas négliger l'état spécial de

---

1. RICHARDIÈRE (Annales d'hyg. publ. et de méd. lég., 3ᵉ série, t. XVIII, 1887).

l'utérus placé dans des conditions de réceptivité toute spéciale par le fait même de l'hypernutrition gravidique. »

La perforation gangréneuse de l'utérus dénote-t-elle sûrement des manœuvres criminelles ?

On pourrait en douter, car il est certain qu'après accouchement à terme ou près du terme, et alors qu'il n'y a eu aucune intervention criminelle, l'utérus peut être atteint d'une gangrène localisée aboutissant parfois à la perforation. Pourquoi une telle gangrène ne se produirait-elle pas aussi après l'avortement ?

Si le fait est possible théoriquement, on n'en connaît cependant aucun exemple, disent Thoinot et Paul [1], dans une étude très documentée et complète qu'ils ont consacrée à cette question. D'ailleurs, d'après ces auteurs, la perforation consécutive à des manœuvres abortives présente, tant au point de vue anatomique qu'au point de vue clinique, des caractères spéciaux qui permettent de la reconnaître. Ces caractères sont les suivants.

L'évolution est très rapide ; la femme passe rapidement de l'état de santé à l'état le plus grave ; elle succombe en 48 heures ; très rarement, la survie atteint six jours. Au contraire, le processus de nécrose en bloc progressive d'escharrification, d'élimination et de chute qui caractérise la gangrène spontanée évolue moins rapidement ; la mort survient du septième au cinquantième jour.

A l'autopsie, on trouve dans ce dernier cas soit une eschare encore en place ou flottant dans la cavité utérine, soit la perforation à bords limités résultant de la chute de cette eschare. En cas de gangrène consécutive à une plaie par manœuvres abortives, on trouve « une perforation de dimension variable, quelquefois d'une étendue énorme, incroyable pour une évolution qui a duré quelques jours à peine. Les bords de la perforation sont en pleine déliquescence gangreneuse, hérissés le plus souvent de franges de

<hr>

1. L. Thoinot et Ch. Paul. *Elude sur les perforations utérines gangreneuses consécutives à l'avortement criminel* (Ann. d'hyg. publ. et de méd. lég., décembre 1907).

Voir aussi Ch. Paul. *Les perforations utérines gangreneuses* (thèse de Paris. 1906).

tissu sphacélé. Ordinairement, une zone de tissu nécrosé existe autour de la perforation. Tissu sain au delà ».

Il faut encore signaler une cause d'erreur qui ne se présente d'ailleurs que tout à fait exceptionnellement : c'est la rupture spontanée de l'utérus. Cette rupture spontanée est très rare (une fois sur 1.000 accouchements, d'après Auvart) ; elle se produit presque toujours au moment de l'accouchement ou dans les derniers temps de la grossesse. Elle est ordinairement expliquée par quelque circonstance facilement appréciable. Tantôt il existe un obstacle insurmontable à la sortie du fœtus, parce que le col reste rigide et non dilaté, parce que le bassin est très rétréci, parce que l'expulsion du fœtus est empêchée par une autre cause, alors que la matrice se contracte énergiquement ; tantôt les parois de l'utérus ont subi une altération pathologique antérieure qui a diminué leur résistance ; tantôt il s'agit d'une grossesse interstitielle, laquelle se termine presque constamment par la rupture de la paroi utérine. Mais dans quelques cas, extrêmement rares il est vrai, la déchirure de la matrice s'est effectuée à une époque peu avancée de la grossesse, sans qu'on ait pu trouver l'explication anatomique de cet accident [1].

Ces ruptures sont complètes ou incomplètes ; dans plusieurs des observations publiées, elles étaient assez vastes pour que le fœtus ait pu passer dans la cavité abdominale ; elles sont ordinairement irrégulières, à bords dentelés et déchiquetés. Elles se produisent ou bien brusquement, ou bien graduellement en plusieurs temps successifs, et amènent la mort, soit en quelques heures avec les signes de l'hémorragie interne et de la péritonite suraiguë, soit en trois ou quatre jours au milieu des symptômes de la péritonite. Quand le travail était commencé il s'arrête et souvent le fœtus, dont la tête était engagée dans le col, re-

---

1. Consulter sur ce point un mémoire du Dr COUTAGNE : *Des ruptures utérines pendant la grossesse et de leurs rapports avec l'avortement criminel*, Paris, 1883. Voir aussi : A. LESSER, *Demonstration einiger Verletzungen der Geschlechtstheile, bedingt durch instrumentelle Provocation des Aborts* (Eulenbergs Vierteljahrschrift. neue Folge, XLIV, 1).

VIBERT. Médecine légale. 8e *édit.*   31

monte dans l'utérus et passe dans la cavité abdominale. Ajoutons que dans presque toutes les observations il s'agit de femmes d'un âge relativement avancé, ayant eu une ou plusieurs grossesses antérieures.

Il est difficile d'admettre que des manœuvres abortives déterminent, au lieu de perforations étroites, de plaies assez bien limitées, des ruptures comme celles qui viennent d'être décrites ; cependant on peut concevoir qu'une perforation se transforme, sous l'influence des contractions de l'utérus, en une déchirure plus ou moins étendue, et dans certains cas (comme dans l'observation personnelle de Coutagne et dans la 43ᵉ observation de Tardieu), il est permis de conserver des doutes sur l'origine de la lésion utérine.

Examen du produit de la conception. — Les manœuvres abortives, surtout celles qui sont constituées par la ponction des membranes de l'œuf, peuvent occasionner des blessures du fœtus. Le fait est très rare ; cependant Tardieu en a réuni cinq cas (dont deux observés par lui), et nous-même en avons vu deux exemples très nets. Ces blessures consistent en piqûres, ou autres plaies, siégeant le plus souvent sur le sommet de la tête ou à la face, et sont accompagnées d'un épanchement sanguin, indiquant qu'elles ont été faites pendant la vie du fœtus.

La syphilis étant l'un des facteurs les plus fréquents de l'avortement spontané, il importe de rechercher les manifestations syphilitiques non seulement sur la mère, mais aussi sur le produit de conception. Sur celui-ci, elles sont représentées notamment par l'hydramnios et par l'hypertrophie du placenta, occasionnée par l'accroissement des villosités résultant lui-même de l'endartérite et de l'endophlébite [1].

---

1. L'hypertrophie du placenta syphilitique s'accentue à mesure que la grossesse avance. Chez un enfant sain, à terme, dont le poids moyen est de 3 kilogrammes le placenta pèse généralement 500 grammes, soit le sixième du poids du corps. Le professeur Pinard a posé cette loi que tout placenta dont le poids dépasse le sixième du poids du corps est un placenta syphilitique. Il y a à cette loi des exceptions qui empêchent de lui donner une valeur absolue.

Circonstances dans lesquelles s'est produit l'avortement. — Il arrive bien souvent que l'examen de la mère et celui du produit de la conception ne donnent que des résultats négatifs. Il est rare, en effet, que les manœuvres abortives produisent des blessures sur les organes génitaux. On comprend, du reste, que l'injection intra-utérine, l'un des procédés les plus fréquemment employés, ne peut guère léser les parois de la matrice, et que même la perforation des membranes ne laisse aucune trace dans le plus grand nombre des cas. Les blessures du fœtus sont encore beaucoup plus exceptionnelles.

Mais le rôle du médecin légiste dans les affaires d'avortement ne se borne pas à ces simples constatations anatomiques. Presque toujours on lui communique les résultats de l'enquête judiciaire et on lui demande d'apprécier, au point de vue médical, la valeur des renseignements qui ont été recueillis, de dire si telles ou telles manœuvres décrites par les accusés ont pu amener l'avortement ; si ces manœuvres ne doivent être considérées que comme une exploration médicale régulière et légitimée par l'état de la femme, si telle substance est capable de produire l'avortement ; si les dépositions des divers témoins concordent bien entre elles et retracent les diverses phases d'un avortement, etc. Les paragraphes qui précèdent contiennent les données générales sur lesquelles l'expert peut s'appuyer pour accomplir cette partie de sa tâche ; on trouvera d'ailleurs à la fin de ce volume quelques rapports qui montreront et la nature des questions qui peuvent être posées et quelles réponses elles comportent suivant les circonstances du cas particulier.

L'expert est chargé aussi d'assister à la perquisition qui est faite au domicile des inculpés, d'indiquer toutes les substances ou objets : plantes, médicaments, instruments, linges tachés de sang ou de matières suspectes, qui doivent être saisis et qu'il examine ensuite. Certains de ces objets constituent par leur seule présence chez l'inculpé une grave présomption de culpabilité ; par exemple la rue, la sabine, l'absinthe, le seigle ergoté et toutes les substances qui ont une réputation abortive bien établie. Il n'est pas très rare non plus de trouver une collection de canules appropriées aux injections intra-utérines et qui parfois même ne peuvent guère avoir d'autre usage.

Dans un cas, une avortée disait avoir été opérée à trois reprises par la sage-femme B... avec un instrument qu'elle n'avait pu voir; elle n'avait pas senti de liquide. Au domicile de la sage-femme, nous avons trouvé, outre les instruments de sa profession : 1° à côté d'une sonde de Nélaton, de gros fils métalliques destinés à servir de mandrins à celle-ci, ainsi que l'a reconnu aussitôt la dame B...; 2° une canule en os, rectiligne, percée d'un seul trou à son extrémité très mince (4 millimètres de diamètre), longue de plus de 15 centimètres, et pouvant s'adapter d'ailleurs à un manche. Interrogée sur l'usage de cet instrument, la dame B... nous répondit qu'elle l'avait acheté pour donner des lavements. Nous lui fîmes remarquer, sans insister autrement, qu'il était bien peu propre à cet emploi. Quelques heures après, la dame B... avouait au juge d'instruction qu'elle s'était servie de ces deux instruments pour obtenir l'avortement de sa coinculpée.

Quelquefois, c'est l'avortée elle-même qui indique l'instrument qui a été employé, et l'on a à rechercher si cet instrument est en effet capable de produire l'avortement, s'il porte encore des traces de sang, etc.

L'expert arrive ainsi, dans certains cas, à réunir un ensemble de preuves ou de présomptions dont il doit indiquer la signification vraie, sans en exagérer jamais l'importance, et qui, jointes aux preuves d'ordre non médical, suffisent souvent à entraîner la conviction du jury.

Par contre, il arrive aussi que l'expert peut montrer que l'avortement a été impossible. Nous sommes arrivés à cette conclusion dans une affaire où trois femmes avouaient s'être fait avorter par une autre femme qui avouait également. Cette dernière, tout à fait illettrée et peu intelligente, racontait qu'elle avait entendu dire qu'il suffisait de se faire une injection vaginale après le coït pour éviter une grossesse; elle avait usé de ce procédé sur elle-même avec succès. Elle en avait conclu que ce même procédé pourrait provoquer l'avortement. Plus tard, ayant vu dans un musée d'une fête foraine la reproduction en cire des organes génitaux d'une femme gravide, elle avait compris qu'il fallait tâcher de pousser l'injection jusque dans la matrice. Mais, en réalité, malgré ses vanteries, elle était incapable de trouver l'orifice utérin, et en lui faisant pratiquer le toucher nous avons pu constater qu'elle n'atteignait que rarement le col, et que même, quand elle y arrivait, elle croyait qu'il fallait placer la canule dans un des culs-de-sac du vagin. Nous interrogeâmes séparément chacune des trois avortées, qui ne se connaissaient pas entre elles : toutes nous donnèrent la même description précise et minutieuse des manœuvres employées, qui était exactement conforme à ce que nous pûmes voir. En effet, nous fîmes répéter ces manœuvres par l'avorteuse elle-même sur chacune de ses clientes avec l'instrument que toutes reconnaissaient avoir été employé : un simple injecteur vaginal à boule, et nous pûmes nous convaincre que tout se réduisait à une simple injection vaginale. D'ailleurs, le fait était d'autant plus vraisemblable que toutes les femmes reconnaissaient que les manœuvres avaient duré seulement deux ou trois minutes et n'avaient pas occasionné la plus légère douleur ; parfois il n'y avait même pas eu introduction du doigt dans le vagin. Deux de ces femmes avaient eu un retard de quatre et de douze jours : c'était là ce qu'elles croyaient un avortement provoqué. Quant à la troisième, enceinte de trois mois, elle avait eu recours à une série de drogues qui avaient été sans doute la véritable cause de l'avortement. L'accusation fut abandonnée contre ces quatre femmes, malgré leurs aveux.

ARTICLE IV. — AVORTEMENT THÉRAPEUTIQUE

C'est un devoir pour les médecins d'interrompre la grossesse quand une maladie provoquée ou aggravée par elle menace la vie de la femme, et parfois aussi quand il apparaît que c'est le moyen de sauver l'enfant avec le moins de risques pour la mère.

Quand cette interruption est provoquée avant que l'enfant

ne soit viable, c'est-à-dire dans les six premiers mois, elle porte le nom d'*avortement provoqué*. Celui-ci est motivé le plus souvent par les vomissements incoercibles, plus rarement par des hémorragies utérines graves, par l'albuminurie, etc. La même opération pratiquée au delà du sixième mois porte le nom d'*accouchement prématuré artificiel*. Ses indications les plus fréquentes sont, outre les précédentes, l'éclampsie et les autres toxémies gravidiques, l'hydropisie, de l'amnios et certains cas de viciations pelviennes.

Une telle opération, à s'en rapprocher strictement au texte de la loi, tombe sous le coup du Code pénal; mais il est évident qu'on ne saurait considérer comme un crime une intervention médicale dont l'utilité et la nécessité impérieuse sont incontestables. Aussi l'avortement médical est pratiqué journellement, sans que la justice en ait jamais poursuivi les auteurs. Mais il est évident que, pour rester au-dessus de tout soupçon, le médecin doit opérer ouvertement, en expliquant à l'opérée et à la famille la nature et le but de son intervention, et après avoir appelé en consultation au moins un confrère d'une moralité et d'une compétence indiscutables. Une consultation signée sera remise à la famille; les médecins traitant et consultant feront bien d'en garder chacun un autre exemplaire également signé.

CHAPITRE SIXIÈME

INFANTICIDE

LÉGISLATION

Code pénal. **Art. 300** (*modifié par la loi du 21 novembre 1910*). — L'infanticide est le meurtre ou l'assassinat d'un enfant nouveau-né.

Art. 302 (*id.*). — Tout coupable d'assassinat, de parricide et d'empoisonnement sera puni de mort, sans préjudice de la disposition particulière contenue en l'art. 13, relativement au parricide.

Toutefois la mère, auteur principal ou complice de l'assassinat ou du meurtre d son enfant nouveau-né, sera punie, dans le premier cas, des travaux forcés à perpétuité et dans le deuxième, des travaux forcés à temps, mais sans que cette disposition puisse s'appliquer à ses coauteurs ou à ses complices.

La loi, en définissant l'infanticide « le meurtre d'un enfant nouveau-né », ne dit pas ce que l'on doit entendre par un nouveau-né, au bout de combien de temps l'enfant perd cette qualification.

D'après la jurisprudence, un enfant, ne fut-il âgé que de quelques heures, n'est plus un nouveau-né, s'il a été inscrit sur les registres de l'état civil, ou si seulement sa naissance a été constatée par plusieurs témoins. Au contraire, s'il s'agit d'un enfant dont la naissance a été tenue secrète, celui-ci est encore considéré comme un nouveau-né au bout de plusieurs jours (onze jours dans un cas).

Mais l'expert n'a pas à s'occuper de cette question. C'est aux magistrats et aux jurés qu'il appartient de décider si un enfant doit être considéré ou non comme un nouveau-né; le rôle du médecin sur ce point se borne à indiquer aussi exactement que possible le temps qu'a vécu l'enfant (pour cette question, voir la fin du présent chapitre).

L'infanticide est un crime fréquent. Voici le nombre des nouveau-nés ou fœtus amenés dans une année à la Morgue de Paris. Il est probable que, parmi ces nouveau-nés, la proportion des tués est grande.

Années	NOUVEAU-NÉS à terme ou au-dessus de 7 mois	FŒTUS	TOTAL	Années	NOUVEAU-NÉS à terme ou au-dessus de 7 mois	FŒTUS	TOTAL
1887	100	85	185	1899	70	79	149
1888	108	100	208	1900	86	96	182
1889	97	102	199	1901	85	74	159
1890	103	101	204	1902	78	74	152
1891	108	112	220	1903	76	61	137
1892	96	92	188	1904	87	79	166
1893	105	89	194	1905	109	118	227
1894	86	104	190	1906	109	124	233
1895	93	83	176	1907	96	96	192
1896	92	84	176	1908	111	87	198
1897	73	82	155	1909	120	103	223
1898	85	73	158				

Toutefois le nombre des affaires qui arrivent à la Cour

d'assises est relativement peu élevé, ainsi que l'indique la statistique suivante :

	Années	NOMBRE des AFFAIRES	NOMBRE des ACCUSÉS
Moyenne annuelle	1881-85	176	191
	1886-90	173	191
	1891-95	144	157
	1896-1900	107	118
Année	1901	90	100
—	1902	93	97
—	1903	112	118
—	1904	72	83
—	1905	89	91
—	1906	87	88
—	1907	106	113

Dans toute expertise relative à un infanticide, les trois questions suivantes se posent :

L'enfant est-il né à terme ou à quelle époque de la gestation est-il venu au monde?

L'enfant a-t-il vécu de la vie extra-utérine?

Quelle a été la cause de sa mort?

ARTICLE PREMIER. — SIGNES DE MATURITÉ DE L'ENFANT

Il suffit en général d'un coup d'œil pour reconnaître si un enfant est ou non parvenu au terme normal de la gestation. Mais il est évident que l'expert ne peut motiver son opinion sur une simple impression; il faut qu'il l'appuie sur un certain nombre de constatations. Les principaux signes qui permettent d'affirmer la maturité de l'enfant et qui doivent être relevés dans l'expertise, sont : le poids et la longueur du corps, les diamètres de la tête, la présence d'un point d'ossification dans le cartilage de l'extrémité inférieure du fémur, et le cloisonnement des alvéoles dentaires du maxillaire inférieur.

Poids du nouveau-né à terme. — Le poids de l'enfant qui vient de naître est en moyenne 3 kilogrammes à 3^{kg},500. Il atteint quelquefois 4 kilogrammes ; mais il est exceptionnel qu'il dépasse ce chiffre ; on a vu cependant des nouveau-nés peser jusqu'à 6 kilogrammes[1]. La limite inférieure est plus utile à connaître ; on trouve fréquemment des enfants dont le poids est compris entre 2^{kg},500 et 3 kilogrammes. Ce poids ne s'abaisse guère au delà de 2 kilogrammes chez un enfant normalement constitué ; mais il peut descendre beaucoup plus bas, jusqu'à 1^{kg},500 et 1^{kg},200, chez des enfants manifestement à terme, mais qui, pour une cause quelconque, ont eu à subir pendant la vie intra-utérine des troubles graves de la nutrition.

On sait que pendant les premiers jours qui suivent la naissance les enfants subissent une perte de poids pouvant dépasser 250 grammes. Après la mort, le corps du nouveau-né perd aussi en quelques jours, par évaporation, une quantité très notable de son poids. Cette perte s'accentue à mesure que la putréfaction se développe, et peut dépasser 300 ou 400 grammes[2]. Ce fait est utile à connaître parce qu'il explique les divergences qu'on remarque quelquefois sur ce point entre la déclaration du médecin et celle du commissaire de police ou d'une autre personne qui a pesé le cadavre de l'enfant quelques jours avant l'autopsie.

Longueur. — La longueur de l'enfant à terme est en moyenne de 50 centimètres, chiffre qui est fréquemment noté ; le plus ordinairement les oscillations ont lieu entre 46 et 54 centimètres ; comme limites extrêmes et exceptionnelles de la taille de l'enfant à terme on cite 40 1/2 et 61,7 centimètres.

Comme il arrive assez souvent que l'enfant a été mesuré une première fois par le commissaire de police ou d'autres

---

1. Le prof. Lacassagne cite un cas où le nouveau-né pesait 9^{kg},900 et mesurait 64 centim. 7 millim. L'accouchement a eu lieu neuf mois et quelques jours après les dernières règles.

2. On trouvera sur ce point des renseignements précis dans la thèse de M. DUPONT, *De la perte de poids que subissent les cadavres*, Paris, 1889.

personnes avant d'être soumis à l'examen du médecin, il importe que celui-ci pratique la mensuration d'une façon exacte, toujours par le même procédé, afin d'être sûr du chiffre qu'il donne, et de pouvoir expliquer la différence qui existe quelquefois entre son assertion et celle du rapport de police. Pour cela, il convient d'étendre le corps sur une table, les membres inférieurs dans l'extension complète, de placer un couteau ou une autre tige tangentiellement, au vertex, et une autre tangentiellement aux talons, et de mesurer avec un mètre rigide la distance qui sépare ces deux tiges.

Dimensions de la tête. — Le diamètre occipito-frontal varie ordinairement entre 105 et 120 millimètres; le diamètre bipariétal entre 85 et 100 millimètres; l'occipito-mentonnier entre 130 à 140 millimètres. Chacun de ces diamètres, considéré isolément, peut osciller entre des limites extrêmes plus étendues, ce qui dépend de la conformation naturelle de la tête, et aussi des circonstances de l'accouchement (bosses séro-sanguines).

Les diamètres antéro-postérieur et bipariétal sont les seuls qu'il est utile de mesurer; mais cette mensuration ne doit jamais être omise dans une autopsie, parce qu'elle sert non seulement à montrer si l'enfant est à terme, mais, ainsi qu'on le verra plus loin, à contrôler certaines assertions de la mère relativement à la façon dont l'accouchement s'est effectué.

Point d'ossification de l'extrémité inférieure du fémur. — Ce point apparaît ordinairement vers la dernière quinzaine de la gestation dans le cartilage de l'extrémité inférieure du fémur. Pour le découvrir, on fléchit l'articulation du genou et on ouvre celle-ci avec un fort couteau; on divise ensuite le cartilage en tranches minces perpendiculaires à l'axe du fémur; les premières tranches sont constituées uniquement par du cartilage, puis le couteau rencontre une résistance, et l'on voit un petit point osseux qui, sur les cadavres frais, est d'un rouge vif, se détachant sur la teinte du cartilage; sur les cadavres putréfiés, le point osseux apparaît au contraire comme une tache blanche sur le cartilage qui a pris une teinte rouge sale.

Sur les tranches suivantes, le point osseux s'élargit, puis il diminue de nouveau, disparaît, et l'on retombe sur une couche de cartilage pur jusqu'à ce que l'on arrive à la dia-

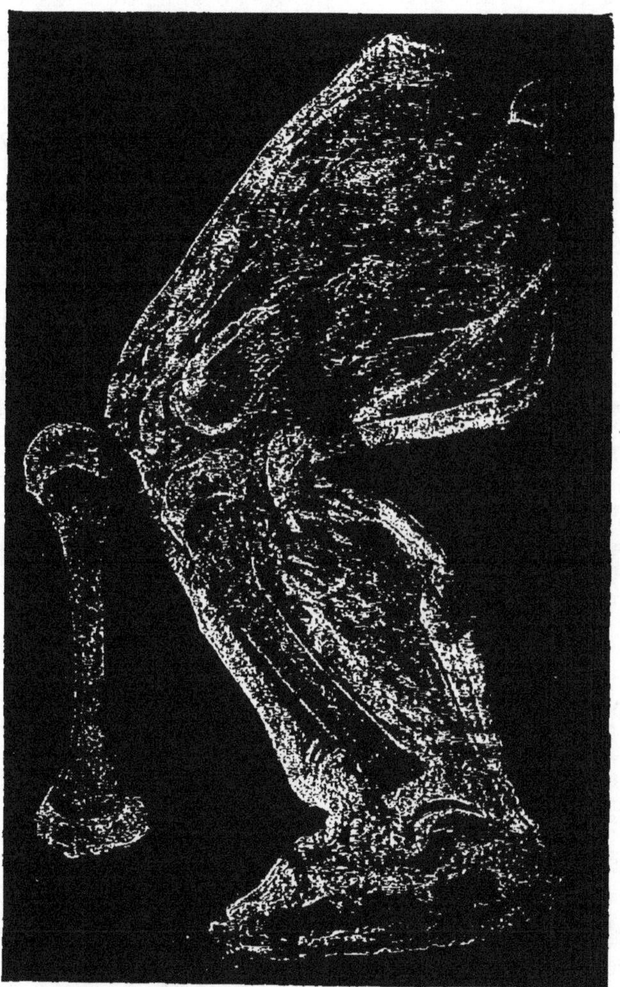

Fig. 48. — Epiphyses du membre inférieur et de l'humérus chez le nouveau-né à terme.

physe de l'os. Le noyau d'ossification revêt en effet la forme d'une sorte de lentille biconvexe insérée au milieu de l'épiphyse et dont le grand axe est perpendiculaire à celui de l'os. Chez le nouveau-né à terme, le grand diamètre de cette lentille varie de 1 millimètre ou un demi-millimètre à 5 millimètres et plus.

Il est très rare que ce point d'ossification fasse défaut chez un nouveau-né à terme ; sur plus de 300 nouveau-nés, nous ne l'avons vu manquer que deux fois chez des enfants que les autres caractères indiquaient comme manifestement à terme. Sur 413 enfants à terme, Liman a noté son absence 14 fois.

Cloisonnement des alvéoles dentaires du maxillaire inférieur. — Chez le nouveau-né à terme, le maxillaire inférieur présente, sauf de très rares exceptions, huit alvéoles dentaires complètement cloisonnées ; au delà de ces huit alvéoles médianes, on trouve de chaque côté une loge unique dans laquelle se développeront ultérieurement les cloisons destinées à séparer chaque dent ; une ébauche très incomplète de ce cloisonnement existe quelquefois au moment de la naissance (*fig.* 49).

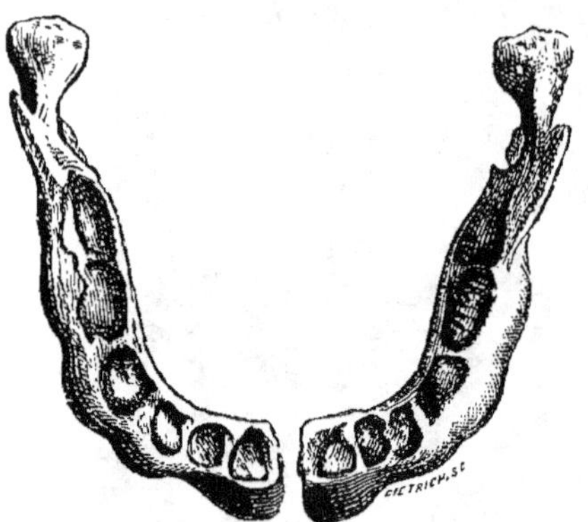

Fig. 49. — Maxillaire inférieur d'enfant nouveau-né à terme. De chaque côté se trouvent quatre alvéoles complètement cloisonnées ; au delà. le cloisonnement d'une cinquième alvéole est commencé.

Pour constater commodément l'existence de ce signe, on fend la joue en suivant une des commissures labiales ; on détache la gencive, on désarticule la mâchoire de ce côté et on enlève la moitié correspondante de l'os qui. chez le nouveau-né, est réunie sur la ligne médiane à l'autre moitié par un fragment cartilagineux. Avec un couteau ou des ciseaux, on tranche le bord libre de la mâchoire, puis, à l'aide d'une pointe de scalpel, on enlève les dents contenues dans les alvéoles ; on peut reconnaître alors si le cloisonnement est complet.

Il n'est pas nécessaire que tous les signes qui viennent

d'être énumérés soient réunis pour qu'un enfant soit considéré comme étant parvenu à terme. Ainsi un enfant mesurant 50 centimètres de longueur et pesant 3 kilogrammes peut être déclaré à terme, alors même que le point osseux du fémur ou le cloisonnement des alvéoles font défaut, etc.

Signes accessoires de la maturité. — Les ongles atteignent l'extrémité des orteils et dépassent celle des doigts, la peau est couverte de duvet et d'enduit sébacé, abondant surtout au niveau des aines et des aisselles. Les cheveux atteignent 2 ou 3 centimètres de longueur. Les testicules sont dans le scrotum.

§1. — Peut-on reconnaître si un enfant est à terme quand on ne possède que des fragments du corps ?

Si parmi les fragments se trouvent la cuisse ou la mâchoire inférieure, on peut constater la présence ou l'absence des signes qui ont été indiqués précédemment. Sur d'autres os, on peut constater aussi des signes permettant de résoudre la question. Chez les enfants à terme, le cartilage de l'extrémité supérieure du tibia contient presque toujours un point d'ossification (plus petit que celui du fémur) ; le cuboïde du tarse renferme un point de 2 à 3 millimètres, lequel n'apparaît que dans la seconde moitié du dernier mois de la grossesse ; le calcanéum et l'astragale présentent des noyaux qui ont commencé à apparaître au septième mois, mais qui sont très gros (1 centimètre environ) au moment de la naissance. A cette époque aussi, il y a quelquefois (mais non toujours) un petit point osseux dans la tête de l'humérus.

Indiquons aussi la longueur des divers segments du corps. Chez un nouveau-né à terme, on note les longueurs moyennes suivantes :

Du vertex au pubis............................	0^m,30
Du pubis à la tubérosité du condyle interne du fémur............................	0^m,095
Du condyle interne du fémur au bord inférieur et postérieur du calcanéum...........	0^m,105

De l'apophyse acromion à l'épicondyle....... $0^m,09$
De l'épicondyle à l'apophyse styloïde du cubitus.................................... $0^m,07$

Le poids des divers viscères peut donner aussi quelques points de repère. Chez le nouveau-né à terme, ces poids seraient, en moyenne [1], les suivants :

Poumon droit	23 gr.
Poumon gauche.........................	28 — 5
Cœur..................................	15 —
Thymus	8 — 5
Foie	91 — 5
Masse encéphalique	288 — 5
Rate	8 — 5
Rein	11 — 5

Ces indications ont beaucoup moins de valeur que les précédentes, parce que le poids d'un organe varie considérablement suivant qu'il est frais ou putréfié.

L'examen du placenta est également utile. Cet organe est bien formé vers le troisième mois de la vie fœtale. Au terme de la grossesse, il est ordinairement ovalaire, long de 16 à 19 centim., large de 135 à 160 millim., épais de 3 centim., pesant de 500 à 750 grammes. Ces chiffres concernent le placenta frais ; ils s'abaissent notablement quand il s'agit d'un placenta expulsé depuis plusieurs jours.

ARTICLE III. — PREUVES DE LA VIE EXTRA-UTÉRINE DE L'ENFANT

Cette partie de l'expertise a une importance capitale, car si l'enfant est né mort, l'accusation d'infanticide tombe complètement, quelles que soient les charges relevées contre l'inculpée.

La meilleure preuve de la vie extra-utérine est tirée de

1. Ces données sont empruntées à LETOURNEAU : *Quelques observations sur les nouveau-nés*, thèse de Paris, 1858.

l'établissement de la respiration. Ce n'est pas la seule, et il y a lieu quelquefois d'en rechercher d'autres, car on verra plus loin que le nouveau-né peut vivre un certain temps sans respirer ; mais ce sont là des faits exceptionnels, et dans l'immense majorité des cas, c'est en démontrant que l'enfant a respiré qu'on démontre qu'il a vécu.

Cette démonstration repose sur des caractères ordinairement très nets, tirés de l'état des poumons. La respiration détermine en effet dans ces organes des modifications durables, persistant après la mort, et qui les rendent très différents de ce qu'ils étaient auparavant. Ces modifications sont les suivantes.

§ 1. — État des poumons avant et après l'établissement de la respiration.

Volume des poumons. — Tandis que les poumons qui n'ont pas respiré sont en général peu volumineux, et ne remplissent qu'une partie de la cavité thoracique, après l'établissement de la respiration ces organes présentent des dimensions beaucoup plus considérables ; ils remplissent la poitrine et recouvrent presque toujours en partie le cœur, notamment du côté gauche. Cette différence est très accentuée quand on compare les poumons d'un enfant ayant largement respiré avec ceux d'un enfant qui a succombé quelque temps avant la naissance ; mais s'il s'agit d'un enfant mort pendant l'accouchement, les poumons, bien que ne renfermant pas la moindre quantité d'air, peuvent, ainsi qu'on le verra plus loin, être très congestionnés et présenter, par suite, un volume assez considérable.

Couleur. — C'est là un caractère qui a peu de signification ; la coloration des poumons qui n'ont pas respiré varie du blanc rosé au rouge foncé, de la même nuance que celle du foie. Après l'établissement de la respiration, les poumons sont ou simplement rosés, ou bien d'un rouge extrêmement foncé, avec toutes les nuances intermédiaires.

Leur teinte n'est pas toujours uniforme, mais souvent plus ou moins régulièrement marbrée.

Consistance. — Les poumons qui n'ont pas respiré sont fermes, d'une consistance charnue. Les poumons qui ont respiré donnent sous les doigts qui les pressent une sensations spéciale; ils crépitent, suivant l'expression consacrée. A la coupe, ils montrent une surface spongieuse, et non pas lisse et homogène comme les poumons de morts-nés.

Etat de la surface. — M. Bouchut a insisté sur ce signe de la respiration, auquel il attribue avec raison une grande valeur. Les poumons qui ne contiennent pas d'air ont une surface parfaitement lisse, qui, à part les différences possibles de coloration, paraît absolument uniforme à l'œil nu ou armé de la loupe. Au contraire, la surface des poumons qui ont respiré est couverte de très petites vésicules, contiguës entre elles, qu'on aperçoit à l'œil nu, ou mieux encore à la loupe, sous forme de sortes de petites perles brillantes et extrèmement fines. Ces vésicules sont constituées par des alvéoles pulmonaires remplies d'air.

Poids spécifique. — Les poumons qui n'ont pas respiré sont plus lourds que l'eau. Ceux qui ont respiré conservent l'air qui a pénétré dans leur intérieur[1], et par suite sont plus légers que l'eau; ils surnagent quand on les plonge dans ce liquide. Ce caractère est beaucoup plus important et plus démonstratif que les précédents, c'est lui que l'on utilise presque uniquement pour reconnaître si la respiration s'est effectuée. On le constate et on l'apprécie à l'aide d'une épreuve appelée *docimasie hydrostatique*, sur les détails de laquelle il est nécessaire d'insister.

---

1. Non seulement l'air ne disparaît pas spontanément des poumons. mais il est impossible de l'en faire sortir complètement, à moins de détruire absolument la structure de ces organes en employant une violence énorme. Quand on comprime sous l'eau un fragment de poumon on voit bien sortir, sous forme de fines vésicules gazeuses. un peu de l'air qu'il contient, mais aussi souvent qu'on répète cette manœuvre. on ne réussit jamais à expulser tout l'air et à empêcher la surnatation. C'est que les alvéoles pulmonaires sont tellement enchevêtrées dans tous les sens qu'il est impossible de les vider toutes de l'air qui les remplit.

§ II. — **Docimasie pulmonaire hydrostatique**.

On procède à cette épreuve de la façon suivante. Le thorax étant ouvert, et après que l'on s'est livré aux premières constatations sur les organes encore en place, on sectionne transversalement la trachée, l'œsophage et les gros vaisseaux à la base du cou, et on enlève d'un seul coup, en rasant la colonne vertébrale avec un scalpel, les poumons, le cœur et le thymus.

La masse des organes thoraciques est alors plongée dans un vase plein d'eau et suffisamment spacieux pour que les organes puissent s'enfoncer sans être retenus par les parois. Trois cas peuvent se présenter : la masse entière surnage de façon qu'une partie de sa surface reste au-dessus du niveau de l'eau ; elle surnage incomplètement, c'est-à-dire qu'elle effleure à peine la surface du liquide, ou reste en équilibre au milieu de celui-ci, entre deux eaux ; enfin elle tombe au fond du vase.

Dans le premier cas, il est évident que les poumons contiennent une quantité considérable d'air, puisque non seulement ils surnagent, mais encore ils soutiennent le cœur et le thymus. Toutefois, avant de conclure que l'air a pénétré dans toutes les parties du poumon, ainsi que cela doit avoir lieu quand la respiration s'est établie complètement, on doit s'assurer directement de la réalité du fait. Pour cela il faut avoir soin, après avoir opéré sur la masse des organes thoraciques, de séparer les poumons du cœur et du thymus, de constater si chacun d'eux surnage isolément, puis les diviser en petits fragments et faire la même constatation sur chacun de ces fragments.

Cette manœuvre est à plus forte raison nécessaire quand la masse des organes thoraciques surnage incomplètement, puisque c'est dans ce cas surtout qu'on peut supposer que certaines parties des poumons n'ont pas été pénétrées par l'air.

Enfin, elle est également indispensable quand les poumons, plongés dans l'eau avec le cœur et le thymus, tombent au fond du vase ; il arrive en effet quelquefois dans ce cas que l'air a pénétré dans certaines portions des poumons, portions d'une étendue trop restreinte pour qu'il puisse en résulter la surnatation du reste de ces organes ainsi que du cœur et du thymus.

Comme complément des manœuvres qui viennent d'être indiquées, il faut presser fortement chacun des fragments pulmonaires au-dessous de l'eau. Si la respiration ne s'est pas effectuée, on ne voit pas sortir d'air de ces fragments, ou seulement quelques rares bulles, isolées, atteignant ou dépassant les dimensions d'une tête d'épingle ; cet air provient des bronches, et il s'est introduit dans ces canaux rigides et béants pendant qu'on sectionnait le poumon. Quand la respiration s'est effectuée, la compression des fragments pulmonaires en fait sortir une foule de vésicules gazeuses, extrêmement fines, qu'il est à peine possible de distinguer isolément, et qui viennent former de l'écume à la surface du liquide. Ces bulles représentent en quelque sorte le moule des alvéoles pulmonaires dont elles proviennent.

§ III. — Causes d'erreurs dans l'épreuve docimasique.

Putréfaction. — La surnatation des poumons peut être due non pas à ce que ces organes ont été remplis d'air par la respiration, mais à ce qu'ils contiennent des gaz développés sous l'influence de la putréfaction.

Il est facile de reconnaître la putréfaction des poumons[1].

---

1. Tardieu enseignait que la putréfaction ne s'étend que très tardivement aux poumons. Le fait est exact en général, et assez souvent on trouve les poumons intacts alors qu'il existe déjà des signes extérieurs de putréfaction assez avancée. Mais il y a des exceptions, et quelquefois la putréfaction des poumons marche parallèlement avec celle des autres organes. Quand la respiration s'est effectuée, les poumons se putréfient plus rapidement que dans le cas contraire.

D'après les recherches de Tamasia (*Rivista speriment. di med. leg.*, 1876), de Descoust et Bordas, la putréfaction gazeuse se manifeste *exclusivement* sur les poumons qui ont respiré. Par conséquent, la surnatation des poumons dans l'eau serait toujours la preuve de la respiration, sans qu'on ait à se préoccuper si ces organes sont putréfiés ou non. Cette conclusion, bien que basée sur des faits qui semblent très bien observés, se heurte à des exceptions, et par conséquent ne nous paraît pas applicable dans la pratique.

Au début, il existe sous la plèvre un certain nombre de vésicules gazeuses, atteignant presque toujours au moins les dimensions d'une tête d'épingle, et réunies par groupes plus ou moins étendus, qui occupent surtout la base et les parties postérieures de l'organe. Plus tard, les bulles de gaz augmentent de nombre et de volume, au point d'atteindre parfois les dimensions d'une noix. En même temps, la couleur des poumons change ; elle devient plus uniforme, d'une teinte moins vive, plus sale et plus effacée ; lorsqu'on incise le parenchyme, le sang qui s'en écoule est spumeux. Il va sans dire que les bulles gazeuses se développent non seulement sous la plèvre, mais dans toutes les parties de l'organe.

Lorsque des poumons putréfiés surnagent, il s'agit de reconnaître si cette surnatation est uniquement le résultat de la putréfaction, ou bien si la respiration s'est effectuée dans ces poumons. Le problème est insoluble quand la putréfaction est quelque peu avancée ; dans ces cas, la conclusion qui s'impose est celle-ci : *En raison de l'état de putréfaction des poumons, il est impossible de reconnaître si l'enfant a respiré.*

Mais quand la putréfaction ne se manifeste que par quelques petites bulles gazeuses en certaines régions de la plèvre, on peut encore reconnaître si les poumons ont ou n'ont pas respiré.

Dans le premier cas, tous les fragments du poumon, même ceux qui ne présentent aucune trace de putréfaction, surnagent. En comprimant ces fragments sous l'eau, on en voit sortir une foule de vésicules gazeuses extrêmement fines qui viennent former de l'écume à la surface du liquide, et après avoir été serrés aussi fortement que possible entre les doigts, les fragments continuent à surnager. L'issue d'un grand nombre de très fines vésicules gazeuses témoigne en faveur de la respiration, parce qu'elles représentent en quelque sorte le moule des alvéoles pulmonaires restées intactes. Si, au contraire, il s'agit de gaz développés par la putréfaction, les bulles ont un volume plus considérable parce que les cloisons des alvéoles sont alors en partie détruites, et le gaz, occupant un espace plus grand, forme des bulles plus grosses. En outre, sur un poumon qui a respiré, on aperçoit sous la plèvre les alvéoles pulmonaires remplies d'air et constituant de fines vésicules brillantes (page 496). Les gaz développés par la putréfaction ne forment jamais de bulles aussi petites et aussi régulièrement disposées.

Si au contraire, après avoir crevé les bulles de gaz souspleurales, on constate que les poumons s'enfoncent, si, en comprimant les morceaux de poumons sous l'eau, on voit ces morceaux donner issue à un certain nombre de bulles de gaz atteignant au moins les dimensions d'une tête d'épingle et tomber ensuite au fond du vase, on pourra conclure que ces poumons n'ont pas respiré.

Insufflation. — On s'est demandé si l'air que l'on trouve dans les poumons ne pourrait pas provenir de l'insufflation ou des manœuvres de respiration artificielle faites pour ranimer l'enfant, ou dans un autre but. C'est là une crainte qui répond presque uniquement à des préoccupations théoriques. De telles pratiques supposent en général l'intervention d'un médecin ou d'une autre personne, et par suite un accouchement non clandestin, ne pouvant donner lieu à une suspicion d'infanticide.

Néanmoins, comme il peut arriver à la rigueur que la mère pratique elle-même l'insufflation sur son enfant, on a cherché comment on pourrait distinguer les poumons insufflés de poumons ayant respiré.

L'insufflation fait rarement pénétrer l'air dans toutes les parties des poumons, en sorte que ces organes présentent des îlots déprimés, encore à l'état fœtal. Sur d'autres points, au contraire, l'air, pénétrant avec trop de force, détermine souvent la rupture des vésicules pulmonaires et la formation de plaques d'emphysème. En outre, tandis que les poumons qui ont respiré contiennent toujours une quantité assez abondante de sang parce que la petite circulation s'établit en même temps que la respiration, les poumons insufflés restent presque exsangues, à moins toutefois que l'insufflation n'ait porté sur des poumons déjà très congestionnés, comme le sont souvent ceux des enfants morts pendant la naissance. Enfin, lorsque l'insufflation est pratiquée de bouche à bouche ou à l'aide d'une sonde portée simplement dans la gorge, la plus grande partie de l'air passe dans l'estomac et l'intestin, et distend ces organes.

Poumons congelés ou ayant séjourné dans l'alcool. — Les poumons congelés peuvent surnager dans l'eau, bien que vides d'air et de gaz. Cette cause d'erreur est bien facile à éviter ; il suffit de laisser les poumons se réchauffer dans l'eau pour les voir s'enfoncer. On s'assure aussi qu'ils ne contiennent pas d'air en les comprimant sous l'eau.

Les poumons qui ont séjourné dans l'alcool peuvent aussi flotter quelques instants sur l'eau. Mais ils ne tardent pas à s'enfoncer ; en tout cas, en les comprimant sous l'eau. on reconnaît facilement s'ils contiennent de l'air.

Circonstances qui peuvent empêcher la surnatation des poumons ayant respiré. — Quand le séjour dans l'alcool a été très prolongé, les poumons peuvent au contraire ne pas surnager dans l'eau, bien qu'ayant respiré [1].

La coction dans l'eau bouillante, l'exposition à la flamme peuvent aussi rendre des poumons ayant respiré incapables de surnager dans l'eau. Il en est de même pour les poumons extrêmement putréfiés et réduits en un magma presque pâteux.

Certains fragments du poumon peuvent ne pas surnager, parce qu'ils sont le siège de noyaux hémorragiques : on reconnaîtra le fait facilement, et il est évident qu'on n'en conclura pas que l'air n'a pas pénétré dans ces parties ; il a pu parfaitement en être chassé par l'épanchement sanguin, ainsi qu'on le voit chez l'adulte.

Des parties plus ou moins considérables du poumon peuvent aussi ne pas surnager, parce qu'elles sont le siège d'une altération morbide, congénitale, notamment de celle qui a été décrite sous le nom de *pneumonie blanche*, et qui consiste en la réplétion des alvéoles par une prolifération de l'épithélium qui a subi la dégénérescence graisseuse [1].

---

1. Suivant Hofmann (de Vienne), si les poumons extraits du corps sont laissés quelques jours dans l'eau courante, ils s'emplissent d'eau, se vident d'air, et finissent par enfoncer.

§ IV. — Interprétation des résultats fournis par la docimasie.

Dans l'immense majorité des cas, cette interprétation ne souffre pas de difficulté. Les causes d'erreur signalées précédemment étant écartées, on peut dire que si les poumons contiennent de l'air, l'enfant a respiré, et inversement que s'ils n'en contiennent pas, la respiration ne s'est pas effectuée.

Il y a cependant des circonstances exceptionnelles qui peuvent rendre ces conclusions plus ou moins inexactes.

Respiration intra-utérine. — Remarquons tout d'abord que « respiration » n'est pas toujours rigoureusement synonyme de « vie extra-utérine ». Il peut arriver que pendant l'accouchement, alors que les membranes de l'œuf sont déjà rompues, l'enfant respire de l'air qui a pénétré dans l'utérus à la suite de manœuvres obstétricales, de l'introduction de la main ou seulement d'un doigt. Dans quelques cas l'enfant a même crié, étant encore dans l'utérus. Il peut arriver aussi que l'enfant respire non pas de l'air introduit du dehors, mais des gaz développés dans la matrice (tympanisme utérin). L'enfant peut mourir ensuite avant de naître. Les poumons de ces mort-nés contiendront donc de l'air, en quelques points seulement dans la plupart des cas, mais quelquefois dans presque toute leur étendue [1].

Les faits de ce genre, qui sont d'ailleurs fort rares, ne sont guère de nature à occasionner des erreurs médico-légales. Ils ne s'observent que lorsqu'il y a eu des manœuvres obstétricales, ou tout au moins lorsque l'accouchement a été difficile et prolongé [2]. Or ce n'est pas en pareils cas que

---

1. L. DEMAY (*De la respiration pulmonaire pendant la vie intra-utérine*, thèse de Paris, 1900) n'en cite que trois cas, Funck BRENTANO en a publié un autre dans le numéro de mars 1909 des Ann. d'hyg. publ. et de méd. lég.

2. On s'est demandé si, en dehors de toute manœuvre obstétricale. l'air atmosphérique ne pourrait pas arriver jusqu'à la bouche de l'enfant (se présentant par la face) à la suite de certains mouvements du bassin. TEUFFEL (*Monatschr. f. Gebursth. und Gynäkol.*, nov. 1898) a vu chez une parturiente l'air pénétrer de cette façon dans la cavité de l'œuf.

la question de savoir si l'enfant a ou non respiré se pose à l'expert, et si elle se posait, les circonstances du fait aideraient beaucoup à la résoudre.

Respiration ne laissant pas de traces sur les poumons. — Il est certain que, dans quelques cas très exceptionnels d'ailleurs, les poumons sont trouvés vides d'air à l'autopsie, bien que l'enfant ait vécu plusieurs heures ou même plus d'un jour, en manifestant sa vie non seulement par des mouvements, mais aussi par des cris, et même en exécutant des mouvements respiratoires réguliers. L'interprétation physiologique de ces faits est controversée[1];

1. Pour Maschka, chez les enfants dont il s'agit, il n'entre en réalité pas d'air dans les poumons. Les bruits et les sons qu'ils font entendre, se rapprochant plus ou moins du véritable cri, sont produits par l'air contenu dans la bouche et dans le pharynx, agité par les mouvements des lèvres et des joues ; l'air peut aussi être refoulé dans le larynx et dans la trachée, et quand la force en vertu de laquelle il distend ces organes cesse d'agir, il ressort en partie, en faisant vibrer les cordes vocales, mais sans avoir pénétré jusque dans les poumons.

Suivant Simon Thomas et Schœrer, il est impossible d'admettre que chez les enfants qui ont exercé pendant plusieurs heures des mouvements respiratoires réguliers, qui ont fait entendre pendant plusieurs heures de véritables cris (comme ils en citent des exemples), l'air n'ait pas pénétré plus ou moins complètement dans les poumons. Si ceux-ci sont trouvés vides à l'autopsie, c'est que tout l'air qu'ils contenaient a été expulsé. Cette expulsion se ferait grâce à la diminution graduelle des forces inspiratoires, tandis que l'expiration, qui est effectuée par des forces passives (l'élasticité du poumon et des parois thoraciques), conserve une plus grande énergie. Il en résulterait qu'à chaque mouvement respiratoire il sort plus d'air qu'il n'en est entré, et que finalement les poumons se vident complètement. Ces auteurs font remarquer que si l'on ne peut, par une pression même très énergique, chasser l'air contenu dans un poumon qui a respiré, c'est que la pression oblitère un grand nombre de canalicules bronchiques ; mais que les conditions ne sont plus les mêmes quand les poumons sont soumis dans le thorax même à l'action des forces respiratoires.

Une expérience de Krahmer semble jusqu'à un certain point appuyer cette opinion. Krahmer, en suspendant par la trachée des poumons de lapins, a constaté qu'ils se vidaient graduellement de tout l'air qu'ils contenaient, et qu'au bout d'un certain temps ils ne surnageaient plus dans l'eau. Il attribue ce fait à la contraction du tissu pulmonaire qui chasse l'air à travers les bronches, et il déclare que si celles-ci sont obstruées par du mucus ou une autre substance, l'air reste dans les alvéoles.

Lichtheim a montré qu'au contraire l'air peut sortir, alors même que la trachée a été liée : il faut pour cela préserver les poumons de la dessiccation en les plaçant dans la chambre humide. L'air quitte d'abord

mais leur réalité ne saurait être mise en doute. On en trouve dans les auteurs des exemples relativement nombreux, dont plusieurs observés avec toute la précaution et toute la rigueur désirables. C'est ainsi que Budin a vu un enfant né à 6 mois et demi survivre pendant 39 heures ; à l'autopsie aucune des parties des poumons ne surnageait et de quelques fragments seulement on put faire sortir un petit nombre de très fines vésicules d'air. Un enfant, né à 7 mois dans le service du professeur Brouardel, vécut 36 heures, pendant lesquelles il fit entendre des cris plaintifs ; ses poumons furent trouvés tout à fait vides d'air. Nous-mêmes avons fait l'autopsie d'un enfant né à 7 mois environ, dont les poumons ne contenaient pas d'air. Nous avions conclu que cet enfant n'avait pas respiré, quand nous apprîmes qu'il avait été trouvé sur un tas d'ordures par des agents de police qui l'avaient transporté au poste, et que là il avait remué pendant une heure et fait entendre quelques cris.

Presque tous les faits de ce genre concernent des enfants nés longtemps avant terme, ou bien chétifs, débilités pour une cause quelconque, dont l'appareil respiratoire (centres nerveux et muscles) n'est pas assez développé pour permettre un fonctionnement régulier, et qui sont voués à une mort à peu près certaine. L'expert doit expliquer ainsi l'erreur que peut faire commettre quelquefois la docimasie pulmonaire, erreur qui n'est d'ailleurs jamais au préjudice de l'inculpée.

les parties sous-jacentes aux surfaces libres, et sur une profondeur qui augmente graduellement jusqu'à ce qu'il ne reste plus qu'un petit noyau renfermant encore de l'air. C'est donc à travers les parois alvéolaires, et non par l'arbre bronchique, que l'air est expulsé.

D'après Ungar, chez les enfants qui ont vécu et dont les poumons sont trouvés vides à l'autopsie, une partie de l'air disparaît par suite de la diminution de l'energie des mouvements respiratoires : ce qui reste est absorbé par les vaisseaux capillaires du poumon, car la circulation continue longtemps après que la respiration a cessé. Ungar a réalisé les conditions indiquées par sa théorie, en empoisonnant des animaux nouveau-nés par de faibles doses de curare qui, en arrêtant la respiration, laissent la circulation persister pendant longtemps. En opérant ainsi, il a trouvé à l'autopsie que les poumons étaient vides d'air, sauf en quelques points peu étendus (UNGAR, *Ueber die Atelectase der Lungen Neugeborener*, Vierteljahrschrift für gerichtl. Medic., 1883).

§ V. — Vie sans respiration.

Il n'est pas rare que chez un enfant né vivant la respiration tarde longtemps à s'établir ; chez beaucoup de ces enfants les mouvements respiratoires spontanés n'apparaissent qu'à la suite de manœuvres exercées par l'accoucheur et longtemps prolongées. Depaul, dont l'expérience sur ce sujet était fort étendue, déclare qu'il a vu des enfants qui ne commençaient à respirer que deux heures après la naissance[1]. Cette absence de respiration résulte de circonstances défavorables de l'accouchement, retentissant sur l'enfant : interruption de la circulation placentaire, compression du cordon, hémorragie, compression prolongée de la tête, etc. Dans d'autres cas, l'enfant, bien que né vivant, ne respire pas en raison d'un obstacle mécanique qu'il est en général facile de reconnaître. C'est ainsi que la face peut être recouverte par la membrane amniotique ou bien les orifices respiratoires obstrués par du mucus, du méconium, etc. Hofmann a vu des enfants chez lesquels l'établissement de la respiration avait été empêché par la rupture congénitale du diaphragme et par un kyste très volumineux du rein.

Quand après la naissance, le cordon ombilical n'est pas rompu et que la circulation se fait dans le placenta non décollé de l'utérus, l'enfant, encore en communication avec l'organisme maternel, peut supporter un certain temps la privation d'air.

1. Certains animaux nouveau-nés peuvent rester sous l'eau plus d'une demi-heure sans mourir. C'est un fait qui a été observé depuis longtemps par plusieurs expérimentateurs. La faculté de résister à la privation d'air persiste pendant les premiers jours qui suivent la naissance : mais elle va en diminuant, et au bout de deux semaines environ, le jeune animal ne peut pas supporter la submersion plus longtemps qu'un adulte.

L'expérience réussit bien avec les lapins, les chiens nouveau-nés, mais non avec les cobayes, les poulets, etc. Suivant la remarque de Paul Bert, plus les animaux naissent chétifs et éloignés de leur organisation définitive, mieux ils résistent à l'asphyxie.

§ VI. — Infanticide commis sur des enfants
n'ayant pas respiré.

Quelle qu'ait été la cause qui a empêché l'établissement de la respiration, l'enfant peut subir, pendant le temps plus ou moins long qu'il vit sans respirer, des violences capables d'entraîner la mort. Plusieurs fois on a pu reconnaître que les blessures avaient été produites pendant la vie, parce qu'elles étaient accompagnées d'un épanchement plus ou moins abondant de sang coagulé. Bellot du Havre[1], Ollivier d'Angers[2], Bardinet[3] et d'autres auteurs en ont publié des exemples ; il s'agit presque toujours de fractures du crâne.

Il est à noter toutefois que, dans certains cas, des plaies faites à des nouveau-nés en état de mort apparente ne saignent pas, ou ne commencent à saigner que lorsque la respiration s'établit ; c'est ce qu'a vu Maschka sur deux enfants atteints de plaie, l'un au cou, l'autre à la poitrine.

On peut reconnaître dans certains cas, que l'enfant, bien que n'ayant pas vécu, a respiré, grâce aux signes suivants.

§ VII. — Signes qui, en dehors de l'état
des poumons, peuvent établir que l'enfant a vécu
après sa naissance.

Présence de l'air dans l'estomac et l'intestin. — Le tube digestif est vide de gaz avant la naissance, et si l'on trouve de l'air dans l'estomac et l'intestin, on peut en conclure que l'enfant a vécu de la vie extra-utérine[4]. Ce signe

1. BELLOT (du Havre), Annales d'hyg. publ., 1re série. t. VIII.
2. OLLIVIER (d'Angers), Même recueil, 1re série, t. XXIX.
3. BARDINET, Bulletin de l'Acad. de méd., t. XXX.
4. C'est le Dr Breslau qui a appelé l'attention (en 1866) sur la valeur de ce signe, et depuis la question a fait l'objet de nombreux travaux en Allemagne, parmi lesquels nous citerons :
NIKITIN, *Die zweite Lebensprobe* (Vierteljahrschr. für gerichtl. Med., 1888). et UNGAR, *Ueber die Bedeutung der Magendarmschwimmprobe* (même recueil, vol. XXXVI).
Le professeur THOINOT (*L'épreuve de Breslau*, Ann. d'hyg. publ. et de méd. lég., octobre 1908) a fait un exposé très complet des opinions actuelles sur la valeur de ce signe.

peut être constaté quelquefois sur des enfants qui n'ont pas respiré ; c'est alors qu'il est important, puisqu'il constitue une preuve de la vie sans respiration.

Cette preuve ne doit être admise toutefois que sous certaines réserves. Elle n'est pas valable quand la putréfaction du cadavre est commencée ; en pareil cas, il se développe plus ou moins rapidement une quantité plus ou moins abondante de gaz dans le tube digestif, et l'on ne peut savoir si ces gaz sont ou non mélangés d'air atmosphérique. — En outre, ce qui a été précédemment dit à propos de l'entrée de l'air dans les poumons avant la naissance ou à la suite de manœuvres de respiration artificielle, s'applique ici.

Pour rechercher le signe de Breslau on enlève l'estomac en le sectionnant au niveau du pylore et du cardia. Les ligatures sont ordinairement inutiles, les orifices restant presque toujours bien fermés. On plonge l'estomac dans l'eau pour constater s'il surnage. Il vaut mieux ne pas l'ouvrir sous l'eau, car on ne reconnaîtrait pas bien de cette façon la nature de son contenu et notamment les petites bulles de gaz qui peuvent être mélangées au mucus. L'intestin est enlevé entre deux ligatures placées préalablement l'une au-dessous du pylore, l'autre sur le rectum. La masse est plongée dans l'eau, et l'on peut constater ainsi, quand il y a surnatation, si celle-ci est due à la présence d'air dans les parties initiales de l'intestin grêle. Quand les gaz sont répartis inégalement dans des régions multiples et distinctes de l'intestin, il est douteux qu'il s'agisse d'air introduit par la bouche.

Les deux signes suivants ne sont mentionnés que pour mémoire.

Etat de l'oreille moyenne. Epreuve de Wreden [1]. — Chez le fœtus, la cavité du tympan ainsi que la trompe d'Eustache sont remplies par un bouchon muqueux. Au moment de la naissance, quand l'enfant a respiré vigou-

---

1. WREDEN (Vierteljahrschrift für gerichtl. Medic., 1874) et WENDT (Arch. für Heilkunde, 1873) ont appelé l'attention sur ce signe.

reusement, ce bouchon disparaît en général plus ou moins complètement et est remplacé par de l'air ou bien dans quelques cas par du liquide amniotique des matières fécales, etc., suivant le milieu dans lequel l'enfant a respiré.

L'expérience a montré que, même chez des enfants à terme, vigoureux et ayant bien respiré, et à plus forte raison chez des enfants chétifs n'ayant qu'incomplètement respiré, on pouvait trouver le bouchon muqueux intact ; d'après Wend, il ne disparaît *complètement* que vingt-quatre heures après la naissance. La présence de ce bouchon a donc beaucoup moins de signification pratique que son absence [1]. Il est probable aussi que la substance qui le compose se liquéfie rapidement sous l'influence de la putréfaction. Aussi ce signe ne peut-il guère être invoqué dans le cas où il serait précisément le plus utile, c'est-à-dire quand les poumons sont putréfiés. Ajoutons que sa recherche est fort délicate [2].

Etat des reins. — On trouve assez souvent dans le rein du nouveau-né des dépôts d'acide urique qui apparaissent à l'œil nu sous forme de stries en éventail, formées par les tubes de Bellini remplis de ces cristaux et dont la couleur est celle des sédiments uriques ordinaires (rouge ou jaune orangé).

Ordinairement ce n'est que chez des enfants ayant vécu au moins un jour qu'on trouve ces infarctus uriques ; mais

---

1. Encore faut-il remarquer que, d'après la plupart des auteurs compétents, le bouchon muqueux a presque toujours disparu avant la naissance, et qu'il est remplacé par un liquide. Ce qu'il faut donc constater, ce n'est pas l'existence d'une cavité, mais la présence de l'air, seule preuve de la respiration (*)? Il faut donc ponctionner sous l'eau la membrane du tympan.

2. Après avoir enlevé le cerveau et détaché la dure mère, on isole le rocher en désarticulant la mâchoire inférieure et l'atlas, et en faisant passer deux traits de scie en arrière de l'apophyse mastoïde et au niveau de l'apophyse zygomatique. Après avoir ponctionné le tympan sous l'eau, on ouvre avec des ciseaux la partie supérieure de la caisse. Il peut y avoir intérêt à recueillir les matières contenues dans cette cavité pour les examiner au microscope (matières fécales, méconium, etc.).

(*) Maurice LANNOIS, *l'Oreille au point de vue médico-légal* (Journal de l'Anthropol. crim.).

on en a rencontré parfois chez des morts-nés, de sorte que ce signe n'établit nullement que l'enfant a vécu.

La **radiographie** permet de distinguer les poumons vides d'air ou de gaz de ceux qui en contiennent. Mais ce procédé n'a aucun intérêt dans la pratique médico-légale; il ne saurait remplacer la docimasie hydrostatique.

ARTICLE III. — MORT NATURELLE DE L'ENFANT

L'expert ne peut pas toujours reconnaître à quelle cause a succombé un enfant nouveau-né; souvent il doit se borner à dire qu'il n'a pas trouvé d'indices d'une mort violente. Il est évident qu'une plus grande précision est désirable et qu'il faut toujours chercher s'il existe des indices d'une mort naturelle. L'enfant peut succomber à des causes naturelles, avant, pendant ou après l'accouchement.

§ I. — Mort de l'enfant avant sa naissance.

Ce n'est pas ici le lieu d'exposer les diverses causes qui peuvent faire succomber l'enfant dans le sein de sa mère. Il suffit de rappeler qu'en général un fœtus mort dans l'utérus n'est pas expulsé immédiatement, et que lorsqu'il naît quelques jours ou plus longtemps après sa mort, il a subi certaines modifications qui lui donnent un aspect caractéristique; on dit alors que le fœtus est *macéré*, qu'il a subi la *macération*.

La macération diffère très notablement de la putréfaction ordinaire [1]. Ici la décomposition s'effectue sans qu'il se produise de gaz, sans teinte verte de la peau, sans odeur, du moins tant que l'œuf n'est pas ouvert. Le corps est très mou, sans consistance; quand on le place sur une table, la poitrine et l'abdomen s'affaissent et s'étalent, la tête s'apla-

---

1. Voir : Sentex, *Des altérations que subit le fœtus après sa mort dans la cavité utérine, et de leur valeur médico-légale.* Paris, 1868.

Lempereur, *Des altérations que subit le fœtus après sa mort dans le sein maternel,* thèse de Paris. 1867.

tit sur elle-même ; les articulations relâchées permettent aux membres de garder toutes les positions qu'on leur donne. La cornée et les liquides de l'œil ont une couleur rose sale. Il en est de même de la peau, qui présente aussi en quelques points, principalement autour de l'ombilic, une teinte d'un gris ardoisé. L'épiderme s'enlève facilement sauf à la face et sur le cuir chevelu ; en quelques points, il forme des bulles remplies de sérosité sanguinolente. Les os du crâne chevauchent fortement les uns sur les autres ; leur périoste est décollé. Le cerveau est ramolli ; les divers viscères le sont également. Les cavités pleurales, péricardique et péritonéale, contiennent de la sérosité sanguinolente.

Cet état est celui d'un fœtus mort depuis environ huit jours ; avant ce délai, les effets de la macération sont moins marqués. La flaccidité du corps et la teinte rosée de la peau se manifestent en premier lieu et sont déjà appréciables au bout de deux jours. Après huit jours, les altérations indiquées plus haut s'accentuent. L'épiderme a disparu ou s'enlève au moindre frottement ; c'est au cuir chevelu qu'il reste le plus longtemps adhérent. La teinte ardoisée de la peau se généralise ; le cuir chevelu est décollé par un liquide rougeâtre. Les os du crâne sont disjoints, leur périoste détaché, le cerveau est liquide. Le tissu cellulaire de tout le corps est imbibé de sérosité sanguinolente qui le colore en rouge (*fœtus sanguinolentus*). Tous les viscères sont très ramollis.

Quand les fœtus macérés restent exposés à l'air, la putréfaction continue chez eux suivant la forme vulgaire, et au bout de quelques jours leur aspect devient beaucoup moins caractéristique.

§ II. — Mort de l'enfant pendant la naissance.

La mort de l'enfant pendant l'accouchement est presque toujours causée soit par l'interruption de la circulation placentaire, soit par une compression ou des lésions traumatiques du cerveau ou du bulbe rachidien. Ces deux causes agissent quelquefois simultanément.

L'interruption de la circulation placentaire peut être amenée par divers mécanismes : par des contractions trop fortes et trop prolongées de l'utérus, qui occasionnent une compression du placenta ; par le décollement prématuré de celui-ci, par procidence et compression du cordon. L'interruption de la circulation placentaire a pour effet d'amener des mouvements respiratoires prématurés ; et il peut s'introduire ainsi dans les bronches une certaine quantité de liquide amniotique mélangé quelquefois d'enduit sébacé ou de méconium expulsé par l'enfant. En même temps il se produit une congestion des poumons, souvent très prononcée, et pouvant s'accompagner de noyaux hémorragiques ; il se forme des ecchymoses sous-pleurales et sous-péricardiques. Quand on trouve à l'autopsie des poumons vides d'air et présentant cet aspect, et surtout quand on reconnaîtrait dans les bronches du liquide amniotique mélangé d'enduit sébacé ou de méconium, on possède la preuve que l'enfant est mort pendant l'accouchement ou tout au moins qu'il a subi une asphyxie plus ou moins complète, étant encore renfermé dans l'utérus.

La compression de la tête et (dans certaines présentations vicieuses) le tiraillement des vertèbres du cou, peuvent amener des troubles fonctionnels des centres nerveux, qui ont pour conséquences soit ici encore des mouvements respiratoires prématurés, soit une impossibilité définitive de l'établissement de la respiration. Cette compression du cerveau et du bulbe peut ne se traduire à l'autopsie que par une congestion peu significative de ces organes. Mais souvent aussi elle détermine des épanchements méningés plus ou moins abondants qui occupent ordinairement la base du crâne ou la convexité des hémisphères cérébraux et qui résultent sans doute de la déchirure des vaisseaux des méninges sous l'influence d'un chevauchement trop considérable des os du crâne. Il est certain que ces épanchements sanguins, même assez abondants, n'amènent pas toujours la mort, du moins immédiatement. Nous avons trouvé de larges lamelles de sang coagulé à la surface du cerveau, à l'autopsie d'un enfant qui était mort plusieurs jours après sa naissance, et par suite d'un accident.

En l'absence de ces lésions intra-crâniennes, l'existence d'une bosse séro-sanguine volumineuse au-dessous du cuir chevelu indique aussi une compression énergique de la tête. Mais cette compression peut ne pas avoir retenti d'une manière fâcheuse sur le cerveau, et l'on voit très fréquemment des enfants survivre sans présenter de troubles appréciables de la santé, bien qu'atteints d'une bosse séro-sanguine énorme.

On trouve très souvent, à l'autopsie, des bosses séro-sanguines très volumineuses. Il est facile de ne pas confondre celles-ci avec un épanchement sanguin produit par des coups ou des heurts. Dans ce dernier cas, l'épanchement est constitué par du sang pur ; dans le premier, il s'agit d'un mélange de sang et de sérosité infiltrant le tissu cellulaire et formant une tumeur molle, tremblotante et à demi transparente ; en comprimant cette tumeur entre les doigts, on en exprime la sérosité, et il ne reste plus qu'une très petite masse formée par le tissu cellulaire.

Il ne faut pas non plus se méprendre sur la signification des ecchymoses épicrâniennes qui se rencontrent à peu près constamment sous le cuir chevelu, sous forme de petits épanchements arrondis dont les dimensions varient entre celles d'une tête d'épingle et celle d'une pièce de 50 centimes. Ces ecchymoses sont produites par la déchirure des petits vaiseaux sous l'influence du chevauchement des os du crâne.

Des fractures du crâne peuvent aussi se produire pendant l'accouchement (voir plus loin).

§ III. — Mort naturelle ou accidentelle de l'enfant après la naissance.

Les causes qui viennent d'être indiquées comme amenant la mort pendant l'accouchement peuvent ne pas avoir une action immédiate et laisser vivre l'enfant quelque temps après la naissance. On comprend, en effet, que chez un enfant né en état d'asphyxie, dont les poumons sont très congestionnés et en partie remplis de substances aspirées dans l'utérus, la vie puisse persister un certain temps et ne s'éteigne qu'après que la respiration s'est effectuée plus ou moins complètement; on a vu plus haut que la vie pouvait même persister sans respiration. De même, les lésions des centres nerveux peuvent permettre une certaine survie accompagnée ou non de mouvements respiratoires. On sait du reste que chez les enfants nés en état de mort apparente, il arrive souvent que la vie ne peut être ranimée malgré les soins les plus minutieux : à plus forte raison cela doit-il arriver dans les accouchements clandestins où tout secours efficace manque à l'enfant.

Défaut de maturité; monstruosités, non-viabilité. — Les enfants nés notablement avant terme, chétifs et peu vigoureux, peuvent, alors même qu'ils ont respiré complètement, mourir peu de temps après leur naissance, sans l'intervention de manœuvres criminelles ou du manque des soins vulgaires, et sans que les divers organes présentent à l'autopsie des lésions assez graves pour expliquer la mort.

Certaines monstruosités, certains vices de conformation qui ne sont pas compatibles avec une existence prolongée, permettent cependant l'établissement complet de la respiration. C'est ainsi que nous avons fait l'autopsie d'un nouveau-né à terme, vigoureux et bien conformé extérieurement, dont les poumons étaient remplis d'air, mais chez lequel le cerveau manquait. L'anencéphalie permet parfois une survie de quelques jours.

Dans des cas semblables, un infanticide peut parfaitement être commis et l'expert ne doit pas négliger d'en rechercher les traces. Il doit déclarer aussi, quand il y a lieu, que l'enfant était incapable de vivre au delà d'un certain temps, qu'il n'était pas *viable*, soit parce qu'il était né à une époque trop peu avancée de la gestation, soit parce qu'il était atteint de quelque vice de conformation incompatible avec la vie. Toutefois il semble, d'après la jurisprudence admise, que la question de viabilité ne doit pas être soulevée dans les inculpations d'infanticide, ou du moins qu'elle ne constitue pas un élément nécessaire du crime, et qu'aux yeux de la loi le meurtre commis sur un nouveau-né ayant vécu, quoique non viable, est toujours un infanticide. Au point de vue pratique, il est heureux qu'il en soit ainsi, car dans bon nombre de cas il serait très difficile d'affirmer qu'un enfant était ou non viable [1].

Obstruction accidentelle des orifices respiratoires. — La mort peut être la conséquence de l'obturation de la bouche et du nez par un fragment de la membrane amniotique, ou bien parce que l'enfant reste la tête plongée dans les lignes de l'accouchement, etc. On reviendra sur ce sujet au paragraphe de l'*Infanticide par omission*.

Hémorragie ombilicale. — Il est très rare que le médecin légiste ait à constater la mort du nouveau-né par hémorragie ombilicale, bien que, dans l'immense majorité des accouchements clandestins, le cordon ne soit pas lié.

La mort par hémorragie ombilicale a été cependant observée quelquefois par les accoucheurs. Elle se produit d'autant plus facilement que le cordon est divisé plus près de l'abdomen; elle est favorisée aussi par les troubles de la respiration, et elle ne survient quelquefois qu'un certain temps après la naissance, quand les mouvements respiratoires sont entravés, par exemple, ainsi que le signale Depaul, chez des enfants qui ont été fortement serrés dans leurs langes. Elle peut aussi ne se produire qu'après plusieurs jours, et elle est souvent alors l'une des manifestations d'un état général grave. L'hémorragie n'amène pas

---

1. La question de viabilité peut être posée au médecin légiste dans d'autres cas où elle est formellement indiquée par la loi; c'est-à-dire à propos de désaveu d'enfant, d'héritage ou de donation.

Code civil. — Art. 314. — L'enfant né avant le cent quatre-vingtième jour du mariage ne pourra être désavoué par le mari dans les cas suivants :... 3° si l'enfant n'est pas déclaré viable.

Art. 725. — Pour succéder, il faut nécessairement exister à l'instant de l'ouverture de la succession. Ainsi sont incapables de succéder :... 2° l'enfant qui n'est pas né viable.

Art. 906. — Pour être capable de recevoir entre vifs il suffit d'être conçu au moment de la donation. Pour être capable de recevoir par testament, il suffit d'être conçu à l'époque du décès du testateur. Néanmoins, la donation ou le testament n'auront leur effet qu'autant que l'enfant sera né viable.

ordinairement la mort d'une façon très rapide, mais au bout de plusieurs heures seulement [1].

A l'autopsie, on trouve les signes de toute hémorragie abondante, c'est-à-dire l'état exsangue des divers viscères. Cet état est surtout prononcé sur le foie, organe qui, comme on le sait, est, à l'état normal, extrêmement vasculaire chez le nouveau-né.

L'hémorragie ombilicale peut être la conséquence de circonstances particulières, dont la mère ne saurait être rendue responsable; le cordon peut s'être rompu au niveau de l'ombilic, de sorte que l'application d'une ligature était impossible; quelquefois une ligature a été mal faite, soit que le fil trop étroit ait coupé les vaisseaux, soit que le lien ait été trop peu serré. Cette dernière circonstance est difficile à reconnaître quand le cordon est desséché, car alors la ligature paraît toujours trop lâche et permet souvent l'introduction d'une sonde cannelée à travers les vaisseaux.

Mort de l'enfant à la suite d'un accouchement précipité. — On appelle, en médecine légale, *accouchement précipité* l'accouchement qui s'accomplit à l'improviste et si rapidement que la femme n'a que le temps de se coucher, en sorte que l'expulsion de l'enfant a lieu la mère restant debout ou accroupie. La mort de l'enfant peut être quelquefois la conséquence de la chute qui accompagne alors sa naissance.

La possibilité de l'accouchement précipité ne saurait être mise en doute; Klein [2] a pu en réunir cent quatre-vingt-trois cas, et presque tous les accoucheurs et médecins légistes en citent des exemples. Ces accouchements ont lieu quelquefois sur la voie publique, et c'est pourquoi on

---

1. Les cas de mort par cette cause concernent souvent des enfants qu ont été atteints d'hémorragie au moment de la chute du cordon, et cela par suite d'un état particulier du sang, par hémophilie. Il peut se faire en même temps des hémorragies par d'autres voies.

2. En 1843, Klein fit faire sur ce sujet une enquête officielle dans toute l'étendue du royaume de Würtemberg; il rassembla ainsi 183 cas d'accouchement précipité : 155 fois la mère était debout ; 22 fois dans la position assise ; 6 fois à genoux. Sur les 183 accouchées, il y avait 21 primipares.

les appelle en Allemagne *naissances de rues* ; ils se produisent fréquemment aussi au moment où la mère satisfait un besoin impérieux d'aller à la garde-robe, ou croit éprouver ce besoin.

Il arrive fréquemment qu'une femme accusée d'infanticide déclare (souvent sur le conseil de son avocat) qu'elle est accouchée d'une façon précipitée, et que l'enfant s'est tué en tombant sur le sol, ou dans les latrines, un seau, etc., avant qu'elle est eu le temps de le retenir. L'expert est alors chargé de dire si ces explications sont admissibles.

En général, quand on constate l'existence d'une bosse séro-sanguine sur le crâne de l'enfant, ou que la tête de celui-ci est très volumineuse relativement aux dimensions du bassin de la mère, on doit en conclure qu'il est peu probable que l'accouchement se soit effectué rapidement. Cependant Hofmann fait remarquer que c'est quelquefois la dernière partie seule de l'accouchement qui est rapide, la tête ayant pu rester longtemps retenue dans le bassin. Aussi l'expert ne peut-il que rarement repousser d'une façon absolue, en s'appuyant sur cette considération, la possibilité de l'accouchement précipité.

L'examen du cordon ombilical peut fournir des indications très utiles. Dans un accouchement précipité, il arrive quelquefois que le placenta est expulsé en même temps que l'enfant et que le cordon reste par conséquent intact. Dans d'autres cas le cordon, se rompt sous l'influence de la chute du corps de l'enfant [1]. Mais il est évident que si le

1. Négrier, puis Devergie ont montré qu'un cordon ombilical pouvait supporter sans se rompre un poids notablement supérieur à celui de l'enfant à terme (5 kilog. et même 9). Mais il n'en est pas de même quand, au lieu de suspendre simplement le poids après le cordon, on le laisse tomber d'une certaine hauteur en imitant ainsi ce qui a eu lieu au moment de l'accouchement ; les expériences de Pfannhuck (cité par Hofmann) montrent que le cordon se rompt alors sous l'influence d'un poids de 1 kilogramme et moins encore. Du reste des exemples authentiques ne laissent aucun doute sur la possibilité de la rupture du cordon dans les accouchements précipités.

Il faut noter qu'il y a parfois une fragilité exceptionnelle du cordon. Budin et d'autres auteurs ont cité des cas où il s'était rompu par la simple propulsion de l'enfant, la mère étant couchée dans son lit. Il faut donc rechercher dans chaque cas particulier quelle est la résistance du cordon, s'il n'a pas un point faible.

cordon a été coupé, cela indique en général que la chute
complète de l'enfant aurait pu être empêchée, et qu'il ne
serait pas tombé dans les latrines, par exemple, si la mère
n'avait pas sectionné le cordon. Il faut remarquer toutefois
que le cordon peut être assez long pour permettre le choc
de la tête de l'enfant contre le sol, la mère accouchant
debout ou accroupie; on doit dans chaque cas particulier
vérifier si cette explication est admissible et concorde avec
la position que la mère dit avoir eue au moment de l'accouchement. — D'un autre côté, alors même que l'on trouve
le cordon rompu, cela peut résulter et résulte très fréquemment non pas de la chute de l'enfant, mais de ce que la
mère a déchiré elle-même le cordon en tirant dessus. Cette
rupture exige une force assez grande, surtout parce que la
surface du cordon est lisse et ne donne pas un point
d'appui suffisant; en entamant cette surface avec les ongles,
on obtient cependant assez facilement la déchirure.

Il est en général facile de reconnaître si le cordon est
rompu, ou, au contraire, s'il a été sectionné avec des
ciseaux ou un instrument tranchant. Dans le premier cas,
l'extrémité est irrégulière, déchiquetée et présente des
lambeaux, allongés quelquefois en forme de lanières. Quand
le cordon a été coupé, l'extrémité est nette, régulière, les
vaisseaux sont divisés au même niveau que la gaine; cependant, quand la section a été faite avec des ciseaux coupant
mal, l'extrémité libre du cordon peut être mâchurée, irrégulière et en zigzag [1]. Si le cordon est desséché, il est
nécessaire, pour apprécier l'état de son extrémité, de le
ramollir en le laissant macérer pendant quelques heures
dans l'eau.

Même quand l'accouchement précipité est admissible,
l'examen et l'autopsie de l'enfant montrent souvent que la
mort de celui-ci n'est pas due à cette cause. Nous reviendrons sur ce point à l'occasion de l'infanticide par fracture
du crâne et par précipitation dans les fosses d'aisances.

---

1. M. TISSIER (Soc. de méd. lég., nov. 1898) a vu, dans un cas d'accouchement précipité, la mère restant debout, le cordon rompu et présentant une section « absolument nette et horizontale ». C'est là une
exception sans doute fort rare.

ARTICLE IV. — MEURTRE DE L'ENFANT NOUVEAU-NÉ

Le meurtre de l'enfant nouveau-né est commis surtout par suffocation, strangulation, fracture du crâne, projection dans les latrines; ce n'est que rarement que l'enfant est tué par d'autres procédés.

Pour donner une idée de la fréquence relative des divers procédés d'infanticide, voici trois statistiques d'autopsies médico-légales de nouveau-nés : l'une de Tardieu [1] (804 cas), l'autre du professeur Brouardel [2] (534 cas), la dernière (434 cas) de nous [3].

	TARDIEU	BROUARDEL	VIBERT
Suffocation	34 p. 100	5 p. 100	3 p. 100
Immersion dans les fosses d'aisances . .	9	9	6
Fractures du crâne . .	9	9	8
Strangulation	7	8	8
Submersion	4	4	0
Défaut de soins	1,7	0	0
Blessures	1	4	1,4
Combustion	1	1	0
Hémorragie ombilicale	1	2	0
Exposition au froid . .	0,5	1	0
Empoisonnement	0,2	0,5	0
Proportion des infanticides sur 100 autopsies	69	43	26

1. TARDIEU, *Etude médico-légale sur l'infanticide*, p. 99. Paris, J.-B. Baillière, 1880.

2. P. BROUARDEL, *L'Infanticide*. Paris, J.-B. Baillière, 1897.

3. Sur ces 434, il y en avait plus de la moitié (268) pour lesquels l'autopsie démontrait que l'enfant avait respiré.

Nous avons arrêté notre statistique à l'année 1897, parce que depuis cette époque les autopsies ne sont plus ordonnées par la justice que quand il y a déjà quelque présomption d'infanticide, et non plus, comme autrefois, pour tous les nouveau-nés apportés à la Morgue.

§ 1. — Infanticide par suffocation.

Nous avons indiqué dans un autre chapitre (p. 196) ce que l'on entend par suffocation et quels en sont les divers modes. Mais il est nécessaire de revenir ici sur quelques points de ce sujet, qui appartient d'ailleurs en grande partie à l'histoire de l'infanticide.

Une remarque importante doit être faite, c'est que les signes internes, bien qu'ordinairement très accusés, ne sont pas absolument caractéristiques; ce sont ceux de l'asphyxie en général, et comme l'asphyxie peut survenir chez le nouveau-né en dehors de toute tentative criminelle, il est ordinairement impossible d'affirmer qu'un enfant a été tué par suffocation, si l'on ne constate pas sur le corps des traces de violences dont l'interprétation ne soit pas douteuse.

Quand la suffocation a été exercée par *l'application de la main au-devant de la bouche et du nez*, il est rare que ces traces de violences fassent défaut. En effet, une occlusion suffisante pour amener la mort exige une application énergique de la main, et qui doit être prolongée sans doute assez longtemps[1]. D'autre part en raison de la présence de l'enduit sébacé qui rend la peau glissante, il est nécessaire que la main prenne un point d'appui solide à l'aide des

---

1. On ne peut déterminer exactement combien de temps cette application doit être continuée; mais les expériences sur les animaux permettent quelques présomptions à cet égard. La Société médico-chirurgicale de Londres a établi que chez les chiens adultes, la privation complète de l'air pouvait être prolongée pendant 3 minutes 30 secondes sans que la mort en résulte. Chez les animaux qui viennent de naître, la respiration peut être interrompue plus longtemps. Il est donc probable que chez l'enfant nouveau-né, les manœuvres criminelles doivent être prolongées assez longtemps, bien que souvent interviennent d'autres violences, telles que la compression des carotides ou du larynx, qui sont de nature à accélérer la mort. — Plusieurs fois, nous avons recueilli sur ce point des aveux paraissant sincères. Dans un cas, la mère avait étouffé son enfant en lui fermant la bouche et le nez avec la main; elle déclarait que l'enfant avait remué longtemps, et qu'elle avait prolongé l'application de la main pendant au moins cinq minutes. Dans un autre cas, l'enfant avait été étouffé de la même façon; il s'était débattu, au dire de la mère, pendant près d'un quart d'heure. Malgré cela, le cadavre ne portait aucune marque de violence, dans ce dernier cas.

ongles; et comme les mouvements de la mère sont souvent rendus tremblants et mal assurés par la fatigue et l'épuisement qui succèdent à l'accouchement, les empreintes des ongles sont fréquemment multipliées et agrandies. — Déjà, à propos de la strangulation (p. 189), nous avons décrit ces érosions unguéales; rappelons qu'elles peuvent être curvilignes et correspondre exactement à l'extrémité libre de l'ongle, ou bien irrégulières et représenter des égratignures plus ou moins longues. Ces érosions sont en général d'un rouge vif sur le cadavre frais; au bout de quelque temps elles prennent l'aspect parcheminé, et dans cet état sont souvent plus nettes encore. Quand la putréfaction est assez avancée pour que l'épiderme soit très peu adhérent et que le derme soit coloré en vert, elles sont beaucoup plus difficilement appréciables; si la putréfaction est plus avancée encore, elles ne peuvent être reconnues. — Ces érosions sont quelquefois doublées d'une ecchymose que l'on trouve soit dans le derme, soit dans le tissu cellulo-adipeux sous-jacent, à plusieurs millimètres de profondeur. On comprend que les ecchymoses se produisent d'autant plus facilement que la pression a été exercée en un point qui reposait sur un plan résistant (os ou cartilage). On comprend aussi qu'on peut rencontrer des ecchymoses en des points où n'existent pas d'empreintes unguéales. Ces ecchymoses ont en général une forme arrondie correspondant à celle de la pulpe des doigts; elles peuvent être situées profondément, et ne pas être appréciables à l'extérieur; aussi ne doit-on jamais omettre, dans une autopsie de nouveau-né, de pratiquer des incisions nombreuses et profondes sur la peau de la face et du cou[1].

1. Il peut arriver que la mère cherche à hâter la sortie de l'enfant en le tirant par la tête, et produise ainsi des blessures ressemblant plus ou moins exactement à celles qu'occasionne la strangulation. D'après les faits de ce genre qui ont été publiés, ces blessures consistent en égratignures, ecchymoses, extravasations sanguines dans les interstices des muscles du cou, et même, quand le doigt a été introduit dans la bouche en guise de crochet, des plaies de la langue et de la muqueuse buccale.

Dans de tels cas, l'expert aurait, d'une part, à rechercher si l'expulsion de l'enfant a pu être assez difficile pour nécessiter de pareilles ma-

La dessiccation des lèvres, l'aplatissement du nez ont été considérés comme indiquant une compression exercée sur les orifices respiratoires. Mais ce sont là des signes auxquels on ne peut attribuer aucune valeur; la dessiccation des lèvres est un phénomène cadavérique très fréquent, et l'aplatissement du nez peut résulter d'une compression accidentelle après la mort, par exemple quand le cadavre est resté couché sur la face.

Si la suffocation a été produite soit en introduisant l'enfant entre les draps du lit, soit en lui recouvrant le corps ou la tête avec une serviette ou une autre pièce d'étoffe, il n'en résulte aucune lésion extérieure. Il en est de même quand l'enfant a été laissé étendu sur le ventre, la face s'enfonçant dans un oreiller. Quand la justice soupçonne qu'un enfant a été tué ainsi, l'expert ne peut que rechercher si, d'après ses constatations et d'après les circonstances du fait, ce genre de mort est admissible. Il y a lieu de rappeler ici que dans ces cas les signes de l'asphyxie peuvent être eux-mêmes très peu accentués.

La suffocation peut résulter de l'introduction, dans les cavités de la bouche et du pharynx, d'un tampon de linge, d'ouate, de papier, etc. Deux fois nous avons trouvé à l'autopsie la bouche et le pharynx oblitérés par un tampon d'ouate qui n'avait produit aucune lésion de la muqueuse de ces cavités. Chez un nouveau-né retiré de la Seine où il avait séjourné peu de temps, nous avons trouvé une éponge qui remplissait le pharynx et sortait par la bouche; il n'y avait pas non plus de lésions de ces cavités.—Mais si le tampon était retiré après la mort, nous croyons qu'on en retrouverait très souvent les traces. Nous avons constaté en effet que la ouate ne peut guère être enlevée complètement; il en reste quelques brins, qu'il est bien difficile d'enlever tous sans produire quelques éraillures ou déchirures sur la muqueuse de la langue, des joues, du palais, du pharynx. Ces lésions se produiraient sans doute aussi si le tampon était constitué par du papier ou telle autre matière plus facile à enlever

nœuvres, et d'autre part à interpréter l'origine des blessures d'après la nature et le siège de celles-ci.

que la ouate, mais aussi plus rigide. C'est pourquoi, dans
une autopsie de nouveau-né, il convient de fendre largement
les joues par une incision partant des commissures
labiales, et d'examiner minutieusement les diverses parties
des muqueuses buccale, linguale et pharyngée.

L'enfant peut avoir été placé sous un matelas ou sous un
oreiller, et la mort résulter non seulement de l'oblitération
des orifices respiratoires, mais aussi de la compression du
thorax et de l'abdomen, qui empêche la dilatation des
poumons. Il est rare que cette compression exercée par
des objets mous, non rugueux, agissant sur une large surface,
produise des lésions. Cependant, chez un enfant que
la mère avouait avoir placé sous la paillasse sur laquelle
elle s'était ensuite couchée, nous avons vu la face antérieure
du corps couverte d'érosions très irrégulières et non ecchymotiques ;
il existait en outre dans la région lombaire un
épanchement assez abondant de sang mélangé de sérosité.
On conçoit qu'une compression violente de la poitrine
puisse occasionner des fractures de côtes ou d'autres lésions
facilement appréciables.

On connaît des exemples de suffocation amenée par l'*enfouissement*
du nouveau-né dans la terre, dans un tas de
fumier, de feuilles sèches, de cendre, de sable, etc. Les
signes que l'on peut invoquer pour reconnaître ce genre
de mort ont déjà été exposés (page 201).

Ce qui est à remarquer, c'est la longue résistance que
les nouveau-nés opposent quelquefois à ce genre de mort.
Bardinet[1] a rapporté le cas d'un enfant enterré à 25 centimètres
de profondeur, qui fut retiré au bout de quatre ou
cinq heures, et qui vécut ensuite quatre jours (il était à la
fois hydrocéphale et anencéphale). Maschka[2] a publié
l'observation d'un enfant qui resta enterré cinq heures, put
être rappelé à la vie et mourut trois jours après, à la suite
d'un phlegmon développé autour d'une plaie. Kohn cite
aussi l'exemple de deux enfants ensevelis immédiatement
après la naissance, et qui furent déterrés vivants.

<hr>

1. Bull Académie Méd., 2 nov. 1864.
2. MASCHKA, *De la vie du nouveau-né sans respiration*. Prague. 1854.

Enfin, l'enfant peut être tué par séquestration dans un espace confiné, dans une malle, une boîte, un panier, etc. La mort arrive au bout d'un temps variable qui dépend naturellement de la quantité d'air dont l'enfant peut disposer. Tardieu, qui a observé plusieurs de ces cas, n'a jamais noté de violences, et il est alors impossible d'affirmer que l'enfant a été enfermé vivant dans l'espace où son cadavre a été trouvé.

§ II. — Infanticide par strangulation.

La strangulation est exercée sur le nouveau-né soit avec les mains, soit avec un lien.

La strangulation à la main est souvent combinée avec l'obturation de la bouche et du nez. On aperçoit sur la face antérieure du cou des empreintes unguéales, des érosions, des égratignures semblables à celles qui ont été décrites déjà. Ces érosions peuvent s'accompagner, comme chez l'adulte, de lésions des diverses parties profondes du cou (page 190). Ces lésions sont quelquefois beaucoup plus graves que chez l'adulte, parce que les tissus et les organes offrent moins de résistance. Ainsi, dans un cas, nous avons vu la peau de toute la partie antérieure du cou décollée par un vaste épanchement sanguin, le larynx et la trachée détachés de leurs connexions et flottant au milieu du sang épanché, les deux sterno-mastoïdiens déchirés, les deux carotides ecchymosées, etc. Dans un autre cas, il existait, avec un énorme épanchement sanguin sur le cou, une fracture du maxillaire inférieur. L'interprétation de ces érosions et de ces violences que l'on constate sur le cou est en général évidente. On ne pourrait avoir à discuter que si la mère alléguait qu'elle a tiré sur la tête de l'enfant pour hâter la sortie du corps (voir la note de la page 520); ce cas ne s'est jamais présenté dans notre pratique.

Quand la strangulation a été effectuée par un lien, si ce lien est une ficelle ou un cordon provenant des vêtements de la mère, il laisse un sillon bien marqué et caractéristique. S'il s'agit d'un lien constitué par un mouchoir,

un foulard, un bas, etc., le sillon peut être à peine marqué
et difficilement appréciable. Par contre, il faut signaler ici
une erreur qui a été commise quelquefois. Chez les enfants
vigoureux et gras, il existe souvent sur le cou des sillons
correspondant aux plis de flexion de la tête, et qui, après
la mort, offrent une coloration blanche dans leur partie profonde, avec une teinte plus ou moins rouge sur leurs bords.
Ces sillons se distinguent facilement de ceux produits par
un lien ; ils ne se prolongent pas en arrière de façon à entourer complètement le cou ; ils ne sont jamais parcheminés, et l'on peut s'assurer qu'ils coïncident exactement avec
les plis que forment la peau quand la tête est fléchie. En
outre, ils ne s'accompagnent d'aucune lésion des parties
profondes, tandis qu'en cas de strangulation ces lésions ne
font presque jamais défaut et sont même quelquefois bien
plus graves que chez l'adulte.

On doit se demander dans quelques cas si la strangulation n'a pas été produite par l'enroulement accidentel du
cordon ombilical autour du cou. Suivant Tardieu, quand
l'enroulement du cordon amène la mort, c'est pendant la
naissance, par suite de l'interruption de la circulation dans
les vaisseaux comprimés ; l'enfant meurt sans avoir respiré,
de sorte que jamais l'enroulement ne peut expliquer la
strangulation d'un enfant chez lequel on trouve les preuves
d'une respiration complète. — Devergie déclare, au contraire, que si le cordon ombilical est assez long, il peut, en
s'enroulant autour du cou, permettre la sortie de la tête
hors de la vulve, sans être assez tendu pour empêcher la
respiration de s'établir, le thorax étant encore dans le bassin.
Puis, si la femme tire sur l'enfant pour faciliter sa sortie,
le cordon peut se tendre assez, lorsque le placenta résiste,
pour produire une véritable strangulation. Devergie s'est
d'ailleurs assuré que le cordon ombilical a une résistance
suffisante pour opérer une constriction amenant une strangulation mortelle. Plusieurs auteurs admettent également
la possibilité de l'étranglement par le cordon.

On peut reconnaître que le sillon a été produit par le
cordon ombilical, quand il est mou, peu profond, d'une
largeur à peu près uniforme et égale à celle du cordon, et

surtout quand il se continue avec des marques de l'enroulement du cordon autour d'autres parties du corps. Mais certains faits montrent que la constriction du cordon peut aussi produire un sillon déprimé, avec parcheminement ultérieur de la peau et même avec des ecchymoses sous-cutanées, et d'autre part que toute trace de sillon peut manquer, si la constriction a duré peu de temps.

§ III. — Infanticide par fracture du crâne.

Les fractures du crâne chez le nouveau-né sont produites de différentes façons. Tantôt le crâne est brisé par des coups portés directement avec un corps contondant; tantôt l'enfant, maintenu ou non par les pieds, est lancé contre un mur, un meuble, etc., de façon que la tête heurte violemment, tantôt les fractures résultent d'une chute ou de la précipitation d'une certaine hauteur. Elles peuvent aussi être produites par le passage forcé de la tête à travers la lunette des cabinets d'aisances ou un tuyau de chute.

Les fractures siègent presque toujours sur les pariétaux ; elles partent ordinairement des bosses pariétales et irradient de ce point en diverses directions ; les fractures par compression forcée de la tête présentent presque constamment cette disposition. Quand la fracture résulte d'une chute, elle peut, quoique rarement, intéresser uniquement la base du crâne ; c'est ce que nous avons vu sur un nouveau-né qui avait été jeté dans une cave et qui présentait une fracture concentrique au trou occipital. — Les fractures par coups comprennent quelquefois un grand nombre de fragments, qui peuvent être plus ou moins déprimés. Ces fractures s'accompagnent quelquefois aussi de plaies du cuir chevelu, qu'on observe rarement dans les autres variétés.

Fractures produites après la mort.— Comme il arrive très souvent que les fractures du crâne sont produites après la mort, parce que le cadavre abandonné a été exposé à diverses violences accidentelles, on doit examiner avec beaucoup de soin dans chaque cas particulier s'il est bien

certain que la fracture a été faite pendant la vie. Très souvent on trouve à l'autopsie des nouveau-nés une congestion très vive des méninges, des os du crâne, du cuir
chevelu, congestion qui s'accompagne quelquefois d'épanchements sanguins plus ou moins étendus entre la face
externe des os et le périoste. Si le crâne est fracturé quelque
temps après la mort, on verra alors les bords de la fracture
fortement imbibés de sang et même entourés d'une cer-

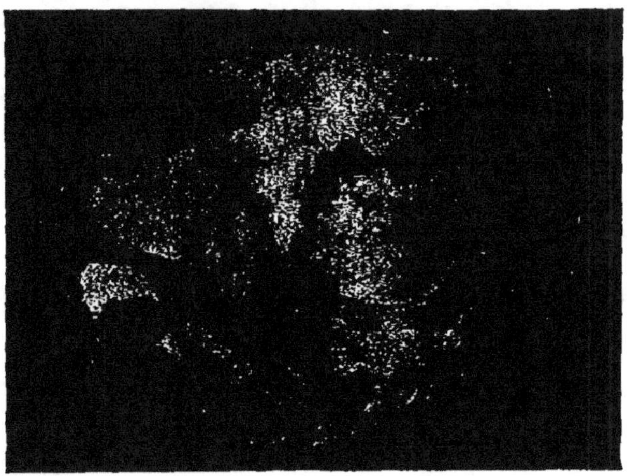

Fig. 50. — Lacunes d'ossification sur le crâne d'un nouveau-né.

taine quantité de sang liquide ayant soulevé le périoste[1].
Ces signes qui, en d'autres circonstances, indiqueraient
une lésion produite pendant la vie, perdent ici beaucoup
de leur valeur; et l'affirmation n'est permise que si l'on
trouve du sang *coagulé* ou un épanchement demi-liquide,
abondant et occupant uniquement les bords et le voisinage
de la fracture.

***Fissures et solutions de continuité congénitales du
crâne.***— Il peut exister sur les os crâniens des solutions de

---

1. C'est ce qu'on voit quelquefois se produire au moment même de
l'autopsie quand on fracture accidentellement le crâne. Pour éviter ces
fractures pendant l'autopsie, qui peuvent se faire très facilement et
laisser dans l'esprit du médecin un doute sur leur origine, il faut avoir
soin d'enlever le cuir chevelu, puis le périoste, et de n'ouvrir le crâne
qu'après s'être bien assuré qu'il est intact.

continuité congénitales, c'est-à-dire des manques ou défauts d'ossification, qui se présentent soit sous forme de
fentes ou fissures, soit sous forme de lacunes ou trous
arrondis. Les fissures occupent surtout l'occipital et les
pariétaux ; sur ces derniers os, elles partent presque toujours de la moitié posté-
rieure de la suture sagittale pour se diriger vers la
bosse parié-tale qu'elles
n'atteignent pas en géné-
ral. Ces fissu-res congénitales se dis-tinguent des
fractures en ce que leurs
bords sont lisses, rectilignes ou légè-rement ondu-
leux, mais toujours pa-
rallèles aux rayons d'ossification ; en ce qu'il existe
presque tou-

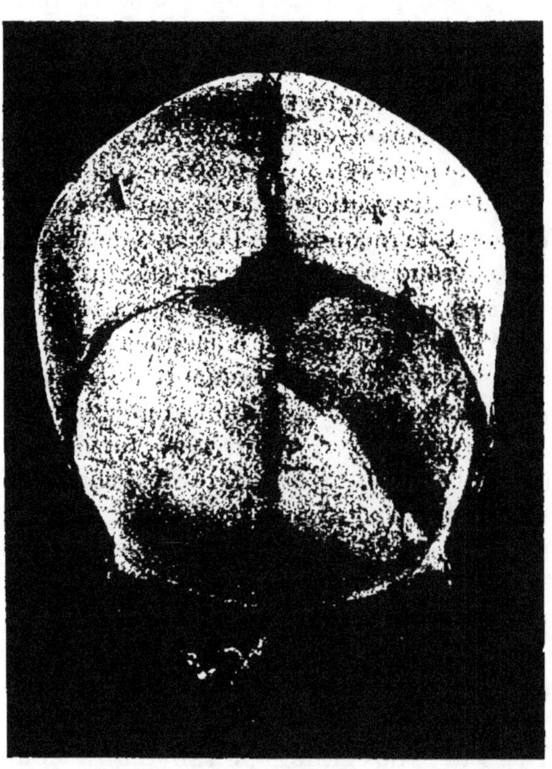

Fig. 51. — Enfoncement avec fracture du frontal
gauche dans une présentation occipito-iliaque
gauche transverse. Le promontoire est l'agent
vulnérant. (FABRE, de Lyon.)

jours une mince couche de cartilage entre ces bords ; enfin,
en ce qu'elles ont un siège spécial et sont en général disposées d'une façon symétrique. — Les lacunes sont faciles
à distinguer des fractures ; elles ont une forme arrondie et
peuvent dépasser les dimensions d'une pièce de 50 centimes ; elles représentent un véritable trou, ou bien à leur
niveau il existe soit du cartilage, soit une couche osseuse

d'une excessive minceur. Ces lacunes siègent ordinairement entre la bosse pariétale et la suture sagittale, ou bien sur le frontal et l'occipital.

Fractures du crâne produites pendant l'accouchement. -- Quand le bassin est rétréci ou mal conformé, l'accouchement peut occasionner une fracture du crâne, sous l'influence seule des contractions utérines. En pareil cas, la fracture est produite généralement par la compression au niveau de l'angle sacro-vertébral; elle a la forme d'un enfoncement avec trait en γ et siège souvent sur la bosse frontale (*fig.* 51).

Cette disposition et l'examen du bassin de la mère permettent de reconnaître la cause de la fracture.

Le crâne peut être fracturé aussi par l'application du forceps. La fracture est généralement déprimée en pli. Mais l'intervention de l'accoucheur enlève tout caractère clandestin à l'accouchement, de sorte que ces fractures n'intéressent guère la médecine légale.

Il peut arriver que, même lorsque les dimensions du bassin et celles de la tête de l'enfant sont normales, le crâne soit fracturé pendant l'accouchement. Les fractures résultent d'un chevauchement exagéré des os, et le plus souvent aussi de leur minceur anormale. Elles se présentent ordinairement sous forme de fissures ou fêlures siégeant sur les pariétaux, partant de la suture sagittale pour se diriger vers la bosse pariétale en suivant les rayons d'ossification.

Fractures du crâne résultant d'un accouchement précipité. — Nous avons vu (p. 515) que l'accouchement peut s'effectuer d'une façon tellement rapide et imprévue que la femme n'a pas le temps de prendre une position convenable, reste debout, de sorte que l'enfant tombe de la hauteur des parties génitales de la mère. Il est incontestable que cette chute peut occasionner des fractures du crâne, surtout si elle a lieu sur un sol résistant. Mais le fait est rare [1].

1. Chaussier, et après lui d'autres expérimentateurs, notamment Hofmann, ont montré qu'en laissant tomber un cadavre de nouveau-né de la hauteur des parties génitales. on produit le plus souvent des frac-

Il est à noter d'ailleurs que les fractures du crâne, même étendues, peuvent ne pas entraîner une mort immédiate. Il y a des exemples d'enfants nés vivants après avoir subi la céphalotripsie, et il y en a d'autres d'enfants ayant survécu à une fracture du crâne [1] ; il est même probable que certaines de ces fractures, en forme de fissures, restent quelquefois méconnues et se consolident sans que leur existence ait été soupçonnée.

§ VI. — Infanticide par précipitation dans les fosses d'aisances.

L'expert est très souvent chargé d'examiner des fœtus ou des nouveau-nés trouvés dans les fosses d'aisances. Cela tient à ce que, dans les villes, beaucoup de femmes se débarrassent de fœtus ou d'enfants mort-nés en les jetant dans les latrines. Souvent aussi on fait disparaître de cette façon le cadavre d'un enfant tué par un procédé quelconque ; quelquefois enfin l'enfant est jeté vivant dans les latrines.

Dans ce dernier cas, la mort de l'enfant a eu lieu soit par asphyxie, soit par suite de blessures produites pendant la chute, ou par les deux causes réunies.

Quand l'enfant a exercé des mouvements respiratoires

tures du crâne. Mais quand la chute a lieu au moment de la naissance, les fractures sont beaucoup plus rares. Sur les 183 cas de Klein, il n'y a eu aucune fracture du crâne ou du moins tous les enfants ont survécu sans qu'on ait soupçonné chez eux la fracture. — Certains auteurs font remarquer qu'au moment de la naissance, le passage du corps à travers les parties génitales et aussi la résistance du cordon ombilical, amortissent beaucoup la chute de l'enfant, ce qui explique la rareté des fractures dans ces cas. D'autres auteurs pensent, au contraire, que la force expulsive de l'utérus est plutôt de nature à accélérer la vitesse de la chute. En tout cas, des exemples incontestables montrent que des fractures peuvent se produire sur un enfant tombant des parties génitales sur un sol dur.

1. Nous avons fait l'autopsie d'un enfant qui, immédiatement après sa naissance, avait été jeté d'un premier étage dans la rue ; l'enfant, né un peu avant terme, mourut athrepsique au bout de 21 jours ; on trouva une fracture en V du pariétal, avec chevauchement des fragments, et qui était presque complètement consolidée. — Tardieu rapporte, d'après Jayet, le cas d'un nouveau-né atteint de fracture du crâne, qui survécut 13 jours et mourut de bronchite capillaire.

énergiques au milieu d'une masse de matières fécales, celles-
ci pénètrent par aspiration dans les ramifications bronchiques et les remplissent quelquefois tellement qu'en
pressant sur une coupe du poumon, on voit sortir de petits
cylindres de fèces qui représentent le moule des bronches.
On peut trouver aussi des matières fécales dans l'estomac,
dans les oreilles moyennes. Il est alors facile de reconnaître
que l'enfant est arrivé vivant dans la fosse, et que la mort
résulte de son séjour dans ce milieu. Mais il n'en est pas
toujours ainsi : quand l'enfant tombe dans les tinettes dites
« filtrantes », où il est reçu sur une sorte de tamis qui n'a
conservé que des débris non mélangés de fèces liquides ou
pâteuses, ou encore quand le corps reste flottant sur des
matières épaisses, on ne trouve pas de corps étrangers dans
les bronches ni dans l'estomac.

Quelquefois la chute ne produit pas de blessures graves,
les matières fécales ne pénètrent pas dans les bronches, ni
même dans la bouche ou le nez, et la mort de l'enfant résulte très probablement de l'action des gaz toxiques, ou
tout au moins irrespirables, qui existent dans la fosse. Dans
ces cas la mort n'est pas toujours très rapide, et l'on a pu
retirer des enfants qui vivaient encore après un séjour de
plusieurs heures. Nous avons fait l'autopsie d'un nouveau-
né jeté au moment même de sa naissance dans les latrines
d'un rez-de-chaussée, et qui était tombé dans une fosse
peu profonde d'où il avait été retiré au bout de trois quarts
d'heure : il mourut quatre heures après, et l'on ne trouva à
l'autopsie d'autres lésions qu'une forte congestion pulmonaire.

Le corps présente fréquemment des érosions, des éra-
flures (parallèles entre elles) ou des plaies superficielles,
siégeant principalement sur les parties saillantes : tête,
épaule, coudes et genoux, et résultant de son passage à
travers la lunette ou les tuyaux de chute plus ou moins
étroits et garnis d'aspérités. Les caractères de ces lésions
permettent dans certains cas d'établir que l'enfant était vivant au moment de la chute; il ne faut pas oublier toutefois
que les blessures produites peu de temps après la mort
peuvent être accompagnées d'épanchement sanguin. Des

fractures du crâne sont souvent aussi la conséquence soit de la chute, soit des violences exercées pour forcer la tête à passer à travers l'orifice de la lunette. Il est indispensable de rechercher très soigneusement si ces fractures présentent les caractères de la réaction vitale, car il peut arriver que l'enfant ait été jeté seulement après sa mort, et des fractures ou des blessures profondes résultent souvent de ce que le corps, qui obstruait le conduit, a été à un certain moment poussé vigoureusement à l'aide d'un bâton ou d'un autre instrument.

Quand il est établi qu'un enfant est tombé vivant dans la fosse d'aisances, presque toujours la mère (ou son avocat) allègue que la chute s'est produite accidentellement, à la suite d'un accouchement précipité. C'est dans ces cas qu'il est indispensable d'examiner soigneusement le cordon ombilical, car si celui-ci a été coupé, il est impossible d'admettre une chute accidentelle. L'expert doit toujours se rendre compte par un examen direct ou par des renseignements précis, de la disposition des cabinets où s'est fait l'accouchement, et de la dimension de l'orifice de la lunette. A Paris, cet orifice mesure sur la plupart des cuvettes 11 centimètres. Or, la longueur du grand diamètre de la tête de l'enfant à terme oscille autour de ce chiffre ; si elle est plus considérable, il est évident que le passage n'a pu avoir lieu qu'à la suite d'efforts exercés par la mère ; si le diamètre de la tête est moindre que celui de la lunette, il est encore difficile, en général, que les épaules et le tronc passent uniquement sous l'influence du poids du corps et de la vitesse de la chute. Ce n'est donc que lorsque les latrines présentent des dispositions et des dimensions, qu'à Paris au moins, on peut qualifier d'exceptionnelles, que la chute accidentelle de l'enfant peut être admise.

Accouchement sur une chaise percée, un seau, etc. — Dans certains cas la femme dit être accouchée à l'improviste, sur une chaise percée, sur un vase ou un seau contenant de l'eau, de l'urine ou des matières fécales. Comme l'enfant a dû tomber immédiatement dans le milieu où il a péri, l'assertion de la mère ne peut être admise en général si l'on trouve de l'air, non seulement dans toutes les vésicules pulmonaires, mais encore dans l'estomac ou dans l'intestin, ce qui démontre, ainsi que nous le verrons plus loin, que l'enfant a vécu un certain temps.

Remarquons toutefois qu'il suffit d'une ou deux inspirations énergiques pour remplir les poumons d'air, et qu'il n'est pas inadmissible que, dans un seau contenant seulement peu de liquide, l'enfant reste quelque temps avant de prendre une position telle que la bouche et le nez soient obstrués.

§ V. — Infanticide par blessures.

Les coups portés avec un corps contondant, les chocs violents sont presque toujours dirigés sur la tête et amènent des fractures du crâne. — Les lésions des organes internes par contusions sont assez rares et résultent le plus souvent de causes accidentelles. C'est presque uniquement sur le foie qu'on observe ces lésions : tantôt des hémorragies sous-glissonniennes, plus rarement des déchirures du parenchyme de l'organe. Ces lésions et surtout la première peuvent être produites par un traumatisme peu intense : constriction un peu trop énergique de la région hépatique par la main ou chute d'une faible hauteur, elles se produiraient même quelquefois du fait de l'accouchement [1]. — Il peut arriver aussi que des blessures aient été faites *in utero* par un traumatisme ayant atteint la mère. Un ébranlement violent du corps, comme celui qui résulte d'une chute de haut, produit ordinairement des lésions graves sur l'enfant (page 328). Même quand l'utérus est resté intact, l'enfant peut subir des blessures graves, par exemple des fractures du crâne.

Les plaies par instrument piquant et tranchant sont rares.

Il faut signaler cependant l'infanticide par *acupuncture*, qui consiste à introduire une longue aiguille, soit dans le cerveau à travers les fontanelles, soit dans le cœur ou dans

---

1. BUREAU, *Hémorragie traumatique du foie pendant l'accouchement*, thèse de Paris, 1899.

les gros vaisseaux, soit même dans le bulbe en passant par la nuque ou par le pharynx. Comme le criminel a soin d'exercer des mouvements étendus avec l'aiguille, il se produit ainsi des déchirures et des dilacérations du cerveau ou des autres organes, tandis que la plaie extérieure, très minime, est peu apparente. Plusieurs cas de ce genre ont été publiés à diverses époques.

Il y a aussi quelques exemples d'infanticide par section du cou. Dans un cas que nous avons observé, il s'agissait d'une jeune fille de 16 ans qui, à l'aide d'un couteau de table ordinaire, fort mal aiguisé, avait séparé complètement la tête du tronc. Les caractères de cette vaste plaie, et surtout les signes d'une hémorragie énorme, auraient suffi à établir que cette mutilation avait été faite pendant la vie ; la mère l'avait du reste immédiatement avoué.

Fodéré cite encore des cas où l'enfant a été tué par une simple torsion du cou. On trouverait, suivant lui, à l'autopsie, des contusions ou des déchirures des ligaments vertébraux et de la moelle épinière. Nous avons vu nous-même un nouveau-né qui avait été étranglé avec une ficelle et qui présentait en outre des déchirures multiples des muscles de la nuque, ce qui nous a fait supposer qu'il avait subi aussi une forte torsion du cou.

§ VI. — Infanticide par omission.

On comprend sous ce nom les cas où la mort de l'enfant résulte de ce que la mère a omis volontairement de donner au nouveau-né les soins qui lui sont nécessaires.

L'enfant peut succomber ainsi à des causes diverses : par suite de l'application sur la face de fragments des membranes de l'œuf empêchant la respiration, ainsi que nous en avons observé des exemples très nets (voir le rapport à la fin de ce livre), ou bien parce que l'accès de l'air est empêché en raison de la position dans laquelle est laissé le corps.

La mort peut arriver aussi parce que l'enfant a été abandonné pendant un certain temps nu, ou presque nu, dans une chambre froide (Voir le paragraphe consacré à la mort par l'action du froid, page 202 et suivantes) et bien plus rarement par hémorragie ombilicale, le cordon n'ayant pas été lié.

Quand il est établi que la mort de l'enfant résulte d'un défaut de soins, on demande souvent à l'expert d'exprimer son avis sur les explications données par la mère.

Il est quelquefois admissible que l'inculpée ait ignoré la nécessité des soins qu'elle a omis ; c'est ainsi qu'une primipare, jeune fille inexpérimentée, peut très bien ne pas savoir qu'il faut lier le cordon, ou ne pas comprendre le danger de l'enveloppement de la face par des fragments des membranes de l'œuf.

Dans quelques cas, la mère allègue que, par suite de faiblesse ou de perte de connaissance, elle était dans l'impossibilité matérielle de porter secours à son enfant. D'une manière générale, cette assertion est admissible. Toutefois, les soins indispensables à un nouveau-né ne réclament pas beaucoup d'efforts ; il s'agit de le préserver du froid, d'écarter les couvertures qui peuvent lui recouvrir la tête, d'empêcher que la face ne baigne dans les liquides de l'accouchement, etc., toutes choses qui n'exigent pas beaucoup de force physique et peuvent être faites par une femme très affaiblie. Quant à la perte complète de connaissance, elle est ordinairement le résultat d'une syncope produite par une hémorragie très abondante, et celle-ci laisse un état général qui ne se dissipe pas immédiatement et dont les traces peuvent quelquefois être encore reconnues au moment de l'examen de l'inculpée.

ARTICLE V. — QUESTIONS ACCESSOIRES RELATIVES A L'INFANTICIDE

§ 1. — Combien de temps l'enfant a-t-il vécu?

Il est indispensable, pour qualifier une accusation d'infanticide, de savoir s'il s'agit ou non d'un enfant nouveau-né.

Nous avons vu que la jurisprudence ne délimite que d'une façon vague la période pendant laquelle l'enfant doit être considéré comme un nouveau-né et que l'expert, sans avoir à se prononcer sur l'appellation qui convient à l'enfant, doit s'efforcer de déterminer aussi exactement que possible combien de temps celui-ci a vécu, afin de fournir des éléments précis d'appréciation aux magistrats et aux jurés.

Dans d'autres cas, la qualification de nouveau-né n'étant pas discutée, la justice a intérêt à savoir si l'enfant est mort immédiatement après sa naissance, ou s'il a survécu quelques instants ; cela peut être utile dans certaines circonstances pour apprécier les allégations et le système de défense de l'accusée.

Pour résoudre ces questions, on s'appuie sur les signes suivants.

Contenu du tube digestif. — L'estomac d'un enfant qui n'a pas vécu renferme une quantité variable de mucus sous forme d'un liquide visqueux, tenace, transparent ou mélangé de flocons blanchâtres, qui prend avec les progrès de la putréfaction une teinte d'un rouge brun sale.

Nous avons vu que la présence de l'air dans l'estomac et l'intestin indique que l'enfant a vécu. La quantité de cet air n'est pas toujours proportionnelle à la durée de la vie de l'enfant ; quelquefois tout l'intestin grêle en est rempli après quelques heures, et dans d'autres cas, certaines de ses parties en sont encore dépourvues après plusieurs jours. Cependant, quand on trouve beaucoup d'air dans l'estomac, il est certain que la mort n'a pas été immédiate. Si cet air est mélangé au mucus, forme avec lui des bulles plus ou moins volumineuses, si, en même temps, on rencontre dans l'estomac de la salive spumeuse, on peut en conclure que l'enfant a vécu pendant un temps qui, sans pouvoir être fixé exactement, peut être évalué, croyons-nous, à un minimum d'environ deux minutes.

Il va sans dire que si le corps est putréfié, ce signe perd toute valeur ; il en serait de même s'il était établi qu'on a pratiqué l'insufflation.

Il est inutile d'insister sur l'importance que présenterait la constatation de la présence du lait dans l'estomac. Mais il ne faudrait pas prendre pour du lait les flocons blanchâtres dont il a été parlé plus haut. L'examen microscopique permet d'éviter cette erreur.

État des poumons. — Nous ne mentionnons ici l'état des poumons que pour mettre en garde contre les conclusions erronées qu'on pourrait être tenté d'en tirer. Il faut savoir, en effet, que les poumons peuvent être complètement remplis d'air après un très petit nombre d'inspirations, peut-être même après une seule ; c'est ce que montrent les expériences sur les animaux et aussi certaines observations médico-légales faites dans des circonstances où des renseignements très exacts ont pu être obtenus. D'autre part, il est certain qu'un enfant peut vivre plusieurs heures et plusieurs jours, alors que ses poumons n'ont reçu de l'air que dans une portion de leur étendue.

Bosse séro-sanguine. — La bosse séro-sanguine qui se forme fréquemment sous le cuir chevelu pendant l'accouchement disparaît rapidement. La présence d'une de ces tumeurs volumineuses bien limitée, et contenant une grande quantité de sérosité, indique que l'enfant n'a pas vécu plus de trois ou quatre jours.

État du cordon ombilical et des vaisseaux ombilicaux. — Après la naissance. le cordon se dessèche[1], puis tombe en se détachant au niveau de l'ombilic. La séparation se fait par l'ulcération d'abord des parties périphériques, puis des vaisseaux ; l'ulcération s'accompagne de la production d'une petite quantité de pus. Elle commence en général après les 48 premières heures qui suivent la naissance, par la formation d'un liseré rouge autour de la peau ; la chute du cordon a lieu ordinairement dans le cours du cinquième ou sixième jour. C'est là ce qui s'observe le plus communément ; mais il y a quelques exceptions : l'élimination du cordon peut être plus tardive ou plus rapide : Depaul l'a vue terminée une fois au bout de 36 heures, et dans un autre cas le treizième jour seulement. Après la

---

1. La dessiccation du cordon n'est pas un phénomène vital ; elle peut se faire également après la mort et d'autant plus vite que le cadavre a séjourné dans un endroit plus sec et plus chaud. Sur le vivant, le cordon reste quelquefois humide et se putréfie sans s'être desséché.

chute, il reste une petite plaie minime qu'on aperçoit en écartant les plis de l'ombilic, et qui se cicatrise après deux ou trois jours.

Il peut arriver que le cordon ait été arraché au ras de l'ombilic au moment de la naissance ou peu de temps après. Quand le cadavre est encore frais, on reconnaît en général facilement qu'il s'agit d'un arrachement et non d'une élimination naturelle, car il est rare qu'il ne reste pas quelques fragments de la gaine amniotique ou des vaisseaux. Sur les cadavres putréfiés, cette distinction est souvent impossible à faire.

Après la ligature du cordon, il commence à se former des caillots à l'extrémité de la portion intra-abdominale des vaisseaux ombilicaux, dont le calibre n'est pas, cependant, complètement oblitéré. Quelque temps après la chute du cordon, 5 jours au plus tôt, les vaisseaux ombilicaux quittent l'ombilic, ou du moins n'y restent plus reliés que par leur tunique externe ; les deux autres tuniques se rétractent graduellement, et quelquefois dès la fin du deuxième mois, les extrémités des artères se trouvent au niveau du sommet de la vessie [1].

État de la peau. — La peau du nouveau-né est recouverte d'une couche d'enduit sébacé, substance blanche, savonneuse, tenace, abondante surtout en certaines régions : face, aisselles, aines, partie postérieure du tronc. La quantité de cet enduit est très variable ; quelquefois il a jusqu'à 2 millimètres d'épaisseur, dans d'autres cas il manque presque complètement. Comme il est très adhérent à la peau, il peut n'avoir pas disparu complètement au bout de plusieurs jours, quand il n'a pas été enlevé par une toilette de l'enfant convenablement faite. — On ne le trouve pas sur les cadavres dont la putréfaction est très avancée.

L'épiderme des nouveau-nés tombe en laissant au-dessous de lui une nouvelle couche épidermique ; la desquamation est tantôt très fine, et tantôt elle se fait par de

1. Pour la description complète des phénomènes qui se passent alors, voir Ch. Robin, *Mémoire sur la rétraction des vaisseaux ombilicaux et sur l'appareil ligamenteux qui lui succède* (Mém. de l'Acad. de méd., lu à l'Académie en 1858, t. XXIV, p. 387, avec planches).

larges lambeaux. Cette chute de l'épiderme commence en général vers le troisième ou le quatrième jour ; elle peut durer quinze jours et plus. On a signalé quelques cas, rares il est vrai, où elle était déjà commencée et même très avancée au moment de la naissance.

Méconium dans l'intestin. — Au moment de la naissance, l'enfant peut avoir expulsé déjà une grande partie du méconium. Dans un cas cité par Tardieu (d'après le docteur Bineau), le gros intestin était absolument vide chez un nouveau-né à terme, étouffé presque aussitôt après sa naissance. On ne peut donc guère, au point de vue de la survie de l'enfant, tirer de conclusions de l'absence ou de la faible quantité de méconium. Mais la présence de ce produit est plus utile à noter ; Depaul déclare qu'il n'a jamais vu la première évacuation tarder plus de 27 heures après la naissance, et que l'expulsion est ordinairement complète au bout de 2 ou 3 jours, exceptionnellement le cinquième jour seulement.

Ce signe est surtout précieux quand le cadavre est très putréfié, car alors il est quelquefois le seul qu'on puisse invoquer. Le méconium se conserve en effet très longtemps et se reconnaît facilement grâce à sa consistance visqueuse, tenace, à sa coloration vert foncé ou jaune d'or. Il présente au microscope des caractères particuliers (voyez à la quatrième section de ce livre, *Examen des taches*).

État du cœur et du tronc artériel. — On sait que chez le fœtus les deux oreillettes du cœur communiquent par un orifice ovalaire appelé *trou de Botal*. Après la naissance, cet orifice s'oblitère, mais en laissant un petit pertuis qui peut persister des années. L'oblitération du trou de Botal est en général terminée vers le quinzième jour, mais elle est quelquefois beaucoup plus tardive. Dans certains cas pathologiques, le trou de Botal persiste indéfiniment.

Le *canal artériel*, qui chez le fœtus fait communiquer l'artère pulmonaire avec l'aorte, se rétrécit, puis s'oblitère aussi après la naissance. Cette oblitération s'opère, comme celle du trou de Botal, en un temps variable ; il est rare qu'elle soit complète avant la fin du premier mois.

État du squelette. — Le squelette ne subit pas de modifications caractéristiques dans les premières semaines qui suivent la naissance. Le point osseux du cartilage de l'extrémité inférieure du fémur s'accroît graduellement; mais comme ses dimensions sont très variables à la fin de la gestation, que son diamètre peut, dans certains cas, atteindre à ce moment 9 millimètres, il n'y a pas de conclusions certaines à tirer de sa grosseur. On pourrait cependant, si le noyau osseux avait plus de 1 centimètre, et en l'absence de tous autres signes, déclarer que l'enfant n'est probablement plus un nouveau-né [1].

Résumé des signes propres à reconnaître combien de temps l'enfant a vécu. — En ne tenant compte que des plus importants de ces signes, et en laissant de côté les exceptions signalées à propos de chacun d'eux, on peut établir le tableau suivant :

L'ENFANT A VÉCU

Au moins 2 ou 3 minutes	L'estomac renferme beaucoup d'air, ainsi que du mucus aéré et de la salive spumeuse. Il existe aussi de l'air dans l'intestin.	Au plus 27 heures	L'estomac ne renferme que très peu d'air et de mucus non aéré. La peau est recouverte d'enduit sébacé. Le gros intestin est rempli de méconium.
Au moins 1 jour	Le cordon présente à sa base un commencement de travail d'élimination.	Au plus 3 jours	Il y a une bosse séro-sanguine bien limitée et contenant beaucoup de sérum.
Au moins 2 jours	L'épiderme est exfolié.	Au plus 4 jours	Il n'y a pas de traces d'un commencement d'élimination à la base du cordon.
Au moins 4 jours	Le cordon ombilical est détaché.		
Au moins 5 jours	Les vaisseaux ont quitté l'ombilic.	Au plus 5 jours	Il y a encore beaucoup de méconium dans le gros intestin.

1. Suivant des médecins légistes très autorisés (Ollivier d'Angers, Casper, Tardieu), cette conclusion est déjà permise quand le point osseux mesure 0^m,006; cette limite est certainement trop faible, et nous-même avons noté plusieurs fois chez des enfants qui venaient de naître un diamètre de 8 et 9 millimètres. En s'appuyant sur les données de ces auteurs, le Dr Boyron avait affirmé qu'un enfant dont le corps avait été dépecé, et dont on avait trouvé seulement des fragments, avait vécu, parce que le point osseux du fémur mesurait 9 millimètres 1/2. La Société de médecine légale, après un rapport du Dr Descoust, déclara que cette conclusion n'était pas suffisamment fondée (Séance du 8 mai 1882).

§ II. — La femme peut-elle être, par le fait de l'accouchement, dans un état mental qui la rende irresponsable du meurtre de son enfant ?

Il n'est pas extrêmement rare que l'accouchement provoque une psychose et notamment un accès de manie. La femme est alors une véritable aliénée, et comme telle elle ne doit pas supporter la responsabilité pénale de ses actes, y compris l'infanticide.

Mais pendant longtemps les avocats ont invoqué un prétendu délire qui n'apparaîtrait qu'au moment de l'accouchement, se manifesterait uniquement par le meurtre de l'enfant, et disparaîtrait aussitôt après sans laisser de traces. Ils se basaient pour cela sur l'autorité d'un livre, devenu aujourd'hui bien vieux, dont l'auteur, Marcé[1], avait en effet soutenu une thèse à peu près analogue, avec quelques observations à l'appui. — Mais depuis plus de cinquante ans que cette opinion a été émise, loin d'être confirmée par l'observation, elle a été combattue par les aliénistes et les médecins légistes; elle n'est même plus discutée aujourd'hui.

Ce qui reste vrai, à notre avis, c'est que, même en dehors de toute affection mentale nettement caractérisée, la femme qui accouche clandestinement se trouve parfois dans un état psychique qui peut sembler à beaucoup d'esprits comporter une atténuation considérable de la responsabilité. C'est là le principal motif de l'indulgence que la plupart des jurys témoignent aux accusés d'infanticide. Le médecin-légiste n'a pas à entrer dans ces considérations, pas plus qu'il ne lui appartient en général de mesurer le degré d'irresponsabilité dont peut bénéficier un homme qui a agi sous l'empire de la colère, de la jalousie ou d'une autre passion. L'expert doit seulement, s'il y a lieu, indiquer la portée de quelques circonstances qui peuvent influencer le verdict du jury, telles que des états

---

1. MARCÉ, *Traité de la folie des femmes enceintes, des nouvelles accouchées et des nourrices*, Paris, J.-B. Baillière, 1858.

pathologiques antérieurs de la femme, la longueur ou la difficulté du travail.

ARTICLE IV. — MARCHE A SUIVRE DANS UNE AUTOPSIE DE NOUVEAU-NÉ

Les paragraphes suivants indiquent les recherches qui doivent être faites dans une autopsie de nouveau-né et dont il faut consigner les résultats dans le rapport.

1) Noter le sexe.

2) Déterminer la longueur; pour cela placer une tige tangentiellement au vertex, mesurer avec un mètre rigide la distance qui s'étend de cette tige à la plante des pieds; avoir soin d'étendre complètement les membres inférieurs.

3) Déterminer le poids; séparer le placenta s'il est encore relié au corps, et le peser à part.

4) Mesurer les diamètres antéro-postérieur et bipariétal de la tête.

5) Etat du cordon ombilical; mou ou desséché; sa longueur; sectionné nettement, déchiré ou rompu; s'il porte une ligature; s'il existe à la base les traces d'un travail d'élimination.

6) Noter la putréfaction; son degré.

7) Etat de la surface du corps; si elle est souillée de sang, de méconium ou de corps étrangers. Enduit sébacé.

8) Congestion de la face : ecchymoses des conjonctives.

9) Traces de violences à l'extérieur du corps, les décrire minutieusement. Faire sur la face et sur la partie antérieure du cou de nombreuses incisions, rapprochées les unes des autres, et comprenant la couche cellulo-adipeuse, afin de constater s'il existe des ecchymoses sous-cutanées.

10) Inciser les parois de la bouche en suivant les commissures labiales; rechercher s'il existe des corps étrangers dans les cavités de la bouche et du pharynx, ou des traces de violences sur la langue, les parois de la bouche et du pharynx.

11) Désarticuler une des moitiés du maxillaire inférieur, l'enlever en détachant la gencive; sectionner le bord libre et rechercher s'il existe quatre alvéoles dentaires cloisonnées.

12) Ouvrir l'articulation du genou, diviser le cartilage de l'extrémité inférieure du fémur en tranches minces perpendiculaires à l'axe de l'os, rechercher et mesurer le point d'ossification [1].

---

1. Les opérations indiquées aux nᵒˢ 10, 11 et 12 peuvent être faites plus commodément à la fin de l'autopsie.

13) Rechercher s'il existe des traces de violences dans les parties profondes du cou : épanchements sanguins, déchirures musculaires : détacher les carotides depuis la base du cou jusqu'à leur bifurcation, constater s'il existe des ecchymoses de leur paroi externe ou des déchirures de la tunique interne.

14) Ouvrir par une incision le larynx et la trachée ; noter s'il existe dans leur intérieur de l'écume, ou des corps étrangers. Etat de la muqueuse.

15) Ouvrir également l'œsophage.

16) Inspecter l'état de la colonne cervicale.

17) Inciser la peau suivant une ligne qui part de la base du cou, suit le thorax en passant hors du mamelon, descend sur l'abdomen jusqu'au pubis et remonte de l'autre côté. Eviter de blesser les intestins et les organes abdominaux. La paroi antérieure de l'abdomen étant relevée, inciser les attaches antérieures et latérales du diaphragme, puis couper les côtes au niveau de l'incision cutanée avec de forts ciseaux ou un costotome.

18) Noter le volume des poumons, l'état des gros vaisseaux de la poitrine (réplétion, vacuité, injections des parois).

19) Couper en travers la trachée et l'œsophage à la base du cou, enlever en bloc les poumons, le thymus et le cœur.

20) Examiner toute la surface des poumons, noter leur coloration, les ecchymoses sous-pleurales, les plaques d'emphysème, la putréfaction. Ecchymoses ponctuées des plèvres costales et diaphragmatique, du thymus.

21) Plonger dans l'eau la masse formée par les poumons, le cœur et le thymus, et procéder à l'épreuve de la docimasie pulmonaire hydrostatique (p. 497).

22) Congestion des poumons ; quantité de sang et d'écume qui s'écoule d'un fragment pressé entre les doigts. Corps étrangers dans les bronches (sang, mucus, méconium, matières fécales, etc.).

23) Etat du cœur ; ecchymoses sous-péricardiques : quantité de sang liquide ou coagulé contenu dans les cavités.

24) Détacher l'estomac en coupant l'extrémité inférieure de l'œsophage et la partie moyenne du duodénum ; le plonger dans l'eau, l'ouvrir ensuite pour examiner son contenu ; noter si le mucus est mélangé de bulles gazeuses plus ou moins fines et nombreuses. Corps étrangers.

25) Examen de l'intestin ; s'il contient des gaz ; quantité de méconium dans le gros intestin. — L'anus n'est-il pas imperforé ?

26) Foie, son degré de congestion, état des vaisseaux ombilicaux.

27) Reins ; infarctus d'acide urique.

28) Autres viscères abdominaux : anomalies.

29) Incision du cuir chevelu suivant une ligne circulaire qui passe au-dessus des oreilles; l'enlever. Bosse séro-sanguine ; son siège et son volume. Ecchymoses épicrâniennes abondantes ou non. — Épanchements sanguins au-dessus et au-dessous du périoste. Congestion des enveloppes du crâne.

30) Détacher le périoste et s'assurer si les os ne sont pas fracturés. Noter leur minceur anormale, les lacunes et les fissures.

31) Ouvrir le crâne soit à l'aide. de la scie, soit avec de forts ciseaux qu'on introduit par la fontanelle antérieure, et qu'on dirige suivant les sutures bi-pariétale, fronto-pariétale, pariéto-occipitale; l'ouverture est ensuite achevée en sectionnant avec les ciseaux l'occipital et le frontal. Noter s'il existe du sang épanché à la surface du cerveau.

32) Enlever l'encéphale, examiner ses diverses parties, noter son degré de congestion et celui des méninges.

33) Ouvrir la colonne vertébrale en sciant la série des corps vertébraux. Examiner la moelle, surtout au niveau de la portion cervicale (le nº 33 n'est que très rarement utile, par exemple quand on soupçonne qu'une torsion a été exercée sur le cou).

TROISIÈME SECTION

DE L'IDENTITÉ. — DE L'EXAMEN DES EMPREINTES ET DES TACHES

CHAPITRE PREMIER

DE L'IDENTITÉ

Les questions relatives à l'identité se posent dans des circonstances diverses.

Le plus souvent, l'expert se trouve en présence du cadavre d'un individu inconnu, dont le signalement précis doit être dressé, afin qu'on puisse établir ultérieurement son identité; le médecin doit rechercher et consigner dans son rapport tous les signes corporels, toutes les particularités de conformation physique qui peuvent faire reconnaître l'inconnu.

Quelquefois, il s'agit d'un individu vivant qu'on soupçonne se donner une personnalité qui ne lui appartient pas.

Le médecin légiste intervient dans ces cas pour comparer l'état actuel de l'individu avec les renseignements recueillis sur l'âge et des diverses particularités de conformation de la personne que celui-ci est présumé d'être réellement, ou de celle dont il a pris le nom. Plusieurs procès célèbres ont montré l'importance des constatations médicales dans ces cas[1].

Enfin, la question se présente encore, à l'époque actuelle,

---

1. Voir notamment dans le *Traité de médecine légale* de Fodéré (1813), tome 1, et dans celui de Taylor, la relation de quelques-uns de ces procès.

à un point de vue nouveau : celui de l'identification des criminels récidivistes.

ARTICLE PREMIER. — SIGNES PROPRES A ÉTABLIR L'IDENTITÉ D'UN INDIVIDU VIVANT OU MORT DEPUIS PEU DE TEMPS

Pour dresser le signalement d'un inconnu, il faut mesurer sa taille, évaluer approximativement son âge, noter son état de maigreur ou d'embonpoint, l'aspect de la chevelure et de la barbe, la couleur des iris, l'état de la dentition, rechercher et indiquer s'il existe des cicatrices, des tatouages, des vices de conformation, difformités, mutilations, des signes particuliers, tels par exemple que les taches de naissance (nævus pigmentaire et vasculaire), lesquelles sont indélébiles et ne peuvent être détruites qu'en laissant une cicatrice[1]. Il faut rechercher enfin s'il existe sur le corps quelques-uns des stigmates que laisse l'exercice de certaines professions.

§ I. — Détermination de la taille.

La taille ne reste pas absolument constante après que la croissance est terminée. Entre 40 et 60 ans, elle peut diminuer de 2 à 3 centimètres (Bertillon). Elle peut aussi diminuer momentanément sous l'influence d'une grande fatigue, après une longue course.

Enfin la taille est parfois notablement plus grande (2, 3 centimètres et même davantage), quand le sujet est mesuré dans le décubitus horizontal que lorsqu'il est mesuré debout.

§ II. — Détermination de l'âge.

La détermination de l'âge chez le vivant ne peut être faite qu'avec une large approximation, car les caractères sur lesquels on s'appuie sont loin d'apparaître à la même époque chez tous les individus et aucun ne fournit un

---

1. Les nævi vasculaires de la variété plane disparaissent quelquefois dans les premiers âges de la vie.

point de repère tout à fait précis. Cependant l'ensemble de ces caractères et aussi l'aspect général de l'individu, aspect qui résulte de l'attitude, de la démarche, de l'expression de la physionomie et d'autres indices analogues qui ne sont pas susceptibles d'une analyse régulière, permettent ordinairement à un observateur exercé de fixer l'âge d'un adulte à cinq ou six années près. — Sur le cadavre, l'état du squelette fournit des indications plus nettes, qui seront données dans l'article II de ce chapitre.

La *peau* commence à se rider vers la trentième année; les rides apparaissent d'abord à la commissure externe des paupières (pattes d'oie) puis au front et sur les autres parties de la face; le pli qui va des ailes du nez aux commissures de la bouche est un des premiers à se creuser et à s'accentuer; les rides se forment ensuite sur le cou et sur les mains; leur abondance et leur précocité varient considérablement suivant les sujets. — Chez les vieillards, la peau est ordinairement sèche, amincie; des dépôts pigmentaires s'y produisent souvent sous forme de taches jaunâtres.

Les *ongles*, chez les personnes d'un âge très avancé, deviennent aussi secs, friables, s'atrophient par places et présentent quelquefois des taches pigmentaires.

Les *cheveux* et les *poils* ne fournissent pas de données bien précises sur l'âge. La *calvitie* mérite à peine d'être prise en considération, car il n'est pas rare de voir des hommes de 30 ou même 25 ans complètement chauves, tandis que certains vieillards ont conservé une chevelure fort abondante. — La *canitie* commence ordinairement à apparaître vers l'âge de 35 ans; ce sont les cheveux de la région temporale qui blanchissent les premiers, puis quelques-uns des poils de la barbe; le blanchiment gagne ensuite très lentement la barbe et la chevelure; celle-ci blanchit ordinairement moins vite que celle-là. Les poils du corps, ceux du pubis et de l'aisselle, sont ceux dont le blanchiment est en général le plus tardif [1].

1. Pour ce qui concerne la teinture des cheveux et de la barbe ainsi que les questions médico-légales relatives aux poils, voir au chapitre troisième de cette section.

Un signe important de la vieillesse est constitué par l'*arc sénile de la cornée* ou *gerotoxon;* il se présente sous forme d'une ligne blanchâtre et opaque qui occupe l'un des points de la périphérie de la cornée, apparaissant ordinairement en premier lieu à la partie supérieure de cette membrane, pour s'étendre ensuite de façon à former un anneau complet, qui peut atteindre un et deux millimètres de largeur.

L'arc sénile apparaît rarement avant 60 ans; il n'existe pas constamment chez tous les vieillards. M. Tourdes a examiné à ce point de vue 158 sujets au-dessus de 60 ans, et le résultat de ses recherches a été le suivant :

CERCLE SÉNILE

AGES	SEXE MASCULIN					SEXE FÉMININ				
		Partiel					Partiel			
	COMPLET	PRONONCÉ	FAIBLE	NUL	PROPORTION SUR 100	COMPLET	PRONONCÉ	FAIBLE	NUL	PROPORTION SUR 100
60 à 64 ans	»	»	2	7	22	»	»	»	2	»
65 69 —	1	1	7	5	64	»	»	2	5	28
70 74 —	7	3	6	10	61	2	3	8	4	76
75 79 —	11	7	8	5	83	5	6	6	4	80
80 84 —	5	2	2	1	90	6	7	3	4	80
85 90 —	»	»	»	»	»	3	2	»	»	100
TOTAL..	24	13	22	28	68	16	18	19	19	70

Sur le cadavre, en dehors des signes tirés de l'état du système osseux et de certains cartilages (voir plus loin), les divers viscères ne fournissent guère d'indications précises et utiles. Les organes subissent, il est vrai, des modifications importantes sous l'influence des progrès de l'âge; par exemple les parois du tube digestif s'amincissent, la vessie diminue de capacité et souvent ses parois sont hypertrophiés (vessies à colonnes); la prostate s'hypertrophie, les reins diminuent de volume (rein sénile); les artères deviennent athéromateuses, etc., etc.; mais toutes ces modifications ne sont pas constantes, elles peuvent apparaître à des époques très diverses et quelquefois sous des influences pathologiques, de sorte qu'elles ne fournissent pas un point de repère réellement utile pour la détermination de l'âge. — Chez la femme, l'état des ovaires indique si la ménopause est ou non effectuée.

§ III. — État de la dentition.

Outre que les dents peuvent fournir des renseignements sur l'âge d'un sujet, leur état donne encore d'autres indices importants d'identité : le mode d'implantation des dents, la carie, la fracture, l'obturation ou l'absence de certaines d'entre elles, les dents artificielles, ont servi plusieurs fois à reconnaître une personne [1]. Mentionnons aussi les signes qui permettent quelquefois de reconnaître qu'un individu était fumeur. Le plus caractéristique est l'échancrure produite par le tuyau de la pipe sur les dents (incisives, canines), qui se correspondent aux deux mâchoires. L'ensemble de ces échancrures forme une sorte de cercle. Ce n'est guère que chez les individus qui fument depuis longtemps la *pipe en terre*, que ce signe est bien accentué ; le bout d'ambre, le bois et même le tuyau en terre enveloppé de ficelle laissent en général les dents à peu près intactes ; ce sont eux qui sont usés par elles. Les fumeurs ont en outre les dents colorées en noir, principalement à leur face linguale.

---

1. Certains dentistes dressent et gardent la description exacte de la dentition de leurs clients. Un tel document permet de reconnaître l'identité d'un individu, même lorsque le reste du corps est entièrement méconnaissable. Lors de l'incendie du bazar de la Charité, nous avons assisté à l'identification, par ce procédé, de deux femmes profondément carbonisées ; les diverses particularités de la dentition se retrouvaient, de façon à ne pas laisser place au doute.

Un dentiste peut reconnaître aussi que telle pièce de prothèse a été fabriquée par lui, et établir ainsi l'identité d'un cadavre Le D^r Amœdo a rassemblé plusieurs cas de ce genre (*L'Art dentaire en médecine légale*, Paris, 1898).

§ IV. — Des cicatrices.

Toute solution de continuité du derme laisse une cicatrice, qui est indélébile et persiste indéfiniment. Toutefois, les cicatrices qui succèdent à une plaie très petite, surtout à une plaie produite par un instrument piquant ou tranchant, peuvent, en raison de leur rétractilité, devenir si minimes qu'il est très difficile ou impossible de les apercevoir. Lorsqu'une cicatrice n'est pas très apparente, on la rend beaucoup plus évidente (sur le vivant) en frictionnant ou en congestionnant par un procédé quelconque la région où elle siège ; la cicatrice, étant dépourvue de vaisseaux, ne participe pas à la coloration rouge de celle-ci.

Les cicatrices présentent d'abord une coloration rouge ou rose qui pâlit graduellement et disparaît pour faire place à une coloration généralement blanche, qui se manifeste au bout de quelques semaines ou quelques mois, suivant l'étendue de la plaie. Les cicatrices ne subissent plus, dès lors, de modifications et offrent le même aspect, quelle que soit leur ancienneté. Il en résulte qu'une cicatrice étant donnée, on peut dire si elle est récente, c'est-à-dire si elle remonte à quelques semaines ou quelques mois, mais que, si elle est ancienne, on ne peut déterminer, même avec une large approximation, à quelle date elle remonte. Cependant les cicatrices étendues continuent à se rétracter pendant 18 mois, 2 ans, ou plus longtemps encore. Si l'on avait à examiner un individu à intervalles suffisamment éloignés, on pourrait tirer parti de cette donnée.

On reconnaît souvent, à l'aspect de la cicatrice, la nature de la plaie ou de la lésion qui lui a donné naissance. Une cicatrice linéaire, à bords nets et réguliers, indique une blessure par instrument tranchant ; les cicatrices qui succèdent à une blessure par un instrument piquant triangulaire ou quadrangulaire prennent, en se rétractant, la forme d'une étoile à trois ou quatre branches. Mais il faut se rappeler que les blessures, et par suite les cicatrices, ont souvent une forme différente de celle de l'instrument qui les a produites (voir p. 245). Le siège des cicatrices en certaines régions, au niveau des ganglions, des aines ou du cou, au niveau des plis du coude, etc., indiquent que très probablement elles sont le résultat de plaies chirurgicales.

Les cicatrices des plaies contuses sont en général irrégulières et plus ou moins déprimées ; mais ces caractères sont loin d'être constants. Il peut arriver que des plaies de ce genre laissent des cicatrices linéaires régulières, rectilignes, semblables à celles des plaies par instrument tranchant ; c'est ce qu'on voit notamment sur le cuir chevelu.

Les cicatrices des plaies pénétrantes d'armes à feu sont souvent déprimées et adhérentes aux parties profondes. Quand le coup a été tiré à distance, la cicatrice est d'ordinaire assez régulièrement arrondie ; quand le coup a été tiré de très près, la cicatrice est souvent irrégulière, plus ou moins noirâtre, et on peut trouver autour d'elle des grains de poudre incrustés dans la peau. Les complications dont les plaies d'armes à feu sont parfois le siège et les incisions chirurgicales qu'elles nécessitent peuvent enlever à ces cicatrices tout aspect caractéristique.

Les cicatrices de brûlures produites par un liquide chaud ou caustique se reconnaissent généralement à leur étendue, à leur irrégularité (gouttes ayant glissé sur la peau), à leur aspect lisse, à leur rétraction qui amène le plissement des parties voisines.

Certaines affections de la peau laissent des cicatrices profondes ; citons notamment celle des anthrax ; celles de l'acné, presque toujours multiples et siégeant surtout dans le dos ; celles de rupia, déprimées, irrégulières, presque toujours multiples aussi, et siégeant de préférence à la partie interne des membres inférieurs.

Les cicatrices, en raison de leur rétractilité, sont plus petites que la plaie qui leur a donné naissance, par exemple une plaie par balle de revolver laisse quelquefois une cicatrice presque punctiforme. Cependant les cicatrices produites pendant l'enfance peuvent augmenter de dimensions proportionnellement à l'accroissement général de l'individu (c'est ce qui se voit journellement pour les cicatrices de vaccine).

§ V. — **Tatouages** [1].

L'expert ne doit jamais oublier de rechercher et de décrire avec détails les tatouages qui peuvent se trouver sur le corps d'un individu inconnu. Il serait même bon, dans certains cas, de reproduire ces tatouages par le procédé qu'a indiqué M. Lacassagne. On applique une toile transparente sur le dessin, on le calque avec un crayon ordinaire, puis on passe ensuite les traits à l'encre bleue, rouge ou noire, suivant le modèle que l'on a sous les yeux.

Non seulement les dessins tatoués peuvent faire reconnaître ultérieurement un inconnu par les personnes qui ont vécu près de lui, mais quelquefois encore ils donnent des indications sur sa profession ou certaines de ses habitudes [2]. Des ouvriers se font tatouer les instruments de leur métier : enclume, marteau, truelle, compas, fil à plomb, etc. ; d'autres fois, c'est un nom, une date qui peuvent avoir une signification importante. Les images ou inscriptions obscènes sont fréquentes ; quelques-unes, par leur nature, indiquent des habitudes de pédérastie (serpent avec la tête dirigée vers l'anus ; botte sur la verge).

Une question importante, qui s'est présentée plusieurs fois dans la pratique, est celle de savoir si un tatouage peut disparaître spontanément, sans laisser de traces.

Indiquons d'abord comment est pratiqué le tatouage. — Le dessin étant tracé sur la peau, le tatoueur en pique les contours à l'aide d'aiguilles enduites d'une pâte formée

1. Consulter sur ce point :
TARDIEU, *Étude médico-légale sur le tatouage* (Annales d'hyg. publ. et de méd. légale, 2ᵉ série, t. III). — CASPER, *Vieteljahrschr. für gerichtl. und off. Medicin*, 1, Band, p. 274. — HUTIN, *Recherche sur les tatouages*, Paris, 1853. — BERCHON, *Histoire médicale du tatouage* (Archives de médecine navale, 1869). — LACASSAGNE, *Recherches sur les tatouages et principalement du tatouage chez les criminels* (Annales d'hyg. publ. et de méd. lég., 3ᵉ série, t. V).

2. Sur une collection de 2.400 tatouages, le Dʳ Lacassagne a fait la classification suivante : Emblèmes patriotiques ou religieux, 150 ; — Emblèmes professionnels, 250 ; — Inscriptions, 256 ; — Militaires, 280 ; — Métaphores, 436 ; — Amoureux et érotiques, 498 ; — Fantaisistes, historiques, 550.

par de fines particules d'une matière insoluble et inaltérable (noir de fumée, encre de Chine, poudre à canon, vermillon, bleu des blanchisseuses, etc.) délayée dans de l'eau ou un autre liquide. Le tatoueur enfonce ses aiguilles à une profondeur suffisante pour déposer la matière colorante dans le derme : s'il ne dépassait pas la couche de Malpighi, le tatouage disparaîtrait en assez peu de temps.

Il paraît *a priori* peu probable qu'un tatouage bien fait, c'est-à-dire en colorant le derme lui-même, puisse disparaître. Les recherches qui ont été faites sur cette question par divers observateurs, notamment par Casper, Hutin, Tardieu, montrent qu'en effet les tatouages sont le plus souvent indélébiles, mais que cependant ils finissent quelquefois, après de longues années, par pâlir, et même, mais très rarement, par s'effacer, au moins en partie. — Ce sont les parties colorées en rouge qui disparaissent le plus facilement, et les parties noires qui résistent le plus, en sorte que, dans un dessin primitivement multicolore, il arrive quelquefois que l'on n'aperçoit plus que les parties noires (ou bleuâtres car les particules de charbon vues à travers la peau ont ordinairement cette teinte)[1].

Certains individus cherchent à faire disparaître leurs tatouages, et ils réussissent quelquefois assez bien par l'application de substances escarrotiques[2]. Mais ce résultat

---

[1]. Les parties noires sont constituées par du charbon qui est absolument inaltérable dans l'organisme, tandis que les corpuscules colorés finissent peut-être par être, en partie, dissous et résorbés. — Mais un autre facteur peut intervenir. On a remarqué dans quelques cas que les grains de la matière colorante avaient pénétré dans les ganglions de la région tatouée ; l'effacement spontané d'une partie du tatouage peut donc être attribué à l'entraînement des parties colorées dans les vaisseaux lymphatiques qu'elles finiraient par traverser. Les particules de vermillon et de cinabre étant beaucoup plus anguleuses que celles du noir de fumée qui entre dans la composition de l'encre de Chine et de l'encre d'imprimerie, on s'expliquerait ainsi pourquoi les tatouages rouges disparaissent plus facilement que les noirs. — Il est probable que plus les particules sont grosses, moins elles disparaissent facilement, leur volume les empêchant de cheminer dans les voies lymphatiques.

[2]. Variot (*le Détatouage*, *in* Revue scientifique, 1889) a étudié les moyens de détruire les tatouages, et s'est arrêté au procédé suivant : Il badigeonne la partie tatouée avec une solution concentrée de tanin, et la couvre aussitôt après de piqûres très serrées. Puis il frotte fortement

ne peut être obtenu que par la destruction de la couche du derme où se trouvent implantées les particules colorantes. et l'opération laisse à sa suite une cicatrice qui peut être retrouvée quand on la recherche soigneusement. Ces cicatrices, comme celles provenant de toute autre cause, sont rendues plus apparentes en frictionnant la région où elles sont situées. Quand l'agent destructeur a été porté uniquement sur les contours du dessin, on peut quelquefois reconstituer ainsi celui-ci.

Sur un cadavre, l'imprégnation par une substance colorante des ganglions de la région où se trouve une cicatrice pourrait faire reconnaître que celle-ci résulte de la destruction d'un tatouage à l'aide d'une substance caustique.

§ VII. — Caractères résultant de l'exercice de certaines professions.

Un grand nombre de professions manuelles produisent, quand elles sont exercées depuis un certain temps, des modifications spéciales, et plus ou moins durables, de diverses parties du corps.

C'est surtout sur les mains que s'impriment les stigmates professionnels. L'usage constant d'un instrument amène un épaississement de l'épiderme, un *durillon* ou *calus*, siégeant sur la partie de la main avec laquelle cet instrument est en contact. Chez les ouvriers qui manient continuellement le marteau par exemple, le durillon se trouve à la face palmaire de la main droite, au niveau de la base des doigts, et entre le pouce et l'index. Chez d'autres artisans, il occupe une situation plus spéciale et est par suite plus caractéristique. C'est ainsi que les *ébénistes* portent à la face interne du pouce et de l'index droits des callosités produites par la pression du rabot à la main droite, à la partie externe et

avec le crayon de nitrate d'argent. Les 3 jours suivants, il saupoudre plusieurs fois avec du tanin. Au bout de 14 à 18 jours, l'escarre superficielle qui s'est formée tombe spontanément et on aperçoit au-dessous le derme, débarrassé des particules du tatouage. La cicatrice blanchit graduellement, et au bout de quelques mois elle serait généralement peu apparente.

saillante de l'articulation des première et deuxième phalanges de l'index des callosités produites par la poignée de
la varlope. Les *brunisseuses*, qui maintiennent fortement
l'objet à polir entre le pouce et l'index gauches; tandis
qu'elles tiennent à pleine main le brunissoir de la main
droite, présentent un calus sur la face dorsale et le bord
radial de l'index, à la tête du deuxième métacarpien, à l'extrémité de la face palmaire du pouce gauche, à la main
droite un calus qui occupe toute la face palmaire.

D'autres durillons, à siège spécial, s'observent encore
chez les ouvriers qui manient des ciseaux (*coupeurs*, *bros-
siers*, *coiffeurs*), chez les *écaillères*, les *graveurs*, etc.

Chez d'autres ouvriers, l'épiderme des mains, au lieu
d'être épaissi, est aminci, ramolli ou détruit. Cet état est dû
à un frottement continu, mais non dur et violent, ou à l'action d'un liquide chaud plus ou moins chargé de substances
acides ou alcalines, de matières organiques; il s'observe
notamment chez les *boyaudiers*, les *dévideuses de cocons de
soie*, les *écosseuses de pois*, les *fileuses de lin*, etc.

Les ouvriers qui taillent ou *piquent les meules* ont les
mains tatouées, surtout à la face dorsale, de nombreux
grains noirâtres constitués par les particules d'acier qui
s'implantent dans le derme.

Chez les couturières et en général chez les ouvrières qui
manient l'aiguille, la peau de l'extrémité de l'index gauche,
principalement sur le bord externe, est rugueuse, épaisse,
noire, en raison des innombrables piqûres que supporte
cette région.

La coloration de la main est caractéristique de certaines
professions. Les *teinturiers* ont les deux mains parcheminées et teintes uniformément par une couleur qui résiste
au lavage. Tous les ouvriers qui manient le charbon et le
fer ont les mains noires[1]. Les *forgerons* ont souvent, en

1. Il peut y avoir intérêt à démontrer que cette coloration est due au
fer. Pour cela on coupe avec un scalpel des fragments d'épiderme qu'on
laisse ensuite macérer dans l'eau distillée, aiguisée par de l'acide chlorhydrique *pur;* au bout d'un certain temps, les parcelles de fer incrus-
tées dans l'épiderme se détachent, et le liquide traité par le ferrocyanure de potassium donne une coloration bleue.

outre, de nombreuses cicatrices aux mains, résultant de brûlures produites par des parcelles de fer incandescent. Mentionnons encore, à propos de la coloration des mains, la teinte jaune du pouce et de l'index chez les fumeurs de cigarettes.

Les mains sont souvent aussi imprégnées dans leurs plis, sous les ongles et à toute la surface, des poussières ou diverses substances, avec lesquelles les ouvriers sont perpétuellement en contact, et qui peuvent d'ailleurs se retrouver parfois aussi à la figure, dans les cheveux, la barbe, les vêtements. Ces substances peuvent être extraites directement ou par le lavage, et caractérisées soit par l'examen microscopique, soit par l'analyse chimique. Outre le fer, on peut reconnaître ainsi le cuivre, l'or, l'argent, le plomb, le mercure, l'amidon, la farine, le tripoli, la nacre, etc.

Les ongles gardent souvent les colorations artificielles mieux et plus longtemps que l'épiderme. Ils sont d'un rouge sombre chez les *tanneurs* et les *corroyeurs*, d'un brun noirâtre chez les *ébénistes*, d'un brun très noir chez les *écaleuses de noix*, etc. — Les ongles présentent aussi quelques déformations professionnelles. Ils sont usés, amincis, chez les vieilles *blanchisseuses*, chez les *boyaudiers* (à la main gauche). Le *bijoutier-graveur*, qui tient son burin fortement appuyé contre le pouce droit, a le bord radial de l'ongle de ce pouce usé. Il en est de même chez les *écosseuses de pois*. Les *dentellières* se coupent l'ongle de l'index droit très court, et le laissent au contraire très long à l'index gauche.

Enfin la main peut être déformée par suite de la distention de certains ligaments, de la rétraction de l'aponévrose, des altérations des tendons ou de leurs gaines. Les *blanchisseuses*, qui, pendant de longues années, ont serré le manche de leur battoir, ne peuvent plus étendre complètement les doigts de la main droite ; il en est de même chez les *cloutiers*. Les *repasseuses*, qui constamment pressent avec les doigts sur les robes et sur les chemises pour y dessiner les plis, ont une distension très grande des ligaments palmaires et métacarpophalangiens des quatre derniers doigts... Les *bijoutiers* ont la dernière phalange du pouce gauche extrêmement renversée en dehors, par suite de la pression constante de l'instrument nommé *drille*.

L'empreinte professionnelle se marque souvent aussi ailleurs qu'aux mains.

L'épaississement de l'épiderme, les durillons s'observent aux genoux chez les *bitumiers*, les *parqueteurs*, les *couvreurs*, etc., à la face antérieure de la cuisse chez les *cordonniers*, chez certains terrassiers qui, pour soulever leur pelle chargée de terre, en appuient le manche un peu au-dessus du genou ; au sternum chez les *charrons*, les *cordonniers*, aux coudes chez les *bijoutiers*, etc.

Sur les points soumis à une pression constante ou fréquemment répétée, il se développe une bourse séreuse : au-devant des rotules chez les ouvriers qui travaillent à genoux ; — à la malléole externe, à la tête du péroné et à la tête du cinquième métatarsien chez les *tailleurs*, etc.

Les poils sont usés et réduits à leur partie intra-dermique sur les points où la peau est frottée ou comprimée continuellement : à la face externe des jambes, chez le *tailleur*, à la face interne des jambes chez les *cavaliers*, à la cuisse gauche chez le *cordonnier*, etc.

Les os ou les articulations peuvent être déformés. Le sternum est déprimé chez les *cordonniers*, les *charrons*. La colonne vertébrale reste courbée chez les ouvriers qui travaillent toujours le corps incliné, par exemple chez les *vignerons*. Les *cavaliers* ont une démarche particulière, due à la déformation des membres inférieurs ; les cuisses et les jambes forment une convexité externe ; les articulations fémorotibiales présentent un commencement de luxation en dehors.

Enfin il faut encore mentionner les signes qui résultent d'une irritation spéciale de la peau ou d'une intoxication professionnelle. Signalons les ulcérations des mains, de la face et des organes génitaux chez les ouvriers qui manient le vert de Schweinfurt, les furoncles fistuleux des *tanneurs*, l'eczéma aigu des mains chez les *blanchisseuses de tissus*, chez les ouvriers qui travaillent le sulfate de quinine, etc ; le liséré bleuâtre des gencives chez les ouvriers qui manient le plomb, ainsi que tous les symptômes de l'empoisonnement chronique par le plomb, le mercure et le phosphore.

Les signes qui viennent d'être énumérés ne sont pas tous pathognomoniques ; il en est qui ne sont pas constants, il en est d'autres dont l'interprétation peut rester douteuse. Mais il faut remarquer que souvent plusieurs de ces signes sont réunis chez un même individu, et cette association leur confère une signification beaucoup plus précise. Nous ne pouvons, dans ce volume où la place nous est mesurée, donner la liste complète de toutes les professions qui laissent des empreintes plus ou moins spéciales. Nous devons nous borner à en indiquer quelques-unes choisies parmi les plus répandues ou les mieux caractérisées, renvoyant pour une étude plus détaillée au mémoire de Tardieu [1], et surtout à celui beaucoup plus complet de Vernois [2], auquel nous avons emprunté presque tout ce paragraphe.

Les blanchisseurs de tissus blanchissent les tissus de laine au moyen de la vapeur et du soufre, en étendant les pièces d'étoffe qui se déroulent entre deux cylindres. L'épiderme des mains, et surtout celui des pouces et des index, est blanchi, soulevé par places et ramolli.

Blanchisseuses. — Celles qui travaillent au gros linge, tenant constamment le battoir, les mains dans la lessive, ont une rétraction des tendons ou de l'aponévrose palmaire qui empêche l'extension complète de la main droite. Gerçures au dos des mains et dans l'intervalle des doigts, plus rarement dans la paume ; ongles en général usés et peu développés ; peau rouge et lisse des avant-bras.

Les blanchisseuses à la rivière, qui travaillent à genoux, ont les mêmes signes aux mains, mais moins développés, et en outre des bourses séreuses prérotuliennes.

Brunisseuses. — Callosités de moyenne intensité à la face palmaire de la main droite, dans tous les points devenus saillants pendant la flexion totale, avec apparence noirâtre de ces parties ; état sain, lisse et blanc des points placés entre les plis, pendant l'extension de la main ; à la main gauche, la peau qui recouvre

---

1. TARDIEU, *Modifications physiques que déterminent certaines professions sur diverses parties du corps* (Annales d'hyg. publ. et de méd. lég., 1ʳᵉ série, 1849, t. XLII).

2. VERNOIS, *De la main des ouvriers et des artisans* (Ann. d'hyg., 2ᵉ série, 1862, t. XVII, avec planches et tirage à part, J.-B. Baillière).

la face dorsale et le bord radial de l'index, et surtout la tête du 2e métacarpien, est très dure et très calleuse ; il en est de même de l'extrémité de la face palmaire du pouce.

Causes. — Pression constante, mais modérée du *brunissoir* qui est saisi par toute la main droite. A gauche, callosités dues à la contention énergique de l'objet à brunir.

Cordonniers. — Sur la face interne de l'index gauche, très nombreux sillons noirâtres, et durillons à l'union des 2e et 3e phalanges. Bord cubital du pli central de la main, des deux côtés, dur, épaissi et quelquefois gercé. Dernière phalange des pouces un peu déjetée en arrière avec aplatissement de la pulpe. Peau des doigts et ongles enduits d'une matière noire et poisseuse. — Enfoncements des cartillages et de la dernière pièce du sternum ; atrophie ou absence presque constante de l'appendice xyphoïde. Rejet en arrière et en dehors des dernières côtes. Voussure de la colonne vertébrale. — A la face antérieure et moyenne de la cuisse gauche, callosité assez large, dépourvue de poils.

Causes. — Passage répété des fils chargés de poix. Effet de la traction des fils pour serrer la couture. Dépôt de poussières chargées de poix. Pression de la chaussure en main sur le sternum. Pression du cuissard sur la peau de la cuisse.

Corroyeurs. — Callosités marquées à la face palmaire des deux mains ; durillon sur tous les points saillants pendant la flexion complète. Irritations souvent très vives de la peau des doigts, déterminant souvent ce que les ouvriers appellent le *pigeon* ou le *pigeonneau.* Développement considérable des muscles de l'un seulement des avant-bras (dr. ou gauche). Callosité au bord cubital de cet avant-bras. Souvent bourse séreuse au coude. Coloration brun rouge des mains et avant-bras, et d'une partie du corps et des vêtements. Odeur spéciale du tan. Parfois déviation de la colonne vertébrale, et saillie des côtes du côté opposé à l'avant-bras hypertrophié.

Causes. — Usage de l'*étire* ou couteau à manche double dans les ateliers de planage des peaux ; coudrage des peaux dans le jus de tan : action de la *roulette* ou de la *marguerite* servie par un avant-bras, pour l'assouplissement des cuirs ; pression de cet instrument sur l'avant-bras et du coude sur le cuir. Flexion forcée de la colonne vertébrale pendant ce travail. Action de l'acide tannique et de la chaux sur la peau.

Ebénistes. — Main droite : écartement marqué du pouce et de l'index avec callosité à la face interne de ces deux doigts, spécialement sur le pouce, à la jonction de la 1re avec la 2e phalange, celle-ci étant déjetée en dehors. Les autres doigts sont déviés vers le bord interne de la main. Ces déformations sont produites par le rabot ou la varlope, qui occasionne aussi entre les éminences thénar ou hypothénar, une plaque calleuse. La main gauche, qui tourne les longues vis des châssis, porte trois rangées de petits durillons à la face palmaire : premières phalanges, éminences de la racine des doigts et intérieur de la paume. — Mains colorées par les vernis en rouge acajou, noir, bleu foncé ou jaune, etc. — Odeur de vernis.

Les *parqueteurs*, les *bitumiers*, les *couvreurs* et les ouvriers qui travaillent à genou, ont une bourse séreuse prérotulienne ; à ce niveau l'épiderme est très épaissi, et la peau est flasque, relâchée, au point de former, chez ces ouvriers, un large repli pendant la station debout.

Les *tailleurs d'habits* ont à chaque malléole externe une bourse séreuse, qui forme une tumeur molle, ordinairement rougeâtre, qui atteint parfois le volume d'une noix. Des bourses séreuses plus petites s'observent habituellement aussi sur le bord externe du pied au niveau du 5e métatarsien et du 5e orteil, et aussi à la tête du péroné. — Le thorax est souvent déprimé à sa partie antérieure et inférieure.

Les *serruriers* ont à la main droite les durillons des ouvriers à marteau. La main gauche, qui tient fortement l'objet à travailler, présente un fort calus entre le pouce et l'index, principalement au niveau du pli que forme la peau à la réunion de ces deux doigts. — L'épiderme des mains est imprégné de particules de fer, reconnaissables à l'analyse chimique (Voir la note de la page 554).

Les *vitriers peintres*, à force de pétrir et d'appliquer le mastic, ont le pouce droit aplati en forme de spatule, très large au niveau de l'articulation des deux phalanges, effilée à son extrémité. Le médius droit est déjeté dans sa moitié inférieure, vers l'annulaire, par la pression de la brosse.

§ VIII. — Identification d'un cadavre qui a été dépecé.

Il arrive quelquefois qu'un meurtrier découpe en morceaux le cadavre de l'individu qu'il a tué pour s'en débarrasser plus facilement[1].

Les moyens à l'aide desquels on peut retrouver l'identité de la victime dans ces cas sont les mêmes que ceux indi-

---

1. MICHEL, élève du Pr Hofman, a rassemblé 40 cas de dépeçage d'adultes (Vierteljahrschr. für gerichtl. Medic.). — Les cas concernant le nouveau-né sont beaucoup plus fréquents ; on en voit plusieurs chaque année à la Morgue de Paris.

qués précédemment. Mais il y a ici quelques particularités à signaler à d'autres points de vue. La façon dont le dépeçage a été pratiqué peut donner quelques indications sur l'identité du criminel. Un étudiant en médecine (affaire Lebiez), un garçon d'amphithéâtre (affaire Avinain) pratiquent de véritables désarticulations anatomiques. Un garçon boucher (affaire Prevost), une cuisinière (affaires d'infanticide) dépècent le cadavre suivant les procédés qu'ils emploient dans leur métier. On peut reconnaître que tel instrument a été employé, plutôt que tel autre, par exemple grâce aux traits plus ou moins fins que la scie a laissés sur les os, etc.

On demande aussi quelquefois s'il s'écoule ou non pendant cette opération assez de sang pour produire les taches que l'on a trouvées soit dans une chambre, soit sur les vêtements de l'inculpé. Cette quantité de sang varie beaucoup suivant les sujets, le genre de mort; elle est plus grande quand le dépeçage a été fait immédiatement que lorsqu'on attend plusieurs heures ou plus longtemps ; dans ce dernier cas, une partie du sang s'est coagulée, une autre partie s'est incorporée aux tissus. En règle générale, il est rare que le volume total du sang qui s'écroule dépasse un litre. Ce sang peut former des plaques desséchées, mais non pas de véritables caillots renfermant un réseau de fibrine.

Nous avons vu déjà que des fragments détachés d'un cadavre résistent plus longtemps à la putréfaction que s'ils étaient restés attachés au corps.

ARTICLE II. — LE BERTILLONAGE

C'est avec justice que l'on a baptisé du nom de leur auteur, M. Alphonse Bertillon, l'ensemble des procédés qui permettent de dresser le signalement précis d'un individu et de l'identifier sûrement.

Ces procédés ont été appliqués d'abord aux criminels récidivistes, et depuis près de trente ans, ils ont donné les résultats les plus satisfaisants.

§ 1. — Identification des criminels récidivistes. Anthropométrie.

Les individus qui ont déjà subi une ou plusieurs condam=
nations et qui sont arrêtés pour un nouveau crime ou délit
s'efforcent souvent de cacher leur identité en donnant un
faux nom, afin d'échapper aux conséquences pénales qu'entraîne l'état de récidive.

Il était fort difficile de démasquer cette imposture avant
que M. A. Bertillon eût indiqué le moyen de dresser avec
une grande précision le signalement d'un individu et de
retrouver ensuite ce signalement, sûrement et rapidement, parmi une foule d'autres. Pour cela, il mesure chez
chaque individu les longueurs de certaines parties du
corps, longueurs qui sont immuables à partir de l'âge
adulte. La combinaison de ces diverses longueurs, dont
chacune varie isolément pour les divers sujets, suffit à
caractériser un individu parmi un très grand nombre
d'autres (il y a actuellement plus de 300.000 fiches accumulées à la Préfecture de police, pour Paris seulement) ou
tout au moins à le classer dans un très petit groupe d'individus entre lesquels se circonscrit le problème de l'identification. Interviennent alors d'une part la photographie.
d'autre part la couleur des yeux, des cheveux et surtout les
signes particuliers. Il n'est pour ainsi dire pas un seul individu qui ne présente un ou plusieurs de ces signes : grains de
beauté, cicatrices de plaies, de coupures, de furoncles, etc.,
dont le siège, exactement relevé, vient apporter un complément au signalement, sans parler des tatouages assez fréquents chez les délinquants. Enfin, les empreintes de l'extrémité palmaire des doigts, dont la valeur sera indiquée plus
loin (chapitre suivant), achèvent complètement l'identification.

Les figures 52 et 53 reproduisent le recto et le verso
d'une fiche anthropométrique établie par le service de
l'identité judiciaire à Paris. Les onze mensurations qui se
trouvent sur cette fiche sont prises dans l'ordre indiqué qui
n'est pas celui de leur importance. La taille totale et la

longueur du buste constituent des indications assez peu
précises, en raison de quelques variations qu'apporte l'âge
et de la supercherie possible en de certaines limites. Au
contraire, le diamètre antéro-postérieur de la tête est invariable ou du moins n'augmente qu'extrêmement peu, à

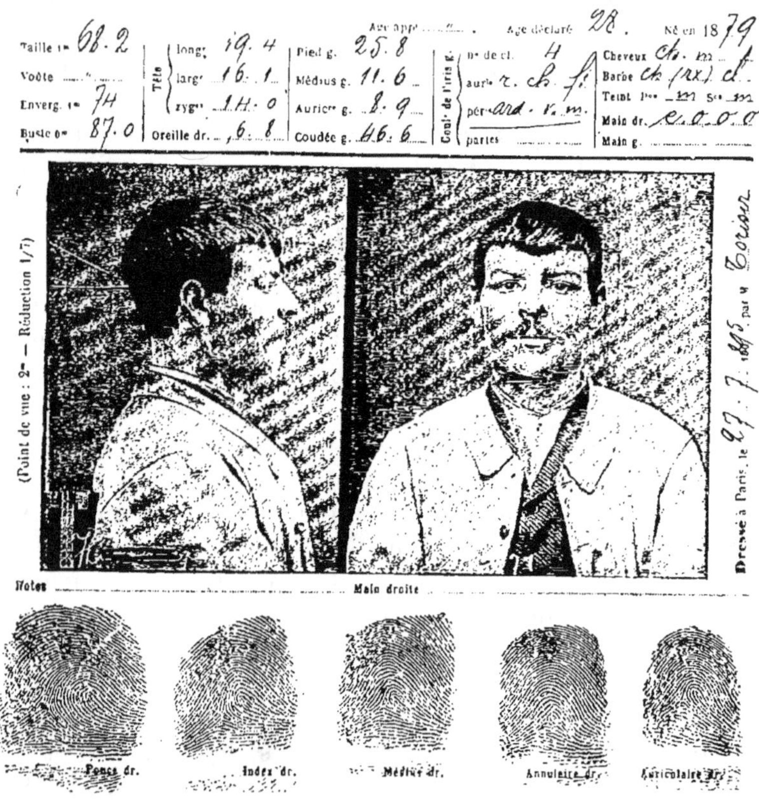

Fig. 52.

partir de l'âge adulte ; il peut être mesuré à 1 millimètre
près, à l'aide d'un compas d'épaisseur dont une des pointes
est placée dans la concavité de la racine du nez, et l'autre
à la partie la plus saillante de l'occiput. Il en est de même
des diamètres bipariétal et bizygomatique. Les doigts médius et auriculaire gauches sont mesurés étant placés
d'équerre par rapport au dos de la main, et après avoir
rogné la portion de l'ongle qui dépasse la pulpe du doigt.

La coudée gauche est mesurée de la saillie de l'olécrâne à l'extrémité du médius, le coude étant placé à angle aigu; la longueur maxima du pied gauche, le sujet étant déchaussé et ne reposant sur le sol que par ce pied. L'envergure est la longueur maxima des membres supérieurs

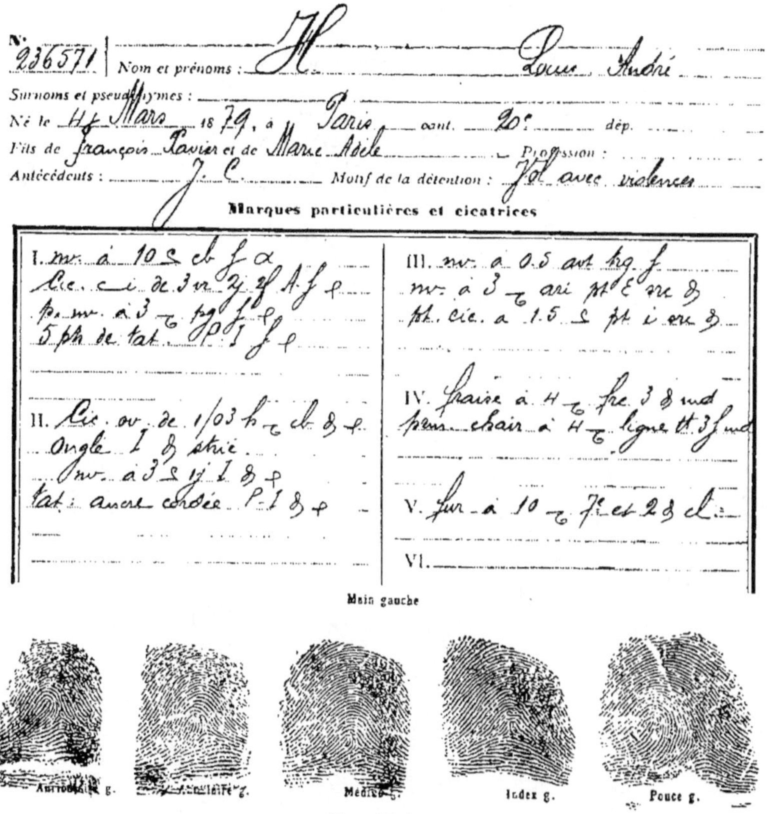

N° 236571 | Nom et prénoms : H............ Louis André
Surnoms et pseudonymes : ....
Né le 4 Mars 18 79, à Paris .... ont. 20° .... dép. ....
Fils de François Xavier et de Marie Adèle .... Profession :
Antécédents : J. C. .... Motif de la détention : Vol avec violences

Marques particulières et cicatrices

I. nv. à 10 c et f α lic. c i de 3 vr. z f A f p p. nv. à 3 c trg f l p 5 ph de tat c P j f p	III. nv. a 0.5 avt kg f nv. à 3 c ari M E vc z th. cic. a 1.5 c pt i vu z
II. cic. ov. de 1/03 h c cl z p Ongle I z strie nv. à 3 c ij l z p tat. ancre cordée P-1 z p	IV. fraise à 4 c fre 3 z md peu chair à 4 c ligne tt 3 z md V. fur. à 10 c f et 23 cl VI.

Main gauche

Fig. 53 [1].

étendus horizontalement en croix. — La couleur de l'œil gauche est indiquée d'après une classification établie par l'auteur.

Une fois ce signalement obtenu, si l'on est en présence

1. Les marques particulières sont indiquées en écriture abrégée, et en partie conventionnelle. Ainsi la première ligne se lit ainsi : « Nœvus à 10 centimètres au-dessus de l'articulation du coude gauche, face antérieure ».

d'un individu qui possède déjà une fiche, comme ayant été condamné sous son vrai nom ou sous un nom d'emprunt, on le reconnaît de la façon suivante. La longueur de la tête rentre dans l'une des trois catégories qui ont été établies pour la classification en grandes, moyennes et petites. Les deux tiers des fiches signalétiques sont éliminés. Dans

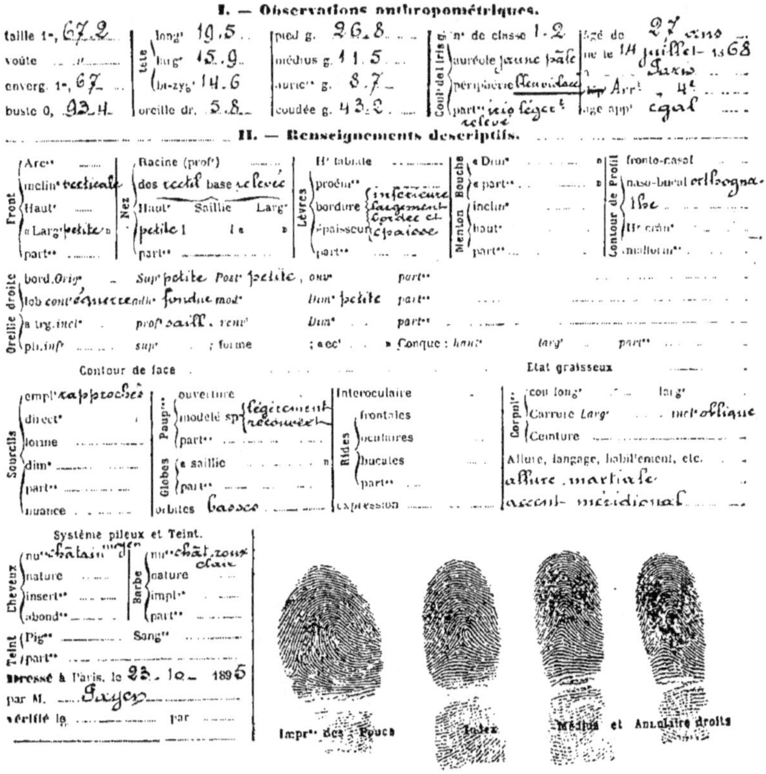
I. — Observations anthropométriques.

taille 1m,67.2 — voûte — enverg. 1m,67 — buste 0,93.4
tête long' 19.5 — larg' 15.9 — bi-zyg' 14.6 — oreille dr. 5.8
pied g. 26.8 — médius g. 11.5 — auric' g. 8.7 — coudée g. 43.2
Coul' de l'iris: n° de classe 1-2 — auréole jaune pâle — périphérie verdâtre — part'es iris léger^t relevé
âge de 27 ans — né le 14 juillet 1868 — à Paris — Arr^t 4e — âge app^t égal

II. — Renseignements descriptifs.

Front: Arc'es — inclin' verticale — Haut' — Larg' petite — part'es
Nez: Racine (prof') — dos rectil. base relevée — Haut' Saillie Larg' — petite — part'es
Lèvres: H' labiale — proém'e — bordure inférieure largement bordée et épaisse — épaisseur — part'es
Menton Bouche: Dim' — part'es — inclin' — haut' — part'es
Contour de Profil: fronto-nasal — naso-bucal orthognathe — H' crân' — maillon'

Oreille droite: bord. Orig' — Sup' petite — Post' petite — ouv' — part'es
lob. cont' équerre — fondue — mod' — Dim' petite — part'es
a trg. incl' — prof' saill. — renv' — Dim' — part'es
pli inf' — sup' — forme — ; a ec' — Conque : haut' — larg' — part'es

Contour de face — État graisseux

Sourcils: empl' rapprochés — direct' — forme — dim' — part'es — nuance
Paup'es: ouverture — modelé sp' légèrement recouvert — part'es
Globes: saillie — part'es — orbites basses
Rides: Interoculaire — frontales — oculaires — bucales — part'es — expression
Corpul'e: cou long' — larg' — Carrure Larg' — incl' oblique — Ceinture
Allure, langage, habillement, etc. allure martiale — accent méridional

Système pileux et Teint.
Cheveux: nu'ce châtain foncé — nature — insert'n — abond'e
Barbe: nu'ce châtain roux clair — nature — impl'n — part'es
Teint: Pig' — Sang' — part'es
Dressé à Paris, le 23-10-1895
par M. Sayer
vérifié le — par

Empr'es des Pouce — Index — Médius et Annulaire droits

Fig. 54.

le tiers restant, on élimine encore deux autres tiers en se basant sur la largeur de la tête qui a été également divisée en trois catégories. On procède de même pour les autres parties du signalement, et on arrive ainsi, d'élimination en élimination, à un groupe d'une dizaine de fiches parmi lesquelles on cherche celle où toutes les dimensions correspondent à celles qui viennent d'être relevées sur l'individu suspect. L'indication des marques particulières, y compris

les empreintes des doigts, apporte une certitude complète
dans l'identification. D'ailleurs, on trouve sur la fiche, en
même temps que les indications de chiffres, la photographie de face et de profil du condamné. Cette recherche
ne demande en général que quelques minutes.

La figure 54 reproduit une fiche établie dans les prisons
des départements. Ici, la photographie n'existe pas ; elle
est remplacée par les « renseignements descriptifs », qui
comprennent l'indication des particularités que présente
la conformation du crâne et de la face. Ces renseignements
et les empreintes digitales confirment et précisent les
observations anthropométriques, de sorte qu'à l'aide de la
fiche départementale on peut retrouver à Paris la fiche,
avec photographie correspondant au même individu.

La photographie n'est nullement indispensable pour la
reconnaissance. Employée seule, elle pourrait même quelquefois faire commettre des erreurs, car, ainsi que le montrent les figures 56 et 57, il y a parfois de très grandes res-
semblances physionomiques entre des individus différents
et inversement de grandes différences entre deux photo-
graphies successives d'un même individu.

§ II. — Portrait parlé. Description signalétique.

Avec une photographie en main, un agent de police était
souvent incapable de dire si tel individu était ou non l'ori-
ginal du portrait. M. Bertillon a imaginé le moyen d'éviter
ces erreurs ou ces hésitations ; il a enseigné le moyen de
lire une photographie.

Il s'agit d'examiner chacun des traits du visage et de le
faire entrer dans une classification. Ainsi, comme on le
voit sur la figure 55, on analyse le profil du portrait trait
par trait. Le front est : vertical (ou bombé, ou fuyant) ; le
nez a une racine dont la concavité est grande, petite ou
moyenne ; un dos concave, rectiligne ou convexe ; une hauteur, une saillie et une largeur qui sont petites, moyennes,
ou grandes, etc. Le visage vu de face (*fig.* 58) ou de profil,

le menton (*fig.* 59) etc. [1], fournissent de nouveaux éléments d'analyse, que complètent les mensurations et la couleur des yeux et des poils et enfin des signes particuliers et les empreintes digitales qui se trouvent sur le verso (semblables à celui de la figure 54).

M. Bertillon, muni d'une photographie, apprend à l'agent

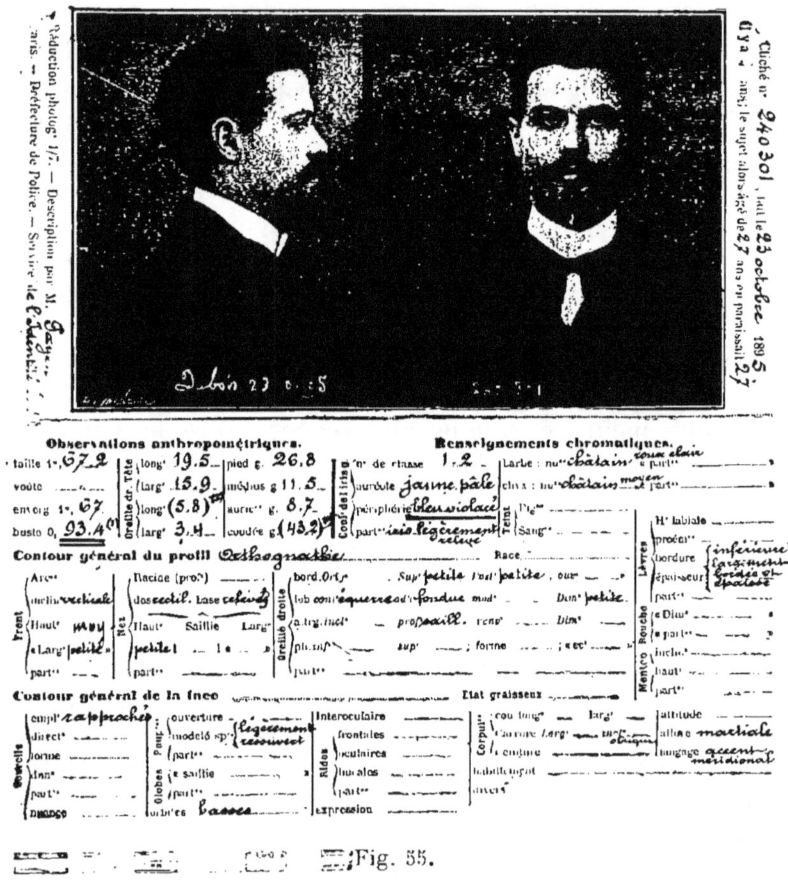

Fig. 55.

à la lire de cette façon; il lui *parle* le portrait, le lui fait apprendre par cœur et réciter. Ensuite il l'envoie chercher,

1. Nous sommes heureux de pouvoir reproduire ces planches empruntées à l'Album de M. Alphonse Bertillon : *Identification administrative, Instructions signalétiques.* Melun, Imprimerie administrative, 1893. On pourra juger ainsi de l'intérêt que présentent ces études.

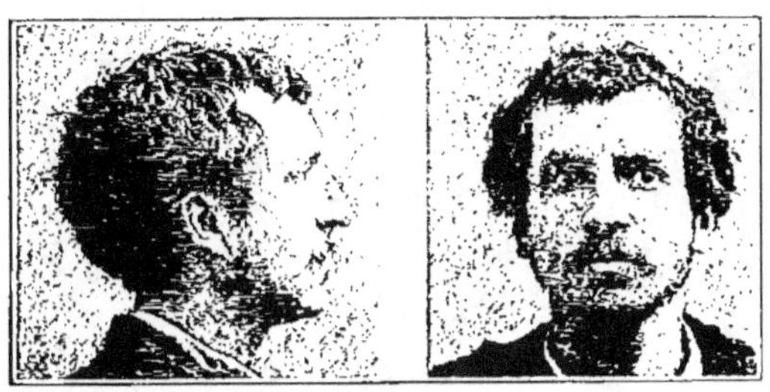

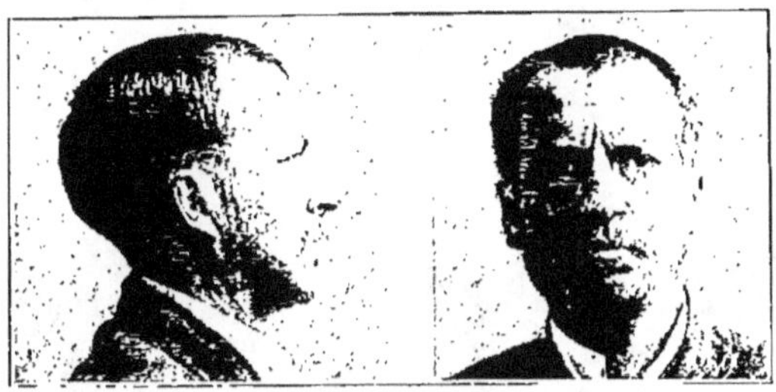

FIG. 56.—Même individu à 14 mois d'intervalle dont 10 passés en prison.
(A. BERTILLON.)

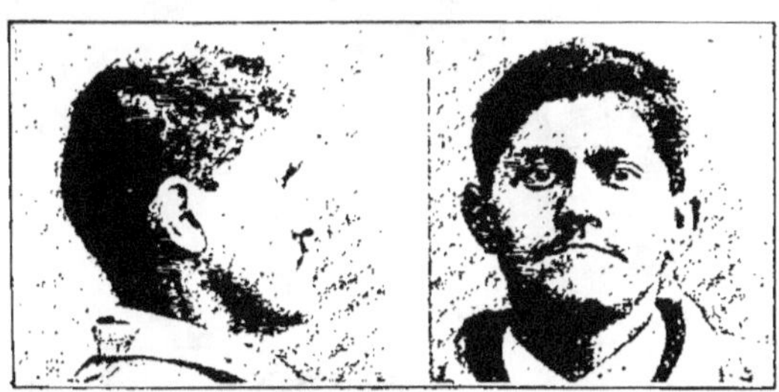

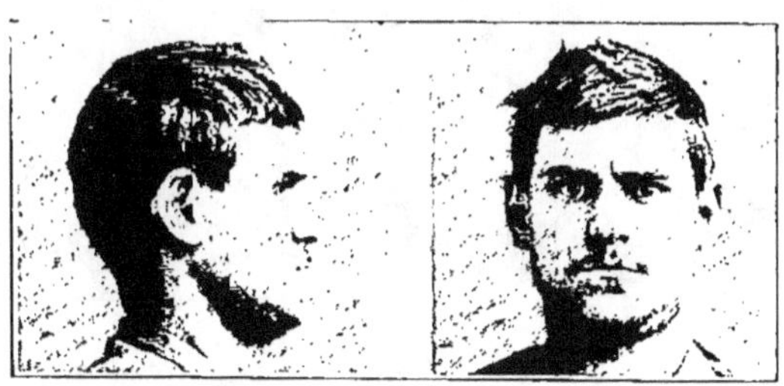

FIG. 57.— Ressemblance générale entre 2 individus affectés d'un menton
de galoche. (A. BERTILLON.)

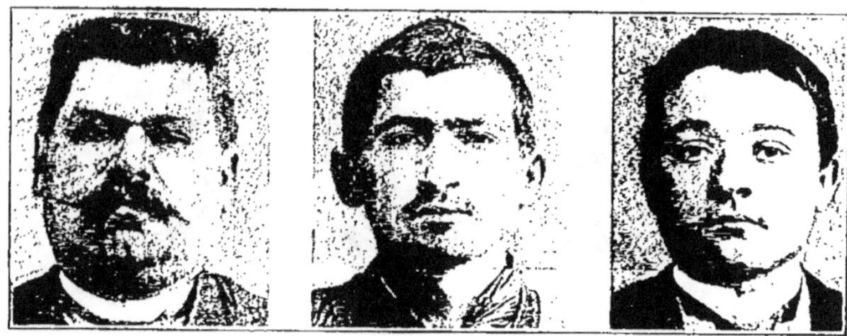

1. Face en tronc de pyramide
(ou en poire).

2. Face
en losange.

3. Face
ronde.

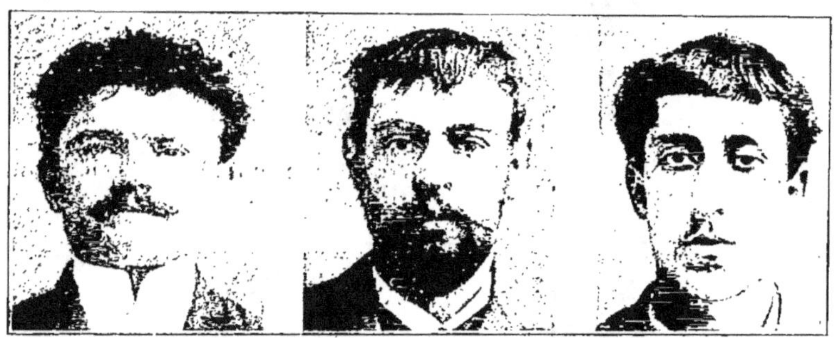

4. Face large ou carrée.

5. Face ovale.

6. Face longue.

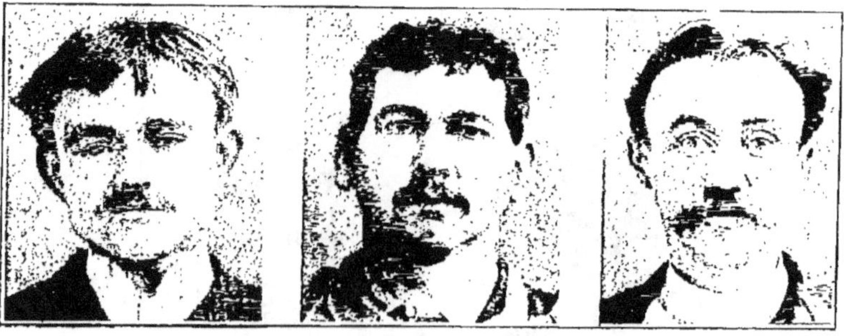

7. Mâchoires
écartées.

8. Zigomes
écartés.

9. Pariétaux écartés
(ou tête en toupie).

Fig. 58. — Formes générales de la tête vue de face. (A. Bertillon.)

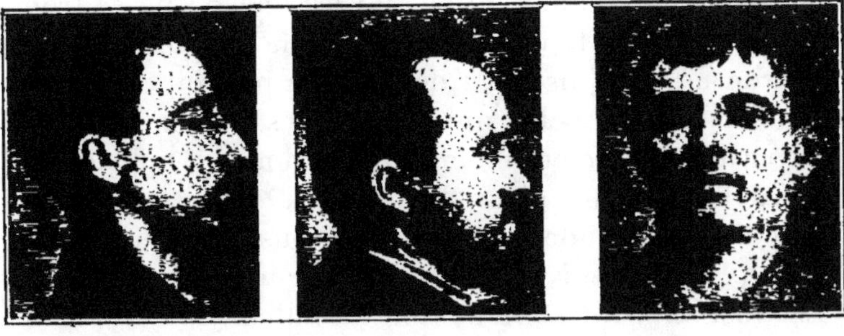

1. Menton fuyant.   2. Menton saillant.   3. Menton à fossette.

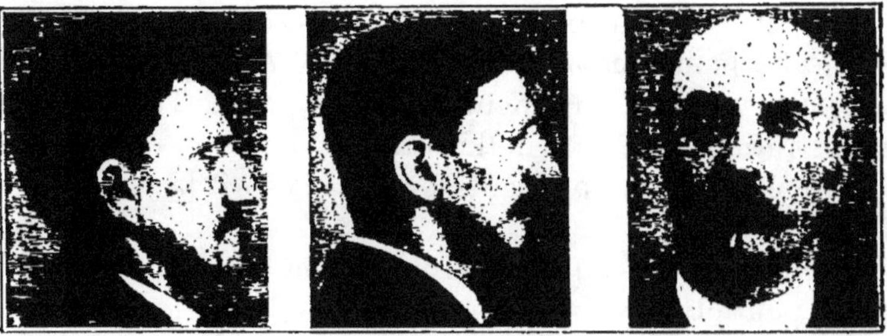

4. Menton plat.   5. Menton houppe.   6. Menton à fossette allongée.

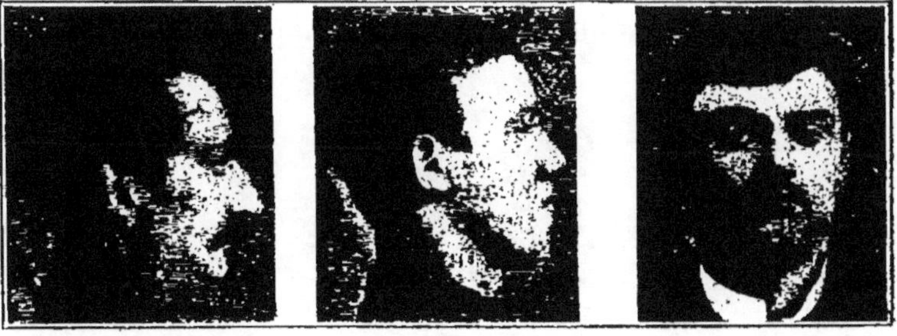

7. Menton bas.   8. Menton haut.   9. Menton bilobé.

FIG. 59. — Formes du menton. (A. BERTILLON.)

au milieu de cent détenus, celui dont il a ainsi le signalement descriptif complet, et l'agent le ramène sans se tromper. Pour faciliter la tâche et soulager la mémoire, on souligne sur la fiche (disposée de façon à pouvoir être mise aisément dans la poche) qui contient les éléments du portrait parlé, ceux de ces éléments qui doivent appeler tout d'abord l'attention; ainsi, dans le cas représenté sur la figure 55, la grande longueur du buste, la petitesse de l'oreille, la grandeur de la coudée, la couleur rare des iris.

Les résultats ainsi obtenus ont été tellement satisfaisants que depuis huit ans tous les agents de la direction des recherches, les candidats aux grades de commissaire de police, d'officier de paix ou d'inspecteur principal doivent suivre le cours de portrait parlé, et obtenir le brevet attestant qu'ils s'en sont bien assimilé le mécanisme.

Il est à peine besoin d'indiquer l'intérêt du portrait parlé au point de vue purement psychologique. C'est une démonstration frappante de l'utilité de l'analyse, de la supériorité énorme que peuvent donner à l'esprit la méthode et la discipline.

Ajoutons encore qu'au point de vue pratique le portrait parlé peut être transmis par le télégraphe ou le téléphone. Pour rendre cette transmission plus rapide, plus économique et applicable à la police internationale, on a cherché à exprimer par des chiffres les éléments du portrait parlé. Le professeur Reiss (de Lausanne), puis le Dr S. Icard [1] ont ainsi proposé des formules chiffrées. En voici une que, à titre d'exemple, nous empruntons à ce dernier auteur.

Parties examinées	Qualités trouvées	Nombres correspondants
Age présumé	53 ans	53
Taille	1^m,76	176
Front	très fuyant	—1010
Nez	profondeur de la racine très grande	—1116

1. Séverin Icard, *Nouvelle méthode pour obtenir la formule chiffrée du portrait parlé* (Archives d'anthrop. crimin. et de méd. lég., février 1909).

Parties examinées	Qualités trouvées	Nombres correspondants
Nez..............	dos vexe-sinueux...........	32
Oreille droite......	lobe fendu................	—1217
Oreille droite......	antitragus à inclinaison très oblique..................	24
Sourcils..........	rapprochés rectilignes......	—1711
Ride.............	intersourcilière unilatérale droite...................	—2615
Iris gauche....... .	auréole concentrique jaune clair....................	—2712
Iris gauche........	périphérie ardoisée jaune verdâtre................	17
Cheveux..........	bouclés et calvitie frontale..	—2815
Marque particulière.	démarche boiteuse.........	—3231

L'opération terminée, on obtiendra la forme suivante qui sera le nombre signalétique :

53176 - 1010 - 111632 - 121724 - 1711 - 2615 - 271217 - 2815 - 3231

Description signalétique.— Le portrait parlé ne nécessite pas la photographie d'un individu. Il se fait tout aussi bien d'après l'inspection seule de cet individu. Sans l'aide de l'anthropométrie, il donne encore un signalement assez précis.

Cette description signalétique va être appliquée dans l'armée française ; elle sera dressée conformément au programme ci-dessus.

Notice explicative des termes à employer pour le relevé du nouveau signalement à porter sur les livrets et pièces militaires en vertu de la circulaire ministérielle du 18 août 1910.

Disposition des rubriques du signalement

Cheveux :————————————————————
Yeux :
Front : inclinaison
    hauteur———————— largeur
Nez : dos————————base
    hauteur———— saillie————largeur

Visage : ....

Renseignements physionomiques complémen -
taires : ....

Taille : 1 mètre .... centimètres

Taille rectifiée : 1 mètre .... centimètres

Attitude ....

Marques particulières : ....

....

Tableau des réponses à faire aux nouvelles rubriques
du signalement

Cheveux...	Blonds, châtains, noirs, roux (ajouter le ton : clair, moyen, foncé).
Yeux......	Bleu clair, bleu foncé, bleu jaunâtre, jaune clair, orangé plus ou moins verdâtre, châtain verdâtre, marron clair, marron foncé.
Front.....	Inclinaison : fuyant, moyen, vertical, proéminent. Hauteur : petit, moyen, grand. Largeur : petit, moyen, grand.
Nez........	Dos : cave, rectiligne, vexe (pour convexe, busqué, sinueux (en addition aux termes précédents). Base : relevé, horizontal, abaissé. Hauteur : petit, moyen, grand. Saillie : petit, moyen, grand. Largeur : petit, moyen, grand.
Visage:....	Large, rond, étroit, long, plein, osseux.

Renseignements physionomiques complémentaires

Teint basané, coloré, pâle ; rousseurs.
Nez tordu à gauche ou à droite.
Lèvres très minces ou très épaisses.
Bouche très petite ou très grande.
Menton fuyant, saillant, à fossette.
Oreille plate ou largement ourlée.
Lobe de l'oreille collé.
Oreilles très écartées.
Sourcils clairsemés ou drus, réunis ou écartés.
Yeux saillants ou enfoncés.
Louche en dedans ou en dehors.
Cou court ou long, larynx saillant.

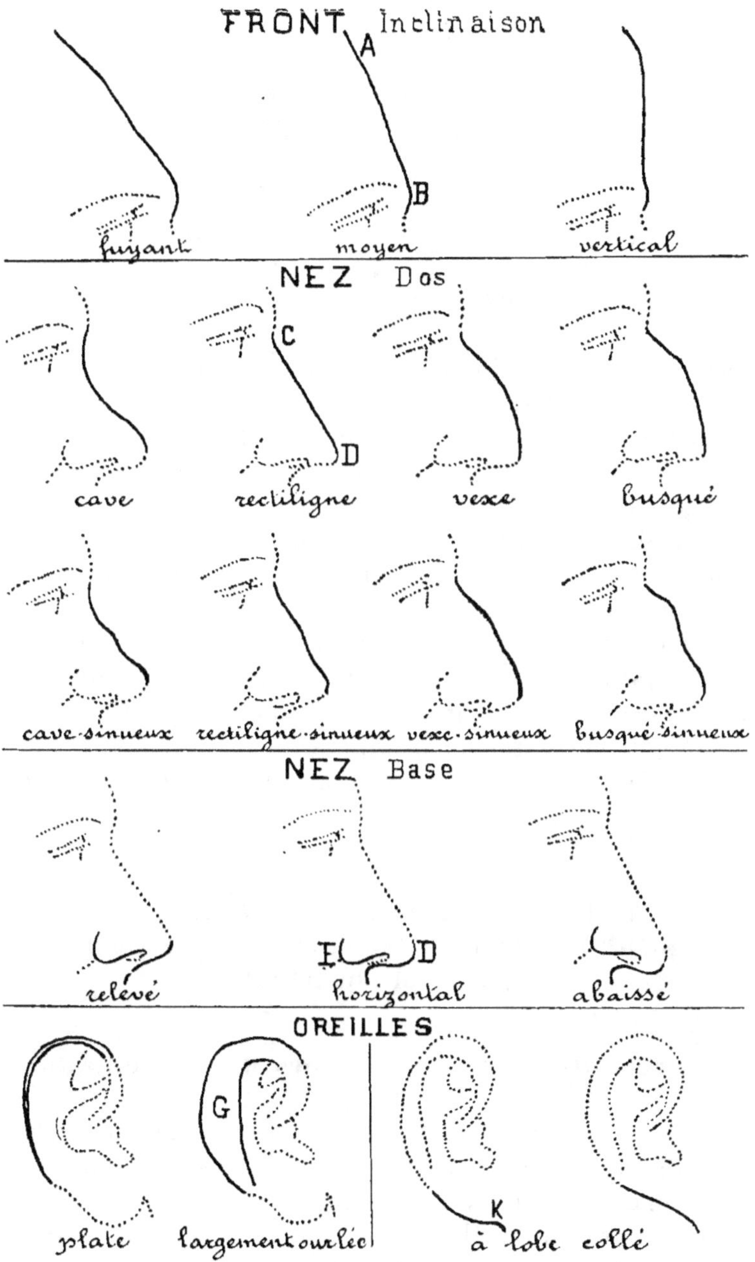

FIG. 60. — Schéma des dispositions principales du front, du nez et de l'oreille, à porter toujours sur un signalement.

Attitude . . . . {
Voûté, dos rond.
Tête déviée à gauche (ou à droite).
Tics.
Epaules hautes ou tombantes.
Jambes arquées ou cagneuses.

Cicatrice de coupure, d'abcès, de brûlure, de furoncle.................... (à tel endroit).
Nævus...................... (d°   ).
Envie .... (d°   ).
Tatouage .... (d°   ).
Autres marques............. (d°   ).

A cette notice est jointe un croquis (*fig.* 60), qui représente d'une façon schématique les dispositions principales du front et du nez à porter toujours sur le signalement.

Les *renseignements physionomiques complémentaires*, qui constituent la seconde partie du signalement, ne sont indiqués que dans le cas où ils ont une valeur recognitive réelle. On ne mettra point par exemple : bouche moyenne, menton rond, etc.

L'oreille présente le plus de particularités individuelles. Dans certains cas exceptionnels où le signalement doit être dressé avec une grande précision, une description complète de cet organe, portant sur tous les éléments indiqués par l'auteur (ouvrage cité), fournit un moyen très précieux d'identification.

ARTICLE III. — SIGNES PROPRES A ÉTABLIR L'IDENTITÉ D'UN CADAVRE PUTRÉFIÉ OU RÉDUIT A L'ÉTAT DE SQUELETTE

I. — Précautions à prendre lors de l'exhumation.

Quand le médecin est appelé à assister à la recherche d'un cadavre que l'on suppose enfoui depuis longtemps en un certain endroit, il doit faire prendre certaines précautions aux travailleurs. Il importe beaucoup que le cadavre soit retrouvé intact et que l'on puisse recueillir tout ce qui en reste, ainsi que les vêtements et les autres objets enfouis avec le corps. Quand on peut présumer par quelque indice quelle est la place exacte qu'occupe le cadavre, on fait creuser la tranchée non à cet endroit même, mais à quelque distance, et dès qu'une partie du cadavre a été mise à découvert, on s'efforce de ne pas entamer celui-ci par un coup de pelle ou de pioche. La terre enlevée autour de lui est mise de côté et tamisée ensuite ; on y retrouve quelquefois des petits os de la main et du pied, des ongles, des cheveux, des pièces d'habillement, etc. Il est bon aussi de recueillir quelques échantillons de cette terre pour les soumettre au besoin à l'analyse chimique. Le corps étant complètement découvert, avant de le faire enlever, on note quelle position il occupe, quel est l'état des vêtements ; s'il existe un lien autour du cou ou d'une autre partie du corps, on en décrit soigneusement la disposition. La nature du terrain doit aussi être mentionnée.

Une fois le corps enlevé, l'expert procède à loisir à ses constatations. S'il s'agit d'un amas d'ossements complètement dissociés, il faut rechercher s'ils proviennent d'un seul cadavre humain, s'ils représentent un squelette entier et énumérer ceux que l'on a trouvés ou ceux qui manquent. L'expertise a ordinairement pour but de résoudre les questions suivantes : détermination du sexe, de l'âge, de la taille, recherche des signes particuliers d'identité et des traces de blessures.

§ II. — Détermination du sexe.

Quand les organes génitaux externes et internes ont complètement disparu, les caractères du squelette permettent encore presque toujours de résoudre cette question.

C'est surtout le bassin, dont la conformation offre des caractères spéciaux, que met en évidence la comparaison des figures 61 et 62. Chez la femme, le grand bassin est beaucoup plus large et plus évasé, les fosses iliaques plus étalées et moins concaves. Le petit bassin est également plus large, plus évasé dans le sens transversal chez la

femme; sa paroi postérieure est plus concave; sa paroi antérieure ou pubienne est plus large et moins haute. Les
trous sous-pubiens sont plus grands et triangulaires chez

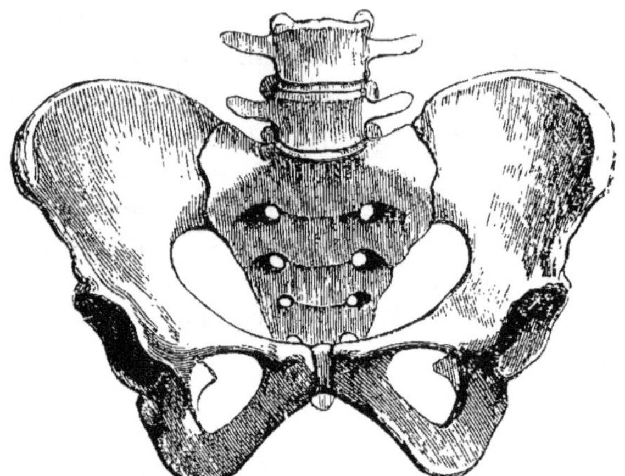

Fig. 61. — Bassin de femme.

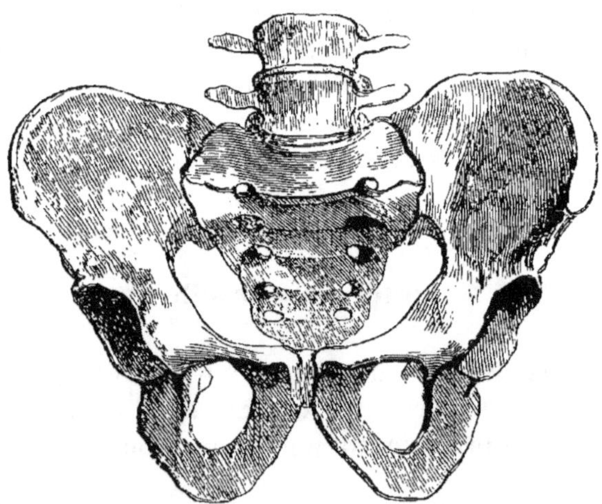

Fig. 62. — Bassin d'homme.

la femme; ils sont irrégulièrement circulaires chez l'homme;
les branches ischio-pubiennes sont plus minces chez la
femme. La hauteur totale du bassin est plus considérable
chez l'homme.

Les fémurs de la femme sont plus recourbés en avant, et leur col forme avec le corps de l'os un angle plus prononcé.

Le thorax a une forme conoïde chez l'homme, plus ovoïde chez la femme ; chez celle-ci, il est aplati d'avant en arrière et relativement plus large à sa partie supérieure ; le sternum est moins oblique.

A la tête, la glabelle (saillie médiane à la base du front, au-dessus de la racine du nez) est plus prononcée chez l'homme ; elle existe à peine chez la femme. Les sinus frontaux sont plus développés, les arcades sourcilières plus épaisses chez l'homme. La mâchoire inférieure de la femme est plus mince, ses branches moins larges ; les dents sont plus petites.

Considéré dans son ensemble, le squelette de la femme est composé d'os moins volumineux, plus grêles que ceux de l'homme ; les extrémités des os longs sont moins grosses, les tubérosités moins saillantes, les empreintes des insertions tendineuses moins marquées. La gracilité des os est particulièrement prononcée aux mains et aux pieds.

De tous ces caractères, seuls ceux tirés de la conformation du bassin peuvent être considérés comme certains. Les autres donnent, quand ils sont bien accentués, une grande probabilité ; mais ils restent parfois douteux et, dans quelques cas même, peuvent entraîner une erreur.

§ III. — Détermination de l'âge.

On sait que le système osseux n'acquiert son complet développement que vers l'âge de 30 ans. Jusqu'à cette époque, l'achèvement du squelette se termine graduellement, et se fait à des dates spéciales pour chaque os, par l'apparition d'un point osseux dans une épiphyse et par la soudure de celle-ci à la diaphyse. L'état du squelette fournit ainsi des points de repère, dont les principaux sont indiqués ci-dessous et qui permettent de déterminer, avec une approximation suffisante, l'âge d'un individu au-dessous de 30 ans[1]. Pour ce qui concerne l'ossification avant la naissance, nous renvoyons au tableau de la page 474.

De 1 an à 18 mois, on trouve des points osseux dans les cartilages de l'extrémité inférieure de l'humérus et du cubitus, dans les têtes du fémur et de l'humérus, dans les extrémités supérieure et inférieure du tibia.

A 2 ans, dans l'extrémité inférieure du radius et dans celle du péroné.

A 3 ans, petite tubérosité de l'humérus, grand trochanter.

De 3 1/2 à 4 ans, épitrochlée et rotule.

De 4 à 5 ans, point postérieur de l'olécrâne, extrémité supérieure du péroné.

De 5 à 6 ans, extrémité supérieure du radius, tête des quatre derniers métacarpiens et métatarsiens.

De 6 à 7 ans, extrémité supérieure des phalanges de la main, extrémité postérieure des phalanges du pied.

De 8 à 9 ans, extrémité inférieure du cubitus, petit trochanter.

De 13 à 14 ans, trochlée, épicondyle, tubérosité antérieure du tibia.

De 15 à 16 ans, épiphyses des vertèbres et de l'os iliaque.

De 16 à 18 ans, épiphyses marginales du sacrum et de l'omoplate.

De 18 à 20 ans, l'épitrochlée, les trois épiphyses de l'extrémité supérieure du fémur, celles des métacarpiens, des métatarsiens et des phalanges se soudent au corps de ces os.

A 20 ans, soudure des épiphyses supérieure et inférieure du péroné, et de l'épiphyse inférieure du fémur.

A 25 ans, soudure de l'extrémité sternale de la clavicule et de la crête de l'ilium.

De 25 à 30 ans, soudure de la première vertèbre sacrée avec les autres, du sphénoïde avec l'occipital, et des épiphyses du corps des vertèbres.

L'état de la dentition complète les renseignements fournis par le squelette.

Voici les dates de l'apparition des dents :

---

1. Les dates indiquées par les divers auteurs pour l'apparition des points osseux et la soudure des épiphyses diffèrent souvent d'une façon notable. Nous avons pris surtout pour guide Sappey, mais en tenant compte de quelques observations qui nous sont personnelles.

PREMIÈRE DENTITION

De 6 à 8 mois, les quatre incisives médianes.
De 7 à 12 mois, les quatre incisives latérales.
De 12 à 18 mois, les quatre petites molaires antérieures.
De 16 à 24 mois, les quatre canines.
De 24 à 36 mois, les quatre petites molaires postérieures[1].

SECONDE DENTITION

A 5 ans, les quatre premières grosses molaires.
De 6 à 8 ans, les deux incisives médianes inférieures.
De 7 à 8 ans, les deux incisives médianes supérieures.
De 8 à 9 ans, les quatre incisives externes.
De 9 à 10 ans les quatre premières petites molaires.
De 10 à 11 ans, les quatre canines.
De 12 à 13 ans, les quatre secondes petites molaires.
De 12 à 14 ans, les quatre petites secondes molaires.
Les quatre dernières grosses molaires ou dents de sagesse apparaissent de 20 à 30 ans, ou plus tard encore. Il y a d'ailleurs des exceptions assez nombreuses à l'ordre et à la date d'apparition des dents.

Quand un sujet a dépassé 30 ans, son âge ne peut être déterminé par l'état du squelette que d'une façon beaucoup moins précise. Cependant on peut encore distinguer l'âge adulte, la vieillesse commençante et la vieillesse très avancée.

Chez l'adulte, les os acquièrent leur maximum de densité (notamment ceux du crâne); les éminences, les crêtes, les dépressions sont très accentuées. Dans la vieillesse, le tissu spongieux diminue et s'atrophie ; le canal médullaire des os longs augmente de diamètre et de longueur ; les parois de tissu compact s'amincissent. Vers 40 ans, l'ossification de l'appendice xyphoïde du sternum est presque

---

1. **Avant la sortie des dents**, l'étude de ces organes peut encore donner des renseignements sur l'âge. Voir : MAGITOT. *Recherches physiologiques et médico-légales sur l'âge chez l'homme depuis la naissance jusqu'au sixième mois* (Académie de médecine, 27 mars 1888).

complète, le coccyx se soude au sacrum, les cartilages costaux commencent à présenter quelques noyaux calcaires qui augmentent de nombre et d'étendue avec les années.

Le crâne fournit des indices importants. Les sutures coronale, bipariétale et lambdoïde commencent à s'effacer vers 35 à 40 ans ; la fusion des os se fait en premier lieu au niveau de leur table interne et gagne ensuite leur face externe. Un des points de la suture disparaît d'abord ; l'effacement s'étend ensuite très lentement, et il est rare qu'il soit achevé avant l'âge de 80 ou 85 ans. — Les crânes séniles présentent quelquefois aussi un amincissement partiel, une atrophie limitée, mais très apparente, effectuée aux dépens de la table externe de l'os, et siégeant principalement au niveau des bosses pariétales.

Dans la vieillesse, les disques invertébraux s'amincissent et s'ossifient ; les vertèbres se soudent plus ou moins complètement et, leur tissu se raréfiant, elles s'affaissent en même temps que leur face supérieure et inférieure s'élargissent.

Il faut noter encore, comme appartenant à un âge assez avancé, l'ossification du larynx et des anneaux de la trachée : déjà un peu après la 30e année, des dépôts calcaires commencent à se former dans le larynx, envahissant d'abord les cartilages thyroïde et cricoïde pour gagner ensuite les arythénoïdes ; mais il est rare d'observer avant 50 ans l'induration d'une grande partie du larynx et celle des anneaux de la trachée.

En général les vieillards n'ont plus de dents. Il est facile de reconnaître sur le squelette que les dents ne sont pas tombées après la mort ; s'il en était ainsi, les alvéoles seraient intactes, tandis que, lorsque les dents sont tombées pendant la vie, les alvéoles disparaissent peu à peu par résorption. La mâchoire inférieure d'un sujet édenté depuis longtemps prend un aspect tout particulier ; les alvéoles ayant disparu, le corps de la mâchoire perd la moitié de sa hauteur, le trou mentonnier se trouve tout près du bord supérieur, le canal dentaire est très rétréci. En outre (à moins que le sujet n'ait porté un râtelier), l'angle formé par la branche montante et par le corps du maxillaire s'agrandit, de sorte que l'os reprend la même forme que chez le nouveau-né. Les dents qui restent présentent une usure de l'émail et de la dentine.

§ IV. — Détermination de la taille.

La longueur d'un squelette, mesuré du vertex au calcanéum, est évidemment un peu moindre que la taille du sujet dont il provient. L'épaisseur du cuir chevelu, des disques intervertébraux, des cartilages diarthrodiaux des membres inférieurs, des parties molles de la plante des pieds, entre dans la stature d'un individu pour une quantité qu'on évalue à 4 ou 6 centimètres.

Quand les os sont complètement désarticulés, il faut beaucoup de soin pour les disposer tous ensemble dans leurs rapports normaux, de façon à pouvoir mesurer exactement la longueur du squelette. L'adaptation simultanée des diverses pièces du rachis et du bassin est surtout malaisée. Il n'est pas impossible cependant d'y arriver en ayant recours à plusieurs aides intelligents qui maintiennent en même temps les divers os ; on pourrait aussi fixer les vertèbres les unes aux autres au moyen d'une solution de gomme. Il faut que les vertèbres soient placées dans leur ordre naturel. On trouve dans les traités d'anatomie les caractères particuliers à chaque vertèbre, permettant de rétablir cet ordre.

Dans les cas où manquent un certain nombre d'os indispensables pour mesurer directement la longueur du squelette, et lorsqu'on ne possède que quelques-uns ou même un seul des grands os des membres, on peut encore déterminer approximativement la taille de l'individu dont proviennent ces os. Il existe en effet entre la longueur des divers os longs et celle du corps une corrélation dont on peut tirer parti dans ces cas.

Cette corrélation est établie dans les tableaux ci-après :

DE L'IDENTITÉ

TABLEAU D'ORFILA
SQUELETTES

LONGUEUR DU VERTEX A LA PLANTE DES PIEDS	LONGUEUR DU VERTEX A LA SYMPHYSE DU PUBIS	LONGUEUR DES EXTRÉMITÉS SUPÉRIEURES DEPUIS L'ACROMION	LONGUEUR DES EXTRÉMITÉS INFÉRIEURES DEPUIS LA SYMPHYSE DU PUBIS	FÉMUR	TIBIA	PÉRONÉ	HUMÉRUS	CUBITUS	RADIUS
mètre	centim.	centim.	centim.	cent.	cent.	cent.	cent.	cent.	cent.
1,80	92	77	88	46	40	39	33	27	25
1,43	71	65	72	38	31	30	27	22	19
1,49	74	65	75	38	32	31	29	22	20
1,45	70	67	75	40	32	31	29	22	20
1,38	70	55	68	32	27	26	24	19	17
1,47	71	60	73	38	32	31	26	21	19
1,69	85	72	84	44	36	35	31	25	22
1,75	86	76	89	46	39	38	32	26	23
1,54	75	69	79	40	33	32	29	24	21
1 67	80	76	87	45	38	37	31	27	24
1,64	80	71	84	44	36	35	30	26	24
1,65	75	72	90	45	38	37	32	27	25
1,86	95	78	81	47	39	38	33	27	25
1,79	91	77	88	46	38	37	33	27	24
1,78	90	75	88	46	37	36	33	26	24
1,83	95	78	88	46	39	38	34	28	25
1,83	90	78	93	47	43	42	33	27	25
1,60	80	75	80	45	38	37	32	26	24
1,70	82	75	88	44	38	37	32	27	25
1,77	89	78	88	46	38	37	33	28	25

TABLEAUX DE MANOUVRIER
1° HOMMES

TAILLE	FÉMUR	TIBIA	PÉRONÉ	HUMÉRUS	RADIUS	CUBITUS
1,530	0,393	0,349	0,318	0,295	0,213	0,227
1,552	0,398	0,324	0,323	0,298	0,216	0,231
1,571	0,404	0,330	0,328	0,302	0,219	0,235
1,590	0,410	0,335	0,333	0,306	0,222	0,239
1,605	0,416	0,340	0,338	0,309	0,225	0,243
1,625	0,422	0,346	0,344	0,313	0,229	0,246
1,634	0,428	0,351	0,349	0,316	0,232	0,249
1,644	0,434	0,357	0,353	0,320	0,236	0,253
1,654	0,440	0,362	0,358	0,324	0,239	0,257
1,666	0,446	0,368	0,363	0,328	0,243	0,260
1,677	0,453	0,373	0,368	0,332	0,246	0,263
1,686	0,460	0,378	0,373	0,336	0,249	0,266
1,697	0,467	0,383	0,378	0,340	0,252	0,270
1,716	0,475	0,389	0,383	0,344	0,255	0,273
1,730	0,482	0,394	0,388	0,348	0,258	0,276
1,751	0,490	0,400	0,393	0,352	0,261	0,280
1,767	0,497	0,405	0,398	0,356	0,264	0,283
1,785	0,504	0,410	0,403	0,360	0,267	0,287
1,812	0,512	0,415	0,408	0,364	0,270	0,290
1,830	0,519	0,420	0,413	0,368	0,273	0,293

2° FEMMES

TAILLE	FÉMUR	TIBIA	PÉRONÉ	HUMÉRUS	RADIUS	CUBITUS
1,400	0,363	0,287	0.283	0.263	0.193	0,203
1,420	0,368	0,289	0,288	0.266	0,195	0,206
1,440	0,373	0,294	0,293	0,270	0,197	0,209
1,445	0,378	0,299	0.298	0,273	0,199	0,213
1,470	0,383	0,304	0,303	0.276	0,201	0,215
1,488	0,388	0,309	0.307	0,279	0,203	0,217
1,497	0,393	0,314	0,314	0,282	0,205	0.219
1,513	0,398	0,319	0,316	0,285	0,207	0,222
1,528	0,403	0,324	0,320	0,289	0.219	0,225
1,543	0,408	0,329	0,325	0.292	0.211	0,228
1,556	0,415	0,334	0,330	0.297	0,214	0.231
1,568	0,422	0,340	0,336	0.302	0.218	0,235
1,582	0,420	0,346	0,341	0.307	0,222	0.239
1,595	0,436	0,352	0,346	0.313	0,226	0.243
1,612	0,443	0,358	0.351	0.318	0.230	0.247
1,630	0,450	0.364	0,356	0.324	0,234	0,251
1,650	0,457	0.370	0,361	0.329	0.238	0.255
1,670	0,464	0.376	0,366	0.334	0.242	0.258
1,692	0,471	0.382	0,371	0.339	0.246	0.261
1.715	0,478	0.388	0,376	0.341	0,250	0,264

Il est facile de prévoir que les rapports susindiqués ne permettent pas toujours une conclusion exacte, car tout le monde sait que certains sujets ont les membres longs ou courts relativement à leur taille. Aussi voit-on dans le tableau d'Orfila qu'à un même os d'une même longueur correspondent des tailles différentes; pour un fémur de 46 centimètres, par exemple, on trouve des tailles variant de 1ᵐ,75 à 1ᵐ,83.

Mais il est rare que l'erreur soit considérable. Manouvrier a trouvé que, dans un tiers des cas, l'erreur était inférieure à 1 centimètre, que dans un autre tiers elle ne dépassait pas 3 centimètres, mais, dans 4 cas sur 100, elle a été de 8, 9, 10 et 11 centimètres.

Etienne Rollet[1] a établi des moyennes qui permettent

---

1. Etienne ROLLET, *De la mensuration des os longs des membres* (Thèse pour le doctorat, Lyon, 1889). On voit dans ces tableaux qu'il y a entre le côté droit et le côté gauche une différence pouvant atteindre plusieurs millimètres. Au membre supérieur, c'est le côté droit qui presque toujours est le plus long.

de classer un individu dans l'une des quatre catégories de taille, d'après la longueur d'un os.

TABLEAUX DE ROLLET

LONGUEUR MOYENNE DES OS RÉPONDANT A QUATRE GROUPES DE TAILLE (HOMMES)

NUMÉROS	50 HOMMES — TAILLE	MEMBRE INFÉRIEUR						MEMBRE SUPÉRIEUR					
		FÉMUR		TIBIA		PÉRONÉ		HUMÉRUS		RADIUS		CUBITUS	
		dr.	g.	dr.	g.	dr.	g.	dr.	g.	dr.	g.	dr.	g.
		mil.	mil.	mil.	mil.	mil.	mil.	mil.	mil.	mil.	mil.	mil.	mil.
1	1m,52 à 1m,60 petites tailles..............	427	425	344	342	338	338	309	306	231	228	243	240
2	1m,61 à 1m,65 au-dessous de la moyenne.......	439	440	359	358	353	353	321	318	237	233	255	251
3	1m,66 à 1m,70 au-dessus de la moyenne.......	460	460	375	373	369	368	336	331	248	246	266	263
4	1m,71 à 1m,77 grandes tailles..............	472	473	384	378	377	376	342	341	251	256	269	268

LONGUEUR MOYENNE DES OS RÉPONDANT A QUATRE GROUPES DE TAILLE (FEMMES)

NUMÉROS	50 FEMMES — TAILLE	MEMBRE INFÉRIEUR						MEMBRE SUPÉRIEUR					
		FÉMUR		TIBIA		PÉRONÉ		HUMÉRUS		RADIUS		CUBITUS	
		dr.	g.	dr.	g.	dr.	g.	dr.	g.	dr.	g.	dr.	g.
		mil.	mil.	mil.	mil.	mil.	mil.	mil.	mil.	mil.	mil.	mil.	mil.
1	1m,40 à 1m,48 petites tailles..............	385	385	309	309	305	306	280	276	201	201	220	218
2	1m,40 à 1m,53 au-dessous de la moyenne.......	412	412	329	328	325	324	296	291	213	211	230	227
3	1m,54 à 1m,58 au-dessus de la moyenne.......	420	420	340	340	336	336	297	289	216	213	233	230
4	1m,59 à 1m,71 grandes tailles..............	442	441	360	356	355	352	318	315	228	226	246	246

Pour les os dont la longueur est exceptionnellement petite ou exceptionnellement grande, il est préférable de calculer la taille en multipliant la longueur par l'un des coefficients suivants, empruntés à Manouvrier.

HOMMES

FÉMUR	TIBIA	PÉRONÉ	HUMÉRUS	RADIUS	CUBITUS
inférieur à 392	inférieur à 319	inférieur à 318	inférieur à 295	inférieur à 213	inférieur à 227
COEFFICIENTS					
× 3.92	× 4.80	× 4.82	× 5.25	× 7.41	× 6.66
supérieur à 519	supérieur à 420	supérieur à 413	supérieur à 368	supérieur à 273	supérieur à 293
COEFFICIENTS					
× 3.53	× 4.32	× 4.37	× 4.93	× 6.70	× 6.26

FEMMES

FÉMUR	TIBIA	PÉRONÉ	HUMÉRUS	RADIUS	CUBITUS
inférieur à 363	inférieur à 284	inférieur à 283	inférieur à 263	inférieur à 193	inférieur à 203
COEFFICIENTS					
× 3.87	× 4.85	× 4.88	× 5.41	× 7.44	× 7.00
supérieur à 478	supérieur à 388	supérieur à 376	supérieur à 344	supérieur à 250	supérieur à 264
COEFFICIENTS					
× 3.68	× 4.42	× 4.52	× 4.98	× 7.00	× 6.49

Si l'on disposait de plusieurs os provenant des membres supérieurs et inférieurs, on prendrait pour chacun d'eux une moyenne des tailles indiquées comme leur correspondant, puis une moyenne générale des chiffres ainsi obtenus, que l'on adopterait comme représentant la stature approximative du sujet.

§ V. — Signes particuliers d'identité.

Il est impossible d'énumérer ici tous les vices de conformation et toutes les lésions qu'on peut rencontrer sur le squelette, et qui sont susceptibles d'aider à établir l'identité d'un sujet. Nous nous contenterons de signaler quelques exemples.

On trouva sur un squelette, examiné judiciairement, que la tête du cinquième métatarsien gauche se prolongeait en dehors et présentait dans ce sens une petite surface articulaire qui semblait indiquer une articulation surnuméraire. A la main droite, le cinquième métacarpien, plus court et plus large que celui de l'autre main, avait son extrémité phalangienne séparée en deux parties présentant chacune une surface articulaire. Il fut établi ainsi que le squelette provenait d'un individu qui avait disparu trois ans auparavant, et qui avait un sixième doigt à la main droite et au pied gauche.

Dupuytren et Breschet, ayant examiné des portions de cadavre trouvées dans la Seine, reconnurent « que les têtes des fémurs étaient rapetissées, raboteuses, inégales, dépouillées çà et là de cartilage, non par l'effet d'une section récente, mais par le fait d'une maladie ancienne et guérie depuis longtemps ; que le col de chaque fémur était raccourci et que celui du côté droit offrait en avant une végétation osseuse encroûtée de cartilage ; que les ligaments de l'articulation étaient déformés, gonflés et adhérents aux parties molles. En outre, les cavités cotyloïdes étaient oblitérées ; à la place de celle du côté droit, il existait une végétation moitié osseuse, moitié fibro-cartilagineuse, au centre de laquelle s'implantait le ligament rond ; de ce côté la tête du fémur était logée dans une cavité accidentelle, en arrière et au-dessus de la cavité naturelle ; une disposition analogue existait au membre gauche, mais la cavité nouvelle était située plus haut et plus en arrière que la droite. » Les experts conclurent que cet individu devait avoir dans la conformation des hanches une difformité remarquable, et dans la progression une claudication et certainement un balancement pénible et désagréable du corps sur chaque membre inférieur alternativement et que le membre inférieur droit était plus court, la pointe du pied droit devait porter presque seule sur le sol. Le cadavre était en effet celui d'un individu dont la conformation et la démarche étaient bien telles que les experts l'avaient indiqué.

Dans une autre expertise, la conformation asymétrique

du bassin, la courbure anormale des tibias et des péronés, bien plus accentuée sur la jambe gauche qui était aussi plus courte que la droite, permirent d'établir que le squelette provenait d'un individu qui boitait [1].

Les ongles et les poils (cheveux, barbe) qui résistent très longtemps à la putréfaction fournissent aussi des indices importants d'identité. Les ongles peuvent indiquer si le sujet se livrait ou non à des travaux manuels grossiers. La présence de la barbe, la longueur de la chevelure peuvent suffire à établir le sexe ; la coloration des poils fournit aussi un indice dont l'utilité est évidente ; il faut savoir toutefois que, sous l'influence de la putréfaction, les cheveux peuvent revêtir une teinte plus claire ou plus foncée que celle qu'ils avaient pendant la vie.

Les dents, qui se conservent presque indéfiniment, leur mode d'implantation, la conformation des mâchoires, peuvent aussi donner des signes d'identité qui ont été énumérés à la page 548 (voir aussi un rapport à la fin de ce livre).

Il est en général très difficile de reconnaître sur un squelette si les fractures, perforations, ou autres lésions traumatiques des os, ont été produites pendant la vie ou après la mort. On ne peut guère compter sur la présence d'un épanchement sanguin que la putréfaction fait disparaître assez rapidement, et il ne faut pas oublier que les parties déclives des os, notamment de ceux du crâne, peuvent être fortement imbibées par le sang qui s'est accumulé en ces points sous l'action de la pesanteur. Un commencement de cal, une altération morbide, telle que la carie ou la nécrose, peuvent montrer qu'il s'agit de lésions ayant précédé la mort d'un certain temps. Enfin, on reconnaîtra facilement les lésions produites par les manœuvres des ouvriers qui ont découvert le squelette, en ce que les solutions de continuité présenteront des bords à aspérités très nettes, très aiguës, non émoussées, et une surface d'une coloration différente de celle du reste de la superficie osseuse.

---

1. On trouvera dans la collection des Annales d'hyg. publ. et de méd. lég. la relation de plusieurs expertises de ce genre.

CHAPITRE DEUXIÈME

EXAMEN DES EMPREINTES

§ I. — Empreintes laissées par les pas.

Il arrive quelquefois qu'on retrouve sur le lieu où a été commis un crime les empreintes des pas du coupable. L'examen attentif de ces empreintes a permis quelquefois de reconnaître l'identité du criminel.

La semelle des chaussures peut laisser une trace assez nette pour que l'on reconnaisse non seulement sa forme et ses dimensions, mais encore la disposition des clous, certaines marques dues à l'usure ou à d'autres particularités, de sorte que la comparaison avec des chaussures appartenant à un inculpé est quelquefois tout à fait probante.

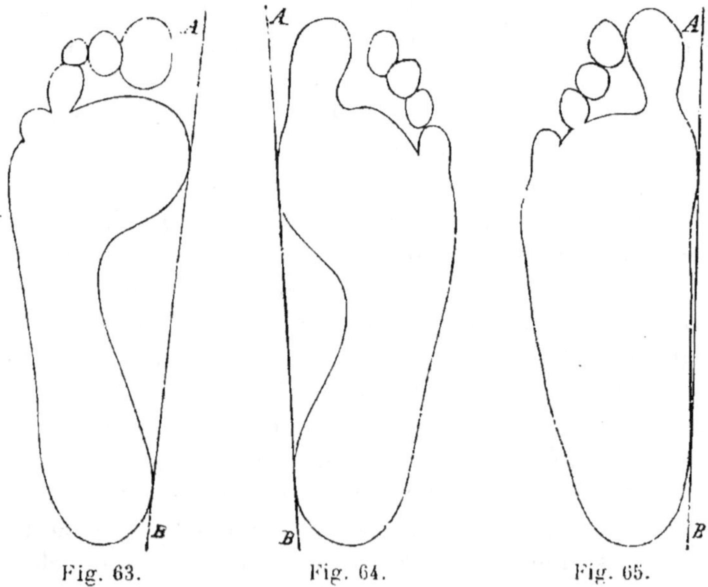

Fig. 63.   Fig. 64.   Fig. 65.

Les marques laissées par le pied nu peuvent donner aussi des indices très précieux. Certaines particularités de la conformation du pied, comme celles représentées par les figures 63, 64 et 65, appellent immédiatement l'attention, et permettent de contrôler facilement l'identité d'un inculpé. Il suffit de faire marcher celui-ci sur du papier,

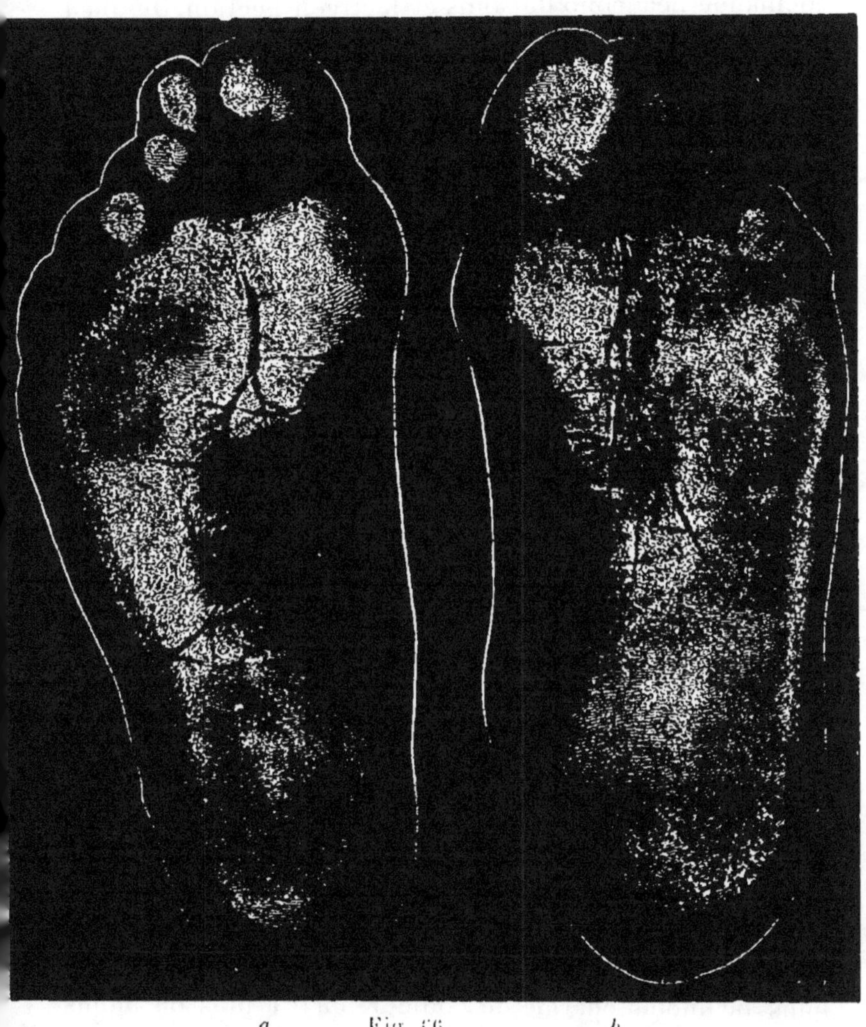

a   Fig. 66.   b

après lui avoir enduit toute la plante des pieds d'une matière colorante, par exemple d'encre d'imprimerie.

La figure 66 a été prise ainsi : on voit sur le pied droit

1. a, pied droit. b, pied gauche.

l'élargissement du talon et l'affaissement de la voûte plantaire résultant d'une fracture du calcanéum.

Mais, hors ce cas spécial, la comparaison des empreintes demande beaucoup de soins et de circonspection. Des pieds de formes très différentes peuvent avoir la même longueur et la même largeur, et l'on se tromperait souvent si l'on se bornait à mesurer ces deux dimensions.

Le docteur Caussé [1] (d'Albi) a indiqué un procédé avec lequel on obtient des résultats plus précis. Sur l'empreinte incriminée, on tire une ligne AB (*fig.* 59) tangente à la partie interne de la courbe formée par le talon et à la partie saillante en dedans de l'articulation métatarsophalangienne. On divise cette ligne en autant de parties égales que l'on veut, suivant le degré d'approximation que l'on désire, et sur chacune des divisions on élève des perpendiculaires faisant fonctions d'ordonnées. On procède ensuite de la même façon, en élevant le même nombre d'ordonnées sur l'empreinte que l'on a obtenue en faisant poser sur le sol le pied de l'inculpé, qu'on a d'abord fait marcher dans un liquide colorant. En mesurant les distances entre les traces de chaque doigt ou les divers points de la courbe externe jusqu'à la tangente, on apprécie facilement des différences qui échapperaient par la simple inspection. Il faut remarquer cependant que certaines parties de l'empreinte peuvent être plus ou moins larges, suivant que le pied était plus ou moins chargé de couleur, qu'il a plus ou moins appuyé, qu'il a un peu glissé sur le sol, et aussi suivant que ce sol était plus ou moins régulièrement plan.

Quand les empreintes consistent en des taches de sang.

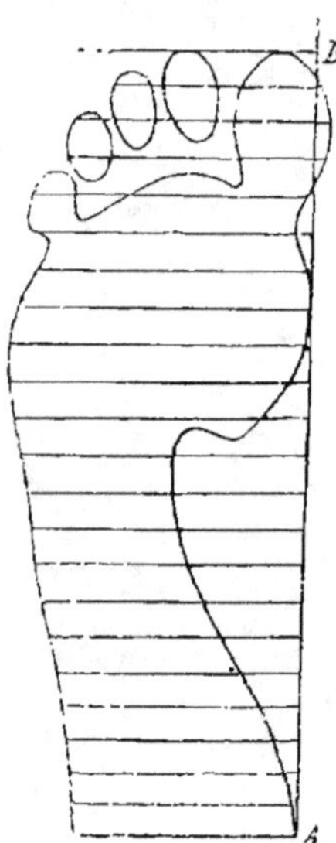

Fig. 67. — Procédé pour relever l'empreinte des pieds (Caussé).

1. Séverin Caussé, *Des empreintes sanglantes des pieds et de leur mode de mensuration* (Ann. d'hyg. publ. et de méd. lég., 1854).

de boue, etc., qui se trouvent sur un plancher, un dallage, etc., le mieux est de faire enlever les portions du plancher où se trouvent les empreintes, qui seront conservées telles quelles comme pièces à conviction. Si la chose est impossible, il faut faire photographier les empreintes, ou les dessiner par le procédé indiqué plus haut.

Quand les marques de pas sont gravées dans la terre, la boue, le sable, la neige, elles sont évidemment très fragiles, et il serait bien difficile d'en obtenir une photographie ou un dessin d'une exactitude rigoureuse. On a cherché à les conserver en en prenant un moulage, et divers procédés ont été proposés. Hugoulin[1] conseille de chauffer l'empreinte en tenant au-dessus d'elle une plaque de tôle recouverte de charbons, et de la recouvrir ensuite avec de l'acide stéarique réduit en poudre impalpable; celui-ci fond d'abord, puis se solidifie en moulant exactement l'empreinte. — On peut aussi mouler en plâtre, en ayant soin d'enduire préalablement d'une très légère couche d'huile l'empreinte, si celle-ci ne repose pas sur un sol trop meuble. Hodann se sert d'un mélange à parties égales de plâtre, de sable très fin et de ciment qu'on étend à l'aide d'un tamis sur les traces préalablement desséchées avec du papier buvard; quand le mélange dépasse un peu l'empreinte, on dessèche un peu sa surface, on étend un morceau de toile par-dessus, et on y répand doucement, à l'aide de la pomme d'arrosoir, une quantité d'eau suffisante pour imprégner toute la masse. On laisse à cette masse le temps nécessaire pour durcir, et on l'enlève avec précaution.

Lorsque les empreintes se trouvent sur la neige, Hugoulin recommande le procédé suivant. Si une partie de l'empreinte repose non pas directement sur la neige, mais sur un sol dur et pierreux mis à nu, on enduit ces points d'une légère couche d'huile; puis on prend de la gélatine de bonne qualité qu'on trempe à plusieurs reprises dans l'eau, de façon à la faire gonfler; on la fait fondre lentement à la chaleur, et quand elle est refroidie, mais encore fluide, on la coule doucement sur l'empreinte où on la laisse se soli-

---

1. Hugoulin, Ann. d'hyg. publ. et de méd. lég., 1850 et 1855.

difier. — En saupoudrant d'abord la neige de sel marin, on la refroidit assez pour qu'on puisse prendre l'empreinte par un autre procédé. — Coutagne et Florence ont pris des empreintes sur la neige avec du plâtre gâché dans de l'eau à 0°, additionné constamment de neige.

Une fois l'empreinte moulée d'une façon quelconque, on peut reproduire la trace primitive en tirant, avec le plâtre des mouleurs, des épreuves du relief obtenu. Si l'on a opéré avec de la gélatine, comme celle-ci, une fois solidifiée, se dessèche et se racornit assez vite, il faut faire le moulage au plâtre dans un délai qui ne dépasse pas quelques heures.

§ II. — Empreintes laissées par les mains.

On trouve quelquefois sur des objets divers l'empreinte d'une main ou de doigts ensanglantés. On comprend que ces empreintes peuvent dans certains cas donner des renseignements utiles sur la façon dont un crime a été commis sur les actes accomplis ensuite par le meurtrier, de reconnaître si celui-ci avait des complices, etc.

Mais il n'est pas besoin que la main soit ensanglantée ou tachée d'une façon quelconque pour qu'elle laisse des empreintes sur divers objets : le papier, le verre, les métaux polis, etc.

Cette empreinte reproduit les lignes papillaires qui couvrent la face palmaire de la main et des doigts, ce qui est dû au contact de la sueur et des matières grasses déposées au niveau des papilles.

Or, le dessin extrêmement capricieux de ces lignes papillaires est spécial à chaque individu et constitue ainsi un excellent signe d'identité.

On comprend le parti qu'on peut tirer de ces faits dans la pratique médico-légale. En comparant une empreinte bien nette laissée par les doigts avec l'empreinte prise sur la main d'un inculpé, on peut affirmer que celui-ci est réellement coupable si l'on trouve que les deux empreintes sont rigoureusement semblables.

Ce procédé a permis plusieurs fois d'identifier un coupable, par exemple dans le cas suivant par Bertillon [1]. Un voleur s'était introduit dans un salon et avait fracturé la vitre d'un meuble. On voyait sur cette vitre quelques empreintes de la pulpe des doigts. Ces empreintes ont été photographiées et en même temps agrandies (dans une proportion plus considérable que celle indiquée sur la figure 68) pour en faciliter l'examen. En recherchant dans les fiches signalétiques qu'il possède, Bertillon en a retrouvé une dont les empreintes digitales (reproduites sur la partie supérieure des figures 68, 69) étaient identiques. Il a reconnu ainsi que l'auteur du vol était un nommé Sch... qu'on a pu retrouver grâce à son indication. Bien que les empreintes sur la vitre manquent un peu de netteté (par suite du déplacement des doigts), il suffit d'une comparaison un peu attentive pour être convaincu qu'elles appartiennent au même individu qui a fourni les empreintes figurées au-dessus.

Les empreintes papillaires des doigts sont ordinairement bien apparentes sur le verre, les métaux. Il n'en est pas de même pour celles laissées sur le papier, qui souvent sont à peine ou pas du tout visibles, mais que l'on peut faire apparaître, que l'on peut *révéler*, à l'aide de divers procédés. Le plus simple consiste, comme l'a indiqué Forgeot [2], à passer une teinte plate d'encre ordinaire sur le papier. — La buée de l'haleine rend aussi les empreintes plus visibles, surtout quand elles siègent sur du verre.

Même quand les empreintes sont bien visibles, il est presque toujours nécessaire de les renforcer pour les photographier et les agrandir.

1. Parmi les autres cas de Bertillon, citons notamment l'assassinat de la dame L... Le meurtrier, S..., avait laissé sur une bouteille l'empreinte de son index droit. Extradé de Londres, où il s'était enfui, il a été condamné aux travaux forcés à perpétuité (Assises de la Seine, 28 mars 1906). — Assassinat de la Vve M..., on retrouve sur une bouteille l'empreinte des médius, index et auriculaire droits du neveu de la victime, condamné à 10 ans de travaux forcés. (Assises de la Seine, 29 octobre 1905.) — D'autres cas concernent des vols qualifiés : affaires T. et P. (Assises des Ardennes, 27 novembre 1908). — Affaire B. (Assises de Pau, 28 avril 1907).

2. *Des empreintes digitales étudiées au point de vue juridique*, Lyon, Storck.

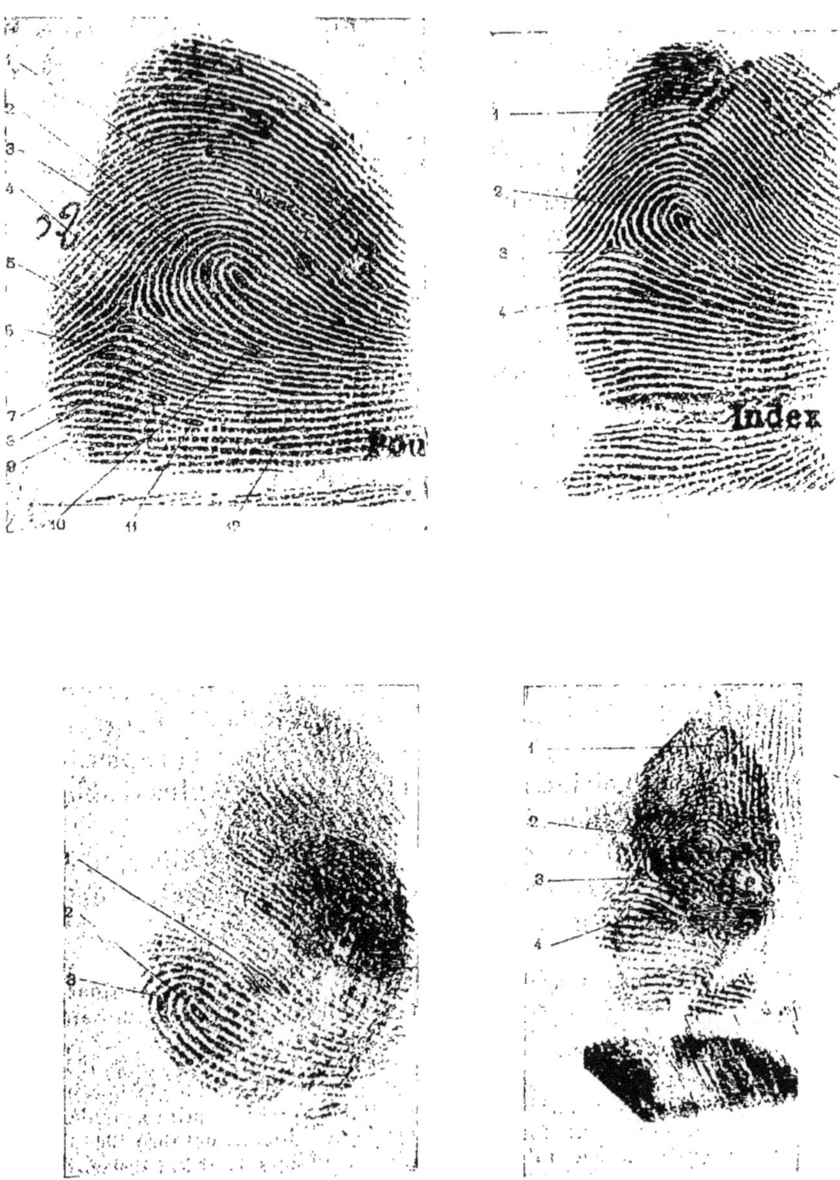

Fig. 68. — Empreintes laissées par les doigts.

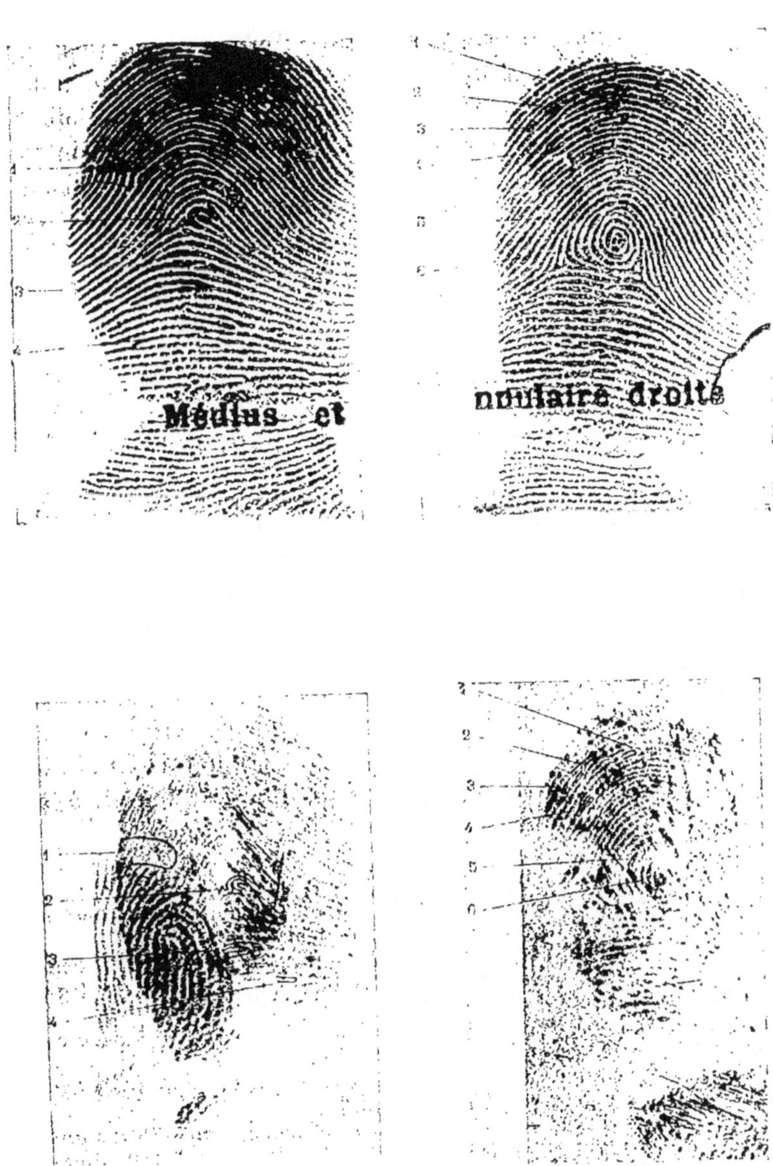

Fig. 69. — Empreintes laissées par les doigts.

Pour cela, on peut par exemple les saupoudrer d'une poudre très fine qui s'attache sur les résidus de sueur et de graisse qui forment l'empreinte, tandis qu'une légère secousse fait disparaître la poudre de tout le reste du papier. Bertillon emploie la poudre de graphite ; Corin recommande le rouge de Soudan, et il emploie aussi cette même substance, en solution alcoolique, pour renforcer les empreintes sur verre. — Cet auteur, en collaboration avec Stockis, a minutieusement étudié la technique à suivre pour révéler et colorer les empreintes sur le verre [1].

CHAPITRE TROISIÈME

EXAMEN DES POILS ET DES CHEVEUX

L'examen des cheveux ou des poils a quelquefois une grande importance en médecine légale : tantôt ils se trouvent sur une arme qui a servi à commettre un meurtre ; tantôt la victime, en se débattant, a arraché à son agresseur un certain nombre de cheveux qu'elle a conservés à la main et qui peuvent servir à établir l'identité du criminel; tantôt la présence des cheveux indique l'endroit où le crime a été commis, etc. L'examen des poils joue quelquefois aussi un rôle dans les expertises relatives au viol, à l'attentat, à la pudeur, à l'infanticide [2].

1. Ann. de la Soc. de Méd. lég. de Belgique, 29 octobre 1906.
2. L'étude des poils et des cheveux, au point de vue médico-légal, a fait l'objet de divers travaux dont les principaux sont :

OESTERLEN, *Das menschliche Haar und seine gerichtsaertzliche Bedeutung. Tubingen*, 1874 (analyse *in* Annales d'hyg. publ. et de méd. lég., 2ᵉ série, t. XLVII, p. 381).

JOHANNET, *Le poil humain, ses variétés d'aspect ; leur signification en matière judiciaire*, thèse de Paris, 1878.

BEAUREGARD et GALIPPE, *Guide de l'élève et du praticien dans les travaux pratiques de micrographie*, Paris, 1880.

JAUMES. *De la distinction entre les poils de l'homme et les poils des animaux, considérée au point de vue médico-légal* (Paris, J.-B. Baillière, 1882).

Marcelle LAMBERT et Victor BALTHAZARD, *Le poil de l'homme et des animaux*. Paris, Steinheil, 1910.

Les principales questions qui peuvent se poser dans ces divers cas sont les suivantes.

§ 1. — Les poils proviennent-ils d'un être humain ou d'un animal ?

Cette distinction peut être faite quelquefois avec évidence au premier coup d'œil : les poils présentant des zones de coloration différentes ; les grosses soies du porc, les gros crins du cheval ne seront jamais pris pour des poils humains. Mais les différences sont loin d'être toujours aussi tranchées, et plusieurs fois l'on a commis à ce sujet des erreurs ; celles-ci ne peuvent être évitées que grâce à l'examen microscopique.

Si l'on examine à un grossissement de 200 diamètres, un cheveu, comme type de poil humain [1], on peut le considérer comme formé : 1° d'une cuticule constituée par des cellules plates, imbriquées, dont les contours forment une mosaïque plus ou moins apparente ; 2° de la substance corticale qui forme la plus grande partie du poil ; elle contient la matière colorante qui l'imprègne uniformément et forme en outre des dépôts plus ou moins nombreux et volumineux ; cette substance est striée dans le sens longitudinal ; 3° d'une substance médullaire. Celle-ci n'existe pas toujours ; elle ne se montre quelquefois qu'en certains points ; elle fait toujours défaut vers l'extrémité libre du poil. Elle forme un cylindre occupant l'axe du poil dans le cinquième ou le tiers au plus de sa largeur ; elle paraît ordinairement granuleuse, opaque et noirâtre (*fig.* 70). Souvent elle n'apparaît bien qu'après l'addition de divers réactifs et notamment de l'acide azotique dilué. La moelle est formée par des cellules qui sont souvent au nombre de 4 ou 5 sur une même ligne transversale.

Sur les poils d'animaux, on retrouve ces mêmes parties

---

1. Il est utile, avant d'examiner les cheveux, de les traiter par l'éther ou par une solution très étendue de potasse, afin de les débarrasser des matières grasses qui les recouvrent en quantité plus ou moins abondante.

constituantes, mais présentant des caractères différentiels ordinairement bien tranchés. Le signe distinctif le plus général est tiré du développement plus considérable de la moelle, qui presque toujours constitue la plus grande partie du poil, la substance corticale ne formant qu'une sorte d'étui plus ou moins mince, à l'inverse de ce qui a lieu chez l'homme. Les cellules de la moelle sont rectangulaires, polygonales, ovoïdes, etc. ; elles apparaissent en général de la façon la plus nette à un faible grossissement (200 diamètres) et sans qu'il soit besoin d'employer aucun réactif. — La cuticule est en général formée de cellules beaucoup plus apparentes que chez l'homme, à bords plus saillants, qui donnent quelquefois, au contour du poil, un aspect dentelé (*fig.* 71).

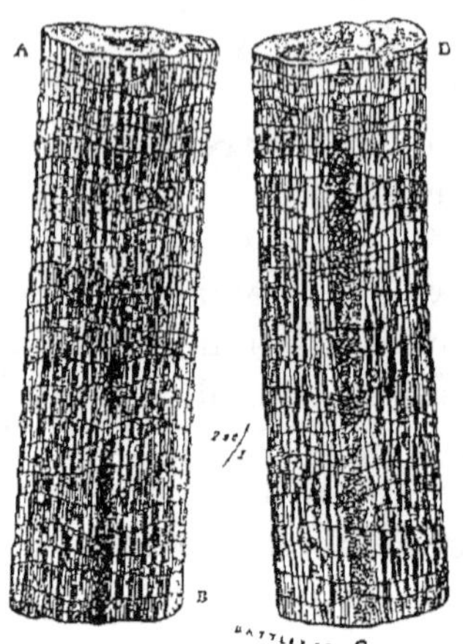

Fig. 70. — Cheveux humains (Alcan, *Matières textiles*).

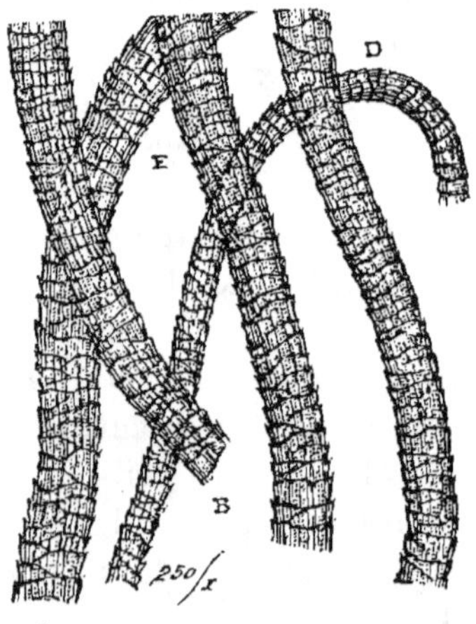

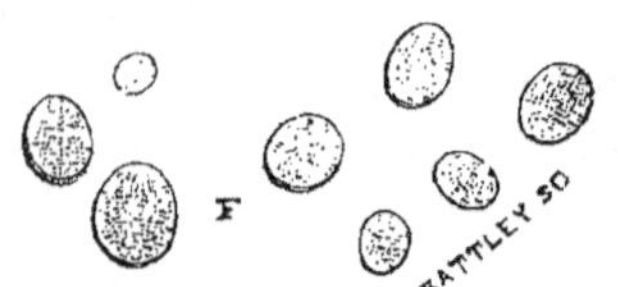

Fig. 71. — A. B. C. D. E. Poils de moutons de diverses grosseurs sans canal médullaire : F. Coupe de ces divers poils (Alcan).

Pour chaque espèce animale, l'aspect du poil varie, et étant donné un certain nombre de poils, il est possible d'arriver par une étude comparative, à déterminer de quel animal ils proviennent. D'ailleurs, il suffit souvent, dans une expertise, d'avoir reconnu que des poils n'appartiennent pas à un être humain. Une telle affirmation peut être émise sans hésiter quand on rencontre des poils comme ceux représentés (*fig.* 80 à 86) :

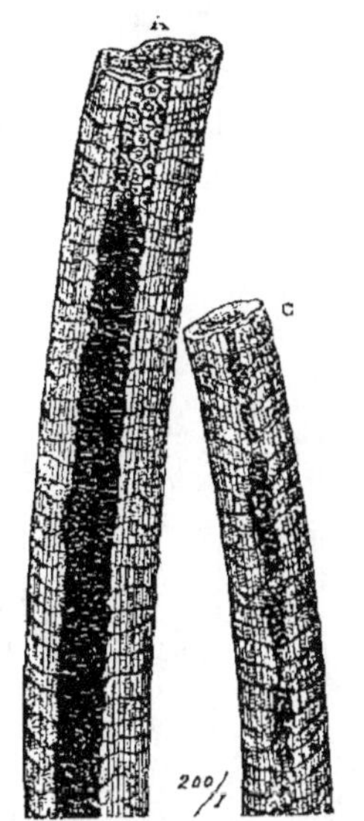

Fig. 72. — Poils de la jarre de mouton. On voit en A des cellules médullaires sans granules ; en B, elles sont pleines de granules qui les masquent.

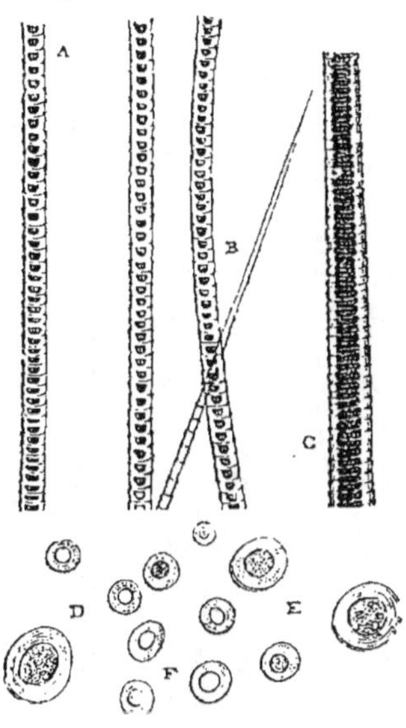

Fig. 73. — A. B. C. Poils de chats ; D. E. F. Coupe de ces mêmes poils montrant le canal médullaire plein ou vide (Alcan, *Matières textiles*).

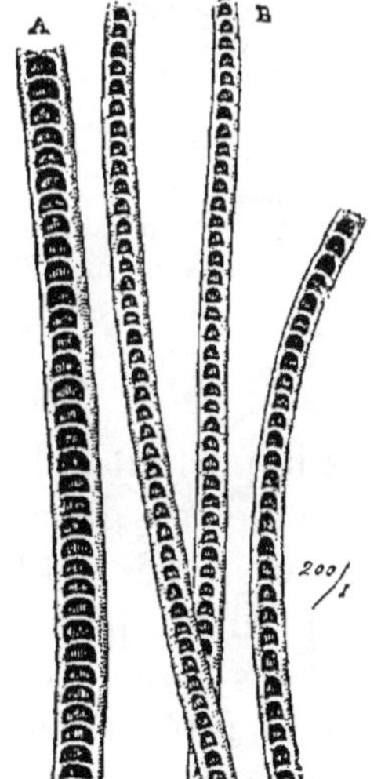

Fig. 74. — Poils de lapin (Alcan).

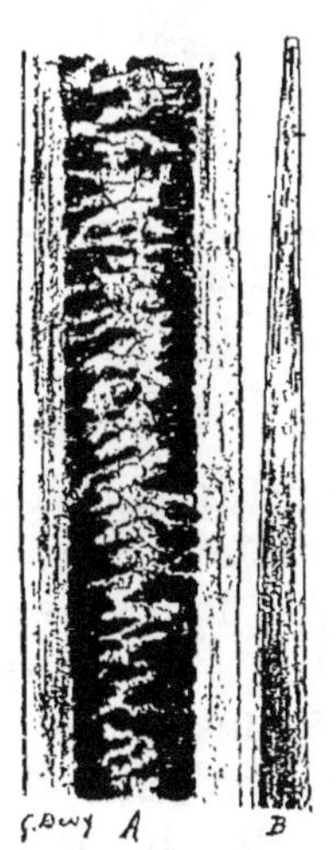

Fig. 75. — Un poil de cheval bai (125 diamètres).

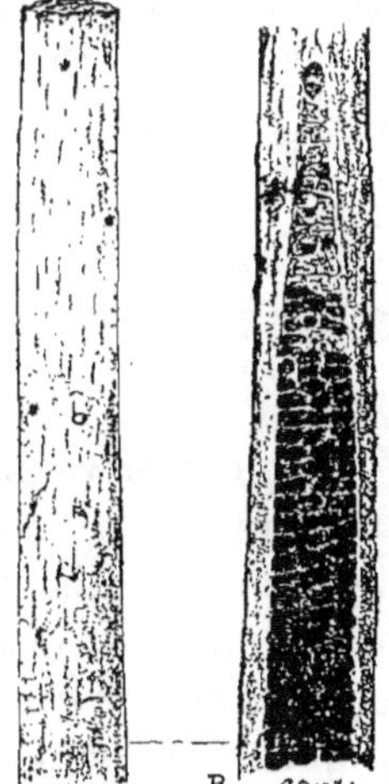

Fig. 76. — Un poil de cheval bai (125 diamètres).

la disposition des cellules médullaires indique que certainement ils ne proviennent pas de l'homme. Mais il faut savoir que chez les animaux il y a quelquefois un certain nombre de poils qui ne répondent pas au type ordinaire ; la cavité médullaire peut manquer, rarement il est vrai, et

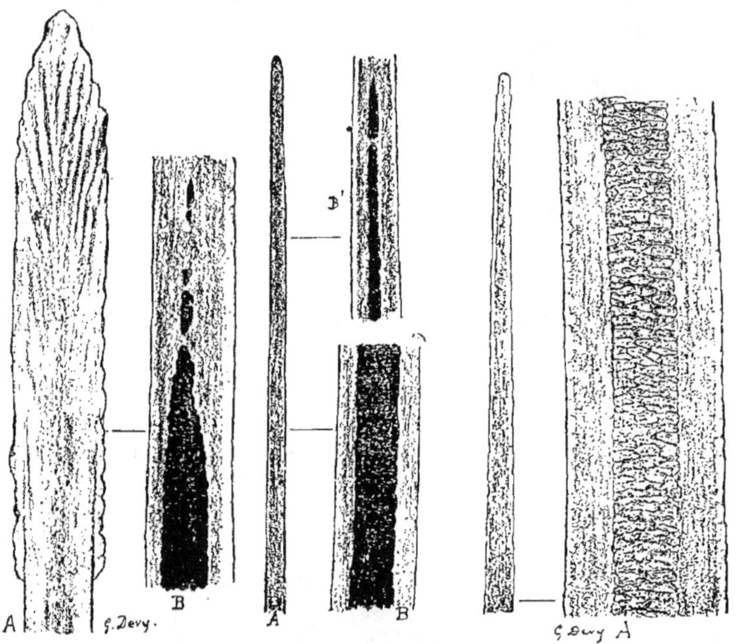

Fig. 77. — Deux poils de cheval alezan (grossissement 125 diamètres).

Fig. 78. — Un poil de cheval blanc (grossissement 125 diamètres).

on est alors privé du signe distinctif le plus important et le plus caractéristique. Toutefois cette difficulté n'existe guère que si l'on ne dispose que d'un seul poil ou d'un très petit nombre de ceux-ci ; si l'on a une certaine quantité, il s'en trouve toujours quelques-uns qui présentent les caractères indiqués plus haut ; car chez l'animal les poils offrant une structure semblable à celle du poil humain sont en très petit nombre, et constituent l'exception.

§ II. — De quelles régions du corps provient un poil humain ?

Les *cheveux* peuvent se reconnaître quelquefois à leur grande longueur. En dehors de ce signe, on peut prendre en considération la largeur du poil. Le diamètre des cheveux [1] varie de $0^{mm},05$ à $0^{mm},10$, en sorte qu'on a pu dire que tout poil qui a plus de $0^{mm},10$ d'épaisseur n'est probablement pas un cheveu. Les poils de la barbe sont très notablement plus épais. Oesterlen donne à cet égard les chiffres suivants :

Poils du menton............	$0^{mm},125$ d'épaisseur
— de la moustache	$0^{mm},115$ —
— des joues............	$0^{mm},104$ —

Les poils qui n'ont jamais été coupés sont terminés à leur extrémité par une pointe fine, graduellement et régulièrement effilée. Cependant beaucoup de ces poils, surtout ceux qui sont longs, et qui sont soumis à des frottements ou à des froissements répétés, ont une extrémité libre de forme irrégulière, fendillée; les fentes sont plus ou moins nombreuses, plus ou moins profondes, et donnent quelquefois au poil la forme d'un petit balai. Plus rarement, l'extrémité libre est renflée en massue (*fig*. 80, 81 et 83).

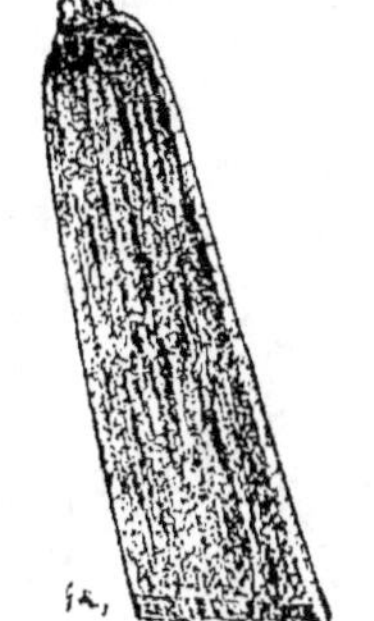

Fig. 79. — Extrémité libre d'un cheveu d'une femme de 30 ans (grossissement 125 diamètres).

Les cheveux et les poils de la barbe qui ont été coupés sont au contraire terminés à leur extrémité libre par une surface plane, perpendiculaire ou oblique au grand axe du poil; cette surface est à bords nets, présentant quelquefois des dentelures à arêtes vives, des iné-

1. Les poils sont normalement fusiformes, en sorte que leur diamètre transversal varie et atteint son maximum vers leur partie moyenne. Sur les cheveux, le diamètre peut être considéré comme à peu près uniforme, sauf près de la racine et de l'extrémité libre.

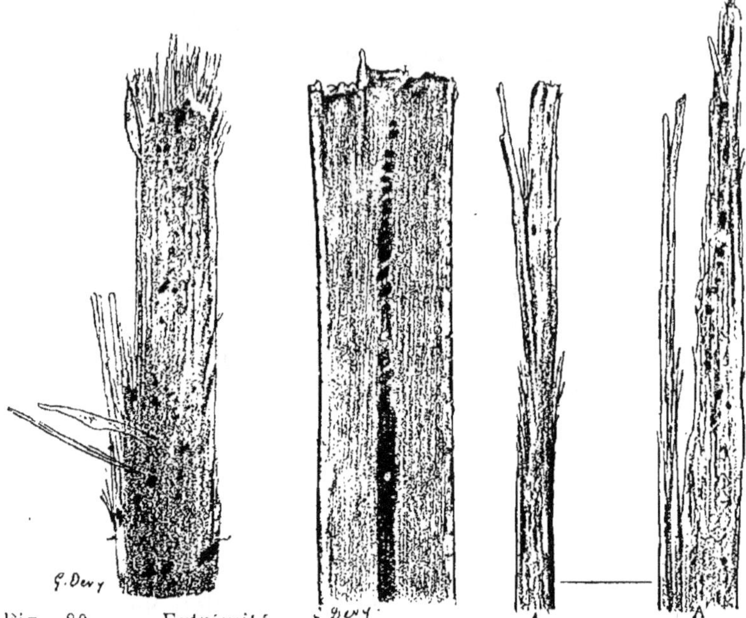

Fig. 80. — Extrémité libre d'un cheveu d'une femme de 30 ans (250 diamètres).

Fig. 81. — Extrémité libre de trois cheveux d'une femme de 30 ans (gr. 250 diamètres).

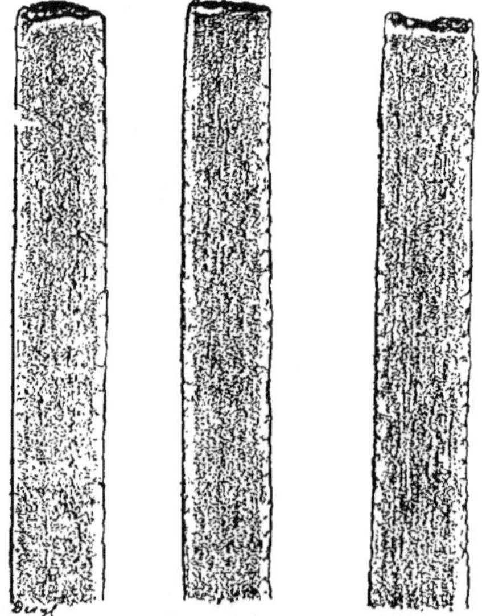

Fig. 82. — Extrémité libre de cheveux d'homme adulte, coupés depuis 3 jours (125 diamètres).

galités produites par les fibres de la substance corticale qui se trouvent écartées, ou par les cellules épithéliales de la cuticule (*fig.* 82). Au bout de quelque temps, ces inégalités s'usent et disparaissent, et après plus longtemps encore l'extrémité libre s'émousse et s'amincit un peu, mais sans jamais redevenir très effilée. On peut donc reconnaître ainsi que des poils ont été coupés et que par conséquent ils proviennent très probablement de la barbe ou des cheveux. Toutefois il faut savoir que, dans les cheveux comme dans la barbe, il y a

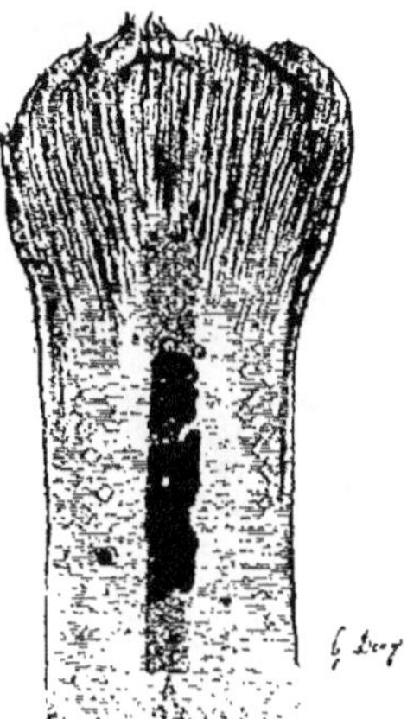

Fig. 83. — Extrémité libre d'un poil du pubis d'un homme adulte (125 diamètres).

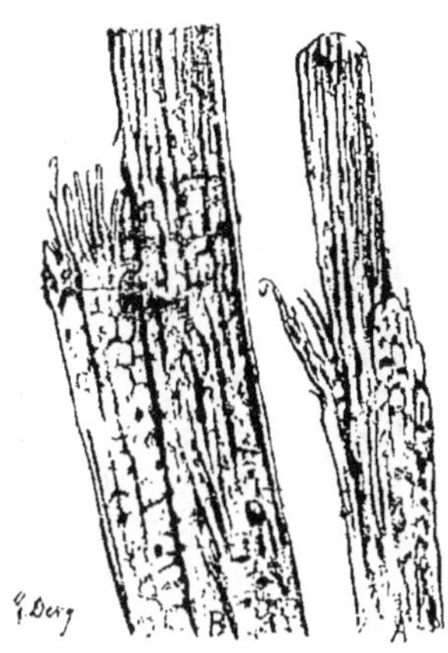

Fig. 84. — Extrémité libre de deux poils du pubis d'un homme adulte. La partie A est la terminaison de la bifurcation que l'on remarque en B (125 diamètres).

un certain nombre de poils qui échappent à l'action des ciseaux, en raison de leur faible longueur, et que ces poils ont par conséquent leur extrémité libre intacte.

Les *poils du pubis* ne dépassent pas en général 8 ou 10 centimètres de longueur. Ils sont ordinairement un peu frisés et enroulés sur eux-mêmes, et, comme tous les poils qui présentent cette disposition, leur coupe est non pas circulaire, mais elliptique. Leur épaisseur est relativement considérable et égale celle des poils de barbe ;

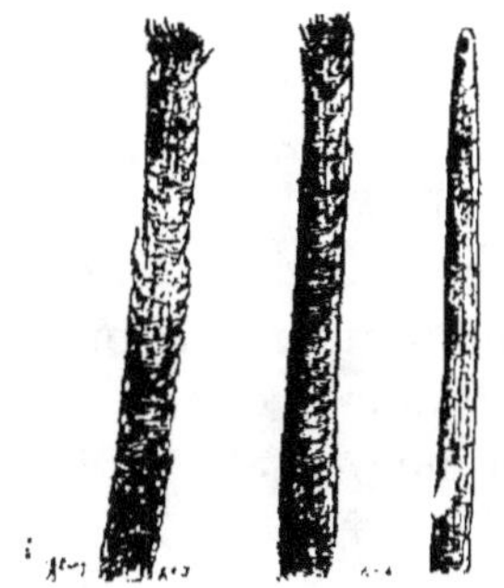

Fig. 85. — Extrémité libre de poils du pubis d'un homme adulte (125 diamètres).

elle varie cependant beaucoup, ainsi que le montrent les figures 83, 84 et 85. Leur surface est souvent rugueuse et présente de petites entamures de la cuticule et de la substance corticale, ce qui paraît résulter du contact de la sueur ou de l'urine. Leur extrémité libre offre des formes très variables chez un même individu (*fig.* 83, 84 et 85).

Les *poils de l'aisselle* sont souvent aussi rugueux et à surface inégale. Il en est de même des *poils du nez* et de ceux de l'*oreille*.

Les *cils* et les poils des sourcils sont fusiformes; leur

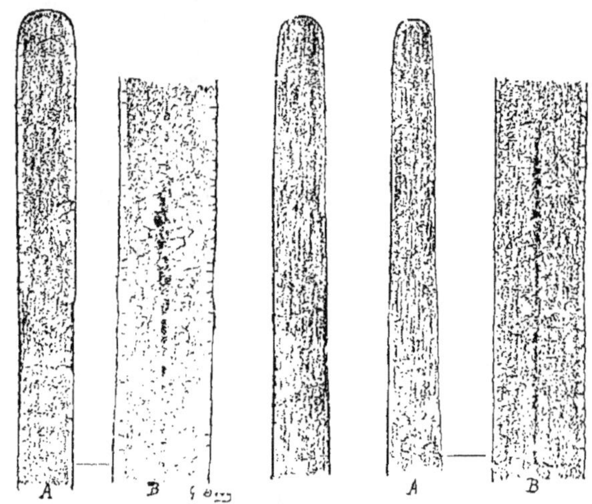

Fig. 86. — Trois poils de l'avant-bras d'un homme adulte
(125 diamètres).

diamètre décroît très graduellement vers chaque extrémité; ils sont généralement terminés en pointe effilée et régulière.

Les poils des membres ont une extrémité mousse et ordinairement arrondie d'une façon régulière; le canal médullaire, quand il existe, est presque toujours très minime (*fig.* 86).

§ III. — Des cheveux ou des poils proviennent-ils de tel individu désigné?

Pour résoudre cette question, on prend d'abord en considération la couleur des poils. Si l'on trouve que les cheveux comparés ont la même nuance, il faut faire ressortir ce fait, mais il y a à cet égard quelques causes d'erreur à éviter. Il faut se rappeler d'abord que les cheveux d'un même sujet n'ont souvent pas tous la même teinte, et que, même quand la coloration de la chevelure paraît uniforme, examinée dans son ensemble, on peut trouver des nuances sensiblement différentes entre les cheveux considérés isolément. Cette circonstance est à retenir quand les cheveux ou les poils soumis à l'examen de l'expert sont en très petit nombre. Des cheveux pris en masse ont souvent une teinte plus foncée que quand ils sont examinés isolément, aussi est-il bon de ne pas comparer un cheveu unique à une mèche. Le microscope peut rendre plus sensibles des différences de coloration. On se rappellera aussi que la présence de la pommade ou d'un autre corps gras rend les cheveux plus foncés.

La longueur des poils peut fournir des indications utiles; cette longueur varie beaucoup sur un même individu pour les cheveux et les poils de la barbe; mais il a du moins un certain maximum qui peut indiquer que tel poil ne provient pas de tel individu.

Nous avons vu que l'extrémité libre des cheveux et des poils de barbe présentait un aspect variable suivant que ceux-ci avaient été coupés plus ou moins récemment; cette indication pourrait être mise à profit dans certains cas.

Enfin la présence de pédiculi ou de leurs œufs, de parasites végétaux, certaines altérations pathologiques des poils, des colorations artificielles, l'existence de corps étrangers (farine, charbon, etc.), peuvent encore aider à reconnaître de quels individus proviennent des cheveux ou des poils donnés.

Dans les expertises relatives à l'avortement et à l'infanticide, on a quelquefois à rechercher si des poils proviennent d'un fœtus ou d'un enfant nouveau-né. Ces poils pourraient être confondus avec ceux du duvet de l'adulte (qui couvrent presque tout le corps) et avec ceux, très petits et très grêles, qui se trouvent sur les parties chauves du crâne. Cependant les poils du duvet du fœtus et du nouveau-né ont une pointe finement effilée, et bien nette; ceux de l'adulte ont ordinairement une pointe obtuse et usée; les cheveux follets des chauves ont presque toujours une extrémité fendillée ou en balai. Quelques-uns de ces cheveux ou des poils du duvet de l'adulte ont un canal médullaire; les cheveux et les poils de duvet du fœtus ou du nouveau-né n'en ont pas, ou du moins le fait est rare (*fig.* 88).

A la naissance, les cheveux sont en général longs de 1 1/2 à 3 centimètres : cette longueur, l'absence ou l'état

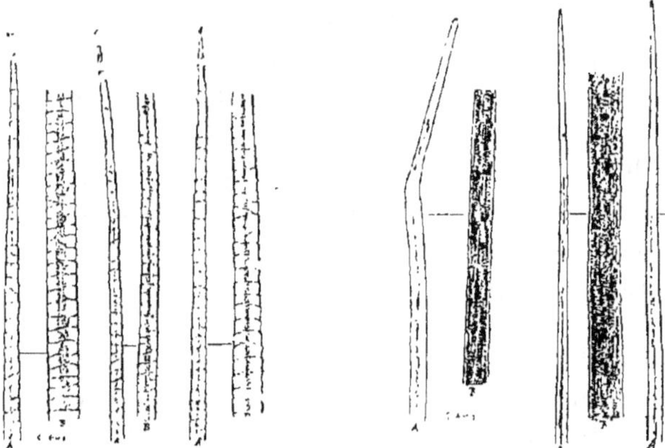

Fig. 87. — Poils de duvet d'un enfant nouveau-né à terme. Épaule et dos (125 diamètres).

Fig. 88. — Trois cheveux d'un enfant nouveau-né à terme (125 diamètres).

rudimentaire du canal médullaire, l'effilement régulier de la pointe permettent de présumer qu'ils appartiennent à un jeune enfant. Il faut joindre à ces caractères l'épaisseur relativement minime des cheveux; cette épaisseur varie considérablement suivant les individus et aussi chez un même individu [1]; mais cependant elle est en général moindre que chez l'adulte (*fig.* 88).

Ces signes distinctifs ne sont pas assez tranchés pour qu'on puisse toujours se prononcer lorsqu'on n'a qu'un, deux, trois ou quatre poils à examiner. Mais, dans une expertise, on dispose souvent d'un nombre beaucoup plus grand de poils, et lorsqu'on a constaté sur tous ou presque tous les

---

1. MM. Malassez et Galippe ont constaté que, sur une série d'enfants nouveau-nés à terme ou presque à terme, l'épaisseur moyenne des poils variait de 24 à 49 millièmes de millimètre. Pour chaque sujet, il y avait autour de cette moyenne de larges oscillations (BEAUREGARD et GALIPPE, *Guide des trav. prat. de micrographie*).

caractères qui viennent d'être indiqués, les conclusions peuvent être affirmatives.

§ IV. — Des poils ont-ils été arrachés ou sont-ils tombés spontanément ?

On distingue les poils, d'après la forme de leur racine, en poils à *bulbe creux* (*racine en bouton*) et poils à *bulbe plein* (*racine en massue*). Les premiers correspondent à une papille en pleine vitalité, et par suite il est très probable

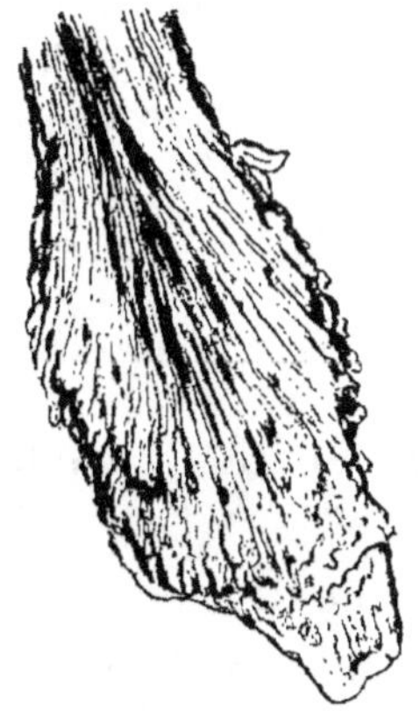

Fig. 89. — Racine d'un cheveu tombé (bulbe plein).

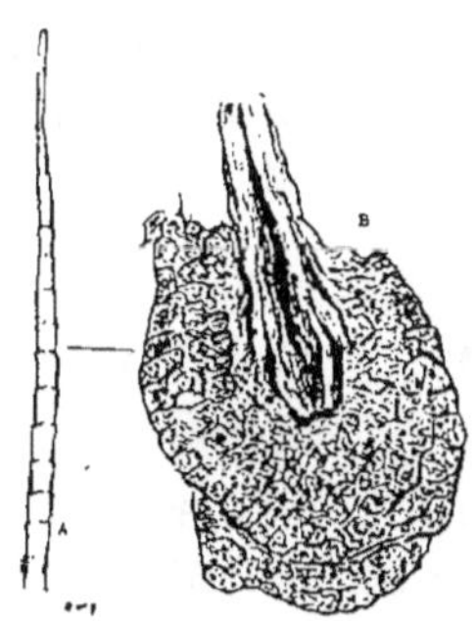

Fig. 90. — Poil de duvet de l'épaule, arraché à un nouveau-né (125 diamètres).

qu'ils ne tombent jamais spontanément. Les poils à bulbe plein sont au contraire considérés comme ayant terminé leur évolution; mais en cet état ils restent encore un certain temps implantés dans le derme, de sorte qu'ils peuvent aussi avoir été arrachés (*fig.* 89).

On trouve ordinairement, à la base des poils arrachés, des fragments ou la totalité de la gaine externe et de la gaine interne qui leur forment une enveloppe volumineuse, souvent plissée d'une façon irrégulière (*fig.* 90). Les poils tombés entraînent quelquefois aussi une partie de leurs gaines; c'est du moins ce que nous avons vu plusieurs fois.

Le poil arraché peut se séparer de sa racine et être brisé

à une distance plus ou moins grande de celle-ci ; l'extrémité brisée est ordinairement très irrégulière, fendillée et filamenteuse.

L'examen du cuir chevelu permet souvent de reconnaître si les cheveux ont été arrachés ou sont tombés spontanément. Lorsque les cheveux arrachés sont en grand nombre, ils proviennent ordinairement d'un ou plusieurs points circonscrits qui sont dénudés, et sur lesquels on peut apercevoir pendant plusieurs jours des traces d'excoriations ou d'autres lésions.

On reconnaît qu'une touffe de cheveux a été coupée, grâce à l'absence de racine et à la terminaison brusque, plus ou moins nette suivant l'instrument employé, de l'extrémité correspondante. On distingue l'extrémité libre du poil grâce à la disposition des cellules de la cuticule ; ces cellules ont leur bord libre tourné vers la pointe du poil.

§ V. — Teinture des cheveux et de la barbe.

Il suffit, parfois pour reconnaître que des cheveux ou des poils de barbe ont été teints, d'un simple examen à l'œil nu qui montre près de la racine une courte zone d'une couleur différente si la teinture n'a pas été appliquée depuis quelques jours.

Mais en tous cas l'examen chimique ou microscopique des poils fournit ordinairement les moyens de reconnaître la teinture.

Celle-ci se pratique par divers procédés dont les plus répandus sont les suivants :

« Si l'on veut que la teinte noire des cheveux ne soit que passagère, on emploie sous le nom de *mélainocome* un mélange de charbon très divisé (noir de fumée) et de pommade. Il suffit de laver les poils ou les cheveux pour leur faire reprendre leur couleur naturelle. Au besoin les cheveux seraient lavés à l'éther qui, enlevant très rapidement les corps gras, laisse le charbon en suspension dans le liquide.

« On emploie pour le même usage une pâte formée de 3 parties de litharge, 2 de chaux éteinte, 3 de craie et d'eau. L'effet est produit après deux ou trois heures, lorsqu'on a bien imprégné la tête couverte d'une coiffure chaude. Les cheveux ainsi teints produisent une effervescence par l'addition d'un acide, et dans la dissolution on constate l'existence du plomb et de la chaux, à l'aide de l'acide sulfhydrique et de l'oxalate d'ammoniaque.

« *L'eau de la Floride* est une dissolution d'acétate de plomb tenant en suspension de la fleur de soufre.

« Les teintures dites *progressives*, telles que l'eau des *Fées*, l'eau *d'Hébé*, etc., ont pour base l'acétate de plomb et l'hyposulfite de soude ; on y ajoute de l'acétate ou du chlorhydrate d'ammoniaque, de l'alcool et de la glycérine.

« Les sels de bismuth et d'argent servent surtout lorsqu'on veut obtenir une coloration plus rapide. Les cheveux sont d'abord lavés à l'eau ammoniacale, et, après les avoir mouillés avec une dissolution de sel métallique, on les met en contact avec de l'eau contenant de l'acide sulfhydrique ou un sulfure.

« L'azotate d'argent seul donne souvent aux cheveux une coloration violette ; on évite cela en employant successivement une dissolution d'azotate d'argent ammoniacale et une dissolution d'acide pyrogallique. On obtient ainsi une belle teinte noire.

« *L'eau athénienne*, *l'eau mystérieuse*, renferment de l'azotate d'argent.

« Le meilleur moyen de reconnaître la nature du sel qui a servi à colorer les cheveux consiste à incinérer une partie de ces cheveux, à reprendre les cendres par l'acide azotique, à évaporer l'excès d'acide, à reprendre par l'eau et à constater les caractères des sels d'argent, de bismuth ou de plomb [1]. » (J. Bouis.)

Le *henné* est très employé ; il passe pour favoriser la croissance des cheveux ; il leur donne une couleur rousse, que l'on peut modifier en adjoignant au henné, dans des proportions diverses, la noix de galle qui donne une coloration noire,

___

1. *In* BRIAND et CHAUDÉ, *Manuel de médecine légale*.

Dans ces dernières années, on a beaucoup employé sous des noms très divers, la *paraphénylènediamine*. « Additionnées de *diamidophénol* et de *bichromate de potasse*, les teintures à base de paraphénylènediamine peuvent donner aux cheveux toutes les teintes, depuis le blond clair jusqu'au châtain foncé : il suffit de rechercher, par un essai préalable sur une mèche de cheveux à teindre, la dilution convenable. — On reconnaît les cheveux teints à la paraphénylènediamine en les traitant à chaud par l'acide chlorhydrique dilué au quart : la solution se colore en brun, et, portée à l'ébullition, prend au bout de quelques minutes une teinte rouge cerise plus ou moins nette. » (M. Lambert et V. Balthazard, ouvrage cité.)

L'*eau oxygénée* est également fort employée à titre de décolorant, c'est-à-dire pour donner aux cheveux une teinte plus claire, d'un jaune roux plus ou moins foncé. Cet effet n'est obtenu que graduellement après des applications successives. — L'eau oxygénée agit directement sur le pigment du cheveu sans altérer la structure histologique de celui-ci.

Avec les autres teintures, le poil présente généralement une coloration absolument uniforme que l'on n'observe jamais sur un poil qui a conservé sa couleur naturelle. Le plus souvent aussi, la substance tinctoriale a été déposée à la surface du cheveu où elle forme soit une sorte de gaine très fine, soit un dépôt de particules métalliques (argent, sulfures de bismuth, de plomb, etc.).

CHAPITRE QUATRIÈME

TACHES DE SANG

ARTICLE PREMIER. — CARACTÈRES QUI PERMETTENT DE RECONNAITRE QU'UNE TACHE EST FORMÉE PAR DU SANG

Les taches que forme le sang sont en général faciles à reconnaître immédiatement par leur couleur et l'aspect qu'elles présentent. Cependant il arrive assez souvent que l'on peut conserver des doutes sur leur nature, par exemple quand ces taches siègent sur des étoffes sombres ou sur certaines autres substances, quand elles sont en petit nombre et de minimes dimensions, qu'elles sont vieilles, qu'elles ont subi diverses altérations. C'est dans ces cas que l'expert est chargé de rechercher si elles sont réellement constituées par du sang.

Pour résoudre cette question, on peut avoir recours à divers procédés. Les principaux sont ceux qui mettent en évidence les caractères appartenant en propre au sang, à l'exclusion de toute autre substance. — Le sang est composé essentiellement d'*hématies*, éléments spécifiques et nettement caractéristiques ; ces hématies elles-mêmes contiennent un composé chimique, l'*hématine*, qui, soit seule, soit combinée avec des matières organiques sous le nom d'hémoglobine, possède des propriétés spéciales. De là trois moyens d'analyse : *a*) rechercher les globules sanguins ; *b*) rechercher la matière colorante, soit à l'aide de ses caractères optiques ; *c*) soit à l'aide de ses caractères micro-chimiques (formation de cristaux de chlorhydrate d'hématine). Ces trois procédés s'équivalent au point de vue du résultat obtenu ; ce résultat, quand il est positif, entraîne toujours une certitude absolue.

§ I. — Recherche des cristaux formés par la matière colorante du sang.

L'hémoglobine contenue dans les globules rouges est susceptible de cristalliser (voir plus loin, article II) ; mais ces cristaux ne peuvent être obtenus dans la pratique médico-légale. Par contre un dérivé de l'hémoglobine, l'*hématine*, peut fournir des cristaux dont les caractères sont spéciaux.

Ces cristaux sont désignés sous le nom d'*hémine* ou de cristaux de *Teichmann*, du nom de l'auteur qui les a découverts en 1853. Ils se présentent au microscope sous l'aspect de petits prismes rhombiques, c'est-à-dire de corps qui, vus

de face, ont la forme de parallélogrammes allongés (*fig.* 91).
Leur couleur varie du jaune rougeâtre au brun sombre en
passant par toutes les nuances intermédiaires. Leurs dimensions sont variables ; il en est qui atteignent 20 μ de
longueur et même davantage ; d'autres ne dépassent pas
1 μ ; la largeur est généralement proportionnelle à la longueur ; cependant ces deux dimensions peuvent être égales,
et, au lieu d'un parallélogramme, on a alors un losange

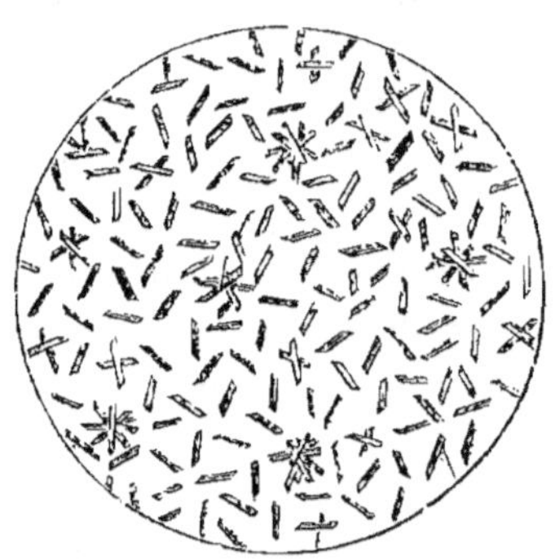

Fig. 91. — Cristaux de chlorhydrate d'hématine.

parfait. Quelquefois aussi,
mais rarement, chacune des
petites extrémités du cristal
est limitée par deux plans, et
la figure est ainsi celle d'un
hexagone dont deux côtés
sont démesurément allongés.
Ces cristaux se groupent
souvent entre eux de façon à
former des croix ou des
étoiles. Leur forme, leur couleur et ce mode de groupement sont absolument caractéristiques, et il suffit de les avoir vus une fois pour les
reconnaître ensuite facilement. Ils sont insolubles dans
l'eau, l'alcool, l'éther, la glycérine, et se conservent presque
indéfiniment à l'air ; ils sont détruits par l'acide sulfurique
et la potasse concentrée.

Le procédé pour les obtenir consiste à traiter le sang ou
la solution aqueuse d'une tache sanguine par l'acide acétique en présence du chlorure de sodium. Le manuel opératoire est simple, mais il exige du soin et de la patience.
Sous peine d'échec, les personnes peu habituées à ces
petites manipulations doivent suivre minutieusement les
précautions qui vont être indiquées, surtout si, comme
nous le supposons, et comme il arrive souvent dans la pratique, on ne dispose que d'une minime quantité de la matière, suspecte. Nous allons décrire successivement les
diverses phases de l'opération.

a. **Dissolution de la tache.** — S'il s'agit d'une tache
épaisse, rien n'est plus simple que d'en enlever avec un

scalpel quelques fragments qu'on peut traiter directement par le chlorure de sodium et l'acide acétique, mais il est préférable de dissoudre d'abord dans une solution à 1 ou 2 p. 1000 de chlorure de sodium dans l'eau distillée, parce qu'on obtient ainsi la matière colorante en couche mince et étendue et intimement mélangée avec la quantité suffisante de chlorure de sodium [1]. Si la tache est située sur une étoffe et qu'elle ne présente pas de croûtelles qu'on puisse enlever, on la découpe en suivant exactement son contour et on la place sur la lame de verre, puis on l'imbibe avec quelques gouttes d'eau salée ; une plus grande quantité de liquide serait nuisible, car il est préférable que la solution sur laquelle se feront des manipulations ultérieures ait un certain degré de concentration. Après une macération prolongée suffisamment pour que le liquide ait pris une couleur rouge ou brune, on exprime ce liquide en raclant avec un scalpel le fragment d'étoffe qu'on maintient d'autre part avec une aiguille ; on enlève ensuite ce fragment ainsi que tous les petits filaments qui ont pu s'en détacher. Il faut éviter que le liquide obtenu se répande sur une grande surface de la lame de verre ; on doit s'efforcer au contraire de le rassembler en un espace limité où il forme une couche plus épaisse, afin qu'après l'évaporation la matière colorante se trouve ramassée en un même point. Il ne faut pas cependant que cette couche soit trop épaisse, car si elle n'est plus transparente, la préparation ne pourra être examinée au microscope.

Quand les taches sont très petites, mais assez nombreuses, on en découpe plusieurs qu'on fait macérer en même temps dans un peu d'eau salée, afin d'avoir une quantité suffisante de matière colorante.

Si c'était un ustensile en bois que l'on ait à examiner,

---

1. Une trop grande quantité de sel est nuisible parce que les cristaux de chlorure de sodium masquent alors ceux d'hémine et peuvent même entraver leur formation. — Les cristaux d'hémine se produisent quelquefois sans qu'on ajoute de sel parce qu'il peut s'en trouver une quantité suffisante dans le sang examiné ; mais dans une expertise on échouerait presque toujours si l'on comptait uniquement sur le sel qu'on suppose exister dans la tache.

on enlèverait un mince copeau au point où se trouve la tache et l'on traiterait ce copeau comme un morceau d'étoffe; seulement la macération devrait être prolongée plus longtemps. Si l'on ne pouvait enlever la tache de l'objet sur lequel elle se trouve, on l'envelopperait d'un petit anneau confectionné avec de la cire, de façon à avoir un godet dont la tache formerait le fond; on verserait dans ce godet un peu d'eau salée, qui, une fois chargée de matière colorante, serait transportée à l'aide d'une pipette sur la lame de verre.

b. **Evaporation du liquide.** — On peut laisser le liquide s'évaporer spontanément, mais il est plus expéditif et sans aucun inconvénient d'avoir recours à la chaleur; seulement il faut chauffer modérément et rester au-dessous de 60 degrés, car la coagulation de l'albumine apporterait un obstacle à la production des cristaux. On chauffe habituellement la lame de verre en la passant dans la flamme d'une lampe à alcool; il faut s'assurer fréquemment que la température n'est pas trop élevée en touchant la face inférieure de la lame verre; de ce contact doit toujours être très supportable. Il importe de chauffer le liquide d'abord à la périphérie: de cette façon on évite qu'il s'étale sur la lame; l'inconvénient de cet étalement a déjà été signalé.

c. **Addition de l'acide.** — Sur le résidu absolument sec de l'évaporation précédente on dépose l'acide acétique. C'est l'acide acétique monohydraté, dit glacial ou cristallisable (se solidifiant entre 0 et 4 degrés, ne se liquéfiant plus ensuite qu'à 17 degrés) qu'on emploie, et le mélange d'une petite quantité d'eau le transformerait en acide hydraté, peu propre à la réussite de la réaction. On dépose une goutte de l'acide monohydraté sur la préparation et on l'évapore à une chaleur qui peut être plus élevée que tout à l'heure, mais qu'il vaut mieux toutefois ne pas pousser jusqu'à l'ébullition. C'est surtout ici que, lorsqu'on ne dispose que d'une faible quantité de la matière suspecte, il importe d'user de précautions. On prend l'acide à l'aide d'une baguette de verre assez effilée, de façon à n'avoir qu'une petite goutte à la fois; on dépose cette goutte au centre du dépôt rouge qui se trouve sur la lame de verre et on la laisse s'étaler un peu, mais en ayant soin qu'elle ne dépasse pas les limites de la tache; pour cela, on chauffe successivement les divers points de sa périphérie et l'on s'oppose aux échappements de l'acide par les inclinaisons appropriées de la lame : il se forme ainsi un liséré rouge et un peu épais que l'acide ne franchit plus et contre lequel on le ramène incessamment jusqu'à son évaporation complète. C'est dans ce liséré que se forment surtout les cristaux d'hémine et c'est là qu'il faut les chercher. Mais on ne les aperçoit pas après avoir ajouté une seule goutte d'acide; on est obligé de déposer successivement plusieurs gouttes qu'on évapore en usant toujours des mêmes précautions; de temps en temps on examine au microscope les divers lisérés plus ou moins concentriques qui se sont formés. Quand on a opéré dans de bonnes conditions, les cristaux sont très nombreux et leurs caractères si nets les font reconnaître d'emblée. Souvent il n'en est pas ainsi, et l'on aperçoit seulement la matière colorante déposée sous forme de petites masses amorphes brunes ou noirâtres; le reste de la préparation est rempli par de l'albumine coagulée, par les corps étrangers qui pouvaient se trouver mélangés à la tache, et, quand on a employé trop de chlorure de sodium, par les cristaux de ce sel disposés en cubes, en étoiles ou en petits globules incolores; dans ces conditions, il se produit aussi de grands cristaux d'acétate de soude, en forme de glaives. Tous ces cristaux, déposés quelquefois en couche continue, gênent beaucoup l'observation. On choisit alors un point où la matière colorante se trouve accumulée en assez grande quantité, et l'on dépose en ce point une goutte d'acide qu'on fait évaporer. En recommençant souvent cette opération, on finit par obtenir des cristaux qui peuvent être d'abord peu caractéristiques, parce qu'ils sont très petits, très peu nombreux et englobés dans les substances voisines; mais, dès qu'on aperçoit des cristaux disposés en croix ou en étoile, on est certain que l'on a bien du chlorhydrate d'hématine et l'on n'a plus qu'à perfectionner la préparation par l'addition de nouvelles gouttes d'acide acétique. Dans le cas où il resterait des doutes, on pourrait les lever, comme l'a proposé Morache[1], par un examen à la lumière polarisée; les produits albumineux ou salins étant *isotropes* laissent le champ obscur, tandis que les cristaux d'hémine, qui sont *anisotropes*, apparaissent seuls.

En suivant les précautions qui viennent d'être indiquées, on obtient presque toujours des cristaux d'hémine, même avec une quantité extrêmement minime de sang. La réaction réussit avec des taches très anciennes: nous avons obtenu des cristaux avec du sang desséché depuis dix et quinze ans, et d'autres auteurs avec du sang plus vieux encore. Cependant il est des cas où les cristaux ne peuvent être obtenus et l'on échoue quelquefois avec des taches datant seulement de quelques mois ou de quelques semaines; il en est notamment ainsi quand le sang s'est putréfié avant de se dessécher; dans d'autres circonstances, c'est la nature de la substance avec laquelle le sang a été en contact; graisse, sueur, tanin, etc., qui paraît apporter obstacle à la réaction.

Au point de vue de la valeur du procédé, on a signalé deux causes d'erreur. La première, relative aux cristaux de murexide (purpurate d'ammoniaque), est bien peu à craindre. Ces cristaux ont bien en effet une forme analogue à celle d'hémine, mais ils sont d'un rouge vif et deviennent violets au contact d'une lessive de potasse; de plus, il est vraiment difficile de concevoir comment on pourrait obtenir de la murexide en traitant une tache par le sel marin et l'acide acétique. D'autre part, les étoffes teintes avec l'indigo laissent quelquefois déposer des cristaux qui résistent absolument à l'acide acétique et dont la forme est analogue à celle des cristaux d'hémine. Leur couleur est souvent bleue, mais, quand ce bleu est très foncé, on ne le distingue pas facilement du brun sombre. Les précautions à prendre pour éviter cette erreur sont indiquées au § V.

Une fois que l'on a obtenu des cristaux, on peut conserver indéfiniment la préparation en la recouvrant d'une lamelle que l'on scelle, après avoir ajouté ou non un peu de glycérine.

---

1. Morache. *Les Cristaux de chlorhydrate d'hématine* (Ann. d'hyg. publ. et de méd. lég., 3ᵉ série, 1881, t. V).

La préparation des cristaux d'hémine par le procédé qui vient d'être indiqué exige parfois beaucoup de patience et de temps. Aussi a-t-on cherché à le remplacer par d'autres.

On a proposé (Husson, Sarda) de remplacer le chlorure de sodium par le bromure ou l'iodure de potassium. On obtient ainsi des cristaux de bromo ou iodo-hématine, ayant la même forme et le même mode de groupement que ceux d'hémine, mais une coloration différente : rose ou jaune pour le brome, violet brun pour l'iode.

L'hématine traité par un corps réducteur se transforme en une substance appelée *hémochromogène*. Celle-ci est susceptible de cristalliser. On peut obtenir ces cristaux avec une tache sanguine, à l'aide d'un procédé indiqué par Donogany. On place sur une lame de verre soit une particule de sang desséché soit une goutte d'une solution de cette tache ; on y ajoute une goutte de pyridine et une goutte de sulfhydrate d'ammoniaque, et on couvre d'une lamelle. Le sang prend une coloration rouge cerise, et il se forme une foule de petits cristaux en forme d'aiguilles ou de prismes, isolés ou groupés en croix, en étoiles, en arborisations ; leur couleur varie du jaune orange au brun rouge foncé. Mais ces cristaux disparaissent vite, à moins qu'on ne les préserve du contact de l'air en fermant soigneusement les bords de la lamelle recouvrante.

Un médecin espagnol, le Dr Lecha-Marzo, qui a fait un grand nombre de travaux sur cette question, a imaginé un procédé qui aboutit à obtenir simultanément les cristaux d'hémochronomogène et ceux d'iodo ou chloro-hématine [1].

Nous ne voulons pas nier la valeur de tous ces procédés ;

---

1. Ce procédé (Un nuevo procedimento para el diagnostico de las manchas de sangue, Madrid 1906) consiste à déposer sur le résidu de l'évaporation d'une solution sanguine une gouttelette : 1° soit d'une solution alcoolique ou aqueuse d'iode, soit d'eau de chlore ; 2° de pyridine ; 3° de sulfhydrate d'ammoniaque. Il suffit ensuite de recouvrir d'un couvre-objet, car la réaction se produit dès que les trois gouttelettes sont mélangées.

La bibliographie des travaux du Pr LECHA-MARZO se trouve en grande partie dans son dernier mémoire : *Les Cristaux d'hémochromogène et les sels d'hématine*, in Revue de médecine légale, décembre 1909.

mais nous pensons que jusqu'à nouvel ordre les médecins auxquels des travaux personnels n'ont pas donné une autorité spéciale en cette matière, feront bien de s'en tenir au procédé de Teichmann qui, ayant fait ses preuves depuis longtemps, donne toute sécurité.

§ II. — Examen spectroscopique.

Le spectre obtenu par la décomposition de la lumière qui a traversé d'abord certaines substances présente des

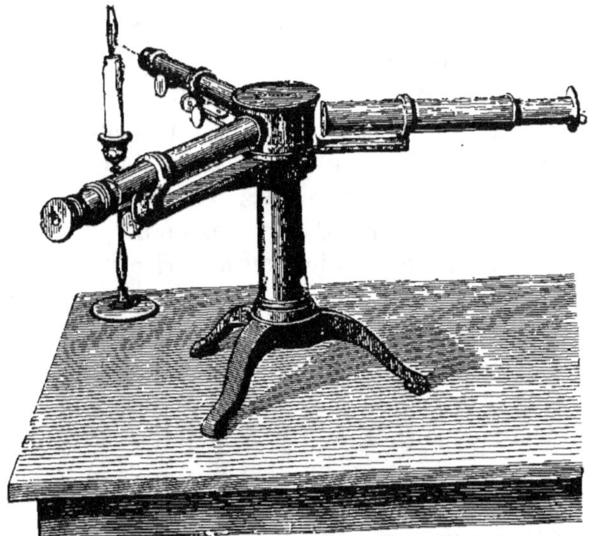

Fig. 92. — Spectroscope.

raies obscures ou bandes d'absorption, parallèles aux diverses zones colorées et dont le nombre, la situation, la largeur, etc., varient suivant la nature de la substance traversée par les rayons lumineux. Pour la matière colorante du sang notamment, la disposition de ces bandes est caractéristique et fournit un signe précieux en médecine légale.

On se sert, pour l'examen spectroscopique, soit du spectroscope ordinaire, soit du spectroscope à vision directe.

Le grand spectroscope (*fig.* 92) est un instrument de précision qui ne se trouve guère que dans les laboratoires. La lumière émane de la flamme d'un bec de gaz qu'il faut s'efforcer de rendre aussi immobile que possible. Entre cette flamme et l'instrument, on place et on maintient, à l'aide d'un support, le récipient qui contient le liquide sanguin. Une autre flamme éclaire un micromètre dont les divisions sont aperçues en même temps que le spectre, ce qui permet de préciser la position des bandes que l'on observe. L'instrument est en outre muni d'un prisme extérieur qui est mobile et qu'on peut disposer de façon qu'il laisse entièrement libre la fente par laquelle pénètre la lumière, ou bien qu'il recouvre la moitié de cette fente. Dans le premier cas, on aperçoit uniquement le spectre de la première flamme et du liquide qu'elle a traversé; dans le second cas, le spectre est divisé dans sa hauteur en deux moitiés; l'une répond toujours à la première flamme ; l'autre moitié reste obscure, si l'on n'éclaire pas le prisme à l'aide d'une seconde source de lumière; si cet éclairage est fait convenablement, on aperçoit deux spectres exactement superposés. On comprend l'intérêt de cette disposition; elle permet de comparer le spectre fourni par le liquide suspect que l'on examine, soit avec le spectre normal, soit avec le spectre du sang, si l'on a eu soin d'interposer du liquide sanguin entre le prisme extérieur et le second bec de gaz.

Le *spectroscope à vision directe* est un instrument plus portatif, moins cher, d'un maniement plus facile et plus rapide, et qui donne, en général, des résultats suffisants. C'est un simple tube que l'on tient à la main et qu'on applique au-devant de l'œil en visant le ciel ou une lumière artificielle. On place contre le bout tourné vers la lumière le flacon contenant le liquide à examiner, et l'on perçoit ainsi les modifications que ce liquide imprime au spectre.

Le *microspectroscope* s'adapte en guise d'oculaire à un microscope ordinaire; le sang est placé sur la platine et mis au point pour la lentille objective. L'instrument, tel qu'il est construit par Nachet, est disposé de façon à faire apparaître, si l'on veut, deux spectres superposés dont l'un sert à la comparaison, comme dans le grand spectroscope.

— Le microspectroscope permet de voir le spectre de très petites quantités de sang.

Dans l'immense majorité des cas, c'est une solution de sang que l'on examine, solution qui a été obtenue généralement par la macération d'une tache dans l'eau ; il faut la filtrer pour qu'elle soit parfaitement limpide. On l'introduit dans un récipient en verre bien homogène, dépourvu de stries ou d'autres défauts, et dont les parois doivent être soigneusement nettoyées. Ce récipient est un tube cylindrique aplati, ou un petit flacon plat, ou une cuve en forme de parallélipipède.

La teinte du liquide ne doit être ni trop claire, ni trop foncée ; dans le premier cas, on n'aperçoit pas de bandes d'absorption ; dans le second cas, le spectre est à peine visible. Pour des récipients dont le diamètre intérieur est d'environ 5 millimètres, la teinte qui convient le mieux est la nuance fleur de pêcher. On comprend que, quand le liquide dont on dispose n'est que très faiblement coloré, il faut l'examiner sous la plus grande épaisseur possible.

Résultats de l'examen. — Si l'on examine au spectroscope du sang *convenablement dilué*, on aperçoit au niveau de la zone jaune et au commencement de la zone verte du spectre deux bandes obscures entre les raies D et E du spectre solaire [1]. La bande de gauche est un peu moins large et bien limitée ; celle de droite est plus étendue et ses contours sont moins nets (*fig.* 4 de la planche V) [2].

C'est là le spectre de l'hémoglobine *oxygénée*, c'est-à-dire celui d'une solution aqueuse de sang, car, par le fait des manipulations à l'air, l'hémoglobine est toujours oxygénée.

Quand le sang est dépouillé de son oxygène, que l'hémoglobine *est réduite*, le spectre est différent, et l'on observe

1. Il existe dans le spectre solaire un grand nombre de fines raies brillantes dont on distingue huit principales qui servent de points de repère dans les différentes couleurs et que l'on désigne par les premières lettres de l'alphabet ; A est située à la limite du rouge obscur, H et I dans le violet. La raie D apparait en jaune très brillant quand on examine une flamme contenant du sodium ou un sel de soude.

2. Les planches V et VI sont empruntées à MM. Engel et J. Moitessier.

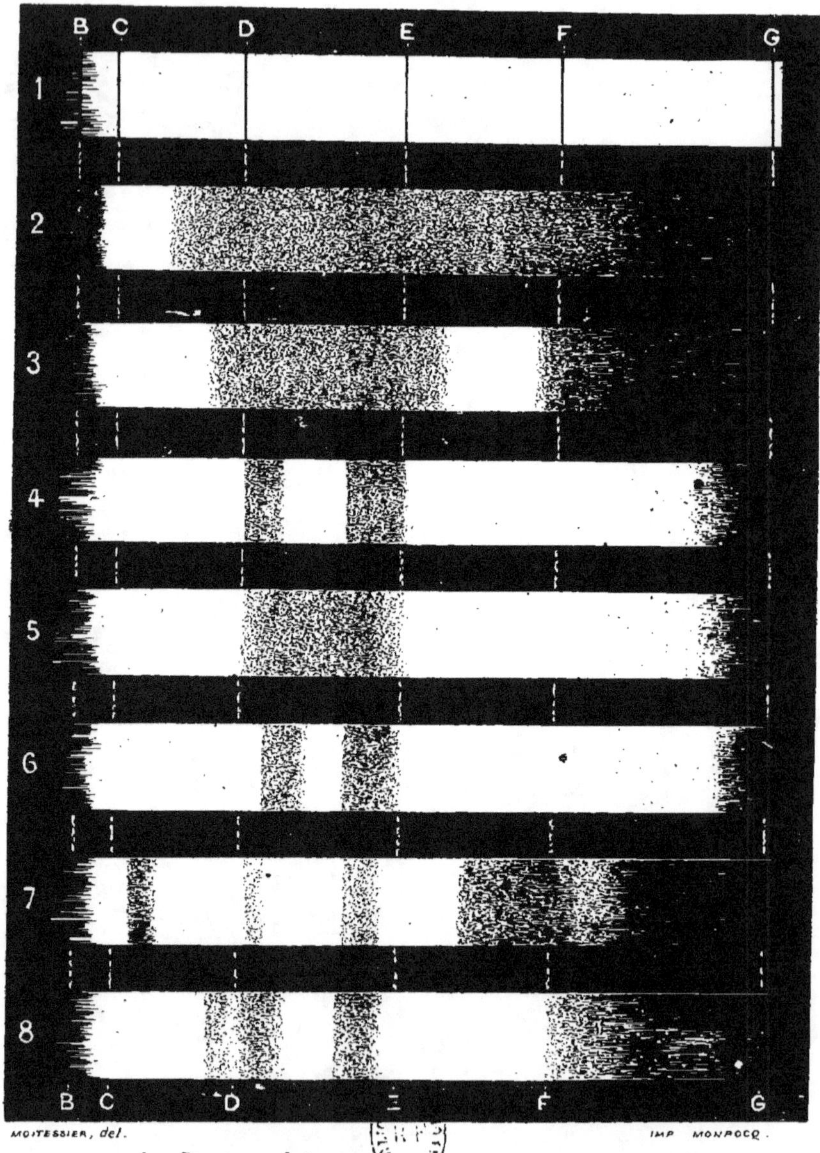

1   Spectre solaire
2   Oxyhémoglobine en Solution à 10 p 1000 } Solutions examinées
3   d°   d°   à 7 p 1000 } sous une épaisseur
4   d°   d°   à 2 p 1000 } de 1 centimètre
5   Hémoglobine réduite
6   Hémoglobine oxycarbonée
7   Méthémoglobine en Solution acide
8   Méthémoglobine en Solution alcaline

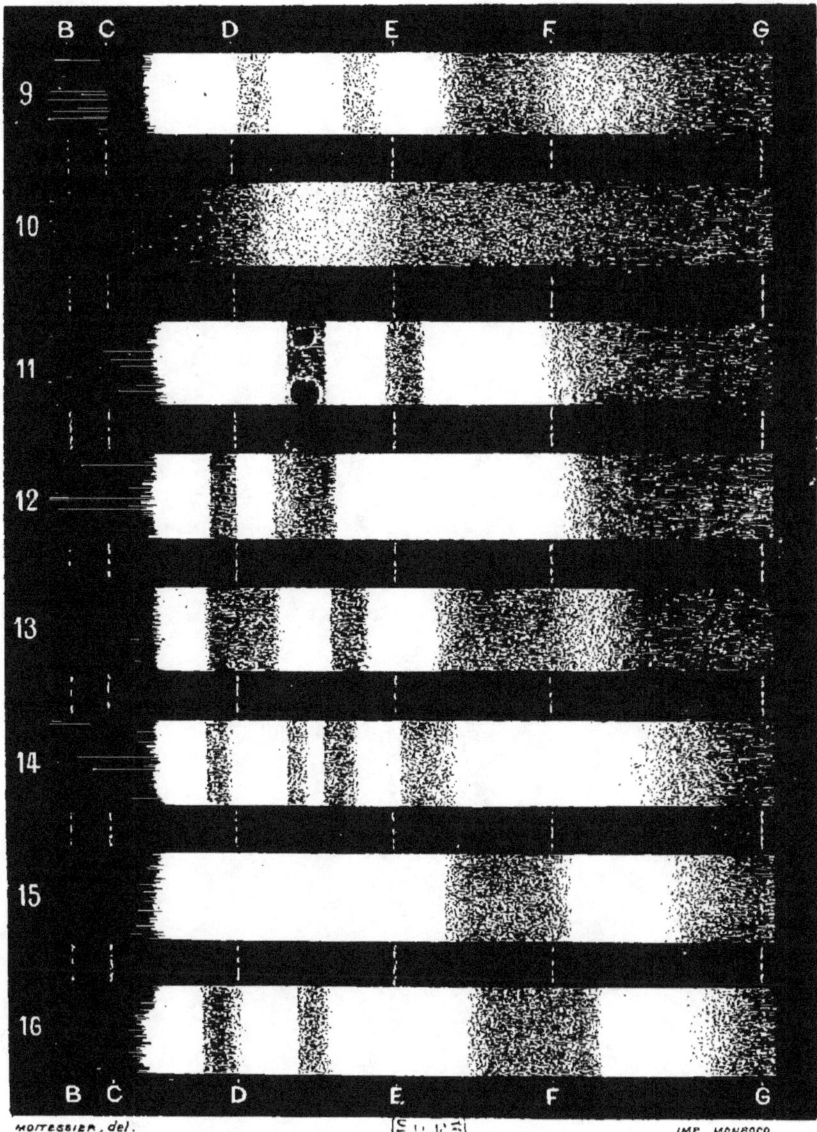

{	9	Hématine en Solution dans l'alcool acidulé par So^4H^2
{	10	Hématine en Solution alcaline
	11	Hémochromogène
{	12	Hématoporphyrine en Solution acide
{	13	Hématoporphyrine en Solution alcaline
	14	Myohématine
	15	Urobiline normale
	16	Urobiline fébrile

LIBRAIRIE J.B. BAILLIÈRE ET FILS.

[illegible]

[illegible]

[illegible]

[illegible]

[illegible]

[illegible]

[illegible]

[illegible]

[illegible]

[illegible]

[illegible]

[illegible]

[illegible]

[illegible]

alors une seule bande (dite bande de Stokes) au lieu des deux précédentes. Cette bande unique occupe une position intermédiaire à celle des deux bandes caractéristiques de l'hémoglobine oxygénée. Elle est large, et ses contours sont assez mal délimités (*fig.* 5 de la planche V).

Or, il est en général très facile d'enlever au sang l'oxygène qu'il contient ; il suffit de le traiter par certains corps réducteurs. Celui dont on se sert habituellement est le sulfhydrate d'ammoniaque ; on en ajoute une petite quantité, par exemple deux ou trois gouttes pour 1 centimètre cube, au liquide sanguin examiné, et ordinairement la réduction est opérée en deux ou trois minutes. On peut suivre les diverses phases du phénomène ; on voit les deux bandes primitives s'éclairer graduellement, et en même temps apparaît la bande intermédiaire qui devient de plus en plus foncée.

Les propriétés spectroscopiques qui viennent d'être indiquées appartiennent en propre au sang et sont caractéristiques.

Il suffit d'une très minime quantité de sang pour obtenir les caractères spectroscopiques ; d'après Hoppe-Seyler, une solution d'hémoglobine à un dix-millième donne encore des bandes parfaitement nettes quand elle est examinée sous une épaisseur de 1 centimètre[1].

1. Cette évaluation nous paraît exagérée. En fait, il arrive souvent qu'après avoir concentré autant que possible la solution dont on dispose. celle-ci est encore tellement pâle que c'est à peine si l'on aperçoit les deux bandes de l'hémoglobine oxygénée ; si l'on ajoute alors le sulfhydrate d'ammoniaque, les deux bandes disparaissent, mais le plus souvent la bande unique de l'hémoglobine réduite n'apparaît pas. — On doit alors employer le procédé suivant indiqué par M. Linossier[*]. Au lieu de sulfhydrate d'ammoniaque on se sert de l'hydrosulfite de soude (préparé extemporairement en mettant en contact une solution de bisulfite de soude avec de la poudre de zinc) ; ce réducteur fait apparaître peut-être plus facilement la bande de l'hémoglobine réduite. Mais, en outre, si l'on ajoute ensuite quelques gouttes d'une solution concentrée de soude on voit apparaître le spectre de l'hématine réduite caractérisé par deux bandes d'absorption : l'une, beaucoup plus intense, occupe une situation intermédiaire à celle des deux bandes de l'oxyhémoglobine, l'autre, moins nette, est située plus à droite. Enfin, caractère important, ces bandes disparaissent quand on chauffe le liquide vers 50°, pour reparaître après refroidissement.

[*] LINOSSIER. Commun. à la Soc. de méd. lég. Rapport de POUCHET, OGIER, VIBERT, avril 1889

Nous avons supposé jusqu'à présent que l'on opérait avec de l'hémoglobine restée intacte. Le fait n'est pas rare dans la pratique, et l'on peut apercevoir les bandes telles qu'elles viennent d'être décrites avec du sang desséché depuis plusieurs mois. Mais il n'en est pas toujours ainsi. Quand le sang a été soumis à l'action d'une forte chaleur, quand une tache mince a été exposée à l'air libre et à la lumière, et sous d'autres influences mal connues, l'hémoglobine se transforme en *hématine*. Cette hématine donne un spectre différent, suivant qu'elle est en solution acide ou en solution alcaline. En solution *acide*, l'hématine présente une bande située dans le rouge, auprès de la raie C et deux bandes peu apparentes analogues à celles de l'oxyhémoglobine; en outre une grande portion de la partie droite du spectre reste obscure (*fig.* 9 de la planche VI). Le spectre de l'hématine, en solution *alcaline*, a sa partie droite obscurcie; en outre il présente une bande à cheval sur D; cette bande est mal limitée, peu foncée, et assez difficile à apercevoir (*fig.* 10, même planche). Mais si l'on ajoute à la solution un peu de sulfhydrate d'ammoniaque, on voit celle-ci prendre instantanément une belle coloration cerise; le spectre change; il présente deux bandes très nettes, situées entre D et E, celle de gauche est très foncée; celle de droite un peu moins foncée, mais bien limitée (*fig.* 11, planche VI). Cette réaction de l'hématine réduite, appelée aussi *hémocromogène*, est très sensible et très caractéristique.

On peut aussi dissoudre l'hématine dans la pyridine, base organique liquide, et obtenir ainsi facilement de l'hémochromogène. Ce procédé, indiqué par de Dominicis, offre des avantages qui seront indiqués au § V.

Dans d'autres cas, et surtout quand la tache est un peu vieille, la matière colorante du sang est passée à l'état de *méthémoglobine*, substance qui aurait la même composition que l'oxy-hémoglobine, mais avec un groupement atomique différent. On observe alors, suivant que la transformation est plus ou moins complète, soit les bandes de l'hémoglobine oxygénée avec une troisième bande dans le rouge, soit deux bandes de même largeur, soit enfin une bande unique. Un tel spectre n'est pas suffisamment caractéristique, d'autant plus que les aspects qui viennent d'être mentionnés sont souvent plus ou moins mélangés entre eux ; il faut s'efforcer alors d'amener la matière colorante à l'état d'hématine acide ou alcaline. Nous reviendrons plus loin (§ V) sur les procédés à employer en ce cas, et toutes les fois que la matière colorante a subi des altérations.

Il nous reste encore à signaler un procédé indiqué par Kratter[1], et qui permet de reconnaître au spectroscope de minimes quantités de sang, même quand celui-ci a été soumis à l'action d'une haute température et plus ou moins complètement carbonisé. En pareil cas, on réussit ordinairement, en dissolvant le sang dans l'acide sulfurique concentré, à obtenir de l'*hématoporphyrine*, substance qui donne un beau spectre composé de deux bandes d'absorption : une, étroite et pâle près de la raie D ; une autre, plus large et plus foncée, entre D et E (*fig.* 12 de la planche VI).

La préparation de l'hématoporphyrine réussit bien quand on opère sur des fragments de matière sanguine bien isolés. On voit alors ceux-ci prendre au contact de l'acide une belle coloration violet. Si l'on ne dispose que d'une très faible quantité de matière, on peut voir le spectre en examinant directement une de ces parcelles de sang, comprimée entre deux lames de verre. — Quand le sang est mélangé à des matières organiques qui noircissent l'acide, on ne peut guère obtenir un spectre net. On y réussit quelquefois cependant en opérant de la façon suivante, indiquée par Ziemke.

L'étoffe ou l'objet taché sont immergés dans une petite quantité d'acide sulfurique concentré pendant 24 heures. On a alors un liquide noirâtre mélangé d'un magma ramolli. On filtre sur du coton de verre ; le liquide noir contient de l'hématoporphyrine acide, mélangée d'un grand nombre d'impuretés. On ajoute avec précaution un grand excès d'eau distillée, puis on neutralise par l'ammoniaque. Il se produit un précipité, qu'on décante, qu'on lave longuement à l'eau distillée, puis qu'on filtre et qu'on laisse

---

1. KRATTER (Vierteljahrschrift f. gerichtl. Medic., 1892).

sécher. Le précipité est alors dissous dans un mélange à parties égales d'alcool absolu et d'ammoniaque. Le liquide filtré montre le spectre de l'hématoporphyrine alcaline [1] (*fig.* 13 de la planche VI).

§ III. — Examen histologique des taches de sang.

Cet examen comprend la recherche des globules rouges, et accessoirement celle des globules blancs et de la fibrine. — Les caractères des hématies à l'état frais sont bien connus, mais ce n'est que très exceptionnellement que ces éléments se montrent avec leur aspect normal lorsqu'ils proviennent d'une tache faisant l'objet d'une expertise. Cependant il arrive quelquefois que du sang épanché reste plusieurs jours à l'état liquide quand il se trouve efficacement protégé contre l'évaporation, par exemple lorsqu'il reste emprisonné entre les plis d'un vêtement. Il suffit d'en enlever une petite quantité avec un scalpel, de le porter sur une lame de verre et de le recouvrir d'une lamelle sans addition d'aucun réactif, pour apercevoir les globules le plus souvent presque intacts ; dans ces conditions, le diagnostic est aussi facile que sur une préparation de sang frais.

Mais, dans l'immense majorité des cas, il n'en est pas ainsi, et c'est sur du sang desséché que l'on doit opérer. Les globules ont alors subi de nombreuses altérations de forme, en même temps que leurs dimensions sont notablement réduites. Souvent ils deviennent crénelées, et ces crénelures forment sur le contour une série de petites dents qui donnent au globule l'aspect d'une roue d'engrenage ; quand ces aspérités sont plus nombreuses et plus accentuées, elles s'aperçoivent de face et rendent le

---

1. Tout récemment, au Congrès international de médecine légale de Bruxelles (4-10 août 1910) le Pr Ziemke (de Kiel), a montré que l'hémoglobine et ses dérivés, notamment l'hémochromogène, donnent des bandes d'absorption dans les régions du violet et de l'ultra-violet, et a indiqué que c'est là un procédé dont la finesse et l'exactitude paraissent dépasser ce que l'on obtient avec les autres méthodes de démonstration spectroscopique du sang.

globule épineux. A cet état, les hématies sont encore parfaitement reconnaissables et caractéristiques. D'autres fois l'excavation centrale disparaît et est fréquemment remplacée au contraire par une saillie qui donne au globule la forme d'une sphère, d'une demi-sphère ou d'une calotte ; souvent ils deviennent très pâles, presque incolores, et contiennent des granulations dans leur intérieur; quelquefois aussi ils ont été brisés et sont réduits à l'état de fragments plus ou moins volumineux. Quand les globules se trouvaient pressés les uns contre les autres au moment où ils se sont desséchés, ils se présentent sous des formes très irrégulières : polyédriques, anguleux, et constituent souvent, par leur agglomération, des plaques jaunâtres, rouges ou brunes, au milieu desquelles leurs contours se dessinent en traits noirs plus ou moins nets, qui forment une sorte de mosaïque.

C'est quand le sang s'est desséché sous une certaine épaisseur, et qu'on peut en détacher un petit fragment, que l'examen est le plus facile et donne les meilleurs résultats. Lorsque, par exemple, une tache est recouverte d'une croûte, on enlève un petit morceau de cette croûte, et on le place sur une lame de verre au milieu d'une goutte de l'un des liquides qui seront énumérés plus loin ; on attend quelques instants que la substance commence à se ramollir, puis on la dissocie légèrement avec des aiguilles de verre, et on la recouvre d'une lamelle. On aperçoit alors les globules rouges avec l'aspect qui vient d'être indiqué, emprisonnés au milieu de filaments minces, finement granuleux, très légèrement teintés de gris, constitués par la fibrine. Çà et là apparaissent quelques globules blancs reconnaissables à leur volume, à leur corps incolore et surtout à leur noyau. Si l'on ajoute un peu d'acide acétique à la préparation, tous les globules rouges se décolorent presque instantanément, et la matière colorante va se porter sur le noyau des globules blancs, qui paraissent bien plus nombreux qu'auparavant, parce que la plupart étaient masqués par les globules rouges. En même temps la fibrine se gonfle, devient transparente, les granulations disparaissent, et elle est bientôt invisible. Il ne reste plus alors de toute la préparation que les noyaux des globules blancs fortement colorés, autour desquels on aperçoit, en regardant avec attention, le corps cellulaire incolore.

Quand il s'agit d'examiner une tache formée seulement par l'imbibition du sang dans une étoffe, sans croûtelles à la surface, l'opération devient beaucoup plus difficile, surtout si cette tache est peu étendue. En pareil cas, la manière de procéder pour ramollir et délayer la matière de la tache est à peu près la même que celle qui a été indiquée précédemment à propos de la recherche des cristaux d'hémine; seulement, comme il ne s'agit plus ici d'une *dissolution*, il faut remplacer l'eau par un autre liquide dans lequel les globules puissent se conserver. Quand la tache siège sur une étoffe que le sang n'a fait qu'imbiber faiblement, on découpe cette tache et on la mouille avec le liquide que l'on a choisi, dont on emploie une quantité aussi petite que possible, afin que tous les éléments qu'on pourra obtenir soient rassemblés dans une même préparation et soient plus faciles à rechercher. Quand l'imbibition est suffisante pour que le liquide ait pris une coloration rouge, ce qui exige un temps variable suivant l'ancienneté de la tache et le liquide employé, on racle fortement l'étoffe avec un scalpel, en la maintenant avec une aiguille. Quand la tache est de petite dimension, ou qu'on n'a obtenu qu'un liquide très peu coloré, on dissocie le tissu brin à brin, et le tout, liquide et filaments de l'étoffe, est recouvert d'une lamelle et examiné au microscope[1]. C'est quand on opère dans ces conditions que la recherche est minutieuse et demande beaucoup de temps et de patience. Les globules conservés sont le plus souvent très peu nombreux, et ils peuvent être masqués par les filaments et les autres corps étrangers qui se trouvent en abondance dans la préparation. Il faut examiner successivement tous les champs du

1. On peut aussi, quand il s'agit de taches déposées sur certaines étoffes, effilocher le tissu ; en opérant sur une lame de verre placée sur un fond blanc, et en se servant de la loupe, on aperçoit quelquefois, au niveau de l'entrecroisement des fils, de très minimes croûtes sanguines qu'il est facile de recueillir. On obtient ainsi une préparation presque complètement débarrassée de corps étrangers.

microscope, et dans chacun d'eux explorer attentivement
tous les filaments les uns après les autres. C'est souvent en
effet sur ces filaments que l'on trouve fixés des globules qui
se présentent alors généralement avec leur forme dentelée
caractéristique, mais qui sont quelquefois très pâles. Il
suffit de quelques-uns de ces globules pour établir péremp-
toirement la nature de la tache dont ils proviennent. Quant
aux globules qui ont subi des déformations plus profondes,
lorsqu'ils sont peu nombreux, il faut être très familiarisé
avec l'étude histologique du sang pour les reconnaître avec
certitude. Une erreur qui a été plusieurs fois commise
consiste à prendre pour des hématies des spores de champignons microscopiques qui se rencontrent très souvent
dans les taches. Ces spores ont en effet une teinte légèrement jaunâtre, mais leur forme régulièrement sphérique
ou ovoïde à contours très nets, leur homogénéité parfaite,
le fait qu'ils sont souvent placés bout à bout au nombre de
2 ou 3, leur insolubilité dans l'eau. leur résistance aux
acides et aux bases, permettent de les distinguer avec facilité des globules sanguins.

Les liquides dont l'emploi a été conseillé pour ramollir et
délayer les taches de sang sont extrêmement nombreux.
Aucun n'est capable de ramener les globules à leur forme
et à leurs dimensions premières ; leur rôle est surtout de les
dissocier, de les isoler les uns des autres et de les détacher
des corps auxquels ils adhèrent. Le sérum iodé de Schultze
(liquide amniotique auquel on ajoute quelques gouttes de
teinture d'iode) ou celui de Ranvier (eau distillée 100, iodure
de potassium 2, iode q. s. pour saturer la liqueur), la solution de sulfate de soude, le liquide de Roussin (3 de glycérine, 1 d'acide sulfurique, eau, q. s. pour faire un liquide
d'une densité de 1028), peuvent donner de bons résultats.
Virchow et les auteurs allemands recommandent une solution de potasse à 30 0/0. L'eau distillée qui décolore et gonfle
instantanément les globules frais respecte ceux qui sont
desséchés depuis très longtemps et les dissocie facilement ;
cependant, si l'examen est prolongé, les globules finissent
par pâlir et disparaître : souvent alors la matière colorante
se porte, comme après l'action de l'acide acétique, sur les

noyaux des globules blancs ; il ne faudrait pas prendre ces noyaux pour des hématies circulaires et en tirer des conclusions relatives à l'espèce animale, d'où provient le sang.

Les liquides qui nous paraissent préférables sont ceux qui contiennent du bichlorure de mercure, et notamment le suivant :

Eau... 100
Chlorure de sodium......................... 2
Bichlorure de mercure...................... 0,5

Avec ce liquide, le délayage de la tache est moins prompt, il est vrai, et la préparation contient de nombreuses granulations ; mais en revanche les globules sont très bien isolés et peuvent être conservés presque indéfiniment.

Il est évident que des globules sanguins bien caractérisés sont une preuve certaine de la présence du sang ; ce signe a plus de portée que les précédents, parce qu'il donne en outre des renseignements sur la provenance du sang ; c'est un point sur lequel nous reviendrons plus loin. Malheureusement, les globules résistent difficilement aux causes d'altération : lavage, putréfaction, action prolongée de l'air, etc., que les taches de sang subissent fréquemment. Quelquefois cependant cette résistance est beaucoup plus considérable qu'on ne serait tenté de le croire : c'est ainsi qu'après plus de deux ans M. Malassez a pu retrouver de nombreux globules sanguins sur une serviette qui était restée plusieurs mois dans un champ exposé à toutes les intempéries, alors qu'il n'a pu obtenir, avec les mêmes taches, ni les cristaux d'hémine, ni les bandes spectroscopiques. Mais une telle conservation est très exceptionnelle.

Depuis quelques années, la médecine légale a été enrichie d'un nouveau procédé pour la recherche microscopique des hématies. Le professeur Florence a appliqué à cette recherche le principe de l'éclairage par en haut des préparations non transparentes.

L'objet à examiner, une lame de couteau par exemple,

est placé sur la platine du microscope. Celui-ci, ainsi qu'on
le voit sur la figure 93, porte un tube horizontal qui pé-

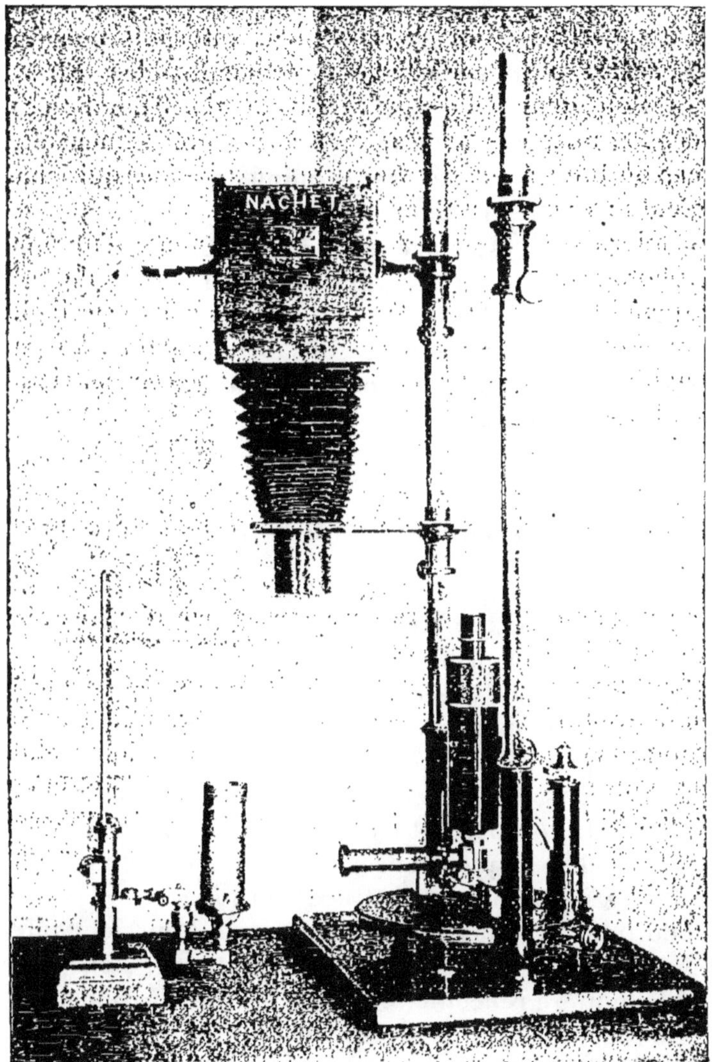

Fig. 93. — Appareil Florence et Nachet. Installation pour la recherche
du sang sur une arme.

nètre un peu au-dessus de l'objectif. Ce tube reçoit les
rayons lumineux d'une lampe à incandescence par le gaz,

lesquels, par un système de prismes internes, sont projetés sur l'objet à travers les lentilles de l'objectif. L'observateur, regardant par l'oculaire, aperçoit la surface de l'objet avec une netteté et un grossissement suffisants pour que les hématies soient parfaitement reconnaissables. Elles le sont surtout quand elles sont relativement peu nombreuses, isolées les unes des autres, c'est-à-dire précisément dans les cas où il n'y a que des traces infimes de sang qui échapperaient aux autres moyens de recherche.

Le microscope est placé entre les colonnes d'un appareil photographique qui pivote sur l'une d'elles, de sorte que quand l'observation à l'œil est terminée, l'appareil photographique est mis en place sans aucune peine. La photographie de la préparation constitue une pièce à conviction à joindre au rapport.

§ IV. — Autres caractères des taches de sang.

Le sang peut encore être caractérisé par d'autres réactions dont voici les principales.

Réaction par la chaleur et la potasse. — Quand on chauffe graduellement dans un tube de verre une solution de sang jusqu'à l'ébullition, on la voit se décolorer et devenir d'un gris ardoisé ; en même temps l'albumine se coagule. Si la solution est très étendue, elle se trouble seulement ; si elle est plus concentrée, il se dépose un coagulum d'un gris verdâtre sans trace de rouge.

L'addition de potasse dissout le coagulum ; le liquide, redevenu parfaitement limpide, est maintenant dichroïque : vert à la lumière réfléchie, et rouge par transparence.

Cette réaction est très nette, et en même temps démonstrative, car il n'y a pas d'autre substance que le sang contenant à la fois de l'albumine et une matière colorante rouge présentant, sous l'influence de la chaleur puis de la potasse, les modifications qui viennent d'être indiquées.

Réaction par la teinture de gaïac. — Cette réaction, signalée par Van Deen, étudiée par Liman et par Taylor,

repose sur ce fait que du sang, en présence d'un corps
ozonisé et de la teinture de gaïac, fait passer l'ozone sur
cette teinture qui s'oxyde et devient bleue. Il faut savoir,
d'autre part, qu'un nombre très considérable de substances, parmi lesquelles beaucoup de produits organiques,
bleuissent *directement* la teinture de gaïac, tandis que le sang
ne le fait ordinairement que par l'intermédiaire d'un corps
ozonisé. On conçoit le parti que l'on tire de ces données :
une solution de la matière suspecte est ajoutée à la teinture
de gaïac qui se précipite ; on verse dans le mélange un liquide ozonisé. Si une coloration bleue ne se manifeste pas,
c'est une preuve que la matière suspecte n'est pas du sang ;
si le bleuissement se produit, il est possible que la substance contienne du sang, mais cela n'est nullement certain,
parce que d'autres composés : la salive, le mucus nasal, etc.,
jouissent à cet égard de la même propriété que le sang. Si
le bleuissement s'était montré avant l'addition de l'ozone,
il serait probable qu'il ne s'agit pas du sang, car celui-ci
ne bleuit pas directement le gaïac, à moins qu'il ne soit
mélangé de pus ou ne contienne de l'ammoniaque.

La teinture de gaïac s'obtient en dissolvant dans de
l'alcool à 83° de la résine de gaïac prise au centre d'un
morceau volumineux, afin de l'avoir aussi peu altérée que
possible ; la solution doit avoir une teinte claire. Le corps
ozonisé est soit de l'eau oxygénée (qui se conserve difficilement), soit un mélange d'eau oxygénée et d'éther sulfurique, mélange que l'on peut garder assez longtemps en le
tenant à l'abri de la lumière et de la chaleur ; soit, ce qui
est plus commode, de l'essence de térébenthine qui est
toujours ozonisée quand elle est conservée à la lumière
dans un flacon incomplètement rempli.

Pour procéder à la réaction, on dissout la matière de la
tache dans l'eau distillée et on recueille la solution dans
une petite capsule de porcelaine blanche ; on ajoute la
teinture de gaïac, puis l'essence de térébenthine : presque
immédiatement, ou au bout de quelques minutes, le mélange prend une coloration d'un bleu plus ou moins pur,
qui augmente rapidement d'intensité et qui devient extrêmement foncée si le sang est en abondance. On peut aussi

humecter directement la tache si elle repose sur un fond peu coloré et faire la réaction sur place.

Quand la tache est située sur une étoffe sombre, où elle est à peine visible, on emploie le procédé dit *de l'empreinte*. On humecte avec de l'eau le point suspect, puis on le comprime fortement avec du papier blanc, non collé, plié en plusieurs doubles, qu'on a essayé au préalable, pour s'assurer qu'il ne bleuit pas par lui-même le gaïac. Il se produit sur ce papier une coloration rouge ou brune plus ou moins intense, parfois à peine visible; c'est sur cette empreinte qu'on dépose la teinture de gaïac et l'essence de térébenthine; quelque faible quantité de sang que contienne le papier, la coloration bleue se manifeste. On réussit ainsi à mettre en évidence des taches très peu apparentes, à bien apprécier leurs dimensions et leurs formes. Il faut savoir, toutefois, que la coloration bleue ne persiste pas longtemps; il est bon, pendant qu'elle existe, de décalquer les contours de la tache sur une feuille de papier blanc; on possède ainsi la reproduction exacte de la forme et des dimensions de la tache et l'on peut joindre ce dessin au rapport d'expertise.

Autres réactions chimiques. — L'addition d'une petite quantité d'ammoniaque à une solution de sang n'en change pas la coloration, tandis que les solutions d'autres matières colorantes rouges, traitées de la même façon, deviennent violettes, écarlates, etc. — L'acide hypochloreux détruit presque immédiatement la plupart des matières colorantes, tandis qu'il rend le sang plus foncé; cependant, au bout de quelques minutes, le sang peut lui-même se décolorer sous l'influence de cet agent; mais cette décoloration n'est jamais instantanée.

Sous l'action de la chaleur, les écailles de sang desséché laissent dégager des vapeurs ammoniacales qu'on reconnaît à leur odeur et à leur action sur un papier de tournesol rougi; en ajoutant, au préalable, de la potasse au sang desséché, on favorise ce dégagement d'ammoniaque. Enfin le sang contient aussi une notable proportion de fer; il serait trop long d'exposer ici les procédés pour mettre en évidence ce métal; on les trouvera décrits dans les traités de chimie.

§ V. — Conduite des expertises relatives à la recherche des taches de sang.

On commence par décrire la situation des taches, leurs dimensions, leurs formes, indiquer si elles sont entourées d'éclaboussures, si elles semblent résulter d'un contact ou du passage du sang liquide suivant une certaine direction, ou d'un jet artériel; si le sang couvre seulement une des faces de l'étoffe, etc.; en un mot, on relève toutes les circonstances propres à indiquer dans quelles conditions les taches ont été faites.

Si les taches siègent sur un fond très sombre et sont peu apparentes, on a recours pour les mettre en évidence à l'épreuve du gaïac par le procédé des empreintes. Quand il y a lieu de croire que des taches se trouvent sur un vêtement foncé où il est presque impossible de les apercevoir, soit parce qu'elles sont très petites, soit parce qu'elles ont été lavées ou ont subi d'autres altérations, on peut humecter légèrement toutes les parties du vêtement l'une après l'autre et chercher à obtenir des empreintes.

Si les taches sont solubles dans l'eau, tous les procédés indiqués plus haut pour caractériser le sang sont applicables.

Quand la matière des taches est abondante, on peut par exemple chauffer la solution, et après avoir constaté les modifications produites par l'ébullition et la potasse (p. 630) l'examiner au spectroscope. Après addition de sulfhydrate d'ammoniaque, on verra le spectre extrêmement net, de l'hémochromogène. Ce procédé, qui donne une certitude absolue, est, à notre avis, le plus commode et le plus expéditif.

On peut aussi rechercher simplement le spectre de l'hémoglobine. On y réussit même avec de petites taches de sang; il suffit en effet de 1 à 2 centimètres cubes d'une solution à peine teintée que l'on verse dans une cuve de verre laquelle est placée *dans le sens de sa longueur*, devant la fente du spectroscope. La solution vue ainsi sous une grande profondeur, laisse très bien voir les bandes d'absorption d'hémoglobine oxygénée, puis, après addition de sulfhydrate d'ammoniaque, la bande unique de réduction.

Quand les taches sont petites, peu abondantes, insolubles dans l'eau, c'est l'examen spectroscopique qui nous paraît le plus recommandable, comme donnant généralement, sans grande peine des résultats parfaitement démonstratifs.

Il s'agit d'obtenir la matière colorante du sang soit à l'état d'hématine, soit à l'état d'hématoporphyrine.

En faisant macérer longtemps les taches dans l'acide acétique, on finit généralement par obtenir une solution suffisamment colorée pour l'examen spectroscopique. Avec cette même solution, nous avons réussi quelquefois aussi à préparer des cristaux d'hémine, en ajoutant une trace de chlorure de sodium. On peut aussi évaporer complètement l'acide acétique, laver le résidu à l'eau distillée, le redissoudre dans la potasse, et observer alors le spectre de l'hématine alcaline.

Mais il est préférable à notre avis d'employer les taches à préparer directement l'hématine alcaline en les faisant macérer dans une solution de potasse, à 30 0/0 par exemple. L'hématine se dissout bien plus facilement et plus vite dans la potasse que dans l'acide acétique. En outre les caractères spectroscopiques de l'hémochromogène qui se produit dès que l'on ajoute un peu de sulfhydrate d'ammoniaque à la préparation sont des plus nets.

On peut aussi obtenir directement l'hémochromogène en faisant macérer les taches dans la pyridine, laquelle, en même temps qu'elle dissout l'hématine, la réduit parfois sans qu'il soit besoin d'ajouter de sulfhydrate d'ammoniaque.

D'après ce que nous avons vu, la pyridine, à froid, dissout moins facilement le sang des taches que la potasse; mais à chaud elle les dissout au moins aussi bien, et plus vite. La préparation supporte très bien la chaleur du bain marie. S'il s'agit d'une unique tache très petite on la place sur une petite lame de verre, au milieu d'une goutte de pyridine, on recouvre d'une lamelle, on chauffe légèrement, et le microspectroscope montre bientôt le spectre de l'hémochromogène.

La pyridine est susceptible de s'évaporer complètement, sans laisser aucun résidu lui appartenant en propre. On peut donc, après que l'examen spectroscopique a été pratiqué, chasser complètement la pyridine (qui bout un peu au-dessus de 100°) soit par la chaleur, soit par l'évaporation spontanée, et avec l'hématine qui reste sur la lamelle, préparer des cristaux d'hémine. Corin[1] vante beaucoup la commodité de ce procédé.

On peut obtenir aussi facilement l'hématoporphyrine en plaçant une écaille de sang sur une lame de verre au milieu d'une goutte d'acide sulfurique concentré, recouverte d'une lamelle. Quand le sang est ramolli, a pris une belle couleur rouge violacé, on peut voir le spectre caractéristique.

Ces procédés réussissent presque toujours quand on opère sur du sang pur, c'est-à-dire sur une parcelle, même très petite, qu'on a pu enlever d'une tache.

Le succès est plus douteux quand le sang est intimement mélangé à une étoffe ou un autre objet colorés et qu'on ne peut en détacher des parcelles. En pareil cas, le réactif employé dissout le plus souvent les autres matières colorantes ou des substances diverses, et le liquide obtenu ne fournit pas de spectre net.

On évite cet inconvénient, d'après Stockis (de Liège) en se servant d'ammoniaque pour dissoudre la tache. L'ammoniaque enlève la matière colorante du sang, à l'état d'hématine alcaline et ne dissout ni les couleurs d'indigo ni la plupart des teintures courantes d'aniline.

On peut aussi, en pareils cas, obtenir un beau spectre d'hématoporphyrine, en opérant de la façon indiquée par Ziemke (voir p. 623).

Quand, pour une cause ou pour une autre, l'examen spectroscopique a échoué, il faut revenir à la recherche de l'hémine ou des hématies. L'un ou l'autre de ces procédés réussissent quelquefois quand le spectroscope n'a rien donné[2].

---

1. Annales de la Soc. de méd. lég. de Belgique, 28 octobre 1905.
2. Les cas où la recherche du sang est le plus difficile, soit en raison

§ VI. — Des taches offrant un aspect plus ou moins analogue à celui des taches de sang.

Taches produites par les excréments de puces, de punaises, de mouches. — Les taches produites par les excréments de puces se rencontrent sur les chemises, et elles occupent soit la face interne, soit la face externe de l'étoffe. Elles se présentent sous forme de macules assez régulièrement arrondies ou ovalaires, de 1 2 à 3 millimètres de diamètre, n'offrant jamais une extrémité nettement et longuement effilée comme les taches de sang qui résultent de la projection d'une gouttelette sanguine. Leur couleur est d'un rouge brun plus ou moins foncé : elles sont quelquefois recouvertes de petites croûtelles qui sont en général plus rugueuses et moins régulièrement étalées que sur les taches de sang pur. Si l'on découpe quelques-unes de ces taches et qu'on les soumette à l'action de l'eau, on voit ce liquide se colorer promptement en rouge. Souvent, la solution donne les bandes spectroscopiques de l'hémoglobine, et permet d'obtenir des cristaux d'hémine. Quant à l'examen microscopique, voici quels en seraient les résultats, d'après Ch. Robin, que nous citons textuellement : « Portées sous le microscope, on voit que les parcelles des taches sont composées d'une matière homogène, amorphe, transparente, incolore, gonflée, puis dissociée ou dissoute par l'eau, tenant empâtés les granules colorants de ces parcelles. Ces granules colorants forment la plus grande masse de la matière de ces taches, dans lesquelles ils sont presque contigus; ils sont d'un brun jaunâtre, les uns à reflets verdâtres, les autres à reflets rougeâtres peu prononcés. Tous réfractent fortement la lumière et sont bril-

de la petitesse ou des altérations des taches, soit en raison de la nature de la substance sur laquelle elles se trouvent (le plâtre, par exemple) ont été étudiés dans un article tout récent du professeur Florence : *Détermination des taches de sang critiques, in* Archives d'Anthropologie criminelle et de médecine légale, novembre 1910.

lants au centre, foncés à la circonférence, comme le sont
les corps graisseux ; comme les granules graisseux aussi,
ils sont insolubles dans l'acide acétique et se dissolvent
presque tous dans l'alcool chaud et dans l'éther. Quelques
petits cristaux, en forme d'aiguilles courtes et de composition chimique indéterminée, les accompagnent. » D'après
ce que nous avons vu, il s'en faut de beaucoup que l'on
obtienne toujours des résultats aussi caractéristiques.
Presque toujours, nous avons aperçu en examinant ces
taches au microscope, de petits corpuscules d'un jaune
rougeâtre, formant une sorte de mosaïque assez analogue
à celle qu'on observe sur les parcelles de sang desséché ;
nous avons même vu quelquefois de véritables globules
sanguins isolés, et reconnaissables à leur forme circulaire,
à leur contour régulièrement dentelé. Peut-être quelques-
unes de ces taches résultent-elles d'une petite hémorrhagie, consécutive à la morsure de la puce. Quoi qu'il en soit
nous croyons que l'analyse est souvent insuffisante pour
distinguer avec certitude si ces taches sont constituées
par du sang pur ou si elles ont été produites par des
puces.

Dans le plus grand nombre des cas, il est vrai, on reconnaît facilement les taches de puces à leur aspect extérieur.
à leur forme, à leur disposition, à ce fait qu'elles occupent
tantôt la face extérieure, tantôt la face intérieure de l'étoffe.
Quand elles sont nombreuses et réparties sur toute ou
presque toute l'étendue d'une chemise par exemple, on ne
les confondra pas avec des taches résultant de la projection
du sang. Mais, quand il s'agit de taches en très petit
nombre, siégeant en un point où elles peuvent avoir été
produites par des éclaboussures de sang liquide, le problème
est des plus délicats.

Les taches produites par les punaises se montrent, au
microscope, constituées de la façon suivante, d'après
Charles Robin :

« Cette poussière (provenant des excréments) se montre
formée de petites gouttelettes desséchées, variant de
volume depuis un millième jusqu'à 10 millièmes de millimètre ; elles sont sphériques ou ovoïdes, d'un brun rouge,

plus clair au centre qu'à la circonférence, qui est moins nettement déterminée. Elles sont isolées ou en groupes de volume très variable... Ces gouttelettes sont accompagnées de cristaux d'un aspect analogue à ceux des éléments organiques : ce sont des lamelles en losange, à arêtes très nettes, isolées ou réunies en faisceaux. Quelques cristaux tendent à prendre la forme prismatique (*fig.* 94). » Ces taches, traitées par l'acide sulfurique, exhalent, paraît-il, l'odeur fétide des punaises.

Enfin, les mouches écrasées sur du linge laissent une tache brune assez analogue à une tache de sang, mais qui ne donne aucune des réactions caractéristiques du liquide sanguin. Cette tache se déco-

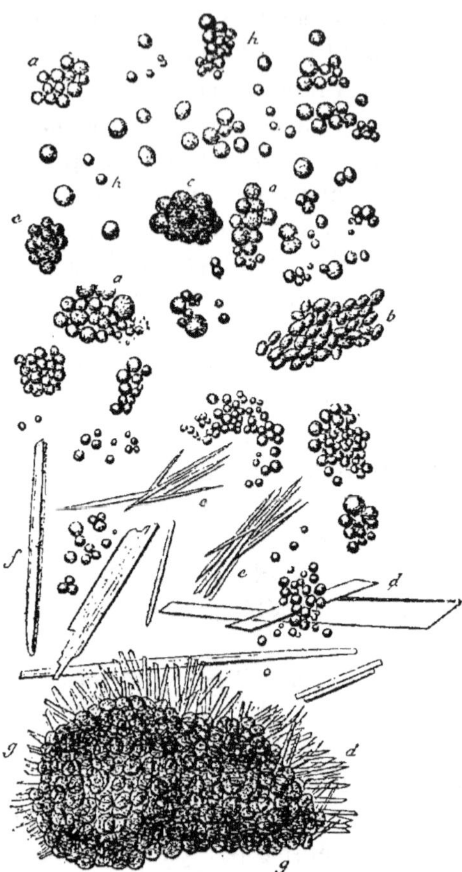

Fig. 94. — Eléments des taches formées par des excréments de punaises [1].

1. *a*, *a*, gouttes sèches ou globules souvent creux, d'un brun jaunâtre, agglomérés ou isolés (*h*) variant en diamètre depuis 0,001 jusqu'à 0,010. — *b*, amas dans lequel les gouttes sèches ou globules brisés ressemblent sur le bord à un demi-cercle ouvert. — *c*, amas plus foncés noirâtres. — *d*, lamelles cristallines, losangiques. — *e*, *f*, aiguilles de volume variable isolées ou groupées. — *g*, lamelles et aiguilles partant de la périphérie d'un amas volumineux; cette disposition est fréquente (Ch. Robin).

lore par le chlore et l'acide hypochloreux et prend une teinte spéciale avec les divers acides.

Taches de rouille. — Ces taches sont d'un rouge jaunâtre ou jaune ocre, le plus souvent ternes et rugueuses, quelquefois cependant un peu vernissées, mais ne présentant pas l'aspect fendillé que revêt souvent le sang desséché sur un corps imperméable. Si l'on dépose une goutte d'acide chlorhydrique sur une tache de rouille, le liquide prend immédiatement une couleur jaune, en même temps que la rouille se dissout et laisse la surface métallique sous-jacente parfaitement nette. Si l'on enlève la rouille par grattage, la poudre qu'on obtient est complètement insoluble dans l'eau et dans une solution de potasse ; placée dans un peu d'acide chlorhydrique, elle s'y dissout en communiquant à l'acide une coloration jaune. Cette solution fournit toutes les réactions des sels ferriques, parmi lesquelles nous rappellerons seulement les deux suivantes qui suffisent à établir sa nature.

Avec le ferrocyanure de potassium, précipité bleu (bleu de Prusse), soluble dans l'acide oxalique ; avec le tannin précipité noir.

Ces réactions peuvent être obtenues nettement, avec une quantité très minime de rouille : celle-ci étant dissoute dans une goutte d'acide chlorhydrique, on étend la solution avec de l'eau distillée, on dispose une goutte du mélange sur plusieurs lames de verre creusées d'une cellule, l'on ajoute à chacune de ces gouttes l'un des réactifs convenables.

Les caractères qui viennent d'être énumérés permettent de distinguer nettement la rouille des taches de sang. Celles-ci peuvent souvent se reconnaître immédiatement à leur coloration, à leur aspect fendillé et surtout à leur solubilité dans l'eau. Le diagnostic différentiel est facile à compléter rigoureusement, et se tire de la comparaison des caractères déjà énumérés de la rouille et du sang desséché.

Mais de ce que les taches sont constituées par de la rouille, on n'est pas en droit d'en conclure qu'elles n'ont pas une origine sanguine. Lorsqu'en effet un objet de fer ou d'acier, taché de sang, est resté dans un milieu humide, il se recouvre, au niveau des points contaminés, d'une couche de rouille avec laquelle l'albumine et la matière colorante du sang se combinent si intimement qu'elles deviennent insolubles dans l'eau et perdent toutes leurs propriétés caractéristiques ; la rouille ainsi formée ne peut guère être distinguée de celle qui a une autre origine.

Il nous est arrivé bien souvent d'examiner des couteaux dont la lame avait été certainement tachée de sang. Le plus souvent ces taches étaient transformées en rouille et ne présentaient plus aucun des caractères du sang. Plus les taches sont anciennes, moins on a de chance de retrouver du sang. Il y a cependant des exceptions : nous avons caractérisé du sang sur un couteau taché depuis cinq mois, alors que sur d'autres couteaux la transformation en rouille était complète au bout de quelques jours.

Pour procéder à cette recherche, on racle les taches suspectes et l'on place la poudre ainsi obtenue sur une lame de verre au milieu d'une goutte d'eau. Si le liquide prend une coloration rouge, on essaie l'une des réactions du sang, notamment la préparation d'hémine, qui peut très bien réussir en pareil cas. Si la poudre est complètement insoluble dans l'eau, on attend que cette eau soit complètement évaporée, et on la remplace par une solution de potasse qui prend quelquefois une coloration rouge. On a alors recours au microspectroscope pour rechercher les spectres de l'hématine alcaline et de l'hémochromogène. Mais ces recherches, qui demandent beaucoup de soin et de temps sont rarement couronnées de succès. Le procédé Florence (p. 628) est bien préférable à tous points de vue.

Taches produites par divers végétaux. — Le suc de certains végétaux forme des taches pouvant être confondues avec celles de sang. Chevalier a montré ainsi que des taches situées sur la blouse d'un homme soupçonné d'assassinat étaient constituées non par du sang, mais par du suc de pissenlit ; dans une circonstance analogue, il prouva que des taches placées sur le manche d'une coignée étaient produites par la matière colorante qui suinte du bois d'aulne[1].

1. Chevallier, Annales d'hyg. publ. et de méd. lég., 1re série, t. XXVIII.

En pareil cas, l'expert, après avoir constaté l'absence de
tous les caractères de taches de sang, est souvent mis sur
la voie du diagnostic par l'examen microscopique qui
montre des éléments végétaux mélangés à la substance
colorante. Un botaniste exercé peut même spécifier de
quelle plante il s'agit.

La *sueur* forme quelquefois sur les linges blancs, sur les
blouses ou vestes en toile bleue, des taches d'un jaune rougeâtre ou brunâtre clair qu'on pourrait prendre pour du
sang lavé ; ces taches siègent surtout au niveau des aisselles, autour du col, quelquefois près des poignets. Elles
sont insolubles dans l'eau, ne donnent aucune des réactions du sang et ne montrent à l'examen microscopique
que les corps étrangers qu'on trouve dans les poussières et
sur les étoffes plus ou moins sales.

Sur les vêtements en toile bleue, les endroits qui ont
été fortement usés sont quelquefois aussi décolorés et
offrent une nuance d'un jaune sale, qui, dans certains cas,
a fait soupçonner à tort la présence du sang.

ARTICLE II. — RECONNAITRE L'ORIGINE DU SANG

§ 1. — Le sang provient-il d'un être humain ?

Les propriétés spectroscopiques du sang sont les mêmes
chez l'homme et chez les animaux. Les cristaux d'hémine
sont également les mêmes.

Des caractères différentiels peuvent être cherchés dans
la forme des cristaux d'hémoglobine, dans l'étude morpho-
logique des hématies, et enfin dans les sérums précipitants[1].

---

1. Barruel a proposé d'utiliser dans les expertises l'odeur du sang, spéciale pour chaque espèce animale, comme celle de la sueur et de l'exha-
laison pulmonaire, à laquelle elle serait, du reste, semblable. Pour percevoir cette odeur avec du sang desséché, il suffirait d'ajouter un peu
d'acide sulfurique concentré à ce sang ou à la solution aqueuse d'une
tache sanguine, ou bien encore de chauffer modérément cette solution.
Mais en admettant même que, dans ces conditions, l'odeur se dégage

Cristaux d'hémoglobine. — L'hémoglobine dissoute est susceptible de cristalliser, et les cristaux ont une forme différente pour chaque espèce animale.

Pour préparer les cristaux d'hémoglobine, on a recours à divers procédés, qui consistent tous à séparer l'hémoglobine du stroma des hématies, et à obtenir ainsi de l'hémoglobine dissoute dont on favorise la cristallisation par tel ou tel moyen.

Mais les cristaux d'hémoglobine ne peuvent guère être obtenus que lorsqu'on opère avec du sang liquide et frais. Avec des taches de sang desséché, on échoue presque toujours. Ce procédé n'est donc pas susceptible d'être employé dans la pratique médico-légale.

Caractères morphologiques des hématies. — On sait que, tandis que les hématies des mammifères sont circulaires avec excavation sur chaque face, celles des oiseaux, des poissons et des reptiles sont elliptiques ; ces dernières possèdent de plus un noyau et leurs dimensions sont en général beaucoup plus considérables (*fig.* 95). Il y a là un ensemble de caractères bien tranchés, qui permettent après un seul coup d'œil jeté sur une préparation de sang frais, de reconnaître si ce sang provient ou non d'un mammifère. Sur du sang desséché, les globules elliptiques subissent, comme les discoïdes, des déformations ; mais ces déformations les rendent moins méconnaissables, parce qu'ils ont des dimensions plus considérables, une forme plus spéciale

aussi bien qu'avec du sang tout à fait frais, on ne saurait vraiment admettre que ce caractère soit invoqué dans une expertise.

On a proposé aussi de faire le diagnostic d'après la proportion différente de fer dans le sang des divers animaux, d'après l'aspect spécial de l'image formée par le réseau des petites fentes qui se produisent sur du sang desséché (Naumann et Day), d'après l'espace de temps au bout duquel le sang se coagule (Taddei). Ces signes sont aussi insuffisants que peu pratiques. — Récemment, Corin a signalé ce fait que les globules du sang des animaux mammifères ne renfermeraient jamais de granulations dites « neutrophiles », tandis que la plupart (65 à 70 0/0) des leucocytes du sang humain contiendraient ces granulations. Si cette observation était confirmée par des recherches ultérieures, peut-être pourrait-elle servir parfois pour le diagnostic médico-légal de l'origine du sang (Gabriel Corin, *Recherches sur le diagnostic du sang en méd. lég.*, Liège, 1893).

et surtout parce qu'ils possèdent un noyau caractéristique.
Aussi, à moins que la tache ne soit très ancienne et que
les globules n'aient été détruits, il est en général facile,
après un examen microscopique bien conduit, de reconnaître si du sang provient ou non d'un mammifère.

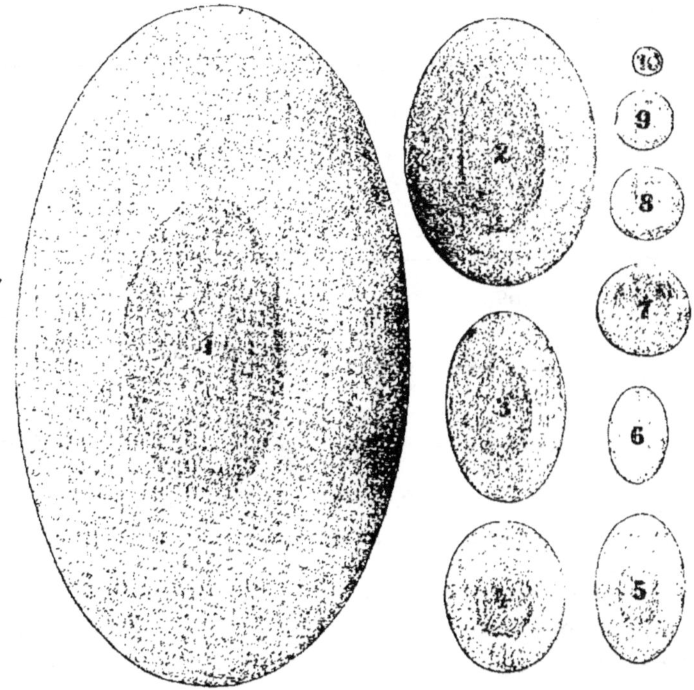

Fig. 95. — Hématies de divers animaux. Dimensions en µ.

1. Protée 58 × 35
2. Grenouille 22,3 × 15,7
3. Lézard 15,79 × 9,9
4. Tanche 12,8 × 10.2
5. Pinson 12,4 × 7,5
6. Lama 8 × 4
7. Homme 7,2 × 7,8
8. Loir 6 2
9. Chèvre, 5,4
10. Rat musqué 2,5

Mais quand il s'agit de distinguer le sang de l'homme de
celui d'un mammifère, le problème devient beaucoup plus
difficile et il est même presque toujours insoluble. En effet,
le seul caractère distinctif entre le sang des divers mammifères consiste en la différence du diamètre de leurs globules. Or, cette différence, sauf pour quelques espèces, est

très minime, et, d'autre part, non seulement chez une espèce, mais encore chez un même animal, les dimensions de globules varient dans des limites notables. Il en résulte qu'une hématie d'un diamètre donné peut le plus souvent être attribuée en même temps à deux ou trois espèces voisines. On peut s'en convaincre en jetant les yeux sur le tableau suivant :

DÉSIGNATION	FREY	WELCKER	TOURDES	DRAGENDORFF	INSTRUCTION de la société DE MÉDECINE LÉGALE
Homme.	0.0046 à 0,0069	0,0045 à 0,0069	0,0074 à 0,0080	0,0077	0,0075
Chien...	»	0,0073	0,0066 0,0074	0,0070	0,0073
Lapin...	0,00713	0,006	0,0060 0,0070	0,0064	0,0069
Chat....	»	0,0065	0,0043 0,0060	0,0058	0,0065
Cheval..	0,00575	»	0,0055	0,0057	0,0056
Bœuf...	»	»	0,0056 à 0,0060	0,0056	0,0056
Mouton.	»	0,005	0,0047 0,0050	0,0045	0,005
Porc....	»	»	0,0060 0,0065	0,0062	0,006
Chèvre..	»	0,0041	0,0040 0,0046	»	0,0046

Ce tableau montre en même temps la difficulté d'assigner des dimensions invariables, typiques, aux globules d'un même animal, puisque celles qui sont données par les auteurs les plus compétents ne concordent pas exactement entre elles.

Sans tenir compte des dimensions extrêmes données par Frey et Welcker pour l'homme, et qui représentent des exceptions, on voit qu'un globule mesurant par exemple 7 µ peut être attribué aussi bien au chien et au lapin qu'à l'homme. D'ailleurs, même en supposant que les globules aient des dimensions absolument fixes pour chaque espèce, il est bien difficile de mesurer une hématie à 1 dixième de µ près ; car une mensuration si précise, toujours très délicate, est encore plus sujette à erreur quand il s'agit de globules qui sont presque constamment animés de mouvements plus ou moins accentués dans le liquide au milieu duquel ils nagent. Il est donc impossible à l'histologiste le plus habile, ayant sous les yeux une préparation de sang absolument frais, et faite avec toutes les précautions désirables, d'affirmer que ce sang provient d'un homme plutôt que d'un lapin ou d'un chien.

A plus forte raison, une telle affirmation est-elle interdite à un expert qui opère sur du sang desséché dont les globules ont subi de telles déformations que le diagnostic est le plus souvent impossible, même entre le sang de l'homme et celui des mammifères à globules beaucoup plus petits : bœuf, mouton, chèvre. La forme de ces globules desséchés étant presque toujours très irrégulière, on ne sait quel est celui de leur diamètre qu'il convient de mesurer. En outre, l'on n'est pas toujours certain que le globule que l'on a sous les yeux est entier ou unique, c'est-à-dire qu'il n'a pas été brisé ou qu'il n'a pas gardé une portion de la substance d'un globule voisin qui lui était intimement soudé.

Certainement, les difficultés ne sont pas toujours aussi grandes, et l'on arrive quelquefois, même avec des taches assez anciennes, à isoler des globules presque intacts. C'est seulement dans ces cas favorables que l'expert est autorisé à formuler des conclusions affirmatives. Mais, pour être véritablement conformes aux données scientifiques, ces conclusions ne se conçoivent que sous la forme suivante : « *Telle tache n'est pas constituée par du sang de tel animal* (bœuf, mouton, chèvre, suivant ce que prétend l'accusé) ; *elle provient de l'homme ou d'un mammifère à globules de dimensions voisines* (chien, lapin) », ou bien la forme inverse : « *Telle tache n'est pas formée par du sang humain ; elle peut être constituée par du sang de chèvre, de mouton ou de bœuf* (suivant ce que déclare l'accusé)[1]. »

Ce procédé de diagnostic n'a plus guère qu'un intérêt historique, aujourd'hui qu'il en existe un autre beaucoup plus précis et plus sensible, qui est le suivant.

Sérums précipitants. — Tous les médecins connaissent, au moins dans ses grands traits, l'histoire des sérums spéci-

___

1. Vibert, *Sur la possibilité de distinguer le sang de l'homme de celui des mammifères* (Archives de physiologie, 1882, avec figures).

fiques. Nous ne donnerons donc que des explications sommaires sur la théorie qui sert de base au nouveau procédé, que nous allons décrire, pour diagnostiquer l'espèce dont provient le sang.

Bordet [1], en injectant du sang défibriné de poule à des lapins, constata que le sérum de ces lapins possède au bout d'un certain temps des propriétés nouvelles : mélangé à du sang de poule, il agglutine, puis détruit les hématies, et en outre produit un précipité.

Ces propriétés sont indépendantes les unes des autres : le pouvoir précipitant peut être conféré seul à l'animal expérimenté ; il suffit pour cela de lui injecter au lieu de sang complet (moins la fibrine) du sérum totalement dépouillé d'hématies [2].

Il était à prévoir, d'après les études antérieures sur les propriétés bactéricides et cytolicides des sérums, que ces propriétés étaient spécifiques, c'est-à-dire que le sérum d'un animal A injecté avec le sang d'un animal B n'était agglutinant, globulicide et précipitant que pour le sang de l'animal B et non pas pour celui d'autres animaux.

S'il en était ainsi, on pouvait obtenir des sérums spécifiques permettant de reconnaître de quel animal provenait du sang donné. Il est vrai qu'avec des taches sanguines on ne peut guère observer les effets agglutinants et globulicides, puisque les hématies ont presque toujours subi des altérations considérables ; mais l'effet précipitant pourrait toujours être observé.

Les deux premiers travaux sur cette question ont été entrepris simultanément en Allemagne, l'un par Uhlenhuth, l'autre par Wassermann et Schütze.

Uhlenhuth [3] a fait ses recherches de la façon suivante : Il injecte dans le péritoine d'un lapin, à intervalles de 6 à 8 jours, 10 centimètres cubes de sang défibriné de veau. Déjà après la 5e in-

---

1. BORDET, *Agglutination et dissolution des hématies.* Annales Inst. Pasteur, 1899.
2. NOLF, *Contribution à l'étude des sérums antihématiques.* Ann. Instit. Pasteur, 1900.
3. Deutsche medicinische Wochenschrift, février 1901. — Archiv für kriminalanthropologia, 1901.

jection, le sang de ce lapin fournissait un sérum actif. D'autre part il prépare des solutions du sang de diverses espèces animales (veau, cheval, âne, porc, mouton, chien, chat, cerf, daim, lièvre, cobaye, rat, souris, lapin, poule, oie, dindon, pigeon) et aussi de sang humain. Ces solutions sont faites en étendant le sang d'environ 100 fois son volume d'eau ordinaire ; elles sont ensuite filtrées, puis mélangées à parties égales d'eau physiologique double (chlorure de sodium à 1,60 pour 100). Cette dernière addition est nécessaire parce que dans l'eau pure le sérum de lapin produit un certain trouble. — De chacune de ces solutions, 4 centimètres cubes environ sont introduits dans un tube, et dans tous ces tubes on verse 6 à 8 gouttes de sérum actif du lapin. On voit bientôt un trouble se produire dans un seul de tous ces tubes : celui qui contient du sang de veau. Ce trouble augmente peu à peu et aboutit finalement à un fort dépôt floconneux qui garnit le fond du tube. En répétant la même opération avec du sérum de lapin non préparé, on voit qu'il ne se produit pas de trouble dans le tube contenant du sang de veau, pas plus que dans les autres tubes.

La recherche a été recommencée en injectant du sang humain dans le péritoine d'un lapin. Le sérum de ce lapin a produit cette fois un précipité dans le tube contenant du sang humain, et il a laissé tous les autres tubes « absolument limpides ».

Uhlenhuth a aussi opéré sur des taches faites depuis quatre semaines sur une planche avec du sang de cheval, de veau et d'homme. Les taches ont été dissoutes dans l'eau salée physiologique. A ces solutions a été ajouté un peu du sérum spécifique et le trouble ne s'est produit que dans le liquide contenant du sang humain.

Wassermann et Schütze[1] font à un lapin une injection souscutanée de 10 centimètres cubes de sérum du sang humain, qu'ils renouvellent 5 ou 6 fois avec des intervalles de deux jours. Six jours après la dernière injection, le lapin est saigné et son sang, refroidi dans la glace, laisse le sérum se séparer. Quand on ajoute un peu de ce sérum à des dilutions de sang humain (dans l'eau distillée ou de l'eau salée), on voit presque aussitôt se former un fort précipité floconneux. Le précipité est plus rapide et plus abondant si l'on chauffe les tubes à 37°. Par comparaison, les auteurs ont expérimenté le même sérum avec des dilutions du sang des animaux suivants : cheval, âne, chèvre, vache, bœuf, veau, mouton, porc, chien, chat, singe (petit babouin), cobaye, lapin, souris, rat, oie, canard, pigeon, poule, moineau, anguille, brochet, tanche. Le sérum se montra com-

____

1. Berlin. klin. Wochenschrift. février 1901.

plètement inactif vis-à-vis de tous ces sangs, sauf un seul : celui du singe, où l'on observa un précipité qui se forma moins vite et fut moins abondant qu'avec le sang d'homme.

Les auteurs ont ensuite taché divers objets avec du sang humain et du sang des diverses espèces animales précitées. Au bout de trois mois, ces taches ont été dissoutes dans l'eau salée physiologique. Des solutions ont été filtrées jusqu'à limpidité parfaite, puis on y a ajouté un peu du sérum spécifique, et on les a maintenues à la température d'environ 37°. Au bout d'une vingtaine de minutes, quelquefois plus tôt, la solution de sang humain commençait à se troubler, et un quart d'heure après on voyait un dépôt floconneux au fond du tube. Toutes les autres solutions de sang restaient limpides, à l'exception de la solution faite avec le sang de singe.

Depuis lors ces résultats ont été confirmés par de nombreux travaux tant en France qu'à l'étranger. Une seule correction a dû être faite : la spécificité du sérum précipitant n'est pas absolue, c'est-à-dire qu'un sérum préparé pour précipiter le sang humain, par exemple, est susceptible de produire aussi un précipité, mais en quantité infiniment moindre, avec du sang de bœuf, de cheval et d'autres mammifères. Pour éviter cette cause d'erreur, il convient de diluer suffisamment le sang à éprouver pour que le précipité ne soit pas appréciable si le sérum que l'on y a mélangé n'est pas le sérum spécifique.

La méthode est maintenant entrée dans la pratique médico-légale ; mais il convient d'en laisser l'application aux savants qui en ont fait une étude approfondie ; nous indiquerons cependant la technique qui est maintenant suivie.

Préparation du sérum précipitant ou antisérum. — L'animal choisi pour recevoir l'injection est ordinairement le lapin. Il est vrai qu'il ne fournit qu'une quantité assez minime de sang. Mais tous les sérums précipitants perdent leur propriété au bout d'assez peu de temps, trois ou quatre semaines, de sorte qu'il n'y a guère intérêt à en garder une provision un peu importante.

Toutefois on pourrait opérer sur un chien d'assez grande taille, qui supporte bien une saignée de 200 à 300 centimètres cubes ; vivant, l'animal conserve un sérum précipitant pendant près d'un mois, et après ce délai on peut encore faire reparaître la propriété précipitante par une seule injection de sang.

Naturellement, c'est surtout du sang humain que l'on injecte, bien que, suivant les cas de la pratique médico-légale, il faille quelquefois injecter du sang de tel animal déterminé pour reconnaître si les taches à examiner proviennent du sang dudit animal.

On n'injecte plus actuellement le sang en nature, défibriné et frais, comme on le faisait au début, mais seulement le sérum de ce sang. Le sang humain employé provient des saignées faites à des malades, ou de l'expression du placenta.

Mais on obtient les mêmes résultats, en injectant (à doses plus fortes) les liquides pleurétique ou ascitique. On peut même, ainsi que l'a indiqué Corin [1], précipiter la partie active de ces liquides, les conserver à l'état sec pour les redissoudre au moment de les injecter [2].

Si l'on se sert de sérum sanguin, on en injecte au lapin (dans le péritoine, dans les muscles, ou dans les veines) de

1. On peut distinguer dans le sérum sanguin deux albumines coagulables : la globuline et l'albumine proprement dite. C'est surtout la globuline qui donne un précipité dans la séro-réaction ; c'est aussi elle surtout, et peut-être elle seule, qui donne au sérum actif son pouvoir précipitant (NOLF, Ann. Inst. Pasteur, 1900 ; FALLOISE, Même recueil, 1902).

La globuline se trouve aussi dans les épanchements séreux, notamment dans le liquide ascitique ; mais peut-être est-elle légèrement différente de celle qui se trouve dans le sang, et peut-être un peu moins spécifique.

Quoi qu'il en soit, CORIN (Séro-diagnostic du sang, Ann. de la Soc. de méd. lég. de Belgique, 1901) fait au sujet de l'emploi du liquide ascitique l'observation suivante : « Pour injecter une quantité de para-globuline comparable à celle qui se trouve dans le sérum humain, il faut, d'après quelques évaluations quantitatives que j'ai faites, 4 ou 5 fois plus de liquide d'ascite qu'il ne faudrait de sérum du sang. Il y a donc tout avantage à précipiter la paraglobuline du liquide ascitique et à la redissoudre ensuite dans une quantité d'eau aussi petite que possible. On arrive ainsi facilement à réaliser un liquide qui tient en dissolution 4 ou 5 0/0 de paraglobuline, c'est-à-dire qui est comparable aux sérums les plus riches en paraglobuline. »

2. On peut aussi employer pour l'injection du sang ancien, desséché, dissous dans l'eau salée physiologique (UHLENHUTH, Ueber den Stand der forensischen Blutuntersuchung, Medizin. Klinik, 1905). De cette façon on a le moyen de préparer, en cas de besoin, un sérum précipitant pour le sang d'animaux sauvages qu'il est difficile de se procurer d'un jour à l'autre.

4 à 2 1/2 centimètres cubes. La dose doit être quatre fois plus forte si l'on emploie les liquides ascitique ou pleurétique. Les injections doivent être renouvelées quatre ou cinq fois, à quatre ou cinq jours d'intervalle. Cinq ou six jours après la dernière injection, on tue l'animal en le saignant à blanc ; le sang est recueilli aseptiquement, et le sérum, bien séparé du caillot, constitue le sérum précipitant ou antisérum.

Le pouvoir précipitant de cet antisérum varie parfois beaucoup suivant les animaux employés. Il est donc toujours nécessaire de l'éprouver et de mesurer au moins approximativement sa puissance. Dans ce but on prépare des solutions à 1 : 1000, 1 : 10.000, du sang de la même espèce animale que celle qui a servi à la préparation de l'antisérum. Dans 2 centimètres cubes de chacune de ces solutions, on ajoute, sans agiter, 1/10 centimètre cube d'antisérum. D'après l'abondance du précipité qui s'est déposé au bout de 24 heures dans chacun des tubes, on juge de la puissance de l'antisérum.

Préparation des taches. — On découpe les taches qui se trouvent sur les vêtements et on les met à macérer dans l'eau distillée ou mieux dans l'eau salée physiologique qui dissout mieux les albumines. Si les taches siègent sur des objets durs, on les gratte, et c'est avec cette poudre qu'on fait la macération.

Il faut employer des solutions de sang *peu concentrées*, pour éviter l'erreur qui a été signalée plus haut. C'est-à-dire que la solution doit être très légèrement colorée, assez seulement pour que la teinte sanguine soit évidente (elle pourrait même l'être moins). La solution doit être filtrée jusqu'à ce qu'elle soit bien limpide.

On verse deux ou trois centimètres cubes d'une telle solution dans un tube de verre à calibre étroit, et on y ajoute quatre à cinq gouttes d'antisérum. Le précipité ne se forme pas immédiatement ; il ne commence à apparaître un léger trouble dans la liqueur qu'au bout d'un certain temps (au moins cinq minutes et souvent beaucoup plus) ; il augmente lentement et ensuite se dépose peu à peu. La réaction est terminée au bout de 24 heures au plus. Une

chaleur peu élevée (35 à 45) hâte très notablement la précipitation.

Bien entendu, cette épreuve doit être contrôlée par
d'autres essais de l'antisérum pratiqués sur des solutions
de sang d'autres espèces animales, solutions ayant à peu
près la même teinte que celle qui a servi à la première
recherche.

**Sensibilité de la méthode. Précautions à prendre
dans certains cas.** — On peut encore obtenir un précipité
avec une dilution de sang à 1 pour 20.000. c'est-à-dire que
la méthode est encore susceptible de réussite avec des
taches extrêmement minimes contenant à peine un milligramme de sang.

L'ancienneté de la tache n'empêche pas la réaction ; des
taches vieilles de vingt ans et plus ont encore donné le
précipité caractéristique. Toutefois, avec les vieilles taches.
l'abondance du précipité est très notablement diminuée.

Les vieilles taches ne se dissolvent pas toujours dans
l'eau distillée ni dans l'eau salée physiologique. Elles se
dissolvent mieux dans la solution de soude à 1 p. 100, liquide
qui n'entrave pas l'action de l'antisérum.

Avec les très vieilles taches, il peut arriver que la matière colorante du sang transformée en hématine ne dis-
solve pas du tout dans l'eau distillée, ni dans l'eau salée
physiologique, tandis que les albumines du sang se dissolvent. Dans ce cas, le liquide de macération de la tache
pourrait être complètement incolore et donner cependant
un précipité avec l'antisérum.

Il ne faut pas oublier en effet que la formation du précipité ne caractérise pas la présence du sang, mais seulement
de certains composants du sang : albumine et globuline. Or
ces albumines se trouvent aussi dans d'autres humeurs de
l'organisme : le mucus nasal, les liquides d'ascite, de pleurésie, d'hydrocèle, l'urine albumineuse, etc. Par conséquent,
la réaction précipitante, par elle seule, indique uniquement
la présence d'albumines provenant de l'homme (ou de tel
autre organisme spécifié), et la nature sanguine de la tache
doit être établie par l'un des procédés indiqués dans l'article précédent.

Le sang provenant de sujets ayant succombé aux maladies infectieuses ou aux diverses intoxications reste sensible à l'antisérum. Les altérations des taches de sang résultant de la putréfaction, de lavages au savon, du contact de l'urine n'empêchent pas la réaction pourvu que ces altérations ne soient pas trop considérables.

§ II. — Autres questions relatives à l'origine du sang.

Il est impossible de reconnaître si le sang provient d'un homme ou d'une femme, d'un adulte ou d'un enfant. Du sang de fœtus pourrait être reconnu cependant, grâce au diamètre plus considérable des hématies, qui atteignent quelquefois 1 centième de millimètre. — On demande aussi de quelle partie du corps provenait du sang qui a formé une tache. Ce problème peut quelquefois être résolu d'une façon détournée par la constatation d'éléments particuliers au milieu des globules sanguins. Quand on trouve de petits fragments d'une substance desséchée mélangée aux taches de sang, il y a toujours intérêt à examiner ces fragments au microscope ; pour cela il suffit de les ramollir et de les dissocier dans une petite quantité d'eau. On reconnaît ainsi facilement le tissu cellulo-adipeux à ses longs faisceaux entrecroisés et à ses grosses cellules adipeuses, et la substance nerveuse à ses tubes caractéristiques qui résistent très longtemps à la dessiccation, etc. Des cheveux, des poils fournissent aussi des renseignements dont on comprend toute l'importance. Enfin la présence de cellules épithéliales mélangées au sang peut indiquer aussi de quelle partie du corps provient celui-ci.

Les caractères indiqués pour distinguer les taches de *sang menstruel* sont tirés en grande partie de la présence des cellules de l'épithélium pavimenteux du vagin et cylindrique à cils vibratiles du col de l'utérus. Mais les cellules cylindriques se trouvent rarement dans le sang des règles ; nous n'en avons jamais aperçu sur des taches. M. de Sinéty a recueilli avec une pipette du sang menstruel sur le col de l'utérus et, malgré des recherches répétées un grand

nombre de fois et faites avec les précautions convenables,
il n'a jamais aperçu de cellules cylindriques à cils vibratiles. La présence dans une tache d'un grand nombre de
cellules pavimenteuses à noyau rend probable qu'elle est
formée par du sang de règles ; ce caractère est corroboré
par le siège et la forme des taches. La fibrine manque ordinairement ou est en très minime quantité dans le sang
des règles[1].

CHAPITRE CINQUIÈME

TACHES DE SPERME

Dans toutes les expertises relatives au viol et à l'attentat
à la pudeur, la recherche du sperme est un point fort important ; la présence du sperme sur les vêtements ou
d'autres objets constitue, en effet, quelquefois la seule
preuve, et souvent une preuve décisive, de la réalité de
l'acte incriminé.

Il est bon que l'expert connaisse l'aspect que revêt le
sperme desséché sur telle ou telle substance, car il est
souvent chargé d'assister aux perquisitions et de désigner
les objets qui doivent être mis de côté pour être soumis à
l'examen. L'aspect des taches que forme le sperme sur le
linge est bien connu. Ces taches sont légèrement grisâtres,
quelquefois un peu jaunâtres ; leurs contours sont sinueux,
déchiquetés, très nettement dessinés et plus foncés que la
partie centrale : l'expression des *cartes de géographie*, par
laquelle on désigne ces taches dans le peuple exprime cet
aspect d'une façon pittoresque. Cependant il est aussi des

---

1. On demande quelquefois à l'expert s'il peut reconnaître approximativement à quelle époque ont été faites des taches de sang, si elles sont
de date plus ou moins ancienne. Cette question ne peut être résolue.
Les recherches qui ont été faites sur ce sujet n'ont pas fourni de données
qu'on puisse sérieusement utiliser dans la pratique.

taches spermatiques à contours parfaitement réguliers ; ce sont surtout celles qui proviennent de gouttelettes projetées ou essuyées sur le méat ; elles sont alors circulaires ou ovalaires et de petites dimensions. Toutes ces taches raidissent l'étoffe qu'elles recouvrent et lui communiquent la même consistance que l'empois. Ces divers caractères leur sont communs avec d'autres taches, notamment avec celles provenant du mucus ou de certains écoulements leucorrhéiques, que, même avec une certaine habitude, on prend quelquefois pour des taches de sperme. Un caractère qui appartient spécialement à celles-ci est la transparence qu'elles donnent au linge qu'elles recouvrent.

Sur la laine et sur les objets imperméables, le sperme desséché forme une sorte de vernis blanchâtre, écailleux, brillant, que l'on a comparé à la traînée que laissent les limaçons sur leur passage. Sur les étoffes spongieuses, ils constituent souvent des macules à contours quelquefois assez irréguliers, raidissant le tissu auquel elles communiquent, quand il est d'une couleur claire, une nuance un peu foncée.

Quand on a lieu de supposer qu'un meurtre a été compliqué de viol ou d'attentat à la pudeur, il faut examiner la peau du ventre, du périnée, des cuisses, les poils des organes génitaux, le vagin et le rectum. Sur la peau, le sperme forme une couche vernissée, analogue à du collodion desséché, quand elle n'a pas été froissée ; dans le cas contraire, on aperçoit de petites écailles blanchâtres et brillantes qu'on enlève aisément avec un scalpel, et dont l'examen microscopique est en général très facile. Les poils souillés de sperme sont souvent agglutinés par touffes au milieu d'un magma grisâtre. Sur la muqueuse du vagin et de l'extrémité inférieure du rectum, rien n'indique à l'œil nu la présence du sperme ; il est nécessaire de racler la muqueuse avec un scalpel et d'examiner au microscope le produit ainsi obtenu.

§ 1. — Examen médico-légal des taches de sperme.

Recherche du sperme par la réaction de Florence. — M. Florence a découvert [1] un procédé expéditif pour reconnaître le sperme. Si l'on ajoute à du sperme liquide ou desséché un peu de la solution suivante :

Iodure de potassium 1,56
Iode (préalablement lavé)................. 2,54
Eau distillée............................. 30

il se produit dans ce mélange des cristaux spéciaux formant des lamelles brunes ou jaunâtres, 5 ou 6 fois plus longues que larges, terminées à leurs deux extrémités par une surface d'inclinaison variable, ou quelquefois par une double facette à angle rentrant qui donne alors à l'extrémité l'aspect d'une encoche. — D'après leur forme et leur couleur, ces cristaux sont assez analogues à ceux de chlorhydrate d'hématine (p. 611) ; mais ils sont presque tous de dimensions incomparablement plus grandes. On ne conçoit guère du reste comment une confusion pourrait être commise, puisque, pour obtenir des cristaux d'hémine, il faut du sang et de l'acide acétique cristallisable. D'ailleurs, entre autres caractères distinctifs, il y en a un très facile à observer. Les cristaux en question se dissolvent dans l'eau chaude, bien avant l'ébullition. Il suffit de chauffer assez légèrement la préparation pour les faire disparaître ; aussitôt que le liquide se refroidit, ils reparaissent ; nous avons même remarqué qu'ils sont alors plus volumineux que la première fois.

La réaction réussit très bien avec le liquide de macération des taches spermatiques. Ce liquide étant sous l'objectif du microscope, si l'on introduit sous la lamelle une goutte de réactif, on voit aussitôt se former les cristaux et presque toujours en quantité extrêmement abondante.

A part quelques exceptions assez rares, cette réaction

---

1. A. FLORENCE, *Du sperme et des taches de sperme en médecine légale*. Lyon, 1897.

réussit toujours avec le sperme humain, frais ou desséché, même avec de très vieilles taches. En outre la réaction est très sensible. Cruz [1] l'a vu réussir avec du sperme dilué dans 400 parties d'eau. Par contre l'addition au sperme de diverses substances, notamment de l'urine, au delà d'une certaine proportion, empêche la réaction. Cruz a vu que l'urine d'un spermatorrhéique, laquelle contenait énormément de spermatozoïdes, ne donnait pas de cristaux avec le liquide de Florence ; il a constaté expérimentalement que la réaction cesse de se produire dans un mélange où il y a trois fois plus d'urine que de sperme. La présence d'une grande quantité de sang empêche aussi la réaction. Celle-ci ne se produit pas non plus avec le sperme putréfié. D'autre part les cristaux en question peuvent se former aussi non seulement avec le sperme des animaux, mais encore avec diverses substances organiques.

Malgré ces réserves, on peut dire que la réaction de Florence est pour le médecin légiste une acquisition précieuse. Elle simplifie et abrège le travail en ce sens qu'elle montre immédiatement quelles sont les taches qui contiennent très probablement du sperme et qui méritent les recherches, parfois très longues et très laborieuses, nécessaires pour obtenir la preuve certaine de leur nature spermatique [2].

Recherche par l'examen microscopique. — Cette preuve certaine n'est fournie que par l'examen microscopique. On sait que le sperme contient des éléments particuliers, les spermatozoïdes, qui sont absolument caractéristiques. Ces éléments conservent très longtemps leur

---

1. Cruz, *La Recherche du sperme par la réaction de Florence* (Ann. d'hyg. publ. et de méd. lég., février 1898). Voir aussi : A. Métais, *Recherche du sperme au point de vue médico-légal* (Thèse de Paris, 1898).

2. Une autre réaction microchimique du sperme a été indiquée par Barberio (Rend. della Acc. delle Scienze di Napoli, 1905, n° 4). Si l'on ajoute à une goutte de macération de sperme une gouttelette d'une solution aqueuse saturée d'acide picrique, on voit bientôt se produire un précipité qui, examiné au microscope, se montre constitué par une foule de très petits cristaux jaunes. Cette réaction ne se produirait qu'avec le sperme *éjaculé*, parce qu'elle serait due au liquide prostatique. Stockis a fait (*in* Ann. de la Soc. de méd. lég. de Belgique, 1908, n° 1) une critique de cette réaction et de sa valeur. Elle nous paraît nécessiter encore d'autres contrôles.

forme intacte dans le sperme desséché, et ils peuvent être isolés et reconnus, quand, au moyen de l'eau ou d'un autre liquide approprié, on désagrège et on dissout la matière qui les englobe et les fait adhérer aux corps sur lesquels ils reposent.

Les spermatozoïdes sont composés d'une tête et d'une queue. La tête est aplatie, piriforme, sa petite extrémité est tournée en avant : elle mesure environ $0^{mm}.005$ de longueur sur $0^{mm},002$ à $0^{mm},3$ de largeur maxima : sa grosse extrémité se continue avec la queue. Celle-ci est très longue relativement à la tête, car la longueur totale du spermatozoïde est d'environ $0^{mm},050$; à son origine, près de son insertion à la tête, la queue présente ordinairement de un à trois légers renflements ovalaires ; elle va ensuite en s'effilant graduellement et atteint une minceur extrême de sorte que son extrémité terminale n'apparaît que grâce aux mouvements qu'elle exécute. Quand on examine du sperme récemment éjaculé ou pris sur le cadavre quelque temps après la mort (jusqu'à quarante-huit heures), on voit en effet les spermatozoïdes progresser, la tête en avant avec une vitesse relativement grande, grâce à des mouvements ondulatoires de la queue, mouvements vifs et étendus.

Outre les spermatozoïdes, on peut trouver dans le sperme éjaculé des cellules épithéliales pavimenteuses provenant de la muqueuse urétrale, des cellules épithéliales cylindriques dont les unes sont munies de cils vibratiles (épididyme, utricule prostatique), les autres en étant dépourvues (canal déférent, vésicules séminales) ; des cristaux de phosphate de magnésie, en forme de prismes obliques à base rhomboïdale, soit isolés, soit réunis en étoiles ; des globules blancs ; quelquefois quelques hématies (*fig.* 96). De tous ces éléments, les spermatozoïdes sont les seuls réellement caractéristiques et dont la constatation permet d'affirmer qu'une tache est bien constituée par du sperme.

Voici comment l'on procède à la recherche des spermatozoïdes dans les taches.

Quand le sperme s'est desséché en formant une couche écailleuse, comme cela arrive par exemple lorsqu'il a été déposé sur un objet imperméable, on réussit presque tou-

jours à détacher, avec la pointe du scalpel, quelques-unes
de ces écailles. Il suffit de placer ces parcelles dans une
goutte d'eau distillée ou filtrée, pour obtenir une préparation dans laquelle on distingue facilement les spermatozoïdes restés presque intacts.

Mais, dans la pratique médico-légale, il est rare que le
sperme se présente à l'examen sous cet état; le plus
souvent il s'est infiltré dans un tissu en l'imbibant; les sper-

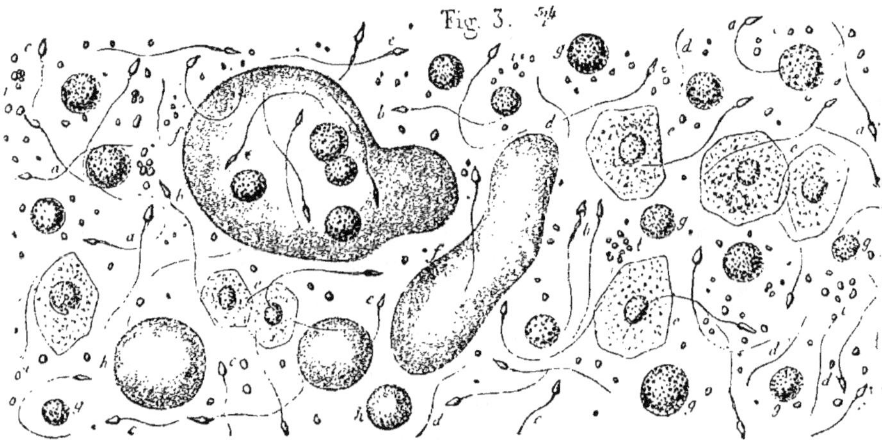

Fig. 96. — Éléments du sperme [1].

matozoïdes ont pénétré entre les fibres auxquelles ils adhèrent intimement; ils se trouvent comme perdus au milieu
de celles-ci et des nombreux corps étrangers mélangés à la
tache, qui proviennent de la poussière extérieure ou du
contact d'autres objets. De plus et surtout, la tache a subi
des froissements, des chocs, des tiraillements [2] : il en ré-

1. *a, b*, Spermatozoïdes entiers. — *c, d*, Spermatozoïdes brisés. — *e,
e*, Cellules épithéliales pavimenteuses de l'urètre. — *g, g*, Leucocytes.
— *f, f*, Sympexions (d'après Ch. Robin).

2. Dans le but de conserver les taches aussi intactes que possible, et
d'éviter qu'elles ne soient endommagées pendant l'empaquetage et le
transport des pièces à conviction, le parquet de Paris a adressé aux
commissaires de police la circulaire suivante, en date du 2 juillet 1864 :

« Il est arrivé fréquemment que des expertises ordonnées dans les affaires de viol ou d'attentat à la pudeur n'ont pu être opérées utilement,
sur des linges ou vêtements soumis à l'examen des experts, par suite
de l'altération ou même de la disparition complète des taches sperma-

sulte que la plus grande partie des spermatozoïdes ont été brisés et que ceux qui sont restés assez intacts pour être caractéristiques, sont souvent en nombre extrêmement restreint. Il faut donc que les manipulations de l'expert respectent précieusement ces éléments, tout en les détachant des corps auxquels ils adhèrent.

Pour cela, on procède d'une façon un peu différente, suivant les cas. Quand la tache repose sur du linge, on découpe sur l'étoffe une bandelette d'environ un centimètre de largeur, comprenant en longueur toute la tache ou une partie de celle-ci, mais la dépassant en tout cas, au moins à l'une de ses extrémités. On plonge la bandelette, par cette extrémité non contaminée, dans l'eau, jusqu'au voisinage de la tache; le liquide pénètre par capillarité dans le tissu, imbibe et ramollit la substance de la tache. Le sperme se trouve ainsi ramené à l'état liquide, tel, en quelque sorte, qu'il a été éjaculé, et contenant tous ses éléments figurés. Pour obtenir ce résultat, il faut attendre en général une heure, quelquefois beaucoup plus longtemps, quand le tissu est sale, gras et s'imbibe difficilement. On étale ensuite le morceau d'étoffe sur une lame de verre, puis, le maintenant à l'un de ses bouts avec une aiguille, on racle doucement sa surface avec le dos d'une lame de scalpel; ce raclage exprime en même temps le liquide imbibé qui se trouve

tiques, sanguinolentes ou autres dont l'existence sur des linges et vêtements avait été signalée dans les premiers procès-verbaux d'enquête. La disparition de ces taches résultant évidemment du contact et du frottement des étoffes qui les contiennent, lors de la saisie de ces vêtements et de leur transport au greffe, il importe de ne rien négliger pour préserver les parties de linge maculées de tout contact susceptible de les dénaturer.

« Dans ce but, et d'après l'avis des experts les plus compétents, je vous recommande, en pareille circonstance, d'enfermer entre deux petits morceaux de carton bien assujettis toutes les parties des vêtements saisis sur lesquelles se révèlent les taches principales de nature suspecte, et je vous prie, en outre, de veiller, lors de la confection des paquets de pièces à conviction, à l'emploi de toutes les autres précautions indispensables pour assurer à l'information la conservation d'éléments de preuves toujours utiles et souvent décisifs dans les affaires de cette nature. »

Cette prescription est en général exécutée, mais le carton est quelquefois remplacé par des feuilles de papier dont l'efficacité est illusoire.

ainsi rassemblé en un même point et qu'on n'a plus qu'à recouvrir de la lamelle. On peut aussi, dès qu'on a découpé la
tache, la placer directement sur la lame de verre et déposer
une ou deux gouttes d'eau sur la partie non contaminée de
l'étoffe. A moins qu'on n'ait reconnu avec certitude quel est
le côté de l'étoffe qui a été en contact avec le sperme, le
raclage doit être fait successivement sur les deux faces du
fragment examiné.

Si on opère sur un linge rude, une toile grossière et
épaisse, entre les fils de laquelle le sperme s'est profondément infiltré, il est préférable de séparer les filaments du
tissu après la macération, de dissocier ces filaments eux-
mêmes et de faire porter l'examen sur les brindilles ainsi
obtenues et sur le liquide qui les baigne. — Si la tache
siège sur du velours, le procédé qui nous a semblé le meilleur consiste à enlever les fils tout près de leur base, avec
un rasoir bien tranchant, ou à les tondre avec des ciseaux,
à les placer ensuite dans une goutte d'eau et à examiner
directement le tout. Quand la tache se trouve sur du drap
épais, sur du feutre qu'elle a pénétré profondément, on découpe cette tache, on la place sur une lame de verre, la
face contaminée tournée en haut ; on dépose sur cette face
deux ou trois gouttes d'eau et on laisse la macération se
prolonger 24 heures dans la chambre humide. La tache est
alors bien imbibée ; on plie le fragment d'étoffe en deux,
on le comprime entre les doigts et on examine le liquide
qui s'écoule ; la recherche est en général plus fructueuse
en procédant ainsi qu'en ayant recours au raclage et à
l'effilochage qui, dans ces cas, entraînent trop de corps
étrangers dans la préparation et brisent presque tous les
spermatozoïdes [1]. — Enfin, s'il s'agit de taches déposées sur

1. Corin, Ann. de la Société de médecine légale de Belgique, janvier
1907), a indiqué récemment un procédé qui paraît très recommandable :
Il place un petit fragment de la tache dans un tube de verre de 5 millim. de diamètre, dont l'extrémité inférieure est effilée et fermée. Il verse
dans le tube, en quantité juste suffisante pour recouvrir toute la tache,
de l'eau physiologique thymolée (pour éviter le développement des bactéries) et il laisse macérer pendant 24 heures, le tube étant bouché. On
enlève ensuite le lambeau d'étoffe avec un crochet ; le liquide est centri-

du bois, on réussit quelquefois à enlever avec le scalpel des
écailles de sperme desséché ; sinon il faut enlever des copeaux aux points contaminés et faire macérer ces copeaux
dans une petite quantité d'eau.

Il reste maintenant à examiner le liquide que l'on a obtenu et à y rechercher les spermatozoïdes. Cette recherche,
très facile pour un micrographe, est souvent l'occasion de
grossières erreurs pour les personnes qui ne sont pas familiarisées avec le maniement du microscope. Ces erreurs sont
cependant assez faciles à éviter. Mais il faut absolument que
le médecin qui accepte une expertise de ce genre ait vu
antérieurement des spermatozoïdes vivants ; une fois qu'on
a bien observé ces éléments à l'état frais, on n'oublie plus
leur forme si spéciale et l'on évite facilement l'erreur commise par les personnes dépourvues de cette notion préalable
qui prennent pour un spermatozoïde tout assemblage
d'une granulation avec un des fins filaments provenant du
tissu, qu'on rencontre toujours en grand nombre dans le
liquide de macération des taches. Ces filaments, de dimensions très variables, ne sont pas les seuls éléments figurés
qui encombrent la préparation et masquent les spermatozoïdes ; on y rencontre aussi en grand nombre des corpuscules irréguliers, de dimensions variables, provenant de la
poussière extérieure ; des spores de champignons microscopiques ; des grains d'amidon qui se trouvent fréquemment
sur le linge, etc. Ces divers éléments sont quelquefois tellement abondants, qu'ils se touchent de toutes parts et
qu'il serait impossible d'apercevoir les spermatozoïdes au
milieu d'eux ; dans ce cas, on dilue la préparation en y ajoutant une goutte d'eau, qu'on dépose au bord de la lamelle.
Il s'établit d'abord un courant qui entraîne et roule tous les
éléments ; en les observant à ce moment au microscope, on
les aperçoit successivement sous toutes leurs faces, et on
apprécie bien mieux leur nature ; au bout de peu de temps,
le courant cesse, les éléments reprennent leur immobilité,

fugé pendant deux minutes, et dans le culot on trouve, paraît-il, des
spermatozoïdes non seulement très nombreux, mais encore presque intacts, c'est-à-dire avec une queue très longue.

mais sont suffisamment écartés pour être tous observés nettement. Une précaution qui doit être indiquée aux personnes peu familiarisées avec les examens microscopiques, c'est d'avoir soin que le liquide ne soit pas en couche trop épaisse. Quand il en est ainsi, les éléments les plus légers de la préparation viennent adhérer à la lamelle recouvrante, tandis que les plus lourds restent sur la lame de verre ; on a, de la sorte, deux plans distincts qui ne peuvent être vus en même temps.

Il convient de se servir d'un grossissement de 500 diamètres : un grossissement de 300 permet déjà d'apercevoir nettement les spermatozoïdes dans du sperme pur, mais est insuffisant pour les rechercher au milieu de nombreux corps étrangers ; un grossissement supérieur à 500 aurait le double inconvénient de restreindre le champ du microscope et de ne permettre qu'un faible éclairage. Il ne faudrait pas croire cependant qu'un éclairage intense soit toujours une condition de succès ; quand la lumière est par trop vive, il est, au contraire, souvent difficile d'apercevoir les queues des spermatozoïdes ; aussi est-il avantageux de changer fréquemment la position du miroir et d'avoir recours de temps à autre à l'éclairage oblique.

On s'est efforcé de rendre les spermatozoïdes plus apparents en ayant recours à des réactifs colorants ; un des meilleurs est l'iode dissous dans l'eau à la faveur de l'iodure de potassium, qui a été préconisé par Roussin. On peut aussi se servir du carmin, de l'éosine, etc., qui colorent la tête du spermatozoïde, ce qui facilite quelque peu la recherche.

De quelque façon que l'on ait procédé, la présence dans le liquide de macération de têtes isolées ou de queues seules n'autorise pas à conclure à la nature spermatique de la tache. Un spermatozoïde n'est bien caractérisé et ne doit être admis comme tel que lorsqu'il présente, outre la tête, un fragment de queue égal à trois ou quatre fois au moins la longueur de celle-ci. Il est alors nettement reconnaissable pour quiconque a vu cet élément à l'état frais ; la continuation directe de la tête avec la queue, la diminution graduelle d'épaisseur de celle-ci qui arrive vers sa terminaison à une minceur extrême, la parfaite netteté de son contour, les sinuosités qu'elle présente quelquefois permettent de le distinguer sûrement, sans hésitation, des fibres accolées aux granulations; cet accolement est du reste facilement mis en évidence par un changement de point ou par un léger choc imprimé à la lamelle.

Nous avons longuement insisté sur les précautions à prendre dans la recherche des spermatozoïdes, parce qu'il arrive souvent que le nombre de ces éléments, qui sont restés conservés dans les taches avec leur aspect caractéristique est extrêmement minime. Quelquefois, il est vrai, ils sont très abondants et on en aperçoit dix ou quinze dans chaque champ microscopique ; mais, quand la tache est ancienne et a subi beaucoup de froissements, il faut souvent des recherches très prolongées avant de trouver un seul spermatozoïde ou même un débris qu'on puisse considérer comme lui appartenant, et cela n'a du reste pas lieu de surprendre quand on songe à l'extrême délicatesse de ces éléments. Ce qu'on s'explique moins bien, c'est la grande différence des résultats obtenus avec des taches provenant d'un même vêtement; elles fournissent parfois en effet des liquides d'une richesse extrêmement variable en spermatozoïdes. Au point de vue pratique, ce fait montre qu'il faut apporter dans les recherches beaucoup de ténacité et de patience. Il nous est arrivé de ne rencontrer des spermatozoïdes qu'après des examens répétés pendant deux ou trois matinées.

Il peut arriver que l'on trouve des corps étrangers d'une nature particulière mélangés au sperme, et ce fait peut permettre d'apprécier nettement les circonstances dans lesquelles l'acte incriminé a été commis. En voici un exemple.

Dans une affaire d'assassinat dont la relation a été publiée par le professeur Brouardel[1], on avait trouvé au domicile de la victime, qui était une femme, une serviette tachée de sperme, et l'on se demandait si l'acte vénérien

1. Commentaires de la traduction française du Traité de méd. lég. d'Hofmann, Paris, J.-B. Baillière.

n'avait pas précédé ou suivi le meurtre. Or, l'examen microscopique montra que les taches renfermaient, outre les spermatozoïdes, des cellules épithéliales cylindro-coniques à cils vibratiles provenant de la muqueuse des voies aériennes et des grains de tabac à priser. Le sperme avait donc été craché sur la serviette et non pas déposé directement après éjaculation. L'enquête ayant établi que la victime prisait, il était facile d'en conclure la nature de l'acte auquel elle s'était livrée.

Toutefois la présence d'éléments étrangers mélangés au sperme doit toujours être interprétée avec beaucoup de circonspection ; il faut se rappeler que des taches peuvent être simplement superposées, ce qu'un examen attentif à l'œil nu permet en général d'apprécier assez facilement ; il faut connaître aussi les éléments qui se trouvent d'une façon banale dans beaucoup de taches : grains d'amidon, cellules épithéliales pavimenteuses provenant de la desquamation de la peau. Ces remarques ont d'autant plus d'importance que la plupart des vêtements soumis à l'examen des experts sont dans un grand état de malpropreté et ont été portés longtemps.

§ II. — Taches pouvant être confondues avec celles du sperme.

Taches provenant d'un écoulement muqueux de l'urètre. — Il n'est pas rare d'observer un écoulement de ce genre qui se produit le plus souvent, sinon toujours, à la suite d'une blennorragie ancienne. Au microscope ces taches sont généralement constituées presque uniquement par du mucus, c'est-à-dire par une substance incolore, transparente, légèrement striée, et dont les stries sont rendues plus apparentes par l'action de l'acide acétique ; çà et là, on peut rencontrer quelques rares leucocytes.

Taches d'urine. — L'urine forme sur le linge des taches d'un jaune plus ou moins foncé, d'un aspect analogue sur les deux faces de l'étoffe qu'elles ne raidissent pas ; leurs contours sont généralement mal indiqués et ne séparent pas nettement la tache des parties voisines non contaminées. Examinées au microscope, ces taches montrent souvent un très grand nombre de bactéries, mais on n'y rencontre pas d'autres éléments anatomiques que quelques cellules épithéliales pavimenteuses provenant de la desquamation de la couche superficielle de l'épiderme ; ces cellules sont dépourvues de noyau, et se colorent uniformément en jaune sous l'action du picrocarmin. On en rencontre presque toujours de telles sur les linges qui sont restés un certain temps en contact direct avec la peau.

Taches formées par les crachats, les mucosités nasales. — Ces taches simulent quelquefois assez bien des taches de sperme. Les crachats étalés avec le pied sur un plancher forment en se desséchant des taches minces, vernissées, blanchâtres avec des points brillants. rappelant les traînées laissées par les limaçons, aspect qui est également celui des taches de sperme. Nous avons été chargé d'examiner le sol d'une chambre où un viol avait été commis ; la victime, une enfant, déclarait que le coupable avait éjaculé par terre : on trouvait en effet, sur le sol de cette chambre, près du lit, deux carreaux souillés de taches semblables à celles que nous venons de décrire ; nous fîmes desceller ces carreaux et nous les emportâmes, ne doutant pas d'y trouver du sperme ; or l'examen microscopique montra que ces taches étaient formées uniquement par des crachats. — Sur certaines étoffes, les crachats et les mucosités nasales peuvent simuler jusqu'à un certain point des taches de sperme.

L'examen microscopique de ces taches montre du mucus, des leucocytes en nombre très restreint, ou au contraire extrêmement considérable, des cellules épithéliales prismatiques souvent garnies de leurs cils vibratiles, et enfin quelquefois des cellules épithéliales pavimenteuses provenant des parois de la bouche et du pharynx.

CHAPITRE SIXIÈME

TACHES FORMÉES PAR LE MÉCONIUM, L'ENDUIT FŒTAL LES LIQUIDES DE L'ACCOUCHEMENT LES ÉCOULEMENTS DES PARTIES GÉNITALES, ETC.

§ I. — Taches de méconium et d'enduit fœtal.

La présence de ces taches sur des linges ou d'autres objets peut indiquer, dans certaines inculpations d'infanticide ou de suppression de part, qu'un accouchement a eu lieu et que la mère est probablement la femme à laquelle appartiennent les objets tachés. Dans les cas où le cadavre d'un enfant est très putréfié, il peut aussi être nécessaire, ainsi que nous l'avons déjà dit, de rechercher si le contenu du gros intestin est constitué par du méconium ou par des matières fécales, afin de reconnaître s'il s'agit d'un nouveau-né ou d'un enfant ayant vécu plusieurs jours.

Le méconium est une substance visqueuse, tenace, d'un vert foncé, quelquefois striée de jaune, quelquefois aussi colorée uniformément en jaune vif.

Abandonné à l'air, le méconium s'épaissit, se dessèche à la surface sans se putréfier, à moins qu'il ne soit exposé à l'humidité.

Lorsqu'on examine au microscope une petite quantité de méconium étalé sur une lame de verre et dilué dans de l'eau ou dans un mélange d'eau et de glycérine, on aperçoit, comme éléments essentiels, des corpuscules de matière colorante verte (billiverdine), la plupart assez volumineux (en moyenne 15 à 20 μ de diamètre, mais souvent beaucoup plus gros), de forme irrégulièrement polyédrique, à angles arrondis, se rapprochant de l'ovoïde ; sous l'action de l'acide azotique, ces corpuscules prennent une coloration violette. A côté de ces éléments, il existe un très grand nombre de granulations beaucoup plus petites, irrégulières, d'une teinte légèrement grisâtre. Très souvent aussi, mais non constamment, on rencontre des cristaux de cholestérine, très faciles à reconnaître grâce à leur forme en tablette rectangulaire dont un des côtés présente ordinairement une échancrure également rectangulaire. Enfin, on rencontre encore un petit nombre de cellules épithéliales cylindriques de l'intestin, isolées ou réunies par groupes, ordinairement déformées, granuleuses et dépourvues de noyau apparent : le plateau de l'extrémité libre est cependant quelquefois encore visible.

L'*enduit fœtal*, ou enduit sébacé, est une substance molle, onctueuse, de consistance savonneuse, non miscible à l'eau : malgré son aspect graisseux, elle se montre au microscope constituée presque uniquement par des cellules pavimenteuses ou polyédriques, presque toutes dépourvues de noyau, et ne renfermant qu'un petit nombre de fines granulations. On aperçoit souvent dans les préparations un certain nombre de poils de duvet.

L'*épiderme fœtal* est constitué par des cellules épithéliales polyédriques à 5 ou 6 pans ; il forme ordinairement sur les taches ou les linges où on le recueille des lambeaux plus ou moins larges sur lesquels il existe ordinairement plusieurs couches de cellules ; les cellules profondes possèdent un noyau, celles de la superficie en sont dépourvues. Souvent on peut distinguer sur ces lambeaux les orifices des conduits sudoripares ou des follicules pileux, orifices que l'on reconnaît surtout à la disposition des cellules qui les entourent ; ces cellules, inclinées à ce niveau, paraissent plus petites, parce qu'elles sont vues suivant une portion seulement de leur étendue, et ce n'est que plus loin qu'elles recommencent à former une mosaïque régulière, à mailles égales.

§ II. — Taches de liquide amniotique, de colostrum, de lait.

Taches de liquide amniotique. — Le liquide amniotique est constitué par de l'eau tenant en solution de 2 à 4 parties pour 100 d'albumine et de sels ; cette composition le rend analogue à du sérum sanguin dilué. Limpide et incolore au commencement de la grossesse, il prend dans les derniers mois, une teinte légèrement jaunâtre ou verdâtre, et devient souvent trouble ; ce dernier aspect est dû en grande partie à ce qu'il renferme alors des cellules épithéliales, de l'enduit sébacé qui recouvre le corps du fœtus, et aussi quelques poils du duvet. La présence de ces éléments accessoires, constatée au microscope, aide beaucoup à reconnaître la nature des taches qui forment le liquide amniotique. Ces taches occupent généralement une assez grande étendue ; elles sont d une couleur grise, légèrement jaunâtre, à bords nettement dessinés et relativement foncés ; elles empèsent légèrement l'étoffe [1].

Taches de colostrum. — Le colostrum est d'une couleur blanc jaunâtre, légèrement visqueux ; il contient en suspension des globules de graisse, quelques leucocytes et, comme élément spécial, des corps arrondis, irréguliers, relativement volumineux (de 1 à 5 centièmes de millimètre) et granuleux (*fig.* 97). Après l'accouchement, les leucocytes disparaissent en 2 ou 3 jours ;

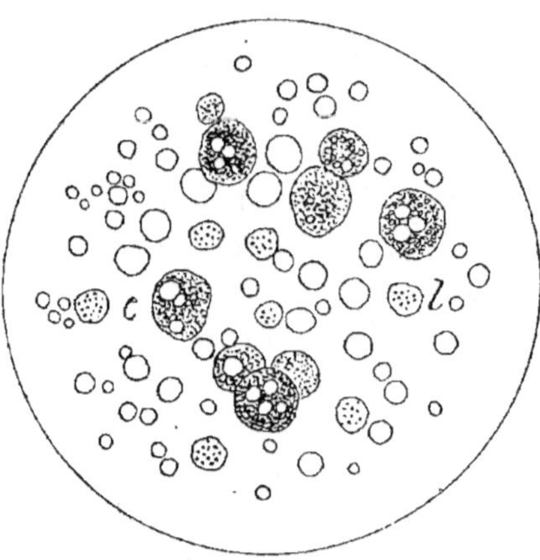

Fig. 97. — Colostrum.

les corps granuleux persistent en général pendant 5 ou 6 jours et quelquefois beaucoup plus longtemps.

Les taches que forme le colostrum empèsent assez fortement le linge ; elles sont d'une couleur jaunâtre, à bords irréguliers, nettement dessinés et plus foncés que la partie centrale ; quelquefois la tache jaunâtre est entourée d'une zone grise dont les bords sont également bien limités. L'examen microscopique de ces taches montre les éléments qui ont été signalés plus haut. D'après Gosse, l'eau de macé-

---

1. Voir sur ce point, et sur l'histoire des taches en général : H. GOSSE, *Des taches au point de vue médico-légal.* Thèse de Paris, 1863.

ration devient légèrement glutineuse quand on y ajoute une petite quantité d'ammoniaque. L'ammoniaque transforme en effet le colostrum pure en une masse glaireuse et épaisse.

Taches de lait. — Les taches de lait sont grises ou très légèrement jaunâtres; elles raidissent un peu l'étoffe, leurs contours sont sinueux, bien indiqués. Au microscope, le lait montre les globules laiteux, petites sphères de volume variable dont le diamètre peut dépasser 9 µ, ou ne pas atteindre 1 µ (*fig.* 98); bien que formés d'une substance graisseuse, ces globules ne disparaissent pas sous l'action des dissolvants des corps gras, ce qui indique qu'ils sont probablement enveloppés d'une mince pellicule résistante. Ces globules peuvent être retrouvés assez facile-

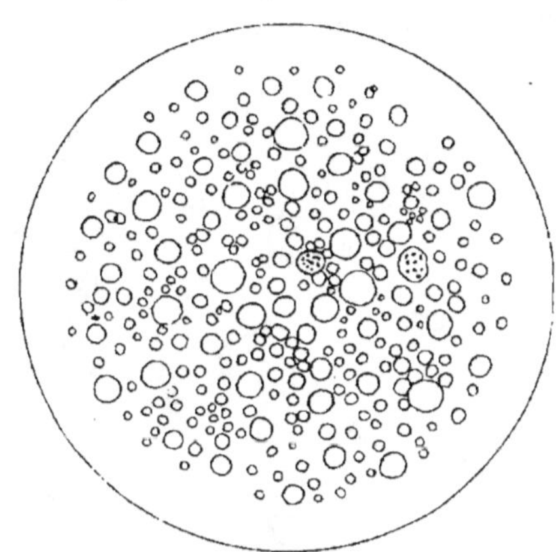

Fig. 98. — Lait.

ment sur les taches qui ne sont pas trop vieilles. Le lait renferme du sucre (environ 4 0/0) qui réduit la liqueur cupro-potassique, et qui peut être mis ainsi facilement en évidence dans le liquide provenant de la macération de la tache.

§ III. — Taches provenant d'un écoulement des parties génitales de l'homme ou de la femme.

Taches formées par un écoulement des parties géni-tales de la femme. — Ces taches peuvent présenter quel-quefois un aspect analogue à celui des taches de sperme; le plus souvent, cependant, on finit par apercevoir en un ou plusieurs points de leur étendue de petites croûtelles blanches, jaunes ou vertes, qui sont caractéristiques. En général, ces croûtes sont beaucoup plus abondantes, épaisses, et constituent, avec la couleur jaunâtre et ver-

dâtre des taches, des caractères qui indiquent immédiatement l'origine de celles-ci. Examinées au microscope, ces
taches se montrent constituées presque exclusivement par
des cellules épithéliales pavimenteuses (*fig.* 99 et 100),
munies de granulations et d'un noyau se colorant en rouge
par le picro-carmin, tandis que le corps de la cellule prend
sous l'influence du même réactif une légère teinte jaune.
Ces cellules peuvent se présenter sous des formes et des

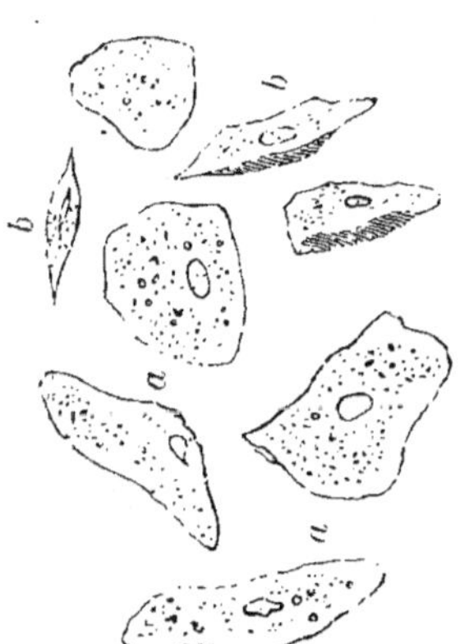

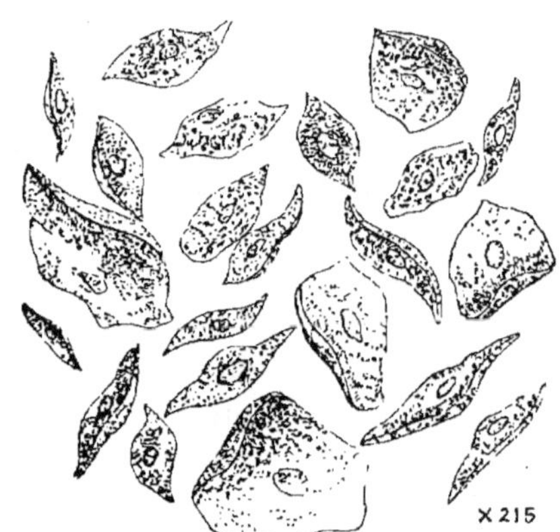

Fig. 99. — Cellules
de l'épithélium vaginal.

Fig. 100. — Cellules provenant
d'un écoulement vaginal.

dimensions différentes; on aperçoit quelquefois leur noyau
incomplètement divisé en deux par un étranglement, première phase de leur prolifération Avec elles, on rencontre
quelques leucocytes, ordinairement peu abondants, mais
qui constituent quelquefois, au contraire, la plus grande
partie de la substance de la tache.

**Taches produites par un écoulement blennorra-
gique.** — L'aspect de ces taches varie suivant la période
de l'écoulement; elles sont jaunes, vertes ou d'un blanc
grisâtre; elles empèsent plus ou moins fortement les tissus
elles sont quelquefois épaisses et recouvertes de croûtes.

Examinées au microscope, elles montrent un mélange,
en proportions extrêmement variables, de cellules pavimenteuses provenant du canal de l'urètre, et de globules
de pus. Ces derniers prédominent énormément quand la
tache provient d'un écoulement aigu; ils peuvent manquer

presque complètement quand l'écoulement était parvenu à
à la phase chronique. On rencontre parfois dans ces taches
des microcoques analogues aux gonocoques. Mais il nous
paraît douteux, d'après nos propres recherches et celles
d'autres observateurs, que celui-ci puisse être caractérisé
avec certitudes sur des taches anciennes.

§ IV. — Taches des matières fécales.

Il n'est pas très rare que ces taches soient soumises à
l'examen des experts, soient parce qu'elles se trouvent sur
des chemises ou d'autres vêtements, mélangées de taches
de sperme ou d'écoulement des parties génitales, soit
parce qu'elles sont prises pour des taches de méconium ou
d'autre nature. Ces taches se reconnaissent en général
facilement à l'œil nu ; elles forment des macules à contours
irréguliers, de couleur ordinairement jaune ou brun foncé ;
elles sont souvent recouvertes de croûtes. Cependant,
quand les taches résultent du contact de matières liquides,
elles peuvent être d'un jaune clair, dépourvues de croûtes
et traverser complètement l'étoffe sans changer la consistance de celle-ci. On sait que les matières fécales sont
constituées par la bile et d'autres humeurs versées dans
l'intestin, et par les résidus de la digestion : des fragments
d'aliments ayant traversé le tube digestif en restant plus
ou moins intacts. Ces derniers éléments sont faciles à
reconnaître au microscope et établissent nettement la
nature des taches. Ils sont constitués surtout par des débris
végétaux très variables : trachées plus ou moins complètement déroulées ; cellules isolées ou réunies en fragments
de tissu, souvent polygonales et à parois épaisses ; on aperçoit fréquemment aussi des poils végétaux unicellulaires.
Presque toujours un grand nombre de ces débris sont assez
bien conservés pour que, dans le cas où cela aurait de l'importance, un botaniste puisse déterminer de quelle plante
ils proviennent. Les éléments animaux sont représentés par
des fragments de fibres musculaires, souvent colorés en
jaune et nettement reconnaissables à leur double striation,

par des faisceaux de tissu conjonctif, par des cellules adipeuses ou des gouttelettes de graisse à l'état libre, par des parcelles de tissus élastiques et quelquefois par de rares cellules épithéliales pavimenteuses provenant des premières voies digestives (*fig.* 101). Parfois on rencontre des œufs de vers intestinaux. — Ces éléments sont disséminés dans la préparation au milieu d'un grand nombre de granulations

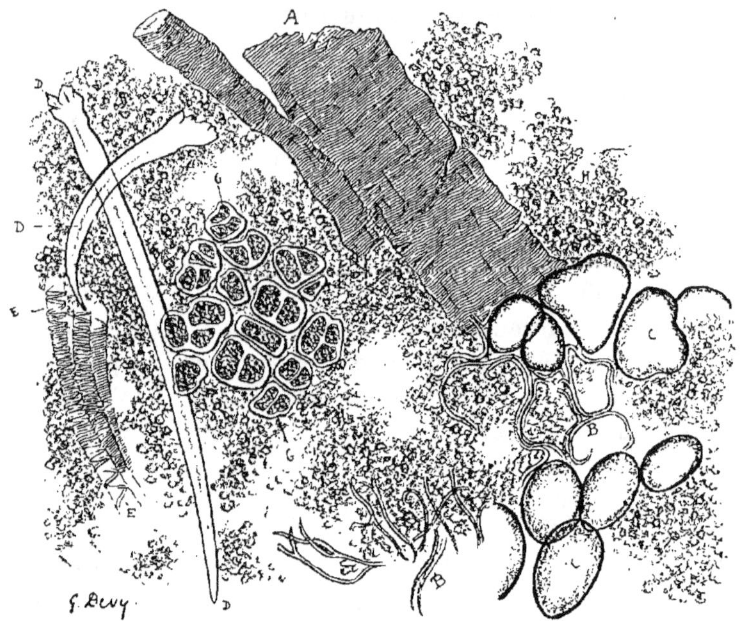

Fig. 101. — Examen microscopique des matières fécales.

A, Fibres musculaires ; B. B, Fibres élastiques : C. C, Cellules adipeuses : D. D, Poils végétaux : E. E, Trachées : G. G, Cellules végétales : H. H, Matière granuleuse.

irrégulières (les plus petites animées du mouvement brownien) d'une substance jaune grisâtre, formant des amas irréguliers, ne donnant que très incomplètement, et non constamment, les réactions de la matière colorante biliaire, sous l'influence de l'acide azotique — enfin de divers cristaux parmi lesquels ceux de phosphate ammoniaco-magnésien sont les plus fréquents. Les taches dépourvues de croûtes et constituées par l'imbibition de la partie liquide des matières fécales ne montrent à l'examen microscopique qu'un très petit nombre des éléments qui viennent d'être mentionnés.

Les matières fécales des enfants à la mamelle se distinguent nettement de celles des adultes par leur aspect et surtout par leur composition. Dans les premiers jours qui suivent la naissance, les fèces, dit Gosse [1], sont vertes avec des traînées très distinctes jaunes, puis elles deviennent jaunâtres et présentent fréquemment des points noirâtres ou vert foncé. Vers le septième jour, elles prennent une couleur jaune vif; c'est la coloration qu'elles garderont pendant tout l'allaitement, si l'enfant est bien portant : elles sont mélangées de temps en temps de grumeaux blanchâtres dont les dimensions varient de la grosseur d'une tête d'épingle à celle d'un gros pois.

Les taches ont une coloration plus foncée que les fèces à l'état frais; quand elles renferment des grumeaux, ceux-ci se détachent sous forme de poussière blanchâtre. Examinées au microscope, ces taches montrent des globules de lait irréguliers, granuleux, déformés, souvent adhérents et comme fondus entre eux ; d'après Beauregard et Galippe, on y rencontrerait souvent aussi un grand nombre de fines aiguilles cristallines, isolées ou formant des masses épineuses et qui sont constituées par de la matière grasse. Ajoutons que dans les fèces des trois ou quatre premiers jours, on rencontre encore les éléments du méconium.

§ V. — Taches constituées par des fragments de tissus provenant du corps humain.

Quand des coups ont été portés avec une grande violence à l'aide d'instruments contondants, ils divisent la peau, dilacèrent ou broient les parties sous-jacentes : tissu cellulaire sous-cutané, os, substance cérébrale, et des fragments plus ou moins volumineux de ces tissus restent quelquefois adhérents à l'arme ou sont même projetés à une distance assez grande.

1. H. Gosse. *Des taches en médecine légale.*

VIBERT. Médecine légale. 8° *édit.*   43

Celles de ces taches qu'on observe le plus fréquemment sont formés par du *tissu cellulo-adipeux*. On les trouve sur les marteaux, cognées, haches, hachettes, etc.; quand on est chargé d'examiner des instruments de cette nature, il importe d'inspecter minutieusement le point où le manche pénètre dans la tête de l'instrument; des fragments du tissu cellulo-adipeux viennent se coller souvent dans l'interstice qui existe à ce niveau et ne sont pas enlevés facilement par un nettoyage même prolongé. Ces fragments se présentent sous la forme de petites masses rougeâtres ou brunes, parce qu'elles sont presque toujours recouvertes d'un peu de sang; mais, si on les gratte légèrement, on trouve une substance jaunâtre ou jaune grisâtre qui, même lorsqu'elle est très desséchée, se laisse légèrement aplatir par le doigt, un peu comme de la cire d'abeille. Si l'on place cette substance dans l'eau, elle se gonfle, se ramollit et se laisse étirer en petits filaments. A ces caractères extérieurs, on peut déjà présumer la nature de la substance qu'on a sous les yeux, mais l'examen microscopique transforme facilement cette présomption en certitude, car le tissu cellulo-adipeux conserve sa composition histologique, même après une dessiccation très prolongée. Si, en effet, on dissocie dans l'eau les fragments que nous venons de décrire, on aperçoit nettement les faisceaux du tissu cellulaire, à stries parallèles, ondulées, se gonflant et devenant homogènes, avec disparition des stries sous l'influence de l'acide acétique, qui fait, au contraire, apparaître les fibres de tissu élastique. Ces faisceaux diffèrent cependant un peu de ce qu'ils sont sur des préparations fraîches, parce que, quand ils ont subi un commencement de putréfaction ils sont devenus plus ou moins granuleux. A côté des faisceaux et entre eux, se trouvent les grosses cellules adipeuses d'un diamètre moyen de 5 centièmes de millimètre, sphériques, ovalaires ou polyédriques, à contours nets, à bords foncés et à centre clair; beaucoup des cellules sont rompues ou se rompent sous l'œil de l'observateur, et l'on aperçoit leurs parois flasques ou ridées, tandis que leur contenu forme des gouttelettes graisseuses de dimensions variables.

Le professeur Robin[1] a indiqué les caractères qui permettent de distinguer le tissu adipeux de l'homme de celui du bœuf et du mouton; chez ceux-ci les cellules adipeuses sont beaucoup plus volumineuses et de dimensions plus uniformes; leur contenu ne s'écoule pas en gouttes, ce qui tient au point de fusion plus élevé de la graisse qui le constitue.

[1]. Ch. ROBIN, *Mémoire sur l'examen médico-légal d'une tache considérée comme de nature sanguine, et qui renfermait du tissu adipeux humain* (Ann. d'hyg. publ. et de méd. lég., 2e série. t. X).

QUATRIÈME SECTION

ALIÉNATION MENTALE AU POINT DE VUE MÉDICO-LÉGAL

Les questions médico-légales que soulève l'aliénation mentale se rapportent les unes au droit civil : capacité civile, interdiction, conseil judiciaire, nullité de mariage, validité des testaments; les autres au droit criminel : responsabilité légale des aliénés. Ce sont ces dernières questions qui nous occuperont seules; celles qui sont relatives au droit civil réclamant beaucoup moins souvent dans la pratique ordinaire l'intervention du médecin expert.

CHAPITRE PREMIER

RESPONSABILITÉ LÉGALE DES ALIÉNÉS

Quelque idée que l'on se fasse du libre arbitre, de la liberté morale et de la responsabilité, il est certain qu'il y a des circonstances où la volonté subit l'influence de causes d'ordre *pathologique*, où les actes sont déterminés par des mobiles qui sont eux-mêmes l'expression d'un désordre *morbide* des fonctions cérébrales. Si les actes commis dans ces circonstances sont délictueux ou criminels, ils ne peuvent entraîner pour leur auteur les conséquences qui résultent de l'application ordinaire des lois, c'est-à-dire une répression ayant le caractère d'une *peine* ou d'un *châtiment*, et la société doit trouver un autre moyen de se défendre contre cette classe d'individus dangereux. Le code pénal

a prévu cette exception aux peines qu'il édicte. et l'article
64 est ainsi conçu :

Code pénal. **Art. 64.** — Il n'y a ni crime ni délit lorsque le prévenu était en
état de démence au moment de l'action. ou lorsqu'il a été contraint par une
force à laquelle il n'a pu résister.

Les termes dans lesquels est formulé cet article donnent
au juge une grande latitude pour apprécier l'application
qui doit en être faite et n'en limite pas le bénéfice à tels ou
tels désordres de l'esprit. dont l'énumération aurait été
forcément incomplète, obscure ou d'une interprétation remplie de difficultés. Le mot *démence* n'est pas pris ici dans
le sens restreint qu'il a en médecine ; il est synonyme d'aliénation mentale en général [1].

C'est au médecin qu'il appartient de rechercher dans
chaque cas particulier l'existence de troubles de l'état mental. Si sa compétence sur ce point a été autrefois discutée
et même niée formellement, elle n'est plus contestée aujourd'hui.

Comment le serait-elle ?

Une telle opinion ne pourrait être émise que par des
gens qui n'ont qu'une notion fausse et incomplète de l'aliénation mentale, qui ne regardent comme fous et aliénés
que des maniaques, des déments, des idiots, etc. Dans ces
cas, il est vrai. le désordre ou l'insuffisance des facultés
intellectuelles sont évidents, et encore faut-il compter avec
les simulations que le médecin seul peut déjouer avec certitude. Mais, dans la pratique, ce n'est pas en face de cas
aussi simples que l'on se trouve le plus souvent ; il s'agit
d'actes commis sans responsabilité, quelquefois d'une manière tout à fait inconsciente. par des individus qui, au

1. Voici comment s'expriment à cet égard deux jurisconsultes éminents.
A. Chauveau et Faustin Hélie : « Par démence, on doit entendre, puisque
aucun texte n'en a restreint le sens, toutes les maladies de l'intelligence, l'idiotie et la démence proprement dite, la manie délirante et la
manie sans délire, même partielle. Toutes les variétés de l'affection
mentale, quelles que soient les dénominations que leur applique la
science, quelques classifications qu'elles aient reçues, revêtent la puissance de l'excuse. et justifient l'accusé pourvu que leur influence sur la
perpétration de l'acte puisse être présumée. »

moment de l'examen et à d'autres époques, peuvent paraître complètement sains d'esprit : par un épileptique, un alcoolique, un paralytique général, etc. Est-ce donc un magistrat, un juré quelconque qui fera le diagnostic de l'épilepsie dans ses formes les moins apparentes, de la paralysie générale à son début, qui analysera les relations de l'acte incriminé avec la maladie dont est atteint l'accusé ? Si une pareille question pouvait se poser un seul instant, les développements dans lesquels nous entrerons plus loin suffiraient à la résoudre.

En réalité, reconnaître si un individu jouit ou non de l'intégrité de ses facultés intellectuelles est une tâche souvent si délicate qu'elle ne peut être remplie dans le plus grand nombre de cas que par un médecin spécialement adonné à l'étude des maladies mentales. Nous devons dire même qu'en abordant ce sujet dans ce livre, nous voulons seulement en indiquer les points principaux, signaler à l'expert les indices qui doivent éveiller son attention, en lui rappelant que, dans une foule de cas, il ne pourra terminer l'expertise et formuler des conclusions sans le concours d'un médecin spécialiste.

§ I. — Responsabilité. Irresponsabilité. Responsabilité atténuée.

Le médecin, une fois qu'il est arrivé à la connaissance exacte de la nature et de l'étendue des troubles mentaux que présente un individu, doit apprécier jusqu'à quel point ces troubles entraînent l'irresponsabilité pour des actes commis dans des circonstances données.

C'est ce que les magistrats demandent aux experts, et jusqu'en ces derniers temps ceux-ci avaient accepté, sans objections, de remplir cette tâche.

Mais actuellement certains aliénistes estiment que les questions de responsabilité et d'irresponsabilité ne sont pas de leur compétence. Cette opinion est assez répandue parmi eux pour qu'elle ait rallié la majorité des suffrages au congrès des aliénistes de France et des pays de langue française, réuni à Genève et à Lausanne du 1er au 7 août 1907. Ce congrès a voté en effet ce qui suit :

Le Congrès... considérant :

1° Que l'article 64 du Code pénal français, en vertu duquel les experts sont commis pour examiner les délinquants ou inculpés suspectés de troubles mentaux, dit simplement qu'il n'y « a ni crime ni délit lorsque le prévenu était en état de démence au moment de l'action », que le mot de responsabilité n'y est pas écrit ;

2° Que les questions de responsabilité, qu'il s'agisse de responsabilité morale ou de responsabilité sociale, sont d'ordre métaphysique ou juridique, non d'ordre médical ;

3° Que le médecin, seul compétent pour se prononcer sur la réalité et la nature des troubles mentaux chez les inculpés et sur le rôle que ces troubles ont pu jouer sur les déterminations et les actes des dits inculpés, n'a pas à connaître de ces questions ;

Emet le vœu :

Que les magistrats, dans leurs ordonnances, leurs jugements ou leurs arrêts, s'en tiennent au texte de l'article 65 du Code pénal, et ne demandent pas au médecin expert de résoudre les dites questions qui excèdent sa compétence.

C'est le professeur Gilbert Ballet qui a été le promoteur de ce vœu, et il a très nettement exprimé une manière de voir qui est celle de beaucoup de médecins.

La notion du libre arbitre, et celle de la responsabilité qui en découle naturellement, ont été admises pendant des siècles comme des vérités évidentes. Elles ont fait accepter à une longue suite de générations, comme une chose non seulement indispensable mais ne choquant nullement la raison ni le sens d'équité, *l'expiation* de la faute par les châtiments, les peines, les supplices. Mais aujourd'hui une conception toute contraire s'est emparée de beaucoup d'esprits cultivés, à savoir qu'il n'y a pas de libre arbitre, que la volonté humaine n'est que la résultante de facteurs divers, subis par le « moi » mais non influencés par lui. Avec une telle conception l'idée *d'expiation* ne peut plus être acceptée ; la répression des délits et des crimes n'apparait que comme une mesure de préservation sociale, et non plus comme devant avoir le caractère d'une punition, dont la gravité est mesurée en partie par le degré de responsabilité de l'auteur de l'acte antisocial.

Mais tant que notre Code pénal subsistera tel qu'il est aujourd'hui, les médecins-experts échapperont bien difficilement à la tâche que certains d'entre eux veulent esquiver.

Le professeur Gilbert Ballet admet lui-même que l'expert peut conclure à la responsabilité entière ou à l'irresponsabilité manifeste, parce que, dit-il, par suite « d'un consensus général », en est d'accord pour oublier ce qu'en fait signifient les mots *responsable* et *irresponsable* et pour les considérer comme de simples synonymes des mots *normal* et *malade*. C'est de la *responsabilité atténuée* que le professeur Gilbert Ballet ne veut pas que les experts parlent. Précisons d'abord ce que l'on entend par cette expression.

Responsabilité atténuée. — A côté des aliénés véritables dont l'irresponsabilité est généralement acceptée et relativement facile à démontrer, il est d'autres individus dont l'état mental n'est pas assez nettement et grossièrement troublé pour qu'on puisse, dans l'état des idées de notre société actuelle, les considérer comme irresponsables, et qui cependant sont, par le fait de circonstances pathologiques, placés dans des conditions défavorables pour résister aux sollicitations qui les portent à accomplir des actes que la loi punit. Ce sont, par exemple, certains hystériques, certains épileptiques, certains alcooliques, etc.,etc. Le médecin expert intervient à propos des délits ou des crimes commis par cette classe d'individus, plus souvent peut-être que pour les véritables aliénés, et son intervention est ici tout aussi motivée et tout aussi nécessaire.

On peut dire, en effet, qu'un acte commis par un individu quelconque est le résultat, d'une part, d'incitations extérieures, et d'autre part de la façon dont ces incitations sont perçues et dont elles réagissent sur la volonté. La loi tient compte, dans certains cas, pour atténuer ou supprimer la peine, de la nature des incitations extérieures qui ont poussé un individu à commettre un acte criminel ; mais le second facteur de la détermination, l'élément psychique de l'acte, lui échappe ; tout au plus le juge peut-il prendre

quelquefois en considération l'influence du milieu moral
dans lequel a vécu l'individu incriminé. Le médecin peut
aller plus loin ; il est à même de reconnaître en certains
cas que la forme, l'intensité des impressions, la façon dont
celles-ci influencent la volonté, doivent être attribuées,
pour une certaine part, à tel ou tel état pathologique ou
constitutionnel dont le retentissement sur les facultés morales et intellectuelles est indéniable. Il est peu de médecins qui ignorent combien l'hystérie, l'épilepsie, l'alcoolisme peuvent modifier la personnalité morale de ceux qui
en sont atteints, imprimer à leurs conceptions, à leurs idées
et à leurs actes un cachet spécial ; il en est de même de tous
ces individus rangés par Lasègue sous le nom commun de
dégénérés cérébraux, chez lesquels, sous l'action soit de
l'hérédité, soit d'autres causes plus ou moins nettement
appréciables, les manifestations intellectuelles, sans être
celles d'un aliéné proprement dit, frappent cependant
par leur incorrection évidente. Dans tous ces cas, sur lesquels nous reviendrons d'ailleurs plus loin, il y a lieu de
distinguer, entre l'intégrité complète de l'état mental et la
folie réelle, divers degrés de troubles de l'intelligence dont
l'influence sur la responsabilité doit être bien indiquée.
C'est le principe de la *responsabilité atténuée*, qui, en appelant l'indulgence du juge, essaie de concilier l'intérêt de la
défense sociale avec le sentiment qui nous porte à excuser
les actes dont la fatalité nous apparaît comme évidente.
Il est possible que le principe de la responsabilité atténuée
ne soit bientôt plus compatible avec les idées actuelles. Il
se heurte, d'ailleurs, en dehors de toute théorie sur la responsabilité, à une objection sérieuse, à savoir qu'il affaiblit
la défense envers les gens qui sont précisément les plus
dangereux pour la société.

Mais en l'état actuel, un médecin aliéniste qui accepte
une expertise doit tout au moins faire une description
complète de la nature et de l'étendue des troubles mentaux
que présente le sujet à examiner. Cette description n'a
d'intérêt pour le magistrat qu'autant qu'elle comporte
comme corollaire une appréciation sur le degré de responsabilité. Si l'expert refuse de s'expliquer sur ce point, c'est

le magistrat qui devra lui-même tirer du rapport médical les conclusions dont il a besoin pour faire l'application de la peine. Qui pourrait soutenir que la Justice serait ainsi mieux administrée?

§ II. — Des influences sous lesquelles les aliénés commettent des actes délictueux ou criminels.

Les faits qui se rattachent à la fois à l'aliénation mentale et à la médecine légale peuvent être répartis en quatre groupes. Dans le premier, les actes répréhensibles ou portant le cachet de l'insanité sont le résultat, ordinairement logique, de conceptions fausses produites elles-mêmes par le délire ou des hallucinations. Dans le second groupe, certains actes sont le résultat fatal d'une impulsion irrésistible, plus ou moins inconsciente. impulsions épileptiques, alcooliques, etc. Dans le troisième groupe, on peut ranger les actes commis consciemment par des individus encore en possession de leurs facultés mentales, mais chez lesquels ces facultés ont subi l'influence plus ou moins profonde d'une névrose ou d'un autre état pathologique : hystérie, épilepsie, alcoolisme, etc. Enfin dans un quatrième groupe se placent les affections mentales caractérisées par la faiblesse d'esprit : démence, idiotie, imbécillité.

Chacun de ces groupes fera l'objet d'un chapitre spécial ; mais auparavant nous allons décrire brièvement les principaux types d'aliénés.

CHAPITRE DEUXIÈME

PRINCIPAUX TYPES D'ALIÉNÉS INTÉRESSANT LA MÉDECINE LÉGALE

§ I. — Paralytiques généraux.

La *folie paralytique* ou *paralysie générale des aliénés* est une maladie caractérisée anatomiquement par une inflammation des méninges et de la couche superficielle des circonvolutions cérébrales [1], et cliniquement par des troubles de l'intelligence aboutissant à la démence, joints à la paralysie et à d'autres désordres de la motilité.

La paralysie générale est extrêmement rare dans la première période de la vie; elle s'observe surtout de trente-cinq à quarante-cinq ans; elle se développe rarement chez les vieillards.

Au début, les troubles intellectuels se traduisent par une diminution de la mémoire portant sur les notions les plus usuelles, par un défaut de l'attention qui fait que les malades commettent dans leur travail, dans leurs occupations, des erreurs grossières et inattendues de leur part, et aussi par les changements du caractère qui devient très mobile, d'une émotivité exagérée et puérile. Cet affaiblissement mental s'accentue graduellement, mais avant d'aboutir à la démence complète, il est compliqué, d'une façon à peu près constante, par du délire.

La forme la plus anciennement connue et la plus caractéristique de ce délire est la forme ambitieuse. Le malade est d'abord d'un optimisme exagéré ; il a de lui-même, de ses qualités, de sa position, de son avenir, un contentement parfait; il est plein de confiance en ses forces et en son intelligence et se trouve ainsi amené à entreprendre des spéculations audacieuses qui souvent, par les pertes d'argent qu'elles entraînent, sont le premier indice qui fait soupçonner aux personnes de son entourage un dérangement d'esprit. Bientôt cet optimisme devient réellement délirant; le malade croit posséder des richesses considé-

---

1. L'arachnoïde et la pie-mère sont épaissies et vascularisées, elles adhèrent à la substance corticale, et ne peuvent être enlevées qu'en entraînant une partie de cette substance : l'adhérence n'a lieu toutefois que sur la face externe des circonvolutions, et non sur leurs faces latérales. Ces lésions siègent uniquement à la partie antéro-latérale du cerveau, spécialement au niveau des circonvolutions frontale et pariétale ascendantes. — Nous ne pouvons entrer ici dans le détail des lésions histologiques.

Ajoutons que la maladie s'accompagne souvent de troubles trophiques très marqués, par exemple d'escharres, et d'une grande fragilité des os, cause de fractures spontanées.

rables, des titres, des dignités, des fonctions élevées; il se conduit en conséquence, fait des achats ruineux, prodigue les largesses, etc.; puis, le malade avançant toujours dans cette voie, c'est enfin de toutes les grandeurs que peut concevoir une imagination délirante, qu'il se croit possesseur. L'un dit avoir des milliards de milliards; pour représenter sa fortune, il écrit un chiffre suivi de plusieurs pages de zéros; un autre s'intitule « généralissime des armées de terre, de mer et sous-marines »; un autre est à la fois pape, roi, empereur; un autre est le résumé de tous les grands génies de l'humanité, etc., etc. Un caractère qui appartient presque exclusivement au délire ambitieux de la paralysie générale, c'est son incohérence, son universalité, les contradictions évidentes et grossières dans les idées. D'autres aliénés peuvent avoir un délire ambitieux systématisé, localisé; par exemple, se croire Dieu, et alors toutes leurs idées et tous leurs actes sont en rapport avec cette conception; le paralytique général porte son ambition sur tout à la fois, et aucun contraste ne le touche; un de ces malades, par exemple, observé par M. le professeur Brouardel, se vantait d'être archi-millionnaire, roi, et en même temps interrogé sur la profession de sa femme, il répondait qu'elle était concierge et faisait des ménages.

Dans d'autres cas, le délire est de forme dépressive; ce sont des idées mélancoliques, hypocondriaques, qui apparaissent et qui se développent aussi d'une façon graduelle. C'est d'abord un état de tristesse, de découragement, d'abattement ou de préoccupations excessives sur la santé; puis, au bout d'un temps variable se manifestent les conceptions nettement délirantes, tantôt sous forme de délire des persécutions, tantôt sous forme d'hypocondrie; les malades croient n'avoir pas de bouche, pas d'estomac ou être privés de tel ou tel autre organe, etc.

Enfin, dans certains cas, la maladie évolue sous une forme analogue à la manie, et dans d'autres, désignés plus spécialement sous le nom de *démence paralytique*, l'affaiblissement intellectuel est extrêmement prononcé dès le début et imprime sa marque même sur le délire de grandeur ou d'hypocondrie qui est pauvre et humble : le malade possède un nombre incalculable de pommes ; ses habits sont très beaux ; il a la tête bouchée (Weygandt).

Quelle que soit la forme du délire, à mesure que celui-ci évolue, l'affaiblissement mental suit son cours, portant à la fois sur les facultés intellectuelles et sur les facultés affectives, pour aboutir à la démence complète ; mais tant que celle-ci n'est pas devenue absolue, on retrouve presque toujours au moins quelques vestiges du délire primitif.

Un point qui intéresse tout particulièrement la médecine légale, c'est la tendance qu'ont les paralytiques généraux à commettre des actes préjudiciables à leurs propres intérêts, nuisibles aux autres ou punis par les lois. Quelques-uns de ces actes : les spéculations insensées et désastreuses, les achats à tout prix des objets les plus inutiles, s'expliquent par le délire seul et la fausse idée qu'a le malade de sa fortune ; mais le plus grand nombre doivent être attribués à la perte du sens moral, à l'oubli de tous les devoirs, de toutes les convenances et de toutes les conventions sociales, qui pousse le paralytique général à satisfaire sans aucune retenue tous ses instincts, lesquels acquièrent d'ailleurs souvent, par le fait de la maladie, une intensité qui contraste avec les habitudes antérieures. C'est ainsi qu'on voit quelquefois se développer un appétit violent pour les boissons alcooliques ; d'autres fois, ce sont des appétits génitaux ou lubriques qui apparaissent et qui entraînent le malade à toutes sortes d'excès, à des actes obscènes, à des outrages publics à la pudeur. Une tendance fréquente est celle du vol ; au début, des abus de confiance, des faux sont quelquefois commis et parfois avec une habileté qui semble exclure l'idée de la folie ; plus tard, des larcins sont accomplis avec une brutalité dépourvue de toute adresse ; des objets sans utilité, ordinairement sans grande valeur, ne procurant aucun profit réel au malade, sont dérobés par lui, sans qu'il ait prémédité longtemps son action ni usé de précautions habiles. — Quelques-uns de ces actes sont commis dès le commencement de la paralysie générale, alors que les désordres de l'état mental sont encore peu apparents. C'est pourquoi on voit assez souvent des paralytiques généraux traduits en justice, et les actes dont nous parlons sont même assez fréquents dans la première période de la maladie pour que Legrand du Saulle l'ait appelée *période médico-légale.*

Les troubles musculaires qui, avec le désordre de l'intelligence, caractérisent la paralysie générale, ne sont constitués par une paralysie proprement dite que très tardivement, à la période ultime, et, comme les malades sont souvent enlevés par des complications intercurrentes, il est assez rare que la maladie justifie, au pied de la lettre, le nom qu'on lui a donné.

Mais ce qui est constant et précoce, c'est la parésie et surtout un certain degré d'ataxie musculaire. Cette ataxie se manifeste d'abord dans les mouvements qui exigent de la délicatesse et de la précision, et c'est ainsi que certains artisans sont obligés de renoncer de très bonne heure à leur profession ; pour les autres, le trouble apparaît dans divers actes de la vie ordinaire ; il y a de la difficulté à boutonner les vêtements, à saisir et à manier les fins objets ; l'écriture devient tremblée et irrégulière, les lignes cessent d'être parallèles[1], etc. C'est surtout la parole qui présente de bonne heure des altérations manifestes. Il est vrai qu'ici les troubles musculaires ne sont pas les seuls en jeu et qu'il faut faire sans doute une certaine part à la lésion cérébrale, à la difficulté de trouver immédiatement et avec assurance le mot convenable. Quoi qu'il en soit, l'embarras de la parole constitue un symptôme très important de la paralysie générale et qui permet souvent à un médecin exercé de diagnostiquer la maladie dès son début. Cet embarras reste très léger pendant une certaine période : on remarque seulement que de temps en temps le malade hésite au milieu d'un mot, traîne sur une syllabe avant de prononcer la suivante et est obligé de faire un léger effort pour articuler certains mots ; ces défectuosités se manifestent surtout dans la parole calme et lente, elles disparaissent quand le discours est animé et rapide. A mesure

1. D'autres désordres de l'écriture, l'omission de lettres, de syllabes, de mots, l'orthographe fantaisiste, la ponctuation bizarre, dépendent des troubles de l'intelligence.

que la maladie avance, le trouble s'accentue et porte sur
un nombre de plus en plus considérable de mots ; ceux-ci
sont émis avec lenteur, hésitation, et sont souvent rendus
presque incompréhensibles par l'altération des syllabes et
la façon singulière dont elles sont scandées ; en outre, la
tonalité des sons est elle-même changée. Pendant la parole,
on voit les lèvres animées de mouvements fibrillaires, de
petites secousses : la langue présente également un tremblement très accentué. Enfin, à un dernier degré, les mots
sont tellement défigurés, scandés d'une si bizarre façon,
que la parole devient un bredouillement à peu près inin-
telligible.

Dans les muscles des membres, les troubles musculaires,
en s'aggravant, rendent difficiles et incorrects les mouvements les plus simples ; ceux qui consistent à porter les
aliments à la bouche, par exemple ; la marche, d'abord
hésitante quand il s'agit de changer de direction, le
devient bientôt d'une façon permanente, le malade traîne
les pieds, trébuche et se fatigue promptement. Enfin, si la
maladie achève son évolution, tout mouvement utile devient
impossible ; incapable de marcher et de se tenir debout, le
malade reste perpétuellement étendu dans un lit ou dans
un fauteuil, hors d'état de se servir de ses mains. Avant
même que les choses en soient arrivées à ce point, les
désordres ont envahi certains organes musculaires ; le
pharynx accomplit mal ses fonctions, et les bols alimentaires, retenus dans sa cavité ou envoyés dans le larynx,
occasionnent souvent des accidents, quelquefois une
asphyxie mortelle. La vessie ou le rectum se prennent également et il en résulte soit une incontinence, soit une rétention de l'urine et des matières fécales.

Un symptôme important, mais non constant de la paralysie générale, appréciable parfois dès le début, est fourni
par l'état des pupilles ; celles-ci sont dilatées, ou plus ordinairement rétrécies, et souvent à un degré différent, en
sorte qu'il existe entre les deux pupilles une inégalité d'autant plus grande que quelquefois l'une est dilatée pendant
que l'autre est rétrécie ; quelquefois aussi le rétrécissement
portant sur les deux pupilles atteint un tel degré que les

deux orifices sont ponctiformes et qu'il est presque impossible de les faire dilater.

La paralysie générale aboutit constamment à la mort, au bout d'un temps qui peut être évalué en moyenne à environ trois ans, mais qui peut être beaucoup plus court où beaucoup plus long. La maladie évolue quelquefois très rapidement quoique d'une façon régulière : fréquemment aussi elle se complique d'accidents qui en abrègent le cours. Parmi ces complications, il faut citer surtout les accès de congestion cérébrale qui se traduisent soit seulement par un redoublement d'excitation maniaque, soit par une perte de connaissance, soit par des convulsions épileptiformes ou une véritable attaque apoplectiforme avec hémiplégie ou monoplégie consécutives. Ces accès de congestion, en se renouvelant, laissent chaque fois le malade plus atteint dans son intelligence, et souvent la mort est la conséquence de l'un d'eux. — D'un autre côté, la paralysie générale présente quelquefois des périodes de rémission assez longues, pendant lesquelles l'affection reste stationnaire ou même s'améliore très notablement, au point de permettre la reprise de la vie ordinaire. — La durée de la maladie peut être portée ainsi à huit ou dix ans ou même plus encore.

Diagnostic médico-légal. — C'est surtout pendant la première partie de la maladie que le paralytique général commet des actes qui entraînent une instruction judiciaire ; aussi le médecin légiste se trouve-t-il le plus souvent en présence de ceux de ces aliénés dont l'affection est encore au début. Le diagnostic repose sur les symptômes qui viennent d'être indiqués : l'embarras de la parole, l'inégalité des pupilles, l'optimisme exagéré ou le véritable délire ambitieux, en fournissent les principaux éléments [1]. L'enquête a ici une grande importance ; elle révèle souvent

____

1. Ce sont tantôt les signes somatiques, tantôt les troubles psychiques qui prédominent au début.

On a signalé récemment l'examen cytologique du liquide rachidien comme moyen de diagnostic précoce. S'il s'agit d'une affection *sine materia*, ce liquide ne contient pas de cellules, ou seulement quelques très rares lymphocytes. S'il s'agit au contraire de paralysie générale (ou de méningites) on trouve un beaucoup plus grand nombre de leucocytes, ou polynucléaires.

chez l'inculpé une série d'actes étranges, des modifications
particulières du caractère dont l'interprétation est significative pour le médecin. Dans les cas douteux, une observation. suffisamment prolongée permet de constater soit
le développement normal de la maladie, l'apparition des
symptômes qui avaient manqué jusque-là, soit la production d'accès de congestion cérébrale qui, par eux-mêmes
ou par les troubles qu'ils laissent après eux, viennent
éclairer le diagnostic. — Dès que ce diagnostic n'est plus
douteux, il est évident que l'inculpé doit être déclaré
irresponsable.

§ II. — Délirants chroniques.

Parmi les aliénés atteints du délire des persécutions (voir
plus loin), un grand nombre appartiennent à un type nettement caractérisé qui constitue une entité nosologique spéciale à tous les points de vue, qui a été décrite sous le nom
de *délire chronique à évolution systématique* (Magnan). de
psychose systématique progressive (Garnier), de *délire systématisé* progressif (Cullerre) [1].

Ces malades n'ont pas d'antécédents psycho-pathologiques personnels et parfois pas d'hérédité. Ce n'est guère
avant la trentième année que se manifeste chez eux le
délire des persécutions qui s'installe lentement, graduellement, après une longue période de préparation pendant
laquelle il n'y a pas de conceptions réellement fausses,
mais de l'inquiétude, une défiance extrême. une tendance
à tout interpréter comme des marques de malveillance,
d'ironie ou d'inimitié. Peu à peu les idées de persécution
s'accentuent, le délire est nettement constitué, et il va

1. Ce type rentre dans la *paranoïa* des Allemands. affection dont la
signification et les limites ne sont pas exactement les mêmes pour tous
les auteurs. Weygand la considère comme un groupe de cas « dans
lesquels un système délirant permanent se développe progressivement
et domine tous les actes du malade. alors que la faculté de raisonner et
d'associer les idées, la mémoire et la psychomotilité sont intactes ». —
La plupart des monomanies et des délires de persécution rentreraient
dans la paranoïa.

durer de longues années; interrompu par des phases de rémission incomplète, se systématisant, se précisant de plus en plus, et restant limité au même sujet, respectant les facultés syllogistiques, l'attention, la volonté. Toute cette partie conservée de l'intelligence, l'aliéné va l'employer d'une part à perfectionner son délire, à en recueillir, à en coordonner les éléments, et d'autre part à combiner les moyens de défense ou de représailles contre ses ennemis imaginaires.

Si le délire a été d'abord purement intellectuel, il ne tarde pas à être considérablement renforcé par des hallucinations, surtout par des hallucinations auditives qui ont une importance capitale au point de vue du diagnostic. Ces malades *entendent des voix*. Au début, ils dénaturent seulement des paroles réellement proférées pour transformer, en raison d'une similitude de consonance, un mot en un autre ayant un sens injurieux. Puis vient l'hallucination véritable, c'est-à-dire la croyance absolue qu'une sensation auditive née dans le cerveau est due à une cause extérieure. Cette sensation auditive peut-être d'abord confuse et indistincte; le malade entend des bourdonnements, des chuchotements, puis elle se précise, elle devient une voix qui articule des mots[1], des phrases dont le sens est presque toujours injurieux, outrageant ou menaçant. Parfois, les voix sont multiples: l'une correspond à un personnage malveillant qui toujours insulte ou raille, l'autre à un défenseur qui répond au premier; quelquefois même un troisième personnage intervient pour juger, toujours avec des mots nettement entendus, l'attaque et la défense. Certains malades entendent toutes leurs idées formulées en phrases, ou tous leurs actes énoncés à haute voix; on leur « vole leurs pensées ». Chez ceux-là les hallucinations auditives sont en quelque sorte continuelles. Il en est d'autres au contraire qui n'entendent les voix qu'à de rares intervalles.

---

1. Parfois le malade entend non pas le son de la parole, mais des voix intérieures qui parlent silencieusement dans la gorge, dans l'estomac. Il est probable qu'il s'agit là d'une hallucination du centre psychomoteur du langage.

Les hallucinations des autres sens sont moins fréquentes. Cependant beaucoup de malades éprouvent des secousses électriques dans les membres, des piqûres, des pincements, des jets de vitriol; ils ont la sensation d'être violés, pédérastés. D'autres ont des hallucinations olfactives et gustatives; ils trouvent aux aliments le goût de divers poisons. Les hallucinations visuelles sont fort rares, au point que certains auteurs pensent qu'elles ne se produisent jamais chez ces malades.

On comprend combien affreuse finit par devenir l'existence de ces malheureux. Ils la dépeignent parfois d'une manière émouvante, et décrivent leurs tourments à l'aide d'une analyse minutieuse[1]; certains sont obligés pour ex-

---

1. Voici quelques fragments d'un écrit trouvé sur un aliéné que nous avons examiné après qu'il avait commis une tentative de meurtre sur son patron. Ce document était intitulé : *Confession d'un homme sur le point d'être assassiné par M. N.* L'auteur est un journalier sans instruction : il décrit cependant fort bien ses hallucinations.

« N. a versé dans mes aliments un breuvage vénéneux qui détruit les sens d'un homme et le met complètement à la disposition d'un autre homme qui peut le conduire à sa guise, cet homme n'ayant plus ni la tête à lui, ni idée. car l'autre en use librement et à sa volonté suivant ses caprices... Cet homme me poursuivait partout de sa haine et de son mépris, tantôt me parlant bas et à l'oreille. d'autre fois comme s'il était éloigné. une fois m'insultant. une autre fois me recevant avec des alternatives de mieux et de pire... Cet homme me contait des choses odieuses. et prenant le nom des autres ouvriers que je reconnaissais sur les chantiers me causait mille tortures. au point que j'en étais devenu idiot, ne pouvant plus trouver de travail nulle part. n'osant même pas me montrer.

... D'après l'ascendant qu'il a pris sur moi. cet homme m'a offert. toujours me parlant par les sens, de faire l'indicateur dans ses chantiers, pour lui faire voir tout ce que les ouvriers faisaient. car cet homme voyait tout ce que je voyais, entendait tout ce que j'entendais. savait tout ce que je pensais. en un mot. était un autre moi-même.

... A l'heure où j'écris ces lignes. cet homme qui connaît ma pensée est là qui me taquine : « Fais ceci, fais cela: mets ceci. mets cela ». ne me laissant ni trêve. ni repos: à mesure que ma main écrit un mot, cet homme le dit: dès que je formule une pensée. cet homme la sait... Dans les premiers temps qu'il me tenait. tout le monde entendait ces voix qui me poursuivent sans relâche : mais plus tard les sons étant affaiblis je ne l'entendais que seul : cet homme ayant fait courir le bruit que c'était moi qui parlais de la sorte, et beaucoup de monde le croyait, car étant maître de mes sens les paroles me sortaient forcément de la gorge. Dire ce que j'ai enduré est affreux; il y avait des instants où j'avais envie de me suicider, car je ne pouvais plus y tenir tant j'étais malheu-

primer leurs souffrances de créer des néologismes souvent fort pittoresques.

Mais toutes ces tortures ne sont pas supportées avec une résignation passive. L'aliéné se défend au contraire, combine et met en œuvre avec patience et ténacité mille moyens de sauvegarde. Il vérifie soigneusement ses aliments, les fait analyser par un chimiste, change à tous moments de fournisseur, se barricade chez lui, porte des vêtements spéciaux destinés à le garantir contre les jets d'électricité; il réclame le secours de la police. Ce n'est en général que beaucoup plus tard, après une longue défense, qu'il passe quelquefois à l'offensive et il devient alors extrêmement dangereux, parce que cette offensive est préparée et exécutée avec sang-froid, intelligence et énergie[1].

L'aliéné ne sait d'abord à qui attribuer les persécutions qu'il subit, ni même définir exactement la nature de celles-ci. Il y a de ces malades qui se trouvent empoisonnés, électrisés, magnétisés, hypnotisés, suggestionnés, téléphonés, inoculés; d'autres sont simplement mouchardés par celui qui leur prend leurs pensées, entre dans leur cerveau, etc. Les persécuteurs sont d'abord indéterminés; c'est « on », « ils », les « invisibles »; puis ils se précisent davantage; c'est une corporation, un parti politique, etc., les « médecins », les « jésuites », les « francs-maçons ». Enfin c'est une personne déterminée, et dès lors cette personne a, souvent sans s'en douter, un ennemi terrible aux coups duquel elle échappera difficilement. Parfois elle sera prévenue longtemps à l'avance par les reproches de l'aliéné ou par son attitude singulière; plus rarement celui-ci frappe immédiatement un inconnu qu'une hallucination auditive vient de lui faire prendre brusquement pour un de ses persécuteurs.

Nous avons dit que ce délire persistait très longtemps,

reux. Voilà où la destinée a poussé cet homme fatal à faire de moi un martyr... En cas d'accident, prière à celui dans les mains de qui tombera ce papier de le remettre à la gendarmerie. »

1. Voir à la fin du livre un rapport de Gilbert-Ballet et Vibert.

parfois 20 ou 30 ans. D'après M. Magnan[1], il finit toujours, après cette longue durée, par se transformer en délire des grandeurs, et finalement en démence, période qui serait rarement observée parce que le sujet succombe souvent par le fait de l'âge ou d'une affection quelconque avant que la maladie ait achevé son évolution.

§ III. — Épileptiques.

L'épilepsie (*haut mal, mal caduc, mal comitial*) est caractérisée par des *attaques*, d'aspects divers, mais comportant toutes une annihilation ou une modification brusques de la conscience.

La grande attaque ou *haut mal* consiste en une perte subite de connaissance avec convulsions, précédée parfois d'une *aura*, c'est-à-dire de phénomènes soit sensitifs, soit moteurs, soit sécrétoires, soit psychiques, d'une très courte durée. Le malade *pâlit* subitement, pousse un cri, et tombe brutalement sans connaissance. Puis commencent les convulsions toniques; tout le corps est raide, les dents fortement serrées, les globes oculaires renversés en haut, les pupilles *immobiles et dilatées*. La main est fermée, le pouce sous les autres doigts; on parvient à redresser le pouce et alors *celui-ci reste dans sa nouvelle position*. La tétanisation des muscles du thorax amène une forte congestion de la face. Puis surviennent les convulsions cloniques, agitant d'abord les muscles de la face, puis tout le corps, mais en général avec prédominance sur un côté. Pendant tout ce temps, la sensibilité est complètement abolie, et la perte de connaissance est complète. Enfin l'attaque se termine ordinairement par un sommeil profond avec ronflement stertoreux.

Ces attaques sont d'une fréquence très diverse; mais assez souvent, elles surviennent à intervalles réguliers chez un même sujet. Il est des malades qui n'ont eu que deux ou trois attaques dans toute leur vie, d'autres une

1. Magnan et Sérieux, *Délire chronique*. Paris, 1882.

tous les ans ou tous les deux ans, d'autres tous les trois mois. Il en est qui en sont atteints plusieurs fois dans une semaine et même dans une seule journée. Les attaques peuvent être tellement rapprochées que chacune se produit avant que la période de sommeil ou de coma qui termine la précédente soit dissipée : c'est ce que l'on appelle l'*état de mal*.

D'autres attaques qualifiées de *petit mal* ne comportent ni la chute, ni les mouvements convulsifs. Les phénomènes moteurs manquent complètement ou sont à peine ébauchés : le malade laisse tomber l'objet qu'il tient, ou mâchonne, ou a quelques mouvements analogues à un tic. Mais il a interrompu brusquement sa conversation ou son travail; il a pâli, ses yeux sont devenus fixes et hagards; puis au bout d'une dizaine de secondes, il a repris sa phrase ou ses occupations, sans s'être aperçu de rien. C'est ce que l'on appelle *l'absence* ou *le vertige* épileptiques (v. plus loin).

Dans d'autres cas la conscience n'est pas annihilée, mais simplement troublée. Certains auteurs regardent même comme des *équivalents de l'attaque* les accès de tristesse, de mauvaise humeur ou de colère non motivés qui surviennent à intervalles réguliers chez certains épileptiques.

Ces diverses manifestations de l'épilepsie peuvent alterner chez un même sujet. Mais il est des épileptiques qui n'ont que de grandes attaques, et d'autres qui n'ont que des absences ou des vertiges.

Qu'il soit atteint du *grand mal*, ou du *petit mal*, l'épileptique est également exposé aux autres manifestations de la maladie : au délire, aux impulsions, à un trouble permanent de l'état mental, à la démence.

Nous reviendrons plus loin sur ces diverses manifestations de l'épilepsie; mais nous parlerons ici du délire.

Ce qui caractérise surtout le *délire épileptique* c'est la disparition momentanée de la conscience.

Par le mot de conscience, il faut entendre la phase terminale des opérations intellectuelles, celle qui coordonne et synthétise les sensations, les idées, les incorpore *au moi* en les rattachant aux sensations et aux idées antérieurement acquises. Quand cette phase terminale manque, le fonctionnement intellectuel n'est pas supprimé ; mais il est réduit à un automatisme[1], pendant lequel les idées, les sensations, les images se groupent entre elles, en éveillent d'autres, suscitent des actes, en vertu seulement d'associations aveugles, sans que la personnalité participe à tout ce mécanisme, sans qu'elle en ait même eu la notion, et que par conséquent elle puisse en conserver le souvenir. Aussi le caractère le plus constant du délire épileptique est-il d'être complètement oublié du malade, de ne lui laisser aucun souvenir. Ce n'est que très exceptionnellement que l'amnésie n'est pas tout à fait complète, ou ne se manifeste qu'après un certain délai.

Ce délire survient avant ou, plus souvent, immédiatement après l'attaque, que celle-ci soit constituée par un grand accès convulsif, par un accès incomplet, un vertige ou une absence. Le vertige et l'absence peuvent être très courts, très difficiles à apprécier, passer inaperçus, de sorte que le délire paraît indépendant de toute attaque, et peut-être l'est-il quelquefois réellement. Il survient brusquement, et se termine de même, caractères importants au point de vue du diagnostic. Sa durée est comprise entre quelques minutes et une quinzaine de jours. Sa forme est très différente d'un sujet à l'autre ; mais chez un même individu elle est souvent invariable, les divers accès délirants se reproduisent comme s'ils étaient copiés les uns sur les autres. Tantôt le délire est général ; il représente un accès de délire aigu, pendant lequel le malade déraisonne sur tout, est agité, se livre aux actes les plus extravagants, ou bien il est constitué par un accès de mélancolie (voir plus loin ce mot) ; tantôt le délire est d'emblée ou devient partiel, consiste en des idées plus ou moins nettement systématisées de grandeur, d'ambition, de mysticisme, d'obscé-

---

1. Ce phénomène de l'automatisme, dont le rôle est extrêmement important en pathologie mentale, est loin d'appartenir exclusivement à l'épilepsie. Ce sujet est étudié d'une façon très complète dans le livre de M. Pierre Janet : *L'Automatisme psychologique*. Paris. 1889.

nité, pousse le malade aux querelles, aux violences[1], etc. Tous ces délires sont fréquemment accompagnés d'hallucinations. en général terrifiantes ou pénibles.

Une forme intéressante est celle où le délire paraît à peine mériter ce nom, car il est constitué seulement par l'insconscience des actes. qui ne portent pas toujours, au moins d'une manière très apparente, le cachet de l'insanité. Ici l'automatisme acquiert son maximum de perfection. En pareil cas, le malade est ordinairement poussé à quitter son domicile pour errer à l'aventure. Il fait des *fugues*, et revenu chez lui n'a plus aucun souvenir de ce qui s'est passé pendant cette période. Parfois cet *automatisme ambulatoire* est très prolongé et très compliqué. Le malade fait un long voyage, et un jour il se retrouve avec étonnement dans une ville complètement inconnue, dont il ignore le nom, ayant dépensé, il ne sait comment, une partie de l'argent dont il était muni, et n'ayant gardé aucun souvenir ou un souvenir extrêmement incomplet et confus des incidents des jours ou des semaines qui viennent de s'écouler. Pen-

---

1. Nous empruntons à M. MAGNAN (*Leçons sur l'épilepsie*, *Progrès médical*, 1882) le cas suivant qui peut être donné comme un exemple typique de délire épileptique.

Dans la nuit du 26 juillet, un grand bruit. des cris, des chants se font entendre dans une soupente occupée par deux jeunes employés dans une crêmerie ; une bonne qui couchait à côté s'empresse d'accourir, et à travers la porte. elle voit l'un des garçons. Auguste P..., âgé de 17 ans. armé d'un pilon. frapper à coups redoublés sur la tête de son camarade. qui expirait en quelques minutes. Elle veut avancer : mais. menacée à son tour. elle s'enfuit en appelant au secours. On arrive et l'on trouve le meurtrier en chemise. déclamant, gesticulant à côté de sa victime : on s'empare de lui, il continue à psalmodier, à répéter des chants d'église. Il entre à Sainte-Anne le surlendemain et reste dix jours dans un état maniaque : loquace, incohérent, chantant, sifflant, déclamant d'un ton sentencieux, comme au sermon : *Misericordia regnus Deus Salvator meus et dignos meos.* Il resta ainsi très excité jour et nuit sans prendre aucun sommeil pendant 120 heures. — L'accès disparut assez brusquement au bout de deux semaines et fut remplacé par de la lassitude. P... demandait le motif de sa présence à l'Asile où il se croyait depuis la veille seulement ; il ne voulait pas croire qu'il avait tué son camarade pour lequel il avait une grande affection et auquel il avait été souvent utile. Il a gardé le souvenir de tout ce qu'il a fait dans la journée du 26 juillet et jusqu'au moment du dîner : à partir de ce moment ses souvenirs sont confus, et il ne donne que des renseignements vagues sur ce qu'il a mangé à ce repas. A partir de ce moment. c'est l'oubli le plus complet et l'inconscience la plus absolue.

dant ce temps sa conduite est restée quelquefois à peu près
correcte ; parfois aussi il a accompli une série d'actes
étranges, bizarres, délictueux ou criminels. Un malade de
Legrand du Saulle, jeune homme intelligent, d'un rang
social élevé, de goûts aristocratiques et d'habitudes mon-
daines, se retrouve, après ces périodes d'automatisme, très
loin de chez lui, en chemin de fer ou en prison, harassé de
fatigue, couvert de poussière et de boue, ayant dans ses
poches une foule d'objets hétéroclites dérobés par lui sans
qu'il ait aucun souvenir de ce qui s'est passé. — Un épileptique (Michot), chez lequel la maladie avait revêtu successivement ses trois aspects principaux : vertiges, accès incomplets, grandes attaques convulsives, est pris, après un
grand accès, d'un de ces besoins de locomotion inconsciente
au cours de laquelle il tue successivement sept personnes
qu'il rencontre sur son chemin.

Le délire ou la folie épileptique dont il vient d'être question ici se rattache par des transitions graduelles d'une part
aux impulsions (voir chapitre IV) qui n'en sont en somme
qu'une variété, et d'autre part aux modifications de l'état
mental qui précèdent souvent l'attaque, sans constituer un
véritable délire. Nous reviendrons dans un autre chapitre
sur ce dernier point, ainsi que sur les altérations que l'épilepsie imprime parfois d'une manière permanente aux
facultés intellectuelles et morales du malade. Nous indiquons de suite la question du diagnostic.

Diagnostic médico-légal. — Il s'agit d'abord de reconnaître l'existence de l'épilepsie. C'est là une tâche en général facile quand on est en présence d'un malade à grandes
attaques convulsives, ces attaques sont souvent de notoriété publique ; elles se produisent quelquefois pendant le
séjour dans la prison, même en présence du médecin[1].

---

1. L'attaque d'épilepsie peut être simulée. Les auteurs se sont efforcés de trouver les moyens de reconnaître la simulation. La pâleur initiale de la face, la dilatation des pupilles et leur insensibilité à la lumière sont à peu près les seuls signes qui ne peuvent être imités. Mais
ils ne sont pas absolument constants. Chaque épileptique a d'ailleurs
une attaque spéciale, dont les caractères sont toujours identiques, et
cela même constitue un criterium. Les séquelles de l'attaque fourni-

D'ailleurs le prévenu donne quelquefois sur sa maladie des détails tellement précis et tellement caractéristiques, qu'on ne peut guère suspecter sa bonne foi ; on l'amène, en conduisant adroitement l'interrogatoire, à mentionner de lui-même l'inconscience de ce qui se passe pendant l'accès, les phénomènes qui précèdent celui-ci, le sommeil qui le suit, etc.; une description exacte de tous points ne laisse de doutes que si l'inculpé est dans des conditions d'intelligence et d'instruction assez exceptionnelles. Enfin, l'existence de cicatrices sur la langue, de traces de blessures produites sur les diverses parties du corps par des chutes fournissent des indices importants.

L'épilepsie à forme moins franche peut être ignorée de celui qui en est atteint et se révéler alors par des symptômes qui ont d'autant plus de valeur aux yeux de l'expert que leur signification est méconnue par le malade. Il s'agit par exemple d'attaques exclusivement nocturnes, et l'on apprend qu'à certains jours le malade se réveille avec un sentiment de courbature, de fatigue générale, les conjonctives ecchymosées, un pointillé hémorragique sur la face, des contusions en divers points du corps ; l'oreiller est taché d'un peu d'écume sanglante, la langue a été mordue, le lit est souillé d'urine. Ce dernier signe, l'incontinence d'urine survenant à certains intervalles, est un indice important, dont la valeur, signalée par Trousseau, a été confirmée depuis. Il peut aider à reconnaître aussi les accès incomplets qui se manifestent pendant le jour : ceux-ci passeraient souvent inaperçus si le malade n'avait conscience du malaise qui les suit et s'il n'avait été averti de leur existence par les personnes de son entourage.

La forme vertigineuse risquerait plus souvent encore de rester méconnue, si l'on n'était mis sur la voie du diagnostic par les actes étranges, inexplicables, qu'ont ordinairement déjà commis à la suite de ces accès les épileptiques qui font l'objet d'une expertise médico-légale.

Alors même que l'existence de l'épilepsie est démontrée,

raient aussi de bons moyens de contrôle (Voir FERRÉ. *les Épilepsies et les épileptiques*, Paris, 1890).

il reste à rechercher si l'acte incriminé a été commis sous l'influence de la maladie.

Un épileptique est responsable des actes commis en dehors de tout accès, qu'il a exécutés en pleine conscience, et dont il a gardé le souvenir. Dans ces conditions, sa responsabilité ne pourrait être atténuée que si l'épilepsie se manifestait chez lui, en dehors même des accès, par une altération permanente de l'état mental qui sera indiquée dans un autre chapitre.

Le délire et l'impulsion épileptiques entraînent l'irresponsabilité absolue. Le caractère impulsif de certains actes éclate du premier coup par leur instantanéité, leur violence, leur absence de tout motif, leur inconscience parfaite. Le délire épileptique peut être moins facile à reconnaître ; nous rappelons qu'il est caractérisé surtout par la brusquerie de son début et de sa terminaison, par son inconscience et par le fait que dans l'immense majorité des cas il ne laisse aucun souvenir au malade.

§ IV. — Alcooliques.

Les troubles de l'état mental produits par l'alcool doivent être distingués en manifestations aiguës et en manifestations chroniques.

Alcoolisme aigu. — L'alcool est supporté très différemment suivant les individus. Une même dose, qui ne produira guère d'effet appréciable chez les uns, occasionnera chez les autres l'ivresse complète dans sa forme commune, ou bien une ivresse spéciale ne se rattachant que par certains traits à l'ivresse banale, ou enfin des troubles cérébraux qui en diffèrent complètement, qui consistent par exemple en maux de tête, vertiges, obnubilation intellectuelle, sans excitation psychique et sans désordres moteurs.

Parmi les sujets qui offrent cette susceptibilité spéciale, il faut citer les épileptiques, les dégénérés héréditaires, les gens atteints de névrose traumatique, et d'une manière générale presque tous ceux dont les fonctions cérébrales présentent habituellement des défectuosités notables.

L'*ivresse*, dans sa forme commune, n'intéresse pas la médecine légale, car la loi n'admet pas qu'elle puisse être invoquée comme excuse, et l'expert n'a pas à ouvrir de discussion à ce sujet. Mais il n'en est pas de même quand l'ivresse se présente sous des formes anormales, dont nous allons indiquer quelques types.

Le premier de ces types, celui qui s'éloigne le moins de l'ivresse commune, est représenté par l'*ivresse agressive et violente*. Cette forme semble beaucoup plus fréquente qu'autrefois, et il est probable que cette plus grande fréquence est due surtout à la sophistication des boissons spiritueuses qui contiennent aujourd'hui des alcools industriels, des essences artificielles dont les effets toxiques et l'action pernicieuse sur le système nerveux ont été signalés par de nombreux expérimentateurs.

Ici l'ivrogne n'est pas un être gai, expansif, loquace et titubant ; c'est au contraire un individu sombre, taciturne, querelleur, qui, pour un motif futile, que lui-même trouvera absurde le lendemain, prend en haine un de ceux qui l'entourent, et le frappe d'un bras bien assuré, car il a conservé toute la force et toute la précision de ses mouvements. Parfois ce n'est pas au hasard que de tels ivrognes choisissent une victime ; ils vont chercher une personne contre laquelle ils avaient des griefs, et commettent un meurtre qui paraît bien prémédité et motivé seulement par la passion. Cependant, c'est souvent sous l'influence seule de cet alcoolisme aigu que l'idée du crime s'est formulée pour la première fois dans l'esprit, et sous la même influence aussi qu'elle a été acceptée d'emblée et traduite immédiatement en un acte.

Dans l'*ivresse excito-motrice* il semble que les effets de l'alcool se concentrent sur les cellules motrices du cerveau. Ici, il n'y a pas, comme dans l'ivresse ordinaire, un développement graduel, régulier des désordres cérébraux. Après une période, souvent à peine indiquée, de malaise et d'inquiétude, l'accès éclate brusquement et se manifeste par une rage aveugle qui pousse l'intoxiqué à frapper, à détruire, sans motif et sans prétexte même, tout ce qui s'offre à sa vue. « Dans un élan irrésistible de colère aveugle, de rage destructive et d'énergie musculaire qui décuple ses forces, le furieux court droit au but et n'a rien de cette hésitation, de cette incertitude des mouvements de l'ivresse vulgaire. La parole a les mêmes dehors convulsifs que les actes; l'incitation motrice verbale aboutit à l'émission de cris rauques, de jurons, de rugissements, de sons à peine articulés où se révèle le désordre convulsif de la musculation vocale [1]. Toute cette excitation ne dure pas longtemps en général; elle se ralentit pour aboutir rapidement à un sommeil profond, prolongé. Au réveil le malade n'a plus qu'un souvenir confus, très incomplet ou même nul du paroxysme qu'il a subi, et au cours duquel il semblait à peu près inconscient.

L'*ivresse convulsive* représente une localisation encore plus complète de l'alcool sur les régions motrices des centres nerveux. Le malade est pris brusquement de mouvements désordonnés, qui ne sont même plus adaptés à un but, comme précédemment. Il se livre aux contorsions les plus bizarres, les plus incohérentes, et pendant ce temps, sans être dans l'état d'inconscience absolue d'un épileptique, son intelligence paraît presque complètement anéantie.

Dans l'*ivresse délirante* (Garnier) l'alcool respecte au contraire les centres moteurs pour porter son action sur les régions purement psychiques. L'ivresse ne se traduit que par du délire dont la durée peut atteindre plusieurs jours. Ce délire est ordinairement assez bien systématisé, et prend la forme d'une idée fixe, presque toujours triste et terrifiante. Le malade se croit coupable d'un crime, va se dénoncer à l'autorité en donnant, avec les apparences de la lucidité, les détails les plus circonstanciés sur son forfait. Les aliénés qui viennent ainsi se dénoncer à la police pour un crime imaginaire sont 99 fois sur 100 des alcooliques, d'après Lasègue.

Alcoolisme chronique. — Il est des individus qui

1. Paul GARNIER, *La Folie à Paris*, étude statistique, clinique et médico-légale, Paris, 1890, J.-B. Baillière.

peuvent ingérer quotidiennement de grosses doses d'alcool pendant de longues années presque impunément. Chez les autres, l'action du poison se manifeste exclusivement, ou du moins d'une manière très prépondérante, sur tel ou tel organe : le foie, l'estomac, le système nerveux, central ou périphérique (névrites) occasionnant chez tel alcoolique surtout des troubles sensitifs, chez tel autre des troubles moteurs, chez tel autre enfin des désordres psychiques qui seront décrits dans le chapitre vi.

Il résulte de ce qui précède qu'on se tromperait beaucoup si l'on voulait mesurer l'influence que l'alcool a pu exercer sur l'état mental d'un individu, d'après l'intensité des symptômes que l'on trouve dans les descriptions générales de l'alcoolisme chronique. Il peut arriver que ces symptômes soient, sinon tout à faits absents, du moins rares et peu marqués chez un sujet dont les facultés intellectuelles et morales ont cependant subi une atteinte profonde du fait de l'alcool.

Sous ces réserves, nous rappellerons sommairement les principaux signes de l'alcoolisme chronique.

Les pituites matutinales, l'anorexie, la dyspepsie, les symptômes de la sclérose hépatique ou rénale sont les manifestations les plus communes de l'alcoolisme chronique viscéral. Quant aux troubles du système nerveux, les plus fréquents sont le tremblement rythmé (vertical) affectant surtout les avant-bras, les mains, la langue; les crampes, les paralysies qui intéressent surtout les membres inférieurs, restent incomplètes et affectent spécialement certains groupes musculaires ; les fourmillements, les engourdissements des extrémités; les anesthésies et les hyperesthésies; les troubles visuels : scotome *central*, diplopie, mouches volantes; enfin l'insomnie, les rêves professionnels, les cauchemars et les désordres psychiques qui seront exposés dans un autre chapitre.

Episodes aigus au cours de l'alcoolisme chronique. — L'alcoolisme comprend aussi des épisodes psychopathiques aigus, survenant chez les individus qui sont déjà des alcooliques chroniques, à l'occasion soit d'un plus grand excès d'alcool (*a potu nimio*), soit au contraire de la privation brusque de ce stimulant (*a potu suspenso*), soit d'une affection fébrile quelconque, d'une blessure, d'émotions, de fatigues intellectuelles, ou même sans cause occasionnelle appréciable.

Le plus fréquent de ces épisodes est un délire offrant des caractères spéciaux. Il est précédé, accompagné et suivi d'insomnie ; il est toujours plus marqué la nuit et parfois ne se manifeste nettement que pendant cette période. Il est toujours accompagné et l'on peut même dire qu'il est principalement constitué par des hallucinations qui intéressent surtout le sens de la vue. Ces hallucinations sont toujours terrifiantes, pénibles ou désagréables; elles sont multiples, mobiles, fugaces, et entraînent des réactions violentes. Le délire représente assez bien un cauchemar qui se déroulerait chez un individu en état de veille, et capable par conséquent d'opposer une résistance vigoureuse et énergique aux dangers qui le menacent. Le délire alcoolique s'accompagne d'un tremblement musculaire plus ou moins accentué.

Avec ces caractères constants, l'accès de délire alcoolique présente des degrés variables. Il se borne parfois à de l'excitation nocturne ; dans d'autres cas, les hallucinations ne sont pas perpétuelles; le malade doute un peu de leur réalité, et il continue à vivre, tant bien que mal, de la vie ordinaire pendant l'accès, qui peut s'écouler ainsi d'une manière relativement paisible ou s'aggraver brusquement pour occasionner à l'improviste des actes violents. A son degré complet de développement, l'accès prend le nom de *delirium tremens*.

Delirium tremens. — Après une période prodromique pendant laquelle se manifestent de l'inquiétude, de la tristesse, de l'agitation, de l'insomnie, les hallucinations apparaissent, la nuit d'abord, puis toute la journée. Elles se multiplient, se succèdent, tantôt se rattachant toutes à une même idée directrice, tantôt n'ayant d'autre lien commun que leur caractère terrifiant ou pénible. Certains malades restent une journée entière poursuivis soit par des assassins, soit par des gendarmes, soit par une armée entière ; d'autres voient tour à tour un incendie qui les environne de flammes, des figures grimaçantes qui sortent des murs, du plafond, des têtes coupées, des scènes d'assassinat, de tortures, de viol, des animaux qui se précipitent sur eux. Les autres sens, le toucher, l'odorat, le goût, l'ouïe même sont fréquemment hallucinés de la même façon. Il existe quelquefois aussi une anesthésie complète, et c'est ainsi que l'on voit des blessés arracher leur appareil, se servir de leurs membres fracturés sans paraître souffrir.

Le malade n'assiste pas passivement à la fantasmagorie qui se déroule devant lui. Il interpelle ses visions, exprime sa terreur ou sa colère, réclame impérieusement du secours, lutte violemment contre ses persécuteurs, cherche à leur échapper par la fuite, et pour cela saute par une fenêtre, escalade un mur, etc. Quand les hallucinations sont extrêmement nombreuses, mobiles et fugaces, le délire prend l'aspect de la manie la plus violente. Le malade vocifère sans interruption des lambeaux de phrase, n'ayant pas le temps de formuler entièrement chacune des idées qui se succèdent dans son esprit. De la même façon, il commence un acte avant d'avoir achevé celui qu'il venait d'ébaucher; ses mouvements incessants sont violents, brusques, désordonnés. Dans cet état, l'alcoolique peut encore parfois être arraché quelques instants à ses hallucinations et donner des réponses raisonnables et exactes quand on appelle fortement son attention; mais les conceptions délirantes reparaissent immédiatement.

La face est rouge, vultueuse, la peau couverte de sueur. Le corps est animé d'un tremblement qui occupe surtout les mains, les lèvres, la langue, les muscles du visage; mais qui est souvent généralisé et d'une intensité extrême. Des attaques épileptiformes s'observent souvent. La fièvre ne fait guère défaut dans les cas graves; elle peut atteindre 40 et 41°, et si elle se maintient deux ou trois jours à ce chiffre, elle annonce ordinairement que la mort est imminente. Alors le délire dégénère en rêvasseries plus tranquilles, puis aboutit à un état comateux qui précède la terminaison fatale.

La mort peut aussi survenir brusquement, à l'improviste, pendant que le malade est en proie à l'agitation la plus violente. Au moment même où il lutte contre ceux qui cherchent à le maintenir, contre les agents de police qui l'emmènent, on le voit s'affaisser tout à coup et tomber sans vie.

Toutefois, l'intensité du délire ne donne pas toujours la mesure de la gravité de la maladie. Il est des malades qui succombent sans avoir présenté une agitation très violente, mais avec une fièvre élevée et tous les signes de l'adynamie.

Le plus souvent l'accès de *delirium tremens* se termine par la guérison après une durée de trois à huit jours.

Psychose hallucinatoire aiguë. — Sous ce nom, on désigne un délire différant beaucoup du *delirium tremens*. L'alcoolique ici n'a pas de tremblement, ni d'hallucinations visuelles, mais bien des hallucinations auditives. Il interprète ces hallucinations dans le sens de la persécution, et présente ainsi un délire systématisé. L'intelligence est par ailleurs relativement assez bien conservée. Un certain fonds d'optimisme et de bonne humeur, qui appartient à beaucoup d'alcooliques, persiste quelquefois au milieu du délire de persécution, et lui imprime un cachet assez spécial.

La durée de ce délire varie ordinairement de quelques jours à quelques semaines.

§ V. — Dégénérés héréditaires.

Sous ce nom de dégénérés héréditaires on comprend plusieurs groupes d'individus très différents les uns des autres au point de vue du degré de développement intellectuel : les idiots, les imbéciles, les débiles, les dégénérés supérieurs. Les traits qu'ils ont en commun sont des antécédents héréditaires habituellement fort chargés au point de vue des tares du système nerveux; l'existence assez habituelle de vices de conformation (asymétries crânio-faciales, strabisme, malformations des organes génitaux, etc., etc.), du bégaiement, du zézaiement, des tics, des mouvements nerveux, et surtout le déséquilibre des facultés mentales; la fréquence des obsessions, des impulsions, et aussi du délire qui revêt chez eux quelques caractères particuliers.

Nous aurons surtout en vue de ce paragraphe la série des dégénérés qui va des *débiles*, dont l'intelligence, bien que fort médiocre, ne choque pas au premier abord par son insuffisance, et leur permet d'exercer un métier, de vivre de la vie commune sans trop se faire remarquer, jusqu'aux *dégénérés supérieurs* dont l'intelligence est non seulement moyenne, mais souvent même très puissante, au moins sur certains points.

Ces individus sont qualifiés aussi du nom de *déséquilibrés*. C'est qu'en effet, dès leur enfance, ils présentent une inégalité souvent très profonde des facultés mentales ; si l'une ou plusieurs d'entre elles acquièrent parfois un développement extrême, il arrive bien plus souvent que d'autres restent rudimentaires ou font presque complètement défaut. Les sentiments moraux peuvent, aussi bien que les facultés intellectuelles, rester à peine ébauchés, ou au contraire s'exagérer à l'excès ou différer considérablement de ce qu'ils sont chez les autres hommes. Certains dégénérés sont extrêmement émotifs ; d'autres font preuve d'une insensibilité morale absolue, ignorant ce que c'est que la pitié, la compassion, la justice. C'est surtout chez eux que l'on rencontre aussi les plus singulières aberrations de l'instinct sexuel ; les uns n'ont de penchant que pour les personnes de leur sexe ; les autres éprouvent des désirs vénériens à l'occasion d'une circonstance sans aucun rapport avec la fonction génitale, et toujours la même chez un même individu.

Les dégénérés ont très souvent des *obsessions*. Une image, une pensée surgissent dans l'esprit, parfois sans causes appréciables ; elles s'y installent, s'y implantent fortement et entraînent un besoin intense de réalisation. Certains sujets (*onomatomanie*) sont obsédés par un mot qu'ils doivent répéter à satiété, soit mentalement, soit réellement, ou qu'ils doivent au contraire soigneusement éviter, ou bien qu'ils doivent rechercher sans repos ni trêve jusqu'à ce qu'ils l'aient trouvé. D'autres obéissent rigoureusement à des règles, à des rites dont ils ne connaissent pas le motif,

et qu'ils trouvent même absurdes, comme par exemple de
monter un escalier toujours du pied droit, de compter leurs
pas, en prononçant seulement des chiffres multiples d'un
certain nombre : 2, 3, 5, etc. ; de dénombrer soigneusement, pendant les promenades, les visites, tous les objets
d'une même espèce qui tombent sous la vue : les arbres,
les chiens, les voitures, etc. D'autres évitent à tout prix le
contact du cuivre ou de tel autre métal, des objets poin-
tus, etc. L'*agoraphobie*, la *claustrophobie*, l'*écholalie*, la
coprolalie, etc., sont des manifestations du même ordre.

Les malades ont la parfaite conscience de leur obsession
et en reconnaissent presque toujours l'absurdité. Le besoin
d'y obéir n'en est pas moins intense, et porté parfois à un
tel point que, s'il n'est pas réalisé, il occasionne une
angoisse extrême, qui fait place à un sentiment de détente,
de calme et de bien-être dès que l'obsession est satisfaite.

L'*impulsion* ne diffère de l'obsession que parce qu'elle
est habituellement moins continuelle, qu'elle procède ordinairement par accès et surtout parce qu'elle entraîne le
malade à des actes plus apparents, plus ridicules ou plus
dangereux pour les autres ou pour lui-même. L'impulsion
est ordinairement unique et toujours la même, au moins
pendant un certain temps, chez un même individu ; elle se
manifeste à intervalles variables et dure chaque fois plus
ou moins longtemps. Son objectif, constant et bien limité
dans chaque cas, est très différent suivant les individus ;
mais à cet égard les impulsions les plus fréquentes et les
plus importantes sont les suivantes.

Dypsomanie. — Un individu, qui parfois est habituellement très sobre, est pris du désir et du besoin de boire de
l'alcool. Il résiste, et quelquefois très énergiquement,
parce qu'il sait par expérience à quelles conséquences désastreuses il s'expose s'il cède à son entraînement ; certains
malades vont même jusqu'à mêler les excréments à leur
boisson pour s'en dégoûter. Après une lutte plus ou moins
longue, il s'abandonne, il se procure de l'alcool à tout prix,
et s'il le faut, il vend pour cela ce qu'il possède, mendie ou
vole ; il boit, s'enivre solitairement, boit encore et, après
plusieurs jours ou plusieurs semaines de cette débauche,

il reprend une existence régulière, redevient sobre pendant de longs mois, jusqu'à ce que survienne un nouvel accès. Il est à remarquer que ces individus ne deviennent presque jamais alcooliques [1].

Pyromanie. — C'est la *manie incendiaire*, l'impulsion à mettre le feu, à brûler les meules, les granges, les maisons. On voit parfois à la campagne éclater ainsi en peu de temps une série d'incendies. Le plus souvent, tous ont été allumés par un même individu, un imbécile, un débile, un dégénéré qui a obéi, en commettant ces méfaits, non pas à une idée d'intérêt mais à une impulsion maladive et non motivée, ou qui se venge ainsi du grief le plus futile.

Kleptomanie. — C'est l'impulsion à voler, à dérober des objets, souvent sans grande valeur, dont le voleur ne tire guère profit, et que parfois il accumule à son domicile sans les utiliser. De même que le pyromane, le kleptomane agit non seulement avec pleine conscience, mais encore en prenant toutes les précautions propres à lui assurer l'impunité. D'ailleurs il sait parfois aussi trafiquer fructueusement de ses larcins, de sorte que l'appréciation de la responsabilité est ici souvent fort délicate.

Impulsions au suicide, à l'homicide. — Ces impulsions surgissent, comme les autres, souvent sans motif que le malade puisse se donner à lui-même. Seulement elles sont peut-être moins souvent suivies d'effet, sans doute parce que le malade, qui comprend parfaitement toute la gravité de l'acte auquel il est entraîné, lutte plus énergiquement, et pour mieux résister réclame parfois l'assistance d'autrui.

Délire des dégénérés. — Les dégénérés délirent facilement à l'occasion d'une vive émotion, de fatigues intellectuelles, d'excès, d'une maladie aiguë, de l'accouchement, de la ménopause, etc., ou sans cause appréciable.

Ce délire se développe en général rapidement ; il peut être général (maniaque, lypémaniaque) ou partiel (grandeurs, persécutions) ; mais il se présente rarement sous

1. Certains accès de dipsomanie seraient sous la dépendance de l'épilepsie et devraient être considérés comme des équivalents de l'attaque épileptique.

une forme nettement et étroitement systématisée, ou du moins il ne reste pas longtemps tel. Le plus souvent les idées délirantes de divers ordres coïncident ou se succèdent : le délire est polymorphe, diffus, sans évolution régulière. Il peut ne durer que quelques jours, que quelques heures même ; il persiste quelquefois presque indéfiniment ou aboutit à la démence.

§ VI. — Hystériques.

Les hystériques forment une classe mal limitée, se confondant par des transitions insensibles d'une part avec les sujets considérés comme normaux, et d'autre part avec des malades atteints de psychoses différentes ou d'affections organiques variées. Des tentatives ont été faites pour mieux délimiter et pour préciser ce qu'il convient d'entendre par ce terme d'hystérie [1]. Aucune n'a encore rallié tous les suffrages, et jusqu'à nouvel ordre, il convient de conserver le cadre ancien qui rassemble sous la dénomination d'hystériques les individus susceptibles de présenter une foule de troubles nerveux dont nous ne pouvons ici que rappeler très sommairement les principaux.

C'est d'abord la grande attaque convulsive qui n'a ni la

---

1. M. BERNHEIM (de Nancy) réserve le terme d'hystérie aux seules crises convulsives spéciales. M. BABINSKY veut que le terme d'hystérie s'applique exclusivement aux manifestations nerveuses qui peuvent être produites et guéries par la suggestion, à ce qu'il appelle les phénomènes *pithiatiques* (guérisables par persuasion). Pour M. Henry COLIN (*Essai sur l'état mental des hystériques*, thèse de doctorat, Paris, 1890), l'hystérie se confondrait avec la dégénérescence mentale : le délire seul lui appartiendrait en propre.

Pour M. SCHNYDER (de Berne) rapporteur de cette question au Congrès français des aliénistes et neurologistes (du 1er au 7 août 1907) l'hystérie ne constitue pas une entité morbide : elle est la manifestation de processus psychiques anormaux auxquels on peut appliquer la dénomination d'hystériques. S'ils peuvent apparaître, à titre épisodique, chez certains individus, ils sont souvent assez continus pour qu'on soit en droit de parler d'une *hystérisation* de la mentalité. Cette hystérisation se produit sous des influences héréditaires, morales et sociales. Elle résulte en général d'une insuffisance mentale, c'est-à-dire d'une disproportion entre les aptitudes de l'individu et les exigences imposées par la vie.

brusquerie ni la brutalité de l'attaque épileptique. L'hystérique ne perd jama's complètement connaissance; il est rare qu'elle tombe, et en tout cas sa chute n'occasionne pas de blessures. Ses convulsions ont souvent un caractère rythmique. Elles sont parfois toniques et immobilisent le sujet en des positions bizarres, notamment en arc de cercle, le corps ne reposant sur le sol ou sur le lit, que par les talons et la partie postérieure du crâne. Parfois aussi la crise prend l'aspect du clownisme par des attitudes théâtrales, des bondissements, des gestes désordonnés, etc. La crise se termine généralement par des larmes, du rire, une émission abondante d'urines aqueuses.

Au lieu d'une attaque convulsive, c'est quelquefois une hémiplégie qui se produit ou une paraplégie, ou une paralysie limitée à un membre ou à un segment de membre, une contracture musculaire présentant les mêmes caractères. D'autres fois, l'hystérique est pris de mutisme, d'aphasie, de dysphagie, d'anorexie, de toux, etc. Toutes ces manifestations ont pour caractères communs de n'être liés à aucune lésion organique, et d'être susceptibles de disparaître complètement et souvent très brusquement.

Il en est de même des troubles de la sensibilité cutanée et sensorielle, qui sont très fréquents et ont paru assez caractéristiques pour être désignés sous le nom de stigmates hystériques. L'anesthésie cutanée est particulièrement fréquente et intéresse tantôt une moitié entière du corps. tantôt une région limitée. Dans ce dernier cas elle ne correspond pas à un territoire d'innervation, mais à des limites qui n'ont rien d'anatomique (anesthésie en gant, en manche d'habit, en gilet de flanelle, etc.) ou bien elle forme des plaques irrégulières. Assez souvent, d'ailleurs, elle change de place ou de côté. L'hyperesthésie cutanée se manifeste aussi en des régions quelconques ne correspondant pas aux points d'émergence des nerfs. La pression sur les points hyperesthésiés est capable de provoquer dans certains cas une attaque convulsive. Ces zones hystérogènes peuvent exister en d'autres régions, notamment au niveau de l'ovaire.

Mentionnons encore parmi les stigmates dits « permanents » de l'hystérie, et qui d'ailleurs sont parfois très mobiles, et peuvent faire tous complètement défaut dans certains cas : l'anesthésie des muqueuses, les anesthésies sensorielles, le rétrécissement concentrique du champ visuel (plus marqué pour certaines couleurs), l'amblyopie, etc.

L'hystérie provoque parfois un délire à caractères spéciaux (voir chapitre iii).

C'est aussi à l'hystérie que se rattachent le plus souvent les phénomènes *hypnotiques* : la léthargie, la catalepsie, la narcolepsie, le somnambulisme provoqué, les suggestions, les actes commis ou subis par les malades qui se trouvent en cet état. Malgré l'intérêt si vif que présente l'étude de ces phénomènes, nous nous bornons à les mentionner, parce que jusqu'ici ils n'ont jamais eu d'application médico-légale, sauf dans de très rares affaires de viol et d'attentat à la pudeur. Nous avons cité ailleurs (pages 386 et suivantes) les quelques expertises relatives à cette question.

Les expertises relatives aux hystériques sont motivées surtout par certains troubles de leur état mental dont il sera parlé au chapitre cinquième.

§ VII. — Morphinomanes, Cocaïnomanes, Éthéromanes.

L'intoxication chronique par l'opium détermine, comme l'alcoolisme, outre des symptômes somatiques, certains troubles des facultés mentales qui doivent être envisagés au point de vue médico-légal.

L'empoisonnement lent par l'opium en nature, si fréquent dans certaines contrées de l'Orient, n'existe pour ainsi dire pas chez nous; mais il est remplacé par l'intoxication morphinique, opérée par les injections hypodermiques[1]. Dans les deux cas, les symptômes paraissent être analogues.

---

1. Parmi les monographies françaises sur ce sujet nous citerons : Pichon, *Le Morphinisme*, 1890. — Guimbail, *Les Morphinomanes*, 1891. — E. Chambard, *Les Morphinomanes*.

Les individus qui font abus de la morphine sont poussés d'abord par le désir de se procurer le sentiment de calme, de bien-être physique et intellectuel que la morphine donne à certains sujets; l'injection faite au début pour apaiser une douleur est continuée souvent dans le dessein d'obtenir la sensation d'ébriété. Il est des gens pour qui cette ébriété spéciale a des charmes extrêmes. Il est impossible de ne pas reconnaître, dans la plupart des cas, un caractère pathologique à ce penchant pour la morphine, et, en fait, beaucoup de ceux qui font abus de ce médicament ont présenté antérieurement des bizarreries. des anomalies, des troubles psychiques plus ou moins accusés, plus ou moins nettement caractérisés.

Quoi qu'il en soit, au bout d'un certain temps, qui comprend ordinairement deux ou trois mois, la morphine ne procure plus l'*euphorie* si attrayante du début; en revanche elle est devenue réellement indispensable au fonctionnement de l'organisme, si bien que sa suppression brusque entraîne les troubles les plus graves, pouvant aller jusqu'au collapsus mortel. Comme les doses doivent être constamment augmentées pour produire le même effet, on voit des individus qui arrivent à absorber journellement plusieurs grammes de chlorhydrate de morphine.

Les individus ainsi imprégnés de morphine présentent des désordres de presque toutes les fonctions : inappétence, amaigrissement, constipation, tremblements. impuissance, aménorrhée, périostite alvéolo-dentaire amenant la chute des dents, furonculose, abcès sous-cutanés et enfin cachexie profonde. En même temps les facultés intellectuelles subissent un affaiblissement graduel qui semble d'abord porter spécialement sur l'attention et la volonté. L'imagination peut rester longtemps active et surexcitée; mais les conceptions demeurent stériles et les résolutions ne se traduisent que difficilement par des actes. Ce manque d'énergie fait que les individus en état de morphinisme chronique commettent rarement des crimes ou des délits.

Il n'en est pas de même lorsque, par suite de la privation de leur excitant habituel, ils se trouvent dans cet état spécial, décrit sous le nom d'*abstinence morphinique*. Sans parler des troubles somatiques qui se produisent alors, dont les plus importants sont le collapsus et les désordres gastro-intestinaux simulant parfois le choléra-morbus, et outre les accès de manie, d'hystérie ou d'hystéro-épilepsie qui peuvent éclater à ce moment, le malade éprouve le besoin le plus intense, le plus impérieux de la morphine. Ce besoin répond à un appel pressant de l'organisme ; on a pu dire qu'il est comme la faim et la soif, une manifestation de l'instinct de conservation. Il est en même temps un besoin psychique qui devient une obsession, une impulsion dans laquelle se concentre tout ce qui reste de facultés intellectuelles. Aussi le morphinomane en état d'abstinence cherche-t-il à se procurer de la morphine à tout prix ; pour cela, il combine les moyens de tromper la surveillance de son entourage, de capter la confiance des pharmaciens ; enfin pour avoir de l'argent il commet souvent des vols longuement prémédités et exécutés avec adresse. Il est curieux de voir combien tout ce qui se rapporte à ce besoin de morphine survit, comme un groupe de phénomènes psychiques solidement organisé, au milieu du désarroi le plus profond des facultés intellectuelles. Nous avons observé une jeune femme en état d'abstinence morphinique, laquelle, ainsi qu'il arrive parfois en pareil cas, passait constamment de l'excitation maniaque la plus violente avec hallucinations visuelles, vociférations incohérentes, tentatives de suicide, à un état de dépression tel qu'elle restait inerte dans son lit, ne retenant plus ses matières fécales. Un jour que, pendant un de ces moments de dépression, on l'avait laissée seule quelques instants, elle s'habille rapidement, se munit du porte-monnaie de son mari, d'une ancienne ordonnance prescrivant de la morphine, prend un fiacre et s'en va acheter une seringue, puis de la morphine.

C'est surtout à l'occasion de vols commis par les morphinomanes que le médecin légiste est appelé à intervenir. Il lui faut d'abord rechercher si l'inculpé est réellement morphinomane et à quel degré. Ici, comme pour l'alcoolisme, la gravité de l'intoxication ne se mesure pas exactement aux doses absorbées ; tel individu qui ne prend que quelques centigrammes de morphine aura les mêmes troubles, et supportera aussi mal l'abstinence que tel autre dont la dose quotidienne atteint ou dépasse un gramme. — Le diagnostic se fera par les nombreuses traces de piqûres, accompagnées souvent d'induration ou d'abcès sous-cutanés, par la constatation des symptômes indiqués plus haut, qui peuvent d'ailleurs être peu accentués, et surtout par l'apparition des troubles que provoque toujours chez les véritables morphinomanes la suppression ou la diminution brusque des piqûres. — Mais il ne suffit pas qu'un individu soit reconnu vraiment morphinomane et même en état d'abstinence morphinique, pour qu'il soit déclaré irresponsable des vols qu'il a commis. Ici, comme d'ailleurs dans toutes les expertises relatives à l'état mental, l'appréciation de la responsabilité se base sur une foule d'éléments particuliers qui varient suivant chaque cas : les circonstances dans lesquelles l'acte a été accompli, le degré de l'intoxication morphinique, la violence des troubles dus à l'abstinence, les antécédents du malade [1], etc.

La *cocaïnomanie* ressemble fort à la morphinomanie, à laquelle elle est d'ailleurs souvent associée. Mais le cocaïnisme s'accompagne en outre d'hallucinations de la vue, du toucher et de l'ouïe, désagréables ou terrifiantes, lesquelles peuvent aboutir à un délire de persécution ou à un accès de manie. Les cocaïnomanes sont ainsi portés à des actes de violence qui les rendent dangereux pour autrui.

Les *éthéromanes* arrivent à boire l'éther par petits verres ou à en inhaler chaque jour 100 grammes ou davantage, pour se procurer une excitation ou une ivresse intellectuelles. Les conséquences de l'éthérisme, tant au point

---

1. Rappelons ici que le pharmacien encourt une grave responsabilité s'il délivre plusieurs fois de la morphine sur le vu d'une seule et même prescription médicale. Ainsi, le Tribunal de la Seine a condamné, en 1883, un pharmacien qui avait fourni à une même cliente, 693 grammes de morphine, en l'espace de 18 mois, à 8 jours d'emprisonnement, 1.000 francs d'amende pour violation de l'ordonnance royale du 29 octobre 1846 et à 2.000 francs de dommages-intérêts au profit du mari de la malade.

de vue physique qu'au point de vue de l'état mental, sont beaucoup moins graves que celles du morphinisme et du cocaïnisme, et la privation brusque de l'éther n'entraîne pas d'accidents sérieux. Les éthéromanes n'intéressent guère la médecine légale qu'en leurs qualités de déséquilibrés et de dégénérés ; c'est en effet parmi les individus de ce genre que se développe à peu près exclusivement la passion de l'éther.

CHAPITRE TROISIÈME

DU DÉLIRE ET DE SES DIVERSES FORMES

Certains actes délictueux ou criminels sont le résultat direct d'un délire. D'autre part, il arrive parfois que le délire apparaît et évolue sous les yeux du médecin chez un inculpé mis en observation parce que son état mental avait déjà paru plus ou moins suspect. Dans les deux cas, l'étude du délire, de la forme qu'il revêt, des caractères qu'il présente, fournit un moyen précieux d'appréciation, parce qu'il met ordinairement sur la voie d'un diagnostic complet, d'une reconstitution de toute l'histoire pathologique du sujet, et qu'il permet de ranger celui-ci dans telle ou telle classe d'aliénés, de reconnaître sous quelles influences il a pu commettre l'acte incriminé, et aussi de formuler un pronostic souvent très précis.

Nous donnerons ici quelques éléments de ce diagnostic, en décrivant sommairement les principales formes du délire[1] suivant une classification qui nous paraît la plus

1. Chacun comprend la différence qui existe entre le délire, le rêve, l'erreur, la passion, et cependant tous ces états sont ou peuvent être la cause de conceptions fausses ; mais il faudrait de longues explications pour préciser ce qu'ont de spécial les conceptions fausses du délire. En outre, pour délimiter rigoureusement ce qu'on entend par conceptions fausses, il faudrait commencer par définir la raison, terme irréductible qui n'est pas susceptible de définition. Tous ces exercices de métaphy-

commode au point de vue pratique. Nous distinguerons le délire en *général, partiel et systématisé*, et *diffus* ou *polymorphe*, distinction un peu schématique, et qui n'est pas toujours réalisée complètement dans la réalité.

§ 1. — Délire général.

Dans le délire général, dit M. Achille Foville [1], « l'état de maladie saute aux yeux dès le premier abord : l'attention ne peut plus être fixée : les malades sont étrangers à ce qui les entoure ; rien ne les attache à leur manière de vivre antérieure, à leur profession, à leurs relations sociales, à l'observation des convenances, etc. » — Le délire général peut se présenter sous deux aspects opposés : tantôt toutes les facultés sont exaltées, tantôt au contraire elles sont déprimées ; dans le premier cas, le délire est dit *maniaque* dans le second cas il est appelé *dépressif* ou *mélancolique*.

Le *délire maniaque* a pour caractère principal une surexcitation générale et continue des idées, des sentiments et des déterminations (Foville). Les malades qui en sont atteints parlent sans cesse, avec une volubilité extrême, changeant constamment d'idées, accompagnant leurs paroles d'une mimique et de gestes désordonnés : ils s'agitent, se livrent à des actes irréfléchis, violents, sans but raisonnable ; ils ont très souvent des hallucinations des différents sens. Le délire maniaque constitue la *manie*, laquelle est tantôt primitive et représente une forme de folie, tantôt se manifeste par un accès chez certains malades : les imbéciles, les déments, les épileptiques, au début de la paralysie générale, au cours de l'alcoolisme, etc.

Le délire général *mélancolique* ou *dépressif* a pour caractère principal « une dépression, une torpeur générale et continue des idées, des sentiments, des déterminations.

sique sont assez inutiles au point de vue pratique, et toutes les tentatives faites pour définir le mot délire n'ont abouti à aucun résultat absolument satisfaisant (Voir sur ce point l'article *Délire* de MM. BALL et RITTI), Dict. encycl. des sciences médicales).

1. FOVILLE, Art. *Délire* du Nouv. Dict. de méd. et de chir. pratiques.

Les malades qui en sont atteints sont dans un état complet d'abattement physique et moral. Leur face est morne, leurs traits pendants, leur teint blafard ; toutes les fonctions végétatives, circulation, respiration, nutrition, sécrétions et excrétions sont lentes et amoindries. Les idées paraissent absentes, les sentiments ne peuvent se faire jour, les malades gardent un silence absolu ou ne parlent qu'à voix basse, par monosyllabes ; ils ne changent pas de place, sont incapables d'aucune énergie, d'aucune initiative ; rien ne peut les distraire de leur tristesse, qui est tantôt spontanée, sans motif, tantôt au contraire est basée sur des idées délirantes de la nature la plus pénible » (Foville). — Le délire général dépressif constitue une des formes de la folie : la *mélancolie;* il peut succéder au délire maniaque, et c'est ce que l'on observe notamment dans une forme de folie dite *folie circulaire* ou *à double forme;* il apparaît aussi quelquefois dans la paralysie générale, l'alcoolisme, l'épilepsie, etc.

II. — Délire partiel et systématisé.

Le délire partiel est celui dans lequel un certain nombre d'idées portent le cachet de l'insanité, tandis que sur les autres points la raison paraît intacte ou relativement peu atteinte. Le délire peut être purement intellectuel, ou considérablement renforcé par des hallucinations ; mais chez un même malade, conceptions fausses et hallucinations concordent entre elles, convergent vers un même centre, pour constituer un délire *coordonné, organisé, systématisé.* Suivant que cette systématisation se sera faite dans tel ou tel ordre d'idées, le délire sera celui de la *persécution* ou des *grandeurs,* ou du *mysticisme,* de l'*érotisme,* de l'*hypocondrie,* etc. Cet aspect, cette *couleur* du délire n'est pas en rapport constant avec la nature et l'origine de la maladie mentale. Une même maladie : la paralysie générale, l'alcoolisme, la dégénérescence héréditaire peut occasionner des délires de diverses couleurs. Il faut donc, dans chaque cas particulier, s'appuyer sur d'autres éléments pour reconnaître l'origine du délire.

Parmi les divers délires partiels, les deux plus importants au point de vue médico-légal sont le délire de persécution et le délire ambitieux.

Délire de persécution. — Les *délirants chroniques*, décrits dans un paragraphe précédent, fournissent l'exemple le plus parfait d'un délire bien nettement systématisé. Chez eux tout converge vers l'idée de persécution et s'y rapporte étroitement, tandis que, sauf sur ce point, l'intelligence conserve presque indéfiniment sa vigueur.

Bien d'autres malades sont aussi des persécutés ; mais si leur délire paraît au premier abord analogue, une étude plus attentive permet de le différencier de celui des délirants chroniques par des caractères bien tranchés.

Les *alcooliques* qui délirent sont fréquemment des persécutés. Mais ici les hallucinations sont surtout visuelles, rarement auditives, ce qui est exactement l'inverse chez les délirants chroniques. Elles sont terrifiantes, mobiles, fugaces, oubliées dès qu'elles sont remplacées par d'autres ; elles amènent une réaction immédiate, violente, des vociférations, une gesticulation désordonnée. Le délirant chronique n'est pas terrifié, mais bien plutôt indigné ; c'est par la ruse, par d'ingénieuses précautions, ou par un meurtre bien préparé qu'il se défend contre des persécutions qui existent depuis longtemps, dont il n'a oublié aucune, et qui se relient solidement dans son esprit par un enchaînement logique. Son délire s'est développé lentement, graduellement ; celui de l'alcoolisme est constitué en quelques jours ou presque instantanément. Enfin, le tremblement et les autres signes somatiques de l'alcoolisme viennent compléter ce diagnostic, en général très facile. Rappelons toutefois que l'alcoolique peut avoir un délire de persécution d'un autre aspect (p. 705).

Le *dégénéré* est parfois aussi un persécuté. En ce cas, souvent son délire n'est pas pur de tout mélange : il s'y joint quelques idées de grandeur et de mysticisme, d'érotisme, etc. ; il est souvent aussi mal coordonné, inégal suivant les jours ; il n'a pas la régularité, l'égalité, la tenue imperturbable que l'on remarque chez le délirant chronique. Le dégénéré a des antécédents héréditaires et personnels ; dès son enfance, il a eu ou d'autres accès de délire, ou des obsessions, des impulsions, ou ces inégalités d'intelligence, ces lacunes, cette déséquilibration dont on peut retrouver la trace jusque dans son délire actuel. Le délirant chronique n'a pas d'antécédents, et ce n'est guère avant l'âge de 30 ans que la maladie mentale apparaît chez lui.

Une variété particulière de ces dégénérés a reçu le nom de *persécutés-persécuteurs*. « Chez eux, le délire ne se systématise jamais complètement ; il change d'objet et de forme ; il ne se complique pas d'hallucinations ni de troubles de la sensibilité générale : il n'évolue ni vers la mégalomanie, malgré l'immense orgueil dont sont doués ces aliénés, ni vers la démence. Les persécutions dont ils se plaignent sont purement d'ordre moral : préjudices à leur réputation, à leurs succès dans le monde, dénis de justice, etc. Ils sont en apparence lucides, raisonnent correctement : leurs plaintes, quoique fausses, ont quelque vraisemblance ; enfin ils sont irrésistiblement poussés à l'action, et se livrent à des extravagances incessantes, parfois aux actes les plus dangereux [1]. » Ils font des procès, réclament justice par tous les moyens, par des pétitions au Parlement, des lettres à la Presse, des proclamations au public, tirent des coups de revolver sur les fonctionnaires, sur les hommes en vue, et cela moins parfois dans le but de commettre un meurtre, que d'attirer l'attention sur eux-mêmes et de se fournir le moyen d'exprimer ensuite solennellement leurs griefs devant les juges.

Délire ambitieux, délire des grandeurs, mégalomanie. — Un des types les plus purs du délire des grandeurs est fourni par les *délirants chroniques*, parvenus à la troisième période de leur affection, surtout quand les idées de persécution ont entièrement disparu. Le malade est alors plusieurs fois millionnaire ; ou bien c'est un grand personnage, un roi, ou bien il a un pouvoir surnaturel, ou bien il est un être surhumain, Dieu même. Ses paroles, ses actes,

1. CULLERRE, *Traité pratique des maladies mentales.* Paris, 1889, J.-B. Baillière.

son attitude, sa conduite, restent toujours en harmonie avec cette conception.

Le *paralytique général* a les mêmes idées ambitieuses. qui deviennent parfois aussi énormes, aussi démesurées. Mais ces idées se ressentent de l'affaiblissement intellectuel, de la démence qui se constitue rapidement chez lui ; elles sont incohérentes, mobiles, contradictoires et sont bien loin de dominer tout l'être intellectuel et de dicter la conduite. Un paralytique qui vient de se dire maréchal de France, archimillionnaire, et qui offre une fortune à son interlocuteur, lui demande aussitôt après de quoi acheter du tabac.

La même incohérence se remarque dans le délire des grandeurs que présentent certains *alcooliques*. Mais chez eux les hallucinations visuelles sont fréquentes.

Les *dégénérés héréditaires* ont parfois aussi un délire ambitieux, dont les caractères sont les mêmes que ceux qui ont été indiqués à propos du délire de persécution de ces mêmes malades.

La *folie circulaire* ou à *double forme* est constituée par une série, continue ou interrompue, d'accès d'excitation cérébrale alternant avec des accès de dépression. L'excitation peut arriver d'emblée ou très rapidement à une véritable manie ; mais parfois aussi elle reste longtemps, ou pendant toute sa durée, moins excessive. Le malade sent ses facultés intellectuelles décuplées ; sa mémoire, son activité psychique sont en effet considérablement augmentées. Il a besoin de dépenser les forces qui débordent en lui ; il est d'une activité dévorante, d'une loquacité intarissable. Il fait bon marché des convenances, de la morale, se livre à des excès alcooliques, et satisfait sans vergogne ses appétits vénériens, en général fort augmentés. Tout cela aboutit parfois à un véritable délire ambitieux. Le malade n'a plus simplement l'orgueil de sentir ses forces physiques et intellectuelles augmentées ; il n'est plus seulement entreprenant, hautain, impérieux ; il réclame les plus hautes situations, veut réformer la société, transformer les sciences, etc. Il n'y a pas toutefois dans ce délire d'oubli complet et de transformation de la personnalité : il est bien rare que le malade se croie un roi, un empereur, il garde la notion de son individualité tout en la trouvant considérablement accrue et digne des positions les plus élevées. L'excitation, la loquacité, l'incohérence bien moindre des conceptions différencient aussi ces malades des autres délirants ambitieux.

§ III. — Délire diffus, polymorphe.

Entre le délice systématisé, limité à un seul ordre d'idées, et le délire général où le désordre intellectuel est complet ou total, on peut distinguer un autre groupe de cas dans lesquels le délire n'est pas absolument généralisé, permet quelques conceptions, quelques paroles et quelques actes lucides, mais porte cependant sur une foule d'idées de divers ordres, est incohérent et diffus.

Les *dégénérés héréditaires* présentent fréquemment cette forme de délire. A un degré atténué, l'accès comporte quelques idées de grandeur, peu excessives en général, oubliées et reprises, non pas toujours présentes à l'esprit, mélangées parfois d'idées de mysticisme religieux, bien plus souvent d'idées de persécution avec ou sans hallucinations terrifiantes. Une certaine lucidité subsiste, et parfois au point que certains malades sont capables de vaquer encore à leurs occupations ; mais au moindre incident leurs idées délirantes peuvent se traduire par des actes extravagants, délictueux ou criminels. A un degré plus accentué, les idées délirantes sont non seulement plus nombreuses, mais plus incohérentes ; à certains moments, le malade semble même avoir perdu toute lucidité ; excité ou déprimé, il paraît à peu près étranger à ce qui l'entoure. Ce délire est en général mobile et d'une intensité très variable suivant les jours, suivant les heures même.

Certains *alcooliques*, chez lesquels on ne trouve cependant aucune trace de dégénérescence héréditaire, présentent parfois aussi cette même forme de délire.

Le *délire hystérique*, qui accompagne ou suit une attaque, et parfois la constitue à lui seul, est aussi un délire polymorphe, mais à caractères spéciaux. Il apparaît brusquement, cesse de même, et sa durée totale dépasse rarement quelques heures. C'est un délire hallucinatoire et la malade se comporte vis-à-vis de ces hallucinations comme si elles étaient des réalités. Elle répond de la parole et du geste à ses interlocuteurs, tantôt ravie ou attendrie devant un beau spectacle, tantôt injuriant ceux qui l'insultent, tantôt exprimant sa terreur devant les dangers qui la menacent.

Le délire est polymorphe, parce qu'il traduit des hallucinations qui, elles-mêmes, se succèdent sans se ressembler ; habituellement du reste, ces hallucinations ne sont pas incohérentes, au moins dans un même moment.

CHAPITRE QUATRIÈME

DES ACTES ACCOMPLIS SOUS L'INFLUENCE D'UNE IMPULSION IRRÉSISTIBLE

Il est difficile de donner de l'impulsion une définition qui convienne en même temps à tous les phénomènes que l'on comprend sous ce nom.

Tantôt l'impulsion est une manifestation psychique absolument inconsciente, qui consiste en l'association de certaines idées se traduisant, avec la fatalité du mécanisme réflexe, par un acte ou une série d'actes souvent fort complexes et bien adaptés à un même but, mais accomplis en vertu d'un pur automatisme cérébral, sans aucune participation de la personnalité. Le type le plus parfait de ces impulsions se rencontre chez certains épileptiques.

Dans d'autres cas, l'impulsion est parfaitement consciente. Le malade est envahi par une idée dont il ne comprend nullement la genèse, et qui le pousse à commettre un acte dont il apprécie parfois très bien l'absurdité, la gravité ou l'horreur. Il sait qu'il n'en tirera nul profit, mais il a le besoin de le commettre, d'exécuter l'idée fixe, besoin tellement intense qu'il se manifeste parfois par un malaise physique extrême, par de l'angoisse, des palpitations, des sueurs, tandis qu'une fois l'acte accompli, le malade éprouve un sentiment de détente, de calme et de bien-être, à tel point qu'il se sent soulagé même quand il a commis ainsi un crime que lui-même trouve affreux. Dans l'un des paragraphes précédents consacrés aux dégénérés héréditaires, nous avons parlé déjà des impulsions de cette nature, et des obsessions qui n'en sont qu'une variété.

L'impulsion sous ses diverses formes est un phénomène fréquent chez les aliénés de tout genre. Quand elle est absolument inconsciente, il est évident qu'elle comporte une irresponsabilité complète. Quand elle est consciente, il est très difficile parfois d'apprécier si elle était réellement irrésistible, et la détermination du degré de responsabilité que comporte un acte commis sous cette influence est un des problèmes les plus délicats de la médecine légale (voir § IV de ce chapitre).

§ I. — Impulsions chez les épileptiques.

L'impulsion épileptique est fort analogue au délire que nous avons décrit précédemment chez ces malades ; elle se confond avec lui par des transitions insensibles. L'impulsion diffère du délire par une durée plus courte, par une moindre diffusion du désordre intellectuel qui ne se manifeste guère que par un acte unique et non par une série d'actes incohérents.

L'impulsion se manifeste ordinairement avant ou après un accès épileptique ; elle éclate soudainement (bien que parfois précédée d'une sorte d'*aura*, d'une sensation spéciale toujours identique chez le même malade) ; elle se traduit immédiatement par un acte, accompli sans dissimulation et sans précaution aucune. S'il s'agit d'un homicide, il est souvent perpétré avec une violence extraordinaire ; les coups sont multipliés inutilement, et le meurtrier s'acharne après sa victime.

Il existe un grand nombre d'exemples de crimes accomplis par les épileptiques dans ces conditions. Le suivant, que nous avons observé. peut servir d'exemple. Un jeune homme atteint d'épilepsie à grandes attaques, qui l'avait fait réformer du service militaire peu de temps après son incorporation, était attablé dans un cabaret; brusquement, il se lève, saisit une petite fille qu'il ne connaissait pas et lui heurte violemment la tête contre le sol à plusieurs reprises. Il est arrêté, déclare aux agents qu'il ne comprend pas ce qu'on lui reproche, et le jour de son entrée en prison, au moment où il prenait un bain, il est pris d'une attaque franche d'épilepsie ; quelques jours après, étant à la promenade avec d'autres détenus, il se jette tout d'un coup sur un gardien et ne peut être maîtrisé que par plusieurs personnes auxquelles il oppose une résistance extraordinaire. Le gardien attaqué, qui était en bons termes avec ce malade, déclarait qu'il était ordinairement doux, docile et qu'il lui témoignait beaucoup d'amitié. Informé des violences auxquelles il s'était livré, le détenu en témoignait du regret, mais n'en avait conservé nul souvenir, non plus que l'acte de brutalité qui avait motivé son arrestation.

L'impulsion n'est pas toujours homicide ; elle peut avoir pour conséquence l'accomplissement d'autres crimes ou délits, ou d'actes non dommageables pour autrui. Il est à remarquer que souvent l'impulsion, revenant à intervalles plus ou moins éloignés, est toujours identique chez le même malade. Voici quelques exemples parmi ceux que cite Legrand du Saulle. Une demoiselle épileptique, qui a toujours vécu dans un milieu distingué, fait entendre quelques paroles grossièrement lubriques, et toujours les mêmes, puis relève ses jupes et essaie de déchirer son pantalon. — Un savant, assis à sa table de travail, s'interrompt trois ou quatre fois dans un court espace de temps pour défaire et refaire son lit. — Un homme bien vêtu, ayant de quoi vivre, demande l'aumône à tous les passants, pendant un quart d'heure ou vingt minutes, tous les mois environ.

Nous avons dit que l'impulsion se produisait habituellement avant ou après un accès. C'est le lieu de rappeler que l'accès peut être *incomplet* ou se manifester sous la forme de *vertige*.

L'accès incomplet est décrit ainsi par Legrand du Saulle [1] :
« Le malade, dans n'importe quelle attitude, s'arrête tout
à coup : sa tête tourne lentement d'un côté, sa face pâlit un
peu et revêt souvent une expression d'étonnement indigné,
de terreur ou de fureur ; puis l'un des côtés du corps se
raidit, la respiration se suspend, le visage se colore, un certain mâchonnement se produit, et l'on entend dans la gorge
un bruit analogue à celui de la déglutition qui se fait à vide.
Il n'y a ni cri initial, ni chute. Au bout de dix à trente-cinq
secondes, tout rentre dans l'ordre, et l'on n'observe plus que
de la demi-hébétude et de la lourdeur de tête. Ces crises
sont toujours identiques chez un même malade ; elles sont
calquées les unes sur les autres, stéréotypées. Une fois que
l'accès incomplet s'est produit chez un individu de la façon
qui vient d'être décrite, l'empreinte est prise, et le cliché
reste ; à chaque accès subséquent une nouvelle épreuve est
tirée. »

Le *vertige*, ou l'*absence*, est constitué par la suspension
instantanée et complète de l'activité intellectuelle. L'individu au milieu d'une occupation quelconque s'arrête brusquement, lâche l'objet qu'il tenait à la main ou le lance con-
vulsivement, conserve les yeux fixes, reste immobile
pendant quelques secondes, puis reprend son occupation
juste au point où il l'avait laissée ; souvent il ne s'aperçoit
pas de ce qui vient de lui arriver, de sorte qu'on voit ainsi
des gens, épileptiques depuis de longues années, ignorer
leur maladie, se croire seulement atteints de migraines,
d'éblouissements, et n'avoir conscience que des malaises,
ordinairement assez légers, qui suivent cette forme d'attaque.

Enfin il est des cas où l'on observe des impulsions semblables à celle des épileptiques, se manifestant par des
actes répétés sous la même forme, accomplis avec la même
instantanéité, le même automatisme, la même absence de
motifs, de précautions dans l'exécution, avec le même oubli
consécutif et qui, cependant, ont pour auteurs des indivi-

---

1. Voir notamment LEGRAND du SAULLE, *Etude médico-légale sur les
testaments contestés pour cause de folie*, Paris, 1879.

dus chez lesquels on ne peut retrouver aucune trace d'épilepsie. Les circonstances dans lesquelles est accompli l'acte, les caractères de l'impulsion sont quelquefois tellement identiques dans les deux cas, que certains auteurs ont été amenés à admettre une forme d'*épilepsie larvée*, ne se manifestant que par les désordres psychiques de la névrose, qui apparaîtraient à intervalles plus ou moins réguliers. On serait conduit ainsi à restreindre notablement le domaine de la *folie impulsive* proprement dite qui sera indiquée plus loin.

§ II. — Impulsions chez les alcooliques, les hystériques, les déments, etc.

Des impulsions, plus ou moins inconscientes, peuvent se manifester, à titre de complications passagères, de symptômes surajoutés, dans presque toutes les formes d'aliénation mentale; chez les déments, les idiots, les imbéciles, les dégénérés, etc. Elles se montrent quelquefois aussi, quoique rarement, dans l'hystérie; Morel cite par exemple deux cas d'impulsion homicide chez ces malades: d'autres sont poussées à allumer des incendies, etc.

L'alcoolisme peut être la source d'impulsions, celles-ci sont généralement précédés d'hallucinations (presque toujours visuelles) et surviennent au cours d'un accès de délire plus ou moins prolongé.

Souvent aussi elles s'accompagnent d'autres troubles du système nerveux : vertiges, convulsions épileptiformes, et l'on est en présence d'un individu qui est à la fois un alcoolique et un épileptique. Quand l'alcoolisme est enrayé, l'épilepsie peut guérir, et l'on voit ainsi des individus qui, une fois séquestrés dans une prison, n'ont plus de ces attaques qui les avaient atteints auparavant ; mais, dans d'autres cas, l'épilepsie ainsi suscitée suit sa marche et persiste indéfiniment. Legrand du Saulle a consacré un chapitre de son livre aux alcooliques épileptiques et cite un certain nombre d'actes criminels commis par ces individus.

D'ailleurs, l'alcool exerce souvent une action très puissante chez les divers aliénés ou individus prédisposés à l'aliénation. Chez ces individus, l'alcoolisme chronique revêt une forme spéciale dont les manifestations principales ou uniques sont des troubles cérébraux ; modifications du caractère, hallucinations, délire, impulsions. L'abus de l'alcool cesse-t-il pendant un temps insuffisant, on voit ces troubles s'amender plus ou moins complètement, à moins — ce qui se voit encore assez souvent — que l'intoxication n'ait été que le point de départ, la cause occasionnelle du développement de désordres intellectuels ou d'une forme nettement caractérisée d'aliénation mentale qui évolue ensuite avec ses caractères propres.

Il est à remarquer encore que chez les aliénés, les prédisposés, les névropathes, des excès alcooliques, passagers et même légers, ont souvent une action très puissante, suscitent ou viennent renforcer le délire, constituent un appoint qui porte l'individu à exécuter des actes dont l'accomplissement était auparavant plus ou moins fermement résolu. Une observation de M. Motet[1] peut servir de type à cet égard. Il s'agit d'un employé supérieur d'une grande administration qui, après avoir eu, dans sa jeunesse, un premier accès de délire des persécutions suivi d'une tentative de suicide, avait ensuite rempli une carrière très active dans laquelle il avait donné des preuves de grande intelligence. Au moment de prendre sa retraite, il est ressaisi par des idées de persécution ; persuadé, tout à fait à tort, que la pension à laquelle il a droit va lui être refusée, que sa femme et sa fille qu'il aime profondément vont se trouver dans la misère, l'idée lui vient qu'il serait préférable de les tuer pour leur éviter une existence aussi pénible. Il nourrit quelque temps ce projet, sans avoir la force de l'exécuter. Sur ces entrefaites, il se met à boire, sans commettre toutefois de grands excès ; mais sous l'influence de cette nouvelle excitation, un jour, après avoir passé amicalement la soirée avec sa femme, il se précipite sur celle-ci, la frappe à coups de marteau et tente de tuer également sa fille. L'alcool a

1. Société de méd. lég., séance du 23 avril 1885.

été ici l'agent qui a achevé le délire, a fixé les conceptions faussses et poussé l'aliéné à les traduire par des actes.

§ III. — **Folie impulsive proprement dite.**

A côté des impulsions qui s'observent comme l'une des manifestations d'une névrose ou d'une des formes nettement caractérisées de la folie, il en est d'autres qui, bien qu'aussi violentes et aussi graves dans leurs conséquences, constituent à elles seules la révélation, sinon unique, du moins de beaucoup la plus saillante d'un état mental pathologique. On est alors en présence de ce que l'on appelait autrefois la *folie impulsive* ou la *monomanie instinctive, délire des actes*, la *folie des actions*, etc. Les individus classés alors sous ces rubriques sont rangés aujourd'hui parmi les dégénérés ou les épileptiques.

Chez les sujets atteints de cette forme de folie, les impulsions instinctives, qui peuvent être d'ailleurs de nature très variée, reviennent ordinairement par accès ou paroxysmes. Tantôt la nature des actes délirants est la même à chaque accès; tantôt elle varie suivant les accès; tantôt les impulsions instinctives peuvent être diverses dans un même accès.

Foville distingue quatre formes de cette maladie mentale[1] :

a) L'impulsion peut être subite, inconsciente, suivie d'une exécution immédiate, sans même que l'entendement ait eu le temps d'en prendre connaissance et de délibérer pour savoir s'il faut y obéir ou non.

b) L'impulsion, tout en restant spontanée et involontaire, peut être parfaitement perçue et devenir l'objet d'un travail intellectuel conscient, d'une véritable délibération mentale. Tantôt le sujet, bien qu'obsédé par son désir morbide, trouve la force d'y résister; mais il est souvent obligé, pour en triompher, d'avouer son trouble mental et de solliciter un secours étranger. Voici, à ce sujet, deux

---

1. Foville, article *Folie instinctive* ou *Folie des actes*, du Nouv. Dict. de méd. et de chirurg. pratiques, t. XV, p. 331.

exemples souvent cités : une servante se sent dévorée du désir d'éventrer le jeune enfant qu'elle est chargée de soigner ; pour ne pas succomber à la tentation, elle est obligée de tout avouer à sa maîtresse, et de la prier de prendre des précautions contre elle ; — un chimiste, pris d'idées homicides qui lui donnaient les plus grands remords, se faisait attacher les deux pouces pendant l'accès, et ce faible obstacle suffisait à le rassurer. D'autres demandent qu'on les attache, qu'on les renferme, qu'on éloigne d'eux toute arme, et préviennent du moment où ils sont délivrés de leur obsession.

Tantôt au contraire l'individu accepte l'impulsion et emploie toute son intelligence à combiner et à exécuter le plan qui en assure la satisfaction. Deux affaires qui ont eu un grand retentissement fournissent des exemples célèbres de ce cas. Une fille de 27 ans, Henriette Cornier, qui manifestait une très vive tendresse pour la jeune enfant de ses voisins, obtient un jour d'emmener cette enfant dans sa chambre, et lui tranche la tête avec un couteau ; après ce meurtre accompli sans aucun motif, elle ne fait pas d'efforts pour s'échapper, et annonce paisiblement à la mère la mort de son enfant. — Un sieur Papavoine rencontre au bois de Vincennes deux enfants qu'il n'avait jamais vus, dont il ne connaissait nullement la famille, et sans leur adresser un mot, il les frappe tous deux mortellement avec un couteau qu'il avait acheté quelques instants auparavant ; il s'éloigne ensuite tranquillement, et est arrêté ; il avoue son crime auquel il ne peut assigner de motifs, et qu'il dit avoir commis « dans un accès de frénésie ». Papavoine et la fille Cornier étaient incontestablement des fous ; cela résulte avec évidence des renseignements recueillis par l'instruction judiciaire dans un but non médical [1]. Leurs crimes sont des types de meurtres commis

---

1. *Causes célèbres*, t. 1, cahier 2. Papavoine, à propos duquel on ne consulta pas de médecin aliéniste, fut condamné à mort et exécuté (1825). Henriette Cornier, dont le crime fut commis en 1825, fut soumise à l'examen d'Adelon, Esquirol et Léveillé ; les experts, après de longues hésitations, conclurent qu'elle était monomane. Henriette Cornier, déclarée coupable d'homicide volontaire, *sans préméditation*, fut condamnée aux travaux forcés à perpétuité.

sous l'influence de la folie impulsive ; ils doivent leur retentissement à la solennité des débats et à l'impression profonde qu'ils ont faite alors sur l'opinion publique. D'autres crimes semblables ont été accomplis depuis, dont les auteurs, reconnus irresponsables, n'ont pas été traduits en cour d'assises.

c) Un troisième type est caractérisé par des tendances instinctivement vicieuses qui s'exercent d'une manière continue. A ce type appartiennent les individus qui, dès leur enfance, sont dépravés, se livrent constamment à des actes de cruauté, de débauche, de vol, etc., sont rebelles à toute éducation, doivent être enfermés dans des maisons de correction, engagés comme soldats ou matelots, et commettent continuellement des actes extravagants ou répréhensibles.

d) Enfin le quatrième type est le plus fréquent et le mieux caractérisé ; c'est le type paroxystique, dans lequel les actes sont commis seulement à certaines périodes, revenant sous forme d'accès plus ou moins régulier. Ces accès débutent ordinairement par des désordres dans la santé physique : céphalalgie, perte de sommeil, état général d'anxiété, troubles digestifs ; puis apparaît le besoin instinctif de commettre quelque acte extravagant ou pervers. Ces accès durent un temps variable, puis le sujet rentre dans son état normal ordinaire, pour une période indéterminée.

Suivant la remarque de Foville, il est un trait commun et presque caractéristique de tous ces actes commis sous l'influence de l'impulsion instinctive : « L'acte délirant, une fois accompli, il en résulte pour le malade une sorte de détente physique et morale qui le soulage et lui fait presque éprouver un sentiment de bien-être, alors même que des conséquences légales très graves peuvent le menacer. C'est notamment ce qui a lieu pour les homicides instinctifs : après avoir tué, le meurtrier se sent délivré d'un grand poids ; la satisfaction d'avoir assouvi le besoin impérieux qui le poussait l'emporte sur la crainte d'un châtiment ; il ne cherche pas à s'enfuir et ne prend aucune précaution pour se soustraire aux recherches ; le plus souvent il va lui-même faire sa déclaration et se mettre à la disposition de la justice. »

§ IV. — Diagnostic médico-légal.

Au point de vue du diagnostic, il convient d'envisager séparément les impulsions inconscientes et les impulsions conscientes.

Les premières occasionnent des actes tellement bizarres, tellement dépourvus de motifs, accomplis avec un tel mépris de précautions pour éviter le châtiment, que leur caractère maladif frappe souvent dès le premier abord et n'est guère discuté. D'ailleurs d'autres éléments d'appréciation sont fournis par l'attitude du malade après qu'il a accompli l'acte ; par l'oubli absolu (plus difficile à simuler qu'on ne pourrait le croire) de cet acte ; par les antécédents et par l'étude de l'état actuel de l'inculpé, qui est presque toujours un épileptique, un alcoolique, un idiot, etc.

Ce sont les impulsions conscientes qui donnent lieu souvent à de grandes difficultés, de diagnostic médico-légal. Les éléments de ce diagnostic sont puisés d'une part dans l'appréciation minutieuse des circonstances au milieu desquelles s'est accompli l'acte incriminé, et d'autre part dans l'étude attentive de l'inculpé.

L'acte incriminé peut avoir été accompli à la suite de combinaisons longuement méditées, dénotant un plan tracé avec intelligence, exécuté dans ses diverses phases avec ténacité. Mais il est en contradiction avec le caractère ordinaire de celui qui l'a commis, il ne lui procure aucun avantage appréciable ; l'accusé ne cherche pas à cacher son crime : il l'avoue, se dénonce quelquefois spontanément. Ces diverses circonstances sont rarement toutes au complet dans un même cas ; mais la réunion de quelques-unes d'entre elles a déjà une sérieuse importance.

L'étude de l'inculpé est le principal élément du diagnostic. Le plus grand nombre de ces individus se rattachent à la classe des dégénérés héréditaires, c'est-à-dire que leur vie est presque toujours riche en antécédents nerveux, que l'on retrouve souvent chez eux des accès de délire, des obsessions et même des impulsions antérieures dont l'existence bien établie a une signification des plus nettes. Beaucoup de ces inculpés décrivent aussi avec une grande précision les symptômes qui ont précédé et accompagné l'impulsion : la céphalalgie, l'angoisse, l'anxiété précordiale, et cette description, surtout quand elle est donnée par des individus ignorants et peu intelligents, ne saurait guère être inventée de toutes pièces.

Mais une fois admise la réalité de l'impulsion, il reste à rechercher si elle était réellement irrésistible, si en y cédant l'inculpé a obéi à un besoin vraiment insurmontable, s'il n'est pas entré dans sa délibération une part de calcul. d'intérêt à se procurer, un mobile dont la nature pathologique pourrait être contestée. Une longue étude de l'état mental de l'inculpé, de ses facultés intellectuelles et morales, de sa volonté permet seule d'émettre et de motiver un avis sur ce point. C'est là du reste une expertise qu'un médecin ne peut accepter que s'il possède une connaissance approfondie et une longue expérience des maladies mentales.

CHAPITRE CINQUIÈME

DES NÉVROSES ET DES AUTRES ÉTATS PATHOLOGIQUES QUI SONT DE NATURE A ENTRAINER UNE DIMINUTION DE LA RESPONSABILITÉ

En parlant du principe de la *responsabilité atténuée* (p. 680), nous avons indiqué sommairement à quels individus il s'appliquait.

Nous allons étudier dans ce chapitre les principaux groupes entre lesquels se répartissent les individus à responsabilité atténuée. Mais dans les névroses et les autres états pathologiques que nous allons passer en revue, les désordres de l'état mental sont loin d'être constants; ils varient non seulement suivant les périodes et les degrés de la maladie, mais surtout suivant les individus, de sorte qu'une étude attentive de chaque cas particulier aboutit à des conclusions très différentes.

§ 1. — État mental des hystériques.

En dehors des accès de délire, des impulsions que l'on observe quelquefois chez les hystériques, ces malades présentent habituellement certains désordres de l'état mental [1]

1. On peut même dire que l'hystérie est une maladie surtout mentale, et que même ses manifestations somatiques sont souvent l'expression d'un trouble purement psychique. Il en est ainsi par exemple des anesthésies. M. Janet a montré que les excitations faites sur une partie insensible, bien que totalement ignorées par la personnalité consciente de la malade, sont cependant enregistrées et conservées par les cellules cérébrales. Il faut admettre, en effet, d'après les travaux des psychologues, que la perception d'une sensation se fait pour ainsi dire en deux étapes ; elle est d'abord un phénomène psychique isolé, *apersonnel* en quelque sorte, et ce n'est qu'après que cette notion brute s'est associée et reliée à d'autres antérieurement acquises, qu'elle entre dans le *moi* qui en prend dès lors une conscience nette. Chez les hystériques la seconde phase de la perception est devenue impossible pour tout le groupe des sensations qui se rattachent aux parties anesthésiées ; ces sensations, qui échappent à la personnalité consciente, restent cependant dans l'esprit, à l'état de phénomènes subconscients, et leur existence peut se manifester dans diverses circonstances (somnambulisme, distraction, écriture automatique, etc.).

Les anesthésies de ce genre traduisent donc une faiblesse spéciale de l'esprit qui est impuissant à achever les opérations intellectuelles. Une analyse minutieuse de l'état mental des hystériques montre que souvent cette même faiblesse se traduit autrement que par des anesthésies. Ces malades sont, à un degré plus ou moins accentué, incapables de coordonner les impressions recueillies par les cellules cérébrales, de les rattacher les unes aux autres en gardant la notion de leurs rapports réciproques, de les synthétiser et de les faire entrer dans le *moi*. Ce moi se trouve ainsi appauvri, car il ne peut contenir à la fois qu'un petit nombre de phénomènes psychiques. Suivant l'expression de M. Janet, il y a chez ces malades un *rétrécissement du champ de la conscience*.

Avec cette donnée, on s'expliquerait certains traits du caractère des hystériques (P. JANET, *État mental des hystériques*, Biblioth. Charcot-Debove). Ce caractère est mobile et contradictoire, parce que dans le champ rétréci de la conscience il ne peut entrer à la fois qu'un petit nombre d'idées, de sensations qui, à un moment donné, constituent à eux seuls tout le *moi*. Les mensonges, ou ce qu'on croit être des mensonges, sont fréquents, parce que tout un groupe de phénomènes psychiques échappent parfois à la conscience (amnésies temporaires ou permanentes), et aussi parce que l'esprit ne sait plus toujours recon-

qui parfois sont assez accentués pour entraîner une atténuation plus ou moins considérable de la responsabilité.

Le caractère des hystériques est fantasque, bizarre,
mobile, inconséquent ; elles ont des amitiés et des haines
extrêmement vives, que souvent rien ne justifie, qui apparaissent et disparaissent quelquefois sans motifs appréciables ou raisonnables, et qu'elles cherchent à satisfaire
à tout prix. Un trait qui leur appartient en propre, c'est le
besoin de se mettre en évidence, d'appeler l'attention,
d'exciter l'intérêt et la curiosité, de jouer un rôle romanesque, de se mettre en scène sous un aspect quelconque.
Pour satisfaire à ce besoin, certaines hystériques inventent
les histoires les plus étranges ou les plus compliquées, et
pour remplir le rôle qu'elles ont choisi, elles ont recours à
des mensonges habilement combinés, et ne reculent devant
aucune des conséquences de la comédie qu'elles jouent.
On connaît la tendance qu'ont beaucoup d'hystériques à
exagérer leurs souffrances, à simuler des troubles de la
santé qu'elles n'ont pas, mais qu'elles supposent de nature
à exciter l'étonnement des médecins ou des personnes de
leur entourage. — Quand, au lieu de symptômes plus ou
moins bizarres, l'hystérique se décide à feindre qu'elle a
été victime de persécutions, d'attentats, elle pousse souvent les choses jusqu'au bout, poursuit son prétendu

naître parmi les idées mal assimilées qu'il contient celles qui correspondent à des réalités de celles qui sont le résultat de réminiscences,
de rêveries, d'associations fortuites, de suggestions. Si une hystérique
ne juge un individu que d'après le petit nombre d'idées qu'elle peut
grouper autour de l'image de celui-ci, on comprend le peu de fondement, la mobilité de ses antipathies et de ses sympathies. Enfin le sens
moral, qui suppose une synthèse complexe et fortement enracinée de
notions lentement acquises, doit être plus ou moins altéré chez de tels
malades.

Il convient d'ajouter que l'affaiblissement du pouvoir de synthèse, le
rétrécissement du champ de la concience ne s'observent pas que chez
les seules hystériques. On les retrouve chez les neurasthéniques, les
dégénérés et beaucoup d'autres aliénés. Malgré cela, il y a, croyons-
nous, avec la majorité des médecins, un état mental propre à certaines
hystériques, que nous essayons d'indiquer dans ce paragraphe. La pathogénie de cet état mental et de l'hystérie en général a été discutée
dans le 17ᵉ Congrès français des médecins aliénistes et neurologistes,
août 1907.

agresseur devant les tribunaux, en s'arrangeant pour donner à sa plainte toutes les apparences de la vérité. Elle y a quelquefois trop bien réussi, surtout à l'époque où l'état mental des hystériques n'était pas suffisamment connu, ainsi qu'en témoigne l'histoire suivante :

En 1834, une jeune fille de seize ans, Marie M..., habitant avec son père, général commandant l'école de cavalerie de Saumur, est trouvée une nuit dans sa chambre, étendue sur le sol, en chemise, tachée de sang, un mouchoir serré autour du cou. Elle déclare qu'un officier de l'École, qu'elle a reconnu pour être le lieutenant de la Roncière, malgré les soins qu'il prenait pour cacher son visage, a pénétré dans sa chambre, par escalade, en brisant un carreau, a essayé de la violer, et l'a frappée de coups de couteau dans les parties génitales. Depuis quelque temps, la famille de Marie M... recevait une quantité de lettres anonymes, pleines d'outrages ou menaces pour Marie M..., et qui en réalité étaient l'œuvre de celle-ci, ainsi que toute la mise en scène du prétendu attentat. On crut cependant le récit de Marie M..., qui était, à n'en pas douter, une hystérique : le malheureux de la Roncière fut condamné à dix ans de réclusion [1], subit sa peine en entier, et fut ensuite réhabilité (en 1849).

Un cas analogue a été observé, il y a quelques années, sur une fille Louise G... par P. Garnier qui obtint en temps utile l'aveu du mensonge.

Parfois aussi, des hystériques offrent à certains hommes, spécialement à des prêtres, à des médecins, de se livrer à eux, les poursuivent de leurs obsessions et les accusent ensuite faussement de les avoir violées, d'avoir eu des rapports sexuels avec elles. — Il ne faudrait pas croire toutefois, d'après ces exemples, que l'hystérique soit portée particulièrement aux désirs vénériens ; l'accusation de viol est souvent adoptée, surtout parce qu'elle permet un récit plus dramatique, et plus capable d'exciter l'intérêt.

Dans ces cas et dans beaucoup d'autres semblables, l'hys-

---

1. *Causes célèbres*, t. X, cahier 46.

térique cherche à nuire à une personne déterminée, en vue d'assouvir une vengeance ou une antipathie.

Il en est d'autres où elle ne vise personne, où le seul mobile paraît être d'exciter l'étonnement, l'intérêt. Suivant que l'hystérique est plus ou moins intelligente, suivant que les circonstances sont plus ou moins favorables, le mensonge apparaît plus ou moins vraisemblable.

La littérature médicale contient beaucoup de faits de ce genre. En voici un récent :

Le baron de X..., en rentrant un soir chez lui, trouve sa femme étendue dans un fauteuil, le cou serré par une ficelle, paraissant sans connaissance. Un grand désordre régnait dans l'appartement qui semblait avoir été mis au pillage. Madame la baronne de X... reprit ses sens après un certain temps et raconta alors que deux bandits masqués avaient pénétré dans l'appartement, l'avaient terrorisée, s'étaient emparés de son trousseau de clefs et s'étaient enfuis après avoir dérobé divers objets précieux. Au commissaire de police qui avait été saisi de l'affaire, la baronne de X..., refit à plusieurs reprises le même récit, maintenant énergiquement ses déclarations qui parurent bientôt absolument invraisemblables ; quelques jours après, elle avoua que pour *des raisons qu'elle ne s'expliquait pas*, elle avait simulé l'attentat et le vol.

Ces mensonges, une fois démasqués, ne prennent pas grande importance aux yeux de l'hystérique. A propos de Louise G..., par exemple, P. Garnier fait cette remarque : « Elle restait indifférente devant l'énormité de son mensonge ; celui-ci avait l'air de s'annexer au moi inconscient, à la manière d'un rêve, d'un phénomène mental si vague et si lointain qu'il en devenait presque *impersonnel*. »

Nous avons toujours fait la même remarque dans les cas assez nombreux de mensonges hystériques observés par nous.

Il y a plus : dans certains cas, il semble que les hystériques croient de bonne foi aux histoires fausses qu'elles ou qu'ils racontent. Nous avons vu par exemple un homme, hystérique à un haut degré, qui déclarait avoir été une des victimes d'un grand accident de chemin de fer, auquel, en réalité, il n'avait pas assisté. Quelques années après, le même individu prétendit avoir été écrasé par un fiacre ; il le croyait si bien qu'il se laissa pratiquer la laparotomie, opération qui fut suivie d'une large éventration ; or l'écrasement qu'il décrivait avec un grand luxe de détails était purement imaginaire. Mais dans ces deux circonstances, le sujet avait eu réellement une hématémèse ; très probablement, c'est sur cette hématémèse qu'il avait échafaudé chaque fois, par une véritable auto suggestion, son histoire fausse.

La part du mensonge conscient est souvent difficile à établir, même dans les cas où l'hystérique a accompli elle-même les actes qu'elle attribue à autrui. Nous avons vu une hystérique qui s'était baillonnée et blessée elle-même, attribuant ces violences à un voleur, et qui nous a paru être, plutôt qu'une menteuse, une délirante réalisant elle-même ses hallucinations (*Rapport à la fin du livre*)[1].

A côté de ces cas, où l'hystérique est faussement accusatrice, il en est d'autres où c'est elle qui commet des délits ou des crimes. Certains de ces actes, bien qu'accomplis d'une façon parfaitement consciente et prémédités plus ou moins longuement, sont suggérés par des motifs tellement futiles, dénotent un tel dédain des conséquences, ou contrastent si étrangement avec les habitudes ordinaires de la coupable, qu'il est impossible de ne pas y voir une incapacité maladive de résistance à la tentation. Il s'agit par exemple de vol d'objets de peu de valeur commis quelquefois par des femmes riches ou du moins très en mesure de payer ce qu'elles ont dérobé ; dans la plupart des cas, le vol a plutôt pour but de satisfaire une fantaisie momentanée que d'obtenir un gain illicite, de se créer des ressources, à la façon des filous et des vulgaires voleurs. — Une proportion notable des vols commis dans les grands magasins de Paris ont pour auteurs des hystériques[2].

<hr>

1. Ch. Vibert. *Les mensonges ou prétendus mensonges des hystériques*, Ann. d'hyg. pub. et de méd. lég., 1894. Voir aussi : E. Dupré. *La Mythomanie. Étude psychologique et médico-légale du mensonge et de la fabulation morbides*. Paris, imprimerie Gaiche, 1905.

2. Des vols aux étalages ou dans les grands magasins. Discussion à la Société de méd. lég., 1881 (t. VII du Bulletin).

Nous avons examiné avec le Dr Motet une hystérique qui, pour satisfaire un besoin intense et maladif de maternité, avait commis des rapts d'enfants. Il s'agissait d'une jeune femme qui à plusieurs reprises s'était crue enceinte, avait adopté un enfant, avait failli une première fois être poursuivie pour rapt d'un autre enfant. En dernier lieu, elle avait simulé une grossesse dont elle indiquait tous les progrès à son mari resté à l'étranger ; au terme normal, elle annonce à celui-ci qu'elle vient d'accoucher et elle lui envoie en effet l'extrait de naissance d'un enfant que, de connivence avec la véritable mère, elle avait présenté à l'état civil comme étant le sien. Cette fraude avait été accomplie sans aucun but d'intérêt personnel, avec une maladresse telle qu'elle avait été presque immédiatement découverte, sans que d'ailleurs la coupable ait paru éprouver grande inquiétude des conséquences judiciaires qui résultaient de son action.

Des crimes plus graves peuvent être commis par des hystériques. On trouve dans les *Annales médico-psychologiques*[1] l'observation d'une hystérique, exerçant la profession de garde-malade et qui, dans l'espace de plusieurs années, avait empoisonné neuf personnes, sans être poussée ni par la vengeance ni par l'intérêt. — Peut-être était-ce aussi une hystérique que cette fameuse Hélène Jégado[2] qui de 1833 à 1851, empoisonna vingt-six personnes dont huit succombèrent, sans avoir obéi à aucun motif explicable.

Examen médico-légal des hystériques. — L'influence qu'exerce l'hystérie sur l'état mental varie beaucoup suivant chaque cas particulier.

Il s'en faut de beaucoup que tous les actes délictueux ou criminels commis par les femmes atteintes de l'hystérie la mieux caractérisée portent le cachet de l'irresponsabilité pathologique plus ou moins complète. Sous ce rapport, tout est question d'espèce et il n'y a guère d'indications générales à formuler. Dans chaque cas particulier, il y a à étudier l'état mental de la femme non seulement au mo-

---

1. Annales médico-psychologiques, 1859. 5ᵉ série.
2. *Causes célèbres*, t. VII, cahier 26.

ment de l'examen, mais encore, autant que possible, au moment où l'acte a été commis ; car l'état mental d'une hystérique est très variable, et telle de ces malades, responsable à une certaine époque, ne l'est plus à une autre. Les antécédents, les désordres psychiques qui ont pu se manifester antérieurement doivent être recherchés avec soin. Enfin, les circonstances au milieu desquelles a été commis l'acte coupable, le contraste choquant qu'il présente avec l'honorabilité et la conduite ordinaire de l'accusée, la futilité des motifs, le peu de proportion entre le profit recherché et les risques courus, l'indifférence devant les conséquences, constituent des éléments importants d'appréciation (*voir les rapports à la fin du livre*).

§ II. — État mental des épileptiques.

Il est des épileptiques qui conservent longtemps ou toujours l'intégrité complète de leurs facultés mentales, chez lesquels la maladie se manifeste uniquement par ses symptômes convulsifs ou vertigineux et n'exerce pas d'influence bien notable sur l'intelligence et le caractère. — Il en est d'autres qui sont atteints d'aliénation plus ou moins complète. — D'autres encore sont sujets aux impulsions irrésistibles dont nous avons déjà parlé ; mais dans l'intervalle de ces accès, ils peuvent être sains d'esprit. — Enfin, une dernière catégorie comprend les épileptiques en assez grand nombre, chez lesquels les facultés mentales, sans être dégradées jusqu'à l'aliénation proprement dite, ont cependant subi une atteinte manifeste.

C'est surtout sur le caractère que la maladie exerce alors une influence bien marquée ; beaucoup d'épileptiques sont en effet sombres, méchants, sournois, orgueilleux, susceptibles, irascibles, vindicatifs et haineux. Ils sont ainsi portés à commettre des actes violents ou répréhensibles dont ils comprennent d'ailleurs toute la portée et qui sont accomplis quelquefois à l'aide de longues combinaisons. La responsabilité pleine et entière de ces actes ne peut pas cependant leur être toujours imputée et, dans beaucoup de cas, il est évident pour le médecin que la perversité des épileptiques est maladive, que chez eux c'est en vertu d'une modification pathologique que les passions acquièrent une violence extrême, en même temps que diminue la résistance à leurs suggestions. « Le mal caduc, disait Boileau de Castelnau, empêche de mesurer la portée des haines, d'en apprécier le fondement, d'en contenir l'exagération. »

Ces modifications du caractère peuvent être permanentes mais ordinairement elles sont beaucoup plus accentuées avant et après un accès convulsif ou vertigineux, ou même elles n'existent qu'à ce moment. Cette influence de l'accès sur la personnalité psychique du malade est connue depuis longtemps, et autrefois on annulait volontiers les actes civils qui avaient été consentis avant ou après l'attaque, de même que l'on admettait l'irresponsabilité pour les actions commises dans les trois jours qui suivaient l'accès. Ce délai de trois jours est d'ailleurs tout à fait arbitraire; en effet, la durée des troubles intellectuels qui suivent ou précèdent l'accès n'est pas moins variable que leur intensité et leur forme. Il est des cas en effet où. au lieu soit de ces modifications en quelque sorte conscientes du caractère, soit des impulsions aveugles et irrésistibles, c'est un véritable délire avec ou sans hallucinations qu'on observe. Entre ce délire, qui rend le malade irresponsable. et l'excitation, l'exaltation des passions, ils est divers degrés qui comportent une atténuation plus ou moins considérable de la responsabilité.

Mais, il faut le répéter, ce ne sont pas seulement les actes commis immédiatement avant ou après l'accès qui peuvent entraîner une atténuation de la responsabilité; même pour des actes commis par des épileptiques non délirants, non impulsifs, ni aliénés, agissant dans l'intervalle des accès, on doit souvent encore considérer la responsabilité comme diminuée. Dans chaque cas particulier, l'expert peut arriver par un examen approfondi de l'état mental, par l'étude des circonstances du fait, par une enquête minutieuse sur les antécédents, à reconnaître si les actes qui font l'objet de la poursuite judiciaire portent ou non le cachet de la criminalité pathologique.

§ III. — État mental des alcooliques.

Nous avons parlé déjà des formes anormales de l'ivresse, du délire des impulsions alcooliques, de l'influence néfaste et puissante qu'exerce l'alcool sur la majorité des aliénés. En dehors de ces épisodes aigus, il y a chez certains alcooliques chroniques des troubles permanents de l'état mental qui mériteraient une analyse psychologique approfondie. Nous ne pouvons que signaler brièvement ceux de ces troubles qui intéressent le plus directement la pratique médico-légale.

Il faut mentionner d'abord l'altération de la mémoire, qui présente ici certains caractères particuliers. A l'inverse de presque toutes les autres amnésies, l'amnésie alcoolique porte sur les faits anciens autant que sur les faits récents. En outre cette amnésie est fort irrégulière, et varie considérablement d'un jour à l'autre, sans cause occasionnelle appréciable. Enfin l'amnésie est pour ainsi dire incohérente ; c'est brusquement, au hasard que réapparaissent les souvenirs, bien moins que par un effort logique, et à l'aide de points de repère convenablement choisis.

Cette amnésie contribue peut-être à amener certaines modifications du caractère que l'on observe assez souvent. Bon nombre d'alcooliques sont insouciants, incapables des longues préoccupations que les soucis de toute nature donnent aux autres hommes. Ils sont assez indifférents aux sentiments qu'ils éprouvaient autrefois; s'ils peuvent encore sentir vivement, et même d'une façon exagérée, certaines émotions, celles-ci ne persistent guère et l'on voit de ces individus quitter avec une facilité surprenante la haine ou l'affection qu'ils témoignaient avec exaltation à telle ou telle personne. A la mobilité des idées et des sentiments, s'ajoutent la rapidité de la décision et de l'exécution. Ce trait de caractère, qui constitue comme une ébauche des véritables impulsions, appartient à beaucoup d'alcooliques. Ils prennent des décisions sans délibération suffisante, sans faire entrer en balance les motifs que le commun des hommes prendrait en considération. Ils passent immédiatement à l'exécution ; mais s'ils échouent, ils renoncent volontiers à leur projet, et souvent l'abandonnent définitivement. On voit ainsi des alcooliques qui essaient de se suicider pour les motifs les plus futiles, ou même sans pouvoir donner aucune raison de leur désespoir, et qui ensuite ne renouvellent plus jamais leur tentative.

Ces particularités de l'état mental font comprendre certains délits ou certains crimes qui sembleraient difficilement explicables de la part des autres hommes. Elles doivent être recherchées dans chaque cas particulier et signalées quand elles existent, car lorsqu'elles sont très accentuées, elles sont de nature à disposer à une certaine indulgence les magistrats et les jurés.

Ajoutons encore que l'alcoolique présente parfois un délire chronique, relativement peu accentué, basé moins sur des hallucinations (qui souvent manquent tout à fait) que sur une interprétation fausse des faits. Ce délire est généralement d'une nuance mélancolique, et est assez souvent un délire de jalousie.

§ IV. — État mental se rapprochant de l'aliénation.

Il est encore une catégorie d'individus chez lesquels on est obligé de reconnaître que la responsabilité n'est pas complète, parce que toute leur conduite révèle dans leurs idées, dans leurs résolutions, dans leurs actes, une étrangeté frappante, une discordance évidente avec ce qui constitue les notions et les tendances d'esprit communes aux autres hommes.

Ces individus ne sont pas des aliénés proprement dits, bien que beaucoup d'entre eux le deviennent par la suite : ils n'ont pas de conceptions délirantes, quelques-uns sont d'une intelligence remarquable, mais alors le développement exceptionnel de certaines facultés s'est fait ordinairement au détriment d'autres. Ce qui constitue les traits principaux de leur caractère, c'est l'absence ou la diminution de ce que l'on a appelé « le sens moral », l'indifférence devant ce qui est aux yeux des autres hommes « le bien » ou « le mal », la violence des instincts, souvent pervers, qui les pousse à tous les désordres, aux actions les plus audacieuses, les plus téméraires, aux délits et aux crimes, leur résistance indomptable à tous les moyens de répression. Dès leur enfance, ils se font remarquer par leur indocilité, leur méchanceté, leurs colères violentes, leur résistance aux punitions et aux récompenses. Ils se font expulser des maisons d'éducation où ils provoquent un scandale intolérable ; plus tard, leur vie devient une série d'excentricités, de désordres, d'aventures extraordinaires. Leur caractère reste bizarre, fantasque, mobile, exalté ; ils refusent de se soumettre aux règles acceptées par tous, sont en lutte ouverte avec toute autorité ; ce sont eux qui forment, en grande partie, la population des maisons de correction et l'effectif des bataillons de discipline.

Si l'on étudie de plus près ces individus, on trouve chez eux quelque chose de plus que cette incorrection de conduite, ces étrangetés ou cette perversité de caractère. La plupart sont des *héréditaires*, c'est-à-dire que l'on retrouve chez leurs parents soit la folie proprement dite, soit l'épilepsie, l'hystérie, l'alcoolisme, soit une forme quelconque de perversion mentale ; ils peuvent présenter en même temps les obsessions, les impulsions, et rentrer plus ou complètement dans le type des dégénérés décrit précédemment. Chez d'autres, les désordres de l'être moral sont non plus d'origine congénitale, mais acquis, et consécutifs, par exemple, tantôt à une fièvre typhoïde, ou à une autre infection, tantôt à un traumatisme ou à une lésion de l'encéphale.

On se trouve ainsi amené à rattacher les instincts pervers de ces individus, instincts qui sont en somme analogues à ceux de beaucoup de criminels qu'on considère comme sains d'esprit, à une cause pathologique, et à y voir la manifestation, aussi fatale que tel ou tel symptôme physique, d'une influence morbide. Mais cette influence n'est pas toujours facile à dégager et à mesurer, et c'est pourquoi l'on voit un grand nombre de gens traités tour à tour comme des aliénés ou des criminels, passer, pour des actes à peu près analogues, tantôt à la prison, tantôt dans un asile.

A vrai dire, le spectacle donné par ces individus est bien fait pour ébranler la théorie du libre arbitre et de la responsabilité morale. Entre ceux que l'on fait bénéficier d'une atténuation de la responsabilité, parce qu'on a pu reconnaître plus nettement la cause de leurs perversité, et ceux qu'on abandonne aux conséquences qu'entraînent pour eux les défectuosités de leur organisation cérébrale, il y a souvent une analogie à peu près complète de l'état mental, que beaucoup de médecins n'ont pas manqué d'apercevoir et de signaler. Le crime et la folie ont fréquemment une même origine ; les futurs aliénés et les futurs criminels ont souvent le même point de départ, *in radice conveniunt*, suivant l'expression de Moreau (de Tours)[1]. La distinction

---

1. Bien que le sujet ne rentre pas directement dans le cadre de ce livre, nous devons dire quelques mots ici d'une science nouvelle, née et cultivée surtout en Italie : l'anthropologie criminelle qui a pour but d'étudier l'homme en tant que criminel non aliéné. A côté des individus qui commettent un crime ou un délit d'une manière en quelque sorte accidentelle, sous l'influence d'une passion vivement surexcitée, il y a le criminel d'habitude, le *criminel-né*. Cette conception de l'individu voué au crime est très ancienne et enracinée dans notre esprit. Mais Lombroso et son école ont eu le mérite de préciser cette idée, et de s'efforcer, par des études aussi patientes qu'ingénieuses, de dessiner le type du criminel-né.

Ce type se caractériserait par des particularités anatomiques, physiologiques et psychiques.

Au point de vue psychique, le trait le plus saillant est l'absence de la sensibilité affective, le défaut de ce qu'on a appelé depuis longtemps le sens moral. La cruauté, l'absence de remords, le profond égoïsme, l'insouciance ne sont que les manifestations les plus frappantes de cette anesthésie morale ; en y regardant de près on en trouve d'autres. Le criminel reste, en réalité, indifférent à la plupart des émotions qui touchent les autres hommes, bien que profondément remué par d'autres : la vanité, la vengeance, la luxure, le jeu, etc. Le criminel est, sous ce rapport, très voisin du fou moral ; il n'en est même qu'une variété suivant l'École italienne.

Au point de vue physiologique, on note souvent l'émoussement de la sensibilité physique, l'acuité des sens, le daltonisme, l'anomalie des réflexes, le mancinisme. Parmi les caractères anatomiques, les plus fréquents sont : le grand développement de la mâchoire inférieure, la grandeur de la cavité orbitaire, du trou occipital, la longueur exagérée des bras, la rareté des poils de la barbe, etc., ainsi que les divers vices de conformation que l'on retrouve chez les dégénérés.

Ces caractères rapprochent le criminel de l'homme sauvage (actuel ou ancien). L'École anthropologique trouve encore d'autres analogies dans

que l'on établit entre eux est quelquefois un peu artificielle
et apparaît comme une sorte de compromis, qui peut cho-
quer la logique pure, mais qui, cependant, est le seul
moyen de concilier les intérêts de la société avec le sentiment inné en nous de la justice.

L'expert rencontre parfois de ces cas où l'appréciation
est des plus délicates, et où il ne peut trouver que des vestiges peu probants d'un état pathologique incontestable.
Mais souvent aussi il est en mesure d'émettre en toute
sûreté une affirmation ; les éléments d'appréciation lui
sont fournis par l'étude attentive des antécédents du sujet,
de son hérédité, des épisodes pathologiques de son existence, par sa conduite passée et par l'examen des circonstances au milieu desquelles s'est accompli l'acte incriminé.

l'habitude du tatouage, et même dans l'*argot*, qui par son mécanisme
de formation se rapprocherait du langage des sauvages *.

La criminalité serait, en partie, un fait d'atavisme ; le cerveau subis-
sant un arrêt de développement qui le ramène à l'état de l'homme primitif, en lui faisant perdre le bénéfice de l'hérédité plus récente et les
progrès lentement accumulés par celle-ci.

Cette conception de l'individu fatalement voué au crime amène logiquement à l'idée d'un changement du système pénal actuel, basé sur la
responsabilité et l'expiation. On ne comprend guère pourquoi le bénéfi-
fice de l'irresponsabilité est accordé à des fous, des épileptiques, des
hystériques, etc., alors qu'on le refuse à des criminels-nés, qui obéissent,
eux aussi, à des instincts qui sont la conséquence inéluctable de la structure de leur cerveau. Le système de répression qui apparaît comme
l'idéal serait celui où l'on traiterait le criminel, aliéné ou non, non
comme un coupable, mais comme un être dangereux que l'on séques-
trerait tout le temps qu'il resterait tel, en admettant qu'on puisse le
modifier par l'éducation ou d'autres moyens. Malheureusement, la réalisation d'un pareil idéal supposé d'abord un criterium certain de l'état
d'un individu, au point de vue de sa criminalité latente, et ce criterium,
l'anthropologie criminelle paraît encore bien loin, malgré tous ses efforts, de pouvoir le fournir.

* César Lombroso, *l'Homme criminel*, traduc. franç., Paris, 1887.

CHAPITRE SIXIÈME

DES AFFECTIONS MENTALES CARACTÉRISÉES PAR LA FAIBLESSE D'ESPRIT

§ 1. — Démence.

Le mot *démence*, dans le sens auquel l'entend la loi, désigne l'ensemble des maladies mentales ; dans le sens médical il a une signification plus restreinte et s'applique à la diminution ou à la perte des facultés intellectuelles, morales et affectives. La démence, ainsi comprise, diffère d'autres états de dégradation mentale, en ce qu'elle est consécutive à diverses maladies, ou aux progrès de l'âge, qu'elle suppose un état mental antérieur relativement ou absolument sain. « L'homme en démence, dit Esquirol, est privé des biens dont il jouissait autrefois ; c'est un riche devenu pauvre. L'idiot a toujours été dans l'infortune et la misère. » — Il faut ajouter, pour achever de définir la démence, qu'elle est chronique et incurable.

La démence est produite par un grand nombre de causes, et sous ce rapport on peut distinguer : la *démence sénile*, qui résulte des progrès de l'âge ; la démence consécutive à diverses *maladies cérébrales :* paralysie générale. hémorragie, ramollissement du cerveau ou tumeurs ; — la démence consécutive aux *névroses :* épilepsie ; chorée ; — la démence qui termine diverses espèces de *folie*, ou démence *vésanique ;* la démence produite par certaines *intoxications :* alcool, opium, plomb, etc.

La démence peut frapper aussi les jeunes gens, à la suite d'une affection mentale qui paraît liée à la puberté, et qui a été dénommée pour cette raison *hébéphrénie*[1]. Elle est

1. L'hébéphrénie, décrite par Kahlbaum (1863), et regardée d'abord comme une forme de la dégénérescence mentale, est considérée maintenant comme une entité clinique spéciale. — Cette affection, qui se manifeste généralement entre 15 et 25 ans, est caractérisée au début par une altération profonde des sentiments affectifs et moraux, précédant en général celle des affections intellectuelles proprement dites : puis par un état d'excitation maniaque avec des idées délirantes polymorphes.

aussi la terminaison à peu près constante d'une autre affection la *catatonie*[1] qui frappe surtout les jeunes gens. Enfin on a décrit une autre variété de démence précoce sous le nom de *démence paranoïde*[2], mais celle-ci survient aussi à l'âge adulte, et même plus tard.

La perte des facultés mentales, qui caractérise la démence, est plus ou moins complète. Dans certains cas, elle est absolue ; le malade, privé de toute idée, incapable de satisfaire ses besoins, gâteux, ne vit plus que d'une vie purement végétative. D'autres déments, encore en état de se livrer à certains actes, et même à quelques travaux, ayant conservé une tenue correcte, tiennent les propos les plus incohérents, prononcent, quelquefois avec une volubilité excessive, des phrases ou des mots dont l'ensemble est dépourvu de toute signification. Voici, par exemple, un spécimen de ces discours, recueilli par Marcé, qui l'a écrit sous la dictée d'un malade atteint de cette forme de démence dite incohérente : « Je puis créer Jumiège pour qu'ils sachent lire le camphre dans toutes les situations de la vie ; la femme ivre qui accouche du néflier et de l'écureuil en remontant les cheminées, et d'une très nombreuse fortune. Je suis l'auteur de trois gibecières : vous mourriez littéralement de faim, si vous aviez un chien enragé dont nous fîmes un gros caillou. »

A côté de ces formes de démence où la déchéance psy-

---

1. *La catatonie*, étudiée et décrite par les auteurs modernes (depuis Kahlbaüm, 1874) est une variété de démence précoce, caractérisée par des états particuliers de stupeur ou d'agitation accompagnés de *négativisme*, de suggestivité et de stéréotypie.

Dans la stupeur, les malades restent inertes, sans réagir à aucune excitation, pendant des mois et des semaines. Ils prennent d'eux-mêmes des attitudes absurdes et des plus anormales qu'ils gardent ensuite à la façon des cataleptiques. Ces attitudes peuvent être provoquées par suggestion. Le sujet se décide quelquefois, quand on le presse d'accomplir un acte, à exécuter l'acte exactement contraire (négativisme).

L'agitation consiste tantôt en la répétition incessante de mouvements stéréotypés, tantôt elle est constituée par les mouvements les plus violents, les plus désordonnés, et tellement incohérents qu'ils ne semblent pas dictés par une conception quelconque, même délirante.

2. Les trois affections, réunies sous le nom de *Démence précoce*, ont fait l'objet d'une étude intéressante de Deny et Roy in *les Actualités médicales*. J.-B. Baillière, 1903.

chique est si accusée, il en est d'autres où le trouble mental est beaucoup moins prononcé, et l'on observe à cet égard une foule de degrés jusqu'à la forme où la démence ne se manifeste que par une diminution de la mémoire, quelques incorrections du jugement, un affaiblissement de l'attention, certaines bizarreries de l'affectivité. Ces troubles peuvent rester pendant longtemps assez légers, notamment dans la démence sénile, pour qu'il soit difficile ou impossible de reconnaître si les défectuosités que l'on constate traduisent un état mental pathologique, ou s'ils doivent être considérés comme les manifestations d'un esprit encore sain, bien qu'incomplètement développé ou mal équilibré. On se trouve ici sur la limite, forcément artificielle, de la raison ou de l'aliénation, et dans bien des cas, malgré une étude minutieuse, les médecins les plus compétents hésitent souvent à formuler un jugement.

Dans d'autres cas, la diminution des facultés, quoique très réelle et très accusée, est peu apparente au premier abord, et peut être méconnue par les personnes qui ont occasion d'approcher, même souvent, le malade. Certains sujets, en effet, vivent sur leurs idées anciennes restées relativement intactes, et obéissent d'une façon en quelque sorte automatique à leurs habitudes antérieures ; ils suivent, sans désordre apparent, le train ordinaire de leur vie, accomplissent très correctement les actes auxquels ils sont habitués, prennent part aux conversations banales, jouent aux divers jeux, etc. ; mais si on les soumet à un examen un peu approfondi, on constate qu'ils sont incapables de s'assimiler une idée nouvelle, d'asseoir des raisonnements nouveaux, même sur les faits qu'ils possèdent depuis longtemps, de prendre une décision qui ne soit pas motivée par une habitude ancienne ou suggérée par une volonté étrangère. Cette forme appartient surtout à la démence sénile.

La démence est souvent compliquée de délire ; il en est presque toujours ainsi quand elle succède à une vésanie, et le délire conserve alors la forme qu'il avait primitivement. On a ainsi les démences *maniaque, monomaniaque, lypémaniaque, catatonique,* etc., appellations qui désignent non seulement l'origine de la démence, mais aussi, en général, la forme de la perversion que les facultés intellectuelles, tout en diminuant dans une mesure plus ou moins large, ont conservée.

Les déments, quels qu'ils soient, sont d'ailleurs assez fréquemment atteints d'accès d'excitation ou de dépression. Pendant la période d'excitation, ils peuvent commettre toutes sortes d'actes délictueux ou criminels; ceux-ci, et notamment des attentats ou des outrages publics à la pudeur, sont quelquefois aussi accomplis à d'autres époques. L'état mental des déments est assez fréquemment invoqué comme une cause de nullité des testaments, et c'est là l'occasion d'expertises souvent très délicates, dont on trouvera des exemples dans les traités spéciaux[1].

§ II. — Idiotie et crétinisme.

Les idiots sont des individus dont le développement intellectuel ne s'est fait que d'une façon très incomplète. Quelquefois, ce développement est resté à peu près nul, et le niveau intellectuel n'est pas supérieur à celui de la brute. Plus souvent la dégradation n'est pas aussi prononcée; les facultés existent et peuvent être cultivées jusqu'à un certain point, mais non point atteindre la limite à partir de laquelle commence l'intelligence ordinaire. Il est à remarquer, toutefois, que la déchéance ne porte pas également sur toutes les facultés et que quelques-unes d'entre elles peuvent être développées remarquablement; c'est ainsi qu'on voit parfois des idiots doués d'une bonne mémoire qui, d'ailleurs, ne porte ordinairement que sur certains points restreints : les chiffres, les noms propres, etc.; d'autres idiots ont une grande aptitude pour la musique.

Les idiots ont leurs facultés affectives ordinairement peu développées et surtout très mobiles; certains témoignent habituellement de l'affection à leurs parents ou aux gens

---

1. Voir notamment LEGRAND du SAULLE, *Étude médico-légale sur les testaments contestés pour cause de folie*, Paris, 1879, in-8°.

qui les soignent, et cependant, à la moindre contrainte, ils les menacent, s'efforcent de les battre, de leur être nuisibles, et combinent quelquefois leur vengeance avec une certaine ruse. D'autres commettent, sans motifs, des actes de cruauté sur des animaux, des petits enfants ; ils obéissent facilement aux suggestions étrangères et peuvent devenir ainsi les auteurs de délits ou de crimes commis au profit d'autres personnes. En raison de leur faiblesse intellectuelle et morale, ils sont assez souvent victimes de viol, d'actes de pédérastie, etc. Eux-mêmes, lorsque leurs organes génitaux sont bien développés et qu'ils ont des désirs sexuels, ce qui a lieu le plus souvent, satisfont ces désirs en brutes et commettent en ce genre toutes sortes d'excès.

L'état mental des idiots est, en général, facile à apprécier, ainsi que le degré de responsabilité qu'il comporte. — L'idiotie s'accompagne presque constamment de malformations physiques ; par exemple des déformations, des asymétries du crâne et de la face, la microcéphalie, la mauvaise conformation des arcades dentaires et de la voûte palatine, l'implantation vicieuse des dents qui sont fréquemment cariées, le strabisme, les déformations rachitiques, les pieds bots, la paralysie, l'atrophie, la contracture d'un membre, etc. Un grand nombre d'idiots ont des tics ou se livrent presque constamment à des mouvements sans but.

Les *crétins* ont un état mental analogue à celui des idiots. Le crétinisme est une affection endémique dans certaines vallées de pays montagneux, et qui résulte d'une lésion de la glande thyroïde (atrophie ou goitre) dont les fonctions sont supprimées plus ou moins complètement. Cette suppression entraîne non seulement des troubles du psychisme, mais aussi des désordres somatiques, notamment le *myxœdème*, c'est-à-dire un œdème dur et élastique, développé surtout à la face, aux mains, à la nuque ; — et, quand l'affection est congénitale, un arrêt de développement du squelette : le nanisme. — Les troubles psychiques et somatiques, bien qu'associés étroitement, ne le sont pas toujours exactement dans la même proportion.

La même affection s'observe à l'état sporadique, en raison de l'absence du corps thyroïde (*myxœdème congénital*) ou de la destruction fonctionnelle de cette glande au cours de la seconde enfance (myxœdème infantile). Chez l'adulte, l'ablation chirurgicale du corps thyroïde entraîne les mêmes conséquences : œdème spécial, suppression des fonctions de la peau, chute des poils, torpeur physique et intellectuelle. C'est le *myxœdème opératoire*.

§ III. — Imbécillité.

Les *imbéciles* occupent une place intermédiaire entre les idiots et les individus à intelligence médiocre, mais encore normale. Ils se distinguent de ceux-ci non seulement par l'infériorité plus marquée de certaines facultés mais par le défaut d'équilibre entre ces facultés. Les imbéciles peuvent être doués d'une vive mémoire, avoir des aptitudes remarquables pour certains travaux, être capables de gagner largement leur vie, posséder une instruction développée; mais ils manquent manifestement de rectitude dans leurs jugements, coordonnent mal leurs idées, obéissent dans leurs déterminations à des motifs mal appropriés, sans utiliser, comme le ferait un individu sain, toutes leurs notions acquises.

Les imbéciles présentent, moins constamment que les idiots, mais assez souvent encore, les malformations dont nous avons indiqué plus haut les principales.

CHAPITRE SEPTIÈME

CONDUITE DES EXPERTISES RELATIVES A L'ÉTAT MENTAL

Dans toute expertise relative à l'aliénation] mentale, le premier objectif du médecin est de faire un diagnostic exact, précis, de déterminer à quelle catégorie d'aliénés appartient l'individu qu'il examine. Sa tâche se trouve par là mieux limitée, et en se bornant en quelque sorte à faire rentrer un inculpé dans une classe d'aliénés dont l'irresponsabilité est généralement admise, ses conclusions restent presque impersonnelles ou du moins échappent plus aisément au soupçon d'être une appréciation arbitraire.

Mais il faut reconnaître qu'il est quelquefois très difficile de faire un diagnostic rigoureux. En aliénation mentale, comme dans les autres branches de la médecine, la classification n'indique que certains types saillants, et beaucoup de cas particuliers ne peuvent trouver une place satisfaisante dans les cadres tracés d'avance, lesquels d'ailleurs ne sont pas compris de la même façon par tous les aliénistes, et varient assez souvent. Toute une série d'individus à responsabilité incomplète : les héréditaires, les prédisposés à l'aliénation, les cérébraux forment un groupe mal limité ; la folie impulsive n'existe sans doute pas à titre d'espèce distincte, ou du moins beaucoup des observations qui ont servi à tracer son histoire trouveraient sans doute mieux leur place dans d'autres groupes, notamment dans les impulsions épileptiques. — En outre, le diagnostic de certaines affections mentales nettement définies peut offrir de très grandes difficultés ; ainsi, la paralysie générale à son début ne se manifeste quelquefois, pendant une longue période, que par des troubles qui n'ont rien de réellement caractéristique ; certaines formes d'épilepsie restent longtemps méconnues, bien que produisant des désordres très accentués de l'état mental, etc.

L'expert est donc quelquefois obligé de renoncer à classer exactement un individu chez lequel il trouve cependant des défectuosités manifestes de l'état mental ; mais après avoir signalé ces défectuosités, il lui reste le soin de rechercher et d'indiquer les causes plus ou moins nombreuses et complexes : hérédité, alcoolisme, affections antérieures, etc. dont l'influence peut être invoquée, alors même que ces causes n'auraient pas traduit leur action par des manifestations classiques.

Le médecin éviterait la partie la plus délicate de sa tâche, celle qui engage le plus sa conscience, s'il pouvait se bor-

ner à tracer un tableau aussi précis que possible de l'état
mental de l'individu qu'il a examiné, laissant au juge seul
le soin d'en tirer les conséquences relatives à la responsabilité. Mais comme son opinion sur ce point est implicitement contenue dans la description qu'il donne, il est préférable, afin d'éviter toute équivoque, qu'il formule nettement
des conclusions, en ayant soin de les motiver suffisamment
pour que ses déductions puissent être appréciées en toute
connaissance de cause.

L'expertise relative à un individu aliéné, ou supposé tel,
comprend l'examen de l'état mental, l'examen de l'état so-
matique et l'enquête.

§ I. — État somatique.

L'examen corporel peut fournir des indices importants.
L'aspect et le maintien de certains aliénés, des maniaques,
des lypémaniaques, des catatoniques, des déments, des
idiots, etc., sont souvent caractéristiques. Les malformations du crâne, les asymétries de la tête doivent être aussi
recherchées, ainsi que les vices de conformation d'autres
parties du corps. — On peut trouver encore des traces de
blessures indiquant des tentatives anciennes de suicide.
Chez les épileptiques, les cicatrices de la langue, les
marques de plaies produites sur diverses parties du corps
pendant les accès, ont une valeur bien connue.

Plusieurs maladies, qui exercent une profonde influence
sur l'état mental, se manifestent en même temps par des
symptômes d'un autre ordre, dont la recherche est indispensable. Chez le paralytique général, c'est l'inégalité pupillaire, le bégaiement, l'hésitation dans la parole, le tremblement des lèvres, de la langue, des mains. Chez le
lypémaniaque, c'est le ralentissement du pouls, l'abaissement de la température. Chez l'hystérique, ce sont les
troubles de la sensibilité cutanée ou des muqueuses, ou
des organes des sens ; les altérations des vaso-moteurs, les
paralysies, les contractures, et tous les désordres fonctionnels si complexes et si variés qui constituent la symptoma-

tologie de la maladie. Chez l'alcoolique, c'est le tremblement spécial, les anesthésies, les troubles gastriques, etc.
Dans tous ces cas, les symptômes physiques ont évidemment une importance capitale et sont souvent la base même
du diagnostic.

§ II. — Examen de l'état mental.

Il y a à rechercher chez l'aliéné, ainsi que le fait remarquer Tardieu, trois ordres de faits : 1° les troubles des fonctions intellectuelles ; 2° la perversité des facultés affectives
et des instincts ; 3° l'altération des fonctions sensorielles
(hallucinations, illusions).

Quelques aliénés, spécialement des dégénérés, des délirants chroniques, cachent leurs idées délirantes, et il faut,
pour en obtenir des confidences, gagner leur confiance en
paraissant entrer dans leurs vues. Mais le plus souvent le
délire se montre d'emblée ou dès les premières phases de
l'entretien, et l'expert n'a plus qu'à en discerner les traits
principaux pour le rattacher à l'une des formes indiquées
plus haut et s'assurer qu'il n'est pas simulé. — Avec les malades non délirants, c'est par des conversations convenablement dirigées qu'on apprécie bien l'état mental. Cette
direction doit se borner le plus souvent à ramener l'entretien sur les points qui paraissent les plus importants ; il
convient, au moins dans les premières visites, de laisser le
sujet raconter sa vie, les diverses circonstances du délit ou
du crime qu'il a commis, en évitant d'influencer ce récit
par des observations, des réflexions. On apprécie mieux
ainsi les troubles de la mémoire avec les caractères particuliers qu'ils présentent chez les épileptiques, chez les alcooliques, chez les individus au début de la démence, etc. ;
— les incorrections énormes du jugement : — l'exagération
ou l'absence de l'émotivité : — l'impossibilité d'une attention soutenue ; — la mobilité extrême ou l'incohérence des
idées ; — les marques d'une volonté affaiblie et perpétuellement défaillante. Rien n'est démonstratif et intéressant
comme de voir certains malades reproduire spontanément

de la manière la plus fidèle, la description classique des
obsessions, des impulsions, etc., en rajeunissant cette description par des détails ingénus ou pittoresques suivant la
culture et la forme de leur esprit.

Dans la plupart des cas. l'expert ne doit se prononcer
qu'après une observation prolongée du malade, après plusieurs examens et interrogatoires, après avoir organisé une
surveillance à l'aide des gardiens de la prison, des codéte-
nus de l'inculpé ou d'autres personnes en la sincérité desquelles on puisse avoir confiance. — Parmi les individus
dont l'état mental est soumis à l'appréciation de l'expert,
les uns dissimulent leur maladie, d'autres l'ignorent,
d'autres méconnaissent la portée des symptômes qu'ils
ont présentés, ne comprennent pas la signification que
ceux-ci peuvent avoir aux yeux du médecin et ne songe-
raient pas à les signaler, s'ils n'étaient mis discrètement
sur la voie; d'autres, enfin, simulent une maladie qu'ils
n'ont pas. Dans tous les cas, il est indispensable de suivre
le malade ou soi-disant tel, presque jour par jour et c'est
ainsi que l'on voit les aliénistes éminents refuser de formuler une conclusion avant d'avoir prolongé l'observation
pendant plusieurs mois.

§ III. — Enquête.

Elle se fait à l'aide de renseignements de diverse nature
qui sont communiqués par le magistrat à l'expert, ou que
celui-ci recherche partout où il croit utile de le faire.

Les pièces qui figurent dans le dossier de l'instruction
judiciaire ont évidemment, en raison même de leur authenticité, une grande valeur; ce sont les procès-verbaux, interrogatoires, rapports médicaux, etc. L'expert est en général autorisé à demander directement des renseignements
aux personnes qui ont connu l'inculpé; il y a là une source
d'information des plus importantes, qui peut permettre de
reconstituer les diverses phases de la maladie et de faire
comprendre la véritable signification des symptômes constatés au moment de l'expertise. On peut aussi de cette

façon obtenir ou contrôler des renseignements relatifs à l'hérédité morbide de l'inculpé.

L'examen des écrits des aliénés peut donner dans certains cas des résultats fort importants[1] et surtout dans les affaires civiles quand il s'agit d'apprécier quel était l'état mental d'une personne décédée. Les lettres ou les autres pièces écrites par les aliénés peuvent révéler la maladie de celui qui en est l'auteur, ou bien par la nature des idées exprimées, ou bien par les caractères matériels de l'écriture, les défectuosités ou les bizarreries de la conformation des lettres, de l'agencement des mots, des lignes, etc.

Il est des aliénés, spécialement certains monomanes, qui cachent soigneusement leurs conceptions délirantes et qui évitent de les révéler dans leurs discours; au contraire, ils les étalent avec un grand luxe de détails dans leurs écrits qu'ils rédigent quelquefois avec un prolixité extraordinaire; les hallucinés, les aliénés atteints de délire de persécution, d'hypocondrie, se plaisent souvent à étaler ainsi leurs malheurs et leurs souffrances. La démence se caractérise quelquefois aussi beaucoup mieux par les écrits que par les paroles et les actes. Il faut remarquer toutefois qu'un certain nombre d'aliénés non déments sont encore capables d'écrire, sur des sujets étrangers à leur délire, des lettres irréprochables à tous les points de vue, et que leur désordre mental, s'il se manifeste par des documents écrits, n'éclate que dans les mémoires qu'ils rédigent secrètement et tiennent cachés.

Les désordres que présente l'écriture par elle-même sont de diverses sortes. On trouve des omissions de mots, de syllabes, des fautes d'orthographe qui contrastent d'une façon choquante avec l'instruction antérieure du malade ou qui dénotent moins l'ignorance qu'une bizarre fantaisie; la ponctuation est non seulement fautive, mais d'une étrangeté inexplicable; un certain nombre de mots sont soulignés sans qu'on puisse en comprendre la raison.

1. Voir MARCÉ, *De la valeur des écrits des aliénés* (Ann. d'hyg. publ. et de méd. lég., 2ᵉ série, t. XXI), et ROGUES de FURSAC, *Les écrits et les dessins dans les maladies nerveuses et mentales.* Paris, Masson, 1905.

J'ai conçu un système de construction de
bâtiments avec portiers, — et d'appareils aéro-calorifères
de ventilation et de salubrité qu'ils constituent
brevetés en France et à l'Étranger

ce bâtiment, locomobile — tout fer et brique — à asseoir
à l'entrée de chaque cimetière comprend 3 corps pp. de
services publics dont voici la désignation

M | Sud, 2 pièces se communiquant, l'Conciergerie ouvrant sur
la voie publique, et loge ouvrant sur le cimetière en communiquant
au 1er étage NE, d'une superficie de 10 m 50 pour le concierge gardien
jardinier du cimetière et sa famille

FAC-SIMILÉ 1. — Fragment d'une lettre écrite par un jeune homme atteint de folie maniaque (Tardieu).

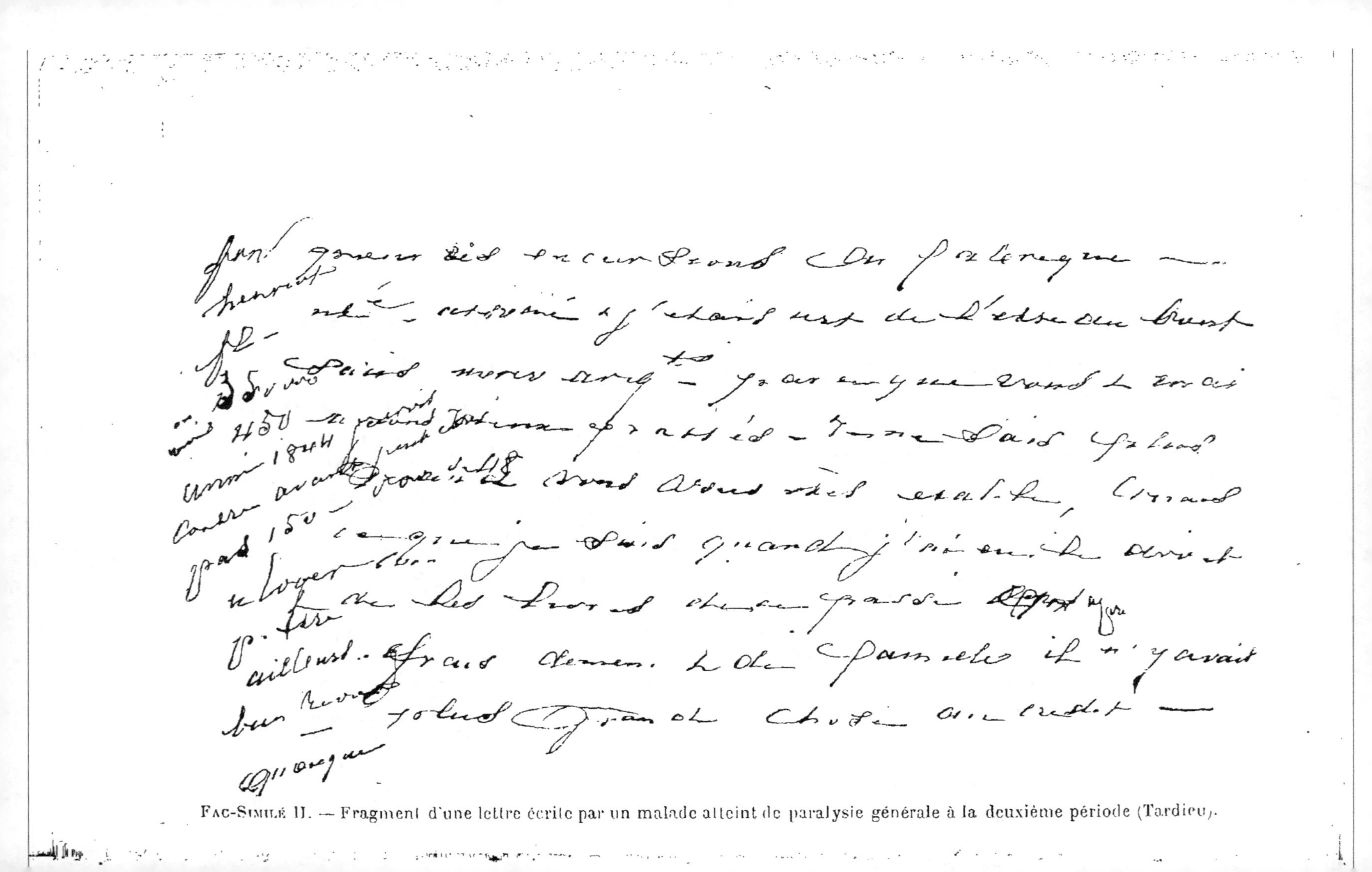

Fac-Similé II. — Fragment d'une lettre écrite par un malade atteint de paralysie générale à la deuxième période (Tardieu).

Fac-Similé III. — Fragment d'une lettre écrite par une dame de 51 ans, atteinte de démence.

Chez les paralytiques généraux, on peut retrouver la trace du tremblement qui agile les mains et qui est manifeste surtout sur les lettres à longs jambages; à un degré plus avancé, les lignes divergent, s'enchevêtrent les unes dans les autres, les caractères deviennent illisibles, en même temps que la démence se décèle par l'incohérence des idées exprimées. Quand l'incorrection de l'écriture est moins accusée, elle peut être encore assez démonstrative si l'on est à même de comparer des pièces écrites à diverses époques par le malade, et s'assurer que les fautes, les omissions, les défectuosités dans le tracé des caractères, ne sont pas le fait d'une instruction incomplète.

Dans quelques cas, une visite au domicile de l'aliéné indique nettement la nature de son délire; certains persécutés ont pris les précautions les plus minutieuses contre leurs ennemis imaginaires et ont mis leur chambre en état de défense; d'autres ont couvert les murs d'incriptions, souillé d'ordures leur ameublement, fait des collections soigneusement conservées et classées des objets les plus étranges, de leurs rognures d'ongles, de leurs détritus corporels; d'autres enfin ont écrit des mémoires où ils dévoilent sans arrière-pensée leur état mental.

§ IV. — Aliénation simulée.

La simulation de la folie, qui est d'ailleurs assez rare, est fort difficile. Elle exige de la part de celui qui s'y livre une force et une ténacité peu communes, et pour avoir quelque chance de réussir aux yeux d'un observateur compétent, elle nécessite en général une connaissance approfondie des maladies mentales.

Le véritable aliéné n'est pas, comme le croit le vulgaire simulateur, un individu qui divague sur tout, tient constamment des propos niais et incohérents, se livre à des actes extravagants, à des gestes ridicules. Chaque forme d'aliénation comporte une classe particulière de troubles psychiques, plus ou moins limités, susceptibles ou non, suivant la catégorie à laquelle appartient la maladie, d'intermittences ou de rémissions. On peut dire d'une manière générale qu'il est des désordres d'esprit qui en excluent d'autres d'une nature différente, et qu'on ne peut trouver ces manifestations réunies chez un même malade. Le simulateur ne peut éviter les contradictions, les défaillances, les exagérations, les démentis aux données recueillies par l'observation clinique et qui sont la base de la science des aliénistes (*voir le rapport à la fin du livre*).

Certaines formes d'aliénation mentale sont accompagnées par des troubles autres que le délire et qui sont impossibles ou très difficiles à simuler; par exemple, la fièvre, l'insomnie persistante, l'anesthésie, les tremblements, etc. Signalons encore le ralentissement du pouls et de la respiration, l'abaissement de la température qu'on observe chez certains mélancoliques.

Toutefois, les ruses des simulateurs ne peuvent ordinairement être déjouées avec certitude que par les médecins qui ont une compétence spéciale, et ceux-ci même s'accordent à reconnaître qu'il est certains cas, où il est difficile de se prononcer.

Il est à noter que parmi les simulateurs d'aliénation, figurent en forte proportion des hystériques, des dégénérés, des débiles, des neurasthéniques, des imbéciles et même des idiots; on trouve alors, à côté de symptômes simulés ou grossièrement exagérés, des signes incontestables d'une affection mentale très réelle.

CHAPITRE HUITIÈME

INTERNEMENT DES ALIÉNÉS

Bien que cette question ne soit pas du domaine de la médecine légale proprement dite, elle intéresse tous les médecins.

Elle se trouve un peu compliquée, à l'heure actuelle, du fait qu'elle est régie par une loi datant de 1838, laquelle, attaquée depuis très longtemps, va être probablement remplacée par une autre, votée le 22 janvier 1907 par la Chambre des députés et soumise au Sénat.

Nous croyons donc devoir donner le texte de ces deux lois.

Auparavant nous en résumerons les dispositions principales.

Sous le régime actuel [1] le placement d'un aliéné dans un asile public ou privé se fait soit à la demande de ses parents ou de ses proches, c'est ce que l'on appelle le placement *volontaire :* soit sur l'ordre de l'autorité publique, c'est ce qu'on appelle le placement *d'office.*

Le placement volontaire s'applique à tout individu atteint d'aliénation mentale, quelle qu'en soit la forme.

Les pièces à produire pour un placement volontaire sont indiquées dans l'article 8 de la loi de 1838. En ce qui concerne le certificat médical, il doit remplir toutes les conditions exigées par la loi, c'est-à-dire mentionner : la constatation de l'état mental de la personne à placer, la relation des particularités de sa maladie, l'indication de la faire traiter dans un établissement d'aliénés, et de l'y maintenir renfermée.

Il n'est pas nécessaire que le certificat contienne un diagnostic absolument précis, lequel est d'ailleurs parfois très difficile pour un médecin non spécialiste ; le diagnostic de : « *aliénation mentale* » suffit. Mais le médecin doit dire ce qu'il *a vu*, et ne rapporter ce qui lui *a été dit* que comme des renseignements fournis par autrui. Le certificat doit être sur papier timbré, à moins qu'il ne s'agisse d'un indigent. La signature du médecin doit être légalisée par le commissaire de police ou, s'il n'y en a pas, par le maire de la commune habituée par le médecin.

Le *placement d'office* s'applique aux individus dont l'état d'aliénation mentale compromet l'ordre public et la sûreté des personnes.

---

1. On trouvera les renseignements les plus détaillés et les plus clairs sur ce sujet dans Ch. VALLON, la *Pathologie mentale au point de vue administratif et judiciaire, in* Traité de Pathologie mentale de Gilbert-Ballet (Tirage à part).

Il est ordonné par les préfets, et à Paris par le préfet de police. La loi n'exige pas qu'il soit appuyé sur un certificat médical ; mais en fait, ce certificat est toujours demandé. Il doit être rédigé de la même façon que s'il s'agissait d'un placement volontaire.

Dans la nouvelle loi, le placement reste ce qu'il était.

Le terme de « placement volontaire », qui était en effet assez mal approprié, disparaît. C'est le placement opéré par les soins de la famille ou des amis. Les formalités restent les mêmes, avec cette différence que le certificat médical est remplacé par « un rapport au procureur de la République sur l'état mental de la personne à placer, signé d'un docteur en médecine, dûment légalisé », remplissant certaines conditions spéciales (art. 13).

La nouvelle loi s'occupe aussi (articles 8 et 9) des aliénés soignés à domicile et (article 16) de ceux que leur famille désire faire placer à l'étranger.

D'autres dispositions de la loi (notamment l'art. 17, 18) ont pour but d'augmenter encore les garanties contre les chances de séquestration arbitraire. Dorénavant, ce sera le pouvoir judiciaire, et non plus le pouvoir administratif, qui décidera si l'aliéné doit être maintenu ou non en état de séquestration.

La nouvelle loi complète aussi les dispositions propres à sauvegarder les biens et les intérêts matériels des aliénés.

Enfin elle comble une lacune très importante de l'ancienne loi en ce qui concerne les aliénés criminels (voir section III et notamment articles 36 et 37).

Voici maintenant le texte des deux lois.

LOI SUR LES ALIÉNÉS

— 30 juin 1838 —

TITRE 1. — DES ÉTABLISSEMENTS D'ALIÉNÉS.

5. Nul ne pourra diriger ni former un établissement privé consacré aux aliénés sans l'autorisation du gouvernement.

Les établissements privés consacrés au traitement d'autres maladies ne pourront recevoir les personnes atteintes d'aliénation mentale, à moins qu'elles ne soient placées dans un local entièrement séparé.

Ces établissements devront être, à cet effet, spécialement autorisés par le gouvernement, et seront soumis, en ce qui concerne les aliénés, à toutes les obligations prescrites par la présente loi.

6. Des règlements d'administration publique détermineront les conditions auxquelles seront accordées les autorisations énoncées en l'article précédent, les cas où elles pourront être retirées et les obligations auxquelles seront soumis les établissements autorisés.

7. Les règlements intérieurs des établissements publics consacrés en tout ou en partie au service des aliénés seront, dans les dispositions relatives à ce service, soumises à l'approbation du ministre de l'intérieur.

TITRE II. — DES PLACEMENTS FAITS DANS LES ÉTABLISSEMENTS D'ALIÉNÉS

Section I. — Des placements volontaires.

Art. 1er. — Chaque département est tenu d'avoir un établissement public, spécialement destiné à recevoir et à soigner les aliénés, ou de traiter, à cet effet, avec un établissement public ou privé, soit de ce département, soit d'un autre département.

Les traités passés avec les établissements publics ou privés devront être approuvés par le ministre de l'intérieur.

2. Les établissements publics consacrés aux aliénés sont placés sous la direction de l'autorité publique.

3. Les établissements privés consacrés aux aliénés sont placés sous la surveillance de l'autorité publique.

4. Le préfet et les personnes spécialement déléguées à cet effet par lui ou par le ministre de l'intérieur, le président du tribunal, le procureur du roi, le juge de paix, le maire de la commune, sont chargés de visiter les établissements publics ou privés consacrés aux aliénés.

Ils recevront les réclamations des personnes qui y seront placées, et prendront à leur égard tous renseignements propres à faire connaître leur position.

Les établissements privés seront visités à des jours indéterminés, une fois au moins chaque trimestre, par le procureur du roi de l'arrondissement. Les établissements publics le seront de la même manière, une fois au moins par semestre.

8. Les chefs ou préposés responsables des établissements publics et les directeurs des établissements privés et consacrés aux aliénés ne pourront recevoir une personne atteinte d'aliénation mentale, s'il ne leur est remis :

1° Une demande d'admission contenant les noms, professions, âges et domiciles tant de la personne qui la formera que de celle dont le placement sera réclamé, et l'indication du degré de parenté, ou, à défaut, de la nature des relations qui existent entre elles.

La demande sera écrite et signée par celui qui la formera, et, s'il ne sait pas écrire, elle sera reçue par le maire ou le commissaire de police, qui en donnera acte.

Les chefs, préposés ou directeurs devront s'assurer, sous leur responsabilité, de l'individualité de la personne qui aura formé la demande lorsque cette demande n'aura pas été reçue par le maire ou le commissaire de police.

Si la demande d'admission est formée par le tuteur d'un interdit, il devra fournir, à l'appui un extrait du jugement d'interdiction.

2° Un certificat de médecin constatant l'état mental de la personne à placer, et indiquant les particularités de sa maladie et la nécessité de faire traiter la personne désignée dans un établissement d'aliénés, et de l'y tenir renfermée.

Ce certificat ne pourra être admis, s'il a été délivré plus de quinze jours avant sa remise au chef ou directeur ; s'il est signé d'un médecin attaché à l'établissement, ou si le médecin signataire est parent ou allié, au second degré inclusivement, des chefs ou propriétaires de l'établissement, ou de la personne qui fera effectuer le placement.

En cas d'urgence, les chefs des établissements publics pourront se dispenser d'exiger le certificat du médecin.

3. Le passeport ou toute autre pièce propre à constater l'individualité de la personne à placer.

Il sera fait mention de toutes les pièces produites dans un bulletin d'entrée, qui sera renvoyé, dans les vingt-quatre heures, avec un certificat du médecin de l'établissement, et la copie de celui ci-dessus mentionné, au préfet de police à Paris, au préfet ou au sous-préfet dans les communes, chef-lieux de département ou d'arrondissement, et aux maires dans les autres communes. Le sous-préfet ou le maire en fera immédiatement l'envoi au préfet.

9. Si le placement est fait dans un établissement privé, le préfet, dans les trois jours de la réception du bulletin, chargera un ou plusieurs hommes de l'art de visiter la personne désignée dans ce bulletin, à l'effet de constater son état mental et d'en faire rapport sur-le-champ. Il pourra leur adjoindre telle autre personne qu'il désignera.

10. Dans le même délai, le préfet notifiera administrativement les noms, professions et domiciles, tant de la personne placée que de celle qui aura demandé le placement, et les causes du placement : 1° au procureur du roi de l'arrondissement du domicile de la personne placée; 2° au procureur du roi de l'arrondissement de la situation de l'établissement; ces dispositions seront communes aux établissements publics ou privés.

11. Quinze jours après le placement d'une personne dans un établissement public ou privé, il sera adressé au préfet, conformément au dernier paragraphe de l'art. 8, un nouveau certificat du médecin de l'établissement; ce certificat confirmera ou rectifiera, s'il y a lieu, les observations contenues dans le premier certificat, en indiquant le retour plus ou moins fréquents des accès ou des actes de démence.

12. Il y aura, dans chaque établissement, un registre coté et paraphé par le maire, sur lequel seront immédiatement inscrits les noms, professions, âges et domiciles des personnes placées dans les établissements; la mention du jugement d'interdiction, si elle a été prononcée, et le nom de leur tuteur; la date de leur placement; les noms, profession et demeure de la personne parente ou non parente, qui l'aura demandé. Seront également transcrits sur ce registre : 1° le certificat du médecin, joint à la demande d'admission ; 2° ceux que le médecin de l'établissement devra adresser à l'autorité, conformément aux art. 8 et 11.

Le médecin sera tenu de consigner sur ce registre, au moins tous les mois, les changements survenus dans l'état mental de chaque malade. Ce registre constatera également les sorties et les décès.

Ce registre sera soumis aux personnes qui, d'après l'art. 4, auront le droit de visiter l'établissement, lorsqu'elles se présenteront pour en faire la visite : après l'avoir terminée, elles apposeront sur le registre leur visa, leur signature et leurs observations, s'il y a lieu.

13. Toute personne placée dans un établissement d'aliénés cessera d'y être retenue aussitôt que les médecins de l'établissement auront déclaré, sur le registre énoncé en l'article précédent, que la guérison est obtenue.

S'il s'agit d'un mineur ou d'un interdit, il sera donné immédiatement avis de la déclaration des médecins aux personnes auxquelles il devra être remis, et au procureur du roi.

14. Avant même que les médecins aient déclaré la guérison, toute personne placée dans un établissement d'aliénés cessera également d'y être retenue, dès que la sortie sera requise par l'une des personnes ci-après désignées, savoir :

1° Le curateur nommé en exécution de l'art. 38 de la présente loi;

2° L'époux ou l'épouse ;

3° S'il n'y a pas d'époux ou d'épouse, les ascendants;

4° S'il n'y a pas d'ascendants, les descendants.

5° La personne qui aura signé la demande d'admission, à moins qu'un parent n'ait déclaré s'opposer à ce qu'elle use de cette faculté sans l'assentiment du conseil de famille ;

6° Toute personne à ce autorisée par le conseil de famille ;

S'il résulte d'une opposition notifiée au chef de l'établissement par un ayant droit qu'il y a dissentiment, soit entre les ascendants, soit entre les descendants, le conseil de famille prononcera.

Néanmoins, si le médecin de l'établissement est d'avis que l'état mental du malade pourrait compromettre l'ordre public ou la sûreté des personnes, il en sera donné préalablement connaissance au maire, qui pourra ordonner immédiatement un sursis provisoire à la sortie, à la charge d'en référer, dans les vingt-quatre heures, au préfet ; le sursis provisoire cessera de plein droit à l'expiration de la quinzaine, si le préfet n'a pas, dans ce délai, donné d'ordres contraires conformément à l'art. 21 ci-après. L'ordre du maire sera transcrit sur le registre tenu en exécution de l'art. 12.

En cas de minorité ou d'interdiction, le tuteur pourra seul requérir la sortie.

15. Dans les vingt-quatre heures de la sortie, les chefs préposés ou directeurs en donneront avis aux fonctionnaires désignés dans le dernier paragraphe 8, et leur feront connaitre le nom et la résidence des personnes qui auront retiré le malade, son état mental au moment de sa sortie, et autant que possible, l'indication du lieu où il aura été conduit.

16. Le préfet pourra toujours ordonner la sortie immédiate des personnes placées volontairement dans les établissements d'aliénés.

17. En aucun cas, l'interdit ne pourra être remis qu'à son tuteur, et le mineur, qu'à ceux sous l'autorité desquels il est placé par la loi.

Section II. — Des placements ordonnés par l'autorité publique.

18. A Paris, le préfet de police, et, dans les départements, les préfets ordonneront d'office le placement dans un établissement d'aliénés, de toute personne, interdite ou non interdite, dont l'état d'aliénation compromettrait l'ordre public ou la sûreté des personnes.

Les ordres des préfets seront motivés et devront énoncer les circonstances qui les auront rendus nécessaires. Ces ordres, ainsi que ceux qui seront donnés conformément aux art. 19, 20, 21 et 23, seront inscrits sur un registre semblable à celui qui est prescrit par l'art. 12 ci-dessus, dont toutes les dispositions seront applicables aux individus placés d'office.

19. En cas de danger imminent, attesté par le certificat d'un médecin ou par notoriété publique, les commissaires de police à Paris, et les maires dans les autres communes, ordonneront, à l'égard des personnes atteintes d'aliénation mentale, toutes les mesures provisoires nécessaires, à la charge d'en référer dans les vingt-quatre heures au préfet qui statuera sans délai.

20. Les chefs, directeurs ou préposés responsables des établissements, seront tenus d'adresser aux préfets, dans le premier mois de chaque semestre, un rapport rédigé par le médecin de l'établissement sur l'état de chaque personne qui y sera retenue, sur la nature de sa maladie et les résultats du traitement.

Le préfet prononcera sur chacune individuellement, ordonnera sa maintenue dans l'établissement ou sa sortie.

21. A l'égard des pesonnes dont le placement aura été volontaire, et dans le cas où leur état mental pourra compromettre l'ordre public ou la sûreté des personnes, le préfet pourra, dans les formes tracées par le deuxième paragraphe de l'art. 23, décerner un ordre spécial, à l'effet d'empêcher qu'elles ne sortent de l'établissement sans son autorisation, si ce n'est pour être placées dans un autre établissement.

Les chefs, directeurs ou préposés responsables seront tenus de se conformer à cet ordre.

22. Les procureurs du roi seront informés de tous les ordres donnés en vertu des art. 18, 19, 20 et 21.

Ces ordres seront notifiés au maire du domicile des personnes soumises au placement, qui en donnera immédiatement avis aux familles.

Il en sera rendu compte au ministre de l'intérieur.

Les diverses notifications prescrites par le présent article seront faites dans les formes et délais énoncés à l'art. 10.

23. Si, dans l'intervalle qui s'écoulera entre les rapports ordonnés par l'art. 20, les médecins déclarent, sur le registre tenu en exécution de l'art. 12, que la sortie peut être ordonnée, les chefs, directeurs ou préposés responsables des établissements seront tenus, sous peine d'être poursuivis conformément à l'art. 30 ci-après, d'en référer aussitôt au préfet, qui statuera sans délai.

24. Les hospice et hôpitaux civils seront tenus de recevoir provisoirement les personnes qui leur seront adressées en vertu des art. 18 et 19 jusqu'à ce qu'elles soient dirigées sur l'établissement spécial destiné à les recevoir, aux termes de l'article 1er, ou pendant le trajet qu'elles feront pour s'y rendre.

Dans les communes où il existe des hospices ou hôpitaux, les aliénés ne pourront être déposés ailleurs que dans ces hospices ou ces hôpitaux. Dans les lieux où il n'en existe pas, les maires devront pourvoir à leur logement, soit dans une hôtellerie, soit dans un local loué à cet effet.

Dans aucun cas les aliénés ne pourront être conduits avec les condamnés ou les prévenus, ni déposés dans une prison.

Ces dispositions sont applicables à tous les aliénés dirigés par l'administration sur un établissement spécial destiné à les recevoir, aux termes de l'art. 1er. ou pendant le trajet qu'elles feront pour s'y rendre.

Section III. — Dépenses du service des aliénés.

Section IV. — Dispositions communes à toutes personnes placées dans les établissements d'aliénés.

TITRE III.   DISPOSITIONS GÉNÉRALES

41. Les contraventions aux dispositions des art. 5, 8, 11, 12. du second paragraphe de l'art. 13, des art. 15, 17, 20, 21, et du dernier paragraphe de l'art. 29 de la présente loi, et aux règlements rendus en vertu de l'art. 6, qui seront commises par les chefs, directeurs, ou préposés responsables des établissements publics ou privés d'aliénés et par les médecins employés dans ces établissements, seront punies d'un emprisonnement de cinq jours à un an. et d'une amende de cinquante francs à trois mille francs, ou de l'une ou l'autre de ces peines.

Il pourra être fait application de l'art. 463 du Code pénal.

ORDONNANCE DU ROI PORTANT RÈGLEMENT SUR LES ÉTABLISSEMENTS PUBLICS ET PRIVÉS CONSACRÉS AUX ALIÉNÉS

— 18 décembre 1839 —

TITRE I. — DES ÉTABLISSEMENTS PUBLICS CONSACRÉS AUX ALIÉNÉS

Art. 1er. — Les établissements publics consacrés au service des aliénés seront administrés, sous l'autorité de notre ministre secrétaire d'État au département de l'intérieur et des préfets des départements. et sous la surveillance de commissions gratuites, par un directeur responsable, dont les attributions seront ci-après déterminées.

2. Les commissions de surveillance seront composées de cinq membres nommés par les préfets, et renouvelés chaque année par cinquième.

Les membres des commissions de surveillance ne pourront être révoqués que par notre ministre de l'intérieur, sur le rapport du préfet.

Chaque année, après le renouvellement, les commissions nommeront leur président et leur secrétaire.

3. Les directeurs et les médecins en chef et adjoints seront nommés par notre ministre secrétaire d'Etat au département de l'intérieur, directement pour la première fois, et, pour les vacances suivantes, sur une liste de trois candidats présentés par les préfets.

Pourront aussi être appelés aux places vacantes, concurremment avec les candidats présentés par les préfets, les directeurs et les médecins en chef ou adjoints qui auront exercé leurs fonctions pendant trois ans dans d'autres établissements d'aliénés.

Les élèves attachés aux établissements d'aliénés seront nommés pour un temps limité, selon le mode déterminé par le règlement sur le service intérieur de chaque établissement.

Les directeurs, les médecins en chef et les médecins adjoints ne pourront être révoqués que par notre ministre de l'intérieur, sur le rapport des préfets.

4. Les commissions instituées par l'art. 1ᵉʳ. chargées de la surveillance générale de toutes les parties du service des établissements. sont appelées à donner leur avis sur le régime intérieur, sur les budgets et les comptes, sur les actes relatifs à l'administration, tels que le mode de gestion des biens, les projets de travaux, les procés à intenter ou à soutenir, les transactions, les emplois de capitaux, les acquisitions, les emprunts, les ventes ou échanges d'immeubles, les acceptations de legs ou donations, les pensions à accorder, s'il y a lieu, les traités à conclure pour le service des malades.

5. Les commissions de surveillance se réuniront tous les mois. Elles seront en outre, convoquées par les préfets ou les sous-préfets toutes les fois que les besoins du service l'exigeront.

Le directeur de l'établissement et le médecin chargé en chef du service médical assisteront aux séances de la commission : leur voix sera seulement consultative.

Néanmoins, le directeur et le médecin en chef devront se retirer de la séance au moment où la commission délibérera sur les comptes d'administration et sur les rapports qu'elle pourrait avoir à adresser directement au préfet.

6. Le directeur est chargé de l'administration intérieure de l'établissement et de la gestion de ses biens et revenus.

Il pourvoit, sous les conditions prescrites par la loi, à l'admission et à la sortie des personnes placées dans l'établissement.

Il nomme les préposés de tous les services de l'établissement : il les révoque. s'il y a lieu. Toutefois, les surveillants, les infirmiers et les gardiens devront être agréés par le médecin en chef; celui-ci pourra demander leur révocation au directeur. En cas de dissentiment, le préfet prononcera.

7. Le directeur est exclusivement chargé de pourvoir à tout ce qui concerne le bon ordre et la police de l'établissement, dans les limites du règlement du service intérieur. qui sera arrêté en exécution de l'art. 7 de la loi du 30 juin 1838. par notre ministre de l'intérieur. Il résidera dans l'établissement.

8. Le service médical, en tout ce qui concerne le régime physique et moral. ainsi que la police médicale et personnelle des aliénés, est placé sous l'autorité du médecin, dans les limites du règlement du service intérieur mentionné à l'article précédent.

Les médecins adjoints, dans les maisons où le règlement intérieur en établira. les élèves, les surveillants, les infirmiers et les gardiens sont, pour le service médical. sous l'autorité du médecin en chef.

9. Le médecin en chef remplira les obligations imposées aux médecins par la loi du 30 juin 1838, et délivrera tous certificats relatifs à ses fonctions.

Ces certificats ne pourront être délivrés par le médecin adjoint qu'en cas d'empêchement constaté du médecin en chef.

En cas d'empêchement constaté du médecin en chef et du médecin adjoint, le préfet est autorisé à pourvoir provisoirement à leur remplacement.

10. Le médecin en chef est tenu de résider dans l'établissement.

Il pourra toutefois être dispensé de cette obligation par une décision spéciale de notre ministre de l'intérieur, pourvu qu'il fasse chaque jour au moins, une visite générale des aliénés confiés à ses soins, et qu'en cas d'empêchement, il puisse être suppléé par un médecin résidant.

11. Les commissions administratives des hospices civils qui ont formé ou qui formeront à l'avenir dans ces établissements des quartiers affectés aux aliénés seront tenues de faire agréer par le préfet un préposé responsable, qui sera soumis à toutes les obligations imposées par la loi du 30 juin 1838.

Dans ce cas, il ne sera pas créé de commission de surveillance.

Le règlement intérieur des quartiers consacrés au service des aliénés sera soumis à l'approbation de notre ministre de l'intérieur, conformément à l'art. 7 de cette loi.

12. Il ne pourra être créé dans les hospices civils des quartiers affectés aux aliénés, qu'autant qu'il sera justifié que l'organisation de ces quartiers permet de recevoir et de traiter cinquante aliénés, au moins.

Quant aux quartiers actuellement existants, où il ne pourrait être traité qu'un nombre moindre d'aliénés, il sera statué sur le maintien par notre ministre de l'intérieur.

13. Notre ministre de l'intérieur pourra toujours autoriser ou même ordonner d'office la réunion des fonctions de directeur et de médecin.

14. Le traitement du directeur et du médecin sera déterminé par un arrêté de notre ministre de l'intérieur.

15. Dans tous les établissements publics où le travail des aliénés sera introduit comme moyen curatif, l'emploi du produit de ce travail sera déterminé par le règlement intérieur de ces établissements.

16. Les lois et règlements relatifs à l'administration générale des hospices et établissements de bienfaisance, notamment en ce qui concerne l'ordre de leurs services financiers, la surveillance de la gestion du receveur, les formes de la comptabilité, sont applicables aux établissements publics d'aliénés en tout ce qui n'est pas contraire aux dispositions qui précèdent.

TITRE II. — DES ÉTABLISSEMENTS PRIVÉS CONSACRÉS AUX ALIÉNÉS

17. Quiconque voudra former ou diriger un établissement privé destiné au traitement des aliénés devra en adresser la demande au préfet du département où l'établissement devra être situé.

18. Il justifiera : 1° qu'il est majeur et exerçant ses droits civils ; 2° qu'il est de bonnes vie et mœurs ; il produira, à cet effet, un certificat délivré par le maire de la commune ou de chacune des communes où il aura résidé depuis trois ans ; 3° qu'il est docteur en médecine.

19. Si le requérant n'est pas docteur en médecine, il produira l'engagement d'un médecin qui se chargera du service médical de la maison, et déclarera se soumettre aux obligations spécialement imposées, sous ce rapport, par les lois et règlements.

Ce médecin devra être agréé par le préfet, qui pourra toujours le révoquer. Toutefois cette révocation ne sera définitive qu'autant qu'elle aura été appuyée par notre ministre de l'intérieur.

20. Le requérant indiquera dans sa demande le nombre et le sexe des pensionnaires que l'établissement pourra contenir ; il en sera fait mention dans l'autorisation.

VIBERT. Médecine légale. 8ᵉ édit.   49

21. Il déclarera si l'établissement doit être uniquement affecté aux aliénés, ou s'il recevra d'autres malades. Dans ce dernier cas, il justifiera, par la production du plan de l'établissement, que le local consacré aux aliénés est entièrement séparé de celui qui est affecté au traitement des autres malades.

22. Il justifiera : 1° que l'établissement n'offre aucune cause d'insalubrité, tant au dedans qu'au dehors, et qu'il est situé de manière à ce que les aliénés ne soient pas incommodés par un voisinage bruyant ou capable de les agiter : 2° qu'il peut être alimenté, en tout temps, d'eau de bonne qualité et en quantité suffisante ; 3° que, par la disposition des localités, il permet de séparer complétement les sexes, l'enfance et l'âge mur : d'établir un classement régulier entre les convalescents, les malades paisibles et ceux qui sont agités : de séparer également les aliénés épileptiques ; 4° que l'établissement contient des locaux particuliers pour les aliénés atteints de maladies accidentelles, et pour ceux qui ont des habitudes de malpropreté ; 5° que toutes les précautions ont été prises, soit dans les constructions, soit dans la fixation du nombre des gardiens, pour assurer le service et la surveillance de l'établissement.

23. Il justifiera également, par la production du règlement intérieur de la maison, que le régime de l'établissement offrira toutes les garanties convenables sous le rapport des bonnes mœurs et de la sûreté des personnes.

24. Tout directeur d'un établissement privé consacré au traitement des aliénés devra, avant d'entrer en fonctions, fournir un cautionnement dont le montant sera déterminé par l'ordonnance royale d'autorisation.

25. Le cautionnement sera versé, en espèces, à la caisse des dépôts et consignations, et sera exclusivement destiné à pourvoir dans les formes et pour les cas déterminés dans l'article suivant, aux besoins des aliénés pensionnaires.

26. Dans tous les cas où, par une cause quelconque, le service d'un établissement privé consacré aux aliénés se trouverait suspendu, le préfet pourra constituer, à l'effet de remplir les fonctions de directeur responsable, un régisseur provisoire, entre les mains duquel la caisse des dépôts et consignations, sur les mandats du préfet, versera ce cautionnement, en tout ou en partie, pour l'appliquer au service des aliénés.

27. Tout directeur d'un établissement privé consacré aux aliénés pourra, à l'avance, faire agréer par l'administration une personne qui se chargera de le remplacer dans le cas où il viendrait à cesser ses fonctions par suite de suspension, d'interdiction judiciaire, d'absence, de faillite, de décès ou par toute autre cause.

La personne ainsi agréée sera de droit, dans ces divers cas, investie de la gestion provisoire de l'établissement, et soumise, à ce titre, à toutes les obligations du directeur lui-même. Cette gestion provisoire ne pourra jamais se prolonger au delà d'un mois sans une autorisation spéciale du préfet.

28. Dans le cas où le directeur cesserait ses fonctions par une cause quelconque, sans avoir usé de la faculté ci-dessus, ses héritiers ou ayants cause seront tenus de désigner, dans les vingt-quatre heures, la personne qui sera chargée de la régie provisoire de l'établissement, et soumise, à ce titre, à toutes les obligations du directeur.

A défaut, le préfet fera lui-même cette désignation.

Les héritiers ou ayants cause du directeur devront, en outre, dans le délai d'un mois, présenter un nouveau directeur, pour en remplir définitivement les fonctions.

Si la présentation n'est pas faite dans ce délai, l'ordonnance royale d'autorisation sera réputée rapportée de plein droit, et l'établissement sera fermé.

29. Lorsque le directeur d'un établissement privé consacré aux aliénés voudra augmenter le nombre des pensionnaires qu'il aura été autorisé à recevoir dans cet établissement, il devra former une demande en autorisation à cet effet, et justifier que les bâtiments primitifs ou ceux additionnels qu'il aura fait construire sont, ainsi que leurs dépendances, convenables et suffisants pour recevoir le nombre déterminé de nouveaux pensionnaires.

L'ordonnance royale qui statuera sur cette demande déterminera l'augmentation proportionnelle que le cautionnement pourra recevoir.

30. Le directeur de tout établissement privé consacré aux aliénés devra résider dans l'établissement.

Le médecin attaché à l'établissement, dans le cas prévu à l'article 19 de la présente ordonnance, sera soumis à la même obligation.

31. Le retrait de l'autorisation pourra être prononcé, suivant la gravité des circonstances, dans tous les cas d'infraction aux lois et règlements sur la matière, et notamment dans les cas ci-après : 1° si le directeur est privé de l'exercice des droits civils ; 2° s'il reçoit un nombre de pensionnaires supérieur à celui fixé par l'ordonnance d'autorisation ; 3° s'il reçoit des aliénés d'un autre sexe que celui indiqué par cette ordonnance ; 4° s'il reçoit des personnes atteintes de maladies autres que celles qu'il a déclaré vouloir traiter dans l'établissement ; 5° si les dispositions des lieux sont changées ou modifiées de manière à ce qu'ils cessent d'être propres à leur destination, ou si les précautions prescrites pour la sûreté des personnes ne sont pas constamment observées ; 6° s'il est commis quelque infraction aux dispositions du règlement du service intérieur en ce qui concerne les mœurs ; 7° s'il a été employé à l'égard des aliénés des traitements contraires à l'humanité ; 8° si le médecin agréé par l'administration est remplacé par un autre médecin, sans qu'elle en ait approuvé le choix ; 9° si le directeur contrevient aux dispositions de l'art. 8 de la loi du 30 juin 1838 ; 10° s'il est frappé d'une condamnation prononcée en exécution à l'art. 41 de la même loi.

32. Pendant l'instruction relative au retrait de l'ordonnance royale d'autorisation, le préfet pourra prononcer la suspension provisoire du directeur, et instituer un régisseur provisoire conformément à l'art. 26.

Dispositions générales.

33. Il sera statué, pour le retrait des autorisations, par une ordonnance royale.

34. Les établissements publics ou privés, consacrés aux aliénés du sexe masculin, ne pourront employer que des hommes pour le service personnel des aliénés.

Des femmes seules sont chargées du service personnel des aliénés dans les établissements destinés aux individus du sexe féminin.

PROPOSITION DE LA LOI ADOPTÉE PAR LA CHAMBRE DES DÉPUTÉS
relative au régime des aliénés

TRANSMISE PAR M. LE PRÉSIDENT DE LA CHAMBRE DES DÉPUTÉS
A M. LE PRÉSIDENT DU SÉNAT

Paris, le 28 janvier 1907.

MONSIEUR LE PRÉSIDENT,

Dans sa séance du 22 janvier 1907, la Chambre des Députés a adopté une proposition de loi relative au régime des aliénés.

Le vote a eu lieu après déclaration de l'urgence.

Conformément aux dispositions de l'article 141 du règlement de la Chambre, j'ai l'honneur de vous adresser une expédition authentique de cette proposition dont je vous prie de vouloir bien saisir le Sénat.

Je vous serai obligé de m'accuser réception de cet envoi.

Agréez, Monsieur le Président, l'assurance de ma haute considération.

Le Président de la Chambre des Députés,
Signé : HENRI BRISSON.

La Chambre des Députés a adopté la proposition de loi dont la teneur suit :

PROPOSITION DE LOI

TITRE Ier. — DES HÔPITAUX ET ÉTABLISSEMENTS DESTINÉS AU
TRAITEMENT DES MALADIES MENTALES ET A LA GARDE DES ALIÉNÉS :
DES ALIÉNÉS TRAITÉS A DOMICILE; DE LA SURVEILLANCE
DU SERVICE DES ALIÉNÉS

Section Ire. — Des hôpitaux et établissements destinés au traitement des maladies mentales et à la garde des aliénés; des aliénés traités à domicile.

Article 1er. — L'assistance et les soins nécessaires aux aliénés sont obligatoires.

Art. 2. — Les établissements destinés au traitement et à la garde des aliénés sont de deux sortes : publics et privés.

Les asiles publics doivent comprendre, à défaut et dans l'attente d'asiles spéciaux, des quartiers annexes ou des divisions pour les épileptiques, les alcooliques, les idiots et les crétins.

Les alcooliques, les épileptiques, les idiots et les crétins continueront à être admis dans les asiles d'aliénés en attendant l'ouverture d'asiles spéciaux.

Dans un délai de dix ans, les départements devront ouvrir des établissements spéciaux ou des sections spéciales destinés au traitement et à l'éducation des enfants idiots, imbéciles, arriérés, crétins ou épileptiques, et au traitement des buveurs. Plusieurs départements pourront se réunir pour créer ces établissements ou sections.

Les établissements prévus aux paragraphes précédents seront soumis à la surveillance instituée par la présente loi dans la mesure déterminée par un règlement d'administration publique.

Les dépenses des malades ou infirmes qui y sont admis seront imputées et réglées conformément aux articles 56 et 57 ci-après.

Les départements sont autorisés à créer, suivant les besoins, des colonies familiales pour les aliénés qui y seront envoyés après un séjour d'observation dans les asiles.

Ces colonies familiales seront confiées aux soins des médecins appartenant au service des aliénés.

Les départements pourront organiser l'assistance à domicile des aliénés sous les conditions de placements prévus par la présente loi.

Art. 3. — Les établissements publics comprennent les asiles proprement dits, les quartiers d'hospice spécialement affectés aux aliénés et les pensionnats.

Les établissements privés comprennent les maisons de santé qui reçoivent des pensionnaires et les établissements dénommés asiles privés faisant fonction d'asiles publics, qui reçoivent, en outre, en vertu de traités, les aliénés à la charge d'un ou plusieurs départements, jusqu'à l'exécution de l'obligation prescrite par le paragraphe premier de l'article 4.

Nul ne peut créer ni diriger un établissement privé sans l'autorisation du Gouvernement et sans avoir déposé un cautionnement dont le montant sera déterminé par l'arrêté d'autorisation.

Nul ne peut ni créer ni diriger un établissement quelconque destiné à traiter des malades pensionnaires et ne recevant pas d'aliénés, sans l'autorisation du Gouvernement.

Ces établissements sont, ainsi que les asiles d'aliénés publics et privés, placés sous la surveillance de l'autorité publique.

Art. 4. — Chaque département est tenu d'avoir, dans un délai de dix ans, un établissement public destiné à recevoir les aliénés ou de traiter à cet effet avec un établissement d'un autre département.

Jusqu'à l'expiration du délai prévu au paragraphe précédent, les départements pourront traiter avec les établissements privés sans que la durée du traité puisse excéder cette période décennale.

Les traités passés par les départements avec un établissement public ou privé pour le traitement et la garde de leurs aliénés indigents doivent être approuvés par le Ministre de l'Intérieur.

Les règlements intérieurs des établissements publics ou privés consacrés aux aliénés sont soumis à l'approbation du Ministre de l'Intérieur.

Deux ou plusieurs départements peuvent créer et entretenir à frais communs un asile public d'aliénés. Les conditions de leur association sont réglées par les délibérations des Conseils généraux intéressés, conformément aux articles 89 et 90 de la loi du 19 août 1871.

Il est statué par un décret rendu en Conseil d'Etat sur le mode d'administration de l'établissement.

Si un département n'a pas pris en temps voulu les dispositions nécessaires pour assurer l'exécution de l'obligation prévue au paragraphe premier, il pourra y être pourvu par décret rendu en Conseil d'Etat, et les dépenses nécessaires pour l'exécution dudit décret pourront être inscrites d'office par le Ministre de l'Intérieur au budget départemental.

Art. 5. — Dans chaque département, il est institué une ou plusieurs Commissions de surveillance.

La Commission de surveillance est composée de six membres, savoir : deux conseillers généraux élus par le Conseil général, deux membres choisis par le préfet, dont un docteur en médecine, un juge titulaire ou suppléant, désigné par le tribunal de l'arrondissement où l'établissement est situé, et le curateur à la personne dont il est parlé à l'article 44 ci-après.

Le nombre des membres de ces Commissions peut être augmenté par décision du Ministre de l'Intérieur.

Dans ce cas, les membres supplémentaires sont nommés moitié par le Conseil général, moitié par le préfet.

Cette Commission a pour attributions :

1° De remplir les fonctions de conseil de famille à l'égard des personnes non interdites, placées dans les établissements publics ou privés, et non pourvues d'un administrateur judiciaire ou datif ;

2° D'exercer sur les asiles publics départementaux une surveillance administrative et financière ;

3° De contrôler dans les asiles privés et dans les asiles privés faisant fonction d'asiles publics, le régime des aliénés, l'exécution des règlements relatifs à ces asiles et des traités passés entre eux et les départements.

Quand deux départements auront créé à frais communs un asile d'aliénés, les deux préfets et les deux Conseils généraux se partageront le droit de nommer les membres de la Commission laissés à leur choix par le présent article.

Les dispositions de cet article s'appliquent au cas où un département aura traité avec un département voisin pour la garde et le soin des aliénés.

Art. 6. — Les asiles publics sont administrés, sous l'autorité du Ministre de l'Intérieur et des préfets des départements, par un directeur-médecin responsable.

Les quartiers spéciaux annexés aux hôpitaux et hospices sont administrés par les Commissions administratives de ces établissements. Ils sont assimilés aux asiles publics en ce qui concerne la direction médicale, le traitement et la surveillance des aliénés.

Cette partie du service est confiée à un médecin en chef préposé responsable.

Toutefois le Ministre peut, sur l'avis du Conseil supérieur de l'assistance publique et du Conseil général du département, ordonner la disjonction des fonctions de médecin et de directeur de l'asile publique, ainsi que de celles de médecin et de préposé responsable d'un quartier d'hospice.

Dans les asiles où les services médicaux sont répartis entre trois médecins au moins, la réunion des médecins constitue le conseil des médecins de l'asile; il a un avis consultatif sur toutes les questions d'ordre médical. Le médecin-directeur en fait partie et le préside.

Dans certains cas, le Ministre de l'Intérieur peut, sur l'avis du Conseil supérieur de l'assistance publique et à la demande du Conseil général, adjoindre au directeur-médecin un secrétaire général pour l'administration ou le décharger de tout service médical particulier.

Les médecins traitants résident ou non dans l'asile, suivant la décision prise par le préfet après avis du Conseil général.

Ils peuvent exercer librement la médecine.

Leur nombre sera déterminé pour chaque asile par décret rendu en Conseil d'Etat, après avis du Conseil supérieur de l'assistance publique.

Les médecins-directeurs et les médecins traitants ne peuvent être attachés par un intérêt quelconque à l'exploitation d'un asile privé.

Tout directeur d'asile privé faisant fonction d'asile public peut, dans les cas prévus par les règlements d'administration faits en exécution de la présente loi, être suspendu par un décret du Président de la République et remplacé par un régisseur provisoire.

Le fonctionnaire chargé de la régie conserve tous ses droits à l'avancement et à la retraite.

Cette régie provisoire ne peut avoir une durée de plus de six mois.

Art. 7. — Les médecins-directeurs et les médecins préposés responsables sont choisis parmi les médecins traitants et nommés à la suite d'un concours public sur titres par le Ministre de l'Intérieur.

Les médecins traitants dans les asiles publics et les médecins des asiles privés faisant fonction d'asiles publics sont nommés par le Ministre de l'Intérieur sur une liste dressée à la suite d'un concours public et annuel, à l'exception des professeurs des facultés de médecine, chargés de l'enseignement clinique des maladies mentales, qui sont de droit médecins traitants des asiles d'aliénés destinés à cet enseignement.

Les internes sont nommés au concours par le préfet.

Dans les asiles publics, les pharmaciens, les secrétaires généraux, les archivistes, les receveurs, les économes et autres employés ayant droit à une pension de retraite sont nommés par le préfet.

Les nominations d'agents et infirmiers sont faites par le directeur-médecin dans les asiles et par le préposé responsable dans les quartiers d'hospice.

Art. 8. — Nul, en dehors des personnes ci-dessous exceptées par l'article 9, ne peut retenir une personne atteinte de maladie mentale dans un domicile privé sans qu'il en ait fait la déclaration écrite, dans le délai de quinze jours, au Procureur de la République du domicile où elle est retenue.

Il est joint à cette déclaration un rapport dressé par un docteur en médecine, conformément aux prescriptions des paragraphes 5 et 6 de l'article 13 ci-après.

Si la personne qui retient ainsi un aliéné dans son domicile privé est médecin, elle ne peut dresser elle-même le rapport médical joint à la déclaration.

Tout aliéné retenu dans un domicile privé, comme il vient d'être dit, est placé sous la surveillance instituée en exécution de l'article 10 ci-après.

A défaut de déclaration, il peut être pourvu au placement de l'aliéné, conformément à l'article 26 ci-après.

Art. 9. — Un aliéné peut être traité dans un domicile privé sans déclaration lorsque le tuteur, autorisé par le conseil de famille à se charger du traitement, le conjoint, l'un des ascendants ou l'un des descendants, le frère ou la sœur, l'oncle ou la tante du malade réside dans le domicile et préside personnellement aux soins qui lui sont donnés.

Si la nécessité de tenir le malade enfermé a duré trois mois, le tuteur, conjoint ou parent, qui préside au traitement, est tenu d'en faire la déclaration et de fournir le rapport médical prescrit par le paragraphe 2 de l'article précédent.

Le Procureur de la République peut, toutes les fois qu'il le juge nécessaire, demander qu'un nouveau rapport médical lui soit fourni.

Dans le cas où il serait reconnu que l'aliéné ne reçoit pas les soins suffisants, le tribunal, à la demande du Procureur de la République ou d'un délégué spécial nommé par le conseil de famille, pourra ordonner en chambre du conseil qu'il sera confié à un autre parent ou même placé dans un asile.

La décision est prise en présence du tuteur ou parent qui retient le malade ou après qu'il aura été mis en demeure d'intervenir. Appel pourra en être relevé par toute partie ou par le Procureur de la République dans les cinq jours qui suivent celui où la décision aura été rendue. La Cour devra statuer en chambre du conseil dans la quinzaine à compter de la date de l'appel.

Section II. — De la surveillance des aliénés.

Art. 10. — Le Préfet du département est tenu de visiter, une fois au moins chaque semestre, les établissements publics ou privés situés dans le département.

Le Procureur de la République de l'arrondissement dans lequel un ou plusieurs établissements d'aliénés sont situés est tenu de visiter ces établissements une fois au moins chaque trimestre.

Les personnes spécialement déléguées à cet effet par le Ministre de l'Intérieur ou le Préfet, le président du tribunal de l'arrondissement, le juge de paix du canton, le maire de la commune où est situé l'établissement public ou privé d'aliénés peuvent visiter ledit établissement lorsqu'ils le jugent convenable. Ils reçoivent les réclamations des personnes qui y sont placées et prennent à leur égard tous les renseignements propres à faire connaître leur position.

Art. 11. — Un décret du Président de la République, délibéré en Conseil d'Etat et rendu dans le délai d'un an, à partir de la promulgation de la présente loi, réglera l'organisation et le fonctionnement ainsi que le cadre du personnel et les conditions du recrutement de l'inspection générale du service des aliénés.

Les inspecteurs généraux sont nommés à la suite d'un concours sur titres dont le Ministre de l'Intérieur détermine les conditions.

Sont admis à concourir : les membres de l'Académie de médecine, les professeurs et agrégés des facultés de médecine, les docteurs en médecine ayant rempli pendant cinq ans au moins les fonctions de directeur, de directeur-médecin ou de médecin en chef d'un asile d'aliénés ou des quartiers d'hospices, les docteurs en médecine qui, s'étant distingués par leur enseignement ou leurs écrits sur les maladies mentales, seraient l'objet d'une présentation du Conseil supérieur.

Chacun des établissements publics ou privés d'aliénés est visité, au moins une fois chaque année, par un des inspecteurs généraux.

Dans leurs tournées annuelles, qui doivent comprendre tous les départements, les inspecteurs généraux s'assurent de la bonne exécution des lois et règlements relatifs aux aliénés et de la bonne tenue des archives du service des aliénés.

Art. 12. — Le Conseil supérieur de l'Assistance publique, dont feront partie de droit les inspecteurs généraux des services d'aliénés, reçoit du Ministre de l'Intérieur communication de tous documents et rapports ; il donne son avis sur les règlements particuliers, sur les plans et projets de construction générale ou partielle des asiles, sur les traités passés par les départements pour le traitement de leurs aliénés indigents, sur les tarifs des prix de journée des aliénés, sur les autorisations à accorder aux asiles privés, et sur toutes les mesures propres à assurer l'exécution des lois et règlements concernant le service des aliénés ; il reçoit chaque année du Ministre de l'Intérieur communication du rapport général, qui sera présenté par le Ministre publié au *Journal officiel* et distribué aux Chambres.

TITRE II. — DES PLACEMENTS FAITS DANS LES ÉTABLISSEMENTS D'ALIÉNÉS

Section I. — Des placements faits sur la demande des particuliers.

Art. 13. — Les chefs responsables des asiles publics et privés consacrés aux aliénés ne peuvent recevoir une personne présentée comme atteinte d'aliénation mentale s'il ne leur est remis :

1º Une demande d'admission contenant les nom, prénoms, profession, âge et domicile tant de la personne qui la forme que de celle dont le placement est réclamé, et l'indication du degré de parenté ou, à défaut, de la nature des relations qui existent entre elles.

La demande est écrite et signée par celui qui la forme : elle est visée par le juge de paix, le maire ou le commissaire de police. En cas d'urgence, le visa n'est exigible que dans les quarante-huit heures de l'admission. Si l'auteur de la demande ne sait pas écrire, celle-ci est reçue par le fonctionnaire dont le visa est réclamé, qui en donne acte.

Si la demande est formée par le tuteur d'un interdit, il doit fournir à l'appui, dans un délai de quinze jours, un extrait du jugement d'interdiction et un extrait de la délibération du conseil de famille prise en vertu de l'article 510 du Code civil ;

2º Un rapport au Procureur de la République sur l'état mental de la personne à placer, signé d'un docteur en médecine et dûment légalisé. Ce rapport doit être circonstancié ; il doit indiquer notamment : la date de la dernière visite faite au malade par le signataire, et qui aura été notifiée au juge de paix ou au maire, sans que cette date puisse remonter à plus de huit jours ; les symptômes et les faits observés journellement par le signataire et constituant la preuve de la folie, ainsi que les motifs d'où résulte la nécessité de faire traiter le malade dans un établissement d'aliénés et de l'y tenir enfermé.

Ce rapport ne peut être admis s'il a été dressé plus de huit jours avant la remise au chef responsable de l'établissement, ou s'il est l'œuvre d'un médecin attaché à l'établissement, ou si l'auteur est parent ou allié au second degré inclusivement du chef responsable, ou du propriétaire de l'établissement, ou des médecins qui y sont attachés, ou de la personne qui fait effectuer le placement, ou de la personne à placer.

En cas d'urgence, l'admission peut avoir lieu sur la présentation d'un rapport médical sommaire ; mais le médecin certificateur doit, dans le délai de deux jours, produire un rapport détaillé, conformément aux dispositions ci-dessus, sous l'une des peines portées à l'article 63 ci-après ;

3º L'acte de naissance ou de mariage de la personne à placer ou toute autre pièce propre à établir l'identité de cette personne.

Les personnes admises dans les établissements d'aliénés, conformément aux dispositions précédentes, ainsi que les personnes dont le placement aura été ordonné d'office, ne sont internées qu'à titre provisoire, et sont placées en conséquence dans un quartier d'observation spécial ou, à défaut, à l'infirmerie de l'asile et inscrites sur un registre spécial. Elles y sont maintenues autant que les exigences du traitement le permettent. Si le médecin, avant la décision de l'autorité judiciaire prévue à l'article 18, les fait passer dans un autre quartier, il doit indiquer la date et les motifs de ce changement sur le registre prescrit par l'article 20 ci-après.

Art. 14. — Lorsque les formalités nécessaires pour le placement d'une personne dans un établissement d'aliénés ont été remplies, si cette personne s'oppose par la force à son transport dans cet établissement, le maire ou le commissaire de police doit être requis, par le demandeur au placement, d'assurer ce transport suivant les prescriptions de l'article 29. En ce cas, le fonctionnaire ainsi requis doit faire procéder à l'exécution du placement, en dresser un procès-verbal et le transmettre dans les vingt-quatre heures au Procureur de la République.

Si le maire ou le commissaire de police le demande, le transport sera effectué par les soins du personnel des établissements d'aliénés.

Art. 15. — Toute personne majeure qui, ayant conscience de son état d'aliénation mentale, demande à être placée dans un établissement d'aliénés, peut y être admise sans les formalités prescrites par l'article 13. Une demande signée par elle et la production d'une pièce propre à constater son identité sont suffisantes.

Si elle ne sait pas écrire, la demande est reçue conformément aux prescriptions du paragraphe 3 de l'article 13.

La personne ainsi admise est soumise aux prescriptions de l'article 17 ci-après et aux autres dispositions de la présente loi concernant les placements faits sur demande des particuliers.

Art. 16. — Nul ne peut être conduit à l'étranger pour être placé dans un établissement recevant des aliénés, sans que la déclaration en ait été faite avant le départ, au Procureur de la République du domicile du malade; cette déclaration devra être accompagnée du rapport médical circonstancié prescrit à l'article 13. Tout Français qui, à l'étranger, provoque le placement d'un Français dans un établissement recevant des aliénés, est tenu de faire, dans le délai d'un mois à partir du placement, la déclaration de ce placement au Procureur de la République du dernier domicile en France du malade.

Les dispositions de la présente loi relatives à l'administration des biens sont applicables aux biens des aliénés placés à l'étranger. L'administrateur provisoire du lieu de leur dernier domicile remplit à leur égard ces fonctions, ainsi que le curateur à la personne, de concert avec la Commission de surveillance dont celui-ci fait partie, le tout comme il est prévu aux articles 5 et 44.

Nul étranger conduit en France pour être placé dans un établissement d'aliénés ne peut être admis dans cet établissement sans une demande et sans un certificat médical, légalisés dans son pays d'origine ou par un représentant diplomatique de ce pays en France. Si la demande et le certificat ne sont pas écrits en français, il est joint une traduction française certifiée conforme.

Dans les trois jours de la notification de ce placement, faite conformément au paragraphe premier de l'article 17 ci-après, le Préfet en donne avis au Gouvernement, qui prévient le représentant diplomatique du pays d'origine de la personne placée.

Le même avis de placement doit être donné, dans le même délai, au représentant diplomatique du pays d'origine de tout étranger résidant ou de passage en France, dont l'état d'aliénation aurait exigé le placement, conformément aux termes soit de l'article 13, soit de l'article 25 de la présente loi.

Art. 17. — Dans les vingt-quatre heures qui suivent l'admission de la personne présentée comme atteinte d'aliénation mentale, le directeur de l'établissement public ou privé adresse le bulletin d'entrée du malade, accompagné de la copie de la demande d'admission, de celle du rapport prescrit à l'article 13 et de celle du certificat du médecin de l'établissement, dit certificat de vingt-quatre heures : 1° au Préfet du département où l'établissement est situé: 2° au Procureur de la République de l'arrondissement du domicile de la personne placée; 3° au Procureur de la République de l'arrondissement où l'établissement est situé.

Si le placement est fait dans un établissement privé, le Préfet, dans les trois jours de la réception du bulletin, chargera un médecin de visiter la personne désignée dans ce bulletin, à l'effet de constater son état mental et d'en faire un rapport sur-le-champ à lui-même et au Procureur de la République.

Quinze jours après ce placement, il est adressé au Préfet et au Procureur de la République un nouveau certificat circonstancié du médecin de l'établissement.

Ce certificat confirmera ou rectifiera, s'il y a lieu, les observations contenues dans le premier certificat, en indiquant le retour plus ou moins fréquent des accès ou des actes de démence.

Art. 18. — Aussitôt après les formalités prescrites à l'article précédent, le Procureur de la République adresse ses réquisitions écrites, avec le rapport médical d'admission, les rapports médicaux de vingt-quatre heures et de quinzaine du médecin de l'établissement et le rapport du médecin commis par le Préfet, s'il y a lieu, au Président du tribunal de l'arrondissement où l'établissement est situé.

Le Président statue sur la maintenue ou la sortie de la personne placée. Lorsque le Président a des doutes, lorsqu'une opposition à l'internement a été formulée par l'aliéné, le conjoint, un membre de la famille, un ami, la décision sera prise par le tribunal, qui statuera d'urgence en chambre du conseil.

Toutes les fois que le tribunal ne croit pas devoir statuer définitivement, il ordonne, sous la réserve de tous moyens d'information, une expertise qui sera faite contradictoirement par deux médecins, dont l'un sera désigné par l'aliéné ou son représentant.

La décision du tribunal est notifiée sur-le-champ au Préfet et au chef responsable de l'établissement.

La minute de l'ordonnance du président, la copie de la décision de la chambre du conseil seront remises au directeur de l'établissement, et elles demeureront annexées au registre prescrit par l'article 20 ci-après. Appel de la décision du tribunal pourra être relevé dans les délais et formes prévus à l'article 9.

Art. 19. — Dans les cas de transfèrement d'un aliéné d'un établissement dans un autre, l'admission de l'aliéné transféré a lieu, après avis médical qu'il n'y a pas d'inconvénient, sur le vu du certificat délivré par le chef responsable de l'établissement d'où provient ce malade et des pièces légales concernant ce dernier ou d'une copie de ces pièces.

Le médecin de l'établissement où l'aliéné est tranféré fait les certificats de vingt-quatre heures et de quinzaine, et le chef responsable fait les notifications prescrites par l'article 17.

L'administration provisoire légale des biens de l'aliéné transféré continuera d'être exercée par la Commission de surveillance du département où cet aliéné a son domicile de secours. Mais les fonctions de curateur seront transmises au curateur institué près l'établissement où il sera transféré.

Art. 20. — Il y a dans chaque établissement un registre coté et paraphé par le maire, sur lequel sont immédiatement inscrits les nom, prénoms, profession, âge, domicile et état civil des personnes qui y sont placées ; la mention du jugement d'interdiction, si elle a été prononcée, et le nom du tuteur ; la date de leur placement, les nom, prénoms, profession et demeure de la personne, parente ou non parente, qui l'aura demandé.

Sont également transcrits sur ce registre : 1° la demande d'admission ; 2° le rapport médical prescrit par l'article 13 ; 3° le certificat de vingt-quatre heures et le certificat de quinzaine ; 4° la décision du président ou du tribunal civil ou de la Cour.

Le médecin est tenu de consigner sur ce registre les changements survenus dans l'état mental de chaque malade, au moins chaque semaine pendant le premier mois de séjour, au moins chaque mois pendant le reste de la première année, et ultérieurement au moins chaque trimestre.

Le médecin constate également sur ce registre la date de la sortie et l'état mental au moment où elle a lieu, la date et les causes du décès. Ce registre est exclusivement communiqué aux personnes qui, d'après l'article 10, ont le droit de visiter l'établissement ; après chacune de leurs visites, elles doivent apposer sur le registre, avec la date, leur visa, leur signature et leurs observations s'il y a lieu.

Art. 21. — Toute personne placée dans un établissement d'aliénés en vertu des articles précédents cesse d'y être retenue aussitôt que le médecin de l'établissement a déclaré, sur le registre susénoncé, que la guérison est obtenue ou que la sortie peut être accordée.

S'il s'agit d'un mineur ou d'un interdit, il est donné immédiatement avis de la déclaration du médecin aux personnes auxquelles ce mineur ou cet interdit doit être remis, ainsi qu'au procureur de la République.

Art. 22. — Avant même que le médecin ait fait la déclaration prévue à l'article 21, toute personne placée dans un établissement d'aliénés, en vertu des articles précédents, cesse également d'y être retenue dès que la sortie est requise par l'une des personnes ci-après désignées, savoir :

1° Le curateur à la personne de l'aliéné ;

2° Le conjoint ;

3° A défaut du conjoint, les ascendants ;

4° A défaut des ascendants, les descendants ;

5° La personne qui a signé la demande d'admission, à moins qu'un parent n'ait déclaré s'opposer à ce qu'elle use de cette faculté sans l'assentiment du conseil de famille ;

6° Toute personne à ce autorisée par délibération du conseil de famille, homologuée par le tribunal ou, à défaut, autorisée par le tribunal lui-même.

S'il résulte d'une opposition, notifiée au chef de l'établissement par un ayant droit, qu'il y a dissentiment soit entre les ascendants, soit entre les descendants, le conseil de famille décide.

Cesse également d'être retenue, si elle le demande, toute personne entrée volontairement et ayant signé elle-même sa demande d'admission.

Néanmoins, si le médecin traitant est d'avis que l'état mental du malade pourrait compromettre la sécurité, la décence, la tranquillité publiques, sa propre sûreté ou sa guérison, ou si l'administrateur provisoire est d'avis que la personne qui réclame la sortie n'est pas en situation de lui donner les soins nécessaires, le chef responsable en informe immédiatement : le préfet de police dans son ressort et, dans les départements, le préfet ; il informe en même temps le procureur de la République, et il est provisoirement sursis à la sortie.

Ce sursis provisoire cesse de plein droit à l'expiration de la quinzaine, si le préfet n'a pas, dans ce temps, donné l'ordre contraire, conformément à l'article 32.

Art. 23. — Dans les vingt-quatre heures de la sortie, les chefs responsables des établissements en donnent avis aux fonctionnaires auxquels la notification du placement a été faite, conformément à l'article 17, et leur font connaître le nom, la résidence des personnes qui ont retiré le malade, son état mental au moment de la sortie et, autant que possible, l'indication du lieu où il a été conduit.

Art. 24. — Le préfet peut toujours, après avoir pris l'avis du médecin traitant, ordonner la sortie des personnes placées dans les établissements d'aliénés.

Cet ordre est notifié à la personne qui a signé la demande d'admission, laquelle peut former opposition dans les vingt-quatre heures de la notification.

L'opposition est jugée par le tribunal civil en chambre du conseil, l'opposant entendu, s'il y a lieu.

Art. 25. — En aucun cas, l'interdit ne peut être remis qu'à son tuteur ou à la personne désignée par le conseil de famille, et le mineur qu'à ceux sous l'autorité desquels il est placé par la loi.

Section II. — Des placements ordonnés par l'autorité publique ou placement d'office.

Art. 26. — Le préfet de police dans son ressort et, dans les départements, les préfets, ordonnent d'office le placement dans un établissement d'aliénés de toute personne dont le maintien en liberté compromettrait, en raison de son état d'aliénation, dûment constaté par un certificat médical dressé conformément aux prescriptions de l'article 13, la sécurité, la décence ou la tranquillité publiques, sa propre sûreté ou sa guérison.

Les ordres des préfets sont motivés et doivent énoncer les circonstances qui les ont rendus nécessaires. Ces ordres, ainsi que ceux qui sont donnés conformément aux articles 27, 29 et 30, sont mentionnés sur le registre prescrit par l'article 20 ci-dessus, dont toutes les dispositions sont applicables aux individus placés d'office.

Les arrêtés des préfets qui n'ont pas reçu leur exécution dans un délai de quinze jours cessent d'être exécutoires.

Art. 27. — En cas de danger imminent, attesté par le certificat d'un médecin ou par la notoriété publique, les commissaires de police dans le ressort de la préfecture de police, et les maires dans les autres communes ordonnent à l'égard des personnes atteintes d'aliénation mentale toutes les mesures provisoires nécessaires, à la condition d'en référer dans les vingt-quatre heures au préfet qui statue sans délai, conformément aux prescriptions de l'article précédent.

Art. 28. — Dans aucun cas, les aliénés dirigés sur un asile ne peuvent être ni conduits avec des condamnés ou des prévenus, ni déposés dans une prison. Lorsque, pendant le voyage de transport, un arrêt est indispensable, le malade est déposé dans un hospice ou hôpital civil, ou, à défaut, dans un local loué à cet effet.

Dans tout chef-lieu judiciaire où il n'existe pas d'établissement public d'aliénés, l'hospice ou l'hôpital civil qui doit recevoir provisoirement les personnes qui leur sont adressées en vertu des articles 26 et 27 est tenu d'établir et d'approprier un local d'observation et de dépôt destiné à recevoir provisoirement les aliénés non encore internés, avant ou pendant leur voyage de transport à l'asile.

L'organisation et le fonctionnement de ces quartiers ou locaux sont à la charge du département et confiés au préfet.

Art. 29. — Les aliénés ne doivent être retenus en observation dans les hôpitaux et hospices civils ordinaires que le temps nécessaire pour pourvoir à leur transfèrement dans l'asile.

Ces personnes doivent être envoyées directement et immédiatement dans l'asile qui reçoit les aliénés du département.

L'asile est assimilé dans toute la mesure possible à l'hôpital.

Art. 30. — Les admissions prononcées en vertu des articles précédents sont soumises aux dispositions des articles 17 et 18 de la présente loi.

Art. 31. — Le chef responsable de l'établissement est tenu d'adresser au préfet, dans le premier mois de chaque semestre, un rapport rédigé par le médecin de l'établissement sur chaque personne qui y est retenue, sur la nature de sa maladie et les résultats du traitement.

Le préfet prononce sur chacune individuellement, ordonne sa maintenue ou sa sortie.

Art. 32. — A l'égard des personnes dont le placement a été effectué volontairement ou sur la demande des particuliers, et dans le cas où leur état mental pourrait compromettre la sécurité, la décence ou la tranquillité publiques, leur propre sûreté ou leur guérison, le préfet peut, dans les formes tracées par l'article 26 et sur l'avis du médecin de l'établissement, décerner un ordre spécial à l'effet d'empêcher qu'elles ne sortent de l'établissement sans son autorisation, si ce n'est pour être placées dans un autre établissement.

Le maintien ainsi prononcé est soumis aux dispositions des articles 17 et 18 de la présente loi.

Art. 33. — Les ordres donnés en vertu des articles 26, 27 et 32 sont notifiés administrativement, dans un délai de trois jours, au maire du domicile des personnes soumises au placement, qui en donne immédiatement avis aux familles.

Art. 34. — Aussitôt que le médecin a déclaré, sur le registre tenu en exécution de l'article 20 que la sortie peut être ordonnée, conformément à l'article 21, les chefs responsables des établissements sont tenus sous peine d'être poursuivis conformément à l'article 63. d'en référer au préfet qui statue dans les cinq jours. après avoir pris l'avis du curateur à la personne.

Si le préfet n'a pas, dans ce délai. ordonné la sortie. le chef responsable de l'établissement est tenu, sous les mêmes peines. d'envoyer copie de la déclaration du médecin au Procureur de la République, lequel adresse ses réquisitions écrites au président du tribunal. Celui-ci statue conformément à l'article 18.

Section III. — Des condamnés reconnus aliénés et des aliénés dits criminels.

Art. 35. — Les individus de l'un et de l'autre sexe. condamnés à des peines afflictives et infamantes ou à des peines correctionnelles de plus d'un an et un jour d'emprisonnement, qui sont reconnus épileptiques ou aliénés pendant qu'ils subissent leur peine, et dont l'état d'épilepsie ou d'aliénation a été constaté par un certificat du médecin de l'établissement pénitentiaire, sont, après avis du médecin désigné par le préfet. retenus jusqu'à leur guérison ou jusqu'à l'expiration de leur peine dans les asiles ou quartiers de sûreté. Les autres condamnés épileptiques ou aliénés sont dirigés sur l'asile départemental, en vertu d'une décision du Ministre de l'Intérieur.

Chaque année le Ministre de l'Intérieur prescrit une inspection dans les prisons civiles et militaires, aux fins d'examen des détenus qui pourraient se trouver dans les conditions prévues au présent article.

Art. 36. — Tout inculpé, prévenu ou accusé qui. à raison de son état d'aliénation mentale au moment de l'action. a été, à la suite d'une déclaration d'irresponsabilité, l'objet soit d'une ordonnance ou d'un arrêt de non-lieu. soit d'un jugement ou arrêt d'acquittement rendu par la juridiction correctionnelle, soit d'un acquittement en Conseil de guerre ou en Cour d'assises. est renvoyé devant le tribunal siégeant dans le même arrondissement que la juridiction de répression.

Ce tribunal, en chambre du conseil. le Procureur de la République entendu. ordonnera son internement soit dans un établissement d'aliénés, soit dans un asile ou quartier de sûreté, si son état est de nature à compromettre la sécurité, la décence ou la tranquillité publiques. sa propre sûreté ou sa guérison.

La décision par laquelle le prévenu ou l'accusé déclaré irresponsable est renvoyé devant le tribunal, interdit sa mise en liberté et ordonne qu'il sera retenu jusqu'à la décision du tribunal. soit dans un établissement public d'aliénés, soit dans un établissement privé faisant fonction d'établissement public, soit dans le local d'observation et de dépôt provisoire établi à l'hôpital ou à l'hospice. conformément à l'article 28.

Le tribunal est saisi par l'ordonnance, le jugement ou l'arrêt qui prononce le non lieu ou l'acquittement, ou par un arrêt de la Cour d'assises, rendu en conformité du verdict déclarant l'irresponsabilité.

Il est tenu. avant de statuer, d'ordonner une nouvelle expertise qui doit être contradictoire.

Art. 37. — En toute matière criminelle, le président, après avoir posé les questions résultant de l'acte d'accusation et des débats, avertit le jury, à peine de nullité, que, s'il pense, à la majorité. que l'accusé ou l'un des accusés est irresponsable, il doit en faire la déclaration en ces termes : « A la majorité. l'accusé, à raison de son état d'aliénation mentale au moment de l'action. est irresponsable ».

Art. 38. — L'Etat fera construire ou approprier un ou plusieurs asiles ou quartiers de sûreté pour les aliénés de l'un et de l'autre sexe, qui doivent y être conduits et retenus, par les soins du Ministre de l'Intérieur, en vertu de la présente loi.

Art. 39. — Pourront également être conduits et retenus dans les asiles ci-dessus spécifiés :

1° Les aliénés qui, placés dans un asile, y auront commis un acte qualifié crime ou délit contre les personnes ;

2° Les condamnés reconnus aliénés dont il a été parlé à l'article 36, lorsqu'à l'expiration de leur peine le Ministre de l'Intérieur aura reconnu dangereux, soit de les remettre en liberté, soit de les transférer dans l'asile de leur département.

Les aliénés dont il est question dans les deux paragraphes précédents seron immédiatement renvoyés devant le tribunal de l'arrondissement du lieu où est situé l'asile, qui statuera en chambre du conseil, dans les formes prévues à l'article 36, sur leur maintien dans l'asile ou le quartier de sûreté.

Tout aliéné traité dans l'asile ou les asiles spéciaux créés en vertu du présent article peut être transféré dans l'asile de son département en vertu d'une décision du Ministre de l'Intérieur, rendue sur la proposition motivée du médecin traitant.

Art. 40. — Lorsque la sortie d'un des aliénés interné en vertu des articles 35, 36, 39, est demandée, le médecin traitant doit déclarer si l'intéressé est ou non guéri, et, en cas de guérison, s'il est ou non suspect d'une rechute de nature à compromettre la sécurité, la décence ou la tranquillité publique et sa propre sûreté.

La demande et la déclaration susdites sont déférées de droit au tribunal, qui statue en chambre du conseil dans les formes prescrites par l'article 36.

Si la sortie n'est pas accordée, la chambre du conseil peut décider qu'il ne sera procédé à l'examen de toute nouvelle demande qu'à l'expiration d'un délai qui ne peut se prolonger au delà de six mois.

La sortie accordée est révocable et ne peut être que conditionnelle.

Elle est alors soumise à des mesures de surveillance réglées par la chambre du conseil d'après les circonstances de chaque cas particulier.

Si ces conditions ne sont pas remplies, ou s'il se produit des menaces de rechute, la réintégration immédiate à l'asile doit être effectuée, conformément aux dispositions prescrites par les articles 14, 27 et 36 de la présente loi.

Section IV. — Sorties définitives ; sorties provisoires ; évasions.

Art. 41. — Toute personne retenue dans un établissement d'aliénés peut, à quelque époque que ce soit, se pourvoir devant le tribunal du lieu où est situé l'établissement, qui, après les vérifications nécessaires, ordonne, s'il y a lieu, la sortie immédiate. Il suffit, à cet effet, que le réclamant adresse une demande sur papier non timbré au Procureur de la République, qui doit, sans retard, en saisir la chambre du conseil.

Les personnes qui ont demandé le placement, le tuteur, le curateur, l'administrateur judiciaire ou datif et le Procureur de la République, d'office, ou toute autre personne, peuvent se pourvoir aux mêmes fins.

Dans tous les cas, communication de la demande est faite par le Procureur de la République à la personne qui a fait le placement, au curateur, à l'administrateur judiciaire ou datif et au tuteur, s'il s'agit d'un interdit.

La décision est rendue sans délai en chambre du conseil.

Cette décision, ainsi que celles prévues dans les articles 18 et 27 de la présente loi peuvent être rendues sans le ministère d'avoués et sont exécutoires sur minute ; les notifications à faire au préfet et au chef responsable de l'établissement ont lieu en la forme administrative.

Les frais de procédure faits à la requête du ministère public sont avancés conformément aux dispositions de l'article 61.

Les actes judiciaires ou exclusivement relatifs à l'exécution du présent article et des articles 18 et 27 ci-dessus sont visés pour timbre et enregistrés en débet.

Aucunes requêtes, aucunes réclamations adressées, soit à l'autorité judiciaire, soit à l'autorité administrative, soit au curateur, soit à l'administrateur provisoire, ne peuvent être supprimées ou retenues par les chefs d'établissements, sous les peines portées au titre IV ci-après.

Art. 42. — Les médecins des établissements autres que ceux mentionnés aux articles 35 et 38 peuvent autoriser la sortie, à titre d'essai, des malades pour une durée indéterminée.

Si cette durée excède un mois, l'autorisation doit être approuvée par le préfet.

Mention de ces mesures est faite sur le registre prescrit par l'article 20, et notification en est adressée au préfet, au procureur de la République, au maire de la commune et au curateur à la personne.

Ce dernier, en cas de rechute du malade pendant son congé, doit veiller à sa prompte réintégration dans l'asile.

A l'expiration du congé, il fait des diligences nécessaires soit pour la réintégration dans l'asile, soit pour la prolongation du congé, soit pour la régularisation de la sortie définitive.

Une subvention qui n'excédera pas le prix de journée payé à l'asile pourra être accordée sur le budget de l'établissement, à tout malade, pendant la sortie provisoire.

Art. 43. — Lorsqu'un aliéné s'est évadé d'un asile public ou privé, sa réintégration peut s'accomplir sans formalité, si elle a lieu dans un délai de quinze jours.

Passé ce délai, il ne peut être réadmis dans un asile qu'à la condition qu'il soit procédé à son placement, soit volontaire, soit d'office, conformément aux prescriptions de la présente loi.

Les mesures prescrites par l'article 13 sont applicables à la réintégration des aliénés évadés.

Section V. — Administration des biens.

Art. 44. — Dans chaque département, si la Commission de surveillance n'a pas désigné un ou quelques-uns de ses membres pour gérer gratuitement les biens des aliénés, une ou plusieurs personnes, nommées par le Ministre de l'Intérieur sur une liste dressée par le tribunal civil du chef-lieu, remplissent, chacune dans sa circonscription, pour les personnes placées, soit dans les établissements publics ou privés d'aliénés, soit dans les colonies familiales, les fonctions d'administrateur provisoire aux biens.

Il est pourvu de même à la nomination ou désignation des personnes chargées des fonctions d'administrateur à la personne.

Pour les aliénés étrangers au département, s'il y a plusieurs administrateurs, la désignation de l'administrateur est faite par ordonnance du président du tribunal du domicile de l'aliéné.

Art. 45. — Le curateur à la personne, nommé conformément à l'article précédent, doit veiller :

1° A ce que les revenus de l'aliéné soient employés à adoucir son sort et à accélérer sa guérison, conformément à l'article 610 du Code civil ;

2° A ce que l'aliéné, en cas de sortie provisoire ou d'évasion, n'accomplisse aucun acte de nature à nuire à ses intérêts ;

3° A ce que l'aliéné soit rendu à l'exercice de ses droits aussitôt que sa situation le permet.

Le curateur peut provoquer la réunion du conseil de famille et le saisir de toute proposition tendant à la bonne gestion des intérêts de l'aliéné.

Il peut faire appel devant le tribunal civil, contre le tuteur, le mari, l'administrateur provisoire légal, judiciaire ou datif, de toute mesure ordonnée ou autorisée par le conseil de famille ou la Commission de surveillance qui lui paraîtrait de nature à nuire aux intérêts de l'aliéné.

Art. 46. — L'administrateur provisoire, nommé conformément à l'article 44 ci-dessus, exerce les fonctions d'administrateur provisoire légal à l'égard de tout aliéné non interdit, placé dans un établissement public ou privé ou dans une colonie familiale, tant qu'il n'a pas été pourvu par le tribunal ou par le conseil de famille à la nomination d'un administrateur judiciaire ou datif.

Art. 47. — Les parents, le conjoint. l'associé de l'aliéné. l'administrateur provisoire, le curateur à la personne et le Procureur de la République peuvent toujours provoquer la nomination d'un administrateur judiciaire.

Cette nomination est faite par le tribunal civil du domicile de l'aliéné. en chambre du conseil.

Elle doit être précédée de l'avis du conseil de famille, mais seulement lorsqu'elle est demandée par les parents, le conjoint ou l'associé.

Dans le cas où l'aliéné a des parents proches. compris dans l'énumération de l'article 9. paragraphe premier. ci-dessus. il peut être pourvu d'un administrateur datif : cet administrateur est nommé par le conseil de famille de l'aliéné, réuni à la demande de tout parent. et même d'office. Cette nomination doit être homologuée par le tribunal statuant en chambre du conseil. le ministère public entendu.

Sur la notification de cette nomination, l'administrateur provisoire légal, s'il a exercé ses fonctions, rend son compte d'administration, qui est reçu par l'administrateur datif. Ce compte est rendu de même en cas de nomination d'un administrateur judiciaire.

Art. 48. — Le mari non séparé de corps est de droit l'administrateur provisoire des biens de sa femme placée dans un établissement d'aliénés ou dans une colonie familiale.

La femme non séparée de corps dont le mari est placé dans un établissement d'aliénés ou dans une colonie familiale peut être autorisée, par ordonnance du président, à faire les actes d'administration qu'il déterminera.

Si l'aliéné est commerçant ou s'il est engagé dans une exploitation industrielle ou agricole, le président du tribunal peut, sur la demande du conjoint ou de l'associé, et contradictoirement avec l'administrateur provisoire légal, judiciaire ou datif, conserver, soit au conjoint, soit à l'associé. la direction des affaires particulières ou sociales.

Dans ce cas, le conjoint ou l'associé doivent communiquer à l'administrateur. au moins une fois par an, un état sur la situation financière de l'entreprise.

Art. 49. — Dans tous les cas, la personne chargée de l'administration des biens d'un aliéné, autre que le mari, doit remettre au curateur, qui le communique au Procureur de la République, un état de la situation de la fortune de l'aliéné, une première fois dans le mois de son entrée en fonctions, et, ultérieurement, une fois tous les ans.

Art. 50. — L'administrateur provisoire peut faire tous actes conservatoires et intenter toute action mobilière ou possessoire. défendre à toute action mobilière ou immobilière dès l'admission de l'aliéné dans un établissement public ou privé, et sans attendre la décision de l'autorité judiciaire sur sa maintenue ou sa sortie.

Néanmoins, le Président du tribunal. statuant en référé, peut, sur la demande de la personne internée ou de toute autre personne en son nom, ordonner que l'administrateur provisoire s'abstiendra de tout acte d'immixtion pendant le délai qu'il fixera.

L'administrateur provisoire procède au recouvrement des sommes dues à l'aliéné et à l'acquittement des dettes ; il passe les baux dont la durée n'excède pas trois ans. Les baux de plus de trois ans, sans qu'ils puissent excéder neuf ans, conformément à l'article 1429 du Code civil, doivent être autorisés spécialement par la Commission de surveillance.

Avec la même autorisation, précédée de l'avis du médecin traitant sur l'état de l'aliéné, l'administrateur provisoire peut vendre les biens mobiliers de l'aliéné, lorsque leur valeur, d'après l'appréciation de la Commission de surveillance, n'excède pas quinze cents francs en capital. Si la valeur dépasse cette somme ou s'il s'agit d'immeubles, il faut, en outre, l'homologation du tribunal statuant en chambre du conseil, le ministère public entendu. Dans ce dernier cas, la vente des immeubles se fera aux enchères publiques, soit devant le tribunal, soit devant un notaire commis.

L'administrateur provisoire reçoit toutes les sommes appartenant à l'aliéné, soit qu'on les trouve sur la personne de celui-ci ou à son domicile, soit qu'elles proviennent des recouvrements et ventes ou de toute autre cause. Il en donne quittance aux tiers.

Si l'aliéné est placé dans un établissement public, l'administrateur provisoire doit, dans le plus bref délai et au fur et à mesure des rentrées, verser toutes les sommes appartenant à l'aliéné à la caisse de l'établissement, et le cautionnement du receveur est affecté à la garantie desdits deniers par préférence aux créanciers de toute nature.

Lorsque les sommes dont il s'agit excèdent les besoins courants de l'aliéné, il en est fait emploi par l'administrateur provisoire. Cet emploi est réglé, le curateur entendu, par la Commission de surveillance quand le capital ne dépasse pas 1.500 francs, avec l'homologation du tribunal statuant en chambre du conseil quand le chiffre est supérieur.

Si l'aliéné est placé dans un établissement privé, l'administrateur provisoire est autorisé à conserver entre ses mains, sous le contrôle du curateur, les sommes nécessaires aux besoins de l'aliéné lorsqu'elles n'excèdent pas 1.500 francs. Au-dessus de ce chiffre, le mode de conservation doit être approuvé par le président du tribunal. L'emploi des sommes qui ne sont pas nécessaires aux besoins de l'aliéné est réglé, suivant qu'elles excèdent ou non 1.500 francs, comme il est dit au paragraphe précédent.

Les titres provenant de ces emplois et tous autres titres appartenant à l'aliéné, s'ils sont au porteur, doivent être déposés à la Caisse des dépôts et consignations.

Art. 51. — Les pouvoirs de l'administrateur judiciaire ou de l'administrateur datif, quant aux biens, sont les mêmes que ceux du tuteur de l'interdit. Ils sont régis par les mêmes règles et soumis aux mêmes conditions, à l'exception de l'hypothèque légale.

Dans aucun cas, ces pouvoirs ne peuvent être moindres que ceux de l'administrateur provisoire légal.

L'article 511 du Code civil est applicable aux aliénés placés dans un établissement public ou privé.

Les successions ouvertes au profit d'un aliéné ne peuvent être répudiées qu'avec l'autorisation du conseil de famille, homologuée par le tribunal civil. L'autorisation de la Commission de surveillance ne peut, en ce cas, suppléer l'autorisation du conseil de famille. Elle suffit au contraire pour l'acceptation bénéficiaire.

Sont applicables à l'administrateur provisoire légal, judiciaire ou datif, les dispositions des sections 8 et 9, titre X, livre premier, du Code civil, ainsi que celles de la loi du 27 février 1880, en tant qu'elles ne sont pas contraires aux dispositions de la présente loi.

Ces administrateurs ne sont pas assujettis à l'hypothèque légale. Toutefois, sur la demande des parties intéressées, du curateur ou du procureur de la République, le jugement qui nomme l'administrateur judiciaire peut en même temps constituer sur ses biens une hypothèque générale ou spéciale, jusqu'à concurrence d'une somme déterminée par le jugement.

En ce qui concerne l'administrateur datif, le conseil de famille peut, soit dans la délibération contenant nomination, soit à toute époque postérieure, demander la constitution sur ses biens d'une hypothèque générale ou spéciale; la délibération est transmise par le juge de paix au procureur de la République, qui la soumet à l'homologation du tribunal statuant en chambre du conseil.

Le procureur de la République doit, dans le délai de quinzaine et après acceptation de ses fonctions par l'administrateur judiciaire ou datif, faire inscrire l'hypothèque. Elle ne date que du jour de son inscription.

Les dispositions du Code civil sur les causes qui dispensent de la tutelle, sur les incapacités, les exclusions ou destitutions des tuteurs, sont applicables à l'administrateur judiciaire ou datif.

Art. 52. — Les significations à faire à la personne placée dans un établissement d'aliénés ou dans une colonie familiale doivent être faites au tuteur, si la personne est interdite, à l'administrateur provisoire légal, judiciaire ou datif, suivant les cas.

Dans le cas de signification de pièces relatives à une instance en interdiction, en divorce, en séparation de corps ou de biens, en désaveu de paternité, en maintenue du placement ou en sortie de l'établissement, cette signification doit être faite, en outre, à peine de nullité, à l'aliéné lui-même, parlant à sa personne.

Il n'est point dérogé aux dispositions de l'article 173 du Code de commerce.

Le curateur intervient de droit dans toutes les instances mentionnées au deuxième paragraphe du présent article.

Le tuteur de l'aliéné interdit et, en cas de non interdiction, l'administrateur provisoire, légal, judiciaire ou datif, peuvent, en vertu du mandat exprès qu'ils en auront reçu du conseil de famille ou, à son défaut du tribunal, intenter au nom de l'aliéné une action en divorce, en séparation de corps ou de biens. Si le conjoint est administrateur, l'action pourra être intentée en vertu d'une délibération conforme du conseil de famille provoquée par le tribunal qui désignera un administrateur *ad hoc* chargé d'intenter et de suivre le procès.

Les délais de l'action en désaveu de paternité, fixés par les articles 316 et suivants du Code civil, ne courent pas contre l'aliéné placé dans un établissement public ou privé, jusqu'au jour de sa sortie définitive de l'établissement et, en cas d'interdiction judiciaire, jusqu'au jugement de main-levée.

Art. 53. — Les pouvoirs de la Commission de surveillance et de l'administrateur provisoire légal, ceux de l'administrateur judiciaire ou datif, cesseront de plein droit dès que la personne placée est sortie définitivement de l'établissement ; ils subsistent pendant les sorties provisoires et, en cas d'évasion, jusqu'à ce que la sortie définitive ait été décidée.

Les pouvoirs de l'administrateur judiciaire cessent de plein droit à l'expiration du délai de trois ans ; ils ne peuvent être renouvelés qu'après que ledit administrateur a fourni au curateur les états de situation prescrits par la présente loi.

Art. 54. — Tous actes faits par l'aliéné, même non interdit, dès le premier jour de son admission et pendant la durée de son internement, nonobstant toute sortie provisoire, sont, comme ceux faits par l'interdit, soumis aux règles des articles 502 et 1125 du Code civil.

L'action en nullité est soumise aux règles de l'article 1305 du Code civil. Toutefois, les dix ans ne courent, à l'égard de l'aliéné, après sa sortie définitive, qu'à dater de la signification qui lui a été faite des actes souscrits par lui ou de la connaissance qu'il en a eue, et, à l'égard de ses héritiers, qu'à dater de la signification qui leur en a été faite ou de la connaissance qu'ils en ont eue après sa mort.

Lorsque les dix ans ont commencé à courir contre l'aliéné, ils continuent de courir contre les héritiers.

L'internement dans un asile d'aliénés, maintenu par décision de l'autorité judiciaire, a le même effet qu'une demande en interdiction, au point de vue de l'application de l'article 504 du Code civil.

Art. 55. — Les causes concernant les personnes, même non interdites, qui sont placées dans un établissement public ou privé d'aliénés ou dans une colonie familiale, sont communiquées au ministère public.

Toutes les décisions judiciaires prévues par la présente loi, à l'exception de celles rendues en vertu des articles 47, 50, 51, 52, sont susceptibles d'appel à la requête de tout intéressé et du procureur de la République, quand il est partie principale.

L'appel doit être relevé dans les cinq jours, à partir de celui où la décision aura été rendue ; il sera fait par simple déclaration au greffe et porté, par les soins du parquet, à la connaissance des intéressés. La cour devra statuer dans la quinzaine à compter de la date de l'appel, en chambre du conseil, les intéressés prévenus par les soins du procureur général ; l'arrêt pourra être rendu sans le ministère d'avoué ; il sera exécutoire sur minute.

TITRE III. — DÉPENSES ET RECETTES DU SERVICE DES ALIÉNÉS.

. . . .

TITRE IV. — PÉNALITÉS.

Art. 63. — Les chefs responsables des établissements publics ou privés d'aliénés ne peuvent, sous les peines portées à l'article 120 du Code pénal, retenir une personne placée dans un établissement, dès que sa sortie a été ordonnée par le préfet ou par le tribunal, conformément aux prescriptions de la présente loi, ni lorsque cette personne se trouve dans les cas énoncés aux articles 21 et 22.

Art. 64. — Les contraventions aux dispositions des articles 8, 9, 13, 14, 16, 17, 19, 20, 21, 22, 23, 25, 26, 29, 31, 32, 33, 36, 41 et 43 de la présente loi et aux règlements rendus en vertu de l'article 68, qui sont commises par les chefs responsables des établissements publics ou privés d'aliénés, et par les médecins employés par ces établissements, sont punies d'un emprisonnement de cinq jours à un an, et d'une amende de cinquante francs (50 fr.) à trois mille francs (3.000 fr.), ou de l'une de ces deux peines seulement.

Art. 65. — Toute personne employée dans un établissement public ou privé d'aliénés qui, volontairement, s'est rendue coupables de sévices ou voies de fait sur la personne d'un malade est punie d'un emprisonnement de cinq jours à trois mois et d'une amende de seize francs (16 fr.) à deux cents francs (200 fr.), ou de l'une de ces deux peines seulement.

Toute personne préposée à la garde, à la surveillance et aux soins des aliénés qui, par négligence ou inobservation des règlements, a compromis la santé d'un malade à elle confié, est punie d'une amende de seize francs (16 fr.) à cent francs (100 fr.).

Le tout sans préjudice de l'application, s'il y a lieu, des peines édictées dans les articles 309, 311, 319 et 320 du Code pénal.

Art. 66. — Dans les établissements publics ou privés visés à la présente loi, tout attentat à la pudeur consommé ou tenté sans violence sur la personne d'un aliéné, idiot, crétin, épileptique, ou hystéro-épileptique, de l'un ou de l'autre sexe, et avec connaissance de l'état de cette personne, est puni de la réclusion.

Art. 67. — Dans les cas prévus aux articles 63, 64, 65 et 66 ci-dessus, il peut être fait application de l'article 463 du Code pénal.

TITRE V. — DISPOSITIONS GÉNÉRALES ET TRANSITOIRES.

Art. 68. — Des règlements d'administration publique détermineront :

1° Les devoirs et attributions des Commissions de surveillance et de tout le personnel médical et administratif ;

2° Les conditions auxquelles sont accordées les autorisations énoncées à l'article 3, les cas où ces autorisations peuvent être retirées, les obligations auxquelles sont soumis les établissements privés autorisés, les bases sur lesquelles doit être calculé le montant des cautionnements ;

3° Les conditions d'organisation et de fonctionnement des asiles privés faisant fonction d'asiles publics, ainsi que les conditions du retrait d'autorisation et de la mise en régie de ces établissements, prévues par l'article 6 de la présente loi ;

4° Les conditions d'organisation, de fonctionnement et de surveillance des établissements prévus par l'article 2 de la présente loi; des quartiers ou locaux établis, conformément à l'article 28 de la présente loi, pour le dépôt provisoire des aliénés non encore internés ou pour les expertises médico-légales sur l'état des inculpés ;

5° Les conditions dans lesquelles pourront être admis et hospitalisés provisoirement dans les asiles d'aliénés et plus tard dans les quartiers et établissements spéciaux, les épileptiques non aliénés, les idiots, les crétins et les buveurs;

6° Les conditions de traitement et d'avancement du personnel médical ou administratif nommé par le Ministre;

7° Et généralement toutes les mesures nécessaires à l'exécution de la présente loi.

Art. 69. — Dans es cas prévus par l article 3, paragraphes 3 et 4, si le Gouvernement refuse son autorisation, cette décision, qui sera motivée, est susceptible d'un recours au Conseil d'Etat dans les formes légales.

Art. 70. — La présente loi est applicable à l'Algérie et aux colonies dans les conditions à déterminer par un règlement d'administration publique.

Elle sera affichée dans les parloirs ou vestibules des asiles ou etablissements recevant des aliénés.

Art. 71. — La loi du 30 juin 1838 est abrogée; toutefois, celles de ses dispositions visées par l'ordonnance du 18 décembre 1839 qui ne sont pas contraires à la présente loi restent en vigueur jusqu'à la promulgation des règlements d'administration publique, mentionnés à l'article 68, qui seront rendus pour l'exécution de la présente loi.

Délibéré en séance publique, à Paris, le 22 janvier 1907.

Le Président,

Signé : EUG. ETIENNE.

CINQUIÈME SECTION

JURISPRUDENCE MÉDICALE

La loi du 30 novembre 1892 (voir aux annexes) fixe les conditions de l'exercice de la médecine. Les médecins sont astreints en outre, par divers articles du Code, à des obligations particulières : déclaration de naissance, déclaration de maladies contagieuses, secret médical ; ils encourent aussi une responsabilité pénale et civile pour certaines fautes commises dans l'exercice de leur profession.

Les devoirs imposés au médecin ne sont pas toujours limités d'une façon nette ; quelques-uns d'entre eux sont opposés, de sorte qu'il est parfois extrêmement difficile de les concilier. Les jurisconsultes et les magistrats ne donnent pas toujours la même solution à ces difficultés. Les médecins qui, en pareil cas, dirigeraient leur conduite uniquement d'après ce qui leur paraît être l'équité et la raison, risqueraient assez souvent de subir une condamnation. Il est donc bon qu'ils connaissent les articles de loi qui les concernent, et l'interprétation qui leur est généralement donnée [1].

---

1. Nous ne pouvons indiquer ici que les points principaux de la jurisprudence légale qui trouvent leur application dans la pratique ordinaire. Le lecteur désireux d'approfondir ces questions pourra consulter notamment les livres suivants :

Briand et Chaudé, *Manuel de médecine légale*, 10ᵉ édition.

F. Dubrac, *Traité de jurisprudence médicale et pharmaceutique.* Deuxième édition précédée d'un commentaire sur la loi du 30 novembre 1892. Paris, J.-B. Baillière. 1893.

Brouardel, *L'Exercice de la médecine. — La Responsabilité médicale*, Paris, J.-B. Baillière, 1898.

ARTICLE I. — DÉCLARATION DE NAISSANCE

Code civil. Art. 55. — Les déclarations de naissance seront faites dans les trois jours de l'accouchement[1] à l'officier de l'état civil du lieu ; l'enfant lui sera présenté[2].

Art. 56. — La naissance de l'enfant sera déclarée par le père, ou à défaut du père, par les docteurs en médecine ou en chirurgie, sages-femmes, officiers de santé ou autres personnes qui auront assisté à l'accouchement ; et lorsque la mère sera accouchée hors de son domicile, par la personne chez qui elle sera accouchée.

L'acte de naissance sera rédigé de suite, en présence de deux témoins.

Art. 57. — L'acte de naissance énoncera le jour, l'heure et le lieu de la naissance, le sexe de l'enfant et les noms qui lui seront donnés, les prénoms, noms, profession et domicile des père et mère et ceux des témoins.

Code pénal. Art. 346. — Toute personne qui, ayant assisté à un accouchement, n'aura pas fait la déclaration à elle prescrite par l'art. 56 du Code civil et dans les délais fixés par l'art. 55 du même code, sera punie d'un emprisonnement de six jours à six mois, et d'une amende de seize à trois cents francs.

Toutes les fois que le père est présent, c'est à lui seul qu'incombe le soin de déclarer la naissance. De même un médecin qui accouche une femme hors de son domicile n'est tenu de déclarer la naissance de l'enfant qu'à défaut de la déclaration de la personne chez qui l'accouchement a eu lieu[3].

On s'est demandé dans quel cas le père doit être réputé présent, si c'est seulement lorsqu'il était effectivement et en personne dans le lieu et au moment de l'accouchement. On a cité à cet égard l'exemple suivant : le docteur X. procède à un accouchement ; en sortant, il rencontre à quelque distance le mari qui se rendait chez sa femme et lui an-

---

1. Non compris dans ce délai le jour de l'accouchement.

2. Dans la plupart des grandes villes, un médecin est chargé d'aller vérifier à domicile la naissance de l'enfant.

3. C'est du moins ce qu'enseignent la plupart des jurisconsultes. Cependant un arrêt de la Cour de Rennes dit : « Bien que le père soit désigné en première ligne, comme chargé de la déclaration de naissance, les personnes de l'art. notamment, n'y sont pas moins soumises simultanément avec lui, en sorte qu'elles ne sauraient être relaxées des poursuites dirigées contre elles à raison du défaut de déclaration, sous prétexte que le père aurait dû être poursuivi lui-même. » — D'autre part, la Cour de cassation a décidé que l'obligation imposée au maître de la maison ne prime pas celle des médecins (DUBRAC, *Jurisprudence*).

nonce la naissance de l'enfant ; le père néglige de faire la
déclaration dans les délais ; le médecin est condamné à
200 francs d'amende. Mais cette condamnation ne serait
sans doute plus prononcée aujourd'hui. Les jurisconsultes,
notamment M. Chaudé [1], enseignent qu'en pareil cas c'est
au père seul qu'incombait l'obligation de déclarer la naissance. — C'est même encore à lui qu'incombe l'obligation
si, étant absent de son domicile au moment de la naissance,
il y rentre avant l'expiration du 3e jour qui suit celle-ci.
C'est ce que déclare formellement le tribunal de Mayenne
dans un jugement du 15 juillet 1898, ainsi conçu :

Attendu, en effet, que le père ne fait défaut, aux yeux de la
loi, qu'autant que, soit par absence, soit par maladie, soit par
tout empêchement, il n'est pas en mesure de faire, dans le délai
de droit, la déclaration prescrite ;

Attendu qu'il n'en est plus ainsi lorsque, non présent, il est
vrai, à l'heure précise de l'accouchement, il est cependant revenu
dès le jour même près de sa femme, a pu le lendemain organiser
ou diriger la cérémonie du baptême, et surtout a pris vis-à-vis
de ceux que la loi substitue éventuellement à son obligation, l'engagement d'effectuer lui-même la déclaration à laquelle il est
appelé en première ligne ;

Attendu que cet engagement, s'il pouvait être interprété que la
simple absence momentanée du père au moment de l'accouchement suffit à transmettre son obligation à la sage-femme et aux
autres assistants, interdirait tout au moins au tribunal de considérer dans l'espèce les prévenus comme ayant agi sciemment,
c'est-à-dire avec connaissance de la négligence qui leur est
imputée ;

Attendu que le délit poursuivi se trouverait alors couvert par
une circonstance indéniable de bonne foi, en vertu de l'article 64
du Code pénal, commun à tout délit, le rendrait non punissable.

L'obligation n'est imposée au médecin que s'il a assisté
à l'accouchement. On s'est demandé ce qu'il fallait entendre
par assister à l'accouchement ; est-ce seulement assister à
la sortie de l'enfant, ou bien assister à l'une seule des phases
de l'accouchement, pris dans son sens obstétrical. Une com-

1. Soc. de méd. lég., séance du 8 décembre 1879, et Annales d'hyg.
publ. et de méd. lég., 3e série, t. IV.

mission de la Société de médecine légale[1] s'est prononcée pour la première interprétation, en ajoutant que si le médecin arrive alors que l'enfant est déjà expulsé, mais encore relié à la mère par le cordon ombilical et le placenta, il est tenu à la déclaration.

Ainsi le médecin n'est tenu à la déclaration que s'il a assisté à l'accouchement, et seulement à défaut du père, lorsque celui-ci est absent ou empêché, ou que la mère n'est pas mariée et que le père ne s'est pas fait connaître. En pareils cas, ce n'est pas seulement au médecin, mais simultanément et au même degré, à toutes les personnes ayant assisté à l'accouchement, qu'incombe l'obligation de la déclaration. Il faut remarquer que la recherche de la paternité étant interdite, c'est au *mari* seulement qu'en fait le soin de la déclaration de naissance incombe. Comme le médecin ne sait pas toujours si ses clients sont mariés ou non, il fera bien, en cas de doute, de vérifier si la déclaration a été faite, car s'il s'agissait d'un faux ménage, c'est lui seul qui serait responsable de la non-déclaration.

La déclaration de naissance d'un enfant mort-né est imposée (décret du 3 juillet 1866) aux mêmes personnes et sous la même sanction que celle d'un enfant né vivant et viable. Dans ce cas, l'acte constate que l'enfant a été présenté *sans vie*, mais il n'en résulte aucune présomption pour ou contre sa viabilité.

Doit-on déclarer la naissance de tous les mort-nés, y compris les fœtus et les embryons? La loi ne s'explique pas formellement sur ce point. Mais, d'après un arrêt de la cour de cassation du 7 août 1874, l'obligation de la déclaration n'existe que pour les enfants nés *après six mois révolus de gestation* (terme assigné à la viabilité par le Code civil). — A Paris, une circulaire du préfet de la Seine, du 21 novembre 1868, avait prescrit la déclaration des fœtus à

---

1. Commission composée de MM. Demange, Devergie et Géry. Séance du 12 juillet 1869, et Annales d'hyg. publ. et de méd. lég., 2e série, t. XXXIII. — Il convient d'ajouter que le 11 déc. 1868, le tribunal de Foix avait condamné à 200 francs d'amende un médecin qui ayant délivré une femme, mais sans voir l'enfant qu'on lui avait dit être chez une voisine, n'avait pas fait de déclaration de naissance.

partir de quatre mois; une nouvelle circulaire, en date du
25 janvier 1882, a prescrit la déclaration de tous les fœtus
au-dessus de six semaines. Cette circulaire a été vivement
critiquée[1]. Il paraît certain que le médecin n'a nullement
l'obligation de déclarer les naissances des fœtus *au-dessous
de six mois*. C'est ce que déclarent notamment deux jugements du tribunal de Toulouse (2 et 16 décembre 1896),
postérieurs à la circulaire du préfet de la Seine[2].

ARTICLE II. — DÉCLARATION DES MALADIES
ÉPIDÉMIQUES

Les médecins ont l'obligation de déclarer les cas de maladies épidémiques tombées sous leur observation en vertu
de l'art. 15 de la loi du 30 novembre 1892 et des art. 4, 5 et
7 de la loi du 15 février 1902.

La liste de ces maladies et la façon dont elles doivent
être déclarées sont indiquées dans un arrêté ministériel du
10 février 1903, dont nous reproduisons ci-dessous les
principales dispositions :

1. Société de méd. lég., séance du 3 mai 1882, et Ann. d'hyg. publ. et
de méd. lég., 3ᵉ série, t. VIII.

2. Une nouvelle circulaire du préfet de la Seine (reproduite *in* Ann.
d'hyg. 1903) règle tous les détails relatifs à la déclaration des fausses-
couches et à l'inhumation des fœtus ou embryons (à partir de 6 semaines).

« La famille ou le médecin-accoucheur fait à la mairie une déclaration qui, après avoir été vérifiée par le médecin de l'état civil, est trans-
crite sur un registre *ad hoc* appelé le « registre des embryons »; puis
l'inhumation a lieu dans les formes ordinaires, ou bien, si la famille
le désire, une voiture spéciale, ne rappelant en rien la forme du cor-
billard, est envoyée à domicile pour l'enlèvement de l'embryon et son
transport au cimetière. »

Un autre procédé peut être employé :

« Le déclarant aurait à déposer lui-même les produits embryonnaires
dans une caisse spéciale, à dimensions très restreintes, et n'ayant en
aucune façon la forme d'une bière, qui serait placée par les soins des
pompes funèbres dans un local de la mairie à déterminer. Le médecin
de l'état civil serait immédiatement appelé à faire la vérification et
l'administration des pompes funèbres serait, aussitôt après, invitée à
procéder à l'enlèvement de la boite et à son remplacement. »

1° Maladies pour lesquelles la déclaration et la désinfection sont obligatoires : fièvre typhoïde, typhus exanthématique, variole et varioloïde, scarlatine, rougeole, diphtérie, suette miliaire, choléra et maladies cholériformes, peste, fièvre jaune, dysenterie, infections puerpérales et ophtalmie des nouveau-nés (lorsque le secret de l'accouchement n'a pas été réclamé), méningite cérébro-spinale épidémique.

Maladies pour lesquelles la déclaration est facultative : tuberculose pulmonaire, coqueluche, grippe, pneumonie, érysipèle, oreillons, lèpre, teigne, conjonctivite purulente et ophtalmie granuleuse.

Pour les maladies mentionnées dans la deuxième partie de la liste ci-dessus, il est procédé à la désinfection après entente avec les intéressés, soit sur la déclaration des praticiens visés à l'article 5 de la loi du 15 février 1902, soit à la demande des familles, des chefs de collectivités publiques ou privées, des administrations hospitalières ou des bureaux d'assistance, sans préjudice de toutes autres mesures prophylactiques déterminées par le règlement sanitaire prévu à l'article 1er de ladite loi.

L'autorité publique, chargée aux termes de l'article 5 de la loi du 15 février 1902 de recevoir la déclaration des cas de maladies déterminées en vertu de l'article 4 de ladite loi, est représentée par le maire et par le préfet ou sous-préfet dans chaque arrondissement.

Les praticiens mentionnés dans l'article 5 précité sont tenus de faire simultanément leur déclaration à l'un et à l'autre dès qu'ils ont constaté l'existence de la maladie. A Paris, la déclaration est faite au préfet de police.

La déclaration se fait à l'aide de cartes-lettres détachées d'un carnet à souches qui portent nécessairement la date de la déclaration, l'indication du malade et de l'habitation contaminée, la nature de la maladie désignée par un numéro d'ordre suivant la nomenclature inscrite à la première page du carnet. Elles peuvent contenir en outre l'indication des mesures prophylactiques jugées utiles ; des carnets sont mis gratuitement à la disposition de tous les docteurs en médecine, officiers de santé et sages-femmes.

ARTICLE III. — SECRET MÉDICAL

L'article 378 du Code pénal est ainsi conçu :

Code pénal. Art. 378. — Les médecins, chirurgiens et autres officiers de santé, ainsi que les pharmaciens, les sages-femmes et autres personnes dépositaires, par état ou profession, des secrets qu'on leur confie, qui, hors le cas où la loi les oblige à se porter dénonciateurs, ont révélé ces secrets, seront punis d'un emprisonnement d'un an à six mois, et d'une amende de cent francs à cinq cents francs.

La loi a donné ainsi une sanction à une règle de conscience qui s'est toujours imposée d'une façon évidente à tous les médecins, et qui est formulée d'une façon rigoureuse dans le serment d'Hippocrate.

Mais cette règle du secret médical se heurte dans la pratique à une foule de difficultés.

L'article 378 du Code pénal est en contradiction avec d'autres articles du Code, des lois ou des règlements qui exigent du médecin des renseignements sur ce qu'il a constaté dans l'exercice de sa profession. Les médecins des administrations publiques, des grandes entreprises industrielles, des sociétés de secours mutuels, etc., sont mis en demeure de faire connaître à qui de droit l'état de santé de leurs clients. Même dans la clientèle ordinaire mille circonstances se présentent où le médecin ne peut savoir quand ou jusqu'à quel point il est autorisé à communiquer à autrui ce qu'il sait de la maladie d'un de ses clients.

Certaines de ces difficultés sont inextricables. Les efforts incessants des médecins pour s'y soustraire, pour proposer des règles uniformes, applicables à tous les cas, ont échoué[1]. Les magistrats ne réussissent pas mieux à se mettre d'accord sur ce point; la jurisprudence montre des solutions tout à fait opposées d'une même question.

Au milieu de ce chaos, nous ne pouvons qu'exposer les principaux cas qui se présentent dans la pratique, indiquer les quelques points sur lesquels l'accord paraît s'être fait et ceux plus nombreux, qui comportent des interprétations différentes.

§ 1. — A quoi s'applique le secret médical ?

Tout ce qu'un malade dit à son médecin relativement à son état de santé constitue un secret médical ; il n'est nul

1. On pourra consulter sur ce point les discussions qui ont occupé plusieurs séances de la Société de médecine légale pendant les années 1908 et 1909.

besoin que le malade spécifie qu'il parle confidentiellement. Tout ce que le médecin a conclu des déclarations du malade, tout ce qu'il a appris par ses propres constatations est également du domaine du secret médical.

Le secret médical, défini de cette façon, est violé continuellement, souvent avec l'approbation et parfois sur l'ordre des magistrats, par exemple par la rédaction de certificats médicaux, par les renseignements que le médecin donne sur l'état de santé de son malade aux parents, aux supérieurs hiérarchiques ou aux employeurs de celui-ci, etc.

Il faut donc s'efforcer de trouver des caractères permettant de discerner, parmi les faits que le médecin a appris dans l'exercice de sa profession, ceux qui ne doivent pas être révélés.

Un critérium certain est impossible à trouver, ainsi qu'on le verra en lisant les pages qui suivent. Néanmoins, on peut chercher à indiquer tout au moins quelques-uns de ces caractères.

Le professeur Brouardel en indique trois, savoir : 1° la nature de la maladie : les affections vénériennes, appelées honteuses et secrètes, toutes les maladies héréditaires ; — 2° le mauvais pronostic éloigné de certaines maladies qui ne doit être révélé qu'au parent directement intéressé (mari, femme, père, mère) ; — 3° des circonstances de fait, telles que la mort subite dans une maison mal famée, une blessure reçue dans un duel, etc.

Mais cette énumération est loin d'épuiser les cas où le secret médical doit être gardé, ainsi qu'on le verra en lisant ce qui suit.

L'intention de nuire n'est nullement nécessaire pour que la révélation du secret soit punissable.

Autrefois, certains jurisconsultes admettaient que la divulgation du secret n'est punissable que si elle a été faite dans l'intention de nuire, ou par esprit de causticité, par le désir d'alimenter la malignité au moyen de confidences indécentes, d'anecdotes scandaleuses, etc.

La jurisprudence actuelle dément absolument cette théorie. Citons par exemple un jugement du tribunal de

la Seine, confirmé en appel, qui a condamné à 100 francs
d'amende le Dr Watelet [1] ; un jugement du tribunal de
Caen condamnant à 25 francs d'amende et 200 francs de
dommages-intérêts un médecin, qui, ayant besoin de savoir
si son client avait eu la syphilis, et ne pouvant le lui demander directement parce que la femme était toujours présente à ces visites, lui avait fait poser la question par un
ami commun. — Le médecin qui publie l'observation d'un
malade s'expose à être poursuivi pour violation du secret
professionnel, alors même que ce malade ne serait pas désigné par son nom, mais qu'il pourrait, grâce à certaines

1. Voici les termes du jugement (11 mars 1885) :

« Attendu que le 12 décembre 1885, Watelet, docteur en médecine à
Paris, a adressé au gérant du journal *Le Matin* sur les causes de la
mort du peintre Bastien Lepage, sur sa maladie et sur le traitement
chirurgical qu'il avait subi, une lettre destinée à la publicité et qui,
conformément à ses intentions, a été insérée dans le numéro du 14 décembre ;

« Attendu que Watelet a par cette lettre révélé au public un ensemble
de faits essentiellement intimes par leur nature même, qui lui avaient
été confiés et dont il n'avait eu connaissance qu'à raison et à l'occasion
de sa profession, alors qu'il traitait Bastien Lepage en qualité de médecin ;

« Attendu que l'art. 378 du Code pénal a pour objet de protéger
dans un intérêt d'ordre public la sécurité, l'honneur et la délicatesse
des individus ou des familles, contre les indiscrétions des dépositaires
de secrets par leur état ou leur profession ;

« Attendu que les termes généraux et absolus de cet article ne comportent de restriction d'aucune sorte, que nulle disposition particulière
et exceptionnelle de la loi ne fait de l'intention de nuire ou de déni-
grer l'élément essentiel et constitutif de ce délit ;

« Que le dommage, pour l'ordre public ou pour la personne dont le
secret est trahi, peut, en effet, résulter au même degré d'une simple
indiscrétion ou d'une révélation véritablement malveillante ;

« Attendu dès lors, que l'élément intentionnel du délit consiste, selon
les règles ordinaires du droit pénal, dans la transgression volontaire
de la loi, et dans la connaissance par la personne tenue au secret professionnel qu'elle viole le dépôt de confiance qui lui a été fait ;

« Attendu qu'il importe peu en conséquence que Watelet n'ait pas
agi dans une intention malveillante, que l'absence d'intention de nuire
peut seulement atténuer le délit, mais non le faire disparaître ;

« Qu'en admettant même que Watelet se crût en butte à des reproches immérités d'impéritie, la polémique des journaux ou bien l'intérêt personnel ne saurait jamais légitimer les violations du secret
professionnel, et autoriser le médecin à porter à la connaissance du
public les caractères de la maladie de la personne qu'il a soignée, et le
traitement qu'il a prescrit. »

particularités, être reconnu de plusieurs personnes. Une aliénée s'étant évadée d'un asile écrivit dans un journal des articles injurieux contre le médecin-directeur. Celui-ci riposta en publiant l'observation de la malade, sans la nommer. Il fut condamné à 500 francs d'amende et 2.000 francs de dommages-intérêts (*Cour de Besançon, 23 mai* 1888).

Au reste la Cour de cassation (*Gaz. des Tribunaux*) a nettement posé le principe :

Attendu que la disposition de l'article 388 du Code pénal est générale et absolue, qu'elle punit toute révélation du secret professionnel sans qu'il soit nécessaire d'établir, à la charge du révélateur, l'intention de nuire.

Il y a plus. La révélation, même très partielle du secret, faite non seulement sans intention de nuire, mais encore dans le but d'être utile au client, est punissable. Ainsi le Dr X. fait connaître à une tierce personne que son client A. *n'est pas atteint* d'une affection déterminée. La cour de cassation [1] (9 novembre 1901) déclare qu'il y a lieu d'appliquer au Dr X. l'article 378.

Il y a cependant un arrêt postérieur (18 juillet 1904) de la Cour de cassation, qui semble contraire au précédent. A propos de la contestation d'un testament, le Dr S. avait délivré un certificat constatant que son client E. était sain d'esprit au moment de la signature du testament. L'arrêt de la Cour de cassation est ainsi formulé :

Attendu que, vainement, le pourvoi soutient que cette déclaration, portant sur des faits d'ordre médical, ou dont M. le Dr S. n'aurait eu connaissance qu'en raison de ses fonctions, constituait une révélation du secret professionnel. Attendu en effet que si le médecin susnommé a donné ses soins au *de cujus*, la nature de la maladie dont ce dernier était atteint n'est point précisée ; qu'il n'apparaît point que le fait attesté par le Dr S. lui ait été confié sous le sceau du secret, ni qu'il fût secret de sa nature, qu'il suit de là que rien, au point de vue légal, n'interdisait à M. le Dr S. de délivrer l'attestation incriminée, ni à la

---

1. Nous n'avons pu nous procurer cet arrêt que nous ne connaissons que par le *Journal de médecine de Paris*.

Cour de lui demander un élément de preuves à l'appui de sa décision.

Remarquons en terminant que l'intention de nuire aggrave la faute aux yeux des juges. C'est ainsi que le sieur H..., médecin, a été condamné (*Tribunal de la Seine*, 11 *mars* 1864) à une année d'emprisonnement, 500 francs d'amende, 5 ans de surveillance, et 1.000 francs de dommages-intérêts (maximum des peines de la récidive) pour avoir, en réclamant ses honoraires à des clients récalcitrants, remis à un huissier une note où étaient énumérés les chancres, ulcères vénériens, rhagades choux-fleurs du mari, et la maladie vénérienne « communiquée par celui-ci à sa femme ».

Le médecin peut-il être délié du secret par son client ? — Le médecin a le droit, et même, d'après beaucoup de médecins, le devoir de garder le secret, même lorsque son client l'autorise à parler. C'est qu'en effet en donnant cette autorisation, le client ne connaît souvent pas toute l'étendue et toute la portée de ce que va révéler le médecin s'il dit toute sa pensée. Ainsi, parmi beaucoup d'autres exemples, quand un mariage est sur le point d'être conclu, le médecin est souvent sollicité par la famille de l'un des futurs conjoints de donner des renseignements sur la santé de l'autre qu'il soigne depuis plus ou moins longtemps. Le médecin, qui révélerait dans ces cas la maladie d'un de ses clients, s'exposerait sans doute à être frappé par l'article 378. Nous ne connaissons pas d'exemple de condamnation prononcée dans ces circonstances, mais c'est une règle de déontologie formulée par presque tous les autres médecins, et notamment par le professeur Brouardel, de refuser, *dans tous les cas*, les renseignements de cette nature [1].

---

1. Il est certain que si le médecin déclare dans certains cas que son client est sain, son refus de répondre dans d'autres cas aura une signification peu douteuse. La règle de l'abstention a cependant trouvé des opposants. La Société médicale du IIIe arrondissement de Paris, sur le rapport du docteur Gaide, estime : « Qu'il n'est pas de règle absolue pour la conduite du médecin dans ce cas : que si le plus souvent il doit se taire et garder le secret, selon l'article 378, il est aussi des cir-

Il semble que le *devoir* de ne pas parler en pareils cas est seulement moral, car d'après un jugement du tribunal de la Seine (21 avril 1870) le médecin qui parle avec l'autorisation de son client ne tombe pas sous le coup de l'article 378.

C'est peut-être cette circonstance qui explique certaines contradictions choquantes de l'action publique. Ainsi, comme nous l'avons vu à la page 797, le Dr Watelet a été poursuivi d'office et condamné pour avoir publié dans un journal les détails relatifs à la maladie d'un de ses clients, décédé. Ultérieurement le Dr Poirier a donné dans un journal les détails les plus circonstanciés sur la maladie de son client Waldeck-Rousseau, alors président du conseil des ministres, et il n'a pas été poursuivi. Il est à supposer que c'est parce qu'il écrivait avec l'autorisation de son client. Cependant, tout récemment un journal a publié des renseignements circonstanciés, et plutôt désobligeants, sur la santé d'un homme politique sans que le Parquet ait poursuivi.

À qui le secret médical peut-il être révélé?

Il n'y a pas, à proprement parler, de secret médical quand le médecin examine une personne en vue de rendre compte de son état de santé à une autorité publique, à une

constances dans lesquelles sa conscience parlant plus haut que la loi, c'est d'elle seule qu'il doit s'inspirer. »

Dans certains cas la conduite du Dr Gaide s'impose comme une véritable obligation de conscience. Quand un syphilitique est en pleine période contagieuse, qu'il a résisté à toutes les représentations que lui a faites son médecin, que dûment averti des dangers qu'il fait courir à sa future famille, il se montre cependant résolu à passer outre, nous pensons que son médecin s'exposerait à de cruels remords, s'il laissait s'accomplir un mariage dans de telles conditions, en refusant au père de la fiancée tout avertissement sur les désordres qui en seront la conséquence. L'opinion du Dr Gaide, avec les réserves dont il l'accompagne, paraît donc fort juste, et il est probable qu'à l'occasion, la majorité des médecins s'y conformeraient. En agissant comme le conseille le Dr Gaide un médecin n'a guère à craindre d'être poursuivi par son client, qui ne tiendrait pas à exposer publiquement la mauvaise action qu'il aurait voulu commettre.

administration, à un employeur, et que la personne examinée consent à l'examen dont elle connaît le but.

Il est évident que le médecin chargé d'une expertise par l'autorité judiciaire a le droit et le devoir de révéler au magistrat qui l'a commis tout ce que lui a révélé son examen[1].

De même, le médecin de l'état civil chargé de constater les décès, le médecin du service des mœurs chargé d'examiner les prostituées, ne sont pas astreints au secret professionnel envers ceux qui leur ont confié cette mission spéciale. Il est bien évident aussi que le médecin d'une Compagnie d'assurances qui procède à l'examen des postulants n'est pas tenu au secret professionnel envers sa Compagnie, sauf le cas où le postulant se trouverait être un de ses clients; il doit alors s'abstenir.

Dans tous les exemples qui viennent d'être cités, le secret médical n'existe pas parce qu'il ne s'agit pas de médecins traitants, mais de médecins agissant comme experts, comme inspecteurs, comme vérificateurs.

Malheureusement, il arrive souvent que ces deux qualités de médecin traitant et de médecin expert ou vérificateur sont confondues dans la même personne, et c'est là une source de grandes difficultés.

Ainsi dans les Sociétés de secours mutuels, les médecins qui soignent les participants doivent renseigner l'administration sur l'état de santé de ceux-ci, ce qui constitue une violation du secret professionnel. Il en est de même pour les médecins des services publics des grandes industries.

La violation du secret professionnel en pareil cas expose le médecin à une condamnation. C'est du moins ce qui résulte d'un jugement de tribunal de Saint-Étienne (2 décembre, 1907). Le Dr G., médecin d'une manufacture d'armes, appelé à donner des soins à un ouvrier de cet éta-

---

1. Mais l'expert doit-il relater les *aveux* d'un crime qui lui sont faits par la personne qu'il est chargé d'examiner? La question est controversée et comporte à notre avis une solution différente suivant les cas. Si par exemple les aveux sont la conclusion d'une discussion par laquelle l'expert a démontré à l'inculpé que, pour des raisons d'ordre médical, les explications qu'il a données sont inadmissibles, les aveux doivent être enregistrés par l'expert. Voir aussi page 12 de ce livre.

blissement, a révélé au patron que le dit ouvrier était atteint de syphilis. Il a été condamné à 500 francs de dommages-intérêts. Le Dr G. faisait valoir qu'étant médecin de la caisse de secours, rétribuée par les seuls deniers du patron, il devait rendre compte à ce dernier des résultats de sa mission, et qu'il avait l'obligation d'empêcher la contamination du personnel de la manufacture. Voici la réponse du jugement :

Attendu que le fait que le médecin n'est pas rétribué par le malade ne change rien aux droits et aux devoirs respectifs des parties ; que le malade assisté gratuitement a droit aux mêmes égards et à la même protection que le malade plus riche ; que ce serait toutefois faire payer trop cher à un malade les soins qu'on lui fait donner que de lui demander en échange ses secrets intimes ; que la confiance absolue du malade envers celui qui lui prodigue ses soins est la condition essentielle de l'exercice de la médecine.

Dans ces questions intervient parfois une autre considération, à savoir que telle ou telle maladie d'un employé peut avoir la plus grande importance pour la sécurité du public et entraîner les pires catastrophes. On a maintes fois cité l'exemple d'un chef de gare, d'un aiguilleur, d'un mécanicien de locomotive atteint soit de paralysie générale au début ou de toute autre affection mentale, soit de troubles de la vue l'empêchant de distinguer les signaux. Le médecin de la Compagnie qui révèle ce fait aux supérieurs de l'employé commet-il une violation du secret professionnel ? Oui, a répondu une commission de la Société de médecine légale [1] par l'organe du professeur Thoinot, son rapporteur, qui déclare : « L'obligation du secret est absolue ; elle constitue une règle générale et non une règle soumise à des distinctions spécieuses et variables avec chaque interprétation. »

Il est sans doute exact que si l'on s'en rapporte au texte de la loi le médecin de la Compagnie de chemin de fer doit

____

1. Séance du 12 février 1906.

le secret absolu à tous ceux qu'il soigne. Mais en fait l'article 378 est violé sur ce point tous les jours.

De même les médecins militaires violent quotidiennement l'article 378 en révélant à l'autorité militaire les maladies de tous ceux, officiers ou soldats, qui reçoivent leurs soins, et jamais l'autorité judiciaire n'a songé à les poursuivre. Il n'y en a pas moins là une situation difficile, et les médecins militaires s'ingénient à trouver des moyens de concilier dans la mesure du possible les deux devoirs opposés qui leur incombent[1].

Même quand le médecin est exclusivement médecin traitant sa conduite relativement au secret professionnel est parfois encore très difficile.

Il est un cas où il est tenu à divulguer le secret professionnel, souvent au grand mécontentement de ses clients : c'est quand il s'agit de la déclaration des maladies épidémiques (voir page 793).

Dans d'autres cas, c'est le client lui-même qui exige la divulgation, au moins partiellement, du secret médical, en demandant un certificat.

Les certificats médicaux ne motivent pas de poursuites contre le médecin pour violation du secret professionnel, parce qu'ils sont délivrés à la demande de l'intéressé, et remis à lui-même.

Le médecin peut d'ailleurs se considérer comme n'étant pas délié du secret professionnel par la demande de son client (voir page 799).

Envers des tiers, le médecin traitant ne peut pas toujours garder le secret.

Quel époux ou quelle épouse accepterait que la maladie de son conjoint ne lui soit pas indiquée par le médecin ? Cependant le Dr G. (Trib. de Saint-Étienne, 2 déc. 1910) a été condamné pour avoir dit à une femme, en présence de son mari, que celui-ci était atteint de syphilis. Le Dr G. avait fait cette révélation dans le but d'éviter la contagion

---

1. Société de Médecine légale. Séances des 13 février 1906, 14 décembre 1908, 5 avril 1909.

de la femme et des enfants. Mais il aurait dû procéder autrement, d'après le jugement qui s'exprime ainsi :

Attendu que le même résultat pouvait être obtenu sans violer les prescriptions de l'article 378 ; que le Dr G. pouvait et devait éloigner la femme, confesser la gravité du mal au malade, obtenir de lui la permission de faire à la femme la confidence de son état, user, à cet égard, de son autorité et de son expérience, pour montrer au malade la nécessité de cet aveu. — Que, même en cas de refus bien improbable du mari, il avait le pouvoir de donner à la femme, sans préciser la nature du mal et le nom de la maladie, tous les avertissements nécessaires pour le mettre en garde contre le danger ; que dans tous les cas les règles rigoureuses de l'article 378 ne lui permettaient pas d'aller plus loin.

Quand il ne s'agit pas de maladies dites « honteuses » ou « secrètes », la révélation, poursuivie quelquefois, ne l'est pas dans l'immense majorité des cas. C'est ainsi que l'on voit très souvent des médecins rédiger une ou deux fois par jour le bulletin de santé de quelque personnage notable, bulletin qui est communiqué à toutes les connaissances du malade, parfois même à la presse, et qui contient le nom de la maladie.

Il est bien évident que le médecin doit révéler aux parents tout ce qui concerne la maladie de leurs enfants mineurs ; mais il y a bien quelques exceptions. Une jeune fille de 18 ans vient confier au médecin de sa famille, sous le sceau du secret, qu'elle est enceinte ; révéler cet aveu aux parents contre la volonté de la jeune fille serait à notre avis, comme sans doute à celui de tous les médecins, un acte infâme. Est-il permis aussi de révéler aux parents la blennorragie d'un jeune homme ? A partir de quel âge le mineur peut-il revendiquer le secret qu'il a confié au médecin appelé par ses parents ? C'est là ce qu'aucun texte de loi ne pourra jamais établir, et nous avons ainsi un nouvel exemple de l'impossibilité de soumettre le secret médical à des règles absolument précises.

Quant au médecin qui révélerait au patron la maladie d'une servante, d'un domestique, il s'exposerait à une poursuite et sans doute à une condamnation, à moins qu'il n'ait eu soin de s'assurer du consentement formel du malade à la révélation.

Il est maintenant passé en règle pour les médecins de refuser aux compagnies d'assurance sur la vie un certificat concernant l'état de santé, les antécédents personnels et héréditaires d'une personne qu'ils soignent et qui est sur le point de traiter avec cette compagnie. Le médecin doit s'abstenir, même lorsque son client l'autorise à parler. Il peut et il doit également s'abstenir lorsqu'on lui demande un certificat établissant le genre de mort auquel a succombé un de ses clients assuré sur la vie [1]. D'ailleurs les tribunaux ne peuvent faire état d'un tel témoignage fourni au mépris de la prohibition édictée par l'article 378 du Code pénal (*Cour de Cassation, ch. civile*, 1er *mai* 1899).

Il n'est pas rare qu'un jugement ou un arrêt ordonne aux experts de s'entourer de tous renseignements utiles, spécialement en interrogeant les médecins qui ont soigné ou examiné le blessé à diverses époques.

Les médecins auxquels il est ainsi fait appel devraient toujours, semble-t-il, se considérer comme parfaitement autorisés à dire à leur confrère chargé de l'expertise tout ce qu'ils savent sur l'expertisé. Quelques-uns cependant invoquent l'article 378 pour se dispenser de donner aucun renseignement. Il en résulte que certaines personnes se trouvent dans l'impossibilité de faire valoir leurs droits les plus certains. Ainsi parmi les accidentés du travail il en est un bon nombre qui ne réussiraient jamais à établir l'origine de leur infirmité si tous les médecins et chirurgiens des hôpitaux se refusaient à dire ce qu'ils ont appris sur leur compte en qualité de médecin traitant, et même à donner simplement un diagnostic. — Jusqu'en ces derniers temps, l'assistance publique nous donnait, chaque fois que nous les lui demandions, les renseignements qu'elle possédait

---

1. Voir sur toutes ces questions l'article *Secret médical* du Nouv. Dict. de méd. et de chir. prat., t. XL, et *le Secret médical*, par le prof. BROUARDEL (Paris, J.-B. Baillière, 1887) et aussi du même auteur la *Responsabilité médicale*, ouvrage qui contient beaucoup d'exemples intéressants.

sur un accidenté du travail que nous étions chargé d'expertiser ; mais tout récemment (Décembre 1910) elle nous a déclaré qu'elle se considérait comme tenue au secret professionnel.

Cette manière de voir est sans doute inspirée par un arrêt de la Cour de cassation (1902) déclarant que le secret médical *n'admet aucune restriction et ne cède devant aucune considération*. Cependant la question paraît avoir été tranchée, et d'une manière opposée par un autre arrêt plus récent (30 avril 1907) de la Cour de cassation ainsi conçu :

Les causes de la mort d'une personne décédée dans un hôpital à la suite d'une opération ne sont nullement des faits secrets de leur nature, par rapport à la famille de la personne défunte. — Ils sont légitimement portés à la connaissance de la famille par l'administration hospitalière, et le chirurgien chef de service a le droit et même le devoir de s'expliquer dans un certificat et la déclaration complémentaire, par lui délivrés à la sœur de la défunte sur la relation de cause à effet ayant existé entre la maladie dont souffrait celle-ci et sa mort.

Le secret médical empêche-t-il la dénonciation des crimes que le médecin connaît du fait de l'exercice de sa profession ?

L'article 378 parle des cas où la loi oblige les médecins à se porter dénonciateurs. Ces cas n'existent plus dans la législation actuelle. Mais il y a dans le Code d'instruction criminelle un article 30 ainsi conçu :

Toute personne qui aura été témoin d'attentat soit contre la sûreté publique, soit contre la vie ou la tranquillité d'un individu sera tenue d'en donner avis au Procureur de la République soit du lieu du crime ou du délit, soit du lieu où le prévenu pourra être trouvé.

Cet article, il est vrai, est dépourvu de sanction ; mais puisque la loi invite « toute personne » sans spécifier aucune exception, à dénoncer les attentats, il semble que le médecin qui a eu, dans l'exercice de sa profession, connaissance d'un crime, peut, si sa conscience l'y engage, révéler le secret qu'il a surpris [1].

Le crime dont le médecin a le plus souvent connaissance dans l'exercice de sa profession est celui d'*avortement*. Ici, il a l'obligation morale de se taire puisque sa cliente est complice du crime. — Il y a cependant un cas où ce silence est bien fait pour troubler la conscience du médecin; c'est quand les faits se répètent et que le médecin connaît le nom de la personne qui a commis une série d'avortements dont plusieurs mortels. — L'avortement criminel est devenu tellement fréquent à Paris que les médecins et chirurgiens des hôpitaux, en voyant succomber sous leurs yeux tant de victimes de ces pratiques, ont demandé à l'assistance publique s'ils ne pouvaient dénoncer de pareils faits. En réponse, le Comité consultatif de cette administration a émis, à date du 13 février 1902, l'avis suivant :

Que l'obligation du secret professionnel constitue une règle absolue pour les personnes appartenant au corps médical des hôpitaux en ce qui touche les faits dont elles n'ont eu connaissance qu'à raison des soins donnés aux malades en traitement dans ces établissements.

Ultérieurement le Dʳ Bar a fait remarquer que les médecins, chirurgiens et accoucheurs des hôpitaux étant chargés des fonctions de médecins de l'état civil pour les décès survenus dans leurs services, il y avait lieu de se demander si en cette dernière qualité ils étaient encore tenus au secret professionnel.

L'assistance publique, tout en reconnaissant que le médecin avait à remplir deux devoirs opposés, a répondu que le médecin devait avant tout respecter le secret professionnel, et qu'il devait fournir le certificat de décès, en

---

1. Encore discute-t-on sur l'interprétation à donner à ce terme : « qui aura été témoin ». Le médecin n'est pour ainsi dire jamais le témoin direct d'un crime, par exemple de l'avortement; mais il reconstitue le crime par les traces qu'il constate et dont lui seul comprend la véritable signification.

rédigeant les renseignements sur les causes de la mort *en termes tels qu'elle ne puisse paraître suspecte*.

En ce qui concerne *l'empoisonnement criminel*, le professeur Brouardel estime que le devoir primordial du médecin étant de guérir et de préserver son malade, il ne peut le faire qu'en dénonçant à l'autorité le crime qui se commet. En pratique, la conduite du médecin est rendue très délicate par la difficulté qu'il y a à diagnostiquer *sûrement* un empoisonnement. Si la réalité de celui-ci n'était pas démontrée, les tribunaux auraient à apprécier si le médecin, en faisant sa dénonciation, a obéi à un zèle, même intempestif, de bon citoyen, ou si sa conduite a été dictée seulement par l'intention de nuire à autrui.

C'est souvent aussi un devoir moral pour le médecin de dénoncer les sévices graves, sur les enfants, les traces d'attentats à la pudeur avec transmission de maladies vénériennes également chez des enfants.

Tous ces exemples montrent que si le secret médical reste, en principe, une chose sacrée qui doit être soigneusement défendue dans l'intérêt de tous, il serait à souhaiter qu'il fût régi par un texte de loi moins absolu et moins simpliste, prévoyant non seulement les difficultés susindiquées, mais encore certaines contradictions que nous allons signaler maintenant.

Il est en effet des cas où le médecin, s'appuyant sur les termes de l'article 378, et surtout obéissant au sentiment de l'honneur et aux exigences de la conscience, refuse de dire ce qu'il a appris dans l'exercice de sa profession, alors qu'il semble tenu cependant de le révéler, soit par d'autres articles du Code, soit par certaines nécessités plus ou moins impérieuses et légitimes. Voici les plus importants de ces cas.

§ II. — Secret médical et déclaration de naissance.

Nous avons vu que, dans certains cas, le médecin est tenu de déclarer à l'officier de l'état civil la naissance de l'enfant quand il a assisté à l'accouchement. On comprend que lorsqu'il s'agit d'une femme non mariée ou d'une femme séparée de son mari, il peut arriver que celle-ci ait le plus grand intérêt à cacher son accouchement, qu'elle ne se fie au médecin que sous le sceau du secret. Le médecin doit-il révéler ce secret contrairement aux termes de l'article 378 du Code pénal, ou doit-il s'abstenir de déclarer la naissance et s'exposer ainsi aux peines portées par l'article 346 du même Code?

D'après la jurisprudence actuelle, le médecin doit déclarer la naissance, mais il peut taire le nom de la mère et ne pas donner l'indication de son domicile [1].

La loi exige que la déclaration soit faite à l'officier de l'état civil du lieu, c'est-à-dire de la commune et, à Paris, de l'arrondissement, où l'enfant est né; mais il a été jugé que le médecin n'était pas tenu d'indiquer exactement le

---

1. On peut citer à cet égard plusieurs arrêts de la Cour de cassation. L'un, en date du 16 septembre 1884, porte : « Attendu que l'article 56 du Code civil n'impose aux personnes y dénommées qu'une obligation formelle, celle de déclarer le fait de naissance; que cet article n'exige pas que l'on déclare les noms des père et mère de l'enfant; attendu que les dispositions de l'article 56 précité ne sauraient être étendues, alors surtout qu'il s'agit d'appliquer la disposition de l'article 346 du Code pénal qui leur sert de sanction ; attendu que ledit article se réfère uniquement à l'article 56 du Code civil, et ne s'occupe que de la déclaration de naissance ; attendu que le Dr Malle avait déclaré à l'officier de l'état civil le fait de la naissance de l'enfant à laquelle il avait assisté en qualité de médecin accoucheur, le sexe de cet enfant et les prénoms qu'il lui donnait, et qu'en refusant de déclarer le nom de la mère de cet enfant; il n'a point contrevenu aux dispositions des articles 346 du Code pénal, et 56 du Code civil... »

Autre arrêt du 1er juin 1844 : « L'article 346 ne peut être appliqué, en ce qui concerne la désignation du nom de la mère, au médecin qui n'a su qu'en raison de son état de grossesse le nom de la mère, et à qui le tout n'a été confié que sous le sceau du secret. »

En décembre 1875 un médecin déclara à la mairie du VIIe arrondissement de Paris un enfant comme né de père et mère inconnus et sans indiquer la maison où avait eu lieu la naissance. Le tribunal de la Seine s'est exprimé ainsi :

« Attendu que le demandeur a affirmé que c'était par suite de sa profession de médecin qu'il connaissait le domicile où est né l'enfant, et a invoqué la disposition de l'article 378 qui lui fait un devoir de garder le secret sur ce point aussi bien que sur le nom de la mère ; attendu qu'il est constant que le plus souvent l'indication du numéro de la maison où l'accouchement a eu lieu équivaudrait à la divulgation du nom de la mère, qu'en conséquence la déclaration du domicile ne pouvait être exigée du demandeur... »

domicile, c'est-à-dire la rue et le numéro de la maison. La déclaration peut donc être faite en ces termes : « Tel jour, à telle heure, est né un enfant de tel sexe, auquel on a donné tels noms ». Cette formule suffit pour que la mère puisse rester inconnue, si l'accouchement a eu lieu dans une grande ville ; mais dans les campagnes, il est bien probable que l'accouchement étant révélé, l'identité de la mère serait bientôt connue [1].

La même formule peut être employée quand le médecin croit devoir déclarer la naissance d'un embryon ou d'un fœtus au-dessous de six mois, en invoquant le secret professionnel pour taire le nom et le domicile de la mère (*Circulaire du Préfet de la Seine*, voir page 793).

§ III. — Secret médical et témoignage en justice.

Code d'instruction criminelle. Art. 80. — Toute personne citée pour être entendue en témoignage sera tenue de comparaître et de satisfaire à la citation : sinon elle pourra y être contrainte par le juge d'instruction, qui, à cet effet, sur les conclusions du Procureur de la République, sans autre formalité ni délai, et sans appel, prononcera une amende qui n'excédera pas 100 francs, et pourra ordonner que la personne citée sera contrainte par corps à venir donner son témoignage.

Les dispositions de cet article sont étendues aux tribunaux de police, aux tribunaux correctionnels, aux cours d'assises.

Le médecin est tenu, comme tout citoyen, de comparaître et de satisfaire à la citation ; mais, d'autre part, l'article 378 lui fait une obligation de garder les secrets dont il est

1. Bien que la jurisprudence soit nettement établie sur ce point, un Procureur de la République a tout récemment poursuivi un médecin qui, ayant fait la déclaration de naissance dans les termes qui viennent d'être indiqués, n'avait pas présenté l'enfant à la mairie. Le médecin fut acquitté, le jugement déclarant notamment que la présentation du nouveau-né est une coutume tombée en désuétude, que la non-présentation n'est visée par aucun texte du Code pénal ; que d'ailleurs le médecin serait tombé sous le coup de l'article 378 pour violation du secret professionnel. Ce jugement est du 12 mars 1910 ; mais les Ann. d'hyg. et de méd. lég. (juillet 1910), auxquelles nous empruntons ce récit, ne disent pas de quel tribunal.

dépositaire par profession. Comment concilier ces deux obligations contraires?

Ici encore la jurisprudence a subi une évolution, rendant plus facile la conduite du médecin, en ce sens que le silence est devenu la règle. Un arrêt de la Cour de cassation du 26 juillet 1845 avait résolu ainsi la question :

Attendu que tout citoyen doit la vérité à la justice lorsqu'il est interpellé par elle, qu'aucune profession ne dispense de cette obligation d'une manière absolue; qu'il ne suffit donc pas à celui qui exerce une des professions tenues au secret par l'article 378, d'alléguer, pour ne pas déposer, que c'est dans l'exercice de sa profession que le fait sur lequel on l'interroge est venu à sa connaissance; mais qu'il en est autrement lorsque le fait lui a été confié sous le sceau du secret auquel il est astreint en raison de sa profession [1].

Ainsi, d'après cet arrêt, le médecin n'est délié de l'obligation de déposer que lorsqu'il s'agit de faits qui lui ont été confiés sous le sceau du secret, et non pas de faits qui sont venus à sa connaissance à l'occasion de l'exercice de sa profession. Toutefois en 1853, le docteur Cazeaux, interrogé sur des faits dont il avait eu connaissance dans l'exercice de sa profession, répondit : *Je considère comme confidentiels* les rapports qui ont amené à ma connaissance les faits sur lesquels vous m'interrogez; je ne puis donc répondre à votre question. Cette réponse fut agréée. La formule : *Je considère comme confidentiels*, sauvegarde tous

1. Cet arrêt a été rendu à l'occasion du fait suivant : Le Dr Saint-Pair, appelé devant le juge d'instruction de la Pointe-à-Pitre pour déposer sur les circonstances d'un duel auquel il avait assisté, déclara qu'il ne pouvait pas répondre parce que la question se référait à des faits dont il avait eu connaissance dans l'exercice de sa profession. Il fut condamné à 100 francs d'amende. — Devant la cour d'assises, le Dr Saint-Pair, appelé comme témoin, déclara « que ce qui s'était passé entre lui et le blessé avait été confidentiel, et que ce n'est que secrètement qu'il avait été introduit auprès de lui ». La Cour décida qu'il ne serait pas tenu de déposer.

Le Dr Saint-Pair se pourvut en cassation contre l'ordonnance du juge d'instruction qui l'avait condamné; le ministère public se pourvut aussi contre l'arrêt de la Cour d'assises qui avait refusé de prononcer la condamnation du témoin. La Cour de cassation rejeta les deux pourvois pour les motifs qui ont été indiqués.

les intérêts du client du médecin ; dire formellement qu'il y a eu confidence serait avouer qu'il y a eu un secret important à cacher.

Mais actuellement il est certain que le médecin n'a pas besoin, pour garder le silence, d'invoquer une confidence ; les faits qu'il connaît par l'exercice de sa profession sont *secrets par leur nature*. Voici d'ailleurs comment s'est exprimé, le 19 décembre 1885, M. Tanon, conseiller-rapporteur à la Cour de cassation :

Quel est le caractère que doivent présenter les faits dont le secret est prescrit par l'article 378 ? Il faut qu'ils aient été confiés, sous le sceau du secret, ou, à défaut de cette condition, qu'ils soient secrets de leur nature et que la connaissance en ait été acquise par le dépositaire dans l'exercice de sa profession... Les faits secrets de leur nature tomberont donc sous le coup de l'article 378.

La Cour de cassation, à propos d'une affaire où une compagnie d'assurances sur la vie demandait la résiliation d'un contrat, en établissant, grâce au témoignage d'un médecin, que l'assuré était atteint d'une maladie qu'il n'avait pas déclarée, a rendu, le 1er mai 1899, un arrêt qui s'exprime ainsi :

Attendu que le fait, secret de sa nature, sur lequel le Dr X. avait été appelé à déposer n'avait pu être connu de lui qu'à raison des soins qu'il avait donnés à son client, et que, pour ce motif, il lui était interdit de le révéler.

Le secret est obligatoire devant la Justice, même dans les cas où la personne intéressée autorise le médecin à parler. Ainsi, un arrêt de la cour de Montpellier (24 septembre 1827) porte que « l'obligation du secret continue d'exister dans le cas même où celui que les faits concernent et qui les a confiés en demande la révélation ; car l'obligation prescrite par l'article 378 est établie dans un intérêt général, et ce n'est qu'à ce prix que des professions dont l'exercice importe à la société tout entière peuvent jouir de la confiance et de la considération nécessaires ».

Les tribunaux et cours se montrent fort sévères, puisque la révélation par le médecin, devant la justice, d'un fait qui n'est plus un secret est encore punie. Ainsi le Dr X... avait délivré un certificat pour faire interner un aliéné. Quelques années après, l'aliéné, libéré, demande le divorce. Appelé comme témoin, le Dr X... lit son certificat et le commente. Il a été condamné pour révélation du secret professionnel (cour d'Aix, 19 mars 1902). Cependant, l'état d'aliénation du mari n'était pas un secret, puisque celui-ci avait été interné dans un asile, et qu'il n'avait pu l'être qu'en vertu d'un certificat de médecin.

Il est vrai que les présidents de Cours d'assises ne semblent pas toujours envisager la question de la même façon. Ainsi en 1906, dans l'affaire Weber, le président dit à un médecin traitant qui refuse de parler : « Il y a un cas où le secret professionnel ne doit pas vous empêcher de parler ; c'est quand vous, médecin, avez constaté les traces d'un crime. » La même année, à propos d'une affaire d'empoisonnement portée devant la Cour d'assises de la Gironde, les médecins traitants et consultants ont refusé de répondre aux questions qui leur étaient posées, même après que leur client les eut déliés du secret professionnel. Ils ont été fort malmenés par le président et l'avocat général et même menacés de poursuites[1]. Malgré cela, nous croyons que les arrêts signalés plus haut sont assez explicites et nets pour que les médecins puissent, sans avoir à craindre de poursuites, prendre le parti de ne pas déposer en justice sur les faits qu'ils connaissent par l'exercice de leur profession. Mais l'obligation ou le droit de garder le secret n'exempte pas le médecin du devoir de comparaître quand il est appelé en justice ; il peut même être tenu de prêter serment de dire toute la vérité, quitte à déclarer *ensuite* que les faits sur lesquels on l'interroge ne peuvent être révélés par lui. Le docteur Berrut, cité comme témoin devant la Cour d'assises de la Seine, dans une affaire d'avortement, refusa de prêter serment, alléguant que le serment oblige à dire toute la vérité, que

1. Journal *Le Droit* des 28 et 29 mai 1906.

celle obligation est incompatible avec le secret professionnel. La Cour a rendu l'arrêt suivant :

Considérant que le docteur Berrut, cité comme témoin, a refusé
de prêter le serment prescrit par l'article 317 du Code d'instruction criminelle, en se fondant sur ce qu'il ne sait rien de l'affaire
qu'en sa qualité de médecin, et qu'il ne peut révéler aucun des
faits qu'il a connus à ce titre ; — mais considérant qu'aucune
loi ne dispense les médecins de comparaître comme témoins
devant la justice et d'y prêter le serment prescrit ; qu'en inter-
disant la révélation des secrets qui leur ont été confiés dans
l'exercice de leur profession, l'article 378 du Code pénal n'a pas
dit qu'ils ne seraient point appelés en témoignage ; qu'en effet,
ils peuvent être invités à s'expliquer sur des faits qui ne sont
pas couverts par le secret professionnel, et que c'est seulement
quand les questions leur sont posées qu'il leur appartient de déclarer s'il leur est ou non possible d'y répondre ; considérant que
le témoin qui refuse de prêter serment doit être considéré comme
défaillant, condamne ledit docteur Berrut à 100 francs d'amende.

§ IV. — Secret médical et syphilis.

Transmission de la syphilis par l'allaitement. — Un
médecin qui soigne une famille où naît un enfant syphilitique doit-il, pour se conformer aux termes de l'article 378,
ne pas révéler à la nourrice mercenaire que la famille a
prise la maladie de l'enfant et le danger qu'elle court en
l'allaitant ? En laissant les choses s'accomplir, non seulement le médecin commet une mauvaise action, mais encore
il s'expose à être poursuivi en justice et à être condamné
tout au moins à une réparation pécuniaire (en vertu de
l'article 1382 du Code civil). En effet, un arrêt de la Cour de
Dijon, en date du 14 mai 1868, déclare :

Le médecin qui sciemment laisse ignorer à une nourrice les
dangers auxquels l'expose l'allaitement d'un enfant atteint de
syphilis congénitale peut être déclaré responsable du préjudice
causé par sa réticence. Il ne saurait prétendre qu'appelé à donner
des soins à l'enfant seul, il n'avait pas à se préoccuper du danger
que peut courir la nourrice ; un pareil système, qui blesse les
lois de la morale, ne peut être invoqué contre une nourrice, à

laquelle sa situation même impose une confiance nécessaire dans le médecin choisi par la famille de l'enfant.

Un arrêt de la Cour d'Amiens (12 août 1893) dit aussi :

Lorsque le médecin d'une famille a agréé une nourrice, qu'il a continué chez cette nourrice ses visites médicales au compte des parents, et que la syphilis a été communiquée par le nourrisson, la nourrice peut poursuivre non seulement la mère, mais le médecin (voir aussi page 835).

Il semblerait donc que dans ces cas [1] le médecin est non seulement délié du secret professionnel, mais que la loi l'oblige à parler. Et cependant la Cour de cassation a proclamé, en parlant du secret professionnel, que cette disposition est générale et absolue et punit toute révélation du secret professionnel. Bon nombre de médecins pensent d'ailleurs de cette façon, et, comme le dit le professeur Fournier, « nous devons le secret absolu à nos clients, même à ceux qui le méritent le moins ».

En tout cas, le médecin, même autorisé légalement à parler, garde l'obligation morale de s'efforcer de ne pas compromettre la réputation de ses clients. Il se trouve placé ainsi entre deux devoirs contradictoires, et il est obligé d'employer une foule de ménagements qui rendent parfois sa conduite très difficile.

Bien des solutions ont été proposées, ou, pour parler plus exactement, des expédients destinés à permettre au médecin de se tirer d'une situation aussi difficile, sans léser les intérêts de personne, et sans se compromettre lui-même. Le professeur Fournier a étudié magistralement

---

1. Ces cas ne sont pas extrêmement rares, car l'Assistance publique a relevé, en dix ans, de 1890 à 1899, soixante-huit cas de contamination de nourrices par leurs nourrissons, dans le département de la Seine seulement; et dans une autre statistique, portant de 1894 à 1896, on compte cent trente-six cas de contamination de nourrices, et quatorze cas de nourrissons infectés par elles.

Nous empruntons ces chiffres à une thèse qui contient des documents intéressants : F. AURRIENTES, *Etude médico-légale sur la jurisprudence actuelle à propos de la transmission des maladies vénériennes.* Thèse de Paris. 1906.

cette question de pratique et de déontologie professionnelle[1].

1. FOURNIER, *Nourrices et nourrissons syphilitiques*, Paris, 1878.
Voici les conseils qu'il donne :
Quand un médecin soigne un ménage dont il sait les conjoints, ou
l'un d'eux, syphilitiques, il doit, quand survient une grossesse, prévenir
d'avance les parents que l'enfant à venir ne peut être allaité par une
nourrice mercenaire; en montrant les dangers, les complications, les
ennuis de tous genres qui résulteraient de l'emploi d'une nourrice
étrangère, il obtient que l'enfant soit nourri par la mère (ou au biberon,
au lait de chèvre ou d'ânesse), tout au moins pendant les trois ou
quatre premiers mois de son existence; après ce délai, s'il n'y a pas eu
de manifestations syphilitiques, il est à présumer qu'il n'y en aura
jamais, et l'allaitement mercenaire peut être permis, à la condition
que l'enfant soit soumis à une surveillance attentive.
Mais souvent le médecin se trouve en présence d'un fait accompli,
d'un enfant syphilitique nourri depuis plus ou moins longtemps par
une nourrice. Si la nourrice est encore saine, le médecin doit réclamer
énergiquement des parents la cessation immédiate de l'allaitement par
cette femme : il l'obtiendra en prouvant surtout aux parents qu'il est
de leur intérêt d'agir ainsi, en leur montrant la contagion presque inévitable de la nourrice, les réclamations bruyantes de celle-ci, le procès
qui s'ensuivra, la condamnation certaine, le scandale, etc , M. Fournier
repousse absolument les expédients qui ont été proposés en pareil cas :
faire continuer l'allaitement par la nourrice avertie des dangers qu'elle
court et payée en conséquence ; — continuer l'allaitement en faisant
usage des bouts de sein artificiels; — permettre l'allaitement jusqu'à
ce que des manifestations contagieuses apparaissent à la bouche, à la
gorge ou dans les narines. Relativement à ce dernier procédé il faut
remarquer, d'ailleurs avec beaucoup de syphiligraphes, que, si minutieuse que soit la surveillance du médecin, elle est souvent impuissante à reconnaître à temps les lésions qui peuvent apparaître dans
l'arrière-gorge d'un enfant. Il faut exiger absolument la cessation de
l'allaitement, sans admettre aucune transaction sur ce point. Si le médecin échoue cependant dans ses efforts et ne peut convaincre les parents, il doit refuser de continuer à donner des soins à la famille et,
avant de se retirer, mentionner sur l'ordonnance qu'il y a impossibilité
à continuer l'allaitement par la nourrice. M. Fournier pense que cette
déclaration et cette conduite suffisent à sauvegarder la responsabilité
du médecin. D'autres estiment qu'il est plus sûr de faire par *lettre
recommandée* cette déclaration aux parents, déclaration qu'on moti-
verait très explicitement. Mais si la nourrice, mise en défiance par
l'état de l'enfant et par la retraite du médecin, vient consulter celui-ci
à son domicile, quelle conduite tenir? Ici les avis sont partagés, les
uns voulant qu'on avertisse la nourrice, les autres qu'on refuse de lui
révéler la maladie de l'enfant. M. Fournier est de cette dernière opinion,
mais il croit cependant que le médecin a le droit et même le devoir de
déclarer à la nourrice qu'il ne peut rien lui dire, mais qu'il lui conseille
de voir un autre médecin.
Quand, au moment où le médecin est appelé, la nourrice est déjà
contagionnée, la conduite que conseille M. Fournier est celle-ci : exiger

Lorsqu'il s'agit d'une nourrice syphilitique qui est sur le point de prendre un enfant sain, la conduite du médecin est en général plus facile ; il peut, en effet, s'opposer d'une façon absolue à ce que l'enfant soit confié à la nourrice sans donner à la famille les véritables raisons de son refus.

Transmission de la syphilis par les rapports sexuels. — La transmission de la syphilis par les rapports conjugaux peut être invoquée devant les tribunaux comme cause de divorce, soit à titre de sévice ou d'injure grave, soit à titre de grief d'adultère et comme preuve de cet adultère.

En dehors même du mariage, la transmission de la syphilis, du fait du coït, par un individu qui s'en sait atteint, peut être considérée comme une imprudence ou une négligence, dont l'auteur est civilement responsable en vertu de l'article 1382 du Code civil.

Jusqu'ici l'application dudit article à cette question n'a été faite que deux fois. Un jugement du tribunal civil de la Seine (29 janvier 1903) a posé très nettement le principe (confirmé par la Cour de Paris, 12 janvier 1904).

absolument des parents qu'ils avouent à la nourrice que leur enfant lui a communiqué la syphilis (ce qui entraine une réparation pécuniaire que les parents s'efforcent de faire à l'amiable) : en cas de refus des parents, rompre avec eux et cesser de soigner leur enfant : — si la nourrice y consent (et le médecin doit s'efforcer de lui persuader que cela est son véritable intérêt), continuer l'allaitement par cette femme ; — enfin traiter la nourrice en même temps que l'enfant.

Quand une nourrice refuse de continuer l'allaitement d'un enfant syphilitique avant qu'elle-même soit atteinte d'un chancre, il reste au médecin à remplir un devoir de préservation envers la société : à empêcher cette nourrice, qui est peut-être en incubation syphilitique, de transmettre la maladie à un autre nourrisson, quand elle sera atteinte d'un chancre mammaire dont l'apparition ultérieure est toujours à craindre (il y a en effet plusieurs exemples de ce cas). Le médecin doit donc s'efforcer de retenir la nourrice à tout prix dans la famille de l'enfant, en qualité de nourrice sèche, bien entendu, et, si elle s'y refuse, obtenir des parents (ce qu'on peut toujours, dit Fournier, en montrant les conséquences désastreuses d'une conduite opposée) l'autorisation de prévenir la nourrice, de l'avertir qu'elle est menacée de syphilis et qu'elle ne peut, avant d'avoir été observée pendant un certain temps prendre un nourrisson, ni même retourner dans sa propre famille, sous peine de communiquer sa maladie soit à son nouveau nourrisson, soit à son mari.

Attendu que la communication d'une maladie contagieuse constitue une faute, alors même qu'elle n'a pas eu lieu intentionnellement et qu'elle résulte d'une imprudence ou d'une négligence de celui qui en est atteint;

Attendu qu'il résulte suffisamment des circonstances graves, précises et concordantes plus haut analysées, que X... se savait atteint lorsqu'il a eu ses premières relations avec la mineure Z..., qu'il n'ignorait pas le caractère éminemment contagieux de cette dangereuse maladie et qu'il l'a, par sa faute, communiquée à la mineure Z...;

Attendu que X... n'est pas plus fondé à soutenir que l'action de la mineure Z... ne serait pas recevable, comme ayant pour cause un acte immoral de ladite mineure;

Attendu en effet que la demande de Z... n'a pas pour base et pour cause l'acte immoral accompli par la mineure Z... lorsqu'elle s'est donnée à X..., mais la faute odieuse commise par le défendeur, qui n'a pas craint de communiquer la terrible maladie dont il est atteint à une enfant de 16 ans, dont il paraît avoir été le premier amant.

Un autre jugement du tribunal du Havre (9 mars 1905) confirmé par arrêt de la cour de Rouen (25 novembre 1905) est analogue. Mais deux ces jugement n'ont pu être rendus qu'en raison des circonstances très exceptionnelles et spéciales de ces deux cas, qui ont permis de vérifier non seulement le fait de la contamination, mais encore que l'auteur de celle-ci était parfaitement conscient de sa maladie et du danger qu'il faisait concourir à la femme, sans que d'ailleurs on puisse invoquer l'exception *ob turpem causam*.

Dans tous ces cas, le médecin traitant ne doit pas révéler la maladie de son client. Il ne doit pas lui délivrer de certificat (mais ses ordonnances pourraient servir au plaignant); et il doit refuser de déposer, même quand son client le délie du secret. Le professeur Brouardel cite à cet égard le cas du Dr Fournier (de Grenoble), cité par une dame de ses clientes, laquelle accusait son mari de lui avoir transmis la syphilis. Bien que délié du secret par sa cliente, le Dr Fournier refusa son témoignage, s'appuyant sur l'article 378 du Code pénal. Un premier jugement lui ordonna de déposer; mais en appel, la Cour lui témoigna élogieusement qu'elle était de son avis (Cour d'appel de Grenoble, 23 août 1828).

ARTICLE IV. — RESPONSABILITÉ MÉDICALE

Les fautes commises dans la pratique médicale, et occasionnant un préjudice plus ou moins grave pour le malade peuvent entraîner soit la responsabilité pénale (emprisonnement, amende), soit la responsabilité civile (dommages-intérêts), soit les deux à la fois et cela en vertu des articles de loi suivants :

Code pénal. Art. 319. — Quiconque, par maladresse, imprudence, inattention, négligence ou inobservation des règlements, aura commis involontairement un homicide ou en aura été involontairement la cause, sera puni d'un emprisonnement de trois mois à deux ans et d'une amende de cinquante francs à six cents francs.

Art. 320. — S'il n'est résulté du défaut d'adresse ou de précaution que des blessures[1] ou coups, le coupable sera puni de six jours à deux mois d'emprisonnement, et d'une amende de seize francs, ou de l'une de ces peines seulement.

Code civil. Art. 1382. — Tout fait quelconque de l'homme, qui cause à autrui un dommage, oblige celui par la faute duquel il est arrivé à le réparer.

Art. 1383. — Chacun est responsable du dommage qu'il a causé non seulement par son fait, mais encore par sa négligence ou son imprudence.

La poursuite pénale peut être faite directement par le ministère public, ou bien par le plaignant par voie de citation directe. La poursuite civile est intentée par le plaignant qui demande des dommages-intérêts.

Remarquons que certaines fautes, bien que commises dans la pratique médicale, sont le fait de l'homme privé et non pas du médecin, et comme telles se rangent sans difficulté dans la classe de celles prévues par la loi. Ainsi un médecin, qui aurait commis quelque erreur ou maladresse parce qu'il se trouvait en état d'ivresse au moment où il exerçait son art; celui qui, ayant commencé le traitement d'un malade, l'abandonnerait tout à coup sans motif valable et occasionnerait par cet abandon des accidents graves, s'exposerait sûrement aux rigueurs de la loi. — Il en serait de même du médecin qui apporterait une négligence très

1. Sous le nom de blessures, les tribunaux comprennent aussi toutes les atteintes à la santé.

grande dans son traitement. Ainsi un jugement du *tribunal de Cambrai* (15 mars 1900) s'exprimait ainsi :

Il y a lieu uniquement de rechercher si le médecin n'a pas, en sa qualité de mandataire salarié du bureau de bienfaisance, manqué au devoir de sa profession vis-à-vis d'un indigent en tardant à se rendre auprès de lui alors qu'il était sur les lieux, en négligeant de tenir compte des souffrances qu'il accusait dans la région abdominale, et en n'apportant matériellement à l'examen de son état qu'une attention distraite et insuffisante.

En ce qui concerne les fautes et les erreurs commises dans l'exercice régulier de la profession, c'est-à-dire par le *médecin*, et non plus par l'*homme privé*, deux théories opposées ont été défendues. D'après l'une d'elles soutenue en 1829 par l'Académie de médecine, sur un rapport de Double, les médecins devraient bénéficier d'une irresponsabilité absolue.

Mais la jurisprudence a consacré une autre doctrine, unanimement acceptée aujourd'hui : à savoir que le médecin encourt une responsabilité légale quand il commet, dans l'exercice de sa profession, une faute lourde, une erreur grossière. Déjà en 1835, le procureur général Dupin s'exprimait ainsi :

Il ne s'agit pas de savoir si tel traitement a été ordonné à propos ou mal à propos, s'il devait avoir des effets salutaires ou nuisibles, si un autre n'aurait pas été préférable, si une telle opération était ou non indispensable, s'il y a eu imprudence ou non à la tenter, adresse ou maladresse à l'exécuter, si avec tel ou tel instrument, d'après tel ou tel procédé, elle n'aurait pas mieux réussi. — Ce sont là des questions scientifiques à débattre entre docteurs et qui ne peuvent pas constituer des cas de responsabilité civile et tomber sous l'examen des tribunaux. Mais du moment que les faits reprochés aux médecins sortent de la classe de ceux qui, par leur nature, sont exclusivement réservés aux doutes et aux discussions de la science, du moment qu'ils se compliquent de négligences, de légèreté ou d'ignorance de choses qu'on doit nécessairement savoir, la responsabilité de droit commun est encourue, et la compétence de la justice est ouverte (Affaire Thouret-Noray, 1835).

Depuis lors, cette doctrine a été constamment appliquée. Voici, par exemple, comment s'exprime un arrêt de la Cour de cassation.

Attendu que toute personne, quelles que soient sa situation ou sa profession, est soumise à cette règle (art. 1382 et 1383 du Code civil) qui ne comporte d'exceptions que celles qui sont nominativement formulées par la loi. — Qu'aucune exception de cette nature n'existe au profit des médecins, soit dans les lois de droit commun, soit dans la loi du 19 ventôse an XI, qui est le code de leur institution. Que sans doute, il est de la sagesse du juge de ne pas s'ingérer témérairement dans l'examen des théories ou des méthodes médicales et prétendre discuter des questions de pure science, mais qu'il est des règles générales de bon sens et de prudence auxquelles on doit se conformer avant tout dans l'exercice de chaque profession et que, sous ce rapport, les médecins restent soumis au droit commun comme tous les autres citoyens.

Il est donc certain que le médecin peut être considéré, dans certains cas, comme légalement responsable des fautes commises dans l'exercice de sa profession. Mais le principe étant admis, son application est souvent fort délicate, et s'il est des cas où l'erreur est évidente, comme, par exemple, lorsque le médecin empoisonne un malade en lui prescrivant, par inadvertance, une dose énorme d'une substance toxique, il en est d'autres où il est bien difficile de dire si tel ou tel fait constitue réellement une faute lourde, une négligence, une maladresse certaine, impéritie manifeste ou une ignorance des choses que tout homme de l'art doit savoir. En pareil cas, les juges demandent presque toujours l'avis d'experts médecins. Ceux-ci ne doivent pas oublier que leur tâche consiste non seulement à dire si une faute a été commise par le médecin, mais encore à rechercher si cette faute a entraîné un préjudice pour le malade.

Ce dernier élément est nécessaire pour motiver une condamnation. C'est ce qui a été nettement exposé par un jugement du tribunal de la Seine, en octobre 1894, dans une affaire où nous avions été expert[1]. Un médecin avait

---

1. Voici un extrait de ce jugement, qui est intéressant à plusieurs titres ;

Attendu que la responsabilité pénale des médecins et des pharmaciens

prescrit une « potion au calomel » sans aucune indication de dose. Le malade qui avait pris cette potion avait eu une stomatite mercurielle intense. Mais comme il nous avait paru impossible de dire dans notre rapport si la stomatite était le résultat d'une dose trop forte de calomel, ou

peut être encourue en dehors des lois qui régissent leur profession, toutes les fois que les règles de prudence et de bon sens auxquelles est soumis l'exercice de toute profession n'ont point été observées ;

Attendu que C. ne pouvait ignorer que le calomel était un poison dont l'administration ne devait être ordonnée qu'à une dose déterminée :

Qu'en rédigeant ladite ordonnance comme il l'a fait, il a donc commis une imprudence ou tout au moins une négligence qui pourrait, le cas échéant, engager sa responsabilité ;

Attendu que M., en exécutant une telle ordonnance, a non seulement commis une réelle imprudence, mais encore a contrevenu aux dispositions de l'article 32 de la loi du 10 germinal an XI, qui lui impose l'obligation de se conformer, pour la préparation des remèdes composé, aux prescriptions faites par le médecin quand ces remèdes, comme le calomel, ne sont point inscrits au Codex ;

Que ladite ordonnance ne portant aucune indication de dose, M. n'aurait pas dû l'exécuter puisqu'il ne possédait point les indications nécessaires pour préparer la potion ;

Attendu que si l'infraction aux dispositions sus-visées est caractérisée à la charge des prévenus, au point de ses éléments légaux et matériels, il faut encore, pour qu'il y ait délit, que la relation de cause à effet soit établie, c'est-à-dire que la cause déterminante de la maladie de la dame F. soit la potion au calomel qu'elle a prise :

Attendu qu'il résulte du rapport du docteur Vibert que le calomel est prescrit journellement, à titre de purgatif, en quantité qui atteint souvent 1 gramme et qu'il n'est capable d'occasionner des troubles sérieux de la santé que lorsqu'il est ingéré en quantité trop considérable ;

Attendu que ce rapport constate, en outre, que la stomatite mercurielle peut être déterminée par une dose très légère de calomel et que certaines personnes ne peuvent même pas supporter 20 centigrammes de ce médicament :

Attendu, dans ces conditions, que la responsabilité pénale des prévenus ne peut exister que si la potion contenait une dose trop forte de ce toxique ;

Attendu qu'il a été impossible de vérifier la quantité de calomel que renfermait la potion ;

Que le tribunal ne peut dire, en conséquence, si l'imprudence ou la négligence dont les prévenus se sont rendus coupables a eu pour effet de produire les troubles graves qui se sont manifestés dans la santé de la dame F. ;

Attendu que le délit qui est imputé à C. et à M. n'est point caractérisé dans tous les éléments constitutifs :

Que, par suite, les prévenus doivent être renvoyés des fins de la citation,

seulement d'une susceptibilité spéciale de la malade, le médecin fut acquitté.

Alors même qu'il est bien établi que le malade a subi un préjudice par le fait du traitement, le médecin n'en encourt pas, *ipso facto*, la responsabilité. Tout dépend des circonstances particulières du cas. Ainsi le Dr C. était poursuivi par une demoiselle P. qu'il avait soignée (gratuitement) et guérie d'une appendicite, mais qui avait été atteinte d'une escarre de la peau par suite de l'application prolongée de la glace. Il fut acquitté (Tribun. de la Seine, 9e chambre 1907) avec les attendus suivants :

Qu'on ne saurait, sans dépasser l'intention du législateur et sans mettre en péril l'intérêt qu'il a précisément voulu sauvegarder, inculper les personnes pratiquant l'art de guérir à raison de tout agissement ayant occasionné un préjudice au malade, ce qui aurait évidemment pour résultat de détruire toute initiative et toute liberté dans le traitement des maladies et les opérations présentant des risques, — Qu'il convient donc de reconnaître que pour observer une juste mesure : 1° la simple application de théories ou de méthodes médicales sérieuses appartenant exclusivement au domaine de la science et de l'enseignement ne doit pas entraîner de responsabilité pénale ; 2° l'inobservation des règles générales de bon sens et de prudence auxquelles est soumis l'exercice de toute profession, la négligence accentuée, l'inattention grave, l'impéritie inconciliable avec l'obtention du diplôme exigé du médecin pour qu'il soit autorisé à exercer son art, peuvent et doivent, au contraire, entraîner cette responsabilité..... Que le point de fait doit se résumer, en fin de cause, dans les termes suivants : La demoiselle P. a été atteinte d'une appendicite grave mettant son existence en danger et le traitement qui lui a été appliqué par le docteur C. l'en a guérie, sauf l'effet des inconvénients impossibles à prévoir avec certitude, survenus à la suite d'un traitement présentant un caractère normal.

Nous allons maintenant examiner les divers cas dans lesquels la responsabilité médicale peut être engagée.

Erreurs dans les ordonnances médicales.

Les erreurs de prescription, presque toujours dues à un *lapsus calami*, qui occasionnent l'empoisonnement du malade, entraînent la condamnation du médecin. Exemples : Une malade, se conformant à la prescription de son médecin, avale en une heure la moitié d'une solution contenant en tout 1 gramme de chlorhydrate de morphine, et meurt; condamnation du médecin à 3.500 francs de dommages-intérêts (*Lectoure*, 5 avril 1895). — Un médecin rédige pour un client atteint de sciatique la formule suivante : Atropine 2 grammes, en deux paquets; le malade avale un de ces paquets et meurt en quelques heures ; condamnation du médecin à 600 francs d'amende. — Le Dr T. voulant prescrire un purgatif à M. G., formule par erreur son ordonnance de la façon suivante : « 30 grammes de teinture de Beaumé à prendre à jeun dans une tasse de thé ». M. G. meurt empoisonné. Le Dr T. est condamné à 500 francs d'amende, 8.000 francs de dommages-intérêts ; le pharmacien [1] qui avait délivré l'ordonnance à 400 francs d'amende, 6.000 francs de dommages-intérêts ; son élève à 100 francs d'amende (*Tribunal de Saint-Malo*, 1er avril 1900). — Un médecin avait prescrit des suppositoires contenant dix centigrammes de morphine au lieu du chiffre deux, qui était dans sa pensée. Il fut condamné (Cour de Toulouse, 17 mai 1902).

Quand il paraît établi que la faute résulte non pas d'étourderie, mais d'ignorance, la condamnation peut être plus sévère. Ainsi, un médecin de Saint-Malo prescrit 4 grammes de cyanure de potassium, et maintient son ordonnance malgré les observations du pharmacien; il est condamné à 3 mois de prison.

Il peut arriver, avec certains médicaments très actifs, qu'une dose qui n'est pas excessive occasionne un empoisonnement chez des sujets d'une susceptibilité particulière. Ainsi une femme qui souffrait de névralgie prit un cachet prescrit par son médecin et contenant 1 milligramme d'atropine avec 50 centigrammes d'antipyrine ; deux heures après elle était morte. Le médecin fut condamné à 100 francs

---

1. Le pharmacien encourt en effet une responsabilité pénale et civile quand il exécute sans aucune observation une ordonnance manifestement erronée.

d'amende. La condamnation a sans doute été dictée par cette considération que la femme n'avait qu'une maladie insignifiante et que le médecin n'avait pas proportionné les risques de la médication à la gravité du mal. Quoi qu'il en soit, il est bon de retenir un des attendus du jugement :

Attendu que les médecins ont le devoir d'étudier le tempérament, l'âge et la résistance de leurs malades, de s'assurer qu'ils peuvent supporter les toniques qu'ils leur administrent, *alors même qu'ils les leur appliqueraient à la dose usitée en pratique* (Saint-Quentin, 16 avril 1891).

Remarquons que lorsque le pharmacien a commis une erreur en exécutant une ordonnance, la responsabilité du médecin est également engagée, s'il n'a pas écrit en toutes lettres la dose des substances vénéneuses qu'il a prescrites. L'article 5 de la loi du 29 octobre 1846 lui en fait une obligation. Elle l'oblige aussi à énoncer sur son ordonnance le mode d'administration du médicament. Ainsi dans le cas où le malade se serait empoisonné en avalant d'un coup un médicament destiné à être pris en plusieurs fois, le médecin serait responsable, quand bien même il aurait donné des indications verbales suffisantes.

Citons, dans le même ordre de faits, un arrêt de la Cour d'Angers (1876), condamnant à quinze jours de prison, pour homicide par imprudence, un médecin qui avait expédié à un malade un flacon de baume Opodeldoch sans avoir placé sur le flacon l'étiquette rouge, et sans indiquer que le remède était destiné à l'usage externe.

Il est évident, d'après ce qui précède, que la responsabilité du médecin est engagée quand il a prescrit une substance vénéneuse sans indication de dose. Ainsi, un médecin applique dans l'utérus d'une femme un crayon qu'il avait fait préparer dans une pharmacie d'après une ordonnance qui portait simplement : « Crayons au sublimé » ; la cliente eut un empoisonnement mercuriel assez grave. Le médecin fut condamné à 100 francs d'amende, 800 francs de dommages-intérêts ; le pharmacien et son élève à une amende et des dommages-intérêts moindres. — Le Dr M.,

médecin d'un collège, prescrit à deux élèves, les frères P..
un traitement suivant une ordonnance ainsi libellée :
« Huile de foie de morue phosphorée, un litre. » Si l'indication était aussi sommaire, c'est parce que le Dr M. avait
déjà prescrit antérieurement aux mêmes enfants de l'huile
de foie de morue au dix-millième, à la dose d'une cuillerée
à soupe par jour. Mais, à l'insu du Dr M., on s'adressa à un
autre pharmacien qui prépara de l'huile au millième. Les
deux enfants furent malades et l'un succomba. Une expertise, confiée au professeur Brouardel et à nous, avait abouti
à la conclusion que l'empoisonnement phosphoré n'était
pas suffisamment démontré. Le Dr M. fut acquitté en première instance, mais en appel il fut condamné à 600 francs
d'amende, 3.000 francs de dommages-intérêts. Le pharmacien fut également condamné *Cour d'appel de Caen*,
20 février 1899).

Fautes de thérapeutique.

Il arrive de temps en temps qu'un client prétend que
son médecin l'a très mal soigné, lui a fait suivre un traitement qui a eu des conséquences désastreuses, et, en conséquence, il demande des dommages-intérêts audit médecin.

Ces plaintes n'ont jamais été accueillies jusqu'ici par les
magistrats. Ainsi, un jugement du *Tribunal de Valence*
(20 mars 1898) s'exprime ainsi :

Attendu que lors même, ce qui n'est pas établi, que le Dr X...
se fût trompé, ce fait ne constituerait pas de sa part une de ces
fautes lourdes qui peuvent engager la responsabilité du médecin ;
qu'en effet les médecins ne sont pas infaillibles et ne se donnent
pas pour tels, et lorsqu'un malade se confie à eux, il est toujours
entendu entre eux et lui qu'il doit leur être permis d'être induits
en erreur par suite de l'insuffisance inévitable de leur art, que
cette erreur et l'insuccès de leurs traitements ne peuvent avoir
pour résultat d'engager leur responsabilité, si ce n'est dans les
cas où ils se sont rendus coupables d'imprudence, de légèreté et
négligence ou d'ignorance manifestes.

Le médecin peut choisir tel traitement qu'il trouve convenable, et même avoir recours à une médication nouvelle, sans encourir aucune responsabilité, pourvu qu'il ne sorte pas des règles du bon sens et de la prudence. A propos d'un cas de ce genre, concernant un médecin qui avait fait des injections de sérum antidiphtérique à une femme atteinte d'ozène, et auquel cette femme demandait 1.000 francs de dommages-intérêts, le Tribunal de Paix d'Alger a rendu un jugement (9 novembre 1897) déboutant la cliente, et dans lequel se trouvent les deux attendus suivants :

Que l'exercice de la médecine n'aurait plus de raison d'être si les médecins n'avaient qu'à se croiser les bras dans les cas extrêmes et s'il ne leur était permis de rien essayer ; qu'il faut leur reconnaître ce droit du moment où, comme le Dr A..., ils ne se départissent pas des règles que dictent le bon sens et la prudence, si, comme le Dr A..., ils ne poursuivent pas d'autre but que la guérison du malade et ne se livrent pas à ces essais téméraires que réprouveraient tous les praticiens expérimentés.

Opérations chirurgicales et obstétricales.

Il convient de remarquer tout d'abord qu'un chirurgien ne peut procéder à une opération quelconque contre la volonté formelle d'un malade ayant toute sa connaissance.

Cette règle est acceptée par les médecins, mais avec quelques exceptions. Ainsi dans une tentative de suicide par un instrument tranchant, le chirurgien doit arrêter l'hémorragie, encore que le blessé s'y oppose.

Certains médecins prétendent qu'ils se passeraient de l'autorisation du blessé dans des cas d'une urgence exceptionnelle, par exemple un blessé de l'abdomen avec hernie des viscères, une hernie étranglée. — Il nous paraît douteux qu'ils en aient légalement le droit.

En cas d'inconscience du malade, le chirurgien a le devoir de demander le consentement de la personne qui a autorité sur celui-ci, sauf dans les cas d'urgence absolue.

En ce qui concerne les fautes opératoires, pour faire connaître au lecteur dans quelles conditions et dans quelle mesure la responsabilité médicale est engagée en pareil cas, nous nous bornerons à relater des condamnations qui, à notre connaissance, ont été prononcées par les Tribunaux français.

La première est celle du Dr Hélie, qui, en 1825, appelé pour un accouchement avec présentation du bras, pensa que l'enfant était mort, et amputa les deux bras qu'il croyait sphacélés. L'enfant naquit vivant et survécut à cette mutilation. Le Dr Hélie fut condamné par le tribunal de Domfront, qui releva contre lui des fautes jugées graves, à payer à l'enfant une rente viagère de 100 francs jusqu'à dix ans et de 200 francs ensuite.

En 1832, le Dr Thouret-Noroy, en pratiquant une saignée à un malade, ouvrit l'artère brachiale; il en résulta un anévrysme et, ultérieurement, la gangrène du membre, qui dut être amputé. Le médecin fut condamné à payer au malade une indemnité de 600 francs, plus une pension viagère de 150 francs. Il faut remarquer que le jugement relevait contre lui non seulement sa maladresse, mais sa négligence dans le traitement des accidents qu'il avait occasionnés et l'abandon dans lequel il avait ensuite laissé le malade.

En 1850, un tribunal se montra fort indulgent en acquittant l'officier de santé O..., qui, arrivant, « échauffé par la boisson », auprès d'une parturiente, appliqua inutilement le forceps, puis un crochet, et enfin avec la main il arracha les intestins de la femme, dit d'abord que c'était le placenta, puis le cordon ombilical; il chercha ensuite à faire rentrer les intestins, et, n'y réussissant pas, partit en déclarant qu'il était fatigué, et laissa la femme mourir seule. En appel, O... fut condamné à quinze jours d'emprisonnement.

En 1860, X..., officier de santé, appelé auprès d'un petit garçon atteint d'une fracture au bras, appliqua un appareil trop serré; la gangrène se déclara et entraîna la perte de la main. Bien que des experts-médecins consultés ne se fussent pas prononcés d'une manière absolument affirmative sur la cause de la gangrène, X... fut condamné à payer 4.000 francs à titre de dommages-intérêts.

En 1867, le Dr Richert, appelé auprès d'un homme

atteint d'une fracture du col du fémur, plaça le membre dans la boîte de Baudens ; la gangrène se déclara et l'amputation dut être pratiquée. Le Dr Richert à qui l'on reprochait d'avoir soumis le membre à une compression trop forte, d'avoir levé tardivement l'appareil et d'avoir entrepris seul un traitement aussi difficile (?) fut condamné à payer une indemnité de 12.000 francs. Mais en appel, le jugement fut infirmé et l'action rejetée.

En 1880, le Dr X..., ayant à faire un accouchement avec présentation du bras, déclare que l'enfant est mort depuis quatre heures et ampute le bras ; une demi-heure après sa naissance l'enfant cria, il était parfaitement vivant, mais mourut au bout de vingt-quatre heures. Le tribunal du Puy condamna le Dr X... à 200 francs d'amende par un jugement fortement motivé, qui lui reproche notamment : de s'être basé uniquement sur l'aspect violacé du bras pour conclure que l'enfant était mort, sans avoir cherché à vérifier ce diagnostic par d'autres moyens, alors que la mère et les personnes présentes disaient que l'enfant devait être vivant ; de n'avoir fait aucune tentative pour opérer la version, alors que rien ne lui prouvait que cette opération devait être impossible.

En 1880, le Dr C... eut à soigner un aubergiste qui en tombant sur des bouteilles s'était fait une plaie à la paume de la main, intéressant l'arcade palmaire superficielle. La ligature de l'artère, proposée par le médecin, fut refusée par le blessé ; l'hémorragie, arrêtée par compression, recommença trois jours après, fut arrêtée par une nouvelle compression qui amena au bout de deux jours une plaque de gangrène. Le Dr C... fut alors congédié et remplacé par un confrère. Quelque temps après, l'aubergiste fut pris de tétanos auquel il succomba. Le tribunal de Montluçon condamna le Dr C... à 12.000 francs de dommages-intérêts à la veuve de l'aubergiste. Mais en appel, cette femme fut déboutée ; la Cour ayant sans doute pris en considération l'avis de plusieurs célébrités médicales déclarant que le Dr C... n'avait commis aucune faute.

En 1884, une demoiselle B... s'était luxé le coude ; un médecin réduisit la luxation et appliqua un bandage en huit; il refusa ensuite d'enlever ce bandage, bien que la blessée fût revenue à quatre reprises lui dire qu'elle en souffrait horriblement. Au bout de trente-six heures, elle appela un autre médecin qui constata que la main et une partie de l'avant-bras étaient envahies par la gangrène. La demoiselle B. demanda 30.000 francs de dommages-intérêts. Le tribunal, sur un rapport d'experts déclarant que la gangrène avait bien été occasionnée par le bandage, condamna le médecin à payer 1.000 francs de dommages-intérêts, plus une rente viagère de 200 francs. La Cour de Nîmes, devant laquelle le médecin avait fait appel, confirma le jugement en portant les dommages-intérêts à 1.800 francs.

En 1897, le tribunal de Pau aurait condamné à deux mois de prison et 500 francs d'amende le Dr L., qui aurait opéré maladroitement un fibrome utérin ; la malade était morte d'hémorragie quelques heures après, et à l'autopsie on trouva une pince oubliée dans le ventre.

Il est à remarquer que le médecin ne peut se soustraire à l'obligation du secret professionnel, même pour se défendre de telles accusations. Aussi est-ce au plaignant qu'il incombe de faire la preuve du fait allégué. C'est ce que déclare un jugement du *tribunal d'Amiens* (12 mars 1902) :

Attendu que le demandeur avait à prouver les faits suivants : l'omission par le Dr X... d'une compresse dans le ventre de la demoiselle Y... le 9 juin 1900 ; la découverte de la même compresse oubliée le 28 juin de la même année ; la relation de cause à effet entre le séjour indu de la compresse et le décès de ladite demoiselle survenu le 11 juin 1901 ;

Attendu que le tribunal devait se montrer d'autant plus rigoureux, dans l'appréciation des preuves, que le silence que devait garder le prévenu sur la cause de la mort et le traitement institué était une règle de son devoir professionnel et, bien plus, une injonction de la loi ;

Qu'en effet, la confidence du secret, dont parle l'article 378 du Code pénal, résulte logiquement de la seule connaissance par le médecin d'un état qu'il n'oserait pas souvent divulguer au malade lui-même ;

Qu'ainsi, tacitement ou non, le médecin reçoit en dépôt éternel une chose dont il ne peut pas disposer comme lui appartenant, *surtout quand ce secret ne se trouve en conflit qu'avec son intérêt personnel, quelque engagé qu'il soit, comme en l'espèce, pour les besoins de sa défense en justice ;* qu'en effet, les devoirs de pure conscience, comme celui dont s'agit, convertis en obligations légales, doivent s'interpréter aux lumières de la loi morale ;

Attendu que le tribunal n'a, d'ailleurs, après l'enquête qui a eu lieu à l'audience, qu'à constater l'absence pure et simple des preuves apportées par le demandeur ;

Attendu que le caractère vexatoire, abusif et même déloyal de cette poursuite est résulté clairement des débats et de la cause ; que s'il est vrai que le mérite professionnel du Dr X... ne doive recevoir de pareils arguments, aucune atteinte, il apprécie raisonnablement le préjudice qui lui a été, en fait, occasionné et qu'il y a lieu de lui adjuger purement et simplement ses conclusions en 1.000 francs de dommages-intérêts.

Le 20 octobre 1897, le tribunal de la Seine a condamné à trois mois de prison le Dr Laporte. Celui-ci, au cours d'un accouchement difficile, et l'enfant étant mort, avait pratiqué la craniotomie. En raison de l'urgence, il s'était servi pour l'opération d'une aiguille d'emballeur qu'on lui avait procurée ; il fit avec cet instrument une double perforation qui entraîna la mort de la femme. La condamnation du Dr Laporte, qui avait soulevé de vives protestations dans le corps médical, fut annulée en appel.

Le 1er décembre 1910, le tribunal de la Seine (première Chambre) a condamné le Dr B. chirurgien des hôpitaux de Paris, à payer, à titre de dommages-intérêts à une dame R. une somme de 5.000 francs. La condamnation est motivée par le fait que le chirurgien en opérant la dame R. d'un kyste de l'ovaire avait laissé dans l'abdomen deux compresses, lesquelles auraient été éliminées par l'anus onze mois après. Le jugement déclare d'ailleurs qu'il est établi, qu'au moment de l'opération en novembre 1906 « la santé « et même la vie de la dame R. étaient très gravement « compromises, et qu'il est impossible de méconnaître et « d'oublier que si la demanderesse est encore vivante « aujourd'hui, elle le doit très vraisemblablement, pour « ne pas dire très certainement, à l'intervention du Dr B. »

Trois jugements concernent des lésions occasionnées par la *radiographie*.

Une dame demande au Dr X... de faire le diagnostic d'une ostéite par la radiographie. Trois séances, très prolongées, furent faites, et il en résulta une brûlure profonde du bas ventre et de la cuisse qui nécessita un traitement de plus de deux années. Malgré les conclusions de l'expertise médicale, confiée au Pr Brouardel, le *Tribunal civil de la Seine* (8 mars 1901) condamna le Dr X... à 5.000 francs de dommages-intérêts, plus en tous les dépens. L'un des attendus est ainsi conçu :

Au surplus, la faute grave et même la faute simple n'est pas nécessaire pour engager la responsabilité du Dr X... ; en effet, dans l'état actuel des faits révélés par le rapport et les débats, celui-ci a agi non comme un médecin..., mais comme un industriel d'un ordre particulier responsable, non seulement de la faute légère, mais, d'après les principes généraux du droit, de tout fait causant à autrui un préjudice.

Dans un autre cas, une dame D... avait subi dix séances de radiographie ; les neuf premières, faites par le médecin, n'eurent aucun inconvénient ; mais la dernière, faite par un aide, occasionna une conjonctivite et de l'alopécie. Le médecin fut condamné à 500 francs de dommages-intérêts (*Trib. de la Seine*, janvier 1902).

Enfin, une autre affaire est relative au Dr C... qui en 1889 avait occasionné des brûlures graves à un malade qu'il avait soumis à diverses séances de radiographie, d'ailleurs gratuitement. Le Dr C... a été condamné à 1.500 francs de dommages-intérêts par le *Tribunal de Nice* (23 juin 1905). Jugement confirmé par un arrêt de la Cour d'Aix, contenant les attendus suivants :

Attendu que le Dr C... n'a vu là qu'un sujet d'expérience, un cas intéressant à étudier, peut-être même une occasion de s'exercer au maniement des appareils dont il avait fait récemment l'acquisition ; qu'entraîné ainsi par le souci scientifique à la poursuite d'un résultat qui se dérobait à ses recherches, il en est arrivé à oublier toutes mesures de prudence, soit en multipliant les séances, soit en prolongeant la durée des poses, soit enfin en substituant une ampoule molle à une ampoule dure ;...

... Attendu qu'il a commis la négligence, avant de commencer ses investigations au moyen d'un agent dont il ne connaissait pas, de son aveu même, l'action nocive, de ne point aviser C... des risques qu'il était exposé à courir;

... Attendu qu'il convient toutefois de tenir compte au Dr C... de l'esprit qui l'a animé dans ses imprudentes recherches, de l'époque à laquelle il s'est livré à son infructueuse expérimentation et des conditions de désintéressement dans lesquelles elle a eu lieu, toutes circonstances de nature à atténuer l'étendue de la responsabilité.

La mort pendant *l'anesthésie chloroformique* motive souvent des expertises médicales. Mais il est bien rare que l'affaire vienne en jugement, et nous ne connaissons qu'un exemple de condamnation.

Cette condamnation, prononcée par le tribunal de Château-Thierry (7 juin 1905), était basée sur des motifs extraordinaires. Le jugement acceptait les conclusions du rapport d'expertise médical, d'après lequel le Dr Bours, qui était en cause, n'avait commis aucune faute, et avait fait tout son devoir, au cours de l'opération. Mais le tribunal reproche au Dr Bours : 1° d'avoir eu recours au chloroforme pour une affection qui ne mettait pas la vie en danger (il s'agissait d'une luxation de l'épaule); 2° d'avoir chloroformé un sujet teinté d'alcoolisme, ce qui augmente les dangers de l'anesthésie; 2° de ne pas avoir informé le patient que l'anesthésie chloroformique lui faisait courir un danger de mort (!) Sur ces considérants. le Dr Bours a été condamné à 8.000 francs de dommages-intérêts.

On a hâte d'ajouter que la Cour d'Amiens (14 février 1906) a non seulement annulé la condamnation, mais apprécié sévèrement les considérants susindiqués du jugement.

Transmission de maladies par le médecin ou par sa faute.

C'est surtout pour la transmission de la syphilis que la responsabilité médicale risque d'être encourue.

Le médecin peut transmettre la syphilis à ses malades parce que lui-même en est atteint. Dans les quelques cas de ce genre qui sont connus, il s'agissait d'un chancre du doigt. Remarquons que ce chancre (presque toujours contracté en examinant ou opérant un syphilitique) est fort difficile à diagnotiser, au moins au début. Le Pr Brouardel cite le cas d'un médecin anglais qui, ayant une légère écorchure au doigt, accoucha une femme ; quelques jours après il reconnut que l'écorchure était un chancre ; l'accouchée contracta la syphilis, le médecin fut condamné à lui payer une indemnité de 75.000 francs. En France, un cas de ce genre (le seul, croyons-nous) est venu devant les tribunaux ; c'est celui d'une sage-femme de Brive, qui atteinte d'un chancre au doigt, avait communiqué la syphilis à un grand nombre de femmes ; elle a été condamnée, pour homicide par imprudence et blessures involontaires, à deux ans de prison et 50 francs d'amende [1].

Dans d'autres cas, le médecin transmet à un client la syphilis d'un autre client par l'intermédiaire d'instruments mal nettoyés. Il y a une trentaine d'années, un médecin auriste contamina plusieurs sujets en pratiquant le cathétérisme de la trompe d'Eustache. Il mourut avant que des poursuites fussent commencées contre lui. Nul doute qu'en pareil cas le médecin serait condamné. — La transmission de la syphilis par le vaccin, dont il y a de nombreux exemples, est moins à craindre maintenant qu'on se sert presque uniquement du vaccin animal ; toutefois le médecin fera bien de ne pas inoculer deux ou plusieurs sujets avec le même instrument, car s'il transmettait ainsi à l'un la syphilis de l'autre (ce qui s'est vu) sa responsabilité serait engagée.

La responsabilité du médecin est encore engagée quand il a laissé un nourrisson transmettre la syphilis à la nourrice ou inversement. Ainsi, le proclamait déjà en 1868 la Cour d'appel de Dijon (voir page 790). Ainsi en ont décidé depuis d'autres jugements, par exemple les deux suivants :

Tribunal d'Amiens (12 août 1893) :

Lorsque le médecin d'une famille a agréé une nourrice ; qu'il a continué chez cette nourrice ses visites médicales au compte

---

[1]. Ann. d'hyg. publ. et de méd. lég., 2e série, 1874.

des parents, et que la syphilis a été communiquée par le nourrisson, la nourrice peut poursuivre non seulement la mère, mais aussi le médecin.

Le médecin ne peut soutenir qu'il ne soignait la nourrice que pour le compte des parents, qu'il n'avait pas à lui révéler la maladie de l'enfant et que son silence ne constituerait qu'une faute d'omission n'engageant point sa responsabilité.

Tribunal de la Seine (9 novembre 1906) :

Attendu que le Dr D... avait été chargé par la dame A... de donner des soins à son enfant ;

Attendu qu'il ressort de ses ordonnances que, dès le 13 février 1904, il a constaté que l'enfant était atteint de syphilis, et a donné un traitement approprié ;

Attendu que néanmoins il n'a ni averti la nourrice, qui ne présentait alors aucune trace de contamination, du danger auquel elle s'exposait, ni pris les mesures qu'il appartenait pour faire opérer le retrait du nourrisson ;

Attendu qu'en laissant ainsi contaminer la demanderesse, il a commis une faute engageant également sa responsabilité.

Le Dr D... a été condamné, solidairement avec la dame H..., à verser 8.000 francs de dommages-intérêts à la nourrice.

Il y a plus : le médecin qui n'a pas su découvrir la syphilis du nourrisson peut être rendu responsable de la syphilis de la nourrice, s'il est démontré que son examen a été fait avec négligence et légèreté. Voici un fait qui le prouve :

Une femme reçoit de l'Assistance publique un nourrisson examiné à Paris par le médecin de l'hôpital, et dans la localité par le médecin de l'Assistance ; l'enfant était syphilitique et contamina sa nourrice. Un procès fut engagé, et l'expertise fut confiée aux professeurs Brouardel, Fournier et à nous. L'une des questions qu'on nous posait était « si un examen attentif et consciencieux eût dû déterminer l'homme de l'art à interdire provisoirement ou définitivement l'allaitement par une nourrice saine et eût ainsi prévenu la contagion ». (*Voir le rapport à la fin de ce livre.*)

En réalité, un examen aussi attentif que possible peut ne révéler aucune trace de syphilis chez un enfant de quelques jours ou de quelques semaines, qui sera atteint ultérieurement de manifestations de la maladie, susceptibles de contaminer la nourrice. Pour échapper aux poursuites qui menacent toujours les médecins chargés de tels examens le D^r Ch. Leroux a proposé de rédiger le certificat de la façon suivante :

Je soussigné..., après avoir examiné séparément M. et Mme X..., après avoir obtenu d'eux l'affirmation formelle qu'ils n'ont jamais été atteints de syphilis, après avoir constaté qu'il n'existe chez eux aucun symptôme de syphilis à la date du..., non plus que d'autre maladie contagieuse, déclare que l'enfant issu des parents ci-dessus dénommés ne présente à la date du... aucun symptôme de syphilis ni d'autre maladie contagieuse.

Déclare, en outre, que mon certificat n'engage en rien dans le cas où des symptômes ultérieurs de maladie contagieuse viendraient à se développer. Sous le bénéfice de cette réserve expresse, je certifie qu'à ce jour l'enfant peut être confié à une nourrice.

Citons enfin un cas tout différent engageant la responsabilité médicale : celui où sciemment et dans un but d'étude, le médecin inocule une maladie à son client non averti de la gravité de celle-ci. Ainsi, à une époque où l'on discutait sur la virulence ou la non-virulence des accidents secondaires syphilitiques, un médecin de Lyon et son interne inoculèrent le pus de plaques muqueuses sur le cuir chevelu d'un enfant atteint de favus. Ils furent condamnés à 100 francs et 50 francs d'amende. Le médecin alléguait qu'il avait cherché à guérir ainsi l'enfant du favus. Mais le Tribunal déclara que pour qu'il y ait délit, il suffisait qu'il ait agi « avec l'intention de satisfaire, au risque de nuire, soit l'intérêt de sa renommée, *soit même une passion purement scientifique et désintéressée* ».

Certificats.

Lorsqu'un médecin, agissant en toute bonne foi, affirme dans un certificat des faits inexacts, si ces faits sont de nature à porter préjudice à une tierce personne, il s'expose a être condamné à des dommages intérêts envers la dite personne. En voici un exemple :

En 1893, le Dr F. examine une femme qui dit avoir été frappée à la poitrine ; il déclare n'avoir constaté qu'une seule chose : une douleur excessivement violente au niveau de certaines côtes, et il conclut qu'il y a eu un traumatisme violent ayant occasionné une lésion (fêlure, sinon fracture) des côtes. Le prétendu agresseur est condamné mais plus tard il réussit à prouver que la femme n'a reçu aucun coup et il intente une action au Dr F. Celui-ci fut condamné à 500 francs de dommages-intérêts par un jugement qui lui reproche notamment d'avoir attesté, comme un fait résultant de sa constatation personnelle, l'existence d'une lésion qu'il n'a pas pu vérifier.

En ce qui concerne les certificats d'aliénation mentale, un médecin qui aurait « attesté légèrement, et sans s'être entouré de renseignements suffisants », l'aliénation mentale d'un individu, pourrait être condamné à payer à celui-ci des dommages-intérêts. C'est ce que déclare un jugement du *Tribunal de Rouen* (30 juin 1896). Mais on ne saurait le rendre responsable d'une erreur qu'il aurait commise bien qu'ayant fait tout le possible pour l'éviter. Le même jugement dit en effet :

Attendu que l'erreur d'appréciation du médecin ne constitue pas nécessairement une faute ; que la science médicale est, en effet, plus qu'aucune autre, incertaine et conjecturale dans ses principes, et qu'on ne saurait rendre ceux qui en font consciencieusement la pratique de leur vie responsables de son incertitude.

Mais les magistrats ne trouvent pas toujours l'erreur excusable. Le Dr X..., appelé auprès d'une D[lle] Z..., la trouve dans un accès de violente colère ; il la croit atteinte de manie et délivre un certificat pour la faire interner. Mais à l'Asile, la D[lle] Z... est reconnue saine d'esprit. Elle intente une action en dommages-intérêts contre le Dr X... Il fut acquitté par le tribunal de première instance qui reconnut son entière bonne foi et trouva son erreur excusable. Mais en appel, la *Cour de Caen* rendit un arrêt (janvier 1901) dont voici la partie terminale :

Mais, considérant que le D' X... ne saurait échapper à la responsabilité de ses actes d'imprudence, de négligence, de légèreté et de méprise grossière qui ont causé à la demoiselle Z... un sérieux préjudice;

Que, quelle qu'ait été sa bonne foi, il a eu tort d'accorder une confiance aveugle aux récits intéressés des époux Y... qui lui ont représenté leur parente comme dangereuse pour leur sûreté personnelle et l'ordre public;

Qu'il n'a constaté ni précisé aucune manifestation extérieure de la manie furieuse, attribuée par son certificat non motivé à la demoiselle Z... ;

Qu'il est d'autant plus inexcusable de s'être ainsi trompé qu'il connaissait de longue date la demoiselle Z... et qu'il savait qu'elle n'avait jamais donné le moindre signe d'aliénation mentale ;

Qu'il a formé sa conviction sur les seuls dires des époux Y..., sans soumettre la demoiselle Z... à un examen ou à une observation quelconque, et sans chercher à vérifier la vérité et la portée des faits qui lui étaient racontés ;

Que le D' X... a encore aggravé sa responsabilité en n'essayant même pas de s'assurer par une seconde visite si l'état de surexcitation de la demoiselle Z... n'était pas un état passager et tout à fait accidentel;

Condamne le D' X... à payer 2.000 francs à titre de dommages-intérêts au profit de la demoiselle Z...

Indiquons encore qu'un médecin qui, en rédigeant un certificat d'internement, signale les troubles mentaux des parents du malade examiné, s'expose à être condamné à des dommages-intérêts aux dits parents. C'est ce qui est arrivé au D' X... qui avait écrit dans un certificat : « Parmi les collatéraux on trouve un frère dégénéré, type du persécuté-persécuteur, et une sœur peu intelligente; un fils du premier lit présente aussi des signes de dégénération mentale. » Deux des parents ainsi visés ont obtenu une condamnation du D' X... à 1.000 francs de dommages-intérêts (Cour d'appel de Chambéry, 25 juin 1907).

A propos d'aliénation, signalons encore un jugement du Tribunal de Chalon-sur-Saône (13 mai 1896) qui a condamné le Dr L. à 1.500 francs de dommages-intérêts pour avoir pris envers son malade des mesures inutiles (il l'avait fait attacher) et n'avait pas employé les éléments actifs du traitement. Ainsi que le fait remarquer le Pr Brouardel, auquel nous empruntons ce fait, le jugement, s'il avait été porté en appel, aurait été sans doute réformé, car les magistrats ne sont pas compétents pour approuver ou désapprouver tel ou tel traitement.

ARTICLE V. — QUESTIONS PÉCUNIAIRES RELATIVES A L'EXERCICE DE LA PROFESSION MÉDICALE

§ 1. — De la patente des médecins.

La contribution des patentes pour les médecins est fixée ainsi par la loi du 21 avril 1905 :

Le droit proportionnel (sans droit fixe) est fixé au quinzième de la valeur locative de tous les locaux occupés, avec cette réserve que les dispensaires et cliniques affectés exclusivement au traitement gratuit des malades ne sont pas imposables.

Par exception, les médecins sont passibles du taux du douzième au lieu du quinzième [1] pour les locaux soumis au droit proportionnel :

1º Lorsque, exerçant leur profession à Paris, ils occupent soit dans cette ville, soit ailleurs, des locaux imposables d'une valeur locative totale de plus de 4.000 francs.

2º Lorsque, exerçant leur profession dans une ville de plus de 200.000 âmes, ils occupent, soit dans cette ville, soit ailleurs, des locaux imposables d'une valeur locative de plus de 3.700 francs ;

3º Lorsque, exerçant leur profession dans une ville de 100.000 à 200.000 âmes, ils occupent, soit dans cette ville, soit d'ailleurs, des locaux imposables d'une valeur locative de 2.400 francs.

_____

1. Sans compter les centimes additionnels qui, à Paris, doublent le montant de la patente.

Le médecin qui se transporte annuellement dans une ville d'eaux ou une station balnéaire ou thermale pour y exercer sa profession, et qui ne se livre pas ailleurs à l'exercice de la médecine, n'est imposable au droit proportionnel sur l'habitation que pour la maison qu'il occupe pendant la saison balnéaire ou thermale, même si cette maison ne constitue pas son habitation habituelle et principale.

Le docteur en médecine qui n'exerce pas sa profession, ou qui a cessé de l'exercer, n'est pas assujetti à la patente. Quelques visites ou consultations faites accidentellement, dans des cas urgents par exemple, ne constituent pas l'exercice de la médecine et n'entraînent pas l'obligation de payer la patente.

Les fonctionnaires et employés salariés, soit par l'Etat, soit par les administrations départementales et communales, en ce qui concerne seulement l'exercice de leurs fonctions, ne sont pas assujettis à la patente (art. 17 de la loi du 15 juillet 1880).

Ainsi le médecin militaire, le médecin directeur d'un asile public d'aliénés, ne sont pas imposés, sauf dans le cas où, en dehors de leurs fonctions, ils se livrent à l'exercice de la médecine, même gratuitement et pour secourir des indigents.

Le médecin qui fournit des médicaments à ses malades, dans le cas où il est autorisé par la loi à le faire (voir § III), n'est pas tenu au droit fixe auquel sont assujettis les pharmaciens.

§ II. — Vente de clientèle médicale.

La clientèle médicale ne peut être vendue dans le sens ordinaire du mot, puisqu'elle repose sur la confiance que le public accorde à tel médecin personnellement. — Néanmoins cette clientèle peut devenir l'objet d'un contrat qui ne constitue pas une vente, mais consiste seulement dans l'engagement fait par un médecin, moyennant une indemnité déterminée, de ne plus exercer la médecine dans la localité et de recommander à ses clients celui qui doit le remplacer.

C'est ce qui a été établi par plusieurs jugements et arrêts. Nous citerons seulement les deux suivants :

Attendu que la clientèle du médecin proprement dite ne peut pas faire l'objet d'un traité, puisque cette clientèle ne repose uniquement que sur la confiance qu'inspirent aux familles le savoir et l'expérience du médecin, et qu'il ne peut pas dépendre de la volonté du médecin cédant d'assurer à celui avec lequel il traite telle ou telle cure ; que, par conséquent, la vente d'une clientèle médicale ne peut entrer dans le commerce ; mais, attendu qu'aucune disposition de loi ne s'oppose à ce qu'un médecin prenne vis-à-vis d'un autre l'engagement de s'abstenir d'exercer son état dans une circonscription déterminée ; qu'une pareille convention constitue l'obligation de ne pas faire, laquelle, de sa nature, est licite, conformément à l'article 1126 du Code civil (*Tribunal de Meaux*, 27 août 1889).

Dans un jugement du *Tribunal de Cusset* (1894) on lit ceci :

Attendu que la jurisprudence reconnaît généralement la validité d'une cession de clientèle de médecin toutes les fois que cette cession peut être entendue en ce sens que le médecin cédant a pris vis-à-vis d'un confrère l'engagement : 1º de ne plus exercer la médecine dans un lieu déterminé ; 2º de présenter ce confrère comme son successeur à sa clientèle, de faire tous ses efforts pour lui procurer cette clientèle ; 3º de lui céder son droit au bail du logement qu'il occupe.

§ III. — Vente de médicaments par le médecin. Exercice simultané de la médecine et de la pharmacie.

En principe, les pharmaciens seuls ont le droit de débiter des préparations médicamenteuses pour l'usage médicinal. Cependant, il est un cas où le médecin est autorisé à vendre des médicaments ; il est spécifié dans l'article 27 de la loi du 27 germinal an VI, ainsi conçu : « Les officiers de santé [1] établis dans les bourgs, villages ou communes où il n'y au-

1. « Officier de santé » est pris ici dans un sens générique et s'applique aussi au docteur en médecine.

rait pas de pharmacien ayant officine ouverte, pourront, nonobstant les deux articles précédents, fournir des médiments simples ou composés aux personnes près desquelles ils seront appelés, mais sans avoir le droit de tenir officine ouverte [1]. »

Le médecin peut ainsi distribuer et vendre des médicaments non seulement dans la commune où il a fixé sa résidence, mais dans toutes celles où il est appelé et où il n'existe pas d'officine. Mais il a été jugé qu'un médecin habitant une commune où se trouve un pharmacien n'a pas le droit de distribuer des médicaments aux malades dans les communes circonvoisines où il n'y aurait pas de pharmacie. (*Cassat.*, 24 *mars* 1906.)

Dans tous les cas, le médecin ne peut vendre des médicaments au premier venu, mais seulement aux malades qu'il soigne. (*Cassat.*, 25 *nov.* 1909).

Le médecin autorisé par la loi à vendre des médicaments est assujetti à la visite annuelle et à l'inspection auxquelles sont soumis les pharmaciens.

Malgré les termes de l'article 27 qui vient d'être cité, il a été jugé qu'un médecin qui possède en même temps le diplôme de pharmacien peut exercer simultanément les deux fonctions [2]. Cette faculté est évidemment contraire à l'esprit de la loi, mais elle résulte de l'absence de pénalité à appliquer envers ceux qui exercent ce cumul.

§ IV. — Fixation des honoraires. A qui peuvent-ils être réclamés ?

Les contestations entre médecins et clients peuvent porter soit sur le *nombre* des visites, consultations ou opérations, soit sur le *taux* de chacune d'elles.

Relativement au premier point, il faut remarquer qu'aux termes de l'article 1331 du Code civil, les registres et papiers

---

1. Il en est de même quand il n'existe pas dans une commune de pharmacien consentant à délivrer les médicaments au tarif départemental de l'Assistance médicale gratuite, ou au tarif d'une Société de secours mutuels (Conseil d'État).
2. Cassation, 16 octobre 1844.

domestiques tenus par des non-commerçants ne peuvent servir de titre à leur auteur ; ils ne peuvent qu'être invoqués en faveur de celui qui les a tenus pour compléter une preuve résultant déjà d'autres pièces. Cependant plusieurs jugements déclarent que les livres du médecin peuvent constituer des présomptions suffisantes pour établir la conviction du juge. Le *tribunal de la Seine* (8 décembre 1884) s'exprime ainsi : «... Le client, qui ne paye pas comptant les visites de son médecin, est présumé s'en être rapporté aux notes de celui-ci pour constater le nombre de visites faites ; que, par suite, si le client conteste ce nombre, c'est à lui qu'incombe la charge de la preuve ». — Mais il a été jugé aussi (*Mâcon*, 10 juillet 1895) que le livre de comptes du client avait la même valeur que celui du médecin, et dans l'espèce le Tribunal n'admit que le nombre de visites sur lequel concordaient les livres des deux parties.

En ce qui concerne le *taux des honoraires*, la loi s'en rapporte, en cas de contestation, à la sagesse du juge, qui prend en considération la gravité de la maladie, la fortune du malade, la situation que le médecin a pu se faire dans le corps médical, les relations antérieures qu'il a eues, soit avec le même malade, soit avec sa famille, pour la fixation des honoraires (Dubrac). Quelquefois le juge, pour s'éclairer sur la nature et l'importance des soins donnés, charge des médecins-experts de vérifier les mémoires et de donner leur avis.

L'engagement préalable, verbal ou écrit, de payer une certaine somme après l'achèvement d'un traitement, n'est pas valable dans tous les cas, et peut ne pas être admis par les tribunaux.

Il a été jugé que la convention par laquelle un médecin s'oblige à donner pendant toute sa vie, moyennant une rétribution annuelle, les soins de son art à une personne et aux gens de sa maison, n'étant prohibée par aucune loi et n'étant pas contraire aux bonnes mœurs ni à l'ordre public (*Cassation*, 21 août 1829), est valable.

Dans certaines localités, les médecins ont arrêté entre eux un tarif auquel ils se sont engagés d'honneur à se conformer. Mais ils ne sont point obligés *légalement* de s'y soumettre, et un pareil tarif, si modéré qu'il soit, ne lie ni les médecins, ni les malades, ni surtout les tribunaux.

Dans un ménage, les frais occasionnés par la maladie des époux et des enfants doivent être payés par la communauté, même ceux faits pour les enfants d'un premier lit (Dubrac). — Quand les époux sont séparés de biens, il a été jugé par le Tribunal de la Seine (19 mars 1878) que les frais de maladie de la femme ne peuvent donner lieu à une action contre le mari. D'après Dubrac, ce jugement est fort contestable.

Le médecin est quelquefoie appelé auprès d'un malade non pas par celui-ci directement, mais par une autre personne. Quand le malade n'est pas solvable, il est admis par la jurisprudence (*Cour de cassation*, 4 décembre 1872) que « l'intermédiaire qui a pris l'initiative de l'appel d'un médecin auprès d'un malade peut, suivant les circonstances, être considéré comme s'étant obligé, soit personnellement d'une façon exclusive, soit solidairement, au paiement des honoraires qui devront être ultérieurement réclamés ». Mais il faut pour cela qu'il soit établi que l'intermédiaire ait eu un intérêt quelconque à la guérison du malade, et puisse être considéré comme ayant contracté l'obligation tacite de payer les honoraires. — C'est ce que spécifie nettement un jugement du Tribunal de Toulouse (2 juin 1904) :

Attendu que si un tiers, témoin d'un accident, ou même un hôtelier chez lequel un client de passage tombe malade, n'engage pas sa responsabilité, il en est différemment de l'intermédiaire qui a des raisons spéciales d'amitié ou autres, de s'intéresser au malade, et dont la démarche n'affecte pas exclusivement le caractère d'un mandat ; que le médecin qui ne connaît que cet intermédiaire, et qui a pu légitimement croire que celui-ci prenait à sa charge les frais de l'opération ou du traitement, est en droit de s'adresser à lui.

Le montant des honoraires médicaux ou chirurgicaux doit être évalué d'après les ressources du client, et non pas d'après celles du patron qui s'est engagé à payer.

Quand il s'agit d'un accident du travail, les honoraires du médecin ou chirurgien choisi par le blessé sont fixés conformément à un tarif spécial établi par arrêté ministériel du 8 octobre 1905.

L'action du médecin contre son client en paiement d'honoraires doit être portée devant le juge de paix si la créance est inférieure à 600 francs ; le juge de paix statue sans appel jusqu'à la valeur de 300 francs et à charge d'appel jusqu'à la valeur de 600 francs. — Si la demande en paiement d'honoraires dépasse la somme de 600 francs, elle doit être portée devant le tribunal civil de première instance.

§ V. — De la prescription des honoraires.

Code civil. Art. 2272. — L'action des médecins, chirurgiens-dentistes, sages-femmes et pharmaciens, pour leurs visites. opérations et médicaments. se prescrit par un an (*deux ans, depuis la loi du 30 novembre* 1892).

Art. 2274. — La prescription, dans les cas ci-dessus, a lieu quoiqu'il y ait eu continuation de fournitures, livraisons, services et travaux.

Elle ne cesse de courir que lorsqu'il y a eu compte arrêté, cédule ou obligation, ou citation en justice non périmée.

Art. 2275. — Néanmoins ceux auxquels ces prescriptions seront opposées peuvent déférer le serment à ceux qui les opposent. sur la question de savoir si la chose a été réellement payée.

Le serment pourra être déféré aux veuves et héritiers, ou aux tuteurs de ces derniers, s'ils sont mineurs. pour qu'ils aient à déclarer s'ils ne savent pas que la chose soit due.

Ainsi, après deux années, la prescription peut être opposée par le débiteur, à moins que la dette ne soit constatée par un compte arrêté ou une obligation de ce débiteur, ou bien qu'il y ait eu citation en justice avant le délai expiré. — Il a été jugé que la lettre par laquelle une personne avait répondu à l'invitation de son médecin de lui payer ses honoraires, qu'elle passerait chez lui pour le remercier de ses soins, pouvait être considérée comme constituant une obligation de payer faisant obstacle à la prescription.

Il ne suffit pas que le débiteur invoque la prescription pour se refuser à payer des honoraires, il faut qu'il affirme qu'il a payé. Contre cette affirmation, aucune preuve n'est admise ; le médecin peut seulement exiger que cette affirmation soit faite sous serment.

Contrairement aux termes de l'article 2274, il est admis généralement que la prescription n'existe pas pour chaque visite considérée isolément, mais que le délai ne commence à courir que depuis le jour où le médecin a cessé de donner des soins réguliers, soit que la maladie ait guéri, soit qu'elle ait entraîné la mort, soit que le traitement du médecin ait cessé pour un autre motif. — Cependant cette jurisprudence n'est pas constante.

§ VI. — Privilèges pour les honoraires du médecin.

Code civil. Art. 2101. — Les créances privilégiées sur la généralité des meubles sont celles ci-après exprimées, et s'exercent dans l'ordre suivant : 1° les frais de justice ; 2° les frais funéraires ; 3° les frais quelconques de la dernière maladie, quelle qu'en ait été la terminaison, concurremment entre ceux à qui ils sont dus ; 4°...

Art. 2104. — Les privilèges qui s'étendent sur les meubles et les immeubles sont ceux énoncés en l'article 2101.

Art. 2105. — Lorsque, à défaut de mobilier, les privilégiés énoncés en l'article précédent se présentent pour être payés sur le prix d'un immeuble en concurrence avec les créanciers privilégiés sur l'immeuble, les paiements se font dans l'ordre qui suit : 1° les frais de justice et autres énoncés en l'article 2101 ; 2°...

Dans les cas où les fonds sont insuffisants pour couvrir la totalité des frais de dernière maladie, la somme disponible est répartie au marc le franc entre les diverses créances qui rentrent dans cette classe de frais, c'est-à-dire entre le médecin, le chirurgien, le pharmacien, la sage-femme, la garde-malade et tous ceux qui ont participé d'une façon quelconque au traitement.

La créance du médecin comprend les honoraires dus pour toutes les visites faites pendant la dernière maladie ; toutefois, s'il s'agit d'une affection chronique, de très longue durée, on admet généralement que la créance privilégiée ne commence à partir que du moment où l'affection s'est notablement aggravée.

D'après Dubrac, le privilège du médecin ne se rapporte qu'à la maladie du débiteur et non à celle de sa femme et de ses enfants. C'est en effet ce que déclare un arrêt de la Cour de cassation du 3 août 1897.

§ VII. — Donations et legs au profit du médecin.

Code civil. Art. 909. — Les docteurs en médecine ou en chirurgie, les officiers de santé et les pharmaciens qui auront traité une personne pendant la maladie dont elle meurt, ne pourront profiter des dispositions entre vifs ou testamentaires qu'elle aura faites en leur faveur pendant le cours de cette maladie. — Sont exceptées : 1° les dispositions rémunératoires faites à titre particulier, eu égard aux facultés du disposant et aux services rendus ; 2° les dispositions universelles, dans le cas de parenté jusqu'au quatrième degré inclusivement, pourvu toutefois que le décédé n'ait pas d'héritiers en ligne directe, à moins que celui au profit de qui la disposition a été faite ne soit lui-même au nombre de ces héritiers. Les mêmes règles seront observées à l'égard du ministre des cultes.

Art. 911. — Toute disposition au profit d'un incapable sera nulle, soit qu'on la déguise sous forme d'un contrat onéreux, soit qu'on la fasse sous le nom de personnes interposées. — Seront réputées interposées les père et mère, les enfants et les descendants, et l'époux de la personne incapable.

Pour qu'un médecin ne puisse profiter d'une donation ou d'un legs qui lui ont été faits, il faut donc la réunion de trois circonstances : 1° que les libéralités aient été faites en maladie ; elles sont valables si elles remontent à une époque antérieure ; 2° que la personne soit morte de cette maladie [1] : si elle revient à la santé, la libéralité est et demeure valable, encore que ce même médecin eût donné ses soins au disposant dans une nouvelle maladie dont celui-ci serait mort ; 3° que le défunt ait reçu dans cette dernière maladie les soins du donataire ou légataire.

A défaut d'une seule de ces circonstances, la donation est valable ; mais quand elles se trouvent réunies, la donation est toujours nulle. C'est en vain que le médecin ferait valoir par exemple que la libéralité lui a été faite à titre d'ami et non à titre de médecin.

Mais l'article 909 laisse un certain vague, qui d'ailleurs ne pourrait guère être évité, sur deux points : que doit-on entendre par dernière maladie et par traitement ? C'est aux tribunaux que l'appréciation appartient dans chaque cas particulier, et il est impossible de formuler, d'après la jurisprudence, une règle fixe à cet égard ; on peut donner seulement quelques exemples.

1. On peut ajouter : et non pas d'une circonstance accidentelle étrangère à la maladie, même fatalement mortelle, pour laquelle elle a été soignée.

Le testament du duc de Grammont-Caderousse qui avait légué toute sa fortune au docteur Déclat a été annulé. L'arrêt de la Cour de Paris (8 mars 1867) qui confirme ce jugement s'exprime ainsi : « La dernière maladie existe au sens légal de l'article 909, quelque éloigné que soit le décès, dès l'instant où est arrivé chez le testateur un état morbide qui défie tous les efforts de la médecine et n'admet plus que des palliatifs pour la douleur et des distractions pour les préoccupations du malade. »

Un jugement du Tribunal de la Seine (20 décembre 1894) nous paraît plus conforme à l'esprit de la loi et au sentiment de l'équité. Il s'exprime ainsi : « Par dernière maladie, on doit entendre non pas un état de lésions organiques dont l'aggravation ou le développement ont ultérieurement entraîné la crise fatale, mais seulement cette période où l'état du malade, défiant tous les efforts de la science, est définitivement reconnu comme désespéré, et où l'état du mal amène nécessairement la mort d'une manière immédiate et déterminante ».

La Société de Médecine légale [1] a adopté une formule analogue proposée par M. Decori et par nous : « Par dernière maladie, on doit entendre non pas un état morbide dont l'aggravation ou le développement ont ultérieurement entraîné la crise fatale, mais seulement la période terminale de cet état, celle qui ne comporte aucune rémission sérieuse et durable du mal, mais qui doit amener fatalement la mort à bref délai ».

D'autre part, le médecin qui a *traité* le testateur dans le sens de l'article 909, est celui qui a donné ses soins, non pas d'une façon accidentelle, mais d'une manière régulière et suivie. L'incapacité ne s'applique pas par exemple au médecin appelé en consultation, ni à celui qui, à titre d'ami du malade, lui aurait donné quelques rares conseils médicaux, au cours d'un traitement dirigé par un autre médecin, ni même à celui qui a surveillé l'application des remèdes prescrits par le médecin traitant, à moins que son intervention n'ait été assez fréquente et assez active pour qu'on puisse

1. Séance du 13 janvier 1896

le considérer comme ayant pris part, conjointement avec le médecin ordinaire, à la direction du traitement.

Les *dons rémunératoires* faits pendant la dernière maladie sont valables. Mais il faut qu'ils soient faits à titre particulier, c'est-à-dire qu'ils n'aient pour objet ni l'universalité, ni une quote-part de la fortune du disposant, mais seulement une somme ou un objet déterminés. — En outre, ces dons doivent être en rapport avec les facultés du disposant et les services rendus ; les tribunaux apprécient dans chaque cas particulier s'il en est ainsi et, s'il y a lieu, ils réduisent la donation dans les proportions qui leur paraissent justes.

La loi ne peut être éludée en instituant à la place du médecin une personne qui recueillerait pour lui le bénéfice de la libéralité. L'article 911 a prévu le cas, et c'est ainsi par exemple que les père, mère, épouse et descendants du médecin ne peuvent recevoir de libéralités parce qu'elles sont réputées *interposées*, en vertu d'une présomption légale contre laquelle la preuve contraire n'est pas admise.

La jurisprudence a établi que les libéralités faites au médecin par sa femme ne tombent pas sous le coup des prohibitions portées par l'article 909, sauf dans le cas de mariage *in extremis*, où, suivant les circonstances, l'annulation peut être prononcée par le Tribunal.

Ajoutons que le testament fait en faveur d'un médecin au cours de la dernière maladie est encore nul même quand le testateur est étranger et que la loi de son pays d'origine n'édicte pas pareille incapacité (*Trib. de Nice*, 28 déc. 1904).

APPENDICE

LOIS, DÉCRETS, ORDONNANCES QUI RÉGISSENT L'EXERCICE
DE LA MÉDECINE

LOI SUR L'EXERCICE DE LA MÉDECINE
(Promulguée le 30 novembre 1892).

TITRE I. — *Conditions de l'exercice de la médecine.*

Art. 1er. — Nul ne peut exercer la médecine en France s'il n'est muni d'un diplôme de docteur en médecine, délivré par le Gouvernement français, à la suite d'examens subis devant un établissement d'enseignement supérieur médical de l'Etat (Facultés, écoles de plein exercice et écoles préparatoires réorganisées conformément aux règlements rendus après avis du Conseil supérieur de l'Instruction publique).

Les inscriptions précédant les deux examens probatoires pourront être prises et les deux premiers examens subis dans une école préparatoire réorganisée comme il est dit ci-dessus.

TITRE II. — *Conditions de l'exercice de la profession de dentiste.*

2. Nul ne peut exercer la profession de dentiste s'il est muni d'un diplôme de docteur en médecine ou de chirurgien-dentiste. Le diplôme de chirurgien-dentiste sera délivré par le Gouvernement français à la suite d'études organisées suivant un règlement rendu après avis du Conseil supérieur de l'instruction publique et d'examens subis devant un établissement d'enseignement supérieur médical de l'Etat.

TITRE III. — *Conditions de l'exercice de la profession de sage-femme.*

3. Les sages-femmes ne peuvent pratiquer l'art des accouchements que si elles sont munies d'un diplôme de 1re ou de 2e classe, délivré par le Gouvernement français, à la suite d'examens subis devant une Faculté de médecine, une école de plein exercice ou une école préparatoire de médecine et de pharmacie de l'Etat.

Un arrêté pris après avis du Conseil supérieur de l'instruction publique déterminera les conditions de scolarité et le programme applicable aux élèves sages-femmes.

Les sages-femmes de 1re et de 2e classe continueront à exercer leur profession dans les conditions antérieures.

4. Il est interdit aux sages-femmes d'employer des instruments. Dans les cas d'accouchements laborieux, elles feront appeler un docteur en médecine ou un officier de santé.

Il leur est également interdit de prescrire des médicaments, sauf le cas prévu par le décret du 23 juin 1873 et par les décrets qui pourraient être rendus dans les mêmes conditions, après avis de l'Académie de médecine.

Les sages-femmes sont autorisées à pratiquer les vaccinations et les revaccinations antivarioliques.

TITRE IV. — *Conditions communes à l'exercice de la médecine, de l'art dentaire et de la profession de sage-femme.*

5. Les médecins, les chirurgiens-dentistes et les sages-femmes diplômés à l'étranger, quelle que soit leur nationalité, ne pourront exercer leur profession en France qu'à la condition d'y avoir obtenu le diplôme de docteur en médecine, de dentiste, ou de sage-femme, et en se conformant aux dispositions prévues par les articles précédents.

Des dispenses de scolarité et d'examens pourront être accordées par le Ministre, conformément à un règlement délibéré en Conseil supérieur de l'instruction publique. En aucun cas, les dispenses accordées pour l'obtention du doctorat ne pourront porter sur plus de trois épreuves.

6. Les internes des hôpitaux et des hospices français, nommés au concours et munis de douze inscriptions, et les étudiants en médecine dont la scolarité est terminée, peuvent être autorisés à exercer la médecine pendant une épidémie ou à titre de remplaçants de docteurs en médecine ou d'officiers de santé.

Cette autorisation, délivrée par le Préfet du département, est limitée à trois mois; elle est renouvelable dans les mêmes conditions.

7. Les étudiants étrangers qui postulent, soit le diplôme de docteur en médecine visé à l'article premier de la présente loi, soit le diplôme de chirurgien dentiste visé à l'article 2, et les élèves de nationalité étrangère qui postulent le diplôme de sage-femme de 1re ou de 2e classe visé à l'article 3, sont soumis aux mêmes règles de scolarité et d'examens que les étudiants français.

Toutefois il pourra leur être accordé, en vue de l'inscription dans les Facultés et écoles de médecine, soit l'équivalence des diplômes ou certificats obtenus par eux à l'étranger, soit la dispense des grades français requis pour cette inscription, ainsi que des dispenses partielles de scolarité correspondant à la durée des études faites par eux à l'étranger.

8. Le grade de docteur en chirurgie est et demeure aboli.

9. Les docteurs en médecine, les chirurgiens-dentistes, les accoucheuses, sages-femmes sont tenus, dès leur établissement et avant d'accomplir aucun acte de leur profession, de faire enregistrer, sans frais, leur titre à la préfecture ou à la sous-préfecture, au greffe du tribunal civil de leur arrondissement et de le faire viser à la mairie du lieu où ils ont leur domicile. Et s'il s'agit de débutants n'étant pas encore en possession de leur titre ou diplôme, ils devront faire enregistrer et viser, comme il est dit ci-dessus, le certificat provisoire qui leur a été délivré par la Faculté ou par l'Ecole professionnelle dûment autorisée.

Le fait de porter son domicile dans un autre département oblige à un nouvel enregistrement du titre dans le même délai.

Ceux ou celles qui, n'exerçant plus depuis dix ans, veulent se livrer à l'exercice de leur profession, doivent faire enregistrer leur titre dans les mêmes conditions.

Il est interdit d'exercer sous un pseudonyme les professions ci-dessus, sous les peines édictées à l'article 18.

10. Il est établi chaque année dans les départements, par les soins des Préfets et de l'autorité judiciaire, des listes distinctes portant les noms et prénoms, la résidence, la date et la provenance du diplôme des médecins, chirurgiens-dentistes et sages-femmes visés par la présente loi.

Ces listes sont affichées chaque année, dans le mois de janvier, dans toutes les communes du département. Des copies certifiées en sont transmises aux Ministres de l'Intérieur, de l'Instruction publique et de la Justice.

La statistique du personnel médical existant en France et aux colonies est dressée tous les ans par les soins du Ministre de l'Intérieur.

11. L'article 2272 du Code civil est modifié ainsi qu'il suit :

« L'action des huissiers, pour le salaire des actes qu'ils signifient, et des commissions qu'ils exécutent ;

« Celle des marchands, pour les marchandises qu'ils vendent aux particuliers non marchands ;

« Celle des maîtres de pension, pour le prix de pension de leurs élèves ; et d'autres maîtres, pour le prix de l'apprentissage ;

« Celle des domestiques qui se louent à l'année, pour le payement de leur salaire ;

« Se prescrivent par un an.

« L'action des médecins, chirurgiens-dentistes, sages-femmes et pharmaciens, pour leurs visites, opérations et médicaments, se prescrit par deux ans. »

12. L'article 2101 du Code civil, relatif aux privilèges généraux sur les meubles, est modifié ainsi qu'il suit dans son paragraphe 3 :

« Les frais quelconques de la dernière maladie, quelle qu'en ait été la terminaison, concurremment entre ceux à qui ils sont dus. »

13. A partir de l'application de la présente loi, les médecins, chirurgiens-dentistes et sages-femmes jouiront du droit de se constituer en associations syndicales, dans les conditions de la loi du 31 mars 1884, pour la défense de leurs intérêts professionnels, à l'égard de toutes personnes autres que l'Etat, les départements et les communes.

14. Les fonctions de médecins experts près les tribunaux ne peuvent être remplies que par des docteurs en médecine français.

Un règlement d'administration publique revisera les tarifs du décret du 18 juin 1811, en ce qui touche les honoraires, vacations, frais de transport et de séjour des médecins.

Le même règlement déterminera les conditions suivant lesquelles pourra être conféré le titre d'expert devant les tribunaux.

15. Tout docteur, officier de santé ou sage-femme est tenu de faire à l'autorité publique, son diagnostic établi, la déclaration des cas de maladies épidémiques tombées sous son observation et visées dans le paragraphe suivant.

La liste des maladies épidémiques, dont la divulgation n'engage pas le secret professionnel, sera dressée par arrêté du Ministre de l'Intérieur, après avis de l'Académie de médecine et du Comité consultatif d'hygiène publique de France. Le même arrêté fixera le mode des déclarations desdites maladies.

TITRE V. — *Exercice illégal.* — *Pénalités.*

16. Exercent illégalement la médecine :

1° Toute personne qui, non munie d'un diplôme de docteur en médecine, d'officier de santé, de chirurgien-dentiste ou de sage-femme, ou n'étant pas dans les conditions stipulées aux articles 6, 29 et 32 de la présente loi, prend part habituellement ou par une direction suivie, au traitement des maladies ou des affections chirurgicales ainsi qu'à la pratique de l'art dentaire ou des accouchements, sauf les cas d'urgence avérée ;

2° Toute sage-femme qui sort des limites fixées par l'exercice de sa profession par l'article 4 de la présente loi ;

3° Toute personne qui, munie d'un titre régulier, sort des attributions que la loi lui confère, notamment en prêtant son concours aux personnes visées dans les paragraphes précédents à l'effet de les soustraire aux prescriptions de la présente loi.

Les dispositions du paragraphe premier du présent article ne peuvent s'appliquer aux élèves en médecine qui agissent comme aides d'un docteur ou que celui-ci place auprès de ses malades, ni aux gardes-malades, ni aux personnes qui, sans prendre le titre de chirurgien-dentiste, opèrent accidentellement l'extraction des dents.

17. Les infractions prévues et punies par la présente loi seront poursuivies devant la juridiction correctionnelle.

En ce qui concerne spécialement l'exercice illégal de la médecine, de l'art dentaire ou de la pratique des accouchements, les médecins, les chirurgiens-dentistes, les sages-femmes, les associations de médecins régulièrement constituées, les syndicats visés dans l'article 13 pourront en saisir les tribunaux par voie de citation directe donnée dans les termes de l'article 182 du Code d'instruction criminelle, sans préjudice de la faculté de se porter, s'il y a lieu, partie civile dans toute poursuite de ces délits intentée par le ministère public.

18. Quiconque exerce illégalement la médecine est puni d'une amende de 100 à 500 francs, et, en cas de récidive, d'une amende de 500 à 1.000 francs et d'un emprisonnement de six jours à six mois ou de l'une de ces deux peines seulement.

L'exercice illégal de l'art dentaire est puni d'une amende de 50 à 100 francs et, en cas de récidive, d'une amende de 100 à 500 francs.

L'exercice illégal de l'art des accouchements est puni d'une amende de 100 francs, et, en cas de récidive, d'une amende de 100 à 500 francs et d'un emprisonnement de dix jours à un mois ou de l'une de ces deux peines seulement.

19. L'exercice illégal de la médecine ou de l'art dentaire, avec usurpation du titre de docteur ou d'officier de santé, est puni d'une amende de 1.000 à 2.000 francs, et, en cas de récidive, d'une amende de 2.000 à 3.000 francs et d'un emprisonnement de six mois à un an ou de l'une de ces deux peines seulement.

L'usurpation du titre de dentiste sera punie d'une amende de 100 à 500 francs et, en cas de récidive, d'une amende de 500 à 1.000 francs et d'un emprisonnement de six jours à un mois, ou de l'une de ces deux peines seulement.

L'usurpation du titre de sage-femme sera punie d'une amende de 100 à 500 francs et, en cas de récidive, d'une amende de 500 à 1.000 francs et d'un emprisonnement de un mois à deux mois ou de l'une de ces deux peines seulement.

20. Est considéré comme ayant usurpé le titre français de docteur en médecine quiconque, se livrant à l'exercice, fait précéder ou suivre son nom du titre de docteur en médecine sans en indiquer l'origine étrangère. Il sera puni d'une amende de 100 à 200 francs.

21. Le docteur en médecine ou l'officier de santé qui n'aurait pas fait la déclaration prescrite par l'article 15 sera puni d'une amende de 50 à 100 francs.

22. Quiconque exerce la médecine, l'art dentaire ou l'art des accouchements sans avoir fait enregistrer son diplôme dans les délais et conditions fixées à l'article 9 de la présente loi est puni d'une amende de 25 à 100 francs.

23. Tout docteur en médecine est tenu de déférer aux réquisitions de la justice, sous les peines portées à l'article précédent.

24. Il n'y a récidive qu'autant que l'agent du délit relevé a été, dans les cinq ans qui précèdent ce délit, condamné pour une infraction de qualification identique.

25. La suspension temporaire ou l'incapacité absolue de l'exercice de leur profession peuvent être prononcées par les cours et tribunaux accessoirement à la peine principale contre tout médecin, officier de santé, dentiste ou sage-femme, qui est condamné :

1° A une peine afflictive ou infamante ;

2° A une peine correctionnelle prononcée pour crime de faux, pour vol et escroquerie, pour crimes ou délits prévus par les articles 316, 317, 331, 332, 334 et 335 du Code pénal ;

3° A une peine correctionnelle prononcée par la Cour d'assises pour les faits qualifiés crimes par la loi.

En cas de condamnation prononcée à l'étranger pour des crimes et délits ci-dessus spécifiés, le coupable pourra également, à la requête du ministère public, être frappé, par les tribunaux français, de suspension temporaire ou d'incapacité absolue de l'exercice de sa profession.

Les aspirants ou aspirantes aux diplômes de docteur en médecine, d'officier de santé, de chirurgien-dentiste et de sages-femmes condamnés à l'une des peines énumérées aux paragraphes 1, 2 et 3 du présent article, peuvent être exclus des établissements d'enseignement supérieur.

La peine de l'exclusion sera prononcée dans les conditions prévues par la loi du 27 février 1880.

En aucun cas, les crimes et délits politiques ne pourront entraîner la suspension temporaire ou l'incapacité absolue d'exercer les professions visées au présent article, ni l'exclusion des établissements d'enseignement médical.

26. L'exercice de leur profession par les personnes contre lesquelles a été prononcée la suspension temporaire ou l'incapacité absolue, dans les conditions spécifiées à l'article précédent, tombe sous le coup des articles 17, 18, 19, 20 et 21 de la présente loi.

27. L'article 464 du Code pénal est applicable aux infractions prévues par la présente loi.

TITRE VI. — Dispositions transitoires.

28. Les médecins et sages-femmes venus de l'étranger, autorisés à exercer leur profession avant l'application de la présente loi, continueront à jouir de cette autorisation dans les conditions où elle leur a été donnée.

29. Les officiers de santé reçus antérieurement à l'application de la présente loi, et ceux reçus dans les conditions déterminées par l'article 31 ci-après, auront le droit d'exercer la médecine et l'art dentaire sur tout le territoire de la République. Ils seront soumis à toutes les obligations imposées par la loi aux docteurs en médecine.

30. Un règlement délibéré en Conseil supérieur de l'instruction publique déterminera les conditions dans lesquelles : 1° un officier de santé pourra obtenir le grade de docteur en médecine; 2° un dentiste qui bénéficie des dispositions transitoires ci-après pourra obtenir le diplôme de chirurgien-dentiste.

31. Les élèves qui, au moment de l'application de la présente loi, auront pris leur première inscription pour l'officiat de santé, pourront continuer leurs études médicales et obtenir le diplôme d'officier de santé.

32. Le droit d'exercer l'art dentaire est maintenu à tout dentiste justifiant qu'il est inscrit au rôle des patentes du 1er janvier 1892.

Les dentistes se trouvant dans les conditions indiquées au paragraphe précédent n'auront le droit de pratiquer l'anesthésie qu'avec l'assistance d'un docteur ou d'un officier de santé.

Les dentistes qui contreviendront aux dispositions du paragraphe précédent tomberont sous le coup des peines portées au deuxième paragraphe de l'article 19.

33. Le droit de continuer l'exercice de leur profession est maintenu aux sages-femmes de 1re et de 2e classe, reçues en vertu des articles 30, 31 et 32 de la loi du 19 ventôse an IX ou les décrets et arrêtés ministériels ultérieurs.

34. La présente loi ne sera exécutoire qu'un an après sa promulgation.

35. Des règlements d'administration publique détermineront les conditions d'application de la présente loi à l'Algérie et aux colonies et fixeront les dispositions transitoires ou spéciales qu'il sera nécessaire d'édicter ou de maintenir.

Un règlement délibéré en Conseil de l'instruction publique déterminera les épreuves qu'auront à subir, pour obtenir le titre de docteur, les jeunes gens des colonies françaises ayant suivi les cours d'une école existant dans une colonie.

36. Sont et demeurent abrogées, à partir du moment où la présente loi sera exécutoire, les dispositions de la loi du 19 ventôse an XI et généralement toutes dispositions de loi et règlements contraires à la présente loi.

LOI RELATIVE A LA PROTECTION DE LA SANTÉ PUBLIQUE EN FRANCE

— 15 février 1902. —

TITRE I. — DES MESURES SANITAIRES GÉNÉRALES

CHAPITRE I. — *Mesures sanitaires générales.*

Art. 1er. — Dans toute commune, le maire est tenu, afin de protéger la santé publique, de déterminer, après avis du Conseil municipal et sous forme d'arrêtés municipaux portant règlement sanitaire :

1° Les précautions à prendre, en exécution de l'article 97 de la loi du 5 avril 1884, pour prévenir ou faire cesser les maladies transmissibles, visées à l'article 4 de la présente loi, spécialement les mesures de désinfection ou même de destruction des objets à l'usage des malades ou qui ont été souillés par eux, et généralement des objets quelconques pouvant servir de véhicule à la contagion ;

2° Les prescriptions destinées à assurer la salubrité des maisons et de leurs dépendances, des voies privées, closes ou non à leurs extrémités, des logements loués en garni et des autres agglomérations qu'elle qu'en soit la nature, notamment les prescriptions relatives à l'alimentation en eau potable ou à l'évacuation des matières usées.

Art. 2. — Les règlements sanitaires communaux ne font pas obstacle aux droits conférés au préfet par l'article 99 de la loi du 5 avril 1884. Ils sont approuvés par le préfet, après avis du Conseil départemental d'hygiène. Si, dans le délai d'un an à partir de la promulgation de la présente loi, une commune n'a pas de règlement sanitaire, il lui en sera imposé un d'office par un arrêté du préfet, le Conseil départemental d'hygiène entendu.

Dans le cas où plusieurs communes auraient fait connaître leur volonté de s'associer, conformément à la loi du 22 mars 1900, pour l'exécution des mesures sanitaires, elles pourront adopter les mêmes règlements qui leur seront rendus applicables suivant les formes prévues par ladite loi.

Art. 3. — En cas d'urgence, c'est-à-dire en cas d'épidémie ou d'un autre danger imminent pour la santé publique, le préfet peut ordonner l'exécution immédiate, tous droits réservés, des mesures prescrites par les règlements sanitaires prévus à l'article 1er. L'urgence doit être constatée par un arrêté du maire et, à son défaut, par arrêté du préfet, que cet arrêté spécial s'applique à une ou plusieurs personnes ou qu'il s'applique à tous les habitants de la commune.

Art. 4. — La liste des maladies auxquelles sont applicables les dispositions de la présente loi sera dressée, dans les six mois qui en suivront la promulgation, par un décret du Président de la République, rendu sur le rapport du ministre de l'Intérieur, après avis de l'Académie de médecine et du Comité consultatif d'hygiène publique de France. Elle pourra être revisée dans la même forme.

Art. 5. — La déclaration à l'autorité publique de tout cas de l'une des maladies visées à l'article 4 est obligatoire pour tout docteur en médecine, officier de santé ou sage-femme qui en constate l'existence. Un arrêté du ministre de l'Intérieur, après avis de l'Académie de médecine et du Comité consultatif d'hygiène publique de France, fixe le mode de la déclaration.

Art. 6. — La vaccination antivariolique est obligatoire au cours de la première année de la vie, ainsi que la revaccination au cours de la onzième et de la vingt et unième année. Les parents ou tuteurs sont tenus personnellement de ladite mesure.

Un règlement d'administration publique, rendu après avis de l'Académie de médecine et du Comité consultatif d'hygiène publique de France, fixera les mesures nécessitées par l'application du présent article.

Art. 7. — La désinfection est obligatoire pour tous les cas de maladies prévues à l'article 4 ; les procédés de désinfection devront être approuvés par le ministre de l'Intérieur, après avis du Comité consultatif d'hygiène publique de France.

Les mesures de désinfection sont mises à exécution, dans les villes de 20.000 habitants et au-dessus, par les soins de l'autorité municipale, suivant des arrêtés du maire approuvés par le préfet et, dans les communes de moins de 20.000 habitants, par les soins d'un service départemental.

Les dispositions de la loi du 21 juillet 1856 et des décrets et arrêtés ultérieurs, pris conformément aux dispositions de ladite loi, sont applicables aux appareils de désinfection.

Un règlement d'administration publique, rendu après avis du Comité consultatif d'hygiène publique de France, déterminera les conditions que ces appareils doivent remplir au point de vue de l'efficacité des opérations à y effectuer.

Art. 8. — Lorsqu'une épidémie menace tout ou partie du territoire de la République ou s'y développe, et que les moyens de défense locaux sont reconnus insuffisants, un décret du Président de la République détermine, après avis du Comité consultatif d'hygiène publique de France, les mesures propres à empêcher la propagation de cette épidémie.

Il règle les attributions, la composition et le ressort des autorités et administrations chargées de l'exécution de ces mesures, et leur délègue, pour un temps déterminé, le pouvoir de les exécuter. Les frais d'exécution de ces mesures, en personnes et en matériel, sont à la charge de l'État.

Les décrets et actes administratifs qui prescrivent l'application de ces mesures sont exécutoires dans les vingt-quatre heures, à partir de leur publication au *Journal officiel.*

Art. 9. — Lorsque pendant trois années consécutives le nombre des décès dans une commune a dépassé le chiffre de la mortalité moyenne de la France, le préfet est tenu de charger le Conseil départemental d'hygiène de procéder, soit par lui-même, soit par la commission sanitaire de circonscription, à une enquête sur les conditions sanitaires de la commune.

Si cette enquête établit que l'état sanitaire de la commune nécessite des travaux d'assainissement, notamment qu'elle n'est pas pourvue d'eau potable de bonne qualité ou en quantité suffisante, ou bien que les eaux usées y restent stagnantes, le préfet, après une mise en demeure à la commune non suivie d'effet, invite le Conseil départemental d'hygiène à délibérer sur l'utilité et la nature des travaux jugés nécessaires. Le maire est mis en demeure de présenter ses observations devant le Conseil départemental d'hygiène.

En cas d'avis du Conseil départemental d'hygiène contraire à l'exécution des travaux ou de réclamation de la part de la commune, le préfet transmet la délibération du Conseil au ministre de l'Intérieur, qui, s'il le juge à propos, soumet la question au Comité consultatif d'hygiène publique de France. Celui-ci procède à une enquête dont les résultats sont affichés dans la commune.

Sur les avis du Conseil départemental d'hygiène du Comité consultatif d'hygiène publique, le préfet met la commune en demeure de dresser le projet et de procéder aux travaux.

Si, dans le mois qui suit cette mise en demeure, le Conseil municipal ne s'est pas engagé à y déférer, ou si dans les trois mois il n'a pris aucune mesure en vue de l'exécution des travaux, un décret du Président de la République, rendu en Conseil d'État, ordonne ces travaux dont il détermine les conditions d'exécution. La dépense ne pourra être mise à la charge de la commune que par une loi.

. Le Conseil général statue, dans les conditions prévues par l'article 46 de la loi du 10 août 1871, sur la participation du département aux dépenses des travaux ci-dessus spécifiés.

Art. 10. — Le décret déclarant d'utilité publique le captage d'une source pour le service d'une commune déterminera, s'il y a lieu, en même temps que les terrains à acquérir en pleine propriété, un périmètre de protection contre la pollution de ladite source. Il est interdit d'épandre sur les terrains compris dans ce périmètre des engrais humains et d'y forer des puits sans l'autorisation du préfet. L'indemnité qui pourra être due au propriétaire de ces terrains sera déterminée suivant les formes de la loi du 3 mai 1841 sur l'expropriation pour cause d'utilité publique, comme pour les héritages acquis en pleine propriété.

Ces dispositions sont applicables aux puits ou galeries fournissant de l'eau potable empruntée à une nappe souterraine.

Le droit à l'usage d'une source d'eau potable implique, pour la commune qui le possède, le droit de curer cette source, de la couvrir et de la garantir contre toutes les causes de pollution, mais non celui d'en dévier le cours par des tuyaux ou rigoles. Un règlement d'administration publique déterminera, s'il y a lieu, les conditions dans lesquelles le droit à l'usage pourra s'exercer.

L'acquisition de tout ou partie d'une source d'eau potable par la commune dans laquelle elle est située peut être déclarée d'utilité publique par arrêté préfectoral quand le débit à acquérir ne dépasse pas 2 litres d'eau par seconde. Cet arrêté est pris sur la demande du Conseil municipal et l'avis du Conseil d'hygiène du département. Il doit être précédé de l'enquête prévue par l'ordonnance du 23 août 1835. L'indemnité d'expropriation est réglée dans les formes prescrites par l'article 16 de la loi du 21 mai 1836.

CHAPITRE II. — *Mesures sanitaires relatives aux immeubles.*

Art. 11. — Dans les agglomérations de 20.000 habitants et au-dessus, aucune habitation ne peut être construite sans un permis du maire constatant que, dans le projet qui lui a été soumis, les conditions de salubrité prescrites par le règlement sanitaire prévu à l'article 1er sont observées.

A défaut par le maire de statuer dans le délai de vingt jours, à partir du dépôt à la mairie de la demande de construire dont il sera délivré récépissé, le propriétaire pourra se considérer comme autorisé à commencer les travaux.

L'autorisation de construire peut être donnée par le préfet, en cas de refus du maire.

Si l'autorisation n'a pas été demandée ou si les prescriptions du règlement sanitaire n'ont pas été observées, il est dressé procès-verbal. En cas d'inexécution de ces prescriptions, il est procédé conformément aux dispositions de l'article suivant.

Art. 12. — Lorsqu'un immeuble, bâti ou non, attenant ou non à la voie publique, est dangereux pour la santé des occupants ou des voisins, le maire, ou, à son défaut, le préfet invite la Commission sanitaire prévue par l'article 20 de la présente loi à donner son avis :

1° Sur l'utilité et la nature des travaux ;

2° Sur l'interdiction d'habitation de tout ou partie de l'immeuble jusqu'à ce que les conditions d'insalubrité aient disparu.

Le rapport du maire est déposé au secrétariat de la mairie à la disposition des intéressés.

Les propriétaires, usufruitiers ou usagers sont avisés, au moins quinze jours d'avance, à la diligence du maire et par lettre recommandée, de la réunion de la commission sanitaire et ils produisent dans ce délai leurs observations.

Ils doivent, s'ils en font la demande, être entendus par la commission, en personne ou par mandataire, et ils sont appelés aux visites et constatations de lieux.

En cas d'avis contraire aux propositions du maire, cet avis est transmis au préfet qui saisit, s'il y a lieu, le Conseil départemental d'hygiène.

Le préfet avise les intéressés quinze jours au moins d'avance, par lettre recommandée, de la réunion du Conseil départemental d'hygiène et les invite à produire leurs observations dans ce délai. Ils peuvent prendre communication de l'avis de la commission sanitaire déposé à la préfecture et se présenter, en personne ou par mandataire, devant le Conseil ; ils sont appelés aux visites et constatations de lieux.

L'avis de la commission sanitaire ou celui du Conseil d'hygiène fixe le délai dans lequel les travaux doivent être exécutés ou dans lequel l'immeuble cessera d'être habité en totalité ou en partie. Ce délai ne commence à courir qu'à partir de l'expiration du délai de recours ouvert aux intéressés par l'article 13 ci-après ou de la notification de la décision définitive intervenue sur le recours.

Dans le cas où l'avis de la commission n'a pas été contesté par le maire, ou, s'il a été contesté, après notification par le préfet de l'avis du Conseil départemental d'hygiène, le maire prend un arrêté ordonnant les travaux nécessaires ou portant interdiction d'habiter, et il met le propriétaire en demeure de s'y conformer dans le délai fixé.

L'arrêté portant interdiction d'habiter devra être revêtu de l'approbation du préfet.

Art. 13. — Un recours est ouvert aux intéressés contre l'arrêté du maire devant le Conseil de préfecture dans le délai d'un mois à dater de la notification de l'arrêté. Ce recours est suspensif.

Art. 14. — A défaut de recours contre l'arrêté du maire ou si l'arrêté a été maintenu, les intéressés qui n'ont pas exécuté, dans le délai imparti, les travaux jugés nécessaires, sont traduits devant le tribunal de simple police, qui autorise le maire à faire exécuter les travaux d'office, à leurs frais, sans préjudice de l'application de l'article 471, paragraphe 15 du Code pénal.

En cas d'interdiction d'habitation, s'il n'y a pas été fait droit, les intéressés sont passibles d'une amende de 16 francs à 500 francs et traduits devant le tribunal correctionnel qui autorise le maire à faire expulser, à leurs frais, les occupants de l'immeuble.

Art. 15. — La dépense résultant de l'exécution des travaux est garantie par un privilège sur les revenus de l'immeuble, qui prend rang après les privilèges énoncés aux articles 2101 et 2183 du Code civil.

Art. 16. — Toutes ouvertures pratiquées pour l'exécution des mesures d'assainissement prescrites en vertu de la présente loi sont exemptes de la contribution des portes et fenêtres pendant cinq années consécutives à partir de l'achèvement des travaux.

Art. 17. — Lorsque l'insalubrité est le résultat de causes extérieures et permanentes, ou lorsque les causes d'insalubrité ne peuvent être détruites que par des travaux d'ensemble, la commune peut acquérir suivant les formes et après l'accomplissement des formalités prescrites par la loi du 3 mai 1841, la totalité des propriétés comprises dans le périmètre des travaux.

Les portions de ces propriétés qui, après assainissement opéré, resteraient en dehors des alignements arrêtés par les nouvelles constructions, pourront être revendues aux enchères publiques, sans que les anciens propriétaires ou leurs ayants droit puissent demander l'application des articles 60 et 61 de la loi du 3 mai 1841, si les parties restantes ne sont pas d'une étendue ou d'une forme qui permette d'y élever des constructions salubres.

TITRE II. — *De l'administration sanitaire.*

Art. 19. — Si le préfet, pour assurer l'exécution de la présente loi, estime qu'il y a lieu d'organiser un service de contrôle et d'inspection, il ne peut y être procédé qu'en suite d'une délibération du Conseil général réglementant les détails et le budget du service.

Dans les villes de 20.000 habitants et au-dessus, et dans les communes d'au moins 2.000 habitants qui sont le siège d'un établissement thermal, il sera institué, sous le nom de bureau d'hygiène, un service municipal chargé, sous l'autorité du maire, de l'application de la présente loi.

Art. 20. — Dans chaque département, le Conseil général, après avis du Conseil d'hygiène départemental, délibère, dans les conditions prévus par l'article 48, paragraphe 5 de la loi du 10 août 1871, sur l'organisation du service de l'hygiène publique dans le département, notamment sur la division du département en circonscriptions sanitaires, et pourvues chacune d'une commission sanitaire: sur la composition, le mode de fonctionnement, la publication des travaux et les dépenses du Conseil départemental et des commissions sanitaires.

A défaut par le Conseil général de statuer, il y sera pourvu par un décret en forme de règlement d'administration publique.

Le Conseil d'hygiène départemental se composera de dix membres au moins et de quinze au plus. Il comprendra nécessairement deux conseillers généraux, élus par leurs collègues, trois médecins, dont un de l'armée de terre ou de mer, un pharmacien, l'ingénieur en chef, un architecte et un vétérinaire.

Le préfet présidera le Conseil, qui nommera dans son sein, pour deux ans, un vice-président et un secrétaire chargé de rédiger les délibérations du Conseil.

Chaque commission sanitaire de circonscription sera composée de cinq membres au moins et de sept membres au plus, pris dans la circonscription. Elle comprendra nécessairement un conseiller général, élu par ses collègues, un médecin, un architecte ou tout autre homme de l'art et un vétérinaire.

Le sous-préfet présidera la commission qui nommera dans son sein, pour deux ans, un vice-président et un secrétaire chargé de rédiger les délibérations de la commission.

Les membres des Conseils d'hygiène et ceux des commissions sanitaires, à l'exception des conseillers généraux qui sont élus par leurs collègues, sont nommés par le préfet pour quatre ans et renouvelés par moitié tous les deux ans ; les membres sortants peuvent être renommés.

Les Conseils départementaux d'hygiène et les commissions sanitaires ne peuvent donner leur avis sur les objets qui leur sont soumis en vertu de la présente loi que si les deux tiers au moins de leurs membres sont présents. Ils peuvent recourir à toutes mesures d'instruction qu'ils jugent convenables.

Art. 21. — Les Conseils d'hygiène départementaux et les commissions sanitaires doivent être consultés sur les objets énumérés à l'article 9 du décret du 18 décembre 1848, sur l'alimentation en eau potable des agglomérations, sur la statistique démographique et la géographie médicale, sur les règlements sanitaires communaux et généralement sur toutes les questions intéressant la santé publique, dans les limites de leurs circonscriptions respectives.

Art. 22. — Le préfet de la Seine a, dans ses attributions, à Paris, tout ce qui concerne la salubrité des habitations et de leurs dépendances, sauf celle des logements loués en garnis, la salubrité des voies privées closes ou non à leurs extrémités, le captage et la distribution des eaux, le service de désinfection, de vaccination et du transport des malades.

Pour la désinfection et le transport des malades, il donnera suite, le cas échéant, aux demandes qui lui seraient adressées par le préfet de police.

Il nomme une commission des logements insalubres composée de trente membres dont quinze sur la désignation du Conseil municipal de Paris. Par mesure transitoire, à chaque renouvellement par tiers de la commission qui fonctionne actuellement, le préfet nomme dix membres, dont cinq à la désignation du Conseil municipal.

Art. 23. — Le préfet de police a dans ses attributions : les précautions à prendre pour prévenir ou faire cesser les maladies transmissibles visées par l'article 4 de la loi, spécialement la réception des déclarations, les contraventions relatives à l'obligation de la vaccination et de la revaccination, la surveillance au point de vue sanitaire des logements loués en garni.

Il continuera à assurer la protection des enfants du premier âge, la police sanitaire des animaux, la police de la médecine et de la pharmacie, l'application des lois et règlements concernant la vente et la mise en vente des denrées alimentaires falsifiées ou corrompues, le fonctionnement du laboratoire municipal de chimie, la réglementation des établissements classés comme dangereux, insalubres ou incommodes, tant à Paris que dans les communes du ressort de la préfecture de police.

Le préfet de police sera assisté par le Conseil d'hygiène et de salubrité de la Seine dont la composition actuelle est maintenue, savoir :

Le préfet de police, président ;

Un vice-président et un secrétaire, nommés annuellement par le préfet de police sur la présentation du Conseil d'hygiène ;

Vingt-quatre membres titulaires nommés par le ministre de l'Intérieur sur la proposition du préfet de police et la présentation du Conseil d'hygiène ;

Trois membres du Conseil général de la Seine élus par leurs collègues ;

Quinze membres à raison de leurs fonctions : le doyen de la Faculté de médecine, le professeur d'hygiène de la Faculté de médecine, le professeur de médecine légale de la Faculté de médecine, le directeur de l'École supérieure de pharmacie de Paris, le président du Comité technique de santé des armées, le directeur du service de santé du gouvernement militaire de Paris, l'ingénieur en chef du service des eaux et de l'assainissement, l'inspecteur général de l'assainissement de l'habitation, le secrétaire général de la préfecture de police, l'ingénieur en chef des mines chargé du service des appareils à vapeur de la Seine, l'ingénieur en chef des ponts et chaussées chargé du service ordinaire du département, le chef de la 2ᵉ division de la préfecture de police, l'architecte en chef de la préfecture de police, le chef du service sanitaire vétérinaire de la Seine et le chef du bureau de l'hygiène à la préfecture de police.

Le Conseil d'hygiène et de salubrité de la Seine remplira les attributions données au Conseil départemental d'hygiène par la présente loi dans l'étendue du ressort de la préfecture de police.

Les commissions d'hygiène instituées à Paris et dans le ressort de la préfecture de police continueront à exercer leurs fonctions sous l'autorité du préfet de police, dans les conditions indiquées par les décrets des 10 décembre 1851, 7 juillet 1880 et 26 décembre 1893, et elles auront les attributions données aux commissions sanitaires de circonscription par la présente loi.

Le préfet de police continuera à appliquer dans les communes ressortissant à sa juridiction les attributions de police sanitaire dont il est actuellement investi.

Art. 24. — Dans les communes du département de la Seine, autres que Paris, le maire exerce les attributions sanitaires sous l'autorité, soit du préfet de la Seine, soit du préfet de police, suivant les distinctions faites dans les deux articles précédents.

Art. 25. — Le Comité consultatif d'hygiène publique de France délibère sur toutes les questions intéressant l'hygiène publique, l'exercice de la médecine et de la pharmacie, les conditions d'exploitation ou de vente des eaux minérales, sur lesquelles il est consulté par le gouvernement.

Il est nécessairement consulté sur les travaux publics d'assainissement ou d'amenée d'eau d'alimentation des villes de plus de 5.000 habitants et sur le classement des établissements insalubres, dangereux ou incommodes.

Il est spécialement chargé du contrôle de la surveillance des eaux captées en dehors des limites de leur département respectif pour l'alimentation des villes.

Le Comité consultatif d'hygiène publique de France est composé de quarante-cinq membres.

Sont membres de droit : le directeur de l'assistance et de l'hygiène publiques au ministère de l'Intérieur ; l'inspecteur général des services sanitaires ; l'inspecteur général adjoint des services sanitaires, l'architecte inspecteur des services sanitaires ; le directeur de l'administration départementale et communale au ministère de l'Intérieur ; le directeur des consulats et des affaires commerciales au ministère des Affaires étrangères ; le directeur général des douanes ; le directeur des chemins de fer au ministère des Travaux publics ; le directeur du travail au ministère du Commerce, des Postes et Télégraphes ; le directeur de l'enseignement primaire au ministère de l'Instruction publique ; le président du comité technique de santé de l'armée ; le directeur du service de santé de l'armée ; le président du conseil supérieur de santé de la marine ; le président du conseil supérieur de santé au ministère des Colonies ; le directeur des domaines au ministère des Finances ; le doyen de la Faculté de médecine de Paris ; le directeur de l'Ecole de pharmacie de Paris : le président de la Chambre de commerce de Paris ; le directeur de l'administration générale de l'assistance publique à Paris ; le vice-président du conseil d'hygiène et de salubrité du département de la Seine ; l'inspecteur général du service d'assainissement de l'habitation de la préfecture de la Seine : le vice-président du conseil de surveillance de l'assistance publique de Paris : l'inspecteur général des écoles vétérinaires ; le directeur de la carte géologique de France.

Six membres seront nommés par le ministre sur une liste triple de présentation dressée par l'Académie des sciences, l'Académie de médecine, le Conseil d'Etat, la Cour de cassation, le Conseil supérieur du travail, le Conseil supérieur de l'assistance publique de France.

Quinze membres seront désignés par le ministre parmi les médecins, hygiénistes, ingénieurs, chimistes, légistes, etc.

Un décret d'administration publique réglementera le fonctionnement du comité consultatif d'hygiène publique de France, la nomination des auditeurs et la constitution d'une section permanente.

TITRE III. — DÉPENSES

Art. 26. — Les dépenses rendues nécessaires par l'application de la présente loi, notamment celles causées par la destruction des objets mobiliers, sont obligatoires. En cas de contestation sur leur nécessité, il est statué par décret rendu en Conseil d'Etat.

Ces dépenses seront réparties entre les communes, les départements et l'Etat, suivant les règles fixées par les articles 27, 28 et 29 de la loi du 15 juillet 1893.

Toutefois, les dépenses d'organisation du service de la désinfection dans les villes de 20.000 habitants et au-dessus sont supportées par les villes et par l'Etat dans les proportions établies au barème du tableau A annexé à la loi du 15 juillet 1893. Les dépenses d'organisation du service départemental de la désinfection sont supportées par les départements et par l'Etat dans les proportions établies au barème du tableau B.

Des taxes seront établies par un règlement d'administration publique pour le remboursement des dépenses relatives à ce service.

A défaut par les villes et les départements d'organiser les services de la désinfection et des bureaux d'hygiène et d'en assurer le fonctionnement dans l'année qui suivra la mise à exécution de la présente loi, il y sera pourvu par des décrets en forme de règlements d'administration publique.

TITRE IV. — PÉNALITÉS

Art. 27. — Sera puni des peines portées à l'article 471 du Code pénal quiconque, en dehors des cas prévus par l'article 21 de la loi du 30 novembre 1872, aura commis une contravention aux prescriptions des règlements sanitaires prévues aux articles 1 et 2, ainsi qu'à celles des articles 5, 6, 7, 8 et 14.

Celui qui aura construit une habitation sans le permis du maire sera puni d'une amende de 16 francs à 500 francs.

Art. 28. — Quiconque, par négligence ou incurie, dégradera des ouvrages publics ou communaux destinés à recevoir ou à conduire des eaux d'alimentation ; quiconque, par négligence ou incurie, laissera introduire des matières excrémentitielles ou toute autre matière susceptible de nuire à la salubrité dans l'eau des sources, des fontaines, des puits, citernes, conduites, aqueducs, réservoirs d'eau servant à l'alimentation publique, sera puni des peines portées aux articles 479 et 480 du Code pénal.

Est interdit sous les mêmes peines, l'abandon de cadavres d'animaux, de débris de boucherie, fumier, matières fécales et en général de résidus animaux putrescibles dans les failles, gouffres, bétoires ou excavations de toute nature autres que les fosses nécessaires au fonctionnement d'établissements classés.

Tout acte volontaire de même nature sera puni des peines portées à l'article 257 du Code pénal.

Art. 29. — Seront punis d'une amende de 100 francs à 500 francs, et, en cas de récidive, de 500 à 1.000 francs, tous ceux qui auront mis obstacle à l'accomplissement des devoirs des maires et des membres délégués des commissions sanitaires en ce qui touche l'application de la présente loi.

Art. 30. — L'article 463 du Code pénal est applicable dans tous les cas prévus par la présente loi. Il est également applicable aux infractions punies de peines correctionnelles par la loi du 3 mars 1822.

TITRE V. — DISPOSITIONS DIVERSES

Art. 31. — La loi du 13 avril 1850 est abrogée, ainsi que toutes les dispositions des lois antérieures à la présente loi.

Les Conseils départementaux d'hygiène et les Conseils d'hygiène d'arrondissement actuellement existants continueront à fonctionner jusqu'à leur remplacement par les Conseils départementaux d'hygiène et les commissions sanitaires de circonscription organisés en exécution de la présente loi.

Art. 32. — La présente loi n'est pas applicable aux ateliers et manufactures.

Art. 33. — Des règlements d'administration publique détermineront les conditions d'organisation et de fonctionnement des bureaux d'hygiène et du service de désinfection, ainsi que les conditions d'application de la présente loi à l'Algérie et aux colonies de la Martinique, de la Guadeloupe et de la Réunion.

Art. 34. — La présente loi ne sera exécutoire qu'un an après sa promulgation.

RAPPORTS MÉDICO-LÉGAUX

I. — *Rapport de levée de corps.*

— PERSONNEL —

Je soussigné, docteur en médecine, demeurant à..., à la requête de M. X... (*qualité*) et serment préalablement prêté entre les mains de ce magistrat me suis transporté le ... à... heure, à l'effet d'examiner un corps qu'on m'a dit être celui du sieur X. âgé de...

Le corps, revêtu de ses vêtements, a conservé encore un peu de chaleur sur le tronc; la rigidité cadavérique est très prononcée et généralisée; la putréfaction n'est pas commencée. Il n'existe pas sur les diverses parties du corps de plaies, d'érosions, d'ecchymoses, ni aucune autre trace de violence. Le corps est bien constitué, non amaigri, et ne présente pas de marques extérieures de maladie, ni aucune particularité pouvant indiquer qu'elle a été la cause de la mort.

Conclusions. — 1º La mort du sieur X. est réelle.

2º Elle remonte à environ 12 ou 24 heures.

3º Le corps ne porte pas de marques de violences auxquelles on puisse attribuer la mort.

4º La cause de celle-ci ne peut être déterminée par l'examen extérieur du cadavre; s'il y avait intérêt à la connaître, il serait nécessaire de pratiquer l'autopsie.

II. — *Rapport de levée de corps.*

— PERSONNEL —

Je soussigné... d'examiner un corps qu'on m'a dit avoir été dépendu depuis 4 heures et être celui d'un sieur X.

Le corps est en pleine rigidité cadavérique; la putréfaction n'est pas commencée. Il existe sur le cou un sillon parcheminé qui passe en avant au milieu du larynx, et remonte de chaque côté en arrière pour venir se perdre à la partie postérieure du cuir chevelu. Sur tout le reste de son trajet, le sillon est parfaitement net et régulier; sa largeur correspond exactement à celle de la corde qui m'est présentée et qui a servi à la suspension. Le cou ne présente aucune trace de violences; il n'en existe pas non plus sur les diverses parties du corps.

Les membres inférieurs sont d'un rouge foncé; le pénis est turgescent, sans être en érection; en pressant sur le canal de l'urètre, on fait sortir un peu de liquide opalescent qui paraît être du sperme.

Conclusions. — 1° La mort du sieur X. est réelle.

2° Elle paraît avoir été causée par pendaison.

3° Elle remonte à environ 18 ou 30 heures.

4° Il n'existe pas sur le corps de blessures ni de traces de violences.

III. — *Meurtre. Perforation du poumon par un coup de canne à épée.*

— PERSONNEL —

Aspect extérieur. — Le cadavre est celui d'un jeune homme bien constitué, paraissant vigoureux.

La putréfaction n'est pas commencée.

Il existe à deux centimètres au-dessous et en dehors du mamelon gauche une petite plaie de forme rectangulaire, dont chaque côté mesure 5 millimètres de longueur.

Il n'existe pas d'autres plaies, d'ecchymoses, ni de traces quelconques de violences sur les diverses parties du corps, notamment sur les mains, les bras, le cou, la face.

Ouverture du cadavre. — Après avoir enlevé la paroi antérieure du tronc, on constate que l'arme qui a produit la blessure mentionnée plus haut a traversé la paroi thoracique dans le 4ᵉ espace intercostal, en suivant un trajet oblique de gauche à droite, de bas en haut et d'arrière en avant. Le poumon gauche a été perforé de part en part, au niveau de la partie droite de sa base.

La cavité pleurale gauche contient un épanchement de plus d'un litre et demi de sang; ce sang est divisé en un caillot résistant et en sérum presque incolore qui surnage.

Le poumon gauche, comprimé par l'épanchement, est considérablement diminué de volume. Il ne présente d'ailleurs pas d'altérations pathologiques antérieures, non plus que le poumon droit.

La profondeur de la blessure, mesurée à l'aide d'un compas, depuis la plaie extérieure jusqu'à l'ouverture de sortie sur le poumon, est de 15 centimètres.

Le cœur ne présente pas de lésions; ses valvules et ses parois sont saines. Les cavités ne contiennent qu'un peu de sang liquide.

L'estomac ne renferme que des gaz.

Les intestins ne présentent pas d'altérations pathologiques.

Le foie, la rate, les reins et les autres viscères abdominaux n'offrent pas non plus de lésions appréciables.

La vessie contient un demi-litre d'urine limpide.

Les organes génitaux sont sains.

Il n'existe pas d'ecchymoses sous le cuir chevelu.

Les os du crâne ne sont pas fracturés.

Les méninges ne sont pas congestionnées : elles ne présentent pas d'altérations appréciables, non plus que le cerveau et les diverses parties de l'encéphale.

Des incisions faites sur les diverses parties du corps ont montré qu'en aucun point il n'existait d'épanchements sanguins profonds.

Conclusions. — 1° Le sieur X. a été atteint sur le côté gauche de la poitrine, un peu au-dessous du mamelon, d'une blessure produite par un instrument piquant, ayant la forme d'une tige quadrangulaire, qui a pénétré dans la poitrine et perforé de part en part le poumon. La mort a été la conséquence de cette blessure et de l'hémorragie interne qu'elle a occasionnée.

2° La blessure était dirigée de gauche à droite, de bas en haut et d'arrière en avant.

3° Le corps ne porte pas d'autres marques de violences, ni de traces de lutte.

IV. — *Meurtre par strangulation et submersion.*

— — PERSONNEL —

Aspect extérieur. — Le cadavre est celui d'une femme bien constituée, paraissant âgée de 25 à 30 ans. La putréfaction n'est pas commencée.

L'épiderme des pieds et des mains n'est pas macéré, c'est-à-dire qu'il ne présente pas d'épaississement, de rides, ni de coloration blanchâtre.

Un peu d'écume blanche et à très fines bulles sort par la bouche et par les narines.

On remarque sur le corps de nombreuses traces de violences disposées de la façon suivante :

Derrière l'oreille gauche, au niveau et au-dessous de l'apophyse mastoïde, se trouvent 4 érosions réparties sur un espace de 3 centimètres, au-dessous duquel on trouve un épanchement sanguin dans la peau et le tissu cellulaire sous-cutané ; deux de ces érosions sont linéaires, curvilignes, et correspondent exactement à l'empreinte d'un ongle ; les deux autres sont irrégulières. Sur le côté droit de la lèvre supérieure se trouvent 3 autres érosions également linéaires et curvilignes, non doublées d'ecchymoses ; une autre, irrégulière, est située sur la joue droite, au niveau de l'os malaire, elle est ecchymotique. Toute la paupière inférieure de l'œil droit est fortement ecchymosée ; une autre ecchymose, arrondie, de 3 centimètres de diamètre, se trouve sur le côté droit de la mâchoire inférieure. Sur le cou, près du bord gauche de la trachée, et à 1 centimètre au-dessous du larynx, on remarque une érosion linéaire et rectiligne, de 1/2 centimètre de longueur ; une seconde érosion, irrégulière, existe au-dessus de la précédente, entre le larynx et la mâchoire inférieure. A la partie antérieure et médiane du cou, à 2 centimètres au-dessous du larynx, existe une ecchymose de 1/2 centimètre de diamètre.

A la partie antérieure et supérieure du bras droit, se trouvent deux ecchymoses arrondies de 2 centimètres de diamètre, correspondant à l'empreinte de doigts fortement appliqués en ce point. A la partie supérieure et externe du bras gauche existe une large ecchymose arrondie, de 6 centimètres de diamètre ; en pratiquant une incision en ce point, on constate qu'il y a un double épanchement sanguin : l'un immédiatement sous la peau, et un autre, plus abondant, entre l'aponévrose et la face profonde de la couche cellulo-adipeuse. En arrière des deux coudes existent deux petites plaques parcheminées non ecchymotiques. Sur les mains il n'existe pas de traces de violences, sauf deux longues érosions rectilignes, très superficielles, sur le dos de la main droite, qui paraissent résulter d'égratignures.

Enfin on trouve encore une ecchymose arrondie de 1 centimètre de diamètre au-dessus et en dehors du sein droit, une autre, semblable, à la partie supérieure et interne de la cuisse droite ; une dernière de 3 centimètres de diamètre à la partie postérieure de la cuisse gauche.

Ouverture du corps. — En disséquant les parties molles du cou, on constate qu'il existe à la face profonde du muscle sterno-thyrhoïdien droit, et au niveau de l'ecchymose sous-cutanée signalée plus haut, un épanchement de sang coagulé de 2 centimètres de diamètre sur 1 millimètre environ d'épaisseur. On trouve aussi dans la tunique externe de la carotide primitive droite, à 3 centimètres de sa bifurcation, une ecchymose de la dimension d'un pois. Le larynx et la trachée renferment de l'écume et un peu d'eau liquide.

Les poumons sont très volumineux et font une très forte saillie à l'ouverture du thorax ; les côtes se sont imprimées à leur surface ; et appliquant le doigt à un point quelconque du parenchyme pulmonaire, on produit une dépression profonde, persistante ; ces caractères sont moins marqués sur le poumon gauche qui adhère à la paroi thoracique sur une grande partie de son étendue. En incisant les poumons on constate que les bronches et le parenchyme contiennent de l'écume à très fines bulles, et qu'il s'écoule une quantité abondante de sang liquide et foncé. Il n'existe pas d'ecchymoses sous-pleurales.

Le cœur ne présente pas d'ecchymoses sous-péricardique ; ses cavités renferment du sang liquide et des caillots noirs et mous. Les valvules sont saines.

L'estomac renferme environ 100 grammes d'un liquide jaune verdâtre très clair, n'exhalant pas d'odeur alcoolique, et non mélangé de débris alimentaires. La muqueuse est légèrement congestionnée.

Les intestins ne présentent pas d'altérations pathologiques.

Le foie est volumineux et congestionné. La rate a son aspect normal.

Les reins ont leur volume habituel ; leur surface est lisse ; cependant en enlevant leur capsule on constate qu'elle entraîne en certains points quelques fragments de la substance corticale ; celle-ci n'offre pas de lésions appréciables à l'œil nu.

L'utérus et les ovaires sont sains.

La vessie est vide.

Le cuir chevelu est intact : au-dessous de lui on trouve plusieurs épanchements de sang coagulé disposé de la façon suivante : au sommet de la tête, un peu en avant de l'occipital, existe un premier épanchement de 4 centimètres de diamètre sur 1 millimètre d'épaisseur : près de la bosse pariétale droite un autre épanchement de 2 centimètres de diamètre ; enfin, à la partie antérieure de l'occipital et des deux côtés de la ligne médiane, plusieurs épanchements répartis sur une étendue de 7 centimètres, ces derniers épanchements sont situés entre l'os et le périoste.

Les os du crâne ne sont pas fracturés.

Il n'existe pas d'épanchement sanguin dans la cavité crânienne. Les méninges ne sont pas congestionnés, non plus que le cerveau et les autres parties de l'encéphale qui ne présentent pas d'altérations appréciables.

Conclusions. — 1° La femme B. porte sur les diverses parties du corps de nombreuses traces de violences. Sur le cou existent des marques d'ongles, des ecchymoses superficielles et profondes indiquant une tentative énergique de strangulation. Sur les bras se trouvent des marques de doigts fortement appliqués, comme pour maintenir ou entraîner la victime. Sur la partie supérieure de la tête existent les traces de plusieurs chocs ou coups portés avec un corps contondant. Enfin sur la face, les bras et les cuisses on remarque plusieurs ecchymoses produites également par des contusions.

2° Cette femme vivait au moment de sa chute dans l'eau, sa mort doit être attribuée, au moins pour une part, à la submersion.

V. — *Meurtre par blessures et strangulation*
Pédérastie.

— PERSONNEL —

Aspect du cadavre. — Le cadavre est celui d'un homme bien constitué et paraissant très vigoureux.

Le corps porte de très nombreuses blessures produites les unes par un corps contondant tel qu'un marteau par exemple; d'autres par un couteau ou par un autre instrument coupant, d'autres par des éclats de verre ou de vaisselle, d'autres par des coups d'ongle, d'autres enfin par des coups de poing ou des heurts contre les meubles ou le sol.

Enfin le cou est entouré par une ficelle fortement serrée.

Les diverses blessures sont réparties de la façon suivante :

Tête. — Sur le cuir chevelu il y a *quinze* plaies contuses, qui toutes ont divisé entièrement le cuir chevelu. Leur longueur varie entre 1 et 4 centimètres. Presque toutes sont rectilignes, ou bien forment un angle net, presque droit. Il semble donc très probable qu'elles ont été produites par un instrument à bords ou arêtes rectilignes, tels qu'un marteau. L'une de ces plaies située à la région temporale gauche (voir la photographie jointe au présent rapport) éveille tout spécialement l'idée d'une blessure faite au marteau : avec ses trois bords rectilignes et coudés à angle droit, elle représente en quelque sorte l'empreinte d'un marteau. Elle se continue par une fracture du crâne, avec enfoncement de l'os suivant un contour qui rappelle aussi la forme d'une tête de marteau.

L'oreille droite est presque entièrement divisée par une plaie horizontale qui parcourt toute la partie médiane du pavillon, et n'a respecté que la peau de la partie postérieure. Cette plaie paraît avoir été faite par un couteau ou par un autre objet coupant.

Les paupières des yeux sont ecchymosées et il y a un chémosis sanglant sur chaque œil. Ces contusions sont beaucoup plus marquées du côté gauche.

Des caillots de sang sortent des narines.

La face est couverte de petites plaies superficielles, dont la plupart paraissent avoir été produites par les ongles; quelques-

Unes sont constituées par des coupures faites soit par des débris de verre, soit par la pointe d'un couteau.

Les deux lèvres de la bouche sont ecchymosées sur presque toute leur étendue, et principalement au niveau de leur face muqueuse : elles ont donc été fortement comprimées contre les dents.

Sur le cou, on trouve l'empreinte de la corde qui a laissé deux sillons horizontaux, parcheminés, fortement déprimés, distants l'un de l'autre d'environ 1 centimètre. — Plusieurs égratignures se remarquent au voisinage de ces sillons. Sur le côté gauche du cou, il y a une petite piqûre superficielle, se continuant par une éraflure de 4 millimètres de longueur, et produite sans doute par la pointe d'un couteau.

Sur les bras et les mains, il y a plusieurs blessures. Sur le dos de la main droite on trouve une douzaine d'égratignures ou coups d'ongles; il y en a autant sur le coude et l'avant-bras droits, plus une piqûre sur le dos du pouce droit, paraissant produite par la pointe d'un couteau.

En arrière du coude gauche, il y a une large contusion.

A la main droite, on trouve, entre l'extrémité des ongles et la pulpe des doigts, quatre poils (qui seront décrits plus loin).

Les genoux sont couverts de contusions, de plaques parcheminées, et de nombreuses coupures très fines, très superficielles, rectilignes, longues de 1 à 5 centimètres. — Les mêmes coupures, au nombre d'une vingtaine, se remarquent à la partie interne de la *cuisse droite*.

Sous le bord externe du *pied droit*, il y a six coupures, plus ou moins curvilignes, de 1 à 2 centimètres de longueur; quatre d'entre elles ont divisé toute l'épaisseur de la peau.

Sur la *fesse droite*, il y a une douzaine d'estafilades, c'est-à-dire de longues coupures rectilignes, superficielles; quatre d'entre elles ont divisé, sur une partie de leur étendue, toute l'épaisseur de la peau et le tissu cellulaire sous-cutané.

Il y a aussi de nombreuses contusions sur les deux membres inférieurs.

L'anus est le siège d'hémorroïdes peu volumineuses. On y remarque deux érosions ou écorchures tout à fait récentes, de 2 à 3 millimètres de diamètre, l'une en haut et à droite de l'orifice, l'autre à sa partie inférieure et médiane. — L'anus n'est pas déprimé en entonnoir; il est dilaté, mais cette dilatation peut tenir uniquement au relâchement cadavérique du sphincter.

(La recherche du sperme dans l'anus et le rectum est indiquée plus loin.)

La verge est normalement conformée. Sur le gland sont collés quelques poils courts, et dans la rainure du gland se trouve un petit fragment noirâtre, dont la nature sera indiquée plus loin.

Ouverture du cadavre. — Deux des plaies du cuir chevelu communiquent avec des fractures du crâne.

L'une de ces fractures, déjà mentionnée plus haut, se trouve à la région temporale gauche et empiète sur l'os pariétal. Sur une partie de son contour, elle représente assez bien l'empreinte d'un marteau : mais ce contour se continue par des traits secondaires de fracture. La fracture est comminutive, c'est-à-dire qu'elle comprend plusieurs fragments enfoncés vers la cavité crânienne. Dans son ensemble, elle représente un trou de 8 centimètres de plus grand diamètre ; à travers ce trou, le doigt pénètre facilement, jusqu'au cerveau, dont la partie superficielle (substance grise) est dilacérée et ecchymosée.

La seconde fracture, qui communique également avec une plaie du cuir chevelu, est située à la partie postérieure des deux pariétaux. Elle a la forme d'un trait de 2 centimètres de longueur, avec un léger enfoncement des os.

A l'intérieur de la cavité crânienne, il y a un épanchement de sang dont la quantité totale est de 50 grammes.

Sur les divers organes du cou : dans le corps thyroïde, dans la gaine des carotides, dans plusieurs muscles et dans le tissu cellulaire qui sépare ceux-ci, on trouve de nombreux épanchements sanguins. L'os hyoïde et le larynx ne sont pas fracturés.

Les côtes ne sont pas fracturées. Les poumons sont un peu congestionnés : ils ne présentent pas d'ecchymoses sous-pleurales. Les bronches renferment un peu d'écume.

Le cœur ne contient que du sang liquide. Les valvules sont saines, ainsi que l'aorte. Il n'y a pas d'ecchymoses sous-péricardiques.

L'estomac renferme 250 grammes de matières alimentaires incomplètement digérées. Le mélange n'exhale pas d'odeur d'alcool ou de liqueurs.

Les intestins, le foie, la rate, les reins et les autres viscères abdominaux ne présentent pas de lésions.

La vessie contient un peu d'urine.

Recherches complémentaires. — Le 16 mai, alors que le cadavre ne présentait encore aucune trace de putréfaction, nous avons raclé avec le dos d'une lame de scalpel la partie interne de l'orifice anal et l'extrémité inférieure du rectum (sur une hauteur d'environ 4 centimètres).

Le magma blanchâtre ainsi obtenu a été étalé sur une douzaine de lames de verre pour être ultérieurement soumis à l'examen microscopique. Cet examen a été pratiqué le lendemain et les jours suivant, en diluant chaque préparation avec un peu d'eau distillée et en ajoutant divers réactifs colorants. Le grossissement employé était de 500 diamètres.

Les préparations ont montré de nombreuses cellules de l'épithélium intestinal ; mais malgré des recherches répétées un très grand nombre de fois, il a été impossible de trouver un seul spermatozoïde dans les diverses préparations. Il est par suite très probable qu'il n'y a pas eu d'éjaculation dans l'anus et le rectum car en général l'examen microscopique permet de caractériser facilement le sperme quand la putréfaction n'est pas commencée et même quand elle est seulement peu avancée.

Les poils qui se trouvaient sur le gland sont de coloration brune ; deux d'entre eux sont courts et recourbés en arcs de cercle : les deux autres, un peu plus longs (2 et 3 1/2 centimètres) sont fins et frisés. L'aspect de ces poils indique qu'ils proviennent sans doute du pourtour de l'anus (les deux premiers et des parties génitales. Leur coloration ne fournit pas d'indice probant, car B... et l'inculpé M... ont les poils des organes génitaux a peu près de la même couleur.

Le petit fragment noirâtre qui se trouvait dans la rainure du gland a été examiné au microscope : on en a prélevé pour cela une parcelle, le reste ayant été conservé et placé avec les quatre poils sous un scellé que nous joignons au présent rapport.

L'examen microscopique a montré que cette substance était constituée par de la matière fécale. En effet, on aperçoit dans la préparation de nombreux éléments de tissus végétaux : cellules et groupes divers de cellules, poils végétaux, trachées, etc., quelques cellules d'épithélium de l'intestin, de nombreuses granulations, le tout nageant dans un liquide uniformément jaunâtre, lequel liquide teint fortement certains des éléments figurés.

Examen de divers objets saisis. — Scellé 4 (clos) de M. le commissaire de police du Gros-Caillou. Le clou après lequel était suspendue la montre, et dont la tête ensanglantée retient collés des poils de barbe ou des cheveux.

Ce clou était planté à la tête du lit, du côté opposé à la ruelle. Il a été arraché par nous. Il est légèrement tordu. Sa tête est ensanglantée, elle retient sept poils châtains qui paraissent être des cheveux, sauf l'un d'eux, plus long et frisé, qui provient peut-être de la barbe. Ces poils sont engagés dans une encoche de la tête du clou, laquelle est tordue et fendue à ce niveau.

Scellés 5 (clos). Une certaine quantité de poils de barbe et de cheveux saisis à la tête du lit, sur le devant du matelas, et collés dans une large tache de sang ; un de ces poils est plus gros que les autres.

La plupart de ces poils, de coloration châtain, paraissent être des cheveux. Ils sont tous à peu près de même longueur, sont relativement fins, ils sont légèrement recourbés, mais ne sont pas frisés.

Scellés 6 (clos). Quatre poils trouvés par M. le Dr Vibert dans les ongles de la main droite de la victime.

Ces poils, de coloration brune, paraissent provenir de la chevelure ; ils sont en effet assez courts, légèrement courbés en arc de cercle ; leur extrémité libre est sectionnée nettement, et présente à peine quelques traces d'usures (tandis que les poils de barbe et surtout de la moustache sont souvent plus ou moins frisés, et qu'ils sont habituellement usés et fendillés à leur extrémité libre parce qu'ils sont plus rarement coupés).

Scellé 15 (du service de Sûreté). Débris ensanglantés d'une bouteille bleue avec étiquette rouge, trouvés épars dans la chambre de B...

Cette bouteille était d'assez faible volume (environ 200 à 300 grammes) et de verre relativement peu épais. Il est donc impossible de croire qu'elle ait pu servir au meurtrier pour produire les graves blessures qui se trouvent sur le cuir chevelu, et notamment celles qui s'accompagnent de fracture du crâne. D'ailleurs, en examinant les fragments de la bouteille, on constate que si la plupart de ceux-ci sont tachés de sang, ce sang ne se trouve pas sur la partie tranchante, sur la *cassure* des divers fragments, ou seulement en quelques points limités de 2 ou 3 de ces cassures. Cette circonstance indique que très probablement la bouteille en question n'a pas servi à frapper le sieur B..., ou tout au moins qu'elle ne s'est pas brisée au moment où elle le frappait.

Scellé 12 (de la Sûreté). Une paire de bottines à élastique ensanglantées, aux talons desquelles adhèrent encore des cheveux bruns trouvées dans la chambre de B..., et paraissant lui avoir appartenu.

De nombreuses taches de sang couvrent ces deux bottines, non seulement sur la semelle, mais encore sur l'empeigne. Ces bottines se trouvaient près du cadavre, au milieu d'un amoncellement de vaisselle brisée et d'autres objets également ensanglantés. Mais une circonstance indique que les bottines n'ont pas seulement été tachées par le sang qui jaillissait à une distance plus ou moins grande des blessures. L'une d'elles (la droite) porte une vingtaine de cheveux bruns collés sur le talon par le sang desséché. Cette bottine a donc servi à frapper B... à la tête. Mais elle n'a pu produire toutes les blessures de la tête, et notamment celles qui s'accompagnent de fracture du crâne.

Scellé 1 (de la Morgue). Ficelle retirée du cou de B... par M. le Dr Vibert, au moment de l'autopsie.

Cette ficelle ne peut former qu'un tour sur le cou ; comme il y avait deux sillons, il faut admettre que la ficelle a été déplacée après avoir été serrée une première fois autour du cou.

Scellé 7 (de la Sûreté). Deux cordes préparées en nœud coulant et un peloton de ficelle susceptible d'être comparée avec celle qui a été trouvée autour du cou de B... ; saisies, 10, rue de Surcouf, chez M... »

La ficelle et la corde saisies ne sont certainement pas identiques, ni l'une ni l'autre, au lien avec lequel B... a été étranglé.

Scellé 6 (de la Sûreté). Un couteau poignard qui ne porte aucune trace de sang, mais peut avoir été lavé ; saisi chez M..., 10, rue Surcouf.

On n'aperçoit pas en effet de traces de sang sur les diverses parties de ce couteau.

Conclusion. — En nous basant sur tout ce qui précède, comme aussi sur l'inspection de la chambre où le meurtre a été commis, et enfin sur l'examen de l'inculpé M..., nous formulerons les conclusions suivantes :

1° Parmi les innombrables blessures que le sieur B. . a reçues, il en était une qui suffisait à elle seule pour entraîner la mort, c'est la plaie contuse de la région temporale gauche qui s'accompagne d'une vaste fracture du crâne et de contusion du cerveau.

Les autres blessures auraient vraisemblablement entraîné aussi la mort par leur multiplicité même et par la continuation de l'hémorragie qu'elles occasionnaient.

2° Le sieur B... a été en outre étranglé par une ficelle fortement serrée autour du cou. Cette ficelle a été placée au moment où B... vivait encore, car elle a produit de nombreuses ecchymoses sur les parties profondes du cou. Comme la plupart des blessures ont beaucoup saigné, elles ont donc été produites avant que le sieur B... fût étranglé. Il faut admettre par suite que la corde a été mise autour du cou au moment où B... était déjà épuisé par l'hémorragie et sans doute agonisant.

3° Comme B... était au moins aussi vigoureux que M..., et que le premier a été couvert de blessures tandis que le second n'en a reçu qu'un très petit nombre, toutes légères et produites seulement par la main de la victime, et non pas par un instrument servant d'arme, il faut admettre qu'une circonstance quelconque a mis B... hors d'état de se défendre, ou dans des conditions de très grande infériorité pour soutenir la lutte.

4° Il est à supposer que cette infériorité a résulté de ce que B... a été surpris à l'improviste soit pendant son sommeil, soit pendant un acte de pédérastie, lequel, ainsi que cela sera dit plus loin, a été accompli, suivant toute vraisemblance, entre les deux hommes.

C'est en effet dans le lit que les premiers coups paraissent avoir été portés. La tête de B... a heurté violemment le clou planté auprès du lit pour accrocher la montre ; un autre coup violent a été porté sur le crâne pendant que B... était encore couché, puisqu'on trouve sur le drap, à la tête du lit, une grande quantité de sang, et au moins une trentaine de cheveux. B... se trouvait ainsi affaibli ou étourdi, quand la lutte a continué en un autre endroit de la chambre, là où le cadavre a été trouvé au milieu de débris de vaisselle et d'autres objets couverts de sang.

5° B... a reçu une quantité innombrable de blessures produites les unes avec les ongles, d'autres (peu graves) avec un couteau, celles de la tête avec un corps contondant. M... prétend paraît-il, qu'il ne s'est servi que d'une bouteille et aussi d'une bottine. La bottine a pu produire quelques-unes des blessures de la tête, parmi les moins profondes. Il nous paraît impossible d'admettre qu'elle ait occasionné l'énorme fracture du crâne dont il a été parlé plusieurs fois. Cette fracture n'a pas été faite non plus par une petite bouteille bleue saisie ou par un objet coupant.

L'aspect de quelques-unes des plaies de la tête éveille l'idée de blessures produites par un marteau : nous avons dit que l'une de ces blessures représentait en quelque sorte l'empreinte d'un marteau Il y avait bien, auprès du cadavre, deux marteaux ; mais ils paraissent trop petits et trop légers pour avoir produit la blessure dont il s'agit ; en outre leur tête ne présente que quelques petites taches de sang [1].

6° Comme nous avons trouvé sur la verge de B... quatre poils, courts, collés sur le gland, et un petit fragment de matière fécale dans la rainure du gland, il nous paraît certain que B... a accompli, peu de temps avant d'être frappé, un acte de pédérastie active.

Sur l'anus, nous n'avons pas trouvé de traces certaines d'habitude de pédérastie passive. Mais la présence de deux petites écorchures récentes sur les hémorroïdes peu volumineuses qui entourent l'anus fait supposer qu'un acte de pédérastie passive avait été accompli aussi ; mais sur ce point nous ne saurions être entièrement affirmatif.

---

1. M... a avoué plus tard qu'il s'était servi d'un marteau qu'il avait fait disparaître après le meurtre.

VI. — *Déchirure énorme du foie avec une survie de 24 heures.*
Tuberculose pulmonaire traumatique.

— PERSONNEL —

Aspect du cadavre. — Le cadavre est celui d'un homme bien constitué dont la taille est de 1m,72. La putréfaction est commencée ; elle se manifeste par la teinte verte et le ballonnement de l'abdomen.

Le corps ne porte pas de traces extérieures de blessures ou de violences. On voit seulement à la jambe droite, au milieu de la face interne du tibia, des érosions recouvertes d'une mince croûte sanguine, disposées sur une même ligne verticale, longue de 4 à 5 centimètres.

Ouverture du corps. — La cavité abdominale renferme un épanchement de sang liquide dont la quantité totale est d'environ 2 litres. Nous en avons recueilli, en effet, 1.700 centimètres cubes, et il s'en est écoulé sur la table au moins 200 centimètres cubes.

La source de cette hémorragie se trouve dans une blessure énorme du foie. Cet organe présente, en effet, une déchirure très profonde qui le divise, à peu près en son milieu, en deux parties. La déchirure, verticalement dirigée, intéresse, en effet, plus de la moitié de la hauteur et de la largeur du foie. La vésicule et les voies biliaires sont intactes.

Il n'y a pas de péritonite. Les anses intestinales sont libres, leur surface est lisse et brillante.

L'estomac renferme une très petite quantité (environ 25 centimètres cubes) d'une bouillie blanchâtre paraissant être du lait. Ses parois n'offrent aucune lésion.

Les intestins, la rate, les reins ne présentent pas de lésions traumatiques ou autres.

La vessie contient un peu d'urine limpide.

— Les poumons sont libres d'adhérences, et il n'y a pas d'épanchement dans les cavités pleurales.

Le poumon droit est exempt de toute lésion.

Le poumon gauche contient dans la partie moyenne de son lobe supérieur, mais non pas à son sommet, de nombreux tubercules, les uns caséeux (les plus gros atteignent le volume d'un pois), les autres récents. Cette zone remplie de tubercules mesure 6 à 8 centimètres de diamètre. Entre les tubercules, très nombreux, le tissu pulmonaire ne présente pas de lésions appréciables à l'œil nu. Il surnage quand on le plonge dans l'eau. Le reste du poumon gauche est sain.

Les ganglions bronchiques sont exempts de tubercules visibles à l'œil nu.

Le cœur a ses dimensions normales ; il contient du sang liquide, mais pas de caillots. Valvules saines ainsi que le reste de l'endocarde, les artères coronaires et l'aorte.

La cinquième côte gauche présente, à 6 centimètres environ du sternum, un cal de fracture sans déplacement des fragments.

— Le cuir chevelu est intact. Au-dessous de lui, il n'y a pas d'ecchymoses. Les os du crâne ne sont pas fracturés.

Les méninges, le cerveau et le reste de l'encéphale ne présentent pas de lésions.

— En pratiquant des incisions profondes sur les diverses parties du corps, on trouve dans la région dorso-lombaire, principalement à droite, une quantité assez abondante de sérosité sanguinolente infiltrée dans les interstices musculaires. Nulle part ailleurs, et notamment dans les parois abdominales et thoraciques, on ne trouve d'ecchymoses.

Conclusions. — 1º M. C. est mort d'une déchirure du foie et de l'hémorragie interne, très abondante, qu'elle a occasionnée ;

2º Cette blessure était toute récente, elle datait sans doute du jour même ou de la veille de la mort ;

3º L'autopsie a montré, en outre, une fracture consolidée de la cinquième côte gauche à la partie antérieure, et une tuberculose du poumon gauche, localisée au niveau de la fracture de côte.

La fracture de côte peut dater de janvier dernier, c'est-à-dire de l'époque où C. aurait été renversé par une automobile. La tuberculose pulmonaire a été très vraisemblablement occasionnée par cette blessure. Elle était en voie d'évolution et aurait pu devenir très grave.

Mais elle n'a joué aucun rôle dans la mort de M. C. Cette mort a été occasionnée uniquement par la déchirure du foie, résultant d'une autre blessure toute récente.

[Il s'agissait d'un agent de police qui, dans le courant du mois de janvier, avait été renversé par une automobile. Il avait continué son service sans un seul jour d'interruption, mais en se plaignant toujours du côté gauche de la poitrine. Le 22 mars suivant, dans la matinée, il est sorti, hors de service. Il est rentré seul chez lui, s'est mis à table pour déjeuner ; comme il ne mangeait pas, il a expliqué à sa femme qu'il était tombé. Après déjeuner, il s'est mis au lit pour ne plus se relever ; il est mort le lendemain matin. La famille voulait attribuer la mort à la blessure reçue en service, au mois de janvier.]

VII. — *Sévices sur un enfant.*

— PERSONNEL —

Le jeune M., âgé de 7 ans, est bien constitué, non amaigri, et paraît actuellement en bon état de santé. Il répond avec intelligence aux questions qui lui sont posées.

Il porte sur les diverses parties du corps de nombreuses marques de violences. Les fesses, les cuisses sont couvertes d'ecchymoses, les unes relativement anciennes, ainsi que l'indique leur coloration jaune pâle, les autres beaucoup plus récentes, et d'une teinte violacée. La plupart de ces ecchymoses ont une forme allongée, bien limitée, quelques-unes sont très minces, ce qui concorde avec la déclaration de l'enfant qui dit avoir été frappé surtout avec un bâton et avec une règle. Sur les cuisses, ces ecchymoses forment de larges plaques irrégulières, mal limitées, et paraissent résulter de coups de pied.

Sur la joue droite on remarque une large ecchymose jaunâtre : sur la joue gauche deux longues égratignures récentes ; sur les deux joues on aperçoit de nombreuses cicatrices linéaires, superficielles, de date ancienne et paraissant résulter de coups d'ongle. Les deux mains sont couvertes sur leur face dorsale de nombreuses cicatrices de dates diverses, rectilignes, minces et allongées, produites peut-être par l'arête d'une règle en bois ou en métal. .

Enfin, au milieu du pavillon de l'oreille, se trouve une perforation complète, de 1 millimètre de diamètre, à bords réguliers et cicatrisée depuis longtemps.

Conclusions. — 1° Le jeune M. porte sur les diverses parties du corps de nombreuses violences subies à des époques diverses, les unes tout récemment, les autres depuis plusieurs mois. L'enfant était donc en butte *habituellement* à des sévices ;

2° La forme et l'aspect des ecchymoses et des cicatrices montrent que l'enfant a été frappé notamment avec un bâton, une règle ou une autre tige rigide ;

3° L'oreille présente une perforation, qui ne résulte probablement pas d'une affection spontanée. mais paraît avoir été produite par un instrument piquant.

VIII. — *Accident de chemin de fer. Névrose traumatique.*

— MM. G. BALLET, DESCOUT ET VIBERT —

Le sieur F. a reçu, lors de l'accident de chemin de fer de Saint-Mandé (juillet 1891) plusieurs blessures, et il a été atteint à la suite de cet accident de divers troubles du système nerveux,

Les blessures sont aujourd'hui guéries. La plus grave consistait en une violente contusion du genou droit, avec épanchement dans la bourse séreuse sous-tricipitale. Actuellement, cet épanchement n'existe plus ; les mouvements du genou s'accomplissent librement dans toute leur étendue ; il n'y a pas d'atrophie des muscles de la cuisse ni de la jambe. Le blessé reconnaît d'ailleurs que les fonctions du membre sont bien rétablies ; il se plaint seulement d'éprouver parfois quelques douleurs dans le genou « quand le temps change », dit-il.

Quant aux troubles nerveux que M. F. accusait au mois d'août dernier, ils subsistent toujours et n'ont subi qu'une légère atténuation. M. F. se plaint de souffrir constamment de la tête. Le siège de cette douleur est très variable. Elle est ordinairement supportable, mais, à certains moments, elle s'exaspère et s'accompagne alors d'étourdissements et de vertiges, en même temps que d'angoisse et d'un malaise indéfinissable. Ces sortes de crises surviennent parfois sans cause appréciable ; quelquefois, par exemple, elles réveillent le malade au milieu de la nuit. Mais elles sont provoquées à coup sûr par la fatigue physique ou intellectuelle, laquelle survient, du reste, très rapidement.

M. F. ne peut marcher une heure de suite, prolonger quelque peu une lecture, faire plusieurs parties de cartes consécutives, tenir quelque temps la tête inclinée, sans éprouver la sensation de fatigue et d'épuisement qui marque le début des malaises dont nous venons de parler. Il doit mesurer toutes ses occupations, et il ne sait comment remplir ses journées.

M. F. se plaint de dormir peu et mal, d'avoir souvent des cauchemars. L'appétit serait nul, sans qu'il y ait, au reste, jamais de vomissements ni de troubles digestifs très apparents.

Peu de signes objectifs accompagnent cet état. Il n'y a pas de troubles de la sensibilité cutanée ou sensorielle, pas de rétrécissement du champ visuel, les mouvements réflexes sont normaux. On remarque cependant un léger tremblement fibrillaire des muscles de la face, spécialement du côté droit, qui se manifeste à l'occasion d'une émotion. Il existe aussi une grande accélération du pouls, que nous avons trouvé constamment entre 115 et 124.

Cette accélération s'accompagne de légères irrégularités, elle n'est pas liée à une lésion matérielle du cœur. Le blessé n'en a pas conscience.

Cette constatation suffirait à établir la réalité des troubles nerveux chez le plaignant. Du reste, le récit de M. F., les détails qu'il donne sur son état, et qu'il ne saurait inventer de toutes pièces en restant toujours dans les limites exactes assignées par l'observation médicale aux affections de ce genre, son attitude même, témoignent de la bonne foi de cet homme. Il est certainement atteint de ces désordres du système nerveux que l'on désigne sous le nom de névrose ou de neurasthénie traumatique et cette affection est chez lui assez prononcée pour le rendre incapable de se livrer à toute occupation suivie et régulière lui permettant de gagner sa vie.

Mais nous ne croyons pas que son état soit incurable ni même très grave. Depuis six mois que l'accident a eu lieu, il ne s'est pas produit d'aggravation ; aucun phénomène nouveau n'est apparu ; la maladie est restée limitée à ses traits essentiels fondamentaux ; elle n'a pas dépassé sa première étape. Il est très probable qu'elle ne la franchira plus maintenant et que son développement est arrêté. Déjà même une légère amélioration s'est produite sur quelques points : le sommeil est moins constamment mauvais, les étourdissements paraissent un peu moins fréquents. Mais l'affection dont il s'agit est généralement fort tenace ; c'est lentement et irrégulièrement qu'elle progresse vers la guérison sans obéir à une évolution réglée qui permette d'en fixer à l'avance le terme. Toutefois, s'il nous est impossible de formuler sur l'état du sieur F. un pronostic d'une précision rigoureuse, nous croyons qu'il nous est permis de déclarer que cet homme guérira, et d'ajouter que, suivant toute prévision, la guérison ne sera pas complète avant le délai d'un an ou deux à dater d'aujourd'hui.

IX. — *Accident de voiture. Névrose traumatique.*

— PERSONNEL —

Le sieur G., âgé de 39 ans, est bien constitué et assure avoir toujours joui d'une bonne santé jusqu'au jour de l'accident dont il a été victime. Cet accident est survenu le 17 avril 1892. Le sieur G. a été précipité du siège de son fiacre par suite d'un choc avec une autre voiture, et il a été lancé sur le sol à une distance de 3 à 4 mètres. Il n'a pas perdu connaissance a pu remonter sur son siège et ramener sa voiture au Dépôt. Le lendemain, M. le Dr R. a constaté qu'il était atteint de contusions en divers points du corps, et qu'il était « sous le coup d'une commotion cérébrale « intense caractérisée par un état d'hébétude et de tremblement « de la parole ». Le blessé a eu ensuite de l'ictère, de l'embarras gastrique, il aurait craché un peu de sang pendant quelques jours. — Contrairement au conseil de son médecin, il a repris son service au bout de quinze jours. Mais sa santé ne s'est pas rétablie depuis lors ; il est obligé d'interrompre fréquemment son travail, au point que ses journées de chômage sont presque aussi nombreuses, dit-il, que ses journées de travail.

Actuellement, 27 juin 1902, il n'existe plus de traces des blessures que le sieur G. a reçues, et l'on ne constate aucune lésion matérielle des divers organes, notamment des poumons. Le pouls bat à 86 ; il n'est pas affaibli, mais un peu irrégulier.

Ce que le sieur G. se plaint d'éprouver, ce sont des désordres nerveux comme il s'en produit souvent chez les blessés de ce genre. Ces troubles nerveux qui ont été décrits non seulement par le plaignant, mais encore par sa femme et par une dame M. qui l'a soigné, sont les suivants :

Le sieur G. est pris fréquemment, sans cause appréciable, d'une sorte de crise qui dure parfois plusieurs heures, qui consiste en maux de tête très violents accompagnés d'étourdissements et d'un malaise extrême. Souvent alors, il lui devient impossible de continuer à conduire sa voiture ; il prie son client d'en prendre une autre, et il attend, au repos, que sa crise soit passée ou du moins assez atténuée pour lui permettre de rentrer chez lui. Quand ces crises surviennent la nuit, le malade quitte sa chambre pour aller errer une ou plusieurs heures à travers les rues. — Sa mémoire, assez fidèle en ce qui concerne les événements anciens, est souvent incapable de conserver les notions tout à fait récentes ; en conduisant un client, il est obligé de lui redemander le numéro de la rue où il le mène ; il oublie d'emporter en allant à son travail, son porte-monnaie, ses papiers ; il ne se souvient pas des rendez-vous qu'on lui a donnés le jour même. Il est d'ailleurs incapable d'un effort soutenu d'attention : c'est ainsi qu'il a dû renoncer à jouer aux cartes. — Son caractère a changé ; il est devenu irascible : « tout l'énerve », dit sa femme. — Enfin son appétit est très irrégulier ; ses digestions s'accompagnent de pesanteur et de ballonnement de l'estomac.

D'après les détails très précis que nous a donnés le plaignant, et qui nous ont été confirmés par les deux femmes que nous avons interrogées séparément, nous croyons que le sieur G. éprouve réellement les troubles qu'il accuse, et qui sont d'ailleurs tout à fait conformes à ceux que l'on observe dans l'affection connue sous le nom de névrose traumatique.

L'état du sieur G. n'a subi, de son propre aveu, aucune aggravation depuis un an environ. En raison de cette circonstance, et en raison aussi de ce que la maladie n'a jamais pris chez lui un caractère particulièrement grave, il est probable que cet homme finira par guérir. Mais suivant toute prévision, la guérison ne sera pas complète avant quinze ou dix-huit mois.

Conclusions. — 1° Le sieur G. présente divers troubles du système nerveux, qui sont la conséquence de l'accident dont cet homme a été victime le 17 avril 1892.

2° Ces troubles de la santé sont assez accentués pour l'obliger à interrompre fréquemment son travail.

3° Suivant toute prévision, cet homme ne sera pas guéri avant un délai de trois ans, à dater du jour de l'accident.

X. — *Accident de travail.*

— PERSONNEL —

Je soussigné, Ch. Vibert, docteur en médecine, commis par M. le Juge de paix pour examiner l'état de santé du sieur P. et déterminer les conséquences de l'accident du travail dont il a été victime ;

Ai procédé, le 14 octobre, à l'examen du sieur P. en présence de l'agent de la Compagnie d'assurances.

Le sieur P. âgé de 48 ans, garçon maçon, a été blessé le 15 juin 1902 : une pierre meulière lui est tombée, d'une hauteur de plus d'un mètre, sur le doigt médius de la main droite. Il déclare que cette blessure le rend encore incapable de travailler, bien que le médecin de la Compagnie d'assurances l'ait considéré comme guéri et apte à reprendre son métier à partir du 25 août.

Le plaignant présente un certificat de M. le Dr C., daté du 21 août 1902, et ainsi conçu : « Je... certifie que M. P. présente « actuellement : 1° une extrême gêne des mouvements — même « communiqués — de l'articulation phalango-phalanginienne du « médius droit ; 2° une ankylose de l'articulation phalangino- « phalangettienne du même doigt ; 3° une déformation notable de « l'extrémité unguéale du même doigt ; 4° d'où incapacité par- « tielle, peut-être permanente, et sans aucun doute d'une durée « de six mois au moins à dater du présent jour. »

Etat actuel. — Le doigt médius de la main droite présente une légère déformation de la dernière phalange qui paraît un peu élargie et aplatie : l'ongle est resté intact.

Les mouvements communiqués aux diverses articulations de ce doigt s'accomplissent dans leur étendue presque normale ; l'extension se fait complètement ; la flexion n'atteint pas tout à fait sa dernière limite ; mais on arrive cependant sans faire souffrir le plaignant, à mettre la dernière phalange du doigt en contact avec la paume de la main.

Les mouvements ont beaucoup moins d'étendue quand ils sont exécutés par le blessé. Celui-ci n'arrive pas à fléchir complète- ment le doigt qui reste dans une position intermédiaire entre la flexion et l'extension.

Dans ces conditions, le sieur P. n'a pas encore la force et

l'adresse de la main droite nécessaires pour manier continuellement un outil.

Mais le trouble fonctionnel qui vient d'être décrit ne tient pas
à des lésions irréparables. Il n'y a pas d'ankylose des articulations
du doigt, ni de lésions appréciables des tendons, ni du nerf.
Quant à la légère déformation de la dernière phalange, elle ne
peut apporter aucun obstacle aux fonctions au doigt.

La gêne qui persiste encore dans les mouvements du doigt est
attribuable à une légère raideur articulaire résultant de l'immobilisation prolongée du doigt et à une rétraction de la peau reconnaissant la même cause. Le tout disparaîtra complètement,
et d'autant plus vite que le blessé s'exercera plus souvent à augmenter l'étendue des mouvements du doigt. En tout cas, il sera
en état de recommencer à travailler dans le délai d'un mois à
dater d'aujourd'hui.

Conclusions. — 1° La blessure reçue le 15 juin dernier par le
sieur P. a occasionné une incapacité de travail qui persiste
encore aujourd'hui.

2° Cette incapacité prendra fin dans le délai d'un mois, à partir
d'aujourd'hui.

3° La blessure ne laissera pas d'incapacité permanente.

XI. — *Inculpation de viol.*

— PERSONNEL —

La jeune X., âgée de 12 ans 1/2, est bien constituée et jouirait
habituellement d'une bonne santé; elle ne serait pas encore
réglée.

On constate actuellement que les parties génitales n'ont pas
encore acquis leur complet développement; les grandes lèvres et
le mont de Vénus ne sont pas garnis de poils. La membrane
hymen est de forme annulaire, son orifice est de petites dimensions et laisserait à peine passer le petit doigt; les bords de cet
orifice sont nets, réguliers et exempts de toute déchirure ou cicatrice.

Sur les diverses parties de la vulve, il n'existe pas de plaies,
d'érosions, d'ecchymoses, de rougeurs ni de marques quelconques
de violences; la muqueuse n'est pas le siège d'écoulement et ne
présente pas de signes d'inflammation. La jeune X. déclare ne
pas souffrir des parties génitales, même au moment de la miction.

Les ganglions des aines ne sont pas tuméfiés.

Conclusions. — 1° La jeune X. n'est pas déflorée.

2° Les parties génitales de cette jeune fille sont actuellement
saines et ne portent pas de marques de violences.

XII. — *Viol sur une fille déflorée antérieurement.*

— PERSONNEL —

La nommée R., 16 ans, fille publique, a été violée le 12 mars par *quinze individus*. En l'espace d'un peu plus d'une heure, ils ont exercé le coït ou la pédérastie sur elle, une ou plusieurs fois, se sont fait sucer ; elle en a mordu quelques-uns à la verge. Ils l'auraient piquée légèrement aux cuisses avec la pointe d'un couteau.

J'ai visité la fille R. les 19, 23 mars, 1er et 22 avril.

Lors de la première visite, j'ai constaté que cette jeune fille ne portait pas de traces de coups, et notamment pas de blessures produites par un couteau.

Mais sur les parties génitales et sur l'anus, il existe de nombreuses marques de violences. La muqueuse de la vulve est tuméfiée, contusionnée, ecchymosée sur presque toute son étendue et parsemée de nombreuses excoriations. — L'anus est rouge, excorié, ainsi que la partie inférieure de la muqueuse rectale ; le sphincter anal, loin d'être relâché, présente au contraire une certaine contracture. — Toutes ces lésions occasionnent de vives douleurs, et rendent la marche assez pénible. — Elles ont occasionné aussi un peu de fièvre que nous avons constatée lors de nos deux premières visites.

A la suite de ces violences, il s'est développé, assez tardivement, une vulvo-vaginite intense. Elle était à peine apparente le 23 mars ; mais le 1er avril la muqueuse de la vulve, celle du vagin sur toute son étendue sont tapissées d'un exsudat purulent. Le col de l'utérus est d'une rougeur intense, et parsemé de petites ulcérations superficielles. Le 22 avril, l'affection était en voie d'amélioration.

Conclusions : 1º La fille R. présente sur les parties génitales et sur l'anus de nombreuses lésions attribuables à des coïts et à des actes de pédérastie, répétés un grand nombre de fois en peu de temps.

2º Ces lésions ont entraîné une vulvo-vaginite intense qui nécessitera un traitement d'au moins deux mois.

XIII. — *Transmission de la syphilis par la pédérastie.*

— PERSONNEL —

Le jeune C., âgée de 12 ans, est bien constitué et aurait toujours joui d'une assez bonne santé ; il aurait eu toutefois à diverses reprises, dans sa première enfance, une éruption abondante de gourme au cuir chevelu.

Cet enfant raconte que plusieurs fois, à une époque qu'il ne peut indiquer, il a subi des actes de pédérastie. Quelque temps après il se serait aperçu qu'il avait à l'anus « un gros bouton » qui a duré pendant très longtemps, donnait à peine d'humeur, et n'occasionnait pas de douleurs, sauf une légère cuisson au moment de la défécation. L'enfant dit se rappeler très bien que vers la même époque il avait dans les aines quelques « boules » 'ganglions, qu'il sentait rouler sous son doigt, qui étaient dures et ne le faisaient nullement souffrir. Il ne se rappelle pas avoir eu des taches rouges ou rosées sur le corps. Au bout d'un certain temps, il serait survenu à l'anus d'autres « gros boutons » très nombreux. C'est alors seulement que la dame G., qui prend soin de l'enfant, aurait remarqué qu'il était malade. Elle l'aurait conduit à un médecin, qui aurait obtenu son admission à l'hôpital.

Des renseignements qui nous ont été donnés à cet hôpital il résulte que le jeune C. présentait au moment de son entrée de nombreuses plaques muqueuses à l'anus, et des plaques muqueuses à la gorge et à la bouche. Sous l'influence d'un traitement consistant en pilules de proto-iodure de mercure, et pansements au calomel et en gargarismes, tous ces accidents se sont amendés rapidement, et aujourd'hui on constate ce qui suit :

Autour de l'anus il existe quatre plaques muqueuses de la grandeur d'une amande, faisant une saillie à peine appréciable, à surface tout à fait sèche, et en somme presque complètement guéries.

L'anus ne présente pas actuellement de lésion : son orifice n'est pas dilaté ni déprimé, en infundibulum ; ses plis sont bien conservés. On sent dans les aines quelques petits ganglions ne dépassant pas le volume d'un noyau de cerise. La gorge et la bouche ne présentent plus aucune trace de plaques muqueuses ; mais les ganglions sous-maxillaires sont un peu tuméfiés. Les cheveux sont clairsemés, et l'enfant assure qu'ils ont tombé beaucoup à une certaine époque, mais que cette chute est maintenant arrêtée. Sur le tronc, on aperçoit, disséminées en diverses régions, une quarantaine de petites macules brunâtres, arrondies, à bords un peu irréguliers, mais aucune autre trace d'éruption.

L'état actuel de l'enfant, et surtout les renseignements obtenus à l'hôpital, la nature du traitement institué et les résultats fournis par ce traitement montrent que le jeune C. est atteint de syphilis. Le récit de cet enfant qui déclare notamment que le premier « bouton » (sans doute le chancre) est apparu à l'anus doit faire considérer comme vraisemblable que la syphilis a été communiquée par un acte de pédérastie.

Conclusions. — 1° Le jeune C. est atteint de syphilis.

2° Il est probable que cette maladie lui a été communiquée par un acte de pédérastie.

3° Les manifestations actuelles de la syphilis sont aujourd'hui en voie de guérison ; mais l'enfant reste exposé aux conséquences ultérieures de cette maladie, aux divers accidents, dont quelques-uns pouvant être graves, qui menacent toute personne syphilitique pendant un temps illimité.

XIV. — *Inculpation de viol et de transmission de la syphilis.*

— PERSONNEL —

I. *Examen de la jeune H.* — Cet examen a été pratiqué les 2 et 19 mars. Nous avions à rechercher chez cette jeune enfant : *a*) si elle était déflorée et si elle portait des traces d'attouchements : *b*) si elle était atteinte de syphilis, ainsi que cela est attesté dans les certificats de MM. les docteurs R. et C[1].

a. Les parties génitales de la jeune H. sont normalement conformées ; l'orifice de la membrane hymen est de forme circulaire ; il présente à sa partie médiane et inférieure un lobe séparé des parties voisines par deux scissures peu profondes, sans aucune trace de tissu cicatriciel. Sur le reste des bords de l'orifice, il n'y a pas de déchirures. Les deux scissures, symétriquement disposées, dont il vient d'être parlé, doivent être considérées comme dues très probablement à une conformation naturelle et non pas à des déchirures.

La muqueuse vulvaire est atteinte d'une inflammation subaiguë qui se manifeste par une rougeur diffuse et par une sécrétion muco-purulente assez abondante. Cette inflammation ne paraît

---

1. Voici ces certificats :

Certificat du Dr R. — L'enfant est atteinte de vulvo-vaginite assez intense. Aux pieds existent des plaques de pemphigus, affection contagieuse en voie de guérison. Il est nécessaire de surveiller de près cette enfant.

    21 février.

Certificat du Dr C. — L'enfant est atteinte de vulvite qui est consécutive à des traumatismes d'origine probablement vénérienne. De plus il existe des adénites cervicales, et du pemphigus des deux pieds.

    22 février.

Deuxième certificat du Dr R. — Je soussigné, certifie que la jeune Lucienne, âgée de 11 ans, demeurant en ce moment chez Mme..., porte, outre les marques d'une défloration, une affection vénérienne grave et déjà ancienne (syphilis) caractérisée par du pemphigus aux pieds, de l'adénite cervicale, et des plaques muqueuses à la vulve.

    28 février.

pas étendue au canal de l'urètre ; la miction n'est pas douloureuse. Il n'y a pas d'autres lésions sur la vulve. Les ganglions des
aines ne sont pas tuméfiés.

b. La jeune H. prétend qu'il y a environ deux ans elle a eu aux
parties génitales un bouton (au niveau de la grande lèvre droite)
accompagné de grosses glandes dans les aines ; que plus tard
elle a eu des boutons sur la peau et dans la gorge. Cette déclaration éveille *a priori* l'idée d'un chancre syphilitique suivi d'accidents secondaires. Mais le récit de l'enfant est très probablement inexact, du moins sur ce point : elle nous a dit en effet
qu'elle avait été soignée de son « bouton » par M. le docteur S... ;
or, celui-ci nous a fait savoir qu'il avait en effet donné ses soins
à l'enfant, mais qu'il n'avait jamais constaté chez elle de chancre,
et qu'il ne se souvenait même pas lui avoir vu de « bouton » aux
parties génitales.

En réalité, ce qui a fait supposer récemment que la jeune H.
était atteinte de syphilis, c'est l'existence sur les deux pieds d'ulcérations dont il va être parlé plus loin. Mais auparavant, nous
devons déclarer que lors de nos deux examens il nous a été impossible de trouver aucune autre lésion pouvant faire soupçonner
la syphilis. C'est en vain que nous avons cherché les plaques
muqueuses de la vulve signalées dans un certificat de M. le docteur R., en date du 28 février. Il n'y a aucune trace du chancre
initial ; il n'y a pas non plus de plaques muqueuses à la gorge,
à la bouche, à l'anus, aucune éruption cutanée (sauf aux pieds) ;
les divers ganglions accessibles à la palpation ne sont pas tuméfiés, à l'exception de ceux de la nuque ; mais ceux-ci sont très petits,
n'atteignent pas le volume d'un pois, et leur légère irritation est
due vraisemblablement à ce que l'enfant a eu récemment des
poux et s'est excorié le cuir chevelu en se grattant.

Les lésions que l'on remarque sur les pieds consistent en des
macules d'un rouge sombre, plus ou moins régulières, arrondies,
ne dépassant guère la dimension d'une pièce de cinquante centimes. En quelques points, certaines de ces macules sont parse-
mées de cicatrices blanchâtres très superficielles. Sur le pied
droit, il y a une vingtaine de ces taches qui occupent le bord
externe, la face plantaire et surtout le talon. Sur le pied gauche,
elles sont moins nombreuses, et occupent surtout les orteils ;
l'une d'elles est encore recouverte d'une croûte de pus sanguinolent. — Il est difficile de croire qu'il s'agisse là d'une véritable
éruption de pemphigus, car la jeune H. et la personne qui la
soigne nous ont déclaré que les taches actuelles n'ont jamais été
précédées de bulles, de « cloques » qui constituent le pemphigus.
Il est plus difficile encore d'admettre qu'il s'agisse de pemphigus
« syphilitique », puisqu'on ne constate aucune autre trace de

syphilis. — En réalité, si l'on tient compte de l'aspect des macules, de leur siège, du fait qu'elles se sont développées toutes pendant l'hiver, et qu'elles sont aujourd'hui cicatrisées ou en voie de cicatrisation avancée, il devient très vraisemblable que les lésions sont simplement des engelures.

II. *Examen du sieur H. père.* — Cet examen a été pratiqué le 2 mars.

Les parties génitales du sieur H. sont actuellement saines; elles ne présentent pas notamment de plaques muqueuses ni de cicatrices de chancre. Les ganglions des aines ne sont pas tuméfiés. La bouche, la gorge, l'anus ne présentent pas de plaques muqueuses. Il n'a pas d'éruptions cutanées, ni aucun signe de syphilis. On remarque seulement au-devant des deux tibias quelques cicatrices jaunâtres qui paraissent résulter de traumatismes superficiels, et sur le dos du pied droit une cicatrice blanche irrégulière de 3 centimètres de diamètre.

Conclusions. — 1° La jeune H. n'est pas déflorée. Elle est atteinte d'une inflammation des parties génitales; il est impossible de dire si cette inflammation s'est développée spontanément ou si elle a été provoquée par des attouchements.

2° Rien n'indique, à notre avis, que la jeune H. soit atteinte de syphilis.

3° Le sieur H. ne présente pas actuellement de traces de syphilis.

[Ultérieurement la jeune H. avoua qu'elle avait accusé faussement son père, et cela à l'instigation des époux B. chez lesquels elle demeurait avec son père. Les époux B. avaient agi ainsi dans le but de s'approprier une somme d'argent appartenant au sieur H. Ils ont été poursuivis et condamnés.]

XV. — *Avortement.*

— PERSONNEL —

« Vu la procédure commencée contre :

1° C., Maria, 25 ans, domestique;

2° Et autres, inculpés d'avortement et complicité,

Commettons M. le Dr Vibert, médecin légiste à Paris, à l'effet de :

1° Examiner la fille C., recevoir ses explications et entendre également celles du Dr L.;

2° De dire dans son rapport :

a) Si la fille C. porte notamment au col de l'utérus des traces de violences, indiquer les causes probables de ces violences qui pourraient peut-être résulter de l'introduction dans le col de l'utérus de tampons ou éponges comprimées et séchées;

b) Si le traitement que le Dr L. doit avoir ordonné pouvait procurer l'avortement, si les injections avec la poire en caoutchouc et l'application de tampons, même en ouate, n'étaient pas une médication très imprudente;

c) Si, étant données les explications techniques fournies par la fille C., il y a lieu de penser que l'avortement a été procuré par le docteur;

d) Le cas échéant, expliquer, en tenant compte des explications de la fille C., comment la fausse couche a pu se produire;

e) Enfin comment il peut se faire qu'une fille de la campagne donne une description très exacte du tampon d'éponge comprimée et d'une sonde à double entonnoir. »

« M. le Dr Vibert voudra bien donner en outre tous les renseignements et conclusions qu'il croira utile à la manifestation de la vérité. »

Serment préalablement prêté, ai procédé à l'accomplissement de la mission qui m'était confiée.

1. *Examen de la fille C.* — Cet examen a été pratiqué à l'hôpital de Mantes, le 7 février, avec le concours de MM. les Drs B. et D. Il a donné les résultats suivants :

Le ventre est peu volumineux, il ne présente pas de vergetures, la ligne blanche de l'abdomen n'est pas pigmentée. On ne sent pas le fond de l'utérus au-dessus du pubis. La vulve ne porte pas de marques de violence.

Après avoir introduit le speculum, on constate que les parois du vagin ne portent pas de traces de blessures, que le col de l'utérus a la forme d'une fente de 1 centimètre et demi à 2 centimètres de longueur, légèrement entr'ouverte, sans déchirures. Un peu de liquide incolore s'échappe de cet orifice, assez abondamment pour réapparaître presque aussitôt après qu'on l'a essuyé. Tout autour de cet orifice, et sur une zone d'environ 1 centimètre de largeur, la muqueuse du col est rouge, parsemée de petites fongosités et de minimes exulcérations. On n'aperçoit pas de lésions qu'on puisse attribuer sûrement à l'action d'un instrument vulnérant.

Les seins sont peu volumineux; de l'un d'eux on peut faire sortir une goutte de lait, d'un blanc opaque.

Voici maintenant les déclarations principales de la fille C. qu'elle nous a faites spontanément ou en réponse à nos questions :

Sa grossesse remonterait au plus tôt au 10 septembre, date du premier coït; elle est allée pour la première fois chez M. le Dr L., le 27 décembre. Elle y est retournée tous les huit jours

environ, elle lui a fait en tout cinq visites, la dernière le
25 janvier. Pendant les trois premières visites, le docteur lui a seulement introduit un speculum, et lui a nettoyé les parties, en y
injectant un liquide avec une poire en caoutchouc, et en y introduisant un tampon d'ouate mouillée qu'il laissait à l'intérieur.
Il lui aurait donné une bouteille qui contenait un liquide qui
devait être bu par cuillerées ; à la troisième visite il aurait joint
à ces médicaments une « grosse poignée de safran » destinée à
être prise en plusieurs jours. Cette drogue n'aurait d'ailleurs
produit aucun effet.

A la quatrième visite les choses se seraient passées différemment. M. le Dr L., après avoir introduit le speculum et lavé les
parties, aurait pris une sonde en gomme, à double embouchure,
que l'inculpée décrit avec précision, et dont elle a montré le
modèle parmi les instruments qui se trouvent à l'hôpital. Le
speculum restant en place, la sonde aurait été introduite jusque
dans la matrice, à ce que suppose l'inculpée. Si l'introduction du
speculum était chaque fois fort douloureuse, l'introduction de
la sonde n'a pas occasionné de sensation pénible. La fille C. nous
a dit qu'elle était certaine que le médecin n'avait pas injecté un
liquide quelconque à travers cette sonde ; il se serait borné à la
remuer en différents sens pendant qu'elle était dans les parties.
Cette manœuvre aurait occasionné une hémorragie fort abondante, un torchon plié en quatre aurait été traversé, et le sang
aurait coulé non pas goutte à goutte, mais en jet dans une
cuvette. Après avoir retiré la sonde, le médecin aurait placé et
laissé dans les parties un tampon fortement serré par plusieurs
tours de ficelle en forme de cylindre, gros comme un crayon et
long de 3 à 4 centimètres. Ce tampon avait une couleur jaune
brun. L'hémorragie (avant ou après l'introduction de ce tampon)
s'est arrêtée si complètement que la fille C. a pu, en sortant de
chez le médecin, marcher pendant deux heures sans que sa chemise fût tachée d'une goutte de sang. Pendant la fin de cette
journée, et jusqu'à la visite suivante, la fille C. n'a éprouvé aucune
douleur.

A la cinquième visite, les mêmes manœuvres ont été pratiquées. L'introduction de la sonde a encore été suivie d'une hémorragie moins abondante que précédemment et arrêtée tout
aussi vite. Un autre tampon a été placé, semblable à celui qui
vient d'être décrit ; mais il était plus petit, c'est-à-dire d'un
moindre diamètre. La fille C., qui nous a donné spontanément ce
détail, l'a confirmé formellement à plusieurs reprises.

Ces manœuvres avaient été pratiquées le 23 janvier. La fille C.
n'a absolument rien éprouvé d'anormal et n'a nullement souffert jusqu'au 29 janvier. Le matin de ce jour, elle s'est réveillée

avec un mal de tête qui l'a obligée à rester couchée. L'après-midi elle a été prise de coliques et de maux de reins, puis elle a perdu de l'eau par les parties génitales, et enfin a expulsé le fœtus, qu'elle a examiné, et qui était un peu plus grand que la main. Sur le cordon ombilical elle a trouvé le tampon qui avait été introduit par le médecin. Ce tampon adhérait si fortement que la fille C. n'a pu l'en séparer qu'en se servant de ciseaux. Elle l'avait mis de côté pour le conserver; mais, quelque temps après, elle a pris le parti de le brûler. Il n'était pas plus gros qu'au moment de l'introduction.

Explications de M. le Dr L. — M. le Dr L. reconnaît avoir reçu la visite de la fille C. aux dates indiquées. La première fois, cette fille lui ayant dit que ses règles ne venaient plus, il a recherché si elle était enceinte et n'a pas trouvé de signes certains de grossesse. Ces signes ne peuvent être constatés en effet qu'à une période assez avancée. Il était tout naturel que M. le Dr L. les recherchât; mais il savait fort bien, ainsi qu'il le reconnaît d'ailleurs, que leur absence ne prouvait nullement que la fille C. ne fût pas enceinte.

Au cours de son examen, M. le Dr L. avait reconnu que la fille C. était atteinte de vaginite et de métrite granuleuse du col. Il a immédiatement institué un traitement propre à combattre cette affection, à savoir : légère cautérisation du col avec le crayon de nitrate d'argent; injection d'eau boriquée. Il a renouvelé ce pansement à chaque visite et il a prescrit des injections de tanin, des pilules d'arséniate de fer et de quinquina.

M. le Dr L. déclare qu'il n'a pas fait d'autres prescriptions qu'il n'a jamais introduit ni sonde ni tampon dans la cavité de la matrice et que sur tous ces points le récit de l'inculpée est entièrement faux.

II. *Réponses aux questions posées par M. le juge d'instruction :*

A. Au moment où nous avons examiné la fille C., le col de l'utérus ne présentait pas de lésions qu'on pût attribuer sûrement à des violences. Il n'y avait ni piqûres, ni contusions, ni déchirures. L'orifice du col était bordé par une zone assez régulière. rouge, granuleuse, légèrement ulcérée. Cet aspect est bien plutôt celui d'une inflammation chronique. développée spontanément, que celui de lésions succédant à un traumatisme.

L'introduction dans l'orifice du col d'un tampon en éponge comprimée pourrait à la rigueur occasionner une inflammation du canal cervical, mais on ne comprend guère comment elle pourrait produire une inflammation localisée au pourtour de l'orifice, région qui n'était pas touchée par le tampon.

B. M. le Dr L. dit avoir constaté chez la fille C. une vaginite et des granulations du col de l'utérus. Il est probable, d'après les constatations que nous avons faites nous-même sur l'inculpée. que ce diagnostic était exact, au moins en ce qui concerne les granulations du col. Le traitement prescrit était en conformité avec le diagnostic et parfaitement correct.

Même en tenant compte de ce fait que M. le Dr L. était persuadé, ainsi qu'il le reconnaît, que la fille C. était enceinte, le traitement institué ne peut être considéré, à notre avis, comme « très imprudent ». Ni le lavage du vagin à l'eau boriquée ou au tanin, ni l'application d'un tampon d'ouate à la surface du col, ni même une cautérisation légère des granulations avec du nitrate d'argent ne sont des manœuvres capables de provoquer l'avortement, à moins qu'il ne s'agisse d'une femme d'une telle impressionnabilité que la plus légère excitation du col interrompe le cours de la grossesse.

Il est vrai que certains médecins se refuseraient peut-être à pratiquer sur une femme enceinte le traitement que M. le Dr L. dit avoir choisi. Mais cette abstention serait inspirée, croyons-nous, bien plus par la crainte de prêter à des soupçons et à des commentaires malveillants que par la conviction que de telles manœuvres sont réellement dangereuses.

C. Avant de répondre à cette question, il est nécessaire d'indiquer par quels procédés l'avortement est ordinairement provoqué.

Les procédés les plus efficaces et les plus usuels sont au nombre de trois : la ponction de l'œuf, le décollement de l'œuf, la dilatation du col.

Pour pratiquer la ponction de l'œuf on se sert de n'importe quel objet ayant la forme d'une tige assez déliée pour traverser le canal du col de la matrice, et assez résistante pour déchirer les membranes de l'œuf.

Pour décoller l'œuf, on introduit encore un instrument jusqu'au fond de la cavité utérine, en passant par le canal du col ; l'instrument doit être souple pour ne pas déchirer les membranes de l'œuf, tout en les détachant de la paroi utérine sur une certaine étendue. On se sert généralement d'une sonde en gomme. On peut aussi opérer le décollement en poussant un liquide quelconque injecté à travers une sonde introduite dans le canal du col.

Pour dilater le canal du col, on y place une tige d'une substance susceptible de se gonfler lentement en absorbant les liquides que sécrètent les organes génitaux. On se servait autrefois pour cela d'éponge comprimée ; aujourd'hui on n'emploie plus guère l'éponge, mais des fragments de tige de laminaria.

Nous ferons remarquer immédiatement qu'un médecin décidé à pratiquer un avortement criminel aurait tout intérêt à choisir l'un des deux premiers procédés plutôt que le troisième.

La ponction ou le décollement de l'œuf sont d'une efficacité bien plus certaine et plus rapide, d'une exécution plus facile et ne réclamant aucun outillage compromettant. Au contraire, la dilatation du col agit lentement, peut manquer son but, nécessite ordinairement l'introduction de plusieurs tampons, oblige par conséquent à plusieurs opérations, occasionne habituellement des douleurs prolongées ; enfin les tampons laissés en la possession de la femme fournissent la preuve des manœuvres abortives.

Quoi qu'il en soit, quand on entend la fille C. parler de ces tampons (d'éponge comprimée, semble-t-il), et décrire assez exactement la façon dont ils ont été introduits, il semble au premier abord que ce récit n'a pu être inventé et que l'avortement a été obtenu par ce procédé. Mais quand on étudie de plus près les déclarations spontanées ou les réponses de la fille C., déclarations et réponses qui sont faites avec beaucoup de précision et renouvelées formellement à plusieurs reprises, on constate que le récit de l'inculpée présente de telles invraisemblances, que sa sincérité devient fort douteuse. Nous allons signaler les principales de ces invraisemblances.

La dilatation du col par l'éponge préparée, la laminaria, etc., est habituellement douloureuse pendant tout le temps qu'elle se produit, c'est-à-dire plusieurs jours ; les douleurs sont même parfois intolérables. Or la fille C. n'a « absolument rien senti » tout le temps qu'elle a gardé les deux tampons qui lui ont été successivement appliqués. Ce n'est pas que cette fille soit naturellement insensible à la souffrance, puisqu'elle a « pleuré de douleur » chaque fois qu'on lui a introduit le speculum.

La fille C. a dit spontanément et nous a ensuite répété à plusieurs reprises que le tampon qui lui a été mis la seconde fois était plus petit, plus mince que le premier. C'est exactement le contraire qui aurait dû se passer. Un premier tampon, une fois qu'il a atteint la limite du gonflement que peut lui donner l'humidité, laisse le col dilaté, mais dilaté souvent d'une façon insuffisante. Il faut alors introduire dans la cavité déjà élargie du col un second tampon *beaucoup plus gros* que le premier, qui, en se gonflant lui-même, augmentera encore la dilatation du col. Si l'on admet que, dans le cas actuel, le premier tampon avait complètement manqué son effet, ne s'était pas gonflé, M. le Dr L. aurait pu en remettre un autre semblable, mais il n'avait aucune raison d'en choisir un plus petit, étant donné surtout que la fille n'avait éprouvé aucune douleur.

La fille C. déclare encore que le dernier tampon est resté collé sur le cordon ombilical du fœtus, qu'elle a recueilli et gardé un certain temps ; il était, dit-elle, à peu près aussi gros qu'au moment où le médecin l'avait mis (six jours auparavant).

Cela est inadmissible. Au moment de l'accouchement le tampon devait être tombé depuis longtemps, on ne comprend pas comment il avait pu se trouver collé sur le cordon ombilical ; en tout cas, six jours après son introduction il aurait dû être considérablement gonflé, autrement sa présence aurait été inefficace. Il est certain que sur ce point la déclaration de l'inculpée est inexacte.

D'un autre côté, la fille C. dit qu'on lui a introduit dans les parties génitales une sonde qui, d'après la description qu'elle donne, aurait été une sonde destinée spécialement à faire des injections à l'intérieur de l'utérus (ou de la vessie). Là encore cette déclaration, fort grave au premier abord, devient peu vraisemblable quand on l'analyse d'après les explications de l'inculpée.

Tout d'abord on ne comprend pas pourquoi M. le Dr L. aurait, dans les deux dernières séances, employé coup sur coup la sonde et le tampon. L'un ou l'autre de ces deux procédés aurait dû lui suffire ; il était inutile et compromettant pour lui de les combiner. En introduisant la sonde et en produisant ainsi une hémorragie très abondante, il devait naturellement penser que cette manœuvre amènerait le résultat désiré, et il n'était nul besoin de placer encore un tampon à l'intérieur du col. En outre, M. le Dr L., qui n'a pas fait d'injections à travers cette sonde, n'avait aucune raison de choisir cet instrument pour pratiquer des manœuvres abortives ; il n'est pas plus commode qu'un autre instrument, il ne se trouve pas dans une trousse ou parmi les ustensiles d'un usage courant, car il est fort rarement employé ; enfin il est d'une forme assez singulière pour retenir l'attention de l'opérée.

Si nous supposons un instant que M. L. a fait tout cela, qu'il a été un avorteur malhabile et imprudent, il reste encore d'autres points suspects dans le récit de l'inculpée. Il est fort improbable que l'hémorragie si abondante provoquée par l'introduction de la sonde ait été arrêtée aussi vite et aussi complètement que le dit l'inculpée ; très improbable aussi qu'à la suite de ces deux opérations la fille C. n'ait éprouvé aucune douleur ; très improbable encore que, la sonde ayant été introduite les 17 et 23 janvier, l'avortement ne soit survenu que le 29 janvier.

En ce qui concerne l'ingestion de médicaments ou de drogues, il nous paraît que, si ses substances ont été administrées, ce ne sont pas elles qui ont occasionné l'avortement. En effet, dans l'immense majorité des cas, les substances dites abortives ne peuvent interrompre une grossesse de plusieurs mois sans occasionner des troubles graves de la santé, et la femme C. assure s'être très bien portée jusqu'au matin du 29 janvier.

En résumé, la fille C. décrit, aussi exactement qu'on peut l'attendre d'une femme de sa condition, des manœuvres qui sont bien celles que doivent employer un avorteur ou une avorteuse. Mais la conduite qu'elle attribue au Dr L. est, au point de vue purement technique, absurde et inutilement compromettante. En outre, la plupart des explications que cette fille donne avec beaucoup de précision et d'assurance sur le détail des manœuvres sont invraisemblables ou inadmissibles.

Si l'instruction établissait que M. le Dr L. est réellement coupable, il n'en resterait pas moins vrai que les déclarations de la fille C. sont inexactes sur un grand nombre de points.

D. Après ce qui précède il n'y a pas lieu de répondre à cette question.

E. Il semble impossible que la fille C. ait inventé de son propre chef la description de l'éponge comprimée et de la sonde. Il faut admettre ou bien qu'elle a réellement vu ces objets chez M. le Dr L. ou ailleurs, ou bien que quelqu'un les lui a dépeints.

Le 1er février 1894.

XVI. — *Avortement.*

— MM. BROUARDEL ET THOINOT [1] —

Autopsie du cadavre de la demoiselle Th... — Cette opération a été pratiquée par nous à la Morgue, le 29 novembre 1896, en présence du Dr B. que nous avions convoqué. Le Dr B. nous a donné de vive voix les renseignements sur la nature des opérations pratiquées par lui sur la demoiselle Th... et sur le mode d'exécution de ces opérations. Nous avons demandé au Dr B. de vouloir bien consigner les renseignements qu'il nous avait donnés dans une note écrite qu'il nous a remise le 30 novembre au soir et qui est annexée à ce rapport. De ces renseignements il résulte, *en résumé*, que le 24 novembre le Dr B. aurait pratiqué un curettage utérin sur la demoiselle Th..., qu'au cours de cette opération une hémorragie lui aurait fait reconnaître qu'il se trouvait en présence d'un utérus gravide. Il continua l'opération ; une complication se produisit : la perforation de l'utérus, démontrée par ce fait qu'une anse intestinale venait faire apparition au dehors du col, attirée par l'opérateur. L'opération en serait restée là ce jour-là, le mari présent s'étant opposé formellement à ce que le Dr B. conjurât par une laparotomie les conséquences graves de la rupture utérine.

La malade, après un pansement palliatif, aurait été reportée

1. Annales d'hygiène publique et de médecine légale. 1898, t. XXXVIII.

au lit, mais l'apparition d'accidents graves dans la soirée ou la nuit, du 24 au 25 aurait décidé le Dr B. à faire, avec l'aide de deux confrères appelés en toute hâte, la laparotomie. Cette opération aurait fait connaître une plaie béante de l'utérus, qui fut suturée. Le Dr B. aurait trouvé dans la fosse iliaque une tête fœtale. Le ventre aurait été enfin refermé, et la malade aurait succombé quelques heures plus tard.

Aspect extérieur du cadavre. — Le cadavre est en assez bon état de conservation. La rigidité a disparu. Sur l'abdomen on remarque un pansement appliqué au-dessous de l'ombilic, sur la région située entre cet endroit et le pubis. Ce pansement est fait de plusieurs doubles d'une tarlatane que le liquide antiseptique imprégnant a rendue de couleur rosée. Le pansement est maintenu par des bandelettes de sparadrap entre-croisées, et fixées par leurs extrémités sur la peau de l'abdomen. Les parties génitales externes sont cachées par une bandelette de ouate hydrophile placée entre les cuisses. Cette ouate est imbibée d'un liquide sanieux s'écoulant du vagin.

Les seins sont volumineux, donnant à la main la sensation d'engorgement, et laissent écouler à la pression, par le mamelon, quelques gouttes d'un liquide légèrement opalin (colostrum).

Le pansement abdominal enlevé met à nu une incision cutanée réunie par des points de suture.

Cette incision verticale et médiane commence à 4 centimètres au-dessous de l'ombilic, et s'arrête à 3 centimètres au-dessus de l'arcade pubienne. Elle a 7 centimètres et demi de long, et ses lèvres sont affrontées par sept points de suture. Du sang desséché recouvre le trajet de l'incision, les extrémités libres des fils et les environs immédiats de l'incision.

Le plastron thoraco-abdominal étant détaché en son entier, nous examinons la face péritonéale de la plaie : les tissus profonds sont divisés comme les tissus superficiels, et la plaie profonde correspond complètement, comme situation, direction et dimension, à la plaie cutanée ; elle est verticale, a 7 centimètres et demi de hauteur, et ses lèvres, musculaires et aponévrotiques, sont affrontées par trois points de suture.

Nous enlevons les fils de suture ; il en existe quatre superficiels et trois profonds ; et nous notons que les fils profonds sont, dans la partie de leur trajet qui transperçait les plans profonds, absolument intacts de toute imbibition par le sang.

L'examen de la plaie débarrassée de ses fils donne les résultats suivants :

La surface interne de section est, sur ses deux lèvres, dans toute sa hauteur et dans toute sa longueur, exsangue, à la seule exception du tiers inférieur ; là, le bord cutané seul est coloré par une petite traînée de sang qui ne dépasse pas la moitié de la hauteur du derme.

Des incisions pratiquées à la distance de 1 centimètre et demi l'une de l'autre environ, perpendiculairement à la plaie et comprenant la peau et les parties sous-jacentes, ne montrent aucune trace de sang sauf en trois points :

1° Au niveau de l'avant-dernière suture à droite (en comptant de haut en bas), il y a coloration par le sang des parois du trajet de ladite suture, dans leur partie cutanée seulement ;

2° Il y a une ecchymose de 2 millimètres et demi de diamètre et d'un demi-millimètre à peine d'épaisseur dans le tissu cellulaire qui couvre l'aponévrose profonde, aux environs du trajet de cette même suture ;

3° Enfin, dans le plan musculaire profond, en haut et à gauche, on trouve une ecchymose d'aussi faibles dimensions.

Le plastron thoraco-abdominal enlevé, la surface du paquet intestinal apparaît dépolie, avec plaques ecchymotiques rouges. en plusieurs points : ces plaques ecchymotiques, de 1 centimètre de diamètre environ, ne dépassent pas la tunique séreuse de l'intestin. Il y a de petits grumeaux purulents çà et là ; et des fausses membranes purulentes, récentes et peu adhérentes, agglutinent quelques anses entre elles. Ces lésions de *péritonite aiguë* sont généralisées, mais leur maximum (fausses membranes purulentes et ecchymoses péritonéales) se trouve au niveau des parties inférieures de l'intestin, c'est-à-dire au voisinage des organes du petit bassin.

L'*épiploon* est manifestement épaissi.

Le *petit bassin* contient une cuillerée de liquide sanieux.

La région des intestins avoisinant le foie et la vésicule biliaire est plus fortement colorée par la transsudation de la bile que cela ne se remarque ordinairement, et il est même possible de recueillir, en déprimant les intestins en ce point et en présentant une capsule, une cuillerée à bouche environ d'un liquide jaunâtre ayant les apparences de la bile.

La surface externe, postérieure et supérieure de l'*utérus*, présente une déchirure réunie par quatre points de suture.

La *vessie* est intacte à la surface externe.

Ces premières constatations faites, on enlève chacun des organes de la cavité abdominale et les organes du petit bassin (utérus, vagin, vessie, rectum) pour en faire l'examen.

L'*estomac* est sain ; nous en extrayons 250 grammes d'un liquide noir, sans odeur particulière, qui est mis en bocal.

L'*intestin grêle* incisé montre une muqueuse duodénale fortement imprégnée de bile ; le reste du petit intestin est sain, sauf quelques ecchymoses de la muqueuse, isolées en général, mais accumulées et agglomérées en plaques sur quelques points, vers le milieu de l'intestin grêle ; il existe encore une exulcération de 5 millimètres de diamètre vers l'union des deux tiers supérieurs avec le tiers inférieur.

Le *gros intestin* est complètement sain.

Il est à noter que la fin du petit intestin et le gros contiennent des matières fécales dures, en billes, en assez grande quantité.

Le *foie* est pâle, décoloré, de la teinte habituelle au foie des individus qui ont succombé à une infection.

La *vésicule biliaire* est remplie d'une bile noirâtre ; ses parois sont épaisses, mais sans altération. Elle ne contient pas de calculs biliaires.

Les *reins* sont décolorés, comme ceux des sujets succombant à une infection aiguë ; ils se décortiquent mal et sont un peu durs à la coupe.

La *rate* est un peu plus molle que normalement.

La muqueuse de la *vessie* est saine ; il en est de même de celle du *rectum*.

L'examen des *organes génitaux internes* se fait après leur enlèvement en bloc par une section rasant les parois du petit bassin et une disjonction de la symphyse pubienne.

Le *vagin* contient un gros drain en caoutchouc qui s'enfonce dans une ouverture pratiquée dans le cul-de-sac postérieur vaginal : cette ouverture admet facilement le petit doigt, difficilement l'index.

L'*ovaire gauche* est volumineux et contient un corps jaune encore hémorragique : l'*ovaire droit* est normal.

L'*utérus* présente, avons-nous dit plus haut, une déchirure à sa surface péritonéale supérieure et postérieure, dont les lèvres sont réunies par quatre points de suture. Sur le col utérin, dont les lèvres sont fendues à droite et à gauche, on trouve deux points de suture réunissant de chaque côté les lèvres sectionnées.

L'utérus est ouvert de façon à permettre l'examen de sa cavité. Cette cavité présente en haut, sur sa paroi postérieure, une surface sanglante et fongueuse, qui a les caractères d'une insertion placentaire.

A la plaie utérine *externe*, signalée plus haut, répond une plaie *interne* de même dimension et fermée par des points de suture. La paroi utérine était donc divisée en entier dans sa hauteur au point signalé. Les lèvres de la section sont imbibées de sang.

La hauteur de la cavité utérine est de 12 centimètres, mesurée de l'extrémité du col au fond ; la largeur, de l'abouchement d'une trompe à l'autre, est de 7 centimètres. La largeur de la paroi interne du col, sectionné et étalé à plat, est de 6 centimètres.

Les parois utérines ont, au niveau du corps, là où elles ont le maximum d'épaisseur, 22 millimètres.

Le poids de l'utérus est de 203 grammes.

Les *poumons* sont sains.

Les cavités du *cœur*, l'artère pulmonaire et ses branches ne contiennent pas de caillots. Les valvules cardiaques sont saines.

L'*aorte*, à sa naissance, présente de nombreuses plaques d'athérome, ulcérées et anciennes. Ces plaques existent en moindre quantité sur la crosse et sur l'aorte thoracique qui est remplie de sang noir à demi coagulé, comme cela se trouve dans certaines infections.

Les organes de la *cavité encéphalique* sont sains.

Résumé et discussion. — Les lésions relevées à l'autopsie, et que nous devons seules retenir ici, comme ayant rapport aux accidents présentés par la demoiselle Th... pendant la vie à ses derniers moments, aux opérations qu'elle aurait subies et aux causes qui ont pu déterminer la mort, sont les suivantes :

1° La présence d'une insertion placentaire dans l'utérus et l'hypertrophie de cet organe ;

2° La déchirure de l'utérus ;

3° La péritonite purulente aiguë.

1° *Présence d'insertion placentaire sur la muqueuse de l'utérus et hypertrophie de cet organe.* — Ce sont là des signes certains de grossesse. Préciser l'époque à laquelle est parvenue cette grossesse ne nous est pas encore possible : des constatations ultérieures seront nécessaires. Nous ferons remarquer que les dimensions assignées par nous, lors de l'autopsie de l'utérus vide de son produit, ne sont pas celles qu'il avait à l'état de plénitude, la rétraction étant intervenue pour modifier les dimensions de l'organe. Un autre élément devra aussi entrer en ligne de compte : les résultats fournis par l'examen de la tête fœtale dont il sera question plus loin. *Sous toutes ces réserves*, on peut admettre que la grossesse datait de trois mois et demi environ.

2° *Déchirure de l'utérus.* — Cette déchirure ne peut être expliquée que par l'action d'un instrument agissant sur la paroi utérine de dedans en dehors ; il est absolument rationnel de rattacher à la cause mécanique qui a perforé l'utérus le détachement du fœtus implanté sur cette muqueuse, fœtus dont nous n'avons trouvé aucun débris.

3° *Péritonite purulente aiguë.* — L'autopsie ne nous met en présence que de deux hypothèses pour expliquer cette périto-

nite : elle se rattache à la *perforation de l'utérus* ou est de *cause
intestinale*.

En faveur de la première hypothèse, celle qui attribue la péritonite trouvée par nous à l'irruption dans la séreuse des liquides
provenant de l'utérus perforé, on peut faire valoir les raisons
suivantes :

La péritonite constatée sur le cadavre de la demoiselle Th...
est, comme le sont les péritonites par perforation aiguë, généralisée et en outre son maximum siège au niveau du voisinage
de l'organe perforé.

Nous devons faire remarquer cependant que si la péritonite
est la conséquence de la déchirure utérine, entre celle-ci et la
mort il se serait écoulé — au dire du Dr B. — vingt-sept heures,
et que l'étendue et l'intensité de l'inflammation de la séreuse
dépassent peut-être ce que l'on est habitué à rencontrer dans
les occasions semblables.

Mais des circonstances particulières au cas d'espèces que nous
examinons ont pu déterminer une aggravation et une marche
plus rapide de la péritonite. Ces circonstances sont le séjour
d'une tête fœtale (dont il sera question ci-dessous) dans la séreuse et en second lieu la laparotomie pratiquée quelques
heures avant la mort, alors que la péritonite était en évolution.

Les péritonites d'origine intestinale, *sans perforation*, c'est-à-
dire consécutives à une inflammation de la muqueuse intestinale,
de l'intérieur du canal en d'autres termes, sont au contraire peu
fréquentes, très rarement aiguës et encore plus rarement généralisées. Les lésions de la muqueuse intestinale qui leur donnent
naissance sont en outre ordinairement très caractérisées.

En prenant en considération que l'entérite relevée par nous
sur le corps de mademoiselle Th... n'était pas intense, que la
péritonite était généralisée et aiguë, on doit considérer comme
peu vraisemblable l'hypothèse de péritonite d'origine intestinale.

Avant de formuler les conclusions de ce rapport, nous devons
donner quelques indications sommaires et d'attente, sur la tête
de fœtus que M. le Dr B. nous a remise comme trouvée par lui
— lors de son opération de laparotomie — dans la fosse iliaque
de la demoiselle Th... Cette tête était conservée dans un bocal
remplie d'un liquide conservateur.

Nous raisonnons comme si cette tête était bien celle du fœtus
contenu dans l'utérus gravide de mademoiselle Th..., mais nous
faisons toute réserve sur son origine.

Cette réserve faite, voici la description sommaire de cette
pièce, pour l'examen de laquelle des recherches complémentaires s'imposent (dissection, ouverture du crâne, mensuration
des parties formant le squelette, etc....).

Cette tête est bien formée, toutes les parties en sont nettement figurées. Elle pèse 15 grammes et les diamètres en sont les suivants : bipariétal 25 millimètres ; antéro-postérieur 29 millimètres. — Elle paraît, à un examen rapide, appartenir à un fœtus de trois mois et demi environ. Une suffusion sanguine occupe le sommet du crâne, l'occiput et les pariétaux. La peau est enlevée sur le front et en partie rabattue sur la face.

A gauche, au-dessus de l'apophyse zygomatique, en avant de l'oreille, est un trou ayant 4 millimètres de profondeur, 6 millimètres de hauteur ; il est fait de telle sorte que, à sa partie antérieure, la lame crânienne est à peine touchée, et qu'au contraire le crâne est perforé à sa partie postérieure.

Cette tête a été détachée du tronc auquel elle appartenait par une section faite en deux endroits : la première tombe au niveau du larynx et s'arrête à la colonne vertébrale ; la deuxième coupe à hauteur de la cinquième ou sixième cervicale. La première section est nette, et la colonne vertébrale droite ; la seconde entame la région cervicale postérieure en produisant une figure en croissant.

Conclusions. — 1° L'opération pratiquée sur la demoiselle Th..., le 24 novembre 1896, au dire du Dr B... a déterminé un avortement (interruption de grossesse) et une déchirure de l'utérus.

2° La grossesse, au moment de l'interruption, pouvait remonter à trois mois et demi environ. Des recherches ultérieures sont nécessaires pour donner plus de précision à ce point.

3° Il existait une péritonite aiguë purulente généralisée. La cause de cette péritonite semble avoir été la perforation de l'utérus.

4° La mort doit être attribuée à la péritonite.

Même affaire. Deuxième rapport.

— MM. BROUARDEL, THOINOT, MAYGRIER —

Pour répondre aux questions à nous posées par M. le juge d'instruction, nous nous appuyons :

1° Sur la note écrite que nous a remise le Dr B., le 30 mars au soir ;

2° Sur la déposition orale faite devant nous par les Drs B. et J. le 11 décembre, en présence de M. le procureur de la République et de M. le juge d'instruction.

1° *Quels sont les troubles survenus dans la santé de mademoiselle Th... qui justifient un curettage ?*

Nous n'avons pour répondre à cette question que la note remise par le Dr B., note d'après laquelle mademoiselle Th...

était atteinte de catarrhe utérin, pertes blanches, leucorrhée abondante et douleurs abdominales.

Il est vrai que ce sont là des signes d'inflammation légère de la muqueuse de l'utérus, qui, pour certains médecins, sont une indication de curettage.

Dans le cas particulier, nous devons faire remarquer que le Dr J.. au cours des visites que lui a faites mademoiselle Th..., n'a, d'après son dire, procédé à aucun examen, et ne s'est pas en particulier assuré de l'état de l'utérus. Il a toutefois conseillé le curettage et c'est dans ce but qu'il a adressé la malade au D^r B.

2° La palpation bimanuelle pratiquée comme le dit le Dr B. permet-elle de reconnaitre la grossesse, en règle générale et dans le cas particulier ?

Le Dr B. pouvait-il, dans le cas donné, méconnaitre la grossesse ?

A. — Chez une femme enceinte avant le terme de quatre mois et demi environ, il n'existe pour établir le diagnostic de grossesse que des signes de présomption ou de probabilité ; après quatre mois et demi, il y a des signes de certitude (battements du cœur et mouvements actifs du fœtus perçus par le médecin). Mais nous devons ajouter que le diagnostic de la grossesse est parfois si délicat et si difficile qu'elle peut être méconnue dans ses premiers mois, et même dans toute sa durée.

Dans la première période, celle où n'existent que les signes de présomption ou de probabilité, le médecin a à sa disposition les signes fournis par *l'interrogatoire*, *l'inspection du corps* (*seins*, *organes génitaux*, etc...), le palper seul, le toucher seul et le toucher combiné au palper (examen bimanuel); le dernier moyen est sans contredit celui qui peut fournir les meilleurs renseignements. Grâce à lui, dans la majorité des cas, il est possible de constater l'augmentation de volume de l'utérus, sa consistance souple, molle, élastique, et son durcissement sous la main s'il survient une contraction.

Toutefois, il est des cas où l'examen bimanuel ne donne pas de résultat positif, par exemple lorsque l'utérus présente une mollesse extrême et qu'il ne se contracte pas sous la main.

En règle générale, on peut dire que les résultats de l'examen bimanuel sont d'autant plus probants que la grossesse est plus avancée.

On voit donc que ce moyen de diagnostic n'est pas infaillible et qu'il faut lui associer les signes fournis par les autres modes d'exploration.

B. — Dans le cas particulier, le Dr B. pouvait-il méconnaître la grossesse,

Pour répondre à cette question, examinons la façon dont il a procédé :

La demoiselle Th... entra le 23 au soir chez lui. Le Dr B. ne la vit pas ce jour-là.

Le 24, le Dr B. arriva, vers dix heures du matin, rue de l'Arcade ; il aurait fait endormir la malade sans se livrer encore à aucun examen et, lorsqu'elle fut amenée endormie, il aurait sur la table d'opération, après un lavage du vagin au lysol, pratiqué l'exploration bimanuelle. Il aurait, par cet examen, constaté à gauche une grosseur qu'il rapporta à un fibrome ; il aurait demandé à l'entourage si mademoiselle Th... avait une suppression des règles, question qui serait restée sans réponse. Il introduisit alors dans la cavité utérine un hystéromètre qui lui donna 10 centimètres, et tout aussitôt après, la curette.

Telle est la façon dont le Dr D. a procédé. Etait-elle suffisante pour éviter une erreur? Nous ne le pensons pas et en voici les raisons :

Le seul procédé d'examen mis en œuvre par le Dr B. a été l'exploration bimanuelle sous le chloroforme; il n'y a eu ni interrogatoire, ni inspection du corps. L'exploration bimanuelle lui démontra l'existence d'une grosseur abdominale ; le Dr B. crut, dit-il, a un fibrome, demanda à l'entourage s'il y avait suppression des règles et, sans réponse, procéda, sans plus attendre, à l'opération du curettage. Or, il est de règle, lorsqu'on doit procéder à une intervention opératoire utérine chez une femme que l'on voit pour la première fois, si on vient à découvrir une tumeur abdominale, de toujours songer, lorsque la femme est en état de concevoir, à la possibilité d'une grossesse. On doit alors surseoir à toute intervention jusqu'à ce que l'on ait, par les moyens appropriés, acquis l'assurance que l'utérus n'est pas gravide. Dans le cas particulier, le Dr B., trouvant une grosseur abdominale chez une jeune femme qu'il n'avait, dit-il, jamais examinée jusque-là, devait prendre toutes mesures pour établir par l'interrogatoire et par un examen plus approfondi ou ultérieur, le diagnostic différentiel entre le fibrome auquel il croyait et la grossesse dont la possibilité aurait dû se présenter à son esprit, de façon à être certain de ne pas intervenir sur un utérus gravide.

Ces mesures de prudence, le Dr B. ne les a pas prises. Il a reconnu lui-même, en notre présence, que son examen et son diagnostic avaient été, sans contestation, insuffisants, et qu'il s'en était rapporté, par son intervention opératoire. aux renseignements (catarrhe utérin) qui lui avaient été fournis.

3° *Comment l'hémorragie a-t-elle averti le Dr B. que l'utérus était gravide?*

Il ressort de la déposition orale du Dr B. que ce n'est pas l'hémorragie qui a démontré qu'il se trouvait en présence d'un utérus gravide, mais bien la sortie des débris fœtaux, débris informes suivant son dire.

Le Dr B. n'aurait pas remarqué, avant la sortie de ces débris, qu'il se fût écoulé du liquide amniotique.

4° Le Dr B., lorsqu'il s'est aperçu qu'il se trouvait en présence d'un utérus gravide, devrait-il s'arrêter ?

A. — Si le Dr B. avait soupçonné qu'il se trouvait en présence d'un utérus gravide *avant l'issue des débris fœtaux* et seulement à la suite d'une hémorragie, il est incontestable qu'il devait s'arrêter, la sortie du sang consécutive à l'introduction d'un instrument dans l'utérus gravide n'impliquant pas toujours que la grossesse ne continuera pas son cours. Il existe en effet un certain nombre d'observations où l'hystérométrie, par exemple, pratiquée dans un utérus gravide, n'a pas provoqué l'avortement.

B. — Tel n'est pas le cas, puisque c'est l'issue des débris fœtaux qui aurait averti le Dr B., suivant son dire, de son erreur. Dans ce cas il n'y avait plus lieu d'espérer que la grossesse pût suivre son cours, et le Dr B. était autorisé à vider complètement l'utérus.

5° Comment la tête du fœtus a-t-elle pu être tranchée et détachée du tronc dans l'opération pratiquée par le Dr B.? et comment cette tête a-t-elle pu sortir de la plaie de l'utérus ?

Le Dr B. se serait servi, au cours de son intervention, de curettes et de pinces, ces dernières ont été employées pour extraire les débris fœtaux. Le cou, comme les autres parties du fœtus, a très vraisemblablement été dilacéré par la curette ou arraché par traction.

Pour expliquer le passage de la tête dans la fosse iliaque, il suffit de tenir compte de la perforation utérine trouvée à l'autopsie, perforation qui, après rétraction de l'organe, avait encore 4 centimètres et qui aurait été révélée au Dr B. pendant son opération par l'issue d'une anse intestinale maternelle à travers le col. Le Dr B. ne pouvant faire la laparotomie que nécessitait cette complication, laparotomie qu'il aurait proposée et qui lui aurait été refusée, s'est livré alors à des tentatives de réduction de l'intestin qui ont été, à son dire, très pénibles : introduction d'un dilatateur dans le col, refoulement avec les doigts. Ces manœuvres ont prolongé l'opération, qui a duré plus de deux heures.

La tête a pu passer de l'utérus dans la cavité abdominale à la suite de la contraction spontanée de l'organe ou pendant les manœuvres de réduction de l'anse intestinale.

6° Quel était l'âge du fœtus ?

Pour établir l'âge de la grossesse nous n'avons à notre disposition que l'utérus. Les débris fœtaux nous auraient fourni de précieux renseignements et nous aurions pu en tirer des caractères de valeur, mais ils ne nous ont pas été présentés. Or, l'examen de l'utérus seul est insuffisant pour caractériser l'époque à laquelle était parvenue la grossesse, et cela pour les raisons suivantes :

a. Les dimensions que nous avons trouvées à l'autopsie ne sont pas celles que l'organe avait à l'état gravide : la malade a survécu près de cinquante heures à l'extraction du fœtus, et l'utérus s'est rétracté pendant ce laps de temps.

b. Cette rétraction utérine a été troublée, dans une mesure que nous ne pouvons établir, par la péritonite qui a succédé à l'opération : cette péritonite n'a pu, en effet que retarder le retrait de l'utérus.

c. On sait enfin que l'épaisseur des parois utérines n'est nullement uniforme chez toutes les femmes, à âge égal de grossesse : il y a sous ce rapport des variations individuelles considérables.

Quoi qu'il en soit, et dans les conditions défavorables où nous sommes placés, nous estimons (en nous basant : d'une part sur la comparaison de l'utérus recueilli à l'autopsie de mademoiselle Th... avec d'autres utérus recueillis au cours de diverses expertises médico-légales ; d'autre part sur les données fournies par les auteurs) que la grossesse était certainement arrivée au delà du troisième mois, et il semble probable qu'elle n'avait pas, au moins sensiblement, dépassé le quatrième mois.

Nous rappelons que l'utérus de mademoiselle Th... pesait 203 grammes, que la cavité mesurait 12 centimètres, et que les parois utérines, là où elles avaient le maximum d'épaisseur, atteignaient 22 millimètres.

XVII. — Présomption d'infanticide. Asphyxie
accidentelle par les membranes de l'œuf.

— PERSONNEL —

(La mère était une jeune fille de 19 ans, primipare.)

Aspect extérieur. — Le cadavre est celui d'un enfant nouveau-né du sexe féminin, mesurant 50 centimètres de longueur et pesant 2^kg,600. La tête mesure 110 millimètres de diamètre antéro-postérieur, et 89 de diamètre bipariétal. Le cordon ombilical est encore relié au placenta ; celui-ci ne présente pas d'altérations pathologiques.

La putréfaction n'est pas commencée.

La moité inférieure du cuir chevelu et la partie supérieure de la face sont recouvertes par un morceau de membrane de l'œuf qui adhère encore d'autre part au placenta. Ce morceau couvre entièremeut l'orifice de la bouche et des narines.

Il n'existe pas sur les diverses parties du corps, notamment sur la face et sur le cou, de plaies, d'érosions, d'ecchymoses, ni d'autres marques de violences.

Ouverture du corps. — La bouche et le pharynx ne renferment pas de corps étrangers.

Le larynx et la trachée contiennent une petite quantité d'écume incolore à fines bulles.

Les poumons sont volumineux et remplissent toute la cavité thoracique. Il sont d'un rouge violacé, et présentent chacun une dizaine d'ecchymoses sous-pleurales du diamètre d'une tête d'épingle. Outre ces ecchymoses, il existe encore un grand nombre de taches noirâtres, du diamètre d'un pois, disséminées assez régulièrement sur toute la surface pulmonaire. On trouve encore deux fines ecchymoses sur le diaphragme. Les poumons plongés dans l'eau avec le cœur et le thymus surnagent : isolés, ils surnagent également ainsi que chacun des fragments en lesquels on les divise ; en comprimant ces fragments sous l'eau, on en fait sortir une foule de très fines vésicules gazeuses qui viennent se réunir en groupes à la surface du liquide. — En pressant le tissu pulmonaire hors de l'eau, on voit sortir du sang liquide et foncé en assez grande abondance et de l'écume incolore à fines bulles.

Le cœur présente deux ecchymoses sous-péricardiques ; ses cavités renferment du sang liquide et foncé, mais pas de caillots.

L'estomac contient du mucus et une petite quantité de gaz.

L'intestin grêle est vide ; le gros intestin est rempli de méconium.

Le foie est volumineux et très congestionné.

La rate et les reins ont leur aspect normal.

La vessie contient un peu d'urine.

Le cuir chevelu est intact ; au-dessous de lui il n'existe pas de bosse séro-sanguine ni d'épanchement sanguin. Les os du crâne ne sont pas fracturés. Les méninges sont congestionnées, et la pie-mère présente une fine injection vasculaire ; il n'existe pas d'épanchement sanguin dans la cavité crânienne. Le cerveau n'offre pas de lésions.

Le maxillaire inférieur contient huit alvéoles dentaires complètement cloisonnées.

Le cartilage de l'extrémité inférieur du fémur contient un point d'ossification de 3 millimètres de diamètre.

Conclusions. — 1º Le cadavre est celui d'un enfant nouveau-né du sexe féminin, parvenu au terme normal de la gestation.

2° Cet enfant a respiré et par conséquent vécu de la vie extra-utérine.

3° La mort a été le résultat d'une asphyxie produite elle-même par l'obturation de la bouche et du nez par un fragment des membranes de l'œuf appelé vulgairement *la coiffe*.

4° Le corps ne porte pas de traces de violences.

XVIII. — *Infanticide par strangulation.*

— PERSONNEL —

Aspect extérieur. — Le cadavre est celui d'un enfant nouveau-né du sexe féminin, mesurant 48 centimètres de longueur et pesant 2^{kg},450. La tête mesure 104 millimètres de diamètre antéro-postérieur et 88 millimètres de diamètre bipariétal. Le cordon ombilical est intact et encore relié au placenta.

La putréfaction n'est pas commencée.

Il existe autour du cou un lacet noir très fortement serré, attaché par un double nœud très solidement noué ; ce lien passe au-dessous du larynx, et fait horizontalement le tour du cou. Il a laissé sur la peau un sillon profond, bleuâtre, non parcheminé ; sur le côté droit du cou, ce sillon est double et laisse entre ses deux branches un bourrelet de peau rouge et saillant, de 3 à 4 millimètres de largeur. Cet aspect est dû à ce que le lien, large de 1 centimètre, avait formé des plis en ce point.

Sur la face et sur les autres parties du corps il n'existe pas de traces de violences.

Ouverture du cadavre. — En disséquant les diverses parties du cou, on constate qu'il existe, au niveau et sur la face antérieure de la trachée, une ecchymose de 7 millimètres de diamètre. Sur la carotide gauche, la membrane interne présente une déchirure occupant environ les 3/4 de la périphérie du vaisseau ; au niveau de cette déchirure, il existe une suffusion sanguine de la paroi.

Le larynx et la trachée sont vides ; leur muqueuse est d'un blanc légèrement rosé.

Les poumons sont volumineux, d'une coloration rose : ils sont criblés d'ecchymoses sous-pleurables très fines ; à leur surface on ne remarque pas de plaques d'emphysème. Plongé dans l'eau avec le cœur et le thymus, ils surnagent ; isolés, ils surnagent également ainsi que chacun de leurs fragments. En comprimant ces fragments, on en fait sortir une foule de vésicules gazeuses extrêmement fines qui viennent se réunir en groupes à la surface du liquide. Le parenchyme pulmonaire ne contient qu'une faible quantité de sang et d'écume. Les bronches sont vides.

Le cœur présente une douzaine d'ecchymoses ponctuées. Ses cavités renferment du sang liquide.

L'estomac contient du mucus et un peu d'air.

L'intestin grêle est vide. Le gros intestin est rempli de méconium.

Le foie est très volumineux et très congestionné.

La rate, les reins et les autres viscères abdominaux ont leur aspect normal.

Il n'existe pas de bosse séro-sanguine au-dessous du cuir chevelu. On remarque à la partie postérieure du pariétal droit, et au-dessous du périoste, un épanchement de sang liquide de 2 centimètres du diamètre.

Les os du crâne ne sont pas fracturés.

A la surface des deux hémisphères cérébraux se trouvent de larges et minces lamelles du sang coagulé. Du sang liquide (environ 3 ou 4 grammes) est épanché au-dessous du cervelet. Le cerveau ne présente pas d'altérations pathologiques.

Le cartilage de l'extrémité inférieure du fémur contient un point osseux de 3 millimètres de diamètre.

Le maxillaire inférieur présente 8 alvéoles dentaires complètement cloisonnées.

Conclusions. — 1° Le cadavre est celui d'un enfant nouveau-né du sexe féminin, parvenu au terme normal de la gestation.

2° Cet enfant a respiré.

3° Il est mort étranglé par un lien fortement serré autour du cou.

XIX. — *Infanticide par fracture du crâne.*

— PERSONNEL —

Aspect extérieur. — Le cadavre est celui d'un enfant nouveau-né du sexe masculin, mesurant 54 centimètres de longueur et pesant 2^{ks},900. La tête mesure 108 millimètres de diamètre antéro-postérieur et 87 millimètres de diamètre bipariétal.

Le cordon ombilical est déchiré à 17 centimètres de l'abdomen ; il ne porte pas de ligature.

La putréfaction n'est pas commencée.

Il n'existe pas sur les diverses parties du corps et notamment sur la face et sur le cou, de plaies, d'érosions, d'ecchymoses, ni d'autres marques extérieures de violences.

Ouverture du cadavre. — Les cavités de la bouche et du pharynx ne renferment pas de corps étrangers.

Le larynx et la tranchée contiennent une petite quantité d'écume.

Il n'existe pas de traces de violences dans les parties profondes du cou.

Les poumons sont volumineux et congestionnés ; ils présentent une douzaine de fines ecchymoses sous-pleurales. — Plongés dans l'eau avec le cœur et le thymus, ils surnagent ; isolés, ils surnagent également ainsi que chacun de leurs fragments ; en comprimant ces fragments au-dessous de l'eau, on en fait sortir un foule de vésicules gazeuses extrèmement fines qui viennent se réunir en groupes à la surface du liquide. — Le parenchyme pulmonaire contient une quantité abondante de sang et d'écume ; cette écume occupe aussi les ramifications bronchiques.

Le cœur ne présente pas d'ecchymoses sous-péricardiques, ses cavités contiennent du sang liquide.

L'estomac renferme du mucus non mélangé de gaz. Il n'existe pas de gaz dans l'intestin grêle. Le gros intestin est rempli de méconium.

Le foie est volumineux et congestionné.

La rate, les reins et les autres viscères abdominaux ne présentent pas d'altérations pathologiques.

Au-dessous du cuir chevelu, il existe du côté droit du crâne un abondant épanchement de sang en partie coagulé.

L'os pariétal de ce côté est fracturé, divisé en cinq fragments dont deux complètement détachés et enfoncés vers la cavité crânienne. L'os pariétal gauche est également fracturé ; mais cette fracture consiste en un trait unique, qui part de la bosse pariétale pour gagner la suture.

Après avoir enlevé les os du crâne, on constate qu'il existe un épanchement sanguin dans la cavité crânienne formant un caillot lamellaire de 1 à 2 millimètres d'épaisseur qui recouvre presque toute la face supérieure de l'hémisphère cérébral droit ; au niveau de la fracture, ce caillot est plus épais, irrégulier et englobe en partie les fragments osseux.

Le cerveau est resté intact.

Il existe dans le cartilage de l'extrémité inférieure du fémur un point osseux de 4 millimètres de diamètre.

Le maxillaire inférieur contient de chaque côté quatre alvéoles dentaires complètement cloisonnées.

Conclusions. — 1º Le cadavre est celui d'un enfant nouveau-né du sexe masculin, parvenu au terme normal de la gestation.

2º Cet enfant a respiré.

3º Il a succombé à des fractures du crâne produites par un coup ou un choc violent.

XX. — *Questions d'identité.*

— PERSONNEL —

« Nous, juge d'instruction...

« Attendu que le squelette dont les ossements sont annexés à la présente commission rogatoire a été mis à découvert dans la matinée du 8 avril.

« Qu'il importe de constater s'il est un squelette de femme et de spécifier les signes distinctifs, de dire autant que possible la taille et l'âge de la personne à laquelle appartiennent ces ossements, à quelle époque peut remonter l'enfouissement ; — si à la mâchoire supérieure existent, comme l'a dit un témoin qui a reconnu à ce signe la femme S., trois dents gâtées d'un côté, deux de l'autre ; si à la mâchoire inférieure, au fond de la bouche, deux dents manquent da chaque côté ; de dire si la mâchoire inférieure, par sa confrontation, devait être en avant de la mâchoire supérieure ; si le trou existant au temporal droit qui gisait contre terre, peut avoir une cause accidentelle, ou s'il n'est pas plutôt la conséquence d'un coup porté du vivant de la femme.

« Attendu que trois échantillons de terre ont été saisis, l'un provenant du tas où les ossements charriés ont été trouvés, l'autre provenant de la fouille faite pendant les travaux ; le troisième recueilli à l'endroit exact où gisait la tête du squelette ; qu'il importe de vérifier si la terre provenant du sol dans lequel a été enfoui le cadavre, et prise à l'endroit où a été recueilli le crâne, contient, eu égard au terrain calcaire, une quantité de chaux normale ou supérieure, auquel cas l'on serait autorisé à admettre que le cadavre a été recouvert de chaux ; si, d'autre part, l'aspect des ossements dénote qu'une couche de chaux à été jetée sur le cadavre, ou s'ils ont l'aspect que doivent avoir des ossements ayant séjourné environ trois ans à 15 ou 18 centimètres sous terre, dans un terrain calcaire dont la composition sera déterminée par l'examen préalable ci-dessus... »

Serment préalablement prêté, nous avons procédé aux opérations pour lesquelles nous étions commis.

A. *Examen du squelette.* — Le squelette soumis à notre examen est presque complet. Il manque seulement une vertèbre dorsale, trois côtes, tous les os des mains et des pieds, sauf deux métacarpiens et cinq métatarsiens.

Le tibia droit est fracturé au niveau de l'union du tiers inférieur avec son tiers moyen ; le cubitus est également fracturé un peu au-dessous de sa partie moyenne. Ces fractures ne présentent pas de trace d'épanchement sanguin ; au contraire, la surface de section est d'un blanc pur, exempt de souillures, et qui contraste avec la teinte jaunâtre de la surface des os ; leurs bords sont très irréguliers, mais très nets et très aigus. Ces caractères indiquent que les fractures ont été produites récemment, probablement au moment où le squelette a été découvert. — Cinq des côtes sont également fracturées complètement ou incomplètement.

Sur le crâne on remarque, au niveau de l'os temporal droit, un trou dont la description sera donnée plus loin. — Sur l'os coxal droit. il existe, près de l'articulation avec le sacrum, un trou de forme carrée, mesurant 2 centimètres de côté ; ce trou a été produit par un coup porté de dedans en dehors, car la substance osseuse n'a pas été complètement détachée, et se trouve reportée sur la face externe de l'os. Il n'existe pas de traces d'épanchement.

Les autres os sont intacts : aucun d'eux ne présente de cal, de déformations, ni d'autres traces de lésions. Tous ces os sont détachés les uns des autres et complètement dépourvus de parties molles : muscles, tendons, ligaments, périoste et cartilages. — Sur le crâne, il existe en plusieurs points des cheveux coupés très court (environ 1 centimètre) mais sans qu'il reste de vestiges de cuir chevelu. On trouve aussi dans quelques-uns des paquets où sont enveloppés les divers os, des morceaux d'*adipocire* ou *gras de cadavre*, matière qui résulte de la transformation des paties molles de l'organisme par un mode particulier de putréfaction. Cette transformation est ici complète, et il est impossible de reconnaître aucun des tissus qui entrent dans la composition du corps humain ; les plus gros de ces morceaux d'adipocire ont environ le volume du poing ; ils sont complètement détaché des os.

Avec quelques-uns des morceaux de gras de cadavre, on trouve un fragment d'étoffe de drap (appelé, paraît-il, satin de laine), ce fragment a la forme d'une sorte de patte de vêtement, et porte trois boutonnières. On y rencontre aussi des morceaux d'une toile blanche très grossière.

Enfin, on trouve un paquet de cheveux très fins, de couleur châtain foncé, disposés en mèches de longueurs variables, mais dont les plus longues ne dépassent pas 10 centimètres. Ces cheveux sont devenus très friables et se cassent à la moindre traction. Ils sont mélangés de quelques brins de paille, plusieurs sont encore attachés par un cordon noir, en lacet de coton.

Les diverses constatations faites sur le squelette vont être exposées successivement dans l'ordre où elles pourront servir d'éléments de réponse aux questions posées par M. le juge d'instruction.

Première question. — Le squelette provient-il d'une femme?

De tous les signes qui peuvent permettre de reconnaître si un squelette provient d'un homme ou d'une femme, le plus caractéristique, celui qui possède à lui seul une valeur presque absolue, est tiré de la conformation du bassin.

Le bassin est la cavité qui se trouve à la partie inférieure du tronc, et qui est formée par la réunion de quatre os ; le sacrum et le coccyx en arrière, des deux os coxaux sur les côtés. Les figures 1 et 2 (p. 912) montrent la différence de conformation du bassin dans les deux sexes. — Chez la femme, le bassin est, dans son ensemble, plus large et moins haut : le sacrum est plus large et plus recourbé, les os coxaux sont plus larges et plus aplatis, l'espace compris entre les branches du pubis est plus considérable, l'arcade sous-pubienne plus ouverte, les trous sous-pubiens sont plus grands et se rapprochent de la forme triangulaire, au lieu d'être ovalaires comme chez l'homme ; les angles latéraux du détroit supérieur sont plus arrondis et plus écartés, ce qui donne à ce détroit une forme plus elliptique.

Or, sur le squelette soumis à notre examen, bien que les os qui composent le bassin soient disjoints, et qu'on ne puisse les réunir assez exactement pour mesurer les dimensions d'ensemble, tous les caractères qui viennent d'être énumérés se présentent avec une grande netteté ; ils s'imposent avec évidence quand on compare ce bassin avec celui d'un squelette d'homme.

À côté de cette différence essentielle, il est plusieurs autres signes distinctifs entre le squelette de l'homme et celui de la femme, caractères qui, réunis, présentent une grande valeur. Le squelette soumis à notre examen offre tous ces signes indiquant une origine féminine ; ce sont : la gracilité des divers os, ceux des membres surtout, le peu de relief des saillies osseuses donnant attache aux muscles et aux tendons, la longueur relativement peu considérable de ces mêmes os, qui ont cependant atteint leur complet développement ainsi que cela sera établi plus loin. Le crâne offre aussi une conformation féminine ; nous indiquons seulement les indices les plus caractéristiques: le très petit développement de la glabelle (saillie osseuse qui se trouve sur le front au-dessus de la racine du nez), la minceur de l'arcade sourcillière, le peu de saillie de la ligne courbe occipitale supérieure. Signalons enfin comme un dernier indice la petitesse des dents.

Deuxième question. — Taille de la personne dont provient le squelette.

Cette question peut sembler au premier abord facile à résoudre,

puisque l'on possède presque tous les os du squelette. Il n'en est
rien cependant parce que ces os sont complètement détachés les
uns des autres, et qu'il est impossible de les rétablir dans leurs
rapports normaux, en tenant compte des courbures de la colonne
vertébrale, en adaptant exactement les os du bassin, etc.; parce

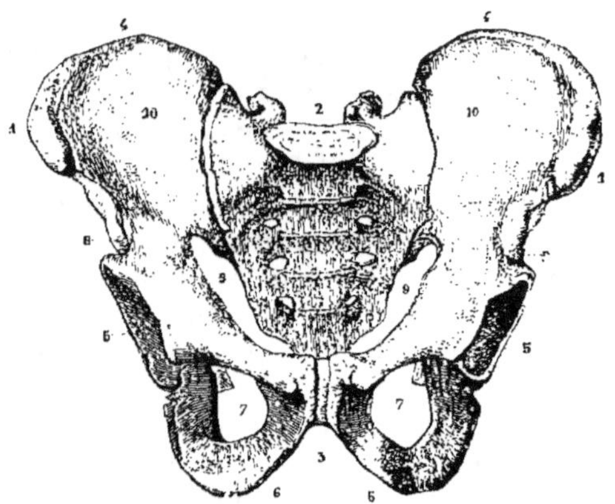

Fig. 1. — Bassin d'homme [1].

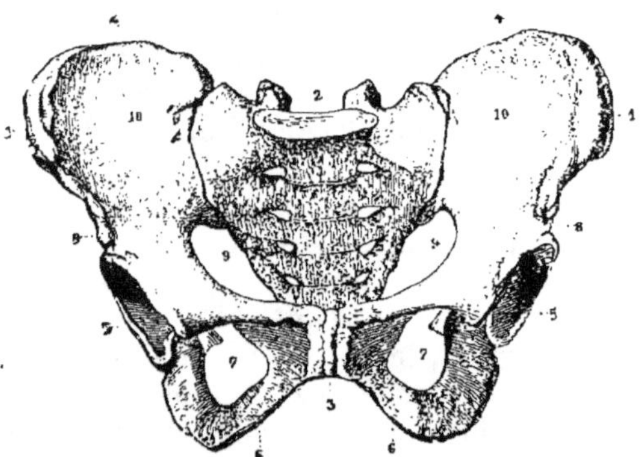

Fig. 2. — Bassin de femme [1].

qu'il y a, sur le vivant, des parties molles interposées entre les
os : cartilages, disques invertébraux, qui font défaut ici. Néan-

1. 1, 1, grand bassin, plus large et moins élevé chez la femme. 2,
sacrum. 3, symphyse pubienne. 4, 4, crêtes iliaques. 5, 5, cavités cotyloïdes, plus écartées chez la femme. 6, 6, branches ischio-pubiennes.
7, 7, trous sous-pubiens, triangulaires chez la femme. 8, 8, épines
iliaques antérieures et inférieures. 9, 9, détroit supérieur offrant, chez
l'homme, la figure d'un trigone curviligne, plus grand et de figure elliptique chez la femme. 10, 10, fosses iliaques internes (Sappey).

moins, malgré ces causes d'erreur, la reconstitution du squelette peut fournir au point de vue de la taille une donnée approximative, ne s'écartant pas beaucoup de la vérité. — D'autre part, il existe un rapport, calculé depuis longtemps et variant en général dans d'assez faibles limites, entre la taille d'un individu et la longueur des divers os des membres ; il est par conséquent possible de conclure de la longueur des os du squelette examiné à la taille de la personne dont il provient. — Les résultats obtenus par ces deux procédés se contrôlent réciproquement.

a) Pour reconstituer le squelette, nous avons appliqué les vertèbres les unes sur les autres, en suivant autant que possible leur ordre de succession naturel, afin de reproduire les courbures normales du rachis ; cet ordre nous a été indiqué, pour celles des vertèbres qui ne possèdent pas de caractères propres, par l'exactitude avec laquelle la juxtaposition se faisait. Deux aides ont été chargés de maintenir les vertèbres ainsi rangées, pendant que nous avons mesuré la distance s'étendant en ligne droite de la première à la dernière d'entre elles. Cette distance est de 43 centimètres. Nous avons ensuite adapté à l'extrémité inférieure de la colonne vertébrale le sacrum et les deux os coxaux que nous avons fait maintenir par un troisième aide. Les os des membres ont été enfin ajoutés.

La longueur s'étendant de l'extrémité supérieure de la 1re vertèbre cervicale à la pointe de la malléole interne est de. $1^m,240$

Il faut ajouter à ce chiffre :

Pour la hauteur du crâne, mesurée verticalement depuis les condyles de l'occipital jusqu'au vertex...... $0^m,145$

Pour une vertèbre dorsale qui manque, et dont le corps, ainsi qu'on s'en est assuré en mesurant les vertèbres analogues, a une hauteur de........................ $0^m,020$

Pour la longueur qui s'étend du sommet de la malléole interne à l'extrémité inférieure du talon, longueur qui, mesurée sur divers sujets, a été de $0^m,06$.......... $0^m,060$

Enfin pour l'épaisseur des disques intervertébraux, des cartilages interarticulaires, du cuir chevelu....... $0^m,050$

TOTAL.......... $1^m,545$

b) Les os des membres présentent les longueurs suivantes :

Membre inférieur......	fémur.................	$0^m,40$
	tibia.................	$0^m,32$
	péroné................	$0^m,315$
Membre supérieur......	humérus...............	$0^m,28$
	radius................	$0^m,20$
	cubitus...............	$0^m,215$

A l'aide de ces données numériques, consultons le tableau dressé par Orfila, auquel nous empruntons seulement les lignes qui trouvent leur application dans le cas actuel.

TABLEAU DES MESURES PRISES SUR DES SQUELETTES

TAILLE DU VERTEX A LA PLANTE DES PIEDS	FÉMUR	TIBIA	PÉRONÉ	HUMÉRUS	CUBITUS	RADIUS
mètre	centim.	centim.	centim.	centim.	centim.	centim.
1,43	38	31	30	27	22	19
1,45	40	32	31	29	22	20
1,47	38	32	31	26	21	19
1,49	38	32	31	29	22	20
1,54	40	33	32	29	24	21

Nous voyons qu'un fémur de $0^m,40$ correspond à un squelette dont la taille est tantôt de $1^m,54$, tantôt de $1^m,45$; soit en moyenne (bien que la moyenne soit ici tout à fait arbitraire).... $1^m,495$

A un tibia de $0^m,32$ correspondent les tailles de $1^m,45$, $1^m,47$, $1^m,49$, moyenne.......................... $1^m,470$

Il ne figure pas dans le tableau d'humérus de $0^m,28$; celui de $0^m,27$ correspond à $1^m,43$; ceux de $0^m,29$ à $1^m,45$, $1^m,49$, $1^m,54$ (moyenne $1^m,49$); celui de $0^m,28$ correspondrait donc approximativement à................ $1^m,485$

A un radius de $0^m,20$ correspondent les tailles de $1^m,45$ et $1^m,49$; moyenne........................... $1^m,470$

A un cubitus de $0^m,22$, les tailles de $1^m,43$, $1^m,45$, $1^m,49$ (moyenne $1^m,456$); à celui de $0^m,21$, $1^m,47$; un cubitus de 21 1/2 correspondrait donc approximativement à.... $1^m,463$

MOYENNE GÉNÉRALE........ $1^m,476$

Ce calcul par moyenne n'offre, il est vrai, rien de rigoureux, et sa valeur peut être contestée, bien qu'il soit nécessaire pour tirer un chiffre unique de ceux qui sont exprimés dans le tableau. Mais la deuxième ligne de ce tableau fournit un résultat moins équivoque; on y trouve pour les divers os des membres des longueurs égales ou presque égales à celles des os du squelette soumis à notre examen; la taille correspondante est de $1^m,45$.

En ajoutant $0^m,05$ pour les parties molles, on arrive à conclure que la personne dont le squelette a été trouvé dans la cour du sieur G. avait une taille de $1^m,50$ à $1^m,51$. — Ce résultat concorde avec celui obtenu par le premier procédé.

Troisième question. — Age de la personne dont provient le squelette ?

Les os qui composent ce squelette ont tous atteint leur complet développement ; c'est ce que montre la soudure de leurs épiphyses. On désigne sous le nom d'épiphyses les extrémités terminales des os, particulièrement des os longs ; ces extrémités sont d'abord reliées au reste de l'os par une couche intermédiaire de cartilage qui augmente graduellement d'épaisseur, en même temps qu'elle s'ossifie. Quand cette ossification est terminée, on dit que l'épiphyse est soudée, et dès lors la longueur de l'os ne peut plus augmenter. Or, ces soudures se font à des âges différents pour chaque os ; celles qui sont achevées le plus tardivement sont en général celle de l'épiphyse inférieure du fémur à 20 ans, et celle de l'extrémité interne de la clavicule à 25 ans. Comme sur le squelette soumis à notre examen la soudure des épiphyses des os est complète, il en résulte que la personne dont il provient était âgée au moins de 22 à 25 ans. L'examen de la dentition confirme cette conclusion ; les 32 dents sont en effet sorties, et l'on sait que les dernières grosses molaires ou dents de sagesse ne font leur apparition que de 20 à 30 ans.

D'autre part, on peut dire que le squelette ne provient pas d'une personne parvenue à la vieillesse, car les sutures des os du crâne ne sont pas effacées ; ces mêmes os ne sont pas amincis : celles des dents qui ne sont pas cariées ne présentent pas d'usure de la couronne. Ces caractères se rencontrent au contraire presque constamment chez les personnes parvenues à un âge très avancé. — Mais là se bornent les inductions qu'il est permis de tirer de l'état des divers os et l'on ne saurait déterminer à quelle période de l'âge adulte était arrivée la personne dont le squelette est soumis à notre examen.

Quatrième question. — A quelle époque peut remonter l'enfouissement ?

Le squelette est totalement dépouillé des parties molles ; les cartilages et les périostes des os, les ligaments ont complètement disparu. La décomposition est donc terminée, et le squelette parvenu à un état dans lequel il peut persister presque indéfiniment sans modifications notables, et tel qu'on l'aurait probablement trouvé si la découverte en avait été faite cinq ou dix ans plus tard. Il s'agit donc seulement de déterminer quel est au minimum le laps de temps nécessaire pour qu'un corps « enfoui dans un terrain calcaire, à 15 ou 18 centimètres du sol », arrive à un état de décomposition complète. Il est malheureusement impossible de répondre avec précision à cette question parce que les lois suivant lesquelles se fait la putréfaction sont encore presque complètement inconnues et paraissent d'ailleurs n'avoir rien de fixe,

— En faisant appel à nos souvenirs personnels, l'exemple de la décomposition la plus hâtive que nous ayons observé nous a été fourni par un jeune homme exhumé un an après la mort, et qui avait été enterré dans un mince cercueil en bois de sapin (au cimetière de Saint-Denis); les parties molles avaient presque complètement disparu, mais il restait cependant quelques vestiges des ligaments et du périoste. Nous croyons en conséquence que la durée minima du séjour sous la terre, nécessaire pour que la décomposition soit aussi complètement terminée qu'elle l'est sur le squelette soumis à notre examen, est de dix-huit mois environ.

Cinquième question. — État de la dentition.

Nous avons dit que les dents ont toutes (32) subi leur évolution, qu'elles sont de petites dimensions, et ne présentent pas d'usure du bord libre de la couronne. Plusieurs sont cariées, surtout à la mâchoire supérieure. En ne tenant compte que de celles dont la carie est très avancée, et qui sont réduites en chicots, l'état de la dentition est conforme à la description faite par le témoin. On peut en juger par les détails suivants :

Mâchoire supérieure. — Côté droit. Les deux dernières grosses molaires sont entières et ont dû paraître intactes pendant la vie ; elles sont cependant en partie cariées et présentent plusieurs petits trous sur les parties latérales de la couronne. La première grosse molaire est à l'état de chicot; la deuxième petite molaire est cariée et creusée d'un large trou ; la première petite molaire est à l'état de chicot. La canine manque, il est probable qu'elle est tombée après la mort : car l'alvéole ne contient pas de fragments de racine, elle est complètement vide, et n'est pas en partie obturée par une formation osseuse. La même observation s'applique aux deux incisives qui manquent également.

Côté gauche. La 3ᵉ grosse molaire manque, la 2ᵉ est réduite à l'état de chicot; la 1ʳᵉ est intacte. La 2ᵉ petite molaire manque complètement, la 1ʳᵉ est à l'état de chicot. La canine est également à l'état de chicot. La 2ᵉ incisive est partiellement cariée et présente un trou à sa partie externe. Ces deux dents étaient tombées pendant le transport du squelette ; elles ont été trouvées dans le morceau de papier qui enveloppait le crâne.

En ne tenant compte qne des dents réduites à l'état de chicot, il y a bien à cette mâchoire, comme l'a déclaré le témoin, trois dents gâtées d'un côté, deux de l'autre.

Mâchoire inférieure. — Côté droit. Dernière grosse molaire en partie cariée, les deux premières grosses molaires à l'état de chicots. Les deux petites molaires, la canine et les incisives sont intactes.

Côté gauche. La 3ᵉ grosse molaire est conservée entièrement, mais est cependant un peu cariée, et présente un petit trou à la partie externe et supérieure de la couronne. Les deux premières grosses molaires sont à l'état de chicots. Les petites molaires, la canine et les incisives sont intactes.

Il faut noter en outre que la dernière grosse molaire de chaque côté est fortement déviée en dedans.

Il y a donc bien, comme l'a déclaré le témoin, deux dents qui manquent de chaque côté de la mâchoire inférieure, au fond de la bouche.

Sixième question. — La mâchoire inférieure devait-elle être en avant de la mâchoire supérieure ?

La mâchoire inférieure présente une conformation normale ; l'angle que forment ses branches montantes avec le corps de l'os se rapproche de l'angle droit, et est d'environ 115 à 120° comme chez la plupart des personnes adultes. En adaptant les condyles de la mâchoire dans les cavités glénoïdes des os temporaux, c'est-à-dire en plaçant la mâchoire dans la position qu'elle occupait sur la personne dont provient le squelette, on voit que les arcades dentaires se correspondent presque exactement, mais que cependant l'arcade dentaire supérieure dépasse légèrement l'inférieure, comme cela est du reste la règle. — Le corps du maxillaire présente aussi sa forme habituelle, et le menton ne fait pas de saillie en avant.

Septième question. — Le trou existant ou temporal droit peut-il avoir une cause accidentelle, ou est-il plutôt la conséquence d'un coup porté du vivant de la femme ?

Le trou situé sur le temporal droit, à 5 centimètres du sommet de l'apophyse mastoïde, et à 12 millimètres de la suture temporo-pariétale, offre la forme d'un ovale dont le grand axe dirigé en haut et en avant mesure 11 millimètres et le petit axe 9 millimètres. Les bords ne sont pas réguliers, ils sont légèrement renversés en dedans, et à leur niveau l'os est divisé en lamelles et en quelque sorte feuilleté ; ces lamelles sont d'une coloration blanche qui contraste avec la teinte jaune du reste de l'os, leurs arêtes sont très nettes et non émoussées. Ces caractères semblent indiquer que le trou a été fait récemment. Nous avons cherché toutefois s'il existait en ce point quelques vestiges d'un épanchement sanguin ancien, comme on pourrait en trouver s'il s'agissait d'une blessure faite pendant la vie. Or, la face externe du crâne est recouverte en divers points, et notamment au niveau du temporal, d'une mince couche formée par de courts fragments de cheveux agglutinés au milieu d'une substance d'un brun noirâtre ; mais en grattant cette substance, on constate qu'au-dessous l'os a conservé sa coloration gris blanchâtre ou gris jaunâtre et ne présente pas de trace d'imbibition sanguine ; en examinant la substance enlevée, on s'aperçoit qu'elle contient un grand nombre de larves d'insectes desséchées, qui contribuent à lui donner sa couleur. Nous avons déjà mentionné que les bords mêmes du trou sont d'un blanc pur sans nulle trace de coloration sanguine. Rien par conséquent ne peut démontrer que ce trou résulte d'une blessure faite pendant la vie.

Huitième question. — L'aspect des ossements dénote-t-il qu'une couche de chaux a été jetée sur le cadavre, ou ont-ils l'aspect que doivent avoir des ossements ayant séjourné environ trois ans, à 15 ou 18 centimètres sous terre, dans un terrain calcaire?

Nous avons dit que les divers os étaient complètement dépouillés de parties molles : ils présentent sur toute l'étendue de leur surface une teinte jaunâtre ou légèrement grisâtre qui est analogue à celle des ossements ayant séjourné longtemps sous terre. Nous avons mentionné plus haut qu'il existait sur le crâne, mélangés à des cheveux, des débris de vers : cette circonstance indique qu'en ce point, au moins, le cadavre n'était pas recouvert de chaux, car les os n'ont pu se trouver directement en contact avec cette substance, et quand les parties molles ont été complètement détruites, la chaux, si elle avait été mise sur le cadavre, avait sans doute perdu à ce moment une grande partie de ses propriétés.

B. *Analyse chimique des échantillons de terre.* — (Cette analyse, pratiquée par M. Lhote, n'a donné que des résultats négatifs.)

Conclusions. — 1. Le squelette soumis à notre examen est celui d'une femme.

2. La taille de cette femme est d'environ 1ᵐ,50 à 1ᵐ,52.

3. Cette femme avait dépassé l'âge de 22 à 26 ans; elle n'était pas arrivée à la vieillesse.

4. L'enfouissement du corps dont provient le squelette remonte probablement au moins à dix-huit mois : il peut dater de beaucoup plus longtemps ; car le squelette était parvenu à un état où il se maintient de longues années sans subir de modifications notables.

5. L'état de la dentition de la femme dont provient le squelette est conforme à la description qui a été faite par un témoin : il existe à la mâchoire supérieure trois dents gâtées d'un côté, deux de l'autre ; et à la mâchoire inférieure, au fond de la bouche, deux dents manquent de chaque côté.

6. La conformation de la mâchoire inférieure n'indique pas qu'elle devait être en avant de la mâchoire supérieure.

7. Rien ne démontre que le trou qui existe au niveau du temporal droit soit la conséquence d'un coup porté du vivant de la femme. Il est plus probable que ce trou résulte d'une cause accidentelle, et qu'il a été produit récemment.

8. L'aspect des ossements ne dénote pas qu'une couche de chaux ait été jetée sur le cadavre ; il est analogue à celui des ossements ayant séjourné longtemps sous terre. Il faut remarquer toutefois que de la chaux aurait pu être jetée sur le cadavre, et n'arriver au contact des os qu'après avoir perdu une partie de ses propriétés [1].

XXI. — *Détermination de l'époque de la mort de trois fœtus.*

— M. MÉGNIN —

Trois fœtus, dont deux à terme (n°ˢ 166 Q. et 167 M.) et un plus jeune (n° 168 P.) entièrement momifiés et desséchés trouvés enveloppés dans un même linge et dans un jardin où leur présence n'avait pas été constatée la veille. Ayant été soumis à notre examen, voici ce que cet examen a produit :

(N° 166 Q.) Ce grand fœtus, largement à terme, comme l'indique le développement de ses follicules dentaires et ses longs cheveux noirs, est du sexe féminin. Il est desséché, momifié et ne dégage aucune mauvaise odeur, seulement une odeur de vieux livre, de bouquin, de ranci assez faible ; il est enveloppé en grande partie d'un linge fin, empesé par des liquides cadavériques et albumineux depuis longtemps desséchés ; il est parsemé de taches pulvérulentes jaune de soufre produites par un cryptogame (*Isaria citrina* Robin). Dans les plis du linge existent un grand nombre de coques de nymphes de diptères, la plupart vides mais dont quelques-unes contiennent encore des nymphes à un état de développement plus ou moins avancé. Le corps du fœtus, débarrassé des linges qui l'enveloppent, se montre couvert *intus* et *extra* d'une poussière roussâtre, dans laquelle nous retrouvons des coques de nymphes semblables à celles des plis du linge et des myriades d'autres nymphes beaucoup plus petites et toutes vides, sauf quelques rares exemplaires qui contiennent encore de petits diptères morts au moment où ils allaient s'envoler et dans lesquels on reconnaît la *Phora aterrima* (Lat.). Dans la même poussière existent aussi, soit libres, soit encore enfermés dans les grandes coques, soit seulement à l'état de rudiments d'ailes ou de portions de cadavres, de nombreux exemplaires d'un diptère dont on ne connaissait pas encore les mœurs à l'état larvaire, la *Cyrtoneura pabulorum*. Enfin nous trouvons encore, toujours dans la poussière rousse, des coques de nymphes remarquables par

---

1. L'inculpé avait d'abord prétendu que le squelette était celui d'un soldat prussien tué pendant la guerre. — Au cours de l'instruction, l'inculpé s'est suicidé.

les serres simples du devant dont elles sont couvertes et qui caractérisent les larves des Anthomyia. On trouve même des débris de ces diptères et surtout des ailes avec les caractères cellulaires du groupe. Enfin la poussière elle-même est entièrement composée des déjections et des cadavres d'acariens, des espèces *Tiroglyphus siro* et *Tiroglyphus longior* et de leurs larves hypopiales. Les cavités splanchniques ne conservent plus aucun organe ; ils sont remplacés par une poussière analogue à celle de la surface du corps et de la même composition.

(N° 167 M.) Le second fœtus, un peu moins grand que le premier, mais paraissant néanmoins aussi être à terme, est enveloppé d'un linge fin de la même qualité que celui du précédent ; il est aussi au même degré de dessiccation et, de même, sans odeur cadavérique. Nous trouvons aussi à sa surface quelques coques de diptères et des débris d'insectes parfaits de mêmes espèces que chez le précédent (*Cyrtoneura pabulorum, Anthomyia, Phora aterima*) mais en très petit nombre et quelques-unes écrasées par les linges, ce qui semble dû à ce que, après l'invasion des premières mouches et de leurs larves, après un commencement de fermentation putride, une enveloppe de linge plus complète a été appliquée sur le fœtus et a enfermé des larves qui ont été arrêtées dans leur développement et écrasées. Néanmoins, il existe aussi de la poussière sur certaines parties du corps non en contact avec le linge d'enveloppe, et dans cette poussière plus grossière on trouve quelques tyroglyphes avec leurs larves hypopiales mais surtout, et en grand nombre, un acarien très différent, de la famille des Gamasides, du *Trachynotus* et d'une espèce non encore décrite par les aptérologistes et que nous nommerons *Trachynotus cadaverum*.

(N° 168 P.) Le plus petit des trois fœtus et le moins âgé, car il est tout au plus né à terme, est dans le même état de dessiccation que les précédents et ne dégage pas plus d'odeur ; mais il était si bien enveloppé de plusieurs doubles du même linge que l'absorption des liquides cadavériques par ces linges a été assez active pour que la dessiccation ait pu s'ensuivre très rapidement — en raison surtout de sa petitesse — sans que les insectes non plus que les acariens y aient participé, ce qu'ils ne pouvaient, du reste, puisqu'il leur était impossible de pénétrer jusqu'au cadavre. Néanmoins, en raison de l'analogie de l'état de dessiccation, nous estimons que la mort de ce fœtus doit remonter à la même époque et à la même année que celle des précédents.

Quelle est cette époque ?

Nous estimons que l'action des grands diptères (*Cyrtoneura, Anthomyia*) s'est exercée pendant toute une belle saison ; que l'année suivante les *Phora* qui ne recherchent que des cadavres à moitié desséchés, ont continué et que les acariens ont terminé cette seconde année en brodant sur le tout ; mais ceux-ci sont tous morts et paraissent l'être depuis longtemps, ce qui nous autorise à porter à un minimum de trois ans le temps qui s'est écoulé depuis la mort des fœtus les plus grands.

La connaissance des mœurs et des habitudes des insectes et des acariens dont nous venons de parler nous permet de tirer d'autres inductions. Les diptères des espèces *Cyrtoneura pabulorum* et ceux du genre *Anthomyia* sont entièrement rurales ; c'est donc dans une localité rurale ou voisine de champs que les cadavres des fœtus ont été exposés à l'action des insectes. De plus, si ce fœtus n° 166 a pu être conservé dans un grenier, comme l'indiquent les espèces acariennes qui ont achevé l'œuvre de dessiccation, le fœtus n° 167, après avoir séjourné un certain temps dans le voisinage du grenier, a été réenveloppé de nouveau et transporté au voisinage d'un fumier ou d'un jardin comme l'indique la présence de l'acarien gamaside le *Trachynotus* qui s'en est emparé et qui n'habite jamais l'intérieur des habitations, mais toujours les fumiers ou amas de détritus organiques.

Quant au plus petit des fœtus, il a pu rester sans inconvénient dans le voisinage du premier, mais nous n'avons aucun indice pour nous renseigner sur le lieu où il a été enfermé.

En somme, l'identité du linge fin qui a enveloppé chacun des trois fœtus à l'origine indique qu'ils l'ont été sans doute par la même main, et qu'ils se sont desséchés dans différents endroits d'une habitation rurale, bien qu'ils aient été trouvés à Paris.

XXII. — *Examen de cheveux et de taches de sang.*

— M. MALASSEZ —

Je soussigné, Louis-Charles Malassez, docteur en médecine, directeur adjoint au laboratoire d'histologie du Collège de France, commis, par une ordonnance de M. Jules Jaudin, juge d'instruction au Tribunal de première instance du département de la Seine, à l'effet de procéder à l'examen d'un linge, et de me prononcer sur la question de savoir :

1° Quelle est la nature des taches dont il est maculé ; — si ce sont des taches de sang ou de matières provenant de la décomposition d'un cadavre ;

2° S'il y a trace de cheveux qui soient adhérents à cette pièce de linge ;

3° En cas d'affirmation, si ces cheveux sont ceux d'un enfant nouveau-né.

Ayant prêté serment, certifie avoir fait les examens microscopiques suivants :

A. *Examen des taches.* — Le linge présente deux espèces de taches :

1° A la périphérie du linge, des petites taches verdâtres ;

2° Au centre, une large tache brunâtre.

La couleur verdâtre des petites taches pouvait faire supposer qu'elles étaient dues à du méconium, mais les examens microscopiques et microchimiques n'ont rien révélé qui puisse confirmer ou infirmer cette hypothèse.

La grande tache centrale brunâtre ressemblant à certaines taches de sang altéré, la présence des globules sanguins, celle de la matière colorante du sang, ont été recherchées.

1° *Recherches des globules sanguins.* — Des fragments de serviette étant détrempés dans du sérum artificiel (solution de sulfate de soude à 5 pour 100), on peut en détacher des fragments d'une matière brunâtre que l'on dissout dans le même sérum.

Examinés au microscope, on trouve çà et là, au milieu d'éléments divers : globules de graisse, débris d'insectes et de végétaux, poussières et granulations diverses de nature indéterminée, des globules rouges de sang.

Ils sont, en général, réunis par petits groupes ; ils appartiennent au type circulaire, mais ils sont, pour la plupart, plus ou moins déformés ; beaucoup ont la forme de cuvette, quelques-uns sont sphériques. Les plus petits ont 4 µ (quatre millièmes de millimètre), les plus grands 5 µ (cinq millièmes de millimètre) ; la moyenne de 13 mensurations a donné 4 µ 5. Ils sont très peu colorés.

2° *Recherches de la matière colorante.* — D'autres fragments de serviette sont lavés à l'eau distillée ; ils donnent une solution brunâtre, louche ; filtrée, la solution devient transparente. Examinée au microspectroscope, sous des épaisseurs diverses, elle ne donne aucune des raies d'absorption qui caractérisent la matière colorante du sang.

La solution évaporée lentement laisse une matière brune. Cette matière mêlée avec un peu de chlorure de sodium et d'acide acétique, puis chauffée jusqu'à ébullition, ne donne pas, après refroidissement, de cristaux de chlorhydrate d'hématine.

Conclusions. — *Sur l'existence du sang.* — Les globules du sang trouvés dans la recherche n° 1 ont, malgré les altérations qu'ils ont subies, des formes si caractéristiques, que leur présence suffit à elle seule pour affirmer avec certitude l'existence du sang sur le linge examiné.

Les résultats négatifs obtenus dans la recherche de la matière colorante du sang (recherche n° 2) ne sont pas contradictoires, comme on pourrait le supposer au premier abord. En effet, pour obtenir des résultats positifs dans ce genre de recherches, il faut que la matière colorante existe en certaine quantité. Or, dans le cas actuel, il peut se faire, ou qu'il y ait eu peu de sang répandu, ou que le sang répandu en certaine quantité se soit altéré, les globules perdant leur hémoglobine, l'hémoglobine se détruisant.

La première de ces deux hypothèses est peu vraisemblable en raison de l'étendue de la tache et des points divers où l'on a pu y retrouver des globules ; la seconde, au contraire, est confirmée par ce fait que la tache se trouve sur un linge saisi dans un champ, qu'elle a dû, par conséquent, être exposée à toutes les intempéries de l'atmosphère, lesquelles altèrent le sang. Il est même étonnant que dans de telles conditions des globules rouges aient pu se conserver aussi bien.

2° *Sur la quantité du sang répandu.* — Le petit nombre de globules sanguins retrouvés sur la serviette, l'absence ou la faible quantité de matière colorante du sang, prouvent qu'actuellement il existe peu de sang sur la serviette. Mais, ainsi que je viens de le dire, il a dû en exister une quantité beaucoup plus considérable à un moment donné. Toutefois, il est impossible de dire, même approximativement, quelle a été cette quantité.

2 *bis. Sur l'époque à laquelle le sang a été répandu.* — L'altération du sang ne dépendant pas uniquement du temps écoulé, mais surtout des divers agents atmosphériques ou autres, auxquels il a été soumis, il a été impossible de dire à quelle époque il a été répandu.

3° *Sur la nature du sang.* — La forme circulaire des globules trouvés sur le linge, l'absence de noyaux, montrent que ce ne sont pas des globules d'oiseaux, de poissons ou de reptiles, ou de batraciens, mais bien des globules de mammifères ; quant aux dimensions de ces globules, il est bien évident qu'elles ne sont plus ce qu'elles étaient quand ces globules étaient vivants ; une sphère aplatie constitue un disque dont le diamètre est plus grand que celui de la sphère d'où il procède ; de même pour les globules, lorsque de discoïdes (ce qui est leur forme normale) ils deviennent sphériques, leur diamètre diminue. Nos globules sanguins, qui tous se rapprochent plus ou moins de la forme sphérique, ont donc des diamètres plus petits que ceux qu'ils avaient lorsqu'ils étaient vivants et discoïdes. Or, en tenant compte de cette diminution de diamètre, ainsi que de la dessiccation, on voit qu'ils se rapprochent des globules humains adultes et de ceux de plusieurs de nos animaux domestiques (lapin, chien, par exemple).

Les globules sanguins des nouveau-nés diffèrent peu de ceux

des adultes, mais ceux des jeunes fœtus sont notablement plus volumineux. Aussi, pour que les globules retrouvés sur le linge puissent être considérés comme des globules de fœtus, il faudrait supposer une diminution très considérable, sur la possibilité de laquelle nous n'avons aucun renseignement.

En résumé :

1° Il existe du sang sur le linge au niveau de la grande tache centrale brunâtre ; il est très altéré ;

2° Ce sang est actuellement en petite quantité. Il est probable qu'il y en a eu une plus grande quantité de répandue, mais on ne saurait la déterminer ;

3° C'est du sang de mammifère. Il est impossible de dire si c'est du sang d'homme ou de l'un de nos animaux domestiques. Il est possible que ce soit du sang de femme ou de nouveau-né, il est douteux que ce soit du sang de fœtus.

B. *Examen des poils et des cheveux*. — Plusieurs touffes des poils ou cheveux adhérentes au linge ont été humectées puis montées dans de la glycérine et examinées au microscope.

Tous, ou presque tous, sont munis de leur racine et se terminent en pointe effilée. Aucun d'eux n'a de moelle ; mesurés au micromètre, ils ont dans leur plus grande largeur de 20 à 32 μ (millième de millimètre). La moyenne de 30 mensurations a été de 24 μ 9 ; il en a été trouvé un qui n'avait pas 12 μ et un autre qui mesurait 40 μ.

La matière lamelleuse blanc jaunâtre, à reflets brillants, qui englobe la racine de la plupart de ces poils ou cheveux, est constituée par des amas de cellules épithéliales pavimenteuses cornées, au milieu desquelles on distingue une assez grande quantité de globules graisseux, puis des poussières et des granulations diverses.

Conclusions. — 1° Le peu de longueur de ces poils ou cheveux, leur finesse, l'absence de moelle prouvent que ce sont des cheveux ou poils follets ; ce ne sont ni des poils d'animaux, ni des cheveux ou poils humains adultes.

Les poils d'animaux ont d'une façon générale des formes différentes, des dimensions plus considérables, et possèdent une moelle souvent très caractéristique. Les cheveux et poils humains adultes sont plus longs et pourvus de moelle.

2° Leur terminaison en pointe effilée et très régulière indique qu'ils n'ont été ni usés, ni brisés, ni coupés ; qu'ils sont par conséquent de développement récent et doivent appartenir à un fœtus ou à un nouveau-né, ce que confirme également la présence de ces amas de cellules épidermiques et de matières grasses qui englobent beaucoup d'entre eux. Ce ne sont pas des cheveux ou poils follets d'adultes. Les cheveux follets des chauves ont presque toujours leur extrémité libre fendillée ou en balai : on en trouve parmi eux un certain nombre qui ont de la moelle et ils sont beaucoup plus volumineux. Les poils follets des femmes et des adolescents ont rarement la pointe effilée, étant obtus, comme usés, et parfois ils possèdent de la moelle.

3º Les dimensions dépassent notablement celle des poils follets que l'on rencontre sur le corps des fœtus ou des nouveau-nés ; il faut en conclure que ce sont des cheveux de fœtus ou de nouveau-né.

Du reste, leur abondance à une région assez limitée de la serviette, leur réunion en touffes doivent faire penser qu'ils proviennent des régions où ils sont nombreux, comme c'est le cas pour le cuir chevelu.

4º Pour essayer de déterminer l'âge du fœtus ou du nouveau-né auquel ces cheveux appartenaient, on peut, jusqu'à un certain point, comparer leurs dimensions à celles des cheveux provenant de fœtus ou de nouveau-nés d'âges différents.

Les cheveux de cinq nouveau-nés, âgés de un à vingt jours, et ceux de quatre fœtus ayant de sept à neuf mois ont présenté des épaisseurs semblables. Les plus petits cheveux avaient 20 μ, 5 (millième de millimètre) ; les plus gros 48 μ ; les diverses moyennes ont varié entre 28 μ et 37 μ.

D'autre part, les cheveux d'un fœtus de cinq mois ont donné 20 μ, comme minimum d'épaisseur, 28 μ comme maximum, 24 comme moyenne, et ceux d'un fœtus de trois mois avaient, les plus petits 16 μ, les plus gros 20 μ ; en moyenne 18 μ.

Les cheveux recueillis sur le linge sont donc plus gros que ceux d'un fœtus de trois à cinq mois, plus petits que ceux de fœtus viables ou de nouveau-nés. Ils proviendraient, d'après cela, d'un fœtus âgé de 5 à 7 mois.

Toutefois, comme les comparaisons ci-dessus exposées ne portent que sur un nombre de faits relativement peu nombreux, comme les différences constatées ne sont pas très considérables, comme enfin l'accroissement des cheveux peut présenter de très grands retards (on voit des enfants nés à terme qui sont presque chauves), la conclusion présente ne peut être présentée qu'avec la plus grande réserve.

En résumé :

Les poils ou cheveux trouvés sur le linge sont des cheveux de fœtus ou de nouveau-né.

Il est probable qu'ils proviennent d'un fœtus de cinq à sept mois, mais il est impossible d'affirmer avec certitude qu'ils n'appartenaient pas à un fœtus viable ou à un nouveau-né.

Les examens microscopiques, ci-dessus mentionnés, permettent donc les réponses suivantes aux questions posées par l'instruction :

1° Les taches qui maculent le linge saisi sont en partie, sinon complètement des taches de sang ;

2° Il existe des cheveux adhérents au linge ;

3° Ces cheveux proviennent d'un fœtus ou d'un nouveau-né, plutôt d'un fœtus de cinq à sept mois que d'un fœtus viable ou nouveau-né, mais il est impossible de se prononcer avec certitude sur ce dernier point.

XXIII. — *Identification d'un meurtrier par l'examen de cheveux trouvés dans les mains de la victime.*

— M. BALTHAZARD —

Le 18 juillet 1906, le cadavre d'une jeune fille, Germaine B., fut découvert dans un bureau de placement. Cette fille avait été frappée à la tête de trente-sept coups de hachette ; elle avait succombé à des fractures du crâne avec attrition de la substance cérébrale. — Nous avions trouvé de longs cheveux blonds dans les deux mains de la victime qui était brune, ce qui a permis de supposer que le meutrier pouvait être une femme. — Plus tard, les soupçons s'étant successivement portés sur deux femmes, D. et B., le juge d'instruction nous demanda de déterminer si les cheveux trouvés dans les mains de la victime pouvaient provenir de l'une ou l'autre de ces deux femmes.

Poils trouvés dans la main de la victime. — Il existait un certain nombre de poils dans chacune des mains ; ces poils, très longs (plus de 15 à 20 centimètres) et minces, étaient enchevêtrés dans les doigts et souillés de sang : c'étaient manifestement des cheveux de femme, et nous les avons recueillis séparément pour chaque main.

Pour les conserver de telle façon qu'ils puissent se prêter à des examens suivis nous les avons préparés de la manière suivante : par un séjour prolongé dans une solution de carbonate de soude à 2 p. 100 les cheveux ont été débarrassés du sang qui les souillait ; ils ont été lavés ensuite à l'eau, puis à l'alcool et collés avec une solution de gélatine sur une lame de verre en les enroulant sur eux-mêmes. Ces cheveux ont été finalement montés dans le baume de Canada.

L'un des cheveux trouvés dans la main droite possède une couleur châtain foncé et un diamètre, assez considérable, de 110 μ.

Tous les autres cheveux sont chatain clair ou blonds, et leur diamètre varie de 60 à 80 µ.

Cheveux de la victime. — Ils sont dans leur ensemble, d'une coloration châtain très foncé presque noire ; mais, comme chez toutes les jeunes filles, il existe au milieu des autres un certain nombre de cheveux de nuance plus claire, et avec un peu de patience il est possible d'en réunir suffisamment pour constituer une mèche châtain clair.

Cheveux de la femme D. — Les cheveux de la femme D. qui est âgée de 30 ans, sont nettement blonds ; comme tous les cheveux clairs, ils sont très fins ; leur diamètre moyen ne dépasse pas 60 µ.

Cheveux de la femme B. — La femme B. est âgée de 38 ans ; ses cheveux ont une coloration en général châtain clair ; mais cependant on trouve quelques touffes de cheveux plus clairs presque blonds, surtout en arrière de la tête et sur les tempes. Le diamètre moyen est de 70 µ.

Discussion. — Les cheveux trouvés dans les mains de la victime sont certainement d'origine différente.

C'est seulement dans la chevelure de Germaine B. qu'il existe des cheveux noirs, d'un diamètre aussi élevé que celui trouvé dans la main droite. Mais cette fille avait une chevelure très fournie qui, au cours de la lutte, s'est entièrement détachée, et il n'est donc pas extraordinaire qu'un certain nombre de cheveux aient été dispersés.

Les autres cheveux ne peuvent, à coup sûr, provenir de la femme D. dont tous les cheveux sont blonds, très clairs et très fins. Ils pourraient provenir comme le cheveu noir, de la victime elle-même ; mais il n'existe chez Germaine B. une pareille proportion de cheveux clairs en aucun point du cuir chevelu, si bien que cette hypothèse est peu vraisemblable.

Au contraire, il est très admissible que ces cheveux proviennent de la femme B. En effet, chez cette dernière les cheveux ont une teinte qui va du blond au châtain foncé, surtout sur les tempes où des cheveux de couleur très variée ont été rencontrés.

Or, en examinant à la loupe la région temporale gauche, à l'union de la région frontale, nous avons constaté qu'il existait à ce niveau un certain nombre de cheveux cassés à quelques millimètres de leur racine, aussi que quelques follicules pileux vides de leur contenu, et très légèrement ecchymotiques. Il a été arraché de cette façon une vingtaine de cheveux environ et cette constatation directe vient encore appuyer les conclusions que nous avions déduites de l'examen des cheveux, à savoir que les cheveux trouvés dans les mains de Germaine B. ont été arrachés, au cours de la lutte, à la femme B.

La femme B. a ultérieurement avoué son crime ; elle a reconnu qu'une lutte avait précédé la mort de Germaine B. au cours de laquelle la victime lui avait arraché une touffe de cheveux.

XXIV. — *Taches de sang humain ; recherches par le sérum précipitant.*

— MM. OGIER ET VIBERT —

Notes de M. le juge d'instruction de Joigny. — Le 11 décembre 1903, une femme de 67 ans a été assassinée dans son domicile, le crâne fracassé à l'aide d'un instrument lourd et tranchant que l'on a supposé devoir être une forte serpe de bûcheron. Une perquisition effectuée au domicile de l'inculpé a amené la découverte de deux serpes ensanglantées (scellés 1 et 2) et de linges (scellé 3). Au cours de cette même perquisition, il a été trouvé dans le foyer de la cheminée un morceau d'étoffe à moitié carbonisé, présentant certaines taches roussâtres, pouvant être également des taches de sang. Le scellé 5 contient un prélèvement du sang de la victime à l'endroit où la femme a été frappée, et destiné, si besoin est, à servir de pièce de comparaison.

La première partie du rapport décrit les scellés, et indique les procédés employés qui ont permis de reconnaître que les taches étaient bien formées par du sang. Il continue ensuite de la façon suivante, en ce qui concerne les recherches destinées à reconnaître s'il s'agissait de sang humain.

Les expériences ont été faites successivement avec deux sérums provenant de lapins injectés avec du sérum humain.

Les solutions sanguines, formant un volume de 2 à 3 cc., ont été filtrées et introduites dans de petits tubes bouchés. Dans chacun de ces tubes on a versé une même quantité de sérum précipitant, cinq gouttes.

Les tubes contenaient :

A. Une solution diluée de sang humain ;

B. Une solution de sang prise dans l'une des bouteilles du scellé 5 ;

C. Une solution faite avec le sang desséché faisant partie du scellé 5 :

D. Une solution de sang de bœuf ;

E. Une solution de sang de porc ;

F. Une solution obtenue par la macération de l'une des taches de la serviette dite « nid d'abeilles » (scellé 3)

G. Une solution obtenue par la macération des taches de la serpe (scellé 1) ;

H. Une solution obtenue par la macération des taches de la serpe (scellé 2);

Après l'addition de sérum, les tubes ont été chauffés vers 45°.

Il s'est formé au bout de 25 à 30 minutes :

Un précipité abondant dans le tube *A* (sang humain); dans le tube *B* et dans le tube *C* (sang de la victime); résultats qui montrent l'activité du sérum employé vis-à-vis du sang humain :

Après le même temps, il ne s'est pas formé de précipité apparent dans les tubes *D* (bœuf) et *E* (porc); d'autres essais avaient été faits antérieurement avec du sang de chien, de cobaye, de lapin, de mouton, qui n'avaient pas non plus donné de précipités dans les conditions indiquées; le sérum employé n'est donc pas actif pour le sang de ces divers animaux domestiques;

La solution *F* (taches de la serviette) a donné un précipité aussi abondant que ceux obtenus avec les solutions de sang humain;

Pour les solutions *G* et *H* (taches des serpes), la quantité de sang dissoute était infiniment faible et les solutions étaient à peu près incolores[1]; l'observation était donc beaucoup plus difficile que dans les cas précédents; cependant, en examinant à la loupe ou au microscope les solutions, on a vu se former dans le sein des liquides des flocons de très petites dimensions, qui ont commencé à paraître une demi-heure après l'addition du sérum, et qui à la longue se sont rassemblés en un léger dépôt.

Les conclusions à tirer de ces expériences sont les suivantes :

Les taches de sang de la serviette sont très probablement du sang humain ;

Il est problable également que les taches de sang des serpes sont formées par du sang humain[2].

Conclusions. — 1° Il existe des taches de sang sur les deux serpes, scellés 1 et 2. Le sang qui a formé ces taches est probablement[3] du sang humain. Sur chacune des deux serpes, il existe

---

1. Il arrive souvent que les taches de sang déposées sur des objets de fer fortement rouillés sont très difficiles à dissoudre.

2. Nous pensons qu'il ne convient pas, dans ce genre d'expériences délicates et encore insuffisamment étudiées, d'émettre des conclusions absolument fermes. Une objection résulte de ce que le sérum précipitant pour le sang humain peut donner à la longue, c'est-à-dire après quelques heures, des précipités faibles avec le sang de divers animaux domestiques : la cause de ces précipitations tardives n'est pas encore bien élucidée. C'est là une cause d'erreur dont il faut tenir grand compte ; toutefois elle ne semble pas devoir être prise en considération dans les expériences ci-dessus rapportées, où tous les précipités se sont formés dans le même temps, et étaient tous nettement visibles après une demi-heure.

3. Ce rapport a été rédigé il y a 7 ans, ce qui explique pourquoi les conclusions ne sont pas plus affirmatives.

quelques fragments de plumes d'oiseau, collées dans la matière qui forment les taches.

2° Sur la serviette de coton, scellé 5, il existe des taches de sang, formées très probablement par du sang humain. Le torchon à liteaux rouges, qui fait partie du même scellé, porte bien de très petites taches de sang, formées par une quantité de matière trop faible pour que nous ayons pu en déterminer la nature.

3° Nous n'avons pas constaté de taches de sang sur le morceau d'étoffe partiellement brûlé (scellé 4).

XXV. — *Meurtre commis par un épileptique ; irresponsabilité.*

— M. VALLON —

(In *Traité de pathologie mentale*, sous la direction de Gilbert Ballet.)

T., manouvrier, habite avec sa mère la banlieue de Paris. Le 19 septembre, il était venu à Paris voir sa sœur. Son beau-frère l'avait trouvé tout drôle, et, après avoir bu avec lui une seule consommation, l'avait reconduit jusqu'à la place de la Bastille, pensant qu'il allait prendre le train à la gare d'Orléans pour retourner chez lui.

En effet, T. se dirigeait vers la gare quand, arrivé place Mazas il donna un coup de couteau à un passant.

Voici comment la victime a raconté le fait : « Je passais place Mazas, vers 8 heures du soir, quand un individu que je ne connais nullement s'est avancé vers moi et, sans m'adresser la parole, m'a tout à coup planté un couteau dans le cou. Je n'ai d'abord rien senti, mais en entendant le ressort d'une arme, couteau ou pistolet, je ne savais, j'ai porté ma main à mon cou, j'ai senti que le sang coulait à flots ; j'ai voulu l'arrêter en mettant le doigt sur la plaie, mon doigt y est entré complètement. L'homme qui m'avait frappé s'était sauvé ; j'ai couru après lui en criant : à l'assassin ! On l'a arrêté et on m'a conduit chez un pharmacien avec lui. Je ne peux concevoir le motif pour lequel cet homme m'a frappé ; il ne paraissait pas ivre. »

T. est petit, mais il paraît vigoureux. Il présente de l'asymétrie cranio-faciale : un aplatissement de la tête au niveau des temporaux ; sa voûte palatine est ogivale. Au moment de notre examen, nous constatons chez lui un tremblement très net des mains et de la langue. Il est calme, lucide et répond convenablement aux questions que nous lui posons. Son intelligence paraît médiocre il sait lire, mais à peine écrire ; pourtant il aurait fréquenté l'école jusqu'à l'âge de 13 ans. Il nous fournit sur l'acte qui l'amène devant la justice, et sur l'emploi de son temps dans la journée où il l'a commis les renseignements suivants :

Le dimanche, 19 septembre, levé vers 5 h. 1/2, il a travaillé jusqu'à 11 heures à charger de la pierre sur un bateau. A 7 heures il a mangé du pain avec du fromage, et bu un verre d'eau-de-vie ; à 11 heures il s'est laissé entraîner par des camarades, et a bu trois absinthes. Il a déjeuné chez sa mère et, suivant l'habitude, ils ont bu de la boisson faite avec des raisins secs. Après déjeuner il a pris un café sans cognac, puis il a fait sa toilette et s'est rendu à Juvisy à l'enterrement d'un ami. Là il a bu un verre de vin rouge. A 3 heures il est monté dans le train pour Paris. En arrivant, il s'est rendu chez son beau-frère ; il s'est promené dans le quartier avec sa famille, puis entre 6 et 7 heures, après avoir pris un verre de vin, il a quitté son beau-frère, dans l'intention de regagner la gare d'Orléans. — A partir de ce moment-là, il ne sait plus du tout ce qui s'est passé, il n'en a gardé aucun souvenir. Le lendemain il s'est réveillé au poste ; il croyait avoir été arrêté pour ivresse. Quand on lui a dit qu'il avait donné un coup de couteau à un passant, il ne pouvait pas le croire. T. ne sort pas de cette explication, et à toutes les questions qu'on lui pose, il répond : « Que voulez-vous que je vous explique, je ne me rappelle de rien. »

Il assure qu'il n'est pas méchant, que jamais il n'a frappé personne, ni eu de querelle avec qui que ce soit. Il ne connaissait pas sa victime ; il ne l'avait jamais vue ; il n'avait donc aucun motif de lui en vouloir.

En ce qui concerne ses antécédents, il fournit des renseignements qui peuvent se résumer ainsi :

Jamais il n'a été sérieusement malade. Il a fait deux chutes, il y a plusieurs années, dont une de la hauteur d'un premier étage en montant des seaux sur une échelle ; mais ces chutes n'ont eu aucune conséquence. Il a eu deux attaques de nerfs, la première en octobre 1896, la seconde il y a six mois chez sa mère ; il ne sait pas ce qui s'est passé ; mais à la suite, pendant plusieurs jours, il a éprouvé une douleur et des picotements dans la bouche ; la langue lui brûlait comme du feu ; il ne pouvait que difficilement mâcher ses aliments (cependant il ne présente pas de cicatrices de morsures de la langue). Tous les dix ou quinze jours il est pris d'étourdissements ; sa vue se brouille. Il est obligé d'arrêter son travail et de s'asseoir ; cela ne dure que quelques minutes ou même quelques secondes. Il a fréquemment des maux de tête qui siègent au niveau du front. Il indique la région pariétale gauche comme sensible au toucher. Il dort mal habituellement ; il rêve de son travail, et parfois il lui semble être monté sur quelque chose d'où il tombe. Il affirme cependant qu'il ne se grisait jamais ; il buvait bien quelquefois une goutte. une absinthe ; mais c'était rare. Jamais il n'avait autant bu que le jour où on l'a arrêté.

La mère de T., bien qu'âgée de 57 ans seulement, a peu de mémoire. Elle et un de ses gendres m'ont fourni les renseignements suivants.

Le père de l'inculpé est mort à la suite d'un refroidissement La famille se compose de 6 enfants : 3 filles et 3 garçons, qui se suivent à 18 mois d'intervalle ; l'inculpé est le cinquième. Tous sont bien portants, sauf une fille de 25 ans, mariée, qui est sujette à des crises de nerfs (très vraisemblablement des attaques d'hystérie).

L'inculpé a été à l'école mais il n'a rien appris. Il a été ajourné deux années de suite pour le service militaire, en raison de son défaut de taille ; il devait partir dans le courant de novembre. Il a eu trois attaques de nerfs : la première au commencement d'octobre 1896 : c'était la nuit, il travaillait avec ses deux frères à la gare d'Orléans à décharger des marchandises. Tout à coup, sa figure s'est retournée, il a fait un tour sur lui-même, puis est tombé sans connaissance ; il s'est débattu, on l'a emporté et couché il est resté assez longtemps avant de revenir à lui.

Les deux autres crises ont eu lieu chez sa mère : une fois il a fait la grimace, puis il s'est raidi, de l'écume lui est venue à la bouche ; il n'est pas tombé, sa mère a pu le retenir sur la chaise où il était assis. — La deuxième fois, les choses se sont passées à peu près de la même façon ; sa mère a pu le retenir au moment où il allait tomber.

Il souffre habituellement de grands maux de tête, et jusqu'à 18 ans il a uriné au lit presque toutes les nuits.

De l'examen auquel nous nous sommes livrés. des renseignements que nous avons recueillis, quelles conclusions pouvons-nous tirer? Pour nous. il n'est pas douteux que nous nous trouvons en présence d'un jeune homme atteint d'épilepsie. Les attaques décrites par la mère et le beau-frère sont certainement de nature comitiale. Les étourdissements que T. dit éprouver ne sont autre chose que des vertiges épileptiques. Nous trouvons d'ailleurs, en dehors des crises mêmes, d'autres faits en faveur de l'épilepsie ; de l'asymétrie crânio-faciale, des céphalalgies habituelles, de l'incontinence nocturne d'urine jusqu'à 18 ans.

On ne saurait attribuer les crises convulsives à l'hystérie, car il n'existe chez T. aucun stigmate de cette névrose.

Quant au fait incriminé, il présente bien également les caractères d'une impulsion comitiale ; c'est un acte brusque, soudain, violent, non motivé, n'ayant laissé aucune trace dans la mé-

moire. Un détail cependant pourrait faire naître quelques doutes
sur la nature épileptique de cet acte : c'est que T. a cherché à
fuir. Mais ce n'est pas là un motif suffisant pour mettre en doute
le caractère comitial de l'acte. Si le plus souvent l'épileptique, en
pareille circonstance, reste immobile, comme cloué sur place
auprès de sa victime, parfois au contraire il fuit à la vue du sang,
à la vue des personnes qui veulent s'emparer de lui, devinant,
dans un état de subconscience, plutôt que comprenant exactement, qu'il court un danger.

Un dernier point : T., bien que depuis longtemps atteint d'épilepsie, ne s'est jamais, semble-t-il, livré à des actes violents ; il
est probable que s'il a frappé, contre son habitude, c'est que ce
jour-là il avait commis des excès alcooliques inusités. L'alcool a
joué le rôle d'appoint dans l'impulsion comitiale.

Conclusions. — 1° T. est atteint d'épilepsie.

2° C'est très vraisemblablement sous l'influence d'une impulsion épileptique qu'il a commis l'acte dont il est inculpé ; il ne
saurait donc en être rendu responsable.

3° Il est nécessaire de mettre T. à la disposition de l'autorité
administrative, afin qu'elle pourvoie à son placement dans un
asile d'aliénés.

T. a bénéficié d'une ordonnance de non-lieu, et a été envoyé à
l'asile de Villejuif, où il a fait un très long séjour. Il a eu de fréquents vertiges et quelques attaques d'un caractère nettement
comitial. Sous l'influence d'un traitement par le bromure de
potassium, ces accidents ont disparu à peu près complètement
et il a été rendu à sa famille.

XXVI. — *Homicide commis par un persécuté*
Irresponsabilité.

— MM. G. BALLET ET VIBERT —

Le 18 décembre 1889, vers 10 heures du matin, Georges R. pénétrait dans le cabinet de M. R., au service duquel il était attaché
en qualité de secrétaire. Il tirait plusieurs coups de feu sur son
supérieur et l'étendait raide mort

La lecture du dossier et les diverses dépositions qui précisent
dans quelles conditions le meurtre a eu lieu provoquent des remarques et des réflexions qu'il est utile d'indiquer tout d'abord.
Les circonstances du crime n'en expliquent pas le mobile :
avant de pénétrer dans le cabinet de M. R. pour y accomplir son
forfait, Georges R. a eu soin de s'enquérir près du garçon de l'arrivée de son chef. Il n'a pris aucune précaution pour dissimuler
son action criminelle, il l'a commise en quelque sorte au grand

jour. D'autre part, les motifs intéressés n'apparaissent point ici : aucun de ceux qui, d'ordinaire, inspirent les criminels vulgaires ne peut être invoqué, au moins à première vue. Tout au plus pourrait-on se demander si Georges R. n'a pas obéi à un aveugle désir de vengeance. Mais cette hypothèse est, comme toute autre du même ordre, invraisemblable. En fait Georges R. n'a eu depuis son entrée à la préfecture, qu'à se louer des procédés de son supérieur hiérarchique. En effet, M. R., lié d'amitié avec la famille de l'inculpé, à mis depuis plusieurs années tout son soin à préparer et à faciliter l'avenir de son jeune subordonné. Les renseignements les plus précis ne laissent à cet égard aucun doute. Il faut donc renoncer, au moins de prime abord, à trouver une explication plausible du crime commis par Georges R. On est dès lors tout naturellement conduit à se demander si l'assassinat, au lieu d'être le résultat d'un des nombreux mobiles qui poussent les criminels vulgaires, n'a pas été plutôt inspiré par un mobile morbide. A première vue tout semble légitimer cette hypothèse et la connaissance des conditions précises dans lesquelles le meurtre a été commis, et le peu de soin que l'assassin a eu de dissimuler son forfait, et l'acharnement qu'il a mis à l'accomplir et la tranquillité qu'il a (comme en témoignent les dépositions) manifestée après le crime. Un meurtre effectué dans des circonstances semblables présente les caractères de ceux que commet non un assassin poursuivant froidement un but calculé, mais un aliéné obéissant à une impulsion maladive.

Toutefois, pour vraisemblable que soit ici l'hypothèse d'un crime morbide, il s'agit après tout d'une simple hypothèse, et l'examen de l'inculpé était seul susceptible de la confirmer ou de l'infirmer.

Nous nous sommes patiemment livrés à cet examen ; nous avons à maintes reprises interrogé R. ; non contents de ses réponses orales, nous l'avons chargé de rédiger pour nous un rapport, dans lequel il a dû nous raconter les incidents principaux de sa vie, nous mettre au fait des raisons qui l'ont porté à la criminelle extrémité que l'on sait. On n'ignore pas, en effet, que les écrits des individus suspects de folie, plus encore que les paroles, sont particulièrement instructifs, soit qu'il s'agisse de dépister la simulation, soit qu'il s'agisse de confirmer la réalité de l'aliénation. Nous nous sommes enfin efforcés de remonter dans le passé de Georges R., n'oubliant pas qu'une impulsion pathologique est d'ordinaire l'aboutissant de longues méditations : à cet effet nous avons compulsé la correspondance que l'inculpé a, depuis trois ans, entretenue avec sa famille. De cet ensemble d'informations, disons-le dès l'abord, il résulte pour nous que Georges R. est un aliéné, et que l'acte criminel dont il s'est rendu conpable a été la résultante naturelle, logique, on pourrait presque dire fatale, de son état d'aliénation mentale : George R. est, en effet, un aliéné persécuté.

Les persécutés n'appartiennent point tous au même groupe morbide. La clinique permet de les classer dans des catégories diverses. Mais il importe peu, dans l'espèce, de préciser à quelle variété de délire de persécution nous avons ici affaire. Ce qu'il est intéressant de montrer, c'est que Georges R. est bien réellement un persécuté, c'est que son esprit malade a franchi successivement et progressivement les étapes qui conduisent les fous de cet ordre, de la phase d'inquiétude, de soupçons vagues, à celle où les idées morbides se précisent, où l'aliéné fait un choix parmi ses persécuteurs imaginaires et arrive à la vengeance en frappant celui que son choix a désigné.

Il est difficile de dire à quelle époque exacte remontent, chez Georges R. les premières manifestations délirantes. Mais on les voit s'affirmer déjà avec une grande netteté dès l'année 1887. A cette époque Georges R. est appelé à suppléer dans le premier bureau un rédacteur malade. On lui a confié ces nouvelles fonctions dans le but de lui être utile et de le mettre à même de montrer ses aptitudes administratives. A peine a-t-il pris possession de son nouveau poste, que Georges R. ne voit autour de lui que gens soucieux de le desservir. « Ma complaisance, dit-il, ne m'attire nullement les égards sur lesquels je pouvais compter et qui auraient déjà semblé naturels, étant donnée ma situation de secrétaire du directeur. Au contraire, je ne tardai pas à m'apercevoir que mon zèle était tourné en ridicule. Les affaires que j'avais à traiter étant très délicates et nouvelles pour moi, j'avais besoin d'indications auxquelles le chef de division, qui, seul dans le service était à même de les connaître, se prêtait avec la plus mauvaise grâce. » A cette époque il a déjà la conviction que quelqu'un « exerce sourdement son influence à son détriment dans le service ». On le surveille. Une personne dont il ignore le nom « se charge de transmettre à une de ses tantes qui habite Paris, des renseignements sur tous ses faits et ses gestes ». Dès ce moment, les phrases les plus banales lui semblent confirmer le bien fondé de ses appréhensions maladives. A un dîner, chez une de ses tantes, la mère de cette dernière causant de son avenir, lui dit, en parlant de M. R. : « Il vous fera avancer s'il le peut. » Cette phrase toute naturelle devient pour Georges R. un motif de soupçon. Cette conversation, pense-t-il, pouvait lui donner à penser, dans les circonstances où il se trouvait, qu'on cherchait à lui nuire. Il va dès lors se convaincre qu'on veut le forcer à quitter la préfecture, et il va incriminer sa famille, ses camarades et ses supérieurs.

Dès les premiers mois de 1888, on voit s'affirmer l'hostilité sourde que Georges R. va nourrir contre ses parents de Paris d'abord, plus tard contre ses proches de province. Rien n'est plus douloureusement instructif que la correspondance échangée entre George R. et sa famille, d'avril 1888 au milieu de 1889. En avril 1888, sa mère lui écrit :

« Ton oncle et ta tante sont à Paris les seules personnes qui aient une affection sincère pour nous; tu as été de propos délibéré d'une grossièreté complète avec eux. Pourquoi? Que t'ont-ils fait *encore ceux-là?* Nous attendons tes raisons à cet égard. Aurais-tu le désir de te brouiller avec toute la famille de ta mère? Dans quel but?... Ta sœur est partie ce matin accablée de ta manière d'être vis-à-vis d'elle. Nous ne pouvons lui expliquer ce que nous ignorons nous-mêmes et ce que nous ne pouvons comprendre dans tes deux lettres : *de la haine, rien que de la haine, sans motif prouvé ni probable.* »

Et Georges R. dans sa réponse écrit cette phrase :

« Je crois vous avoir dit qu'il est bien évident qu'en me poursuivant, on n'avait pas le simple but de savoir ce que je fais... *On pourra dire que je suis atteint du délire de la persécution.* C'est une chose qui ne me gênera en aucune façon, ayant à ma disposition de nombreuses occasions de prouver le contraire. »

Ces extraits de la correspondance de l'inculpé sont des plus topiques. Si l'attitude de ce dernier vis-à-vis de ses oncle et tante de Paris reste inexplicable pour son père et sa mère, c'est que cette attitude hostile n'a d'autres raisons que l'inquiétude maladive de Georges R. Quant à sa réponse aux reproches qu'on lui adresse, les termes en sont des plus caractéristiques. On le taxera de persécuté. Mais il se soucie peu d'une pareille accusation : il a mille arguments pour y répondre. Ainsi en est-il toujours des aliénés pour qui leurs inquiétudes intimes et leurs sensations morbides sont des preuves suffisantes de l'animosité supposée dont ils se croient les victimes. Mais quand, au jour de l'interrogatoire, nous mettrons Georges R. au pied du mur, quand nous lui demanderons de nous faire la démonstration de ses prétendues persécutions, il nous répondra par des affirmations sans précision.

Détachons encore quelques fragments de cette correspondance à la fois si instructive et si navrante. A la date du 22 avril 1888, la mère de R. lui écrit :

« Je suis absolument consternée, navrée et la force de mon énergie commence à s'user. »

Et plus loin, la malheureuse femme ajoute, comme si elle pressentait l'avenir.

« Il y a une recommandation que je tiens à te faire, c'est de surveiller une tendance de ton caractère à la susceptibilité, qui te fait croire souvent des choses quand on n'a aucune intention de te blesser. Aujourd'hui ceci regarde la famille, mais après *elle s'exerce vis-à-vis de tes chefs.* »

Jusque-là les soupçons de Georges R. sont restés vagues. On lui en veut. Mais il ne saurait dire qui lui en veut. C'est tout le monde et personne. A la fin d'avril 1888, les soupçons se précisent :

« Quant à découvrir l'auteur de tous mes ennuis, écrit Georges R. à son père, il y a longtemps que je l'ai fait : G. et son père (il fait allusion à deux de ses parents). »

Et la preuve qu'il donne des menées malveillantes de ces deux personnes est bien la preuve d'un aliéné persécuté.

« Si je te disais que M. A. a pris ce moyen pour me voir; il savait exactement l'endroit où je passe pour aller au bureau, il a pris une voiture dont il a fermé les glaces, mais je l'ai très bien reconnu et je dois dire qu'il était d'une pâleur mortelle. »

Ceci est écrit, qu'on ne l'oublie pas, à la date du 21 avril 1888.

Dès cette époque, la brouille de Georges R. avec ses parents de Paris paraît avoir été un fait acquis. Au reste depuis quelques mois, les ennemis imaginaires devenaient plus nombreux et plus obsédants. On avait imaginé autour de Georges R. et de sa maîtresse un véritable service d'espionnage. Cette dernière se serait plainte, au commencement de 1888, d'être suivie dans la rue « par des hommes dont le but n'était évidemment pas la galanterie ».

Persuadé du fait, G. R. établit une surveillance.

« Un jour, dit-il, j'eus l'occasion de dépister un individu, déjà âgé et médiocrement vêtu, qui attendait sur le trottoir en face de ma maîtresse et qui suivit immédiatement cette dernière après sa sortie. Je l'accostai un moment après et lui demandai les raisons qu'il avait de le faire, après toutefois l'avoir brutalisé par un violent coup de parapluie dans le dos. Je ne pus obtenir aucune explication et l'homme s'esquiva sans rien dire. Depuis je le revis, sans qu'il fît attention à moi, et de mon côté je le laissai passer de même. Mais peu de jours après, je fus moi-même accosté, dans la rue, par d'autres individus s'arrêtant devant moi, pour me regarder en face et me ricaner au nez. »

Cette dernière phrase est très significative. Elle nous révèle l'apparition, chez Georges R., des illusions qui sont de règle chez les délirants persécutés. Ces malades, en effet, ont l'habitude d'attacher au moindre geste, à une expression ou à un jeu quelconque de physionomie du passant une signification en rapport avec leurs obsessions maladives. Le persécuté, dans son égoïsme présomptueux, se convainc aisément qu'autour de lui il n'y a que des gens préoccupés de sa personne.

Voilà donc Georges R. persuadé qu'on l'observe, qu'on sourit en passant près de lui, qu'on le nargue, mais pourquoi? C'est alors que son esprit malade va enfanter une interprétation délirante d'un fait qui n'est d'ailleurs pas plus vrai que ne sera fondée l'interprétation elle-même.

« L'idée me vint aussitôt, dit-il, que ce devaient être des auxiliaires de celui que j'avais malmené, dont l'intention était d'éviter une vengeance en me cherchant une querelle dans laquelle ils auraient semblé avoir le droit de me donner un mauvais coup. Craignant de ne pas être aussi heureux cette fois que dans ma première tentative d'intimidation, en présence d'une provocation aussi nette, je résolus de m'informer avant tout, de savoir à qui j'avais à faire. » G. R. suppose d'ailleurs (qu'on remarque les expressions) « que ce devaient être les membres d'une agence Tricoche quelconque dont il venait de déranger les opérations. »

C'est alors qu'adoptant la ligne de conduite habituelle aux persécutés, il va se plaindre d'abord au commissaire de police de son quartier, puis à M. Goron, chef de la Sûreté, près de qui M. R. lui aurait donné une lettre d'introduction. — A la suite de ces plaintes un certain calme semble s'être produit. Mais bientôt allaient avoir lieu des incidents nouveaux qui sont, au point de vue du diagnostic, d'une extrême importance.

G. R. devient sujet, d'après ce qu'il nous raconte, à de fréquentes indispositions, ses forces déclinent; il a des transpirations abondantes, des maux de cœur, la langue sale. A quoi tout cela peut-il tenir, sinon aux maléfices dont usent, à son égard, ses différents persécuteurs? Mais par quels procédés a-t-on pu produire ces maléfices? G. R. se met à chercher.

« Dans la matinée du dimanche des Rameaux de l'année 1888, dit-il, je me sentis subitement plus indisposé que de coutume, et d'une façon qui n'avait rien de commun avec une indisposition naturelle. Je repassai alors dans ma mémoire les occasions où je m'étais particulièrement trouvé souffrant, les temps précédents, et je crus remarquer qu'elles avaient coïncidé avec des repas où j'avais pris d'un miel que ma maîtresse avait acheté d'une vieille femme; ma défiance s'accrut à l'égard de ce miel par des particularités qui m'avaient été signalées par ma maîtresse, dans la conversation que cette femme avait eue avec elle. Ma maîtresse avait été frappée de la façon dont celle-ci la questionnait, notamment sur notre intention de rester locataires dans la maison. Mes soupçons se portèrent avec une grande intensité sur cette femme, dont la curiosité pouvait avoir une autre origine. Je pris le pot de miel qu'elle avait vendu et le portai à la Sûreté pour le faire analyser par le laboratoire municipal. »

Ainsi, à l'époque où nous sommes, tout est devenu pour G. R. matière à soupçon, les moindres propos qu'on lui tient, l'attitude des gens dans la rue, les indispositions qu'il éprouve ou croit éprouver, les aliments dont il use. Pour que le tableau du délire des persécutions soit complet, il n'y manque plus qu'un seul symptôme, l'hallucination. En analysant bien les faits, nous pourrions la retrouver, accompagnant et expliquant quelques-uns des incidents qui précèdent, mais point n'est besoin d'une recherche aussi délicate. Nous allons, en effet, la voir se manifester par la suite avec les caractères typiques qu'elle revêt chez les délirants persécutés. Nous sommes à quelques jours de l'incident du miel, G. R. est à son bureau ; un garçon cause avec quelqu'un dans l'antichambre, et G. R. entend ce dernier dire à son interlocuteur, en parlant de lui : « Ils veulent l'empoisonner. »

Actuellement aucun trait essentiel ne manque plus à la symptomatologie du délire. Celui-ci a évolué suivant les lois habituelles ; le soupçon, limité d'abord, s'est étendu, la défiance s'est accusée et est devenue agressive ; les fausses sensations de l'ouïe sont venues enfin compléter le tableau morbide. Il n'y a plus place pour l'hésitation. A l'époque où nous nous trouvons, G. R. est sans conteste un aliéné et un aliéné frappé du délire des persécutions.

Les événements qui vont suivre constituent le développement logique de l'affection dont l'inculpé est atteint : les hallucinations vont devenir plus variées et plus multiples, l'inquiétude et la défiance vont s'accroître encore si possible, G. R. enfin, obéissant aux habitudes morbides des malades de son espèce, va faire un choix parmi ses nombreux persécuteurs ; il va concentrer sur une seule personne élue son animosité et sa haine, jusqu'au jour où, poussé à bout, et se croyant comme il le dit, en état de légitime défense, il frappera sans pitié et sans remords celui qu'il croira être l'agent principal de ses souffrances et de ses mécomptes imaginaires.

Suivons G. R. du milieu de 1888 à la fin de 1889. Il n'est pas utile de rapporter par le menu les divers incidents de son histoire morbide durant cette période. Nous voulons simplement montrer que l'affreux malheur qui est venu clore cette douloureuse histoire a été l'aboutissant logique des idées maladives de l'inculpé.

Il est difficile de préciser l'époque à laquelle M. R. s'est trouvé englobé parmi les ennemis imaginaires de G. R. La chose semble remonter au cours de 1888. Si l'on s'en rapporte à la déposition écrite de l'inculpé, un peu avant le milieu de cette dernière année, celui-ci aurait remarqué « que M. R. prenait à son égard un air de plus en plus circonspect et inquiet ». Pendant l'été de 1888, G. R. croit entendre, à travers la cloison de son bureau, M. R. dire à un visiteur « que son secrétaire était fou ». Dès lors, il est en proie à de poignantes incertitudes. « Il comprend que son supérieur prend une part active à ce qui se passe à son égard. » A l'automne, nous dit-il, M. R. intervient en personne pour me dire un jour : « Tu auras ta voiture ». « Je compris alors qu'il voulait me faire changer mon existence actuelle. » Qu'on n'oublie pas cette hallucination de l'ouïe : « Tu auras ta voiture ». Insignifiante en apparence, elle va, dans la suite des événements, jouer un rôle fatal. Elle se reproduira, de loin en loin, et chaque fois elle sera pour G. R. la preuve de la malveillante obstination que met M. R. à le persécuter.

Vers la fin de 1888 ou le commencement de 1889, G. R. rencontre dans la rue des personnes qui, sans causer directement avec lui et sans vouloir se faire connaître, paraissent lui porter un intérêt. Ces personnes le mettent en défiance contre son chef. « Tu vois, lui disent-elles, que c'est lui qui te coule » ou encore : « c'est ton directeur qui t'a marché sur le pied ». On va même jusqu'à lui crier : « tue-le ». Et cette hallucination auditive : tue-le, se reproduira plusieurs fois, jusqu'à une époque rapprochée de l'assassinat. Dès ce moment, il n'y a plus de doute, G. R. persécuté par sa famille, par ses parents les plus proches, devenu méfiant même à l'égard de sa maitresse sur laquelle, si on l'en croit, il se serait porté à des voies de fait, G. R., disons-nous, a un ennemi plus spécial, qui est l'inspirateur des hostilités multiples, dont le malade est la victime. Cependant M. R. a été bienveillant pour lui. Mais cette bienveillante feinte n'avait peut-être, après tout, d'autre but que de mieux dissimuler de noires intentions.

A différentes reprises en 1889, G. R. témoigne dans sa correspondance de son intention formelle de quitter la préfecture, où « se trouve, dit-il, l'homme qui, s'il n'avait pas d'intérêt à faire le trouble dans son esprit, pouvait, au lieu d'exciter ses brouilles avec sa famille, l'empêcher d'entrer en lutte avec une partie au moins de ses membres ». Il ne veut plus rien devoir à M. R., et comme il a été à diverses reprises invité à dîner chez ce dernier, il l'avise par une lettre insolente qu'il entend se libérer de sa dette de reconnaissance. Chaque semaine il lui enverra un franc sur ses appointements, jusqu'à concurrence du prix des repas qu'il a pris chez son chef.

Nous touchons au dénouement de cette douloureuse histoire morbide. Vers le mois de juillet 1889, le père de G. R., légèrement inquiet, conseillait par lettre à son fils de consulter un médecin. Le conseil ne fut malheureusement pas suivi. Aussi voit-

on s'aggraver les symptômes à mesure qu'approche la fin de
l'année. Les hallucinations deviennent plus variées et plus fréquentes. La nuit, Georges R. a des rêves pénibles, il sent « des
réflexes à l'anus », il s'est trouvé en présence « de personnes
nues ». Déjà à plusieurs reprises, il a éprouvé « une lourdeur et
une faiblesse du testicule » ; dans la rue, il a entendu des gens
qui lui disaient « tu es réglé, tu as le sang ». Il a compris alors
« qu'il n'aurait plus sa liberté d'érection ».

En proie à ces cauchemars, à ces hallucinations pénibles, dominé par l'inquiétude et les soupçons qui l'envahissent de toutes
parts, G. R. est à bout de forces, et la fatalité comme la logique
veulent qu'il cherche une issue à sa terrible situation. Mais
quelle issue ? Il n'y en avait guère que deux à l'impasse où il se
trouvait acculé, le suicide ou l'homicide.

Dès 1888, G. R. paraît avoir eu des idées de suicide. Plus d'une
fois, quand la fenêtre de son bureau était ouverte, il s'est senti
poussé à se jeter dans la rue. Pour se retenir, il a dû réunir tous
les efforts de sa volonté. Mais ces idées de suicide, si elles ont
réellement existé, paraissent avoir été chez G. R. plutôt le fait
d'une impulsion instinctive, que d'un calcul maladif. Au demeurant le persécuté tue plus souvent qu'il ne se tue lui-même ; l'homicide est son moyen de défense, non le suicide. Et il n'eût pas
été difficile à un observateur attentif de prévoir que G. R., dans
son état d'esprit, devait en venir à cette terrible extrémité, le
jour où un incident imprévu, une cause occasionnelle même insignifiante, viendrait lâcher une détente prête à partir.

Cet incident a été, dans l'espèce, le dernier rêve qu'a fait G. R.
la veille de son crime.

Dans la nuit du 17 au 18 décembre, l'inculpé rêve qu'il est en
voiture avec un homme coiffé d'un bandeau : il entend pendant
son sommeil une voix qui lui dit : « Il y a un grand et un petit
à conduire ; tu peux aussi avoir ta voiture ». Il s'éveille, médite
la phrase qu'il vient d'entendre et qu'on lui a déjà souvent dite
à l'oreille. Il constate en même temps chez lui certains troubles
particuliers ; sa verge est atrophiée. Il comprend qu'il n'aura
jamais la tranquillité tant que cet homme (M. R.) sera là.

Dominé par une anxiété terrible et bien décidé à en finir, il se
lève, va chez son tailleur acquitter une note, puis se rend au
cabinet de M. R. On sait le reste.

Est-il besoin d'insister encore pour bien établir qu'on retrouve
dans les épisodes successifs de l'histoire pathologique de G. R.,
telle que nous venons de la rappeler, tous les traits symptoma-
tiques du délire des persécutions ? Sur le diagnostic il ne saurait,
à notre sens, y avoir le moindre doute.

Une objection toutefois pourrait être faite à laquelle il importe de répondre. G. R. convaincu d'assassinat, pénétré peut-être du sentiment de la terrible responsabilité qu'il encourt, ne simule-rait-il pas l'aliénation mentale? Garçon instruit, n'aurait-il pas pu rassembler adroitement les éléments d'un long récit de sa vie qui fût de nature à mettre l'expert dans l'erreur? A cette objec-tion, si on était tenté de la faire, il serait aisé de répondre pé-remptoirement. Supposons pour un instant que G. R. invente les faits dont nous n'avons pas la preuve et que nous ne connaissons que par sa seule déposition. Il faudrait encore reconnaître que dans la description qu'il en donne, dans la succession qu'il leur assigne, il se conforme avec une habileté peu commune et une science consommée à la vérité clinique. D'ailleurs, déduction faite de ces faits, resterait encore la correspondance de G. R. avec sa famille, resteraient les épisodes si typiques comme celui du pot de miel, comme la visite à M. Goron, dont la signification est suffisamment nette.

A l'examen de G. R., au reste, nous avons été frappés de cer-taines particularités importantes à mentionner. Ce n'est pas seu-lement sa quiétude, sa tranquillité parfaite au lendemain du crime qui nous frappe. G. R., dans ses réponses, parle vite et beaucoup, d'une façon diffuse, parfois incohérente. Sa mémoire, qui semble bien conserver les faits relatifs au délire, paraît sur d'autres sujets être très infidèle. Bref, nous considérons que G. R. présente actuellement un certain degré d'affaiblissement intel-lectuel.

D'autre part, on constate que les yeux sont animés d'oscilla-tions continuelles. Ce phénomène, connu sous le nom de nys-tagmus et qui, chez G. R., remonte vraisemblablement aux premières années de sa vie, est une sorte de stigmate de dégéné-rescence. Il atteste que le système nerveux de G. R. était un terrain préparé à l'éclosion d'idées délirantes. Si l'on réfléchit qu'à l'âge de quatorze ans, l'inculpé a été atteint d'une fièvre typhoïde des plus violentes, que son intelligence, d'abord vive, paraît avoir depuis cette époque quelque peu faibli, on ne s'éton-nera nullement que les conceptions morbides se soient aisément installées.

Conclusions. — De tout ce qui précède, nous sommes amenés à conclure que G. R. est un aliéné atteint du délire des persécu-tions ; qu'il était sous l'influence de ses idées délirantes, lorsqu'il a commis le crime qui lui est reproché, qu'il doit par conséquent être tenu pour irresponsable.

Mais si nous considérons que la justice doit se dessaisir, il est nécessaire de mettre G. R. à la disposition de l'autorité adminis-trative. En qualité d'aliéné l'inculpé est irresponsable, mais en sa qualité d'aliéné persécuté il est dangereux. Chez lui une cer-

taine accalmie s'est produite à la suite de l'assassinat de M. R.
Mais cette accalmie ne sera certainement que provisoire. Nous
pensons en conséquence qu'il y a nécessité d'interner G. R. dans
un asile d'aliénés. S'il nous était permis de dire toute notre pensée
et de prévenir le jugement des médecins qui auront par la suite,
en l'absence de prescriptions légales spéciales, à décider du sort
de G., vu le caractère rémittent mais durable de son délire,
nous émettrons le vœu que l'internement de l'inculpé fût définitif.

XXVII. — *Tentative de meurtre par un alcoolique.* *Responsabilité atténuée.*

— MM. PAUL GARNIER ET VIBERT —

Nous, soussignés, Paul Garnier, médecin en chef à l'infirmerie
spéciale du dépôt de la préfecture de police, et Charles Vibert,
chef du laboratoire de médecine légale à la Faculté, commis par
M. Poncet, juge d'instruction, à l'effet de procéder à l'examen de
l'état mental du sieur A., et de dire si cet homme est responsable
de ses actes :

Serment préalablement prêté, après avoir pris connaissance des
pièces du dossier, examiné à diverses reprises le sieur A., entendu les déclarations de sa femme, exprimons comme suit les
résultats de notre étude :

A. est un homme de 37 ans, boiteux à la suite d'une fracture
de cuisse survenue dans son enfance, mais d'ailleurs bien constitué physiquement. — Il est, paraît-il, habile ouvrier dans son
métier de tailleur. Son intelligence est cependant très médiocre,
et est restée rebelle à toute culture ; il ne sait ni lire ni écrire et
les calculs les plus simples l'embarrassent fort. Sa mémoire paraît très défectueuse ; s'il a bien conservé le souvenir des principaux événements de sa vie, d'autres, d'une certaine importance,
semblent parfois totalement effacés de son esprit. Il prétend par
exemple ne pas se rappeler avoir reçu les visites de l'un de nous.
Il est à noter aussi que parfois ses souvenirs sont dénaturés.
Nous lui avions demandé, lors de notre première visite, s'il avait
tiré des coups de revolver sur son fils en même temps que sur sa
femme et sa belle-mère ; il a prétendu ensuite et soutient encore
maintenant que nous lui avons annoncé qu'il avait tué cet enfant.

Au point de vue des sentiments affectifs il paraît assez mal
équilibré ; envers certaines personnes il est d'une indifférence un
peu singulière, envers certaines autres il passe d'un excès à l'excès
opposé. Il a cessé, par négligence, toutes relations avec son père
et son frère, seuls parents qui lui restent. Il a vécu plusieurs

années avec une maîtresse dont il a eu deux enfants qu'il a d'abord gardés après son mariage, mais qu'il a ensuite définitivement abandonnés et confiés à l'assistance publique. A l'égard de sa femme légitime, il montre maintenant une affection exaltée, qu'il lui reproche de ne jamais avoir assez partagée ; il rejette sur elle la responsabilité du crime qu'il a commis, ayant été exaspéré, dit-il, par la froideur qu'elle lui témoignait. Quand on aborde ce sujet, on le voit presque toujours éclater en larmes et en sanglots, et se livrer à une scène de désespoir bruyant. Cependant, s'il faut en croire Mme A., l'inculpé était vis-à-vis d'elle presque toujours maussade, grondeur, grossier, souvent brutal et violent. Il avait, à toute occasion, la menace à la bouche, faisait mine de jeter son enfant par la fenêtre quand il criait, cherchait des rasoirs pour couper le cou à sa femme, l'a blessée une fois à coups de ciseaux, etc.

Les défectuosités de l'état mental que nous venons d'indiquer doivent être attribuées pour une large part à l'alcoolisme ; mais elles peuvent aussi être rattachées à d'autres troubles du système nerveux qu'A. aurait présentés dès sa première enfance.

Les renseignements fournis sur ce point par les témoins manquent de précision. Il semble établi cependant que l'inculpé, au moment où il s'est fracturé la cuisse, vers l'âge de 5 ans, aurait présenté un état « léthargique (?) » très prolongé, et qu'ensuite il aurait eu de fréquentes attaques convulsives qualifiées d'épileptiques. Il n'est guère admissible que ces attaques aient été de nature épileptique ; elles ont cessé vers l'âge de 10 à 12 ans, et A. ne se les rappelle même pas. Il est probable qu'il s'agissait de crises hystériques, lesquelles, lorsqu'elles surviennent à cet âge, non seulement témoignent d'une perturbation profonde des fonctions du système nerveux, mais sont encore de nature à exercer une influence pernicieuse sur le développement des facultés intellectuelles et morales.

Quant à l'alcoolisme, il se manifeste chez A. par des signes non douteux, notamment par l'insomnie, des cauchemars spéciaux, des hallucinations nocturnes, par des vomissements de pituite le matin. L'inculpé reconnaît du reste avoir fait des excès d'absinthe, excès qui, au dire de sa femme, auraient été considérables et très fréquents.

Mais, ainsi qu'il arrive ordinairement aux individus dont le cerveau est déjà débile pour une cause quelconque, c'est surtout par des troubles de l'état mental que l'alcoolisme s'est manifesté chez A. C'est sous l'influence de l'alcool et de l'absinthe que se sont développés ou exagérés les désordres psychiques dont il portait le germe. L'affaiblissement et les perversions de la mémoire, l'obnubilation intellectuelle, l'instabilité et l'exagération des sentiments que l'on trouve chez l'inculpé, sont des traits que l'on est habitué à rencontrer chez les névropathes alcoolisés. Il convient d'ajouter que chez de tels individus les troubles de l'état mental sont singulièrement aggravés par une émotion violente ou prolongée, que chez eux l'ivresse apparaît facilement, même avec une dose légère d'alcool que supporterait impunément un homme sain, et qu'elle prend une forme spéciale, à manifestations absolument psychiques, exaltant les passions, entravant la délibération intérieure, de sorte que l'idée se traduit instantanément en un acte. On ne saurait nier même que l'acte accompli dans de telles conditions ne laisse parfois que des souvenirs fort confus ou s'efface entièrement de la mémoire.

Il nous paraît donc admissible qu'A. ne se souvienne plus que très imparfaitement de la scène du crime, bien que sur ce point nous n'ayons pas de certitude complète. En tout cas, nous pensons que chez cet homme, à l'esprit depuis longtemps troublé, le chagrin, la colère ou le dépit suscités par le départ de sa femme ont été augmentés encore par l'ingestion de l'absinthe, et nous croyons que lorsqu'il a tiré sur sa belle-mère et sur sa femme il se trouvait dans l'état particulier que nous venons de décrire, état certainement pathologique, et qui ne comporte pas une pleine et entière responsabilité.

Mais, à notre sens, ce serait aller trop loin que de décharger A. de toute responsabilité. Le fait, relevé par l'instruction, que l'inculpé s'est présenté chez sa belle-mère, muni d'un revolver, semble indiquer que s'il n'a pas formellement prémédité son crime, il en a tout au moins envisagé l'éventualité et s'est ménagé le moyen de l'accomplir. Pendant cette période en quelque sorte préparatoire, il était, nous le croyons, déjà sous une influence maladive, mais non pas telle qu'elle ait pu lui enlever absolument tout contrôle de lui-même. Enfin, même en ne tenant pas compte de cette circonstance, même en envisageant le crime comme spontané et nullement prémédité, il n'en reste pas moins vrai que si l'inculpé a été surexcité par la passion au point même d'agir momentanément comme un inconscient, c'est en vertu d'une intoxication alcoolique qu'il s'est donnée lui-même. On ne saurait donc, à notre avis, le placer sur la même ligne qu'un véritable aliéné, victime d'une fatalité inéluctable, pour lequel le médecin a le devoir de réclamer le bénéfice d'une irresponsabilité absolue.

XXVIII. — *Hystérique.* — *Attentat simulé.*

— PERSONNEL —

La demoiselle X., âgée de vingt-huit ans, était domestique chez une dame Z. Un matin, cette dame sort pour faire une course dans le voisinage, en prévenant sa bonne qu'elle s'absente seulement pour une demi-heure. Elle rentre en effet au moment fixé, mais elle trouve la porte de son appartement ouverte, et dans l'antichambre la bonne étendue à terre, bâillonnée, la figure et les mains ensanglantées. Cette fille raconte qu'en entrant dans la chambre à coucher, elle a trouvé un homme, dont elle donne le signalement, occupé à fouiller dans l'armoire à glace : cet homme s'était jeté sur elle, l'avait terrassée, bâillonnée, puis avait disparu.

Dès le premier abord, paraît-il, quelques circonstances ont fait suspecter l'exactitude de ce récit. C'est ainsi que si la fille X. saignait du nez, et si elle avait à la main droite une dizaine de profondes égratignures que nous-mêmes avons vues, le linge qui bâillonnait la prétendue victime ne tenait dans la bouche que parce qu'il était serré entre les dents ; il n'était pas attaché et ne portait pas de traces de nœuds. En outre, M. le commissaire de police avait remarqué que le désordre qui régnait dans la chambre à coucher était assez singulier ; tous les sièges, sans exception, et tous les meubles maniables, étaient renversés la tête en bas, mais en conservant à peu près leurs places respectives. — D'ailleurs, il fut bientôt prouvé qu'un malfaiteur n'avait pu pénétrer dans l'appartement ; depuis le départ de la dame Z. jusqu'à son retour, la concierge avait nettoyé l'escalier dans la partie située au-dessous du logement de cette dame, elle n'avait vu passer aucune personne inconnue.

Vers la fin de cette même journée, la demoiselle X. comprenant la portée des objections qui lui étaient faites, déclara que la scène qu'elle avait décrite n'avait pas dû se produire, et *qu'elle ne s'en souvenait plus.*

La fille X. n'a d'ailleurs rien dérobé ; une trentaine de louis, renfermés dans une bourse, ont été retrouvés éparpillés au milieu du contenu bouleversé de l'armoire à glace. Après une enquête très approfondie, M. le juge d'instruction est resté persuadé qu'il n'y avait pas là une tentative de vol ayant échoué par suite de quelque circonstance fortuite, et il nous a déclaré que le mobile auquel avait obéi la fille X. lui échappait complètement.

Voici maintenant les renseignements et observations d'ordre médical que nous avons recueillis sur cette fille. Elle est la deuxième de huit enfants vivants, personne dans sa famille n'aurait de maladies nerveuses. Elle-même s'est assez bien portée jusqu'en ces dernières années. Il y a un peu plus de deux ans, elle est accouchée d'un enfant à terme, et actuellement elle serait enceinte d'environ trois mois. Après son premier accouchement, elle a pris un nourrisson qu'elle a gardé vingt et un mois. Cet allaitement prolongé l'aurait affaiblie, et au mois d'août dernier elle serait entrée à l'hôpital parce qu'elle crachait du sang. Là, elle aurait été prise un jour, brusquement, d'une perte de connaissance qui aurait duré deux heures, on lui a raconté qu'elle faisait des sauts énormes sur son lit, et qu'elle tenait une conversation suivie avec un personnage imaginaire. Elle est sortie ensuite de l'hôpital sans être guérie ; elle crache du sang de temps en temps (sans que nous ayons pu d'ailleurs constater de signes certains de tuberculose pulmonaire) ; elle souffre de violents maux de tête et surtout elle éprouve parfois une oppression extrêmement pénible.

Tous ces malaises avaient beaucoup augmenté dans les quelques jours qui ont précédé la prétendue scène d'agression. C'est ici le lieu de faire remarquer que tous les renseignements qui vont suivre ont été donnés par la fille X. un à un, au hasard de la conversation, et non pas groupés par elle comme pour fournir une explication de son étrange conduite. Cette fille déclare donc qu'à partir de lundi, elle ne dormait presque plus la nuit ; à certains moments de la journée, son oppression devenait insupportable ; il lui semblait que quelqu'un la serrait dans ses bras pour l'étouffer. Plusieurs fois, pendant qu'elle était occupée à coudre, elle s'est retournée brusquement, croyant sentir et voir un homme qui lui écrasait la poitrine. — En ce qui concerne la journée du jeudi, jour du prétendu attentat, ses souvenirs, s'il faut l'en croire, sont très confus. Elle se rappelle qu'elle est descendue le matin, très fatiguée de sa nuit, et qu'elle n'a pu déjeuner ; que sa maîtresse, en sortant, lui a laissé un peu d'argent pour payer un fournisseur. A partir de ce moment, elle ne se souvient plus de rien, si ce n'est, et encore très vaguement, du récit qu'elle a fait de la prétendue agression. C'est seulement vers trois heures de l'après-midi, pendant qu'elle épluchait de la salade, qu'elle s'est sentie « toute changée » : elle a douté de la réalité de ce qu'elle venait de raconter, et bientôt elle a compris qu'un voleur n'avait pu pénétrer dans la maison. Il convient d'ajouter qu'aujourd'hui encore, plus d'une semaine après cette scène, la mémoire paraît présenter de singulières lacunes : c'est ainsi que la demoiselle X. ne se souvient pas d'une visite que nous lui avons faite quatre jours auparavant.

La demoiselle X. présente les stigmates de l'hystérie. Elle a une anesthésie à peu près complète des membres supérieurs, un rétrécissement très marqué du champ visuel des deux yeux ; enfin une paralysie incomplète de la paupière supérieure gauche est vraisemblablement aussi de nature hystérique. — La demoiselle X. paraît assez intelligente ; elle s'exprime clairement, avec calme, sans exagération de sensibilité ni indifférence.

La conviction de M. le Juge d'instruction, basée sur des motifs d'ordre extra-médical, était que la fille X. n'avait pas cherché à commettre un vol. S'il en est ainsi, comment expliquer la conduite de la fille X. ? Faut-il y voir simplement une comédie qu'elle a jouée pour s'amuser? Un fait précédent aurait pu, peut-être, le faire supposer; il y a un an ou deux ans, la fille X. a fait croire à son amant qu'elle était morte, et quand un médecin est arrivé. il l'a trouvée calme et souriante. La fille X. reconnaît le fait ; mais elle prétend qu'elle voulait seulement, à la suite d'une querelle, simuler un évanouissement et que son amant, affolé, a quitté la chambre avant qu'elle ait compris qu'il la croyait morte.

Dans la circonstance actuelle, il paraît cependant difficile de croire que la fille X. ait joué une comédie. Elle est assez intelligente pour comprendre quelles devaient être les conséquences de celle-ci : la perte de sa place, son incarcération, et enfin une occasion fournie à son amant pour l'abandonner, ce qu'il cherchait, dit-elle, depuis qu'il la savait enceinte.

D'ailleurs, à moins d'admettre que la fille X. a inventé aussi les renseignements qu'elle m'a donnés sur elle-même, la scène de la prétendue agression apparaît, non pas comme une histoire inventée à plaisir, mais comme un phénomène psychique inconscient. C'est un incident survenu au milieu d'un état mental troublé depuis longtemps; il n'a pas surgi brusquement, mais a été préparé et comme annoncé par d'autres manifestations psycho-pathologiques; il n'a pas disparu non plus sans laisser quelques vestiges.

Il est certain, en effet, que la fille X. est atteinte d'hystérie, et d'hystérie à manifestations psychiques. C'est ainsi qu'au cours d'une attaque convulsive, elle tient une conversation suivie avec un personnage imaginaire. Plus tard, elle a des hallucinations dont le point de départ est dans la sensation d'étouffement qu'elle éprouve; elle voit un homme qui lui étreint la poitrine, et à plusieurs reprises, elle constate, sans en être autrement surprise que cette vision est une erreur. C'est en quelque sorte une ébauche de l'attentat imaginaire qui a eu lieu après. La mise en scène de cet attentat, si complète qu'elle soit, se fait remarquer cependant par quelques particularités étranges, notamment le désordre bizarre des meubles. Cette scène est bientôt oubliée, et c'est seulement le souvenir du récit qui persiste. Quelques heures après, l'état mental change brusquement; la fille X. sort comme d'un rêve, et doute de ce qu'elle a dit. Les jours suivants, la mémoire reste encore incertaine, et sur ce point, il n'y a guère de doute à garder, car en disant à M. le juge d'instruction qu'elle n'avait pas reçu ma visite, la fille X. savait fort bien qu'elle retardait sa mise en liberté.

Il semble donc vraisemblable que la fille X. n'a pas joué une comédie, qu'elle a cru de bonne foi avoir été victime d'une agression, qu'elle a eu ce qu'on peut appeler, je crois, un accès de somnambulisme hystérique.

Mais, si cette interprétation est exacte, le somnambulisme a été ici d'une complication rare. La fille X. a fait plus que de réaliser son rêve, car elle a rempli, à la fois, les rôles d'auteur et de spectatrice; elle a accompli les actes que devait exécuter le personnage créé par son imagination, et les résultats matériels de ces actes, elle les a attribués à ce personnage qu'elle a vu et qu'elle décrit.

XXIX. — *Hystérique. Supposition d'enfant.*

— MM. MOTET ET VIBERT —

Mme X. est une jeune femme de 29 ans, mariée, dont l'existence paraît avoir été assez singulière, depuis plusieurs années surtout. Elle habite N. où son mari est directeur d'un journal important. La situation pourrait être excellente, si l'humeur vagabonde de Mme X. ne multipliait pas les dépenses au delà des ressources: aux voyages succèdent les voyages; ils prennent quelquefois le caractère de véritables expéditions, et ils n'aboutissent à rien. Entrepris, dit Mme X., pour cause de santé, ils ne correspondent en réalité à rien d'utile et ne sont que les manifestations d'un caractère aussi mobile que léger.

Mme X. est d'ailleurs, à n'en pas douter, une hystérique, elle en présente les spasmes, les dyspnées, les convulsions. Pour ces dernières même, un doute s'est élevé d'abord dans notre esprit; nous avons dû nous demander s'il ne s'agissait pas d'hystéro-épilepsie; la dernière attaque, observée à la prison de Saint-Lazare, a été suivie d'une émission involontaire des urines, dont Mme X. n'a pas gardé souvenir. On nous disait aussi qu'il y avait eu du sang dans la bouche: questionnée sur ce fait, Mme X. nous a dit que toutes les fois qu'elle avait ses « grandes crises », elle vomissait du sang, en petite quantité, il est vrai. Très précise sur les symptômes précurseurs de l'attaque, conservant le plus souvent conscience de ce qui se passe autour d'elle, reprenant assez vite connaissance, n'ayant jamais ni stertor, ni mousse sanguine aux lèvres, Mme X. nous paraît être seulement une hystérique. Nous n'avons pas trouvé chez elle de points anesthésiques; il existerait plutôt des névralgies de la face, des régions pariétales et des nerfs intercostaux.

Prédisposée aux troubles nerveux par des conditions d'hérédité paternelle, Mme X., atteinte déjà dans son caractère, l'est aussi dans son intelligence, et l'examen auquel nous l'avons soumise

nous la montre sujette, par accès, à des exagérations sentimen-
tales qui touchent de près au délire. — Mal réglée, ayant des sup-
pressions d'époque qui durent trois mois, quatre mois et plus,
elle se croit enceinte et sa conviction s'établit sur le développement progressif du ventre ; puis arrive une hémorragie plus ou
moins abondante, et tout rentre dans l'ordre. Mais pendant toute
cette période se manifeste un ardent désir d'être mère ; cette
préoccupation devient exclusive ; l'enfant est l'objectif vers lequel
tendent toutes les idées, il n'y a plus rien en dehors, et une fois
engagée dans cette voie, les mensonges, les supercheries s'accu-
mulent. Mme X. trompe tout le monde, l'on attend une délivrance
qu'elle annonce, et pour laquelle elle va jusqu'à faire ostensible-
ment des préparatifs. Puis comme si elle prévoyait la ruine à
brève échéance de cet échafaudage peu solide, elle disparaît,
fait un voyage de quelques semaines, et revient après une perte
qu'elle sait très bien ne pas avoir été une fausse couche.

Cette manie de puerpéralité n'a pas été éteinte par la semi-
adoption d'un enfant pris à l'assistance publique, à N. Le mari
s'est volontiers prêté à cette combinaison qui paraissait devoir
calmer les appétits maternels de sa femme. Pendant quelque
temps il a pu croire qu'il y avait réussi ; mais l'enfant a grandi,
et comme c'est le tout petit enfant qui attire Mme X., un jour elle
s'est trouvée compromise par la présence dans son lit, dans sa
chambre, d'un petit abandonné sur la venue duquel elle n'a pas
pu ou pas voulu donné d'explications catégoriques. La justice
serait intervenue, mais n'aurait pas poursuivi, en raison de
l'état de Mme X., paraît-il.

Aujourd'hui les faits sont un peu plus compliqués, mais ils
sont évidemment sous la dépendance des mêmes dispositions
d'esprit, et l'interprétation des actes antérieurs leur est de tous
points applicable. Mme X. est venue à Paris, amenée par son mari
pour être traitée d'une conjonctivite granuleuse chronique. Au
moment de son départ de N., elle avait annoncé qu'elle était
grosse, et sans que sa grossesse s'annonçât par d'autres signes
que la suppression des règles si fréquente chez elle, elle avait
pris soin de se faire examiner par un médecin qui aurait affirmé
dit-elle, qu'elle était certainement enceinte.

A Paris, Mme X. fut placée dans la maison spéciale de M. le
Dr Meyer. Avait-elle déjà un plan arrêté ? Nous pouvons le supposer. La surveillance dont elle était l'objet dans la maison ne lui
permettait pas de simuler aisément une grossesse ; elle prétexta
l'ennui, l'insuffisance du régime alimentaire, et peu de temps
après le départ de son mari, elle sortit de la maison du Dr Meyer,
et s'en alla dans un hôtel meublé. Puis suivant toujours son idée
d'avoir un enfant qu'elle présenterait comme le sien, qui lui per-

mettrait de dire à son mari qu'elle n'était pas « incapable d'avoir un bébé », on la trouve rôdant aux abords de la Maternité, liant conversation avec deux femmes qui se présentaient pour y faire leurs couches, et proposant à l'une d'elles de la prendre comme nourrice de l'enfant qu'elle attendait, disait-elle. Cela serait d'autant plus facile que la fille G. annonçait qu'elle ne voulait pas élever son enfant. Ici les contradictions abondent, et nous renonçons à découvrir la vérité du récit de Mme X. qui, à chaque instant, nous donne une version différente. Ce qui est certain, c'est qu'elle a nourri, logé, soigné la femme G. dont elle a payé l'accouchement, chez elle, à une sage-femme qu'elle a très habilement trompée. Mais l'habileté dans ces conditions n'est preuve de raison, pas plus que la maladresse ne serait preuve de folie. Les actes des hystériques ont cela de particulier qu'ils peuvent être calculés, combinés, exécutés même avec une suite qui semblerait exclure un trouble dans les idées, et qui n'est, à bien prendre, que la préoccupation d'une idée exclusive, devant laquelle disparaissent les notions les plus élémentaires de ce qui est juste et bien, et de ce qui ne l'est pas. Ce n'est que par une observation prolongée que l'on arrive à reconnaître le désarroi de ces imaginations profondément troublées et à donner leur véritable valeur à des actes qui, au premier abord, paraissent délictueux ou criminels.

A la prison de Saint-Lazare, Mme X. a été attentivement surveillée; nous savons comment elle s'y est comportée dans les premiers jours, et les renseignements qui nous ont été fournis sont du plus haut intérêt. Tout d'abord elle s'est montrée difficile, exigeante, se plaignant de tout le monde, accusant les religieuses, les filles de service, et ses codétenues, de la maltraiter, de l'injurier. Elle a prétendu qu'elle manquait de soins, elle a demandé son transfèrement dans une maison de santé. Dans ses conversations avec l'infirmière qu'on avait plus spécialement préposée à sa garde, elle parlait de ses enfants, disant qu'elle en avait perdu trois, qu'il lui en restait un seul, qu'elle appelait son petit Charles. La nuit, son sommeil était très agité, elle prononçait le nom de son mari, de ses enfants et toutes les personnes qui l'approchaient étaient unanimes à la considérer comme une femme très exaltée, et dont « la tête était malade ». Puis, nous avons vu cette surexcitation se calmer, et Mme X. devenir en même temps d'un caractère plus facile et d'une intelligence plus correcte. Elle a rectifié sans effort tout ce qu'il y avait d'exagéré dans ses allégations, et sans nous donner d'explications nouvelles sur ces rapports avec la fille G., elle nous a affirmé qu'elle n'avait jamais pensé à recueillir l'enfant de cette fille que parce qu'elle croyait à un abandon certain, elle n'a pas pensé qu'elle agissait mal en donnant son livret de famille pour la naissance de l'enfant, et qu'elle supposait que son mari serait enchanté d'être père. Une fois sur cette voie, il nous a été facile d'obtenir les confidences de Mme X. La vue d'un enfant la met hors d'elle-même ; plus il est petit, plus elle se sent invinciblement attirée. Elle éprouve en le tenant une sensation indéfinissable, elle le presse sur elle, et l'emporterait, si elle le pouvait. Elle aime toujours beaucoup, dit-elle, son petit Charles, mais elle l'aimait mieux quand il était plus petit. Il ne lui est pas plus possible de définir ce sentiment que d'expliquer sa conduite à différentes périodes de sa vie.

Notre observation prolongée, aidée de la connaissance des antécédents, nous permet aujourd'hui de dire que Mme X. est une hystérique dont l'intelligence et les sentiments sont aussi peu en équilibre que le système nerveux. Elle procède par accès : les voyages, les fugues, les appétits de maternité correspondent à de véritables crises, et des actes déraisonnables apparaissent toujours à ces périodes de trouble. Dans les accalmies la raison paraît plus saine, mais ce ne sont que des apparences ; un examen attentif révèle de profondes lacunes. — Nous avons, à l'une de nos visites, trouvé Mme X. beaucoup mieux, nous avons pu apprécier la différence entre son attitude passée et son état présent ; nous n'avons pu méconnaître sa légèreté de caractère, son indifférence pour sa situation, le peu de conscience de ce qu'elle doit à son mari et à elle-même. Elle reçoit de N. des lettres, de l'argent, et n'a pas un mot de reconnaissance ; elle se propose de demander encore, sans souci des sacrifices qu'on s'impose pour elle et des tourments qu'elle a causés. Ce qui la préoccupe c'est le moyen de dégager ses bijoux qu'elle a mis au Mont-de-Piété sans que son mari le sache. C'est moins par défaut d'affection qu'elle agit ainsi que par indifférence ; c'est en raison d'un trouble, que nous croyons irrémédiable, dans son caractère, dans son intelligence.

Si ces défectuosités se doublaient de la méchanceté, de la perversité si communes chez les hystériques, Mme X. serait une femme des plus dangereuses, et nous réclamerions son internement dans un asile d'aliénés. Elle n'est qu'une malade, non pas inoffensive, mais qu'une surveillance attentive peut encore maintenir.

Nous la considérons comme irresponsable de l'acte pour lequel elle est poursuivie, qu'elle a accompli sans conscience de sa valeur morale, sans qu'il lui fût possible de trouver en elle-même un appoint suffisant de résistance à des sollicitations tout instinctives. Mais cette part faite à un trouble mental qui n'est pas douteux, il reste un devoir à remplir vis-à-vis d'elle et vis-à-vis de la société dont elle compromet l'ordre et la sécurité ; c'est de soustraire Mme X. par une surveillance continue et sévère à des entraînements qui se reproduiront tôt ou tard, et auxquels elle est incapable de résister.

XXX. — *Vols dans les magasins. — Dégénérée. Responsabilité atténuée.*

— PERSONNEL —

La femme V. a été surprise en flagrant délit de vol dans un magasin de nouveautés. Elle reconnaît qu'elle a commis plusieurs larcins de ce genre, mais elle ne paraît pas y attacher une grande importance, et en donne une singulière explication : « Je suis très nerveuse, dit-elle, et quand les commis ne veulent pas s'occuper de moi, je n'ai pas la patience de les attendre, et j'emporte les objets dont j'ai besoin. »

Dans cette bizarre déclaration, il y a au moins une chose vraie, il est certain que la femme V. est névropathe à un haut degré. Nous en avons la preuve dans les constatations que nous avons faites, et aussi dans les renseignements que l'inculpée donne sur elle-même, renseignements dont la plupart sont confirmés par le médecin qui la soigne depuis plusieurs années, et par d'autres personnes.

La femme V. appartient à une famille dont tous les membres auraient été plus ou moins nerveux. Son père était d'un caractère violent, était affecté d'un tic des paupières, et est mort subitement à l'âge de 40 ans. Sa mère avait fréquemment des pertes de connaissance. Son frère est « très nerveux et est obligé de se doucher ». Ses deux enfants seraient également très nerveux et la plus jeune aurait des tics de la face. — Quant à elle, elle a présenté une série de troubles pathologiques qu'on trouve fréquemment associés chez une même personne, à savoir des douleurs articulaires de la chorée et des désordres nerveux. Les douleurs articulaires se sont manifestées à plusieurs reprises et ont laissé une ankylose du poignet gauche. La chorée est survenue à deux reprises, entre 13 et 15 ans, et chaque fois elle aurait été accompagnée et suivie d'une diminution très notable de la mémoire. Plus tard, la femme V. a été atteinte d'attaques convulsives, qui, plusieurs fois, l'ont prise dans la rue. Sur les trois accouchements qu'elle a eus, deux ont été accompagnés d'une perte de connaissance, ayant duré une ou plusieurs heures. Depuis son enfance, elle a été, dit-elle, presque toujours souffrante et en traitement. Elle a eu tour à tour des névralgies, des maux de tête, des anxiétés, des peurs, des étouffements qui durent parfois des semaines ou des mois, et qui ont été soignés par M. le Dr Z. Elle a également, à tout propos, des crises de larmes ou de rires. — Son caractère, habituellement sombre, est mobile et bizarre. Jeune fille, elle ne pouvait rester plus de quelques mois dans un même pensionnat. Plus tard elle a rendu la vie insupportable à son mari ; celui-ci déclare que dans une même journée elle veut et exige impérieusement dix choses contradictoires, qu'elle est incapable de diriger convenablement son ménage, d'élever ses enfants qu'elle rudoie à tous moments sans motifs.

La conversation de cette femme révèle bien la déséquilibration de son état mental et la mobilité de son esprit. Elle passe instantanément d'un sujet à un autre, les idées s'associant entre elles par un mécanisme presque automatique, et ne pouvant guère être maintenues quelque temps dans une même direction par la volonté. La femme V. est incapable d'une attention soutenue ; si l'on veut l'y contraindre, comme nous l'avons essayé au cours d'une épreuve qui avait pour but de mesurer l'étendue du champ visuel, bientôt elle n'a plus que des réponses faites au hasard, elle commence à trembler, à exécuter quelques mouvements sans but, à se plaindre de fatigue. — Elle est également incapable de porter un jugement réfléchi et motivé sur quoi que ce soit ; elle accepte d'emblée une opinion qu'on lui présente et la repousse obstinément, quelques instants après, pour la raison la plus futile.

Il y a encore à noter chez la femme V. quelques particularités physiques comme on en trouve chez beaucoup de malades de ce genre. Les traits du visage sont légèrement asymétriques ; l'œil gauche a une taie, et la pupille de ce côté est plus étroite, plus paresseuse que celle de l'œil droit. La femme V. a du tremblement, non pas continuel, mais fréquent, parfois plus prononcé dans un membre, d'une rapidité et d'une amplitude très inégales. Elle a parfois aussi des mouvements sans but déterminé, qui sont comme une esquisse de chorée. Enfin la fréquence du pouls varie à chaque moment et atteint jusqu'à 106 pulsations. — Il n'y a d'ailleurs pas de lésions appréciables du cœur.

En somme, la femme V. est une de ces malades que l'on désigne, dans le langage de la pathologie mentale actuelle, sous le nom de « dégénérés ». On ne peut la considérer comme entièrement irresponsable au même titre qu'un dément ou qu'un véritable aliéné. Elle n'est certainement pas inconsciente et n'a pas d'impulsions absolument irrésistibles. Mais en raison des troubles de l'état mental précédemment indiqué, sa responsabilité doit être considérée, croyons-nous, comme atténuée dans une large mesure.

XXXI. — *Dégénéré. Responsable.*

— PERSONNEL —

M. a été surpris, le 31 juillet dernier, jouant au bonneteau
dans un compartiment de chemin de fer. Arrêté au moment de
l'arrivée du train en gare. il a opposé une vive résistance aux
agents, et lorsqu'il a été amené quelques instants après devant
le commissaire de police, il s'est comporté comme un fou, paraissant ne pas entendre les questions qui lui étaient posées, ou
bien y répondant d'une manière incohérente. Son attitude a été
la même chez M. le juge d'instruction.

L'inculpé, qui est âgé de 28 ans, est chétif et d'un développement physique un peu au-dessous de celui que comporte son
âge ; il a un léger strabisme intermittent, et un peu d'asymétrie
crânienne. C'est le cinquième enfant de parents qui paraissent
bien portants et il n'y a pas eu, dit-on, d'aliénés ni de nerveux
dans sa famille. Cinq de ses frères ou sœurs sont morts : deux
de fièvre typhoïde, un de méningite, deux en bas âge, d'une
affection indéterminée. Léon M. a eu lui-même, vers l'âge de
neuf ou dix ans, une fièvre typhoïde qui aurait été grave. Il s'est
bien établi, mais aurait cependant conservé dès lors des maux
de tête très fréquents. Il n'a pas eu d'autre maladie grave, et n'a
jamais présenté de troubles nerveux notables. Il a fréquenté l'école
et a profité convenablement des leçons qui lui étaient données.
Placé ensuite en apprentissage, il a été renvoyé au bout d'un an,
parce que souvent il abandonnait son travail pendant plusieurs
heures ou une journée entière pour vagabonder et jouer dans les
rues. Son père l'a alors gardé avec lui ; mais la conduite du jeune
Léon est devenue plus mauvaise d'année en année. Chaque
semaine, il s'absentait, sans permission, une ou plusieurs journées ; il jouait aux cartes, pariait aux courses, fréquentait les
cafés et les cabarets où il buvait beaucoup sans cependant s'enivrer jamais complètement, dit son père ; il fumait presque toute
la journée, avait des maîtresses auxquelles, dit-il, il donnait
une partie de l'argent qu'il gagnait au jeu. Il y a deux ou trois
ans, il a subi une condamnation pour vol ; il proteste aujourd'hui
de son innocence en cette occasion et son père affirme également
qu'il n'est pas coupable. Ce dernier reconnaît cependant que son
fils lui a dérobé une somme de trois cents francs. Au milieu de
cette vie déréglée, Léon M. ne donnait aucun signe de dérangement d'esprit ; tout au moins ses parents n'en ont pas remarqué
et n'ont jamais pensé que ce jeune homme pût devenir fou.

A partir du moment où il a été arrêté, l'attitude de l'inculpé a
changé bruquement et est restée ensuite la même pendant tout

le temps que nous l'avons observé. Il pleure presque continuellement, regarde autour de lui d'un air égaré et paraît ne pas entendre la plupart des paroles qu'on lui adresse ; en l'interpellant vivement, on obtient quelques réponses, en général sensées et exactes, mais toujours très brèves. Il est impossible d'avoir avec lui une conversation quelque peu suivie : dès qu'on ne lui adresse pas une question précise, formulée sur un ton impérieux, il semble cesser de rien entendre et devient étranger à tout ce qui l'entoure. Dans le peu qu'il dit, on ne trouve pas de traces d'idées de persécution ou de grandeur, ni d'un délire systématisé quelconque. Il a, la nuit seulement, quelques hallucinations visuelles : il se plaint que sa cellule se remplit de rats, d'animaux qui rampent sur le sol. Il s'agit là, très vraisemblablement, de manifestations alcooliques : l'inculpé présente du reste un tremblement notable des mains qu'on peut attribuer à la même cause.

Nous croyons que l'état de désordre intellectuel que nous venons d'indiquer existe réellement et n'est pas simulé. Certains indices, il est vrai, montrent que, comme cela arrive souvent en pareils cas, l'inculpé l'exagère quelque peu et songe à en tirer parti : c'est ainsi qu'il sort toujours de son égarement pour protester quand on lui dit qu'il a subi déjà plusieurs condamnations — que lorsque nous examinons une légère cicatrice qu'il porte à la tête, il nous raconte avec beaucoup de détails qu'il a fait une chute grave, ajoutant spontanément qu'il n'en a jamais parlé à ses parents — qu'il insiste complaisamment sur ses excès de boisson, etc. — Mais, cette réserve faite, nous pensons que l'inculpé est en ce moment dans un état mental véritablement pathologique. Depuis plus de trois semaines, ce jeune homme reproduit fidèlement un type morbide qu'il est bien difficile d'inventer de toutes pièces : le délire des dégénérés, délire non systématisé, polymorphe, qui éclate souvent de la manière la plus brusque et aquiert d'emblée toute son intensité. Léon M... appartient bien du reste à la classe des dégénérés : il en a quelques-uns des stigmates physiques ; il a subi dans son enfance une fièvre typhoïde grave ; il a été débilité prématurément par l'alcoolisme et les excès de tous genres. Le terrain était ainsi tout préparé pour l'éclosion du délire, et l'on comprend qu'il ait suffi de l'émotion provoquée par la scène du 31 juillet dernier pour le faire éclater. Ajoutons que, suivant toute prévision, ce délire disparaîtra complètement, et sans doute dans un délai prochain.

Il est du reste certain qu'au moment où il a commis les faits qui lui sont reprochés, Léon M... n'était nullement délirant et ne se trouvait pas dans un état mental de nature à entraîner l'irres-

ponsabilité pénale. On peut dire seulement que le délire qui a
éclaté depuis a mis en relief la déséquilibration et la débilité
mentale de ce jeune homme et que par suite il y aurait peut-être
lieu d'apporter quelque indulgence dans l'application de la peine
qu'il a encourue.

XXXII. — *Morphinomane. — Vols dans les magasins.*
Responsabilité atténuée.

— PERSONNEL —

Serment préalablement prêté, après avoir pris connaissance des
pièces du dossier, après avoir pris des renseignements auprès
du père et auprès du mari de la femme D., après avoir exminé
celle-ci a diverses reprises, exprime comme suit le résultat de
l'expertise qui m'était confiée.

La femme D. a été surprise en novembre dernier, dérobant
dans les magasins du Louvre, avec l'aide d'une complice, un
coupon d'étoffe d'une valeur de 80 francs. Elle a avoué ce vol
et, à la suite d'une perquisition qui a fait trouver à son
domicile plusieurs objets d'origine suspecte, elle a reconnu
aussi qu'elle avait déjà commis d'autres larcins dans divers magasins.

Des doutes se sont élevés sur la responsabilité de cette femme
que les personnes de son entourage disaient être malade et privée
de la pleine possession de sa raison.

Les renseignements que nous avons recueillis sur elle n'ont
quelque précision qu'à partir de l'année 1886, époque de son
mariage avec le sieur D., qu'elle a épousé après avoir obtenu à
son profit le divorce d'un premier mariage. Le sieur D. n'a pas
tardé à remarquer que sa femme avait un caractère des plus
irréguliers ; elle se livrait de temps à autre à des excentricités
dont quelques-unes attirèrent de réels désagréments au mari ;
celui-ci reconnaît qu'il a été obligé parfois d'y mettre un terme
par des corrections manuelles. — Les époux sont restés à N. de
mars 1887 à avril 1889 ; très peu de temps après son arrivée dans
cette ville, la femme D. commença à présenter divers troubles
de la santé comme on en observe chez les personnes névropathes
à un haut degré : névralgies, troubles digestifs. malaises changeant de forme incessamment. Elle devint bientôt ce qu'on
pourrait appeler une malade de profession, toujours préoccupée
de sa santé, expérimentant tous les remèdes. Les ordonnances
médicales qui lui ont été délivrées forment une liasse volumineuse que nous avons eue entre les mains. En octobre 1887,
ces troubles nerveux avaient acquis une intensité telle que la

femme D. vint à Paris consulter un spécialiste en renom. Peu de temps après, la malade reçut d'un médecin quelques injections de morphine. Elle se loua beaucoup de ce traitement, trouva bientôt que les piqûres lui étaient trop parcimonieusement mesurées ; elle en réclamait une pour chacun de ces malaises indéterminés, qui lui survenaient souvent de la façon la plus imprévue. Au bout de quelques mois elle s'arrangea pour se piquer elle-même, et bientôt elle eut à la fois la passion et le besoin de la morphine. Elle se procurait cette substance tantôt en usant de la complaisance que mettent certains pharmaciens à renouveler un grand nombre de fois la même ordonnance, tantôt en fabriquant de fausses ordonnances dont l'imitation est d'ailleurs assez grossière pour ne tromper que les personnes qui y mettent, sans doute, quelque bonne volonté.

A partir du moment où la femme D. abusa de la morphine, elle se plaignit beaucoup moins de ses divers malaises ; en revanche ses excentricités devinrent plus fréquentes et occasionnèrent à diverses reprises des scènes scandaleuses. Enfin, en septembre 1890, survinrent, au dire du mari, quelques crises délirantes semblables à celles qui se produisent en ce moment, mais plus courtes et séparées par de longs intervalles de lucidité presque complète au moins en apparence.

Depuis les quelques jours qui ont suivi le vol, la femme D. est dans un état beaucoup plus grave qu'elle ne l'a jamais été. Cette aggravation est due très vraisemblablement à la privation presque absolue de la morphine. Le sieur D. surveille maintenant sa femme très étroitement et croit bien faire en supprimant toute piqûre. Malheureusement, le morphinomane ne peut se passer brusquement de l'excitant auquel il est habitué, et c'est lorsqu'il en est sevré tout à fait qu'éclatent les plus graves accidents. C'est ainsi que la femme D. est arrivée aujourd'hui à un état lamentable. Tantôt, prise d'un accès de manie aiguë, elle lutte violemment contre ceux qui l'entourent, brise les vitres, cherche à se jeter par la fenêtre ; tantôt, et plus souvent, elle reste dans une inertie presque complète du corps et de l'esprit. C'est sous ce dernier aspect que nous l'avons vue. Elle se laisse examiner passivement ; son corps est couvert de cicatrices d'injections souscutanées ; la sensibilité de la peau est partout émoussée ; les mouvements sont lents et faibles ; le regard et les traits du visage expriment l'hébétude. Celle-ci est poussée quelquefois si loin que la malade laisse souvent aller sous elle ; lors d'une visite que nous lui avons faite à l'improviste, nous l'avons trouvée toute souillée de matières fécales. Elle ne s'alimente qu'avec un peu de lait, dort mal, a des hallucinations terrifiantes de la vue, qui lui font pousser des cris aigus. C'est à peine si avec beaucoup d'insistance on peut obtenir une courte réponse aux questions qu'on lui pose. Elle pleure à tous moments, se plaignant d'avoir mal partout et réclamant de la morphine. A rares intervalles elle reprend pour quelques heures un peu de raison et d'activité : dans les premiers jours de janvier, elle a trompé la surveillance de son mari, s'est habillée et est allée chez des fournisseurs emprunter de l'argent ; elle a réuni ainsi une certaine somme avec laquelle elle a immédiatement acheté une seringue de Pravaz et de la morphine. Nous l'avons revue depuis ; elle était retombée dans la même hébétude où nous l'avions trouvée auparavant.

Toute cette histoire pathologique peut se résumer en disant que la femme D. était névropathe à un haut degré : comme chez beaucoup de malades de ce genre, son intelligence était mal équilibrée ; elle était prête à tous les entraînements et souvent peu apte à apporter dans ses jugements les lumières du sens commun. En raison même de cet état cérébral, elle était toute préparée à devenir morphinomane ; car la passion et le besoin de la morphine se développent surtout chez les individus dont le système nerveux est défectueux à quelques égards. Elle s'est ensuite imprégnée du poison, vivant dès lors d'une existence en quelque sorte factice et artificielle, et lorsqu'elle a été privée de l'excitant qui lui était devenu indispensable, elle est tombée dans l'état où elle se trouve aujourd'hui, et qui en fait, à *l'heure actuelle*, une véritable aliénée, dépourvue de toute responsabilité.

Au moment du vol, la femme D. était loin de se montrer sous un tel aspect. Elle a commis ses larcins avec des précautions et une habileté qui semblent au premier abord devoir exclure l'idée d'irresponsabilité. Nous croyons cependant que cette appréciation ne serait pas juste. On ne peut considérer comme normal l'état mental d'une femme qui ne conserve une apparence de raison et ne peut mener une existence à peu près régulière qu'à la condition d'être saturée de morphine, dont toutes les facultés intellectuelles s'écroulent dès qu'elle est soustraite à l'influence de ce poison. En pareil cas, au fonctionnement naturel et régulier des facultés intellectuelles et morales est substitué un fonctionnement artificiel, surexcité en certains points, déprimé en d'autres, profondément troublé en dépit des apparences.

Aussi, sans pouvoir affirmer que la femme D. est complètement irresponsable des vols qu'elle a commis, nous croyons qu'il est du devoir du médecin de réclamer pour elle la plus large indulgence dans l'application de la peine qu'elle a encourue.

XXXIII. — *Aliénation simulée.*

— MM. PAUL GARNIER ET VIBERT —

B., âgé de 29 ans, est un homme bien constitué et paraissant vigoureux. Nous n'avons pu obtenir des renseignements sur ses antécédents pathologiques, personnels ou héréditaires, car il n'a jamais répondu à aucune de nos questions. Nous savons seulement par son dossier qu'il a subi deux condamnations, et rien n'indique que pendant ces séjours de 8 ans et de 13 mois dans des établissements pénitentiaires, il ait présenté des troubles de l'état mental.

Le 16 octobre dernier, B. a été surpris en flagrant délit de vol, lequel paraît avoir été combiné assez adroitement avec l'aide d'un complice resté inconnu. Il s'est enfui, a été pris après une longue poursuite, au cours de laquelle il a cherché à se débarrasser de ses instruments de cambrioleur. Une fois arrêté, il a cherché à cacher sa véritable identité ; mais son état civil a pu être reconnu, et B. s'est décidé alors à tout avouer. Il a écrit à M. le juge d'instruction une longue lettre dans laquelle il reconnaît sa faute et cherche à l'expliquer et à l'atténuer. Cette lettre ne porte aucune trace d'un dérangement quelconque de l'esprit.

C'est seulement après cela que B. a parlé de se suicider, et qu'il a adressé à M. le juge d'instruction deux nouvelles lettres où il exprime des idées incohérentes. Il y parle d'une chauve-souris qui le persécute dans sa cellule, puis réclame sa mise en liberté immédiate afin de pouvoir amasser en jouant aux courses le pécule qu'il juge nécessaire pour s'assurer un sort tranquille.

Lorsque nous avons vu B. pour la première fois, il nous a immédiatement demandé si nous jouions aux courses, et a réclame sa liberté, sans répondre d'ailleurs aux questions que nous lui posions. Cependant, quand nous l'avons invité à s'expliquer sur la chauve-souris persécutrice, il nous a confirmé brièvement ce qu'il avait dit dans ces lettres, mais sans y ajouter de détails nouveaux. — Depuis lors B. a gardé avec nous le mutisme le plus complet. Dans les diverses visites que nous lui avons faites, il nous a été impossible d'en tirer un seul mot, quel que fût le sujet abordé. Il écoute tranquillement tous les discours, dans une attitude paisible qui n'est nullement celle d'un aliéné mélancolique, et parfois il se décide à prononcer, en guise de réponse, une courte phrase, toujours la même, par laquelle il annonce que dans la prochaine course il pariera sur tel ou tel cheval.

Cet homme qui, vis-à-vis de nous, paraît aussi totalement étranger à tout ce qui n'est pas son idée fixe, se conforme différemment quand il n'est pas en notre présence. Non seulement il se conforme à la discipline de la prison, et obéit à tous les ordres que lui donnent ses gardiens, mais encore il accepte et exécute correctement le travail qu'on lui confie, et il emploie l'argent qu'il gagne ainsi à acheter des aliments et du tabac. Sa conduite est, au dire des gardiens, régulière, exempte de toute excentricité; les velléités de suicide qu'il avait manifestées ne se sont plus renouvelées. — Ajoutons que l'examen corporel de B. ne révèle pas de troubles appréciables de la santé, et que notamment nous lui avons toujours trouvé le pouls régulier et d'une fréquence normale.

En somme, tel qu'il s'est présenté à notre observation prolongée, B. ne répond à aucun des types cliniques entre lesquels se répartissent les divers malades atteints d'un trouble réel de l'état mental. On ne saurait prendre au sérieux ses idées de persécution, qu'il a d'ailleurs à peine esquissées et que démentent toutes ses allures. Il est également impossible de ranger parmi les aliénés mélancoliques cet homme qui se préoccupe chaque jour des moyens de se procurer les adoucissements permis au régime des prisonniers. La conduite calme et tranquille de B., son maintien exempt de tout signe d'excitation, l'intégrité de sa santé physique éloigne aussi l'idée d'un de ces accès de délire incohérent qui se développent parfois très rapidement, à la suite par exemple d'une vive émotion, chez certains individus prédisposés (dégénérés héréditaires), à la catégorie desquels B. ne paraît d'ailleurs pas appartenir.

En réalité, rien de ce que nous connaissons de l'histoire de B. dans ce que nous avons pu observer par nous-mêmes et dans les renseignements que nous avons recueillis sur sa conduite et ses allures dans la prison, ne permet de considérer l'inculpé comme atteint de trouble des facultés intellectuelles. Il doit être considéré, à notre avis, comme un pur simulateur.

XXXIV. — *Responsabilité médicale.*

— PROFESSEURS BROUARDEL, FOURNIER ET D' VIBERT —

Il s'agissait de syphilis transmise par un nourrisson confié à l'Assistance publique. L'enfant avait été examiné le 2 janvier 1883 par le D' Parrot, médecin en chef des Enfants Assistés, qui ne découvrit chez lui aucun signe de syphilis congénitale. — Cet enfant fut envoyé le lendemain en nourrice, examiné aussitôt par un médecin qui ne diagnostiqua la syphilis que le 21 janvier. La nourrice prit la syphilis, la transmit à son mari; un enfant né peu après succomba à la syphilis héréditaire.

La mission confiée aux experts consistait notamment à dire « si un examen attentif et consciencieux eût dû déterminer l'homme de l'art à interdire, provisoirement ou définitivement, l'allaitement par une nourrice saine, et eût ainsi prévenu la contagion. »

Voici les réponses faites par les experts :

I. Il peut être donné comme à peu près certain que, à la date du 3 janvier, l'enfant ne présentait aucun signe révélateur de syphilis, car, d'une part, il venait d'être examiné le 2 janvier par le Dr Parrot dont la compétence en l'espèce ne saurait être récusée et d'autre part, les constatations faites à l'arrivée par le Dr Ch... ne font mention d'aucune lésion de cet ordre.

II. A cette époque, c'est-à-dire à l'arrivée de l'enfant, trois symptômes seulement sont notés sur lui, à savoir : état chétif et malingre, muguet, coryza.

Or le premier de ces trois symptômes ne comporte manifestement aucune signification afférente à la syphilis, un très grand nombre d'enfants venant au monde dans un état de débilité générale pour toute autre raison qu'une infection syphilitique héréditaire.

Le second (muguet) n'a pas de signification plus spéciale, car c'est là une lésion symptomatique de tous les états de débilitation générale, quelle qu'en soit l'origine.

Le troisième seul (coryza) pouvait éveiller un soupçon de syphilis héréditaire, en cela qu'il constitue une manifestation assez habituelle chez les nouveau-nés hérédo-syphilitiques. Mais il constitue aussi un symptôme d'ordre essentiellement banal. D'ailleurs, en l'espèce, le coryza pouvait trouver une explication toute naturelle dans la température de la saison, soit dans un refroidissement accidentel au cours du long voyage en chemin de fer et en voiture que venait de supporter l'enfant.

De sorte qu'en définitive à cette date du 3 janvier, la syphilis ne s'attestait sur l'enfant par aucune manifestation spéciale, bien qu'à la vérité les symptômes sus-énoncés soient de l'ordre de ceux qu'il est le plus habituel de constater sur les enfants hérédo-syphilitiques.

III. Il n'est pas irrationnel de croire que le muguet, surtout dans la forme confluente signalée sur l'enfant, ait pu constituer un obstacle à la constatation des lésions buccales d'ordre spécifique.

IV. Rien n'autorise à croire que l'examen le plus attentif et le plus consciencieux ait pu révéler à cette date, sur l'enfant, des manifestations plus authentiques de syphilis.

En sorte que le médecin traitant se trouvait à cette époque dans l'une des situations les plus délicates et les plus difficiles que comporte la pratique médicale : à savoir : en face d'un enfant présentant bien une série de symptômes par lesquels peut se traduire la syphilis, mais ne présentant que des symptômes par lesquels se traduisent également nombre d'états absolument étrangers à la syphilis c'es-à-dire en face d'un de ces cas où il est impossible d'affirmer ou de récuser la syphilis.

On conçoit combien est périlleuse la conduite à tenir en pareil cas, car des deux alternatives entre lesquelles il faut choisir, l'une, la continuation de l'allaitement (même avec surveillance assidue de l'enfant) peut être préjudiciable à la nourrice ; et l'autre (la suspension de l'allaitement) peut compromettre la santé du nourrisson, alors surtout, comme en l'espèce, qu'il s'agit d'un enfant déjà chétif, débilité, malingre.

La résolution à prendre en pareil cas ne saurait évidemment être fixée par des règles absolues et générales. Elle repose sur des considérations afférentes à chaque cas particulier sur l'appréciation toujours très difficile (nous ne craignons pas de le répéter) de symptômes et d'éléments cliniques propres à chaque cas, absolument individuel.

Toutefois, et avec les réserves que comporte une appréciation aussi délicate, il nous semble que pour le cas actuel la réunion sur ce même enfant nouveau-né des trois symptômes précités pouvait constituer un indice de nature à faire craindre une infection hérédo-syphilitique et que la suspension au moins provisoire de l'allaitement constituait une mesure de prudence que le médecin pouvait ordonner ; mais nous ne saurions aller jusqu'à dire qu'il devait l'ordonner.

Une telle affirmation érigée en principe pourrait dans des cas analogues être singulièrement préjudiciable à la vie des nouveaunés non syphilitiques mais simplement débiles.

Le jugement, rendu le 21 janvier 1889 par le Tribunal de la Seine, a condamné l'Assistance publique à 7.000 francs de dommages-intérêts et à tous les dépens.

TABLE ALPHABÉTIQUE

TABLE DES MATIÈRES

DEUXIÈME SECTION

TROISIÈME SECTION

CINQUIÈME SECTION

APPENDICE

RAPPORTS MÉDICO-LÉGAUX

FIN DE LA TABLE DES MATIÈRES

Tours. — Imp. DESLIS FRÈRES, 6, rue Gambetta.

Elle observe avec attention les dérangements maladifs si nombreux et si variés de l'intelligence, des sentiments, des passions, des facultés instinctives ; elle voit naître ces dérangements, en suit et en explique les effets.

Première série, 1829-1853, 50 vol. in-8......................... 500 fr.
    Table alphabétique par matières et par noms d'auteurs, 1 vol. in-8.. 3 fr. 50
Deuxième série, 1854-1878, 50 vol. in-8...................... 470 fr.
    Table alphabétique par matières et par noms d'auteurs, 1 vol. in-8.. 3 fr. 50
Troisième série, 1879-1903, 50 vol. in-8....................... 500 fr.
Quatrième série, commencée en 1904.

Précis de Médecine légale, par le Dr V. BALTHAZARD, professeur agrégé à la Faculté de médecine de Paris. Seconde édition revue et augmentée avec 2 planches en couleur et 136 figures intercalées dans le texte, 1911, 1 vol. petit in-8°, 614 pages, cartonné............. **12 fr.**

L'Autopsie médico-légale, par le professeur THOINOT, 1910, in-8°, 103 pages.. **3 fr.**

PRINCIPAUX OUVRAGES DE M. P. BROUARDEL

La Mort et la Mort subite. 1895, 1 vol. in-8 de 455 pages..... .... 9 fr.
Les Asphyxies par les gaz, les vapeurs et les anesthésiques. 1896, in-8, 420 pages avec 8 planches et 5 figures............................... 9 fr.
La Pendaison, la Strangulation, la Suffocation et la Submersion. 1897, 1 vol. in-8, 584 pages avec 3 planches en couleurs et 43 figures dans le texte.. 12 fr.
Les Explosifs et les Explosions au point de vue médico-légal. 1897, in-8, 300 pages avec 39 figures... 6 fr.
L'Infanticide. 1897, in-8, avec 2 planches coloriées et 14 figures........ 9 fr.
La Responsabilité médicale. Secret médical — déclarations de naissance — inhumations — expertises médico-légales. 1898, in-8, 456 pages........ 9 fr.
L'Exercice de la médecine et le charlatanisme. 1899, in-8, 564 pages... 12 fr.
Le Mariage, nullité, divorce, grossesse, accouchement. 1900, in-8, 452 pages.
L'Avortement. 1901, in-8, 376 pages.................................. 7 fr. 50
Les Empoisonnements criminels et accidentels. 1902, in-8, 538 pages avec figures.. 9 fr.
Les Intoxications. Arsenic, phosphore, cuivre, mercure et plomb. 1904, 1 vol. in-8, de 516 pages.. 12 fr.
Opium, Morphine et Cocaïne. Intoxication aiguë par l'opium, morphinomanes. 1906, in-8.. 4 fr.
Les Attentats aux mœurs. 1909, in-8° de 231 pages................... 5 fr.
Blessures et Accidents du travail, 1906, 1 vol. in-8°.................. 15 fr.
BROUARDEL et OGIER. — **Le Laboratoire de toxicologie.** Méthodes d'expertises toxicologiques, travaux du laboratoire. 1891, 1 vol. grand in-8, de 224 pages avec 30 figures... 8 fr.